U0289855

高血压病学
——从基础到临床、从指南到实践

主　　编　曾春雨（陆军军医大学大坪医院）

名誉主编　葛均波（复旦大学附属中山医院、中国科学院院士）

　　　　　陈义汉（同济大学附属东方医院、中国科学院院士）

　　　　　顾东风（中国医学科学院阜外医院、中国科学院院士）

　　　　　惠汝太（中国医学科学院阜外医院）

副主编　　蔡　军（中国医学科学院阜外医院）

　　　　　孙英贤（中国医科大学附属第一医院）

　　　　　王　伟（陆军军医大学大坪医院）

编　　委　（按姓氏笔画排序）

王　伟	王旭开	王红勇	王继光	王增武	方玉强	石伟彬
田　刚	田　野	刘志红	刘渔凯	闫振成	关怀敏	孙英贤
牟建军	李　力	李　雪	李传伟	李启富	李建军	李南方
李新立	杨　剑	杨天伦	杨天新	杨成明	杨志伟	杨新春
吴寿岭	吴庚泽	邹玉宝	汪道文	宋　雷	初少莉	张　炯
张　晔	张志仁	张源明	陈　垦	陈良龙	陈晓平	陈鲁原
陈源源	林金秀	罗　浩	郑　丰	赵洛沙	胡章雪	钟久昌
党爱民	徐新娟	陶　军	黄　玮	黄　晶	符金娟	康玉明
韩　健	惠汝太	曾　敬	曾　智	曾春雨	谢良地	蔡　军
廖玉华	谭学瑞	樊晓寒	霍　勇			

学术秘书　李竺芯（陆军军医大学大坪医院）

统筹策划　陈　垦　徐在成　吴庚泽（陆军军医大学大坪医院）

科学出版社

北　京

内 容 简 介

本书分为八篇，共五十一章。详细介绍了高血压的流行病学、危险因素、发病机制、诊断、治疗和特殊类型高血压，以及我国高血压的基础与临床研究亮点、高血压诊疗中需关注的问题，并且从"互联网+"等角度切入创新基层高血压管理模式。

本书可供临床医生、科研工作者、研究生等人员参考使用，力求每章每节易读好懂、词句精准。

图书在版编目（CIP）数据

高血压病学：从基础到临床、从指南到实践 / 曾春雨主编. —北京：科学出版社，2019.11

住院医师规范化培训规划教材

ISBN 978-7-03-063007-0

Ⅰ.①高… Ⅱ.①曾… Ⅲ.①高血压–诊疗–职业培训–教材 Ⅳ.①R544.1

中国版本图书馆 CIP 数据核字（2019）第 245339 号

责任编辑：李 植 李国红 / 责任校对：郭瑞芝
责任印制：吴兆东 / 封面设计：陈 敬

科学出版社 出版

北京东黄城根北街 16 号
邮政编码：100717
http://www.sciencep.com

涿州市般润文化传播有限公司印刷
科学出版社发行 各地新华书店经销

*

2019 年 11 月第 一 版 开本：787×1092 1/16
2025 年 3 月第四次印刷 印张：32 3/4
字数：750 000

定价：398.00 元

（如有印装质量问题，我社负责调换）

主 编 简 介

长江学者特聘教授
国家杰出青年科学基金获得者
国家中青年科技创新领军人才
国家重点研发计划首席科学家
973项目首席科学家
国家"万人计划"领军人才
美国 *Clinical Experimental Hypertension* 杂志副主编
Hypertension（中文版）等10余种 SCI 杂志编委

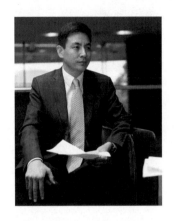

　　曾春雨，主任医师、教授、博士生导师、陆军军医大学大坪医院心血管内科主任、国家心血管疾病国际联合研发中心主任、重庆市心血管病研究所所长、重庆市高血压研究重点实验室主任、重庆市心血管临床研究中心主任。

　　长期从事心血管疾病的临床工作，擅长冠心病的介入治疗。在科研方面主要围绕高血压病和心肌再生的基础和临床进行了系列深入研究，在 *Circulation*、*Circ Res*、*Eur Heart J*、*Sci Transl Med*、*Nat Commun*、*Hypertension*、*Kidney Int* 等杂志发表 SCI 论文 150 余篇。发表的文章最高影响因子 23.4；发表文章被 *Nat Rev Cardiol*、*Hypertension*、*Kidney Int* 等杂志述评，成年心肌增殖工作被评为"中国心血管领域十大进展、十大影响力事件"、被 *Nat Rev Cardiol* 评为年度里程碑；GRK4 在高血压中的研究成果被美国高血压学会评为 2015 年年度最具转化前景的工作；美国国立卫生研究院的 STTR 项目委员会将 GRK4 研究推荐为年度具有研发前景的 12 个项目之一。国家自然科学基金委在中国高血压 27 年总结中专门介绍了团队工作，并专门指出该团队所获得的基金无论数量和强度在高血压领域均位居全国第二位。先后获得重庆市自然科学一等奖、重庆市科技进步一等奖等 5 个奖项；担任美国 *Clinical Experimental Hypertension* 杂志副主编，*Hypertension*（中文版）副主编，《中华高血压杂志》副主编，以及 20 余种国外 SCI 杂志编委，ISHR 中国转化医学工作委员会主任委员，中国医师学会心血管分会代谢心血管专业委员会副主任委员，中国生理学会整合生理专业委员会副主任委员，国家高血压医联体副理事长，国家高血压医联体重庆中心主任，中华医学会心血管专业委员会委员等。获全国科技先进工作者、重庆市青年科技创新杰出奖、全国十大杰出青年提名奖、重庆市五四青年奖章等荣誉。

序　一

　　该书由陆军军医大学曾春雨教授担任主编，以国内心血管研究领域的权威专家和研究新锐为编写核心团队。科技类图书不求文采飞扬，但求精准、前沿、观点新颖。该书蝉金结绣，既追溯了高血压疾病的源头，也对当前进展进行了良好综述，还对未来进行了展望。

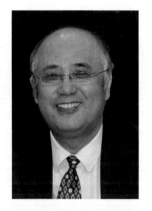

　　高血压病，是指机体收缩压升高，或是舒张压升高，抑或是两者皆升高的与年龄相关的疾病，在发展中国家或发达国家均较为常见，其相关患者数量巨大，且伴随着疾病进展，将损伤心、脑、肾等靶器官，给社会带来巨大的经济负担。鉴于此，搞清楚高血压缘起于何，走向何处，是采取针对性措施的关键基础。多年来，针对高血压的相关研究已盈千累万，而曾春雨教授领衔的研究团队，从高血压的发病机制、诊断、预防、治疗展开叙述，还兼顾到了靶器官损伤、特殊类型高血压的防治及肿瘤与高血压关系这一新兴命题。令人欣慰的是，此书还介绍了我国高血压疾病的基础和临床研究热点，利于阅读者了解当前国内相关研究热点。高血压除了在医院治疗外，对于平时血压的管理同样重要，如何提高患者依从性，使其在回到社区后同样严格控制血压，是一个较大的命题。该书探讨了运用"互联网+"、医联体、家庭医生等手段解决基层高血压管理问题，观点新颖，立意切实有意义。

　　该书适合于临床医生、一线科研研究者、博士及硕士研究生、临床或基础相关类本科生阅读，可作为了解高血压当前研究及发展趋势的参考书。因此，我竭力推荐本书，也相信该书的出版，将造福于广大相应受众。

惠汝太（中国医学科学院阜外医院）

2018 年 12 月

序　二

高血压是严重威胁我国人民健康的重大疾病之一。随着人民群众生活水平的提高，我国高血压的患病率持续上升，已高达25.2%。同时，我国高血压的发病率呈上升趋势，从1991～1997年队列的2.9/100人年，上升到2004～2009年的5.3/100人年。根据2010年的调查，我国每年因高血压死亡的人数近300万人，占全部死亡原因的1/4，直接医疗费用达366亿元。提高基础科研人员、临床医务人员乃至全社会对高血压的关注，加强对高血

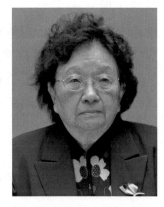

压的防治，是一项刻不容缓的任务！因此，亟须集合国内高血压研究的各方面力量，共同编写一部对基础研究有启发意义、对临床工作有指导意义、对全社会有教育意义的高血压理论专著，以改善我国高血压防治方面的患病率高及知晓率、治疗率、控制率低的现状。

近年来，国内外在高血压领域的研究取得了一系列的进展和突破，引起了社会各界的广泛关注。在基础研究领域，一些新的发现提高了学术界对血压调控机制和高血压发病机制的认识。中国高血压人群的全基因组关联分析（genome-wideassociation study，GWAS）结果得以公布，非编码RNA在血压调控中的认识得以加深，免疫调控、肠道菌群、血管周围脂肪和炎症对血压的调控及高血压发生的一系列研究成果极大地拓展了高血压基础研究领域的视野。

在临床指南方面，2017年版《美国成人高血压防治指南》（2017年ACC/AHA指南）在汇集1000多项临床研究证据的基础上，设置了新的降压目标值，不再延续过去的高血压诊断标准。在这一大背景下，我国的《中国高血压防治指南（2018年）》汇集了国内的多项大规模随机对照临床试验与注册研究及大型随机降压试验证据，提出了符合中国人群特点和具有中国特色的降压目标值，新增了高血压患者心血管危险分层指标变化、血压测量方法的评价、降压治疗策略、降压药应用的基本原则等多个方面的内容。

在高血压的管理上，基于"互联网+"的高血压分级分层管理模式在我国蓬勃发展，社会资本推进了物联网和可穿戴血压监测设备的研发，实现了对高血压患者的"P2P"管理。国内的高血压研究和临床团队也纷纷开始研究基于"互联网+"和大数据的社区高血压患者管理新模式，并取得了宝贵的管理经验和令

人振奋的成果，越来越多的高血压人群在集合新理念和新技术的新管理模式下获益。

综上所述，在现阶段，编写一本"从基础到临床、从指南到实践"的高血压病学专著，较好地总结近些年来高血压研究基础、临床和管理领域的成果，顺应了时代的需要，有利于各位高血压领域同道各抒己见，有利于各级心血管医生和关注高血压领域的各级人士较好地掌握国内外的高血压研究动态，有利于各级主管部门以此为依据调整和制定符合我国特色的高血压防治和干预政策。我相信，这一专著的出版，将会提高我国高血压防治水平，减少我国高血压的死亡率，为实现"健康中国2030"做出应有的贡献！

刘力生（中国医学科学院阜外医院）

2018 年 12 月

序　三

The prevalence and incidence of hypertension are steadily increasing, mostly due to increasing numbers of patients with obesity and/or diabetes, as well as an aging world population. Essential hypertension aggravates other conditions, including myocardial infarction, stroke, and chronic kidney disease. With the increase in research over years, the understanding of hypertension is becoming clearer, but the pathogenesis of this disease is still not fully understood. The pathogenesis of hypertension involves multiple systems and organs, 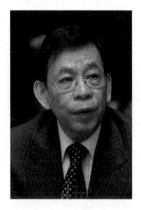 such as the cardiovascular system, neuroendocrine system, and the renal system. At the same time, it is also affected by various controllable or uncontrollable factors such as environment, stress, age, sex, lifestyle (diet, exercise), and emotion. Therefore, hypertension is caused by a " genetic-environment " interaction, and makes its etiology and pathogenesis extremely complicated.

Previous studies have identified many hypertensionrelated pathological processes that involve multiple organs. Subsequently, numerous drugs and treatment strategies based on the mechanisms and signaling pathways that are involved these processes have been developed. However, many obstacles still exist in the diagnosis and treatment of hypertension. Although the world makes huge investment in antihypertensive drugs, the control of hypertension remains a problem. In 2015-2016, in the United States, the overall control rate of hypertension is 48%. The overall control of hypertension is 28% in highincome countries, and only about 8% in low and middleincome countries. This variable control rates instigated us to conduct an initial investigation of essential hypertension from a systems perspective, and provide a road map for additional studies that can be translated into clinical practice.

This book "hypertensionfrom basic science to the clinic, the guidelines to the practice" offers timely reviews by experts in molecular biology, physiology, pharmacology, cardiology, and nephrology. This book covers (1) traditional and new viewpoints in the pathogenesis of hypertension, (2) preclinical and clinical evidence-based clinical research and guideline analysis, and (3) the current state of clinical development of medical therapy in hypertension. We hope that this book will be a valuable source of information for cardiologists, nephroscientist, clinicians, and other healthcare professionals and molecular biologists, as well as postdoctoral researchers and students in the life sciences, and scientists and decisionmakers in basic research and drug development.

Sincerely thank Chunyu Zeng for his efforts, as a famous Chinese cardiologist; he has been dedicated in improving the hypertension research in China. Thank all contributors and reviewers for their efforts which helped to complete the book and thanks publishers for their most professional support.

Pedro A. Jose　美国乔治.华盛顿大学医学院

Division of Renal Diseases & Hypertension

Departments of Medicine and Pharmacology/Physiology

The George Washington University School of Medicine and Health Sciences,

Washington, DC.

前　言

　　我们这一代长期奋战在一线的临床工作者兼基础科学研究人员筚路蓝缕、砥砺前行，许多单位的科研工作都经历了从无到有、从有到强的过程；一批志同道合者合力编撰此书，详细介绍高血压的发生、发展、转归，给同行和后来者提供拙见，使其少走弯路、更快发展。本书的编写团队成员分布于祖国大江南北、各大高校。大家从定方向、讨论细则到撰写，共历经两年有余。愿我们的辛勤付出，能为读者带来一束光亮，或成为您攻克疾病堡垒的精神食粮。

　　本书聚焦高血压。一方面，高血压发病人数之多、影响之广。中国高血压调查最新数据显示，2012～2015 年我国18 岁及以上居民高血压患病粗率为27.9%，与1958年以来5 次全国范围内的高血压抽样调查相比，呈现逐年增加趋势。根据2010年的调查，我国每年因高血压死亡的人数近300万，直接医疗费用达366亿元。另一方面，高血压是可防可控疾病，降压是硬道理，控制血压就可以明显降低心、脑血管等疾病的发生，使亿万家庭摆脱亲人致死、致残的风险和困扰。更重要的是，我国高血压的控制率之低，令人震惊。虽然不同的临床研究结果有所出入，但10%～15%的高血压控制率为国人的健康敲响了警钟，因此，我们强烈呼吁提高基础科研人员、临床医务人员乃至全社会对高血压的关注，加强对高血压防治工作的投入。我们将本书定位于"对基础研究有一定启发意义、对临床工作有一定指导意义、对全社会有一定教育意义"的高血压专著，以期对改善我国高血压防治现状做出贡献。

　　全书70余万字，分为八篇，共五十一章，系统地介绍了高血压是什么，流行病学情况，是怎么发病的，该怎么诊断和治疗，遇到特殊类型高血压该怎么办，治疗中该注意什么，基层高血压患者该怎么管理等方面。最后，介绍了我国高血压的研究亮点。书中运用大量文字描述及图表演示，力求论据充分、观点确切、数据翔实。但由于章节较多，难免会有疏漏，在此恳请读者来信批评指正，我们将荣幸之至，并愿虚心接受意见。

　　本书的编撰得到了众多前辈和广大同行的支持和指点，前辈高义，后生晚学亦愿将火炬传递下去。时光匆匆，过去的几年，本书的编写团队成员放弃了太多休息时间来完成稿件，对大家道一声"辛苦了"，对您家人的支持和理解表示感谢。我相信，本书的出版，将会为提高我国高血压防治水平，减少我国高血压的死亡率，为实现"健康中国2030"做出应有的贡献！栉风沐雨，薪火相传，火炬在手，我们继续奔跑着，向着目标前进，期待着攻克高血压堡垒的这一天早日来临。

曾春雨（陆军军医大学大坪医院）

2019年2月于重庆

目　　录

第一篇　概　　述

第二篇　高血压的发病机制

第三篇　高血压的诊断

第四篇　高血压的治疗

第五篇　高血压的特殊亚型

第六篇　高血压诊疗中关注的问题

第七篇　我国高血压的研究亮点

第一篇 概 述

第一章 血压的论述

血压即循环血液对血管壁的压力。如果没有特别所指，血压指体循环内大动脉压力。收缩压是一次心跳时的最大压力值，舒张压即两次心跳之间的最小压力值。以在大气压以上的毫米汞柱（mmHg）表示。

血压是生命体征（血压、呼吸、心率、血氧饱和度、体温）之一。正常成年人休息时收缩压为 120mmHg（16kPa），舒张压为 80mmHg（11kPa），简写为"120/80mmHg"。

血压受心输出量、周围血管阻抗、动脉僵硬度影响；随内外环境、精神状态、活动、相对健康与疾病状态而变化。血压受压力感受器调控，通过脑神经活动，影响神经与内分泌系统的活性，进而调节血压水平。医学界普遍认为血压＜90/60mmHg 为低血压，血压＞140/90mmHg 为高血压。血压可以突发升高或慢性长期升高。

一、高血压的历史和现状

（一）在测量血压的方法出现之前，医学界已经认识到高血压及其造成的靶器官损害

公元前 762 年《黄帝内经》中曾经有过类似动脉压升高的描述，关于血压与食盐的描述，是人类最早记载血压的医学文献。该书提到摄入食盐量越多，脉搏越强劲、有力。同时还有"盛而紧曰胀"的描述，极像今天高血压心力衰竭综合征。阿育吠陀医学训练医生扪诊，把扪诊看作了解心血管系统状况的方法，其中硬脉可能相当于今天的高血压。

现代高血压史从 William Harvey（1578～1657 年）医生的工作开始。William Harvey 生于英国肯特英格兰（Kent England），在意大利学医，通过他所著《心血运动论》一书，第一个精准描述了人体血液循环。在 William Harvey 之前，医生们认为肺主血液循环。

世界上第一个把高血压描述为一种病的医生是 Thomas Young。他于 1808 年在英国皇家学会的（克鲁尼安）（Croonian）讲座上，阐述了心脏与动脉功能，也讲述了从主动脉到肠系膜动脉，血压降低了 16mmHg。

1827 年 Richard Bright（1789～1858 年，英国医生，研究肾病的先驱）描述，没有瓣膜疾病的心脏肥厚，伴有蛋白尿。当时对这些靶器官损害的解释是血液质量变化所致。Thomas Young（1808 年）与 Richard Bright（1836 年）阐述了心脏肥厚与肾脏病的联系，并称肾脏病为 Bright 病。1850 年，George Johnson 提出，Bright 病患者肾脏血管增厚，可能是对血压升高的适应性改变。

William Senhouse Kirkes（1855 年）和 Ludwig Traube（1856 年）根据病理学观察分别

提出血压升高可以解释 Bright 病左心室肥厚与肾损害相关。Frederick Akbar Mahomed（1849～1884 年）发现，高血压可以发生在肾脏健康的人群，左心室肥厚与动脉损害不一定与肾脏疾病有关。

（二）发明测量血压的方法

1733 年，剑桥大学毕业生 Reverend Stephen Hales 把一根管子插入马的血管中，发现能够测定血压，并发表了血压测量的研究结果。

1874 年，Frederick Akbar Mahomed 率先使用脉搏记录图（sphygmograph）测量血压。但其实际上不是测量血压，而是利用脉搏记录仪（sphygmometer）估计脉搏特征，提出并描述高血压的概念。直到 1889 年，Huchard 在他的临床测量血压论著中对高血压概念没有太多改进。

1896 年，Scipione Riva-Rocci 发明了水银血压计，使测量血压成为常规临床实践的组成部分，才使高血压成为医学实体的一部分。1905 年，俄国军医 Korotkoff 改进测血压的方法，使用听诊器。引入 Korotkoff 听诊方法，根据血压音的出现与消失（或变音）测量收缩压与舒张压。但是，主要根据收缩压来对定义高血压。20 世纪二三十年代，测量收缩压与舒张压成为临床常规。直到 1941 年，保险公司才列出收缩压及舒张压与死亡的关系表。20 世纪后期以水银柱高度变化为标准的测量血压的方法逐渐成熟，虽然有被电子血压计取代之势，但水银血压计仍在被世界各国医生广泛使用。

（三）高血压的概念

Clifford Allbutt 首先提出高血压是一种普通的循环系统疾病。虽然近代大的临床试验与流行病学调查证明，血压升高是心血管危险因素，治疗高血压可减少心血管发病与死亡。高血压临床试验，一直引领医学临床试验，成为预防医学的范例。但是，认识高血压的危害，降低血压获益，走过了漫长的路程。20 世纪 40 年代之前，认为血压升高像发热一样，是维持重要器官足够灌注的必要代偿机制。在这种理论的指导下，很多患者倒在这种模糊认识指导的治疗失误中。

原发性高血压概念：1911 年 Eberhard Frank 提出原发性高血压的概念，描述了血压升高，但没有找到血压升高的原因。

恶性高血压概念：1928 年梅奥医院的医生提出了恶性高血压概念。描述一组患者血压极端升高，出现严重的视网膜病变，肾功能不足，一般在 1 年内会因脑卒中、心力衰竭、肾衰竭而死亡。

（四）对高血压危害的模糊认识

虽然早期一些医生已经发现，恶性高血压患者多在 1～2 年死于脑卒中或心血管事件。但是，对高血压是否需要治疗，降压可获益，没有引起足够重视。高血压被分为恶性高血压与良性高血。甚至到 1931 年，英国 Liverpool 大学的 Hay 教授在英国医学杂志撰文指出，对高血压患者最危险的事情，是自己发现有高血压，因为只要发现自己患高血压，一定会采取一些愚蠢的措施，尽力降低血压。那个年代对轻度良性高血压定义为收缩压<200mmHg 或舒张压<100mmHg，且没有使用降压药的指征。对于这个水平血压的处理：继续观察，保守治疗（包括精神安慰，服少量镇静药，减轻体重）。这一观点被著名美国心脏病学家 Paul Dudley White 呼应，1937 年 Paul Dudley White 在其主编的《心脏病学》教

科书中写到，高血压也许是一个重要的代偿机制，即使我们可以控制，也不能控制。

自从 Hay 与 Paul Dudley White 两位著名心脏病专家的观点发布以来，很长一段时间，医学界一直认为高血压是一种自然、必要的代偿机制，即使存在有效治疗，也不要去碰它。甚至到 1948 年，William Evans 仍然把血压升高定义为：连续 3 次测量收缩压 180mmHg 或以上，舒张压 110mmHg 或以上，存在心血管肥厚的临床、放射学、心脏影像证据，才考虑是血压升高。

血压测量方法的改进，虽然是从 18 世纪末开始的，但到 19 世纪初，能够认识到血压临床意义的医生仍是少数。由于认识问题，不少患者因消极降压，出现心、脑、肾并发症而失去生命。第二次世界大战时美国罗斯福总统患高血压的历程就是典型案例。罗斯福患高血压后，没有得到控制，进展到器官衰竭，最终因脑卒中（脑出血）而死亡。

1937 年，罗斯福 54 岁，血压 162/98mmHg，当时医学界对高血压危害的认识不足，他的私人保健医生 Ross T. McIntire 没有给予他降压治疗。

1940 年，罗斯福的血压为 180/88mmHg。

1941 年，罗斯福的血压为 188/105mmHg，给予苯巴比妥与按摩治疗。

1943～1944 年，罗斯福难以坚持办公，出现呼吸短促、端坐呼吸、昏睡、不清醒等心力衰竭征象。罗斯福的保健医生 Ross T. McIntire 仅仅继续治疗反复发作的气管炎与鼻炎，没有重视高血压的治疗。

1944 年 3 月，在罗斯福女儿的要求下，请海军心脏科医生 Bruenn 会诊，Bruenn 发现罗斯福已经处于充血性心力衰竭阶段。胸部 X 线显示心脏大、肺水肿，心电图显示为左心室肥厚，还检查出尿蛋白。Bruenn 给予罗斯福以下处理：严格低盐饮食；减少烟酒，限制活动，每天工作 4h，卧床休息，加用洋地黄治疗，直至心力衰竭症状改善。那个时代虽有一些降压药，但是副作用比较大，外科交感神经切除治疗仅限于严重高血压病例，对罗斯福不合适。

1944 年，罗斯福的血压达到 180～230/110～140mmHg。

1945 年 2 月，罗斯福的血压达到 260/150mmHg，随后他的病情恶化，在医生眼中，已来日不多。

1945 年 4 月 12 号，罗斯福签署文件时突然感觉严重头疼，之后失去知觉。15min 之后，罗斯福的血压达到 300/190mmHg，并很快去世，享年 63 岁。Bruenn 医生给出的死因诊断：脑出血。

虽然很早以前人们就认识到，恶性高血压后果非常严重，患者的寿命只有 1～2 年。但是那时的轻度良性高血压（血压<200/100mmHg）在今天看来已经相当严重，符合高血压急症（合并靶器官损害）或亚急症（没有明确靶器官损害）。当时对恶性高血压的定义也明显不同于今天的定义。总体上对高血压的处理，采取消极被动的方法，如休息、使用镇静剂、按摩、避免情绪刺激等。这种消极对待的态度来源于对高血压的危害认识不足，缺乏有效并且副作用小的降压药。血压测量结果对临床的意义是什么？不完全清楚。特别是血压持续升高没有症状，有何临床意义？不清楚。

（五）高血压成为患心脑血管病与肾病的危险因素

越来越多的纵向研究证据显示："良性高血压"也增加死亡与患心血管病的风险。

1957 年 Framingham 心脏研究结果第一次证明，血压升高与脑卒中、心脏病所致的高死亡率相关；高血压是患心脑血管病的危险因素。此后高血压引起保险公司的注意，医生开始监测血压，患者开始期望每次就医都测量自己的血压，测血压成为就医的组成部分。纵向 Framingham 心脏研究报告显示，脑卒中及冠心病与舒张压水平关联，没有安全舒张压界值。

芝加哥心血管流行病专家 Stamler 等分析了美国关于血压水平与心血管事件关联，结果显示，收缩压和舒张压均与临床后果——心血管死亡与总死亡变量之间呈连续、递增、独立相关关系。

（六）高血压定义的动态演变

高血压的定义是人为划定的。根据流行病学调查的结果，在某一水平血压的升高，会增加患心脑血管疾病的风险，而临床试验显示血压降低到一定水平，会减少患心脑血管病风险。不同时期，随着科学进步与临床试验不断深入，血压与高血压的知识在不断积累，对高血压的定义也在不断修改。

早期治疗高血压，器官损害可以减小到最低程度或完全防止。尽管心血管并发症确认后再行降压治疗仍可获益，但是不及早期干预效果好。我们持续不断地更新高血压诊断标准，完善治疗方案，不再等到血压＞200/100mmHg，患者出现心、脑、肾疾病时才开始治疗。

1931 年，血压＜200/100mmHg 被定义为轻度良性血压，不予特别治疗。

1948 年，血压≥180/110mmHg 为高血压。

1949 年，在 Charles Friedberg 所著经典教科书——《心脏病》一书中写到，患轻度良性高血压的定义，血压＜210/100mmHg，不需要治疗。

1957 年，Framingham 心脏研究对高血压的定义是血压＞160/95mmHg，并首次提出，血压升高与脑卒中、心脏病发作之间强相关。

1959 年，世界卫生组织发布测量血压的技术报告，血压≥160/95mmHg 为高血压。

JNC-1～JNC-3：1977 年发布 JNC-1（美国预防、检查、评估与治疗高血压全国联合委员会第一次报告），因为当时缺乏治疗收缩压是否获益的证据，定义高血压仅仅参考舒张压，到了 1988 年，JNC-4 才开始注意收缩压。

2017 年《ACC/AHA 指南》，由美国心脏病学会（American College of Cardiology，ACC）与美国心脏协会（American Heart Association，AHA）发布，将任何收缩压≥130mmHg，舒张压≥80mmHg 定义为高血压。

二、高血压治疗的历史演变

认识到高血压的危害，降压能够获益后，推动了对降压药的开发与高血压治疗临床试验的发展。20 世纪 50 年代，治疗高血压的浪潮泛起，发现良性高血压并非无害，纵向 Framingham 心脏研究得出结论：良性高血压增加死亡率、心血管病发病率，且与血压升高的幅度成正比。

（一）生活因素干预

19 世纪后期至 20 世纪中期，学术界和临床医生逐渐认识到限盐在高血压治疗中的意义。1904 年两名法国医生首次明确提出，食物中盐过多可能是引起高血压的原因之一，并且报道了一些患者在减少盐摄入后成功降低了血压，但是没有引起国际上临床医生的重视。直到 20 世纪中期，盐对血压的影响才引起医生充分的重视。美国 Duke 大学的 Kempner 教授在一组包括 500 名患者的临床观察中，对 322 名患者严格限盐，每日 150mg，该组患者平均动脉压下降超过 20mmHg，且心脏体积回缩，心电图的 T 波改变逆转，降压效果相当理想。此后的 25 年里有不少临床试验均证明，限制盐摄入对降低血压有意义。

（二）交感神经切除（交感神经外科部分消融）

当时不少医生认为，交感神经过度兴奋是高血压的主要原因，交感神经切除术一度作为治疗高血压的有效手段，在 20 世纪 40 年代后期到 50 年代早期非常流行，但是其效果有限，而这一方法并没有完全被淘汰，直到今天仍有大量的人群研究对其效果进行评价，提高临床证据。

（三）降压药发展历史

1946 年，恶性高血压、重度高血压：使用戊胺喹治疗，有效降低恶性高血压，减少靶器官损害，但是副作用大。

1949 年：使用神经节阻断剂治疗高血压成功，但是疗效差，持续时间太短。

20 世纪 50 年代：使用利尿剂治疗。1958 年美国 Lundbeck Inc.公司上市氯噻嗪注射剂，随后氯噻嗪口服制剂上市，成为第一个有效、耐受良好的降压药。

20 世纪 60 年代：使用 β 受体阻滞剂。

20 世纪 70 年代：使用钙通道阻滞剂（CCB）。

20 世纪 80 年代：使用血管紧张素转换酶抑制剂（ACEI）。

20 世纪 90 年代：使用血管紧张素 II（Ang II）受体阻滞剂（ARB）。

70 多年来，没有发现经得起临床检验的新的高血压靶点。近 30 年（20 世纪 90 年代以后）没有根据新的靶点设计的新降压药。寻找新的靶点，开发新的降压药仍然是重要任务。

（四）收缩压与舒张压的重要性

重视舒张压的年代：20 世纪 50 年代，严重舒张压升高导致恶性高血压，故这一时期，临床与科研均聚焦于舒张压。1968 年 George Pickering 在其著作《高血压》一书中，简要描述收缩期高血压（仅仅收缩压升高）后写道，本书不再进一步考虑这种类型的高血压。20 世纪 50 年代，从第一个降压药问世，几乎所有降压药临床疗效研究均以舒张压变化为疗效指标。Alberto Zanchetti 医生回忆，1989 年他在世界卫生组织的国际高血压学会会议中提议将收缩期高血压写入指南，但是他的提议被否决，否决者认为，没有证据显示降低收缩压会获益。

收缩压与舒张压同样重要：最新研究结果显示，收缩压与舒张压均能够独立预测脑卒中与冠心病死亡风险。收缩压高被重新认为是高血压并发症风险的重要因素。今天几乎所有高血压指南，均根据收缩压与舒张压对高血压进行分类。高血压可以是收缩压与舒张压均升高，也可以是单纯收缩压升高或单纯舒张压升高。

（五）从高血压是一种病到高血压是一种心血管危险因素

20 世纪 50 年代与 60 年代，Robert Platt 与 George Pickering 两个著名医学科学家之间发生了为时不短的关于高血压自然属性的争论，即关于高血压是否遗传的争议。Platt 主张高血压具有遗传性，是一种单基因疾病。而 Pickering 坚持高血压是多基因疾病。今天看来，这个争论没有必要。因为分子遗传学已经清楚证明，高血压是多基因遗传病。但是，也确实存在一些单基因遗传或寡基因遗传高血压。Platt 在英国接受过良好的传统医学教育，根植于传统的医学，认为高血压是一种特殊的疾病。而 Pickering 是英国临床研究奠基人 Thomas Lewis 的门生，把血压看作一个定量生物学的变量，认为高血压是一种极端情况。

1959 年美国第一个 Framingham 研究结果发表，给出了这一争论的答案：高血压是一种多基因疾病，是心血管疾病的危险因素；可产生动脉硬化性心血管情况，包括冠心病、脑梗死、周围动脉疾病，是心力衰竭的主要危险因素，证明了 Pickering 的观点是正确的。1914 年美国保险公司已经计算过，申请保险之初，收缩压 161mmHg 的患者死亡率是参保之初收缩压 142mmHg 的人的 2 倍（据此计算保费）。

20 世纪 60 年代高血压研究与治疗持续进步，直到 1966 年，高血压自然属性的争论仍然存在。Charles Friedberg 在他的《心脏病》一书中写道：血压＜200/100mmHg 是轻度良性高血压，不是降压治疗的指征。高血压患者的很多症状是精神神经因素所致，为精神神经质。很多专家仍然相信高血压是老龄化的自然过程，40 岁以上收缩压＝"年龄 ＋100"属于正常。

（六）JNC-1 的发布拉开了高血压防治的群众运动

1977 年美国发布了 JNC-1，成为高血压防治的里程碑。JNC-1 撰写成员由美国心肺血研究所任命，代表大多数医学组织。JNC-1 提示，血压≥160/95mmHg 的所有患者，1 个月内应重新检查；年龄 50 岁或 50 岁以下的患者，血压 140～160/90～95mmHg，每 2～3 个月检查血压 1 次；年龄大于 50 岁，血压 140～160/90～95mmHg，6～9 个月检查血压 1 次；除非舒张压≥105mmHg，一般不予特殊处理。JNC-1 强调治疗舒张压，并没有推荐根据收缩压进行高血压分期。

1977 年 JNC-1 报告的发布，推动了对高血压的干预。从 1977 年开始，越来越多的大规模临床试验数据问世，降压重点转向收缩压，特别是针对年龄大于 55 岁者。2003 年发布 JNC-7，引入高血压前期的概念，强调改变生活方式，规律监测既往认为正常的人，如血压 120～129/80～89mmHg 的人。高血压干预既有生活方式干预，也考虑药物干预。

JNC-1 发布的时候，有不到 30 种降压药，至 2003 年 JNC-7 发布的时候，常用降压药已有 23 类 104 种。除利尿剂与 β 受体阻滞剂外，钙通道阻滞剂、血管紧张素转换酶抑制剂、血管紧张素受体阻滞剂均是疗效好、相对安全的降压药。这些降压药使高血压患者达标率在 50% 以上。大量证据证明，降压可减少心血管事件。全球性高血压知晓率、治疗率、控制率均明显提高，西方发达国家心脑血管病死亡人数降低 50% 之多。

三、血压调控与高血压发病机制和病因研究严重滞后

随着科学技术的进步，诊断检查手段的改进，影响血压的因素越来越多地被识别。继发性高血压在高血压中的比率从 20 世纪 60 年代的 1%，到目前的 5%～10%。找出高血压病因，可以精准预防，精准治疗，甚至可以除去病因，避免终身服药。但仍然有接近 90% 的高血压病因不明。

嗜铬细胞瘤导致的高血压是人类发现的第一个可以治愈的高血压相关疾病。Felix Frankel 于 1886 年首先描述了高血压症状与肾上腺肿瘤的关系。1926 年瑞士医生 César Roux 进行了全球首例肾上腺切除术，成功治愈该患者的高血压。大约 7 个月之后，美国医生 Charles Horace Mayo 成功做了第二例嗜铬细胞瘤手术。此后，医学界开始重视交感神经在高血压中的作用。

1898 年 A. T. Robert Adolph 与 P. G. Bergman 发现血浆里存在一种物质，将其称为"肾素"，可以升高血压，随后进一步的试验证明"肾素"是缺血性肾脏疾病释放的可以升高血压的物质。

基于以上认识，医生选择肾脏切除治疗高血压，在 1940～1960 年大量的医学实践表明，单纯肾脏切除治疗高血压的效果并不理想，医生尝试使用改善肾脏血液循环的药物，收到了良好的治疗效果。

1932 年 Cushing 描述了一组 12 名患者的包括高血压症状在内的临床症候群。Cushing 首先阐明，此症候群包括因肾上腺皮质腺瘤、肾上腺癌或双侧肾上腺增生，持续分泌大量皮质类固醇而引起的一组病症，主要特征为肥胖、高血压、多毛症及暗黑色多血质外貌，常见于分娩年龄的女性。该症候群合并垂体肿瘤占 10%～20%，切除肾上腺可导致垂体瘤快速增长。

1934 年 Goldblatt 发现结扎肾动脉能使血压升高，开创了高血压试验研究的先河。自此确立了肾脏在高血压发病中的重要作用。其于 1934 年在 *J Exp Med* 上发表论文，公布了肾血管性高血压模型。1970 年确立的肾素-血管紧张素-醛固酮系统（renin angiotensin aldosterone system，RAAS）是一个重要的降压治疗干预靶点。

1939 年 Eduardo Braun-Menendez 与 Irvine Heinly Page 同时发现 RAS，不但推动了高血压发病机制的研究，也促进了降压药的开发。

1955 年 Conn 报道了一个病例，症状包括高血压、肌肉无力、多尿、低血钾，这是首例原发性醛固酮增多症确诊病例，随后患者进行了右侧肾上腺切除术，半年后复查血压正常。

1960 年，Paige 提出血压调节的镶嵌模型，比较简单，但比较全面，认为高血压并非由单一因素引起，而是由彼此之间相互影响的多种因素造成。高血压是遗传、环境、神经、内分泌、血流动力学等多因素相互作用的结果。至 2014 年 Paige 血压调控镶嵌模型更为完善。到目前为止，已找到至少 123 个与血压相关的基因，其中有 26 个可以用于靶向治疗，开发出降压药 13 类，发现单基因变异导致的高血压 17 类。总体上，高血压精准医疗已经初步成熟，进入收获的季节。但是，通过全基因组关联分析（genome-wide association study，GWAS）找到了 43 个高血压相关的单核苷酸多态性（single nucleotide pdymorphism，SNP），每个 SNP 只解释 1mmHg 收缩压变异，0.5mmHg 的舒张压变异。仍有 90%的高血压没有找到病因，对发病机制了解不多，因此，解开高血压遗传奥秘，还需要努力。

高血压仍然是全球医疗负担的重要原因之一，据统计高血压的全球流行率约在 26%，全世界范围内大约有 10 亿患者。随着预期的全球老龄化趋势的到来，在 2025 年高血压患者预期约占总人口的 29%。因此，高血压及相关并发症仍然是威胁人类健康的重要因素。中国高血压患病率：1958 年为 5.11%，1979～1980 年为 7.7%，1991 年为 11%，2000 年为 24%～27%；中国人患高血压者更容易患脑卒中。血压每升高 5mmHg，冠心病风险增加 27%，脑卒中风险增加 46%。

高血压的现代治疗是预防医学的成功范例。几乎所有大规模临床试验均显示，不论何种手段，血压越低，临床后果越好。

降压治疗仍然需要回答的问题：何时开始降压，要达到的降压目标是多少？类似问题，尽管重要，但是仍没有一致的答案，不同临床指南给出的推荐相互矛盾。

1 期高血压治疗获益与否，没有专门研究证据支持降压一定获益的结论。20 世纪七八十年代有一些关于轻度高血压的临床试验，但是当时对轻度高血压的定义与目前轻度高血压的定义差异很大。20 世纪七八十年代的轻度高血压完全根据舒张压定义；直到 1988 年 JNC-4 才像重视舒张压一样重视收缩压。

初步证据支持，高血压前期患者早期给予适当治疗，可以延缓或预防高血压，但需要大规模、长期临床试验结果来回答这一问题。

临床实践中高血压控制率远没有预期的好。找出符合临床实际的控制高血压方案、消除医生的消极态度、提高患者依从性迫在眉睫。幸运的是，信息技术正在为我们提供帮助，解决持续激发患者依从性和缺医少药的问题。如提倡使用新的动态血压监测技术，会提高高血压控制率。

惠汝太（中国医学科学院阜外医院）

第二章 高血压的流行病学

第一节 我国高血压的患病率及流行情况

在过去的 60 多年里，我国分别在 1958～1959 年、1979～1980 年、1991 年、2002 年和 2015 年进行了 5 次全国范围的高血压调查，虽然采取的高血压诊断标准不尽相同，但总体上我国居民高血压的患病率呈现逐年上升趋势，患病率的分布情况发生了一些变化，从过去的北方高于南方、城市高于农村变成了南北方差异不明显、城乡差异逐渐缩小的现状，但男性的患病率仍高于女性，并且随着年龄的增加，高血压的患病率也越来越高。

一、全国高血压调查

20 世纪 70 年代末，中国医学科学院阜外心血管病医院在吴英恺院士的倡导和组织下成立了我国第一个心血管病流行病学研究室。该研究室在 1979 年进行了全国高血压抽样调查，在 29 个省、自治区、直辖市按照统一的抽样方法、诊断标准和测量方法调查≥15 岁城乡人口（共计 4012 128 名），≥15 岁人群合计临界及以上高血压患病粗率为 7.73%，年龄标化患病率为 7.5%。这是我国第一次科学全面地掌握高血压的流行情况，估计出当时我国约有高血压患者 5000 万以上。此外，这次调查还显示了当时我国高血压流行的特点：不同地区人群间患病率差别很大，总体规律是北方高于南方，城市高于农村。

1991 年的全国高血压抽样调查采用了在全国 30 个省、自治区、直辖市按城乡不同类型地区分层抽样的方法选取调查人群，并且加强了血压测量等方面的质量控制。结果显示，我国≥15 岁人群高血压患病粗率为 13.58%，高血压患病的地区差别和城乡差别依然存在，与 1979 年的调查结果相比较，10 余年间我国≥15 岁人群高血压患病率上升了 25%，估计 20 世纪 90 年代初我国约有高血压患者 9000 万。该结果充分揭示了高血压防治面临的巨大挑战。

《中国居民营养与健康状况 2002》采用的高血压诊断标准与 1991 年相同，结果显示，我国≥18 岁人群高血压的患病粗率为 18.8%，高血压的患病率随年龄的增加呈明显上升趋势（图 1-2-1），45 岁以下，男性高血压患病率高于女性，50 岁以上女性高血压患病率高于男性。

《中国居民营养与慢性病状况报告（2015 年）》显示，2012 年中国≥18 岁人群高血压患病率为 25.2%，其中男性 25.2%，女性 24.1%，男性高于女性；城市居民高血压患病率为 26.8%，农村为 23.5%；高血压患病率随年龄增加而显著增高（图 1-2-2，图 1-2-3）。根据 2010 年第六次全国人口普查数据，测算我国高血压患者为 2.7 亿。

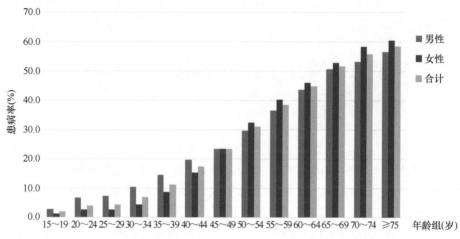

图 1-2-1　2002 年中国人群不同年龄组高血压患病率

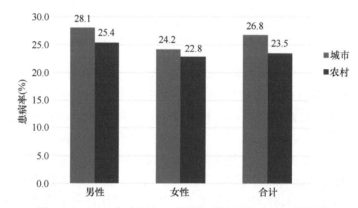

图 1-2-2　2012 年中国≥18 岁城乡男女居民高血压患病率

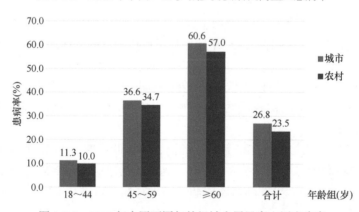

图 1-2-3　2012 年中国不同年龄组城乡居民高血压患病率

　　"十二五"科技支撑项目"中国重要心血管病患病率调查及关键技术研究"中国高血压调查（China hypertension survey，CHS）于 2012 年 10 月至 2015 年 12 月采用分层多阶段随机抽样的方法在中国的 31 个省、自治区、直辖市 262 个城市和农村抽取≥18 岁的 451 755 个居民进行调查，结果显示，中国≥18 岁居民高血压患病粗率为 27.9%（加权率为 23.2%），男性高于女性（粗率 28.6% vs. 27.2%，加权率 24.5% vs. 21.9%），患病率随年龄的增加而升高（图 1-2-4）。

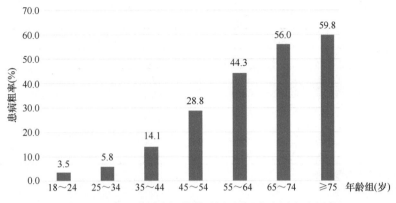

图 1-2-4　2015 年中国不同年龄组居民高血压患病粗率

各省、自治区、直辖市的加权患病率见表 1-2-1，其中北京、天津、上海居民的高血压患病率位居前三，分别为 35.9%、34.5% 和 29.1%，湖南省居民高血压患病率最低，仅为 15.6%。

表 1-2-1　全国各省、自治区、直辖市不同性别城乡居民高血压加权患病率的比较（%）

省、自治区、直辖市	地区		性别		合计*
	城市	农村	男性	女性	
北京	36.0	34.2	37.8	34.1	35.9
天津	35.0	32.1	37.3	31.7	34.5
上海	28.7	39.2	30.4	27.8	29.1
辽宁	30.8	26.2	30.6	26.2	28.4
云南	22.1	30.3	29.9	26.9	28.4
广东	28.5	25.8	29.8	24.7	27.3
黑龙江	25.2	27.2	31.2	21.6	26.4
吉林	23.0	28.3	26.8	25.6	26.2
山西	25.7	26.2	25.5	26.6	26.0
江苏	23.1	26.5	27.5	23.1	25.3
西藏	27.6	24.6	26.8	23.1	25.0
河南	24.5	24.0	25.8	22.3	24.1
福建	20.0	25.8	25.9	21.8	23.9
四川	18.4	25.3	23.2	24.0	23.6
贵州	17.6	26.2	24.6	22.6	23.6
河北	19.7	24.1	22.2	24.5	23.3
浙江	21.9	23.9	25.4	21.0	23.2
宁夏	24.6	20.2	23.3	20.9	22.1
山东	20.6	22.6	23.3	20.8	22.0
陕西	23.9	21.0	23.4	20.6	22.0
甘肃	20.5	20.8	22.1	19.1	20.7
重庆	19.3	21.8	20.4	20.7	20.6
安徽	21.5	20.0	21.2	19.7	20.5
海南	15.7	28.5	22.0	18.4	20.3
内蒙古	22.2	18.6	21.5	17.9	19.7
广西	17.3	18.5	18.3	18.0	18.2

续表

省、自治区、直辖市	地区		性别		合计*
	城市	农村	男性	女性	
新疆	20.3	16.9	18.8	17.6	18.2
湖北	19.6	17.1	19.7	16.5	18.1
江西	19.1	16.8	19.6	15.1	17.3
青海	18.5	16.8	17.5	16.9	17.2
湖南	14.5	15.9	15.5	15.8	15.6

*：本章所有合计为统计学数据。

不同人口学特征≥18 岁人群高血压加权患病率见表 1-2-2，高血压的患病率随体重指数（body mass index，BMI）的增加而升高，文化水平越低患病率越高，有吸烟、饮酒习惯和高血压家族史的人群患病率高于不吸烟、不饮酒和无高血压家族史的人群，差异均具有统计学意义。

表 1-2-2　不同人口学特征≥18 岁人群高血压加权患病率的比较

特征	人口数（人）	加权患病率（%）
合计	451 755	23.2
年龄（岁）		
18～24	42 806	4.0
25～34	88 540	6.1
35～44	79 854	15.0
45～54	75 398	29.6
55～64	65 868	44.6
65～74	56 343	55.7
≥75	42 946	60.2
P 值		<0.001
民族		
其他	61 049	21.1
汉族	390 706	23.5
P 值		0.318
性别		
男性	216 034	24.5
女性	235 721	21.9
P 值		<0.001
体重指数（kg/m²）		
<18.5	22 518	11.3
18.5～23.9	232 324	15.4
24.0～27.9	142 741	29.5
≥28.0	54 172	44.5
P 值		<0.001
文化水平		
小学	175 856	36.5
初中	218 696	18.7
高中或以上	57 203	9.5
P 值		<0.001

续表

特征	人口数（人）	加权患病率（%）
吸烟状况		
不吸烟者	352 708	21.2
既往吸烟者	12 891	46.0
吸烟者	86 156	27.9
P 值		<0.001
饮酒		
否	389 790	21.7
是	61 965	30.9
P 值		<0.001
高血压家族史		
无	349 114	20.1
有	102 641	33.0
P 值		<0.001
地区		
城市	220 052	23.4
农村	231 703	23.1
P 值		0.819

5 次全国高血压患病率调查结果的比较见表 1-2-3 和图 1-2-5。

表 1-2-3　5 次全国高血压患病率调查结果

年份（年）	调查地区	年龄（岁）	诊断标准	调查人数	患病粗率（%）	标化率/加权率（%）
1958～1959	13 个省、自治区、直辖市	≥15	舒张压>90mmHg 和（或）39 岁以下收缩压>140mmHg，40 岁以上收缩压为年龄+10mmHg	739 204	5.11	—
1979～1980	29 个省、自治区、直辖市	≥15	≥160/95mmHg 为确诊高血压，140～159/90～95mmHg 为临界高血压	4 012 128	7.73	7.5
1991	30 个省、自治区、直辖市	≥15	≥140/90mmHg 及 2 周内服用降压药者	950 356	13.58	9.4
2002	30 个省、自治区、直辖市	≥18	≥140/90mmHg 及 2 周内服用降压药者	272 023	18.80	—
2015	31 个省、自治区、直辖市	≥18	≥140/90mmHg 及 2 周内服用降压药者	451 755	27.9	23.2

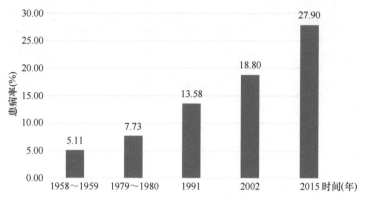

图 1-2-5　5 次全国高血压患病率调查结果

前三次患病率为≥15 岁人群，后两次患病率为≥18 岁人群

二、其他高血压患病率调查

在 2014 年 9 月 15 日至 2017 年 6 月 20 日进行的中国患者心脏事件评估的数据（PEACE）项目从中国 31 个省、自治区、直辖市的 53 个城市和 88 个农村招募了 1738 886 名年龄在 35～75 岁的成年人，平均年龄为 55.6 岁。结果显示，高血压的患病率为 44.7%，男性患病率高于女性（46.9% vs. 43.3%），农村患病率高于城市（46.1% vs. 42.5%），高血压患病率随年龄的增加而升高（图 1-2-6）。

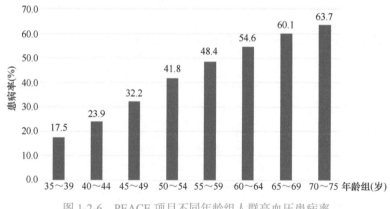

图 1-2-6　PEACE 项目不同年龄组人群高血压患病率

第二节　我国单纯收缩期高血压的患病率及流行情况

单纯收缩期高血压（isolated systolic hypertension，ISH）是老年高血压最常见的类型，70 岁以上的高血压人群中 ISH 的患病率高于 90%，收缩压的增高会大大增加脑卒中、冠心病和终末期肾病的风险，尤其是对于≥65 岁人群。随着年龄的增加，ISH 患病率逐渐升高，但与总体高血压患病率有所不同的是，ISH 患病率呈现农村高于城市、女性高于男性的特征。

根据 1991 年全国高血压抽样调查，我国≥60 岁人群的 ISH 患病率见表 1-2-4。

表 1-2-4　我国≥60 岁人群单纯收缩期高血压患病率（%）

年龄组（岁）	男	女	合计
60～64	11.1	15.7	13.5
65～69	17.3	22.9	20.2
70～74	22.8	29.5	26.3
75～79	28.4	35.4	32.8
≥80	30.5	39.5	35.9
合计	18.0	24.6	21.5

2002 年中国居民营养与健康状况调查的结果显示，我国≥18 岁人群 ISH 患病率为 6.0%，男性患病率为 5.4%，女性患病率为 6.9%；估计我国成人 ISH 患病人数约为 5000 万。整体上 ISH 患病率随年龄增加而升高，40 岁以后更为明显（图 1-2-7）。

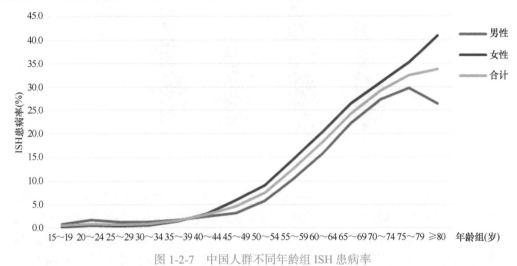

图 1-2-7　中国人群不同年龄组 ISH 患病率

ISH 患病率表现为北高南低，但是与总体高血压患病率不同的是，无论是南方还是北方，都是女性高于男性、农村高于城市（表 1-2-5）。

表 1-2-5　2002 年南北方成年人群 ISH 患病率（%）

性别	城市		农村	
	南方	北方	南方	北方
男	4.5	5.4	5.1	5.9
女	6.6	6.8	6.5	7.5
合计	5.6	6.0	5.7	6.7

在成年的高血压患者中，不同年龄组女性的 ISH 患病率始终高于男性（图 1-2-8），南方高于北方（图 1-2-9），这与我国成人高血压患病率的特点有所不同。

2007～2010 年对新疆 14 618 名≥35 岁人群的调查结果显示，ISH 患病率为 11.95%，女性高于男性（12.92% vs. 10.84%）；随着年龄的增高，ISH 患病率也呈明显的上升趋势。

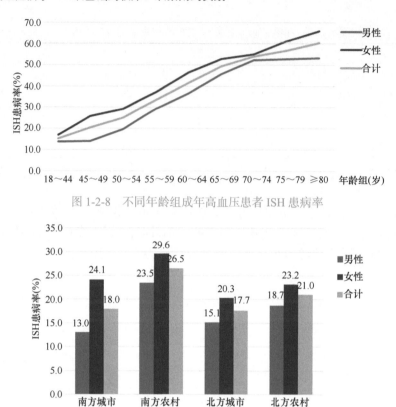

图 1-2-8　不同年龄组成年高血压患者 ISH 患病率

图 1-2-9　我国南北方城乡成年高血压患者 ISH 患病率

CHS 研究调查了 134 397 名≥60 岁的老年人，高血压患病粗率为 54.97%（加权率 53.24%），ISH 患病粗率为 31.86%（加权率 30.33%），老年人 ISH 患病率随年龄的增加而升高（图 1-2-10），农村 ISH 患病率高于城市（粗率 32.73% vs. 30.92%，加权率 31.03% vs. 29.05%），与高血压患病率不同，老年人 ISH 患病率则是女性高于男性（粗率 34.75% vs. 28.73%，加权率 33.55% vs. 27.02%）。

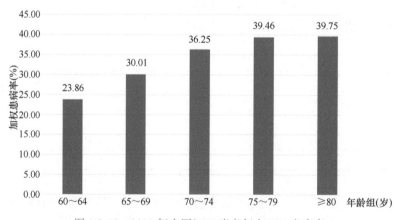

图 1-2-10　2015 年中国≥60 岁老年人 ISH 患病率

不同人口学特征比较（加权率），小学文化水平患病率为 31.66%，初中为 26.79%，高中及以上为 28.04%；无配偶人群 ISH 患病率高于有配偶人群（36.66% vs. 28.90%）；随着体重指数的增高，ISH 患病率逐渐增加；有高血压家族史人群 ISH 患病率高于无家族史人群（34.70% vs. 29.25%）；患有冠心病和脑卒中人群的 ISH 患病率高于未患病人群，以上差异均具有统计学意义。城市和农村人群的 ISH 患病率虽然有所不同，但差异不具有统计学意义（表 1-2-6）。

表 1-2-6　中国≥60 岁老年人不同人口学特征的 ISH 患病率（加权率%）

特征	ISH 患病率	特征	ISH 患病率
合计	30.33		
性别		体重指数（kg/m²）	
男性	27.02	<18.5	26.01
女性	33.55	18.5～23.9	27.16
P 值	<0.001	24.0～27.9	32.62
文化水平		≥28.0	36.94
小学	31.66	P 值	<0.001
初中	26.79	地区	
高中及以上	28.04	城市	29.05
P 值	<0.001	农村	31.03
婚姻状况		P 值	0.232
无配偶	36.66	高血压家族史	
有配偶	28.90	无	29.25
P 值	<0.001	有	34.70
饮酒		P 值	<0.001
否	30.61	冠心病	
是	28.87	否	30.28
P 值	0.027	是	35.54
吸烟状况		P 值	0.033
不吸烟者	30.88	脑卒中	
既往吸烟者	30.79	否	30.14
吸烟者	28.32	是	36.78
P 值	0.002	P 值	<0.001

第三节　我国人群血压正常高值检出率的分布情况

血压的正常高值定义为在未服用降压药物情况下收缩压为 120～139mmHg 和（或）舒张压为 80～89mmHg。血压正常高值是高血压的易患因素之一。与正常人群相比，正常高值人群脑卒中发病风险增加了 56%，冠心病风险增加了 44%，总心血管病风险增加了 52%。我国居民血压正常高值检出率总体上呈现逐年上升趋势，随着年龄的增加，正常高值检出率先升高后降低，性别之间的差异逐渐减小。

1991～2011 年，中国健康与营养调查（China Health and Nutrition Survey，CHNS）在中国 9 个省市（2011 年增至 12 个省市）对≥18 岁人群进行了 8 次横断面调查。结果显示，血压正常高值年龄标化的检出率从 1991 年的 23.9%增加到 2011 年的 33.6%，2006 年前呈明显上升趋势，2006～2011 年的变化无统计学差异（图 1-2-11）。

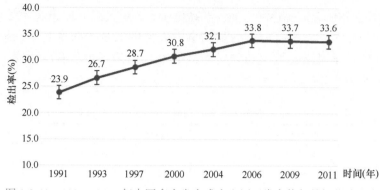

图 1-2-11　1991～2011 年中国多个省市成人血压正常高值年龄标化检出率

其中,该研究在 2000～2011 年共调查了来自河南省和湖北省 18～98 岁的 8565 个居民,男性 4005 名,女性 4560 名。结果显示,≥18 岁居民血压正常高值检出率为 36.9%,男性高于女性(43.9% vs. 29.5%),血压正常高值检出率随年龄的增加先升高后降低,性别差异随年龄的增加逐渐减小(图 1-2-12)。城市居民的血压正常高值检出率低于农村(36.4% vs. 37.1%),男性城市居民检出率高于农村,但女性城市居民检出率低于农村(图 1-2-13)。

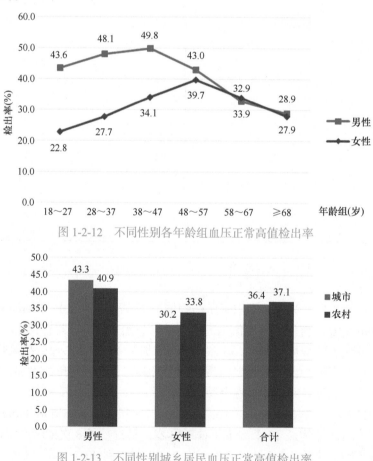

图 1-2-12　不同性别各年龄组血压正常高值检出率

图 1-2-13　不同性别城乡居民血压正常高值检出率

结果显示,2015 年中国≥18 岁居民血压正常高值检出粗率为 39.1%(加权率为

41.3%），随着年龄的增加，血压正常高值检出粗率先升高后降低，不同年龄组检出粗率的差异具有统计学意义（图 1-2-14）。

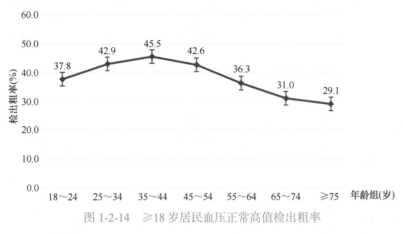

图 1-2-14　≥18 岁居民血压正常高值检出粗率

　　不同人口学特征的血压正常高值检出率（加权率）相比，男性高于女性（47.8% vs. 34.6%）；随着 BMI 的增加，检出率先升高后降低；在不同文化水平的人群中，初中文凭人群的检出率最高，为 43.1%；吸烟者的检出率高于不吸烟者和既往吸烟者；有饮酒消费的人群检出率高于无饮酒消费的人群；有高血压家族史的人群检出率低于无家族史人群（36.4% vs. 42.8%），差异均具有统计学意义（表 1-2-7）。

表 1-2-7　不同人口学特征≥18 岁人群血压正常高值检出率（加权率%）

特征	人口数	正常高值检出率
合计	451.755	41.3
年龄组（岁）		
18～24	42 806	39.9
25～34	88 540	43.4
35～44	79 854	46.0
45～54	75 398	43.4
55～64	65 868	36.9
65～74	56 343	31.7
≥75	42 946	29.4
P 值		<0.001
民族		
其他	61 049	40.8
汉族	390 706	41.3
P 值		0.801
性别		
男性	216 034	47.8
女性	235 721	34.6
P 值		<0.001
体重指数（kg/m^2）		
<18.5	22 518	31.3

续表

特征	人口数	正常高值检出率
18.5~23.9	232 324	40.8
24.0~27.9	142 741	44.3
≥28.0	54 172	39.2
P 值		<0.001
文化水平		
小学	175 856	38.4
初中	218 696	43.1
高中或以上	57 203	41.0
P 值		<0.001
吸烟状况		
不吸烟者	352 708	40.4
既往吸烟者	12 891	35.1
吸烟者	86 156	45.5
P 值		<0.001
饮酒		
否	389 790	40.7
是	61 965	44.6
P 值		<0.001
高血压家族史		
无	349 114	42.8
有	102 641	36.4
P 值		<0.001
地区		
城市	220 052	41.1
农村	231 703	41.4
P 值		0.869

第四节　我国人群血压水平及流行特征

我国人群血压水平总体呈现逐年增长的趋势，随着年龄的增加，人群平均收缩压逐渐升高，舒张压则是先升高后降低，男性血压水平虽然高于女性，但是这种差异随着年龄的增加而越来越小。

2002 年中国居民营养与健康状况调查结果显示，我国人群的平均血压水平随年龄的增加而升高。45 岁以下收缩压男性高于女性，45 岁以上收缩压女性高于男性。尽管女性的舒张压水平在各年龄组均低于男性，但 45 岁以上这种差距逐渐缩小（表 1-2-8）。

表 1-2-8　2002 年中国 15～74 岁人群平均血压水平

年龄组（岁）	收缩压（mmHg）		舒张压（mmHg）	
	男性	女性	男性	女性
15～24	112.4	107.6	71.9	69.8
25～34	115.7	109.4	75.6	71.5
35～44	118.4	114.8	78.1	74.9
45～54	122.9	123.1	80.0	78.3
55～64	129.3	130.4	80.7	79.1
65～74	135.2	136.8	79.8	78.7

此外，不同民族≥15 岁人群血压水平相比较，满族男性、女性的平均收缩压水平最高，分别为 126.2mmHg 和 125.7mmHg；而藏族男性、女性的平均舒张压水平最高，分别为 85.7mmHg 和 81.6mmHg（表 1-2-9）。

表 1-2-9　2002 年中国不同民族≥15 岁人群平均血压水平

民族	收缩压（mmHg）		舒张压（mmHg）	
	男性	女性	男性	女性
汉族	123.3	120.3	78.6	75.9
蒙古族	123.3	123.3	78.2	77.1
回族	120.4	118.3	78.2	75.3
藏族	124.8	117.0	85.7	81.6
苗族	116.2	111.0	73.0	69.7
壮族	123.8	116.7	77.4	72.7
布依族	119.7	117.3	77.1	73.5
满族	126.2	125.7	79.4	77.7
土家族	122.6	121.0	74.4	73.1
其他民族	118.2	114.3	76.9	74.6
合计	123.1	120.0	78.5	75.7

CHNS 研究 2011 年对中国 12 个省、自治区、直辖市 12 474 名≥18 岁居民血压水平调查的结果显示，随着年龄的增加，调查对象的收缩压和舒张压均显著增加（图 1-2-15）。1991～2011 年不同性别调查对象比较，男性年龄调整后收缩压和舒张压均值高于女性，且男性和女性年龄调整后收缩压和舒张压均值在 1991～2011 年呈上升趋势，不同时间点比较差异有统计学意义（图 1-2-16）。

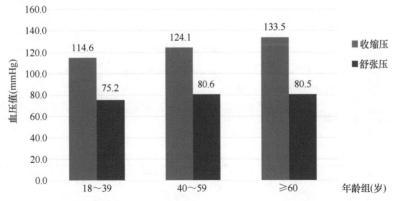

图 1-2-15　2011 年中国 12 个省、自治区、直辖市≥18 岁居民不同年龄组血压均值

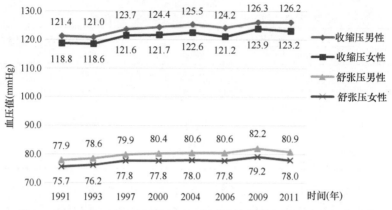

图 1-2-16　1991～2011 年中国≥18 岁不同性别居民年龄调整血压均值

2013～2014 年中国慢性疾病和危险因素监测调查（China Chronic Disease and Risk Factor Surveillance，CCDRFS）对我国 31 个省、自治区、直辖市 174 621 名≥18 岁成年人血压水平调查结果显示，人群收缩压平均水平为 128.5mmHg（加权后为 124.5mmHg），舒张压平均水平为 77.0mmHg（加权后为 75.5mmHg）。人群收缩压随着年龄的增长呈线性增长，在 55 岁以下收缩压男性高于女性，55 岁以上则女性高于男性。舒张压与年龄的关系呈非线性，男女变化趋势相似，50 岁以下舒张压随着年龄的增长而升高，50 岁以上随着年龄的增长而下降。不同性别间比较，舒张压男性始终高于女性，但随着年龄的增长差距逐渐缩小（图 1-2-17）。

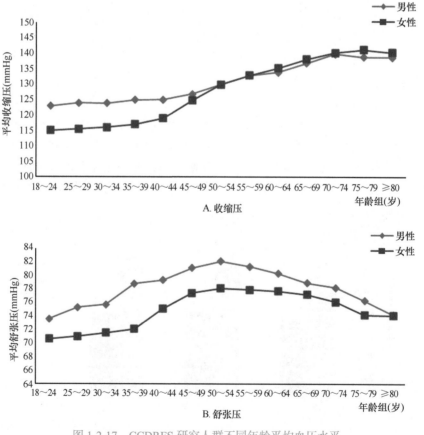

图 1-2-17　CCDRFS 研究人群不同年龄平均血压水平

此外，人群的收缩压水平受季节变化影响，冬季收缩压平均水平要高于夏季收缩压平均水平 5mmHg，且具有统计学意义（图 1-2-18）。

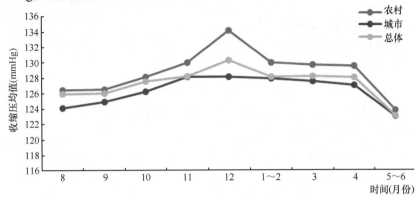

图 1-2-18　CCDRFS 研究中人群血压水平随季节变化情况

2014 年一项横断面研究对全国 21 个城市 136 家医院心内科就诊的 115 229 名年龄在（58.5±13.7）岁的高血压患者进行问卷调查及血压、心率测量。调查对象包括单纯高血压患者、高血压伴冠心病患者和高血压伴心力衰竭患者三类。调查对象的血压平均值见表 1-2-10。在单纯高血压人群中，60 岁以上年龄组收缩压高于 60 岁以下者，而舒张压则低于 60 岁以下者（$P<0.01$）（图 1-2-19）。

表 1-2-10　115 229 名高血压患者平均血压水平

高血压	例数	男性（%）	女性（%）	收缩压（mmHg）	舒张压（mmHg）
单纯	86 676	53.8	46.2	139.5±18.8	83.3±12.9
伴冠心病	26 661	55.5	44.5	136.7±19.1[a]	80.0±12.8[a]
伴心力衰竭	1892	58.8	41.2	136.1±19.8[a]	80.0±13.5[a]

注：与单纯高血压比较，a：$P<0.01$。

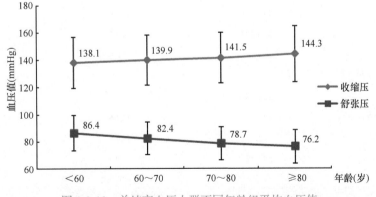

图 1-2-19　单纯高血压人群不同年龄组平均血压值

2015 年 CHS 研究的结果显示，我国 ≥18 岁人群收缩压加权值为 126.1mmHg，舒张压加权值为 76.0mmHg，收缩压随年龄的增加而升高，舒张压随年龄的增加先升高后降低（图 1-2-20）。

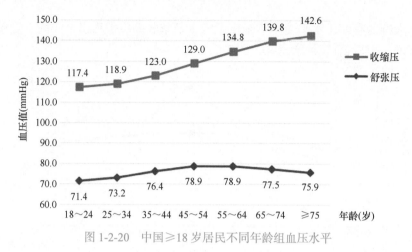

图 1-2-20　中国≥18 岁居民不同年龄组血压水平

不同人口学特征相比较,男性血压加权值为 128.0/77.8mmHg,女性为 124.2/74.2mmHg;随着体重指数的增加,血压值也逐渐升高;人群血压水平随着文化水平的升高而降低;有饮酒习惯的人群血压高于无饮酒习惯的人群;有高血压家族史的人群血压水平高于无家族史的人群,差异均具有统计学意义(表 1-2-11)。

表 1-2-11　CHS 研究不同人口学特征≥18 岁居民血压水平(加权值)

特征	人口数	血压(mmHg)	
		收缩压	舒张压
合计	451.755	126.1	76.0
民族			
其他	61 049	125.9	75.8
汉族	390 706	126.2	76.0
P 值		0.786	0.667
性别			
男性	216 034	128.0	77.8
女性	235 721	124.2	74.2
P 值		<0.001	<0.001
体重指数(kg/m²)			
<18.5	22 518	118.1	71.4
18.5~23.9	232 324	122.6	73.9
24.0~27.9	142 741	129.5	78.0
≥28.0	54 172	135.3	81.1
P 值		<0.001	<0.001
文化水平			
小学	175 856	132.2	77.3
初中	218 696	124.1	75.9
高中及以上	57 203	119.5	73.4

特征	人口数	血压（mmHg）	
		收缩压	舒张压
P 值		＜0.001	＜0.001
吸烟状况			
不吸烟者	352 708	125.0	75.3
既往吸烟者	12 891	134.9	79.6
吸烟者	86 156	129.1	78.2
P 值		＜0.001	＜0.001
饮酒			
否	389 790	125.4	75.4
是	61 965	130.2	79.2
P 值		＜0.001	＜0.001
高血压家族史			
无	349 114	125.3	75.5
有	102 641	128.8	77.7
P 值		＜0.001	＜0.001
地区			
城市	220 052	125.6	76.0
农村	231 703	126.4	76.0
P 值		0.323	0.898

第五节　我国高血压发病率及流行情况

与高血压患病率的调查结果相似，我国居民高血压的累积发病率呈现逐年升高的趋势，并且随着年龄的增加，高血压发病率也越来越高，但不同性别之间发病率的差异越来越小，甚至在 40 岁之后女性的发病率高于男性。

1982～1985 年采用统一的调查和测量方法对北京市、河北省迁安、黑龙江省哈尔滨的工人 8799 人，北京市、山西省盂县、陕西省汉中、江苏省金坛、广西壮族自治区武鸣、黑龙江省哈尔滨的农民 12 471 人，浙江省舟山渔民 1365 人，共 22 635 名（男性 13 390 人、女性 9245 人）不同地区、不同职业的年龄在 35～64 岁的 10 组中年人群进行基线调查，并于 1988～1989 年在相同季节对上述人群中的 20 641 人进行复查。结果显示，对 10 组人群中基线血压正常的中年人群进行平均 5 年的随访，临界及以上高血压[收缩压≥140mmHg 和（或）舒张压≥90mmHg；或在复查前 2 周服用降压药物]发病率男性为 3.27%，女性为 2.68%，发病率呈北方高、南方低的趋势。年均发病率最低为我国南方的广西壮族自治区武鸣农民（2.84%），最高为北方的黑龙江省哈尔滨农民（8.58%）。不同地区、相同职业人群临界及以上高血压发病率见表 1-2-12。

表 1-2-12　不同地区、相同职业人群临界及以上高血压发病率

组别	标化率（%）	
	男性	女性
北方农民	4.58	4.00
南方农民	1.50	1.34

　　1991～2000 年的一项研究对中国 10 525 名 40 岁以上的非高血压患者进行了平均 8.2 年的随访，研究结果显示，男性和女性高血压累积发病率分别为 28.9% 和 26.9%；随着年龄的增长，高血压累积发病率逐渐升高（图 1-2-21）。

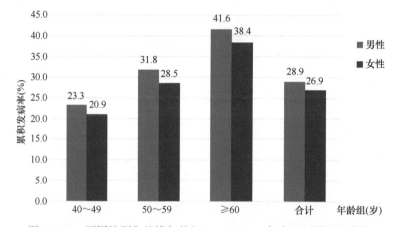

图 1-2-21　不同性别和基线年龄组 1991～2000 年高血压累积发病率

　　一项发表于 2017 年的研究：对中国中部农村地区的 10 145 名 18～75 岁的非高血压患者于 2007～2014 年开展了（6.03±0.69）年的随访。研究结果显示，男性和女性的累积发病率分别为 19.9% 和 19.2%（图 1-2-22），40 岁以下男性高血压发病率高于女性，40 岁以上女性高血压发病率高于男性。随年龄增加高血压发病率增高（$P < 0.001$）。高血压年发病率为 3.2/100 人年。

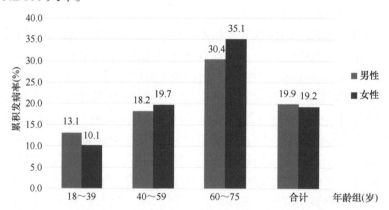

图 1-2-22　2007～2014 年中国中部农村地区不同性别和基线年龄组高血压累积发病率

第六节　我国高血压的治疗控制情况

1991～2015 年的全国四次高血压抽样调查结果显示，我国居民高血压的知晓率、治疗率和控制率呈现升高趋势，与 1991 年、2002 年和 2012 年的调查数据相比，2015 年的数据表明我国居民高血压的知晓率、治疗率和控制率已经有了显著的增高。高血压的知晓率、治疗率和控制率都是女性高于男性、城市高于农村，随着年龄的增加而升高，但治疗控制率却随年龄的增加而先升高后降低。

1991 年全国高血压抽样调查的结果显示，我国≥15 岁居民高血压的知晓率为 26.3%，治疗率为 12.1%，控制率仅为 2.8%。不同性别居民相比较，无论是城市还是农村，女性的高血压知晓率、治疗率和控制率都高于男性；城市居民高血压的知晓率、治疗率和控制率都显著高于农村居民（表 1-2-13）。

表 1-2-13　1991 年我国≥15 岁居民高血压的知晓率、治疗率和控制率

区域	性别	知晓率（%）	治疗率（%）	控制率（%）
城市	男性	32.1	14.7	3.3
	女性	39.4	19.7	4.9
	合计	35.6	17.1	4.1
农村	男性	11.7	4.4	1.0
	女性	15.9	6.4	1.4
	合计	13.9	5.4	1.2
总计		26.3	12.1	2.8

利用 1991～2009 年我国 9 个省、自治区、直辖市 18～74 岁人群的中国居民健康与营养调查的 7 次横断面调查数据，分析人群高血压的知晓率、治疗率和控制率的变化。结果显示，高血压的知晓率、治疗率、控制率总体呈上升趋势，但依旧处于较低水平。2009 年高血压的知晓率、治疗率和控制率分别为 26.1%、22.8% 和 6.1%（图 1-2-23）。

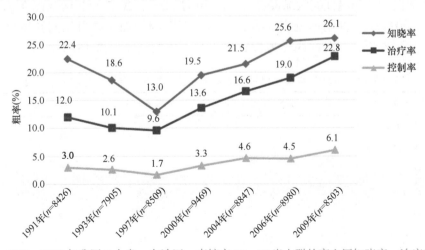

图 1-2-23　1991～2009 年我国 9 个省、自治区、直辖市 18～74 岁人群的高血压知晓率、治疗率和控制率

2002 年中国居民营养与健康调查的结果显示，我国人群高血压的知晓率为 30.2%，治疗率为 24.7%，控制率为 6.1%；在接受治疗的患者中有 25% 得到了控制；随着年龄的增加，高血压的知晓率、治疗率和控制率都有所升高，但治疗控制率却逐渐降低（表 1-2-14）。

表 1-2-14　2002 年我国人群高血压的知晓率、治疗率、控制率和治疗控制率

指标	年龄组（岁）	城市	农村	合计
知晓率（%）	18～44	17.8	11.6	13.6
	45～59	40.8	25.1	31.0
	≥60	48.5	26.8	37.6
	合计	41.1	22.5	30.2
治疗率（%）	18～44	11.8	7.9	9.1
	45～59	34.1	19.4	25.0
	≥60	43.1	21.3	32.2
	合计	35.1	17.4	24.7
控制率（%）	18～44	4.2	2.1	2.7
	45～59	10.0	3.8	6.2
	≥60	11.3	3.9	7.6
	合计	9.7	3.5	6.1
治疗控制率（%）	18～44	36.3	26.8	30.7
	45～59	29.7	20.2	25.2
	≥60	26.6	19.1	24.1
	合计	28.2	20.4	25.0

《中国居民营养与慢性病状况报告（2015 年）》显示，2012 年我国 ≥18 岁人群高血压的知晓率、治疗率、控制率见表 1-2-15。随着年龄的增加，高血压的知晓率、治疗率和控制率也随之升高；女性高于男性；城市高于农村（表 1-2-15）。

表 1-2-15　2012 年我国 ≥18 岁居民高血压的知晓率、治疗率与控制率比较

人口学特征	知晓率（%）	治疗率（%）	控制率（%）
年龄组（岁）*			
18～44	22.0	16.9	6.3
45～59	44.2	38.0	13.1
≥60	53.7	48.8	16.1
性别*			
男性	43.0	37.4	12.9
女性	49.5	44.2	14.6

续表

人口学特征	知晓率（%）	治疗率（%）	控制率（%）
地区*			
城市	52.7	47.9	17.9
农村	39.5	33.4	9.2

*不同人口学特征居民的知晓率、治疗率与控制率比较，差异有统计学意义。

一项高血压研究于 2012 年 1 月至 2013 年 11 月在全国范围内不同经济水平城市调查了 61 个工作场所 37 856 名 18～60 岁的职工，结果显示，标化年龄后蓝领的治疗率和控制率最低（18.3%和 7.4%）；研究所职工的知晓率、治疗率和控制率最高（52.7%、31.1%和 18.6%）（表 1-2-16）。

表 1-2-16 不同职业属性的劳动人口高血压的知晓率、治疗率和控制率

	知晓率（%）	治疗率（%）	控制率（%）
职业差异			
蓝领	46.7	18.3	7.4
白领	49.0	24.1	9.8
组织干部	49.5	23.2	12.5
其他	53.9	23.9	9.4
工作场所所有权			
私营企业	44.7	16.7	5.1
国有企业	47.8	18.9	6.5
大学	48.0	26.5	15.9
研究所	52.7	31.1	18.6

2013～2014 年 CCDRFS 研究对全国 31 个省、自治区、直辖市 174 621 名≥18 岁居民进行了高血压流行病学横断面调查，结果显示，高血压的知晓率为 31.9%、治疗率为 26.4%、控制率为 9.7%。分别调整性别、年龄、季节等混杂因素后，城市居民高血压的知晓率、治疗率和控制率均高于农村居民（$P<0.0001$）；随着年龄的增加，高血压的知晓率、治疗率和控制率越高；女性高于男性（表 1-2-17）。

表 1-2-17 全国 31 个省、自治区、直辖市≥18 岁居民高血压的患病率知晓率、治疗率、控制率、知晓治疗率和治疗控制率比较

人口学特征	患病率（%）	知晓率（%）	治疗率（%）	控制率（%）	知晓治疗率（%）	治疗控制率（%）
年龄（岁）						
18～29	8.7	10.1	9	4	90.6	42.9

续表

人口学特征	患病率（%）	知晓率（%）	治疗率（%）	控制率（%）	知晓治疗率（%）	治疗控制率（%）
30～39	12.3	13.2	8.9	3.4	67.3	34.3
40～49	19.9	21.5	15.1	6.3	70.7	38.4
50～59	33.8	30.9	24.3	9.5	79.4	36.1
60～69	48.0	37.1	30.5	11.2	83.1	35.0
≥70	61.1	40.2	33.9	11.3	85.3	31.8
P 值	<0.01	<0.01	<0.01	<0.01	<0.01	<0.01
性别						
男性	34.5	24.2	18.5	7.2	77.8	36.7
女性	29.5	27.5	22.0	7.9	82.2	34.5
P 值	<0.01	<0.01	<0.01	<0.01	<0.01	0.049
地区						
城市	32.3	32.5	10.1	84.4	37.9	10.1
农村	31.6	20.1	5.5	74.9	33.4	5.5
P 值	0.37	<0.01	<0.01	<0.01	<0.01	<0.01
季节						
冬季	35.9	21.7	15.6	5.1	73.5	30.8
春季	33.3	26.2	21.0	7.0	81.8	32.2
夏季	27.8	25.5	20.1	9.6	80.5	43.3
秋季	31.0	30.2	24.8	9.2	83.6	36.7
P 值	<0.01	<0.01	<0.01	<0.01	<0.01	<0.01
合计	27.8	31.9	26.4	9.7	82.9	34.6

2013 年 8 月至 2014 年 8 月采用多阶段分层抽样的方法对云南省农村的四个少数民族——纳西族、傈僳族、傣族和景颇族的≥35 岁共计 5532 人进行横断面调查，标化年龄后四个少数民族高血压的知晓率、治疗率和控制率如表 1-2-18 所示，傈僳族的知晓率最高，纳西族的治疗率和控制率最高。

表 1-2-18　云南省四个少数民族居民高血压的知晓率、治疗率和控制率

	知晓率（%）	治疗率（%）	控制率（%）
纳西族	49.0	38.2	10.4
傈僳族	54.4	31.5	8.0
傣族	41.8	33.9	5.7
景颇族	30.3	13.3	4.9
合计	42.1	28.5	6.7

2013 年在中国 302 个监测点，采用多阶段分层整群随机的抽样方法选取≥18 岁居民176 534 名，共计调查 18～49 岁育龄女性 46 674 名。结果显示，高血压的知晓率、治疗率

和控制率总体上随年龄的增加而升高，不同年龄组的差异具有统计学意义（表 1-2-19）。

表 1-2-19 2013 年中国不同年龄组育龄女性高血压的知晓率、知晓治疗率、治疗率、治疗控制率和控制率情况比较

年龄组（岁）	调查人数	知晓率（%）	知晓治疗率（%）	治疗率（%）	治疗控制率（%）	控制率（%）
18～24	3067	14.8	84.3	12.6	49.6	6.1
25～29	4334	13.6	80.1	11.0	38.3	3.6
30～34	5546	24.8	88.0	22.1	27.0	5.1
35～39	7524	25.1	84.2	21.5	26.7	6.2
40～44	11 693	28.9	84.0	24.7	32.4	8.1
45～49	14 510	31.8	90.6	29.1	30.9	9.9
P 值		<0.001	0.095	<0.001	0.277	0.012

CHS 研究的结果显示，2015 年我国≥18 岁成人高血压的知晓率、治疗率和控制率、治疗控制率分别见表 1-2-20。

表 1-2-20 我国≥18 岁成人高血压知晓率、治疗率、控制率和治疗控制率

特征	知晓率（%）	治疗率（%）	控制率（%）	治疗控制率（%）
合计	46.9	40.7	15.3	37.5
年龄组（岁）				
18～24	5.7	3.4	0.6	17.9
25～34	14.7	8.4	3.2	37.4
35～44	31.7	24.5	9.9	40.3
45～54	47.0	40.3	16.1	40.1
55～64	53.9	48.1	18.6	38.6
65～74	58.6	52.8	18.4	34.9
≥75	57.3	52.1	17.0	32.7
P 值	<0.001	<0.001	<0.001	0.004
民族				
其他	36.9	29.5	8.4	28.3
汉族	48.0	42.0	16.1	38.3
P 值	<0.001	<0.001	<0.001	0.008
性别				
男性	42.5	35.6	13.2	37.0
女性	51.9	46.6	17.7	38.0
P 值	<0.001	<0.001	<0.001	0.267
体重指数（kg/m^2）				
<18.5	37.2	31.8	12.7	39.9
18.5～23.9	41.0	35.2	14.4	40.8
24.0～27.9	48.5	42.2	15.8	37.4
≥28.0	53.7	47.1	16.0	33.9
P 值	<0.001	<0.001	0.063	<0.001
文化水平				
小学	50.1	43.9	15.0	34.2
初中	44.4	38.3	15.8	41.2

续表

特征	知晓率（%）	治疗率（%）	控制率（%）	治疗控制率（%）
高中或以上	36.6	31.0	13.9	44.8
P 值	<0.001	<0.001	0.476	<0.001
吸烟状况				
不吸烟者	48.1	42.5	16.1	37.9
既往吸烟者	59.7	52.6	19.4	36.9
吸烟者	40.8	33.3	12.1	36.3
P 值	<0.001	<0.001	<0.001	0.271
饮酒				
否	48.6	43.1	16.3	37.8
是	40.2	31.9	11.6	36.2
P 值		<0.001	<0.001	0.131
高血压家族史				
无	39.0	33.4	12.1	36.2
有	62.4	55.1	21.6	39.2
P 值	<0.001	<0.001	<0.001	0.019
地区				
城市	50.9	45.8	19.4	42.4
农村	44.7	38.0	13.1	34.4
P 值	0.084	0.031	0.006	0.002

高血压的知晓率、治疗率和控制率（加权率）总体上随年龄增加而升高，治疗控制率则是先升高后降低（图 1-2-24）。

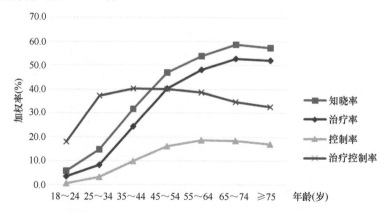

图 1-2-24　2015 年我国≥18 岁成人高血压的知晓率、治疗率、控制率和治疗控制率

高血压的知晓率、治疗率和控制率（粗率）都是女性高于男性（55.3% vs. 47.6%，50.1% vs. 41.2%，18.2% vs.15.3%），差异具有统计学意义（图 1-2-25）。城市居民高血压的知晓率、治疗率、控制率和治疗控制率（粗率）都高于农村居民（图 1-2-26）。

2016 年 1～3 月在我国东北地区进行全国脑卒中筛查研究，调查了 4052 个≥40 岁的居民，结果显示，高血压的知晓率、治疗率和控制率分别为 47.4%、78.8% 和 10.2%，不同年龄组、性别和地区的差异如表 1-2-21 所示。

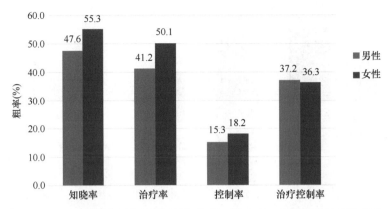

图 1-2-25 不同性别人群高血压的知晓率、治疗率、控制率和治疗控制率

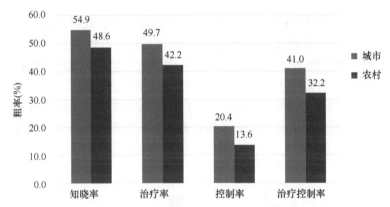

图 1-2-26 2015 年中国城乡居民高血压的知晓率、治疗率、控制率和治疗控制率

表 1-2-21 我国东北地区高血压的知晓率、治疗率和控制率

人口学特征	知晓率（%）	治疗率（%）	控制率（%）
合计	47.4	78.8	10.2
年龄（岁）			
40～49	37.4	71.4	10.6
50～59	46.5	80.3	12.7
60～69	56.7	81.6	10.1
≥70	59.2	83.5	5.3
性别			
男性	42.2	72.4	8.7
女性	53.2	84.5	11.3
地区			
城市	49.5	71.3	10.3
农村	46.6	81.6	10.1

　　PEACE 项目的研究结果显示，我国 35～75 岁成年人的高血压的知晓率为 44.7%，治疗率为 30.1%，控制率为 7.2%。标化年龄和性别后，高血压的知晓率、治疗率和控制率分别为 36.0%、22.9% 和 5.7%。农村居民高血压的知晓率、治疗率和控制率都低于城市居民（图 1-2-27）。

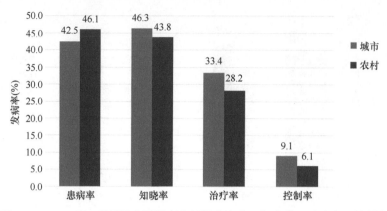

图1-2-27　PEACE项目城乡居民高血压的患病率、知晓率、治疗率和控制率

1991年、2002年、2012年和2015年4次全国高血压调查我国≥18岁居民高血压的知晓率、治疗率和控制率之间的变化趋势见图1-2-28,虽然与过去的调查结果相比我国高血压的知晓率、治疗率和控制率得到了显著的提高,但与美国居民高血压80%的知晓率和55%的控制率还相距甚远。若采用美国2017年ACC/AHA指南的高血压标准,我国居民高血压的患病率(加权率)将是46.4%,控制率(加权率)仅为3.0%,治疗控制率为14.9%。说明我国高血压防治任务依旧艰巨,高血压仍是心血管疾病负担的重要组成部分。

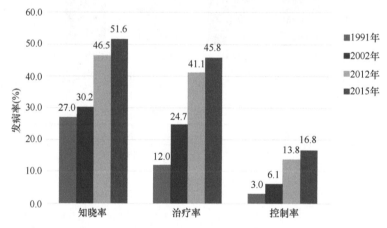

图1-2-28　1991年、2002年、2012年和2015年我国≥18岁居民高血压知晓率、治疗率和控制率

第七节　高血压危险因素及其特征

除遗传因素外,中国人群高血压的危险因素包括高钠低钾膳食、超重/肥胖、过量饮酒、精神紧张、缺乏体力活动、年龄、高血压家族史、三酰甘油和总胆固醇偏高、高密度脂蛋白胆固醇偏低等。随着高血压危险因素聚集数目的增加,患高血压的风险增加。

(一)高钠低钾膳食

钠盐的摄入量与人群的血压和高血压患病率呈正相关,而钾盐的摄入量与血压呈负相关。高盐饮食是公认的高血压危险因素,2007年世界卫生组织建议将盐(氯化钠)摄入量小于5g/d作为人群营养摄入的目标。《中国居民营养与慢性病状况报告(2015年)》显示,2012年我国≥18岁居民平均烹调盐摄入量为10.5g,低于1992年的12.9g和2002年的12.0g,

但国民烹调盐摄入量水平依旧过高。2008 年上海市 35～91 岁 19 519 名社区人群高血压调查显示，每日盐摄入量不足 12g 者高血压患病率为 44.11%，高于 12g 者高血压患病率为 54.54%，高血压患病率增加了 10.43%。2011 年山东省减盐防控高血压项目中，将 1 948 名成年人的 24h 尿钠水平由低到高分成 5 等份组，结果显示，盐摄入量最高组的居民发生高血压的风险比最低组增加 30%。

2013 年 12 月至 2014 年 3 月进行的"全国减盐行动"基线调查在江苏省和山东省共计抽取 9600 名 18～69 岁居民进行调查，最终 2281 名纳入数据分析，检测分析其血压和 24h 尿钠和钾的含量，高血压患病率为 37%，24h 尿钠平均含量是（166.9±25.6）mmol/L，相当于每天摄入盐（9.8±1.5）g，高于世界卫生组织的建议摄入量。此外，该研究显示钠摄入每增加 25.6mmol/d，收缩压增高 1.39mmHg（95% CI 为 0.44～2.34），舒张压增高 0.94mmHg（95% CI 为 0.34～1.55）。

大规模国际性研究——国际食盐与高血压研究（INTERSALT）包含了来自全世界 32 个不同国家的 52 个人群（n=10 079），我国的北京、南宁、天津三地共 600 人参与了本项研究；研究发现人群 24h 尿钠的中位数每增加 100mmol/d，收缩压中位数增加 5～7mmHg，舒张压中位数增加 2～4mmHg。而另一项四国合作研究——盐与血压的国际协作研究（INTERMAP）的结果显示，反映钠钾摄入情况的指标即 24h 尿钠钾比在我国人群达到了 6，远远高于西方国家的 2～3，这也在一定程度上解释了为什么在肥胖流行程度远低于西方国家的情况下，我国人群的血压仍然处于较高水平。

（二）超重/肥胖

BMI 变化与高血压发病关系的随访研究于 2007～2008 年开展基线调查，2013～2014 年随访，共纳入 10 145 名研究对象，平均随访（6.03±0.69）年。以自身基线水平与随访后水平为参照并调整协变量，基线肥胖随访时体重正常、基线正常随访后发生肥胖和基线肥胖随访时依然肥胖的患者，男性高血压发病率的比值比（OR 值）分别为 0.63（0.26～1.51）、2.55（1.87.0～3.503）和 2.03（1.47～2.80）；女性分别为 1.26（0.82～1.93）、2.17（1.72～2.75）和 2.05（1.66～2.53）。研究结果表明，随着 BMI 的增加，高血压发病风险增加。男性和女性肥胖患者高血压发病率均高于正常体重者（$P<0.001$）（图 1-2-29）。

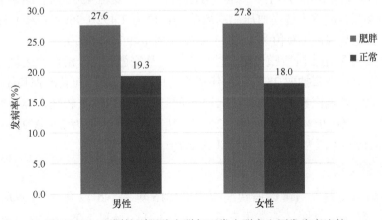

图 1-2-29　不同性别肥胖人群与正常人群高血压发病率比较

中国慢性病前瞻性队列（China Kadoorie Biobank，CKB）项目于 2004～2008 年对

10 个项目地区 486 936 名 30～79 岁常住居民进行了高血压流行病学研究。研究结果显示，BMI 平均每增加 10kg/m²，收缩压将增高 16mmHg（男性增高 17mmHg，女性增高 14mmHg）。

2015 年，CHS 采用多阶段分层随机抽样对天津市 3 个城区、3 个郊区≥15 岁 12 600 名常住居民的肥胖情况及其与血压的关系进行研究分析。研究结果表明对血压影响最大的是超重（OR=1.847，95%CI：1.650～2.067）、肥胖（OR=3.379，95%CI：2.927～3.901）和腰围身高比（OR=1.853，95%CI：1.648～2.084）。

表 1-2-22 CHNS 研究人群特征与高血压发病的关系

特征	高血压发病 HR 值
正常腰围	1.00
腹型肥胖	2.11
超重	1.75
肥胖	3.19

CHNS 开展了一项针对 12 907 名参与者的 22 年队列研究，用 COX 回归分析了 BMI、腰围和皮脂厚度与高血压发病率的关系。结果表明，与正常腰围者相比，腹型肥胖患者高血压的发病风险比（HR 值）为 2.11（95%CI：1.89～2.37），超重患者 HR 值为 1.75（95%CI：1.64～1.87），肥胖患者 HR 值为 3.19（95%CI：2.80～3.63），均为高血压发病的危险因素（表 1-2-22）。

2013～2014 年中国慢性病及其危险因素监测（CCDRFS）结果的多因素 Logistic 回归分析显示，以 BMI 正常的人群为参照，超重人群的高血压患病风险 OR 值为 2.23（95%CI：2.18～2.29），肥胖人群的高血压患病风险 OR 值为 4.45（95%CI：4.26～4.64）。

CHS 研究结果显示，以 BMI<18.5kg/m² 为参照，BMI 在 18.5～23.9kg/m² 人群的高血压患病 OR 值为 1.34（95%CI：1.20～1.49），24.0～27.9kg/m² 人群的 OR 值为 2.66（95%CI：2.29～3.08），≥28.0kg/m² 人群的 OR 值为 5.53（95%CI：4.67～6.54），说明随着 BMI 的增加，高血压的患病风险也越来越高（表 1-2-23）。

表 1-2-23 CHS 研究人群 BMI 与高血压患病的关系

BMI（kg/m²）	高血压患病 OR 值
<18.5	1.00
18.5～23.9	1.34
24.0～27.9	2.66
≥28.0	5.53

CHNS 在 2000～2011 年共调查了来自河南省和湖北省 18～98 岁的 8565 名居民，其中男性 4005 名，女性 4560 名。结果显示，以体重正常的人群为参照，超重人群高血压患病风险 OR 值为 1.492（95%CI 为 1.235～1.803），肥胖人群高血压患病风险 OR 值为 1.959（95%CI 为 1.496～2.566）。

2014～2015 年采用多阶段随机整群抽样方法，从安徽省三个沿江代表城市池州、铜陵和马鞍山的 7 个沿江乡镇抽取 2873 名常住成年居民进行高血压问卷调查和体格测量，对结果进行高血压患病影响因素的多因素 Logistic 回归分析，以体重较轻人群为参照，体重正常人群 OR 值为 1.760（95%CI 为 1.100～2.817），超重人群 OR 值为 2.530（95%CI 为 1.511～4.235），肥胖人群 OR 值为 3.947（95%CI 为 2.203～7.072）。

（三）过量饮酒

根据《中国居民营养与慢性病状况报告（2015 年）》，2012 年≥18 岁居民饮酒者中有害饮酒率为 9.3%；男性显著高于女性（分别为 11.1% 和 2.0%）；城、乡居民分别为 7.5% 和 10.2%；有害饮酒率最高的年龄组为 45～59 岁组（13.1%），其次为≥60 岁组（11.4%）。

2006～2010 年对开滦集团 32 389 名男性煤矿工人随访 4 年的前瞻性研究,根据其每天的饮酒量分为 6 组:0g、1～24g、25～49g、50～99g、100～149g 和≥150g 组,各组高血压累积发病率分别为 25.03%、28.82%、30.10%、37.07%、40.14%和42.49%。调整年龄、身体活动、吸烟情况、工作类型、食盐摄入量后显示,不饮酒组的高血压发病率最低,其次是 1～24g 组,高血压的发生风险随着饮酒量的增加而增加。进一步调整 BMI、高胆固醇和糖尿病病史后,饮酒量与高血压发生风险之间呈正相关线性关系。

在 2014 年 9 月 15 日至 2017 年 6 月 20 日进行的 PEACE 项目从中国 31 个省、自治区、直辖市的 53 个城市和 88 个农村招募了 1738 886 名 35～75 岁的居民,结果显示,以不饮酒的人群为参照,有饮酒习惯的人群高血压患病风险 OR 值为 1.50(95%CI 为 1.48～1.52)。

2015 年 7 月至 2016 年 8 月在河南省进行的一项农村人口糖尿病、肥胖和生活方式调查的结果显示,以不饮酒人群作为参照,低频率饮酒人群的高血压患病 OR 值为 0.98(95%CI 为 0.89～1.08),中等频率饮酒人群的 OR 值为 1.40(95%CI 为 1.18～1.66),高频率饮酒人群的 OR 值为 1.73(95%CI 为 1.44～2.08)。

（四）精神紧张

2014 年 11 月,一项高血压荟萃分析纳入 13 个符合要求的横断面研究,共 151 389 名研究对象,结果显示有精神紧张者发生高血压的风险是正常人群的 1.18 倍(1.02～1.37 倍);该研究同时对 8 个前瞻性研究共 80 146 名研究对象进行荟萃分析,结果显示,有精神紧张者发生高血压的风险是正常人群的 1.55 倍(1.24～1.94 倍),表明精神紧张是患高血压的危险因素。

（五）缺乏体力活动

一项研究利用 2007～2008 年进行的中国代谢综合征社区干预研究暨中国家庭健康研究（CIMIC）队列人群,收集研究对象的基线体力活动、吸烟、饮酒、血压水平等信息,并于 2012～2015 年对该人群的高血压发病情况进行随访,平均随访 5.8 年。结果显示,以总体力活动最低（QR1）组作为参照,总体力活动水平较低（QR2）、中等（QR3）和最高（QR4）组个体的高血压发病风险均降低,HR（95%CI）值分别为 0.92（0.86～0.99）、0.72（0.67～0.77）和 0.70（0.65～0.75）。说明随着体力活动总量增加,高血压发病风险逐渐降低,且存在线性关系;增加体力活动对于预防高血压发病具有保护性作用（表 1-2-24）。

表 1-2-24 CIMIC 研究总体力活动与高血压发病的关系

总体力活动水平	高血压发病 HR 值
最低（QR1）	1.00
较低（QR2）	0.92
中等（QR3）	0.72
最高（QR4）	0.70

（六）年龄

年龄是高血压不可改变的危险因素,无论男性、女性,随着年龄的增高,高血压患病率的风险成倍上升（表 1-2-25）。

表 1-2-25　不同年龄高血压患病相对风险

年龄组（岁）	男性		女性	
	患病率（%）	OR（95%CI）	患病率（%）	OR（95%CI）
15～24	4.76	1.00	2.13	1.00
25～34	9.45	2.09（1.85，2.36）	3.82	1.82（1.56，2.13）
35～44	17.27	4.18（3.72，4.68）	11.88	6.19（5.37，7.14）
45～54	27.24	7.49（6.69，8.39）	28.42	18.25（15.89，20.95）
55～64	40.79	13.78（12.30，15.43）	43.66	35.61（30.97，40.95）
65～74	52.46	22.07（19.64，24.79）	55.70	57.77（50.09，66.63）

比较不同性别的各年龄段，45 岁前男性风险高于女性；45 岁之后，女性高于男性（表 1-2-26）。

表 1-2-26　不同性别各年龄段高血压的患病风险

年龄组（岁）	性别	患病率（%）	OR（95%CI）
15～24	男性	4.76	1.00
	女性	2.13	0.44（0.37，0.52）
25～34	男性	9.45	1.00
	女性	3.82	0.38（0.35，0.42）
35～44	男性	17.27	1.00
	女性	11.88	0.65（0.61，0.69）
45～54	男性	27.24	1.00
	女性	28.42	1.06（1.01，1.11）
55～64	男性	40.79	1.00
	女性	43.66	1.13（1.07，1.19）
65～74	男性	52.46	1.00
	女性	55.70	1.14（1.07，1.22）

（七）其他危险因素

有高血压家族史的人群患高血压风险是没有高血压家族史者的 2 倍。无论是三酰甘油、总胆固醇还是高密度脂蛋白胆固醇，只要异常，其患高血压的风险就高于正常者（表 1-2-27）。

表 1-2-27　不同危险因素高血压的患病风险

危险因素	危险因素水平	患病率（%）	OR（95%CI）
高血压家族史	无	18.22	1.00
	有	30.38	1.96（1.90，2.20）
三酰甘油	正常	20.69	1.00
	偏高	37.2	2.27（2.15，2.4）
总胆固醇	正常	21.29	1.00
	偏高	43.26	2.82（2.56，3.11）
高密度脂蛋白胆固醇	正常	22.68	1.00
	偏低	25.47	1.17（1.08，1.26）

一项针对高血压患者子代亲属高血压患病率及影响因素的调查结果显示，有高血压家族史人群的高血压患病率明显高于没有高血压家族史的人群，对有家族史的人来说，超重、腹型肥胖、饮酒、吸烟、高盐饮食会增加患高血压的风险（表1-2-28）。

表1-2-28 高血压患者子代亲属患病危险因素分析

危险因素	检出率（%）		OR（95%CI）
	对照组	子代组	
超重+腹型肥胖	17.14	30.87	3.11（2.23，3.91）
饮酒	13.21	29.23	2.28（1.14，3.76）
吸烟	10.71	23.65	2.11（1.15，3.77）
高盐饮食	31.43	33.33	3.83（2.17，4.21）

（八）危险因素聚集与高血压

上海市一项研究收集了2008~2011年15 158名35~74岁居民的数据，分析结果显示：随着危险因素（超重与中心性肥胖、家族遗传史、不适量饮酒、吸烟、血脂异常和高血糖）聚集数目的增加，高血压患病风险增加（表1-2-29）。

表1-2-29 危险因素聚集数目与患高血压的关联

危险因素聚集个数	男性			女性		
	患病率（%）	OR值（95%CI）	P值	患病率（%）	OR值（95%CI）	P值
0	9.2（35/380）	1.000	—	10.7（128/1196）	1.000	—
1	24.8（294/1185）	3.157（2.152~4.630）	<0.001	26.9（784/2915）	2.917（2.374~3.585）	<0.001
2	39.2（707/1804）	6.428（4.435~9.319）	<0.001	47.4（1375/2900）	6.499（5.307~7.959）	<0.001
3	52.5（922/1755）	11.797（8.135~17.105）	<0.001	69.9（1029/1473）	15.717（12.609~19.591）	<0.001
4	63.4（581/916）	19.723（13.414~29.000）	<0.001	83.1（222/267）	31.719（21.744~46.270）	<0.001
≥5	73.3（269/367）	33.051（21.449~50.930）	<0.001	—	—	—

王增武（中国医学科学院阜外医院）

第三章　高血压的危险因素

高血压是全球常见的慢性疾病之一，也是心脑肾等疾病的独立危险因素之一。虽然目前对高血压的诊断、治疗水平和患者知晓率较前逐渐提高，但血压达标的水平仍不满意。目前，许多学者认为，高血压是多因素性的，生理、心理、环境、饮食习惯等多因素参与了高血压的发生发展过程。

第一节　肥　　胖

肥胖是原发性高血压的主要危险因素之一，它可增加高血压患者血压控制的难度，也可加重心脑血管损害。关于肥胖和高血压的关系，早在 20 世纪 20 年代就受到关注，1948年世界卫生组织颁布的第六版《国际疾病分类》（ICD-6）将肥胖划分为疾病，而且认为它与高血压的发生发展关系密切。德国的一项研究显示：在高血压患病率方面，正常体重人群为 34.4%，超重人群为 60.6%，肥胖人群超过 70.0%。目前认为，肥胖相关性高血压的发生、发展机制主要与以下因素有关。

一、瘦　　素

瘦素是脂肪因子中的一种肽类激素，由白色脂肪组织合成分泌。瘦素可直接或间接调节心血管及肾脏代谢，生理状态下可通过促进血管内皮细胞释放一氧化氮（NO）导致血管舒张，同时又可激活交感神经引起血管收缩，从而维持血压平衡。

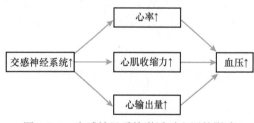

图 1-3-1　交感神经系统激活对血压的影响

肥胖时可发生慢性高瘦素血症。高水平瘦素从以下几方面引起肥胖性高血压：①激活交感神经系统（sympathetic nervous system，SNS）、提高儿茶酚胺水平，从而提高心率和平均动脉压（图 1-3-1）；②诱导内皮功能障碍；③调节肾脏的水钠代谢，在慢性高瘦素血症的状态下，其促排钠作用丧失，肾 NO 释放减少，表现为对水钠的重吸收增加而导致水钠潴留，从而促进高血压的发生发展。

二、交感神经系统激活

在肥胖患者身上，SNS 活性尤其是肾交感神经系统（renal sympathetic nerves stimulation，RSNS）活性亢进，导致血压升高（图 1-3-2）。其中中心性肥胖者的 SNS 活性高于外周性肥胖者。所以，已有多个临床试验证实，选择性肾去神经疗法可用于治疗肥胖性高血压。

SNS 的过度亢进促进了肾脏的重吸收作用及损害压力利钠作用。肾小管对钠的重吸收增加，血钠升高，细胞外液容量增加，使压力尿钠排泄曲线代偿性向高压方向移动。而且，这些对钠和压力性利钠的影响，也可由脂肪组织和细胞外基质蓄积增加引起，挤压肾髓质，加上肾小球高滤过等因素，进一步加重肾损伤，从而加重高血压。

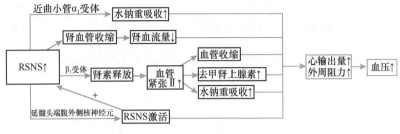

图 1-3-2　RSNS 激活对血压的影响

三、肾素-血管紧张素-醛固酮系统激活

脂肪组织是一个微型的肾素-血管紧张素-醛固酮系统（renin-angiotensin-aldosterone system，RAAS）。成熟的脂肪细胞可表达血管紧张素原、血管紧张素转换酶、Ang Ⅱ 1 型受体（AT_1R）和 Ang Ⅱ 2 型受体（AT_2R）。

血管紧张素原对局部及循环中的 RAAS 发挥作用，见表 1-3-1。

表 1-3-1　血管紧张素原对 RAAS 发挥的作用

肾内 RAAS 激活	循环 RAAS 激活
肾血管收缩	心肌收缩力增强
肾血流量减少	外周阻力增加
肾小球滤过率减少	血压升高
醛固酮分泌	
集合管对钠的重吸收增加	
血压升高	

四、胰岛素抵抗

胰岛素抵抗（insulin resistance，IR）是指各种原因使胰岛素促进葡萄糖摄取和利用的效率下降，机体代偿性地分泌过多胰岛素产生高胰岛素血症，以维持血糖的稳定。正常人体中，胰岛素对血管内皮的调节起着重要的作用。它兼有舒张（通过 NO 介导）和收缩血管（主要通过内皮素-1 介导）作用，最终的结果依赖于两者的平衡。IR 时，血管的舒缩平衡紊乱，导致血压升高；肥胖是胰岛素抵抗发生发展的危险因素之一。研究证明，腹型肥胖与 IR 呈正相关，超重及肥胖者的下肢脂肪质量与 IR 呈负相关。

Muniyappa 等对自发性高血压大鼠（spontaneous hypertensionrat，SHR）的研究发现，高血压发生前血管对胰岛素反应性已经开始下降，说明 IR 与高血压前期有明显的正相关性。

IR 导致肥胖性高血压主要表现在以下几个方面（表 1-3-2）：

表 1-3-2 IR 导致肥胖性高血压的机制

SNS 激活	RAAS 激活	影响内皮细胞及功能	影响细胞内外 Ca^{2+} 转运	刺激动脉平滑肌细胞增殖
血压升高	血压升高	血管舒缩功能失衡	IR	平滑肌细胞向内膜下迁移
		↓	↓	↓
	血压升高	细胞膜 Ca^{2+} ATP 酶活性	内膜增厚
			↓	管壁僵硬度
		血管平滑肌及血管内	↓
		Ca^{2+}	血压升高
		↓
		血管收缩
		↓
		血压升高

五、微血管功能障碍

微循环功能障碍是高血压发生、发展的重要机制，而肥胖是导致微循环功能障碍的重要危险因素。内脏血管周围脂肪组织的炎症和氧化应激可导致微血管功能障碍，引起血压升高，形成恶性循环。

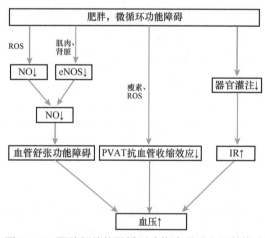

图 1-3-3 肥胖相关的微循环功能障碍对血压的影响
PVAT：管周脂肪组织；ROS：活性氧；eNOS：内皮型一氧化氮合酶；IR：胰岛素抵抗

重要因素之一。

肥胖相关的微循环功能障碍引起血压升高的可能机制如图 1-3-3 所示。

六、脂 联 素

脂联素（adiponectin，ADP）是脂肪细胞分泌的一种内源性生物活性多肽或蛋白质，是一种胰岛素增敏激素。ADP 具有调脂、降低 IR、改善血管内皮功能、抗动脉粥样硬化、促血管生成、抗炎等作用。ADP 与高血压呈负相关，其机制正在进一步研究中。目前认为，ADP 的降低一方面通过激活 RAAS，使内皮细胞功能障碍、肾脏压力性利钠受损；另一方面增加高血压患者的动脉僵硬度，可能是引起肥胖相关性高血压的

七、其 他

此外，许多研究还提出其他理论，如胃肠道异常、氧化应激、睡眠呼吸暂停综合征、中枢神经功能紊乱、免疫介导的损伤、调节食欲及能量动态稳定的信号传导系统（如神经肽 Y 等）、抵抗素水平提高等，这些都可能和肥胖性高血压的发生发展有关。

第二节 糖 尿 病

糖尿病是一种由于胰岛素分泌缺陷或胰岛素作用障碍所致的以高血糖为特征的代谢性疾病。

临床上许多高血压患者，经常伴有糖尿病；而糖尿病也较多地伴有高血压；两者被称为同源性疾病。目前认为：糖尿病导致高血压的机制主要与高胰岛素血症和（或）胰岛素敏感性降低、胰岛素抵抗有关，可能机制见图 1-3-4。

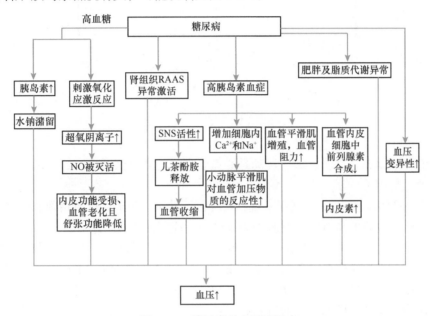

图 1-3-4 糖尿病对血压的影响

其中，24h 血压调节异常及血压变异性（blood pressure variability，BPV）增大主要是由于以下原因：①糖尿病患者自主神经功能出现异常，可导致患者出现夜间心率增快，但血压降低的程度减小。②血糖水平升高一方面可导致红细胞变形及携氧能力和血红蛋白释氧能力降低，从而导致内皮细胞缺血、缺氧及损伤；另一方面导致氧化应激反应增强，诱发炎症反应，从而引起内皮细胞功能受损，两者均可导致血压变异性增大。③IR：高血压的压力感受器受损、人体组织对胰岛素的正常反应失调、导致脂代谢异常（高密度脂蛋白胆固醇产生减少而低密度脂蛋白胆固酮产生增多，过多的血脂在血管壁上沉积导致动脉粥样硬化，从而使血管顺应性被破坏，自主神经功能失调，血压变异性增大）。

第三节 血 脂 异 常

代谢综合征是一组与心血管病危险相关联的多症候群综合征，往往与 IR 密切相关。血脂异常是代谢综合征的一个重要组成部分，也是高血压的危险因素之一。2016 年 Yang 等的调查发现，调整其他危险因素影响后，血脂异常者患高血压的风险是血脂正常者的 1.4 倍。

血脂异常引起血压升高的主要机制见图 1-3-5。

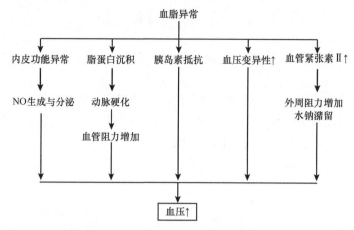

图 1-3-5　血脂异常对血压的影响

第四节　运　　动

许多流行病学调查表明，缺乏运动是心血管疾病的高危因素之一，运动水平与高血压的严重程度呈负相关。

Blair 等通过大规模的临床观察发现，在控制了性别、年龄、体重指数和基线血压等因素后，低体力适应者的高血压相对风险为高体力适应者的 1.52 倍。

因此，进行运动干预，尤其是进行合理的有氧运动（主要包括步行、慢跑、骑自行车、游泳和体操等）成为治疗高血压的重要手段之一。Whelton 等通过 Meta 分析结果显示，无论有无高血压，定期进行有氧运动，收缩压和舒张压都会得到一定程度的下降。

目前认为，运动降压的可能的机制如下：

1. 扩血管、抑制血小板聚集、降低血黏度、改善血液循环　有氧运动可促进 NO 释放，恢复 NO 活性，从而发挥其扩血管及抑制血小板黏附、聚集的作用。长期适度的有氧运动可为机体提供充分的氧，加速机体的糖类、脂类、蛋白质的分解和代谢，减少炎症细胞因子和可溶性粘连分子，降低血液黏度和外周阻力，改善血液循环，从而使血压随之下降。另外，有氧运动还可以使扩血管物质前列环素生成增加，使血管扩张、血压下降。

2. 改善动脉弹性，缓解动脉粥样硬化　适量的有氧运动可改善动脉弹性和顺应性，提高压力感受器敏感性和胰岛素的敏感性，改变血管舒缩因子的表达，从而改善动脉弹性，缓解动脉粥样硬化。而且，有氧运动对动脉硬化的改善与运动强度有关。

3. 调节 SNS 活动，抑制交感神经活性　研究显示，有氧运动后血浆去甲肾上腺素明显下降，从而使血压下降。另外，运动还可以提高尿钠排泄、降低血胰岛素水平，一方面减少肾脏对钠的重吸收，通过降低血容量来降低血压；另一方面使运动后的低血压反应持续 22h，通过抑制 SNS 活性来使血压下降。

4. 减少高血压的多种危险因素　大量研究结果表明，规律的有氧运动可以减少高血压的许多危险因素，如肥胖、血脂异常、高血糖、胰岛素抵抗等，从而使高血压的发病风险降低。

研究证实，除了有氧运动外，恰当的抗阻运动、呼吸训练（主要包括自主的呼吸、器械引导的呼吸和音乐引导的呼吸）及放松运动（主要包括气功、太极拳和其他拳等）均可引起血压在一定程度的下降，所以以上运动也可以作为降压的辅助手段。

第五节 钠 盐

高钠盐膳食是国际公认的高血压危险因素之一。2007 年，世界卫生组织的研究报告显示，有证据可以证明摄入过量钠盐可导致高血压。《中国高血压防治指南（2005 年）》中也指出，高钠盐膳食与高血压的发病明显相关，在总热量控制的情况下，人均每天食盐摄入量增加 2g，收缩压和舒张压则分别升高 2.0mmHg 和 1.2mmHg。

目前国内外有许多关于钠盐与血压关系的调查研究，比较著名的临床试验有 20 世纪 80 年代的 INTERSALT 研究。本研究中各中心结果不太一致，但总体结果依然承认：尿钠与血压及血压年龄变化显著相关。

Hajjar 等对钠盐和高血压相关性的 Meta 分析显示，钠摄入量相差 100mmol 可以导致 15～19 岁组血压相差 5mmHg，60～69 岁组血压相差 10mmHg。

摄入高钠盐引起血压升高的可能机制有以下几点：

1. 肾脏排钠障碍 高钠盐摄入可引起肾功能减低，盐负荷时尿排钠反应延迟，同时通过激活上皮钠通道，促进肾小管对 Na^+ 的重吸收，从而引起水钠潴留。另外，高钠盐摄入会导致肾脏纤维化，肾小球数量减少，肾小球滤过膜通透性下降，滤过面积减少，导致高血压。

2. SNS 兴奋性增强 Yamauchi 等长期给大鼠进高钠盐饮食，结果发现，大鼠交感神经元敏感性增加。SNS 兴奋性增强导致血压升高、血压的昼夜节律改变等。

3. RAAS 激活 高钠盐摄入可激活 RAAS，导致血管舒张功能降低、血管平滑肌细胞增殖和心肌纤维化。虽然高钠盐使血浆醛固酮水平降低，但另一方面，使小的蛋白 Ras 相关产物 C3 肉毒素底物 1 活性增强，它可作为肾脏盐皮质激素受体激活剂，促进钠重吸收，引起尿微量白蛋白、肾小球硬化等。

4. 内皮功能受损 高钠盐摄入使 NO 等舒血管物质水平降低，血管内皮功能受损，而内皮素-1 等缩血管物质释放增多，导致血管舒张障碍，血压升高。

5. IR 有研究显示，在血压正常的人群中，盐敏感者多伴有 IR。IR 导致高血压的具体机制在前面已提到。

第六节 阻塞性睡眠呼吸暂停低通气综合征

阻塞性睡眠呼吸暂停低通气综合征（obstructive sleep apnea-hypopnea syndrome，OSAHS）是指由于睡眠时反复上气道塌陷阻塞引起的呼吸暂停及通气不足，伴有频发的低氧血症、打鼾、睡眠结构紊乱、白天嗜睡、认知障碍等症状的综合征。它是高血压的独立危险因素之一。

有调查研究发现，OSAHS 与高血压有很强的相关性，50% 的 OSAHS 患者同时合并高血压，其中 15%～20% 属于顽固性高血压。另外，高血压患者中有 30% 以上合并有 OSAHS（其中顽固性高血压患者中 83% 同时合并 OSAHS），两者之间关系复杂，可能互为因果、互相影响。另有研究指出，OSAHS 患者每发生一次低通气事件或是呼吸暂停事件，其高血压的危险性就会增加 1%。

OSAHS 导致血压升高的机制并不是特别明确，目前被认可的机制包括：

1. SNS 兴奋性增强 OSAHS 患者有慢性间歇性低氧，动脉血氧分压降低、二氧化碳分压升高，刺激外周颈动脉体化学感受器和脑干的中枢化学感受器，促进相应的神经递质释放，使心脏和外周的交感神经活性增强，从而使血压升高。此外，OSAHS 患者交感神经反射性骤然变化也会使患者的全天血压呈"非杓型"变化。

2. RAAS 激活 这是血压难以控制的另一重要机制。OSAHS 患者慢性间歇低氧，一方面通过 SNS 来激活 RAAS，另一方面可通过高瘦素血症、高胰岛素血症来激活 RAAS，使肾素、血管紧张素等相关物质分泌增加，使血压升高。持续的高血压会进一步损害肾功能，从而使血压更难控制，这样就形成恶性循环。有研究证实，OSAHS 患者进行持续的正压通气治疗后血压较前会明显下降。

3. 氧化应激、内皮损伤 OSAHS 患者呼吸暂停时反复发作的低氧血症会降低内源性 NO 的含量，随之舒张血管的作用减弱，导致内皮损伤、血管收缩、血管壁重塑，从而使血压升高。有研究发现，OSAHS 合并高血压的患者血清 NO 水平低于单纯 OSAHS 不合并高血压者，且前者经过治疗后 NO 水平显著增加、血压（收缩压/舒张压）均显著下降，内皮损伤程度随之得到改善。

4. 炎症反应 OSAHS 患者长期处于 SNS 兴奋、觉醒及反复缺氧状态，导致机体释放出大量的炎性因子，体内炎症因子的增多可导致血管内皮损伤，动脉硬化，血管舒张功能下降，阻力增加，从而引发血压升高。

5. IR OSAHS 患者因为慢性反复低氧，使 SNS 持续兴奋，导致体内儿茶酚胺和皮质醇释放，促使胰高血糖素和糖原分解，导致肥胖及 IR。一方面加强了中枢交感神经活性，另一方面使水钠潴留，促使血压升高。

6. 其他 因为 OSAHS 患者反复慢性低氧可使瘦素和抵抗素增加，脂联素水平下降，从而加重血管内皮损伤，动脉硬化，血压升高。另外，OSAHS 患者内皮素-1 和遗传因素等也可是导致血压升高的原因。

第七节 同型半胱氨酸

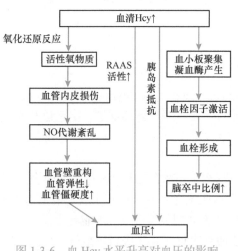

图 1-3-6 血 Hcy 水平升高对血压的影响

同型半胱氨酸（Hcy）是甲硫氨酸代谢过程中产生的一种含硫必需氨基酸，具有细胞毒性，可在肝脏和肌肉中产生。

Hcy 水平增高与原发性高血压密切相关，同时，它也可作为预测高血压前期的良好指标。人体血浆中 Hcy 水平大于 $10\mu mol/L$ 称为高同型半胱氨酸血症（HHcy），原发性高血压同时伴 HHcy 被定义为 H 型高血压。目前患者中有 75% 的高血压患者为 H 型高血压，它主要通过损害心脑血管系统影响患者健康。

血 Hcy 水平升高引起高血压的可能途径见图 1-3-6。

第八节 空气污染

研究证实，空气污染对高血压的发病作用也是不可忽视的。发表于 1982 年的调查研究显示，历经 6 年的两次调查中，在生产性质、规模大小十分相似，唯独大气污染程度不同的两个地区，大气污染严重地区和大气相对清洁地区的受检职工高血压检出率分别为 7.70% 和 5.15%，两者差别非常显著（$P<0.01$）。

2016 年发表在 *Hypertension* 上的 Meta 分析结果显示，短期暴露和长期暴露于空气污染物均能够增加发生高血压的风险，如短期暴露于大气的 SO_2、$PM_{2.5}$ 和 PM_{10} 的浓度每增加 $10\mu g/m^3$，可使高血压的发病率分别增加 4.6%、6.9% 和 2.4%。

另有研究证实，如果暴露在污染的空气中，妊娠的各个时期的血压均有可能增高。

有关空气污染引起高血压的原因和机制，目前主要考虑以下几点，①氧化应激和炎症：空气中的颗粒物质可促进机体内氧化应激和炎症反应。引起 SNS 活性增强，诱导血管内皮功能不全，使血压升高。②影响血管功能：大气中颗粒样物质可使 NADPH 氧化酶及内皮素-1 等物质含量增加，影响血管舒缩的调节，引起血压升高。③影响自主神经功能，使血压及心率变异性增高。

第九节 精神因素

随着现代社会节奏的加快，工作生活紧张，高血压的发病率也较前逐渐升高。大量的调查研究发现，精神因素（如负面情绪、慢性应激、焦虑、紧张等）可引起血压升高。

南非的一项研究发现，大约有 16.7% 的患者在诊断高血压前有过 12 个月以上的焦虑或抑郁。Pan 等对焦虑和高血压关系的相关研究进行了荟萃分析，结果发现焦虑明显增加高血压的发生率。Haskell 等的调查研究表明，慢性应激状态（如高工作压力），因注意力长期处于高度集中和过度紧张状态，可使血压显著增高。

目前认为，精神因素导致血压升高的机制主要有以下几点：①SNS 和 RAAS 处于反复激活状态，从而引发血压升高；②下丘脑神经内分泌功能失调，一方面促使垂体后叶释放血管加压素增多，从而加重了全身细小动脉的痉挛和肾脏缺血，另一方面促进肾上腺皮质激素释放增加，加重了水钠潴留；③血管内皮功能失调，内皮素、5-羟色胺等缩血管物质分泌增多。

另外，高血压的发生也会使患者情绪波动和心理负担加重，所以，服用降压药物的同时也要给予患者精神、情绪方面的疏解和治疗。

刘　慧　李　雪（空军军医大学唐都医院）

第二篇　高血压的发病机制

第四章　肾脏尿钠排泄在高血压中的作用

肾脏是调节钠代谢的主要器官。天然食物中含钠较少，人类钠的摄入主要来自食盐。机体摄入的钠盐几乎全部由小肠吸收，除了少量经汗液排出外，绝大部分经肾排泄。生理条件下钠盐摄入多，排出亦多；摄入少，排出亦少，排出量和摄入量几乎相等，这被称为机体"钠平衡"，这是机体维持内环境稳定、保证血压平稳的重要机制。肾脏尿钠排泄与机体血压调节密切相关，并被复杂而精细地调控。

一、肾脏尿钠排泄的基本生理

肾脏尿钠排泄的基本过程包括血浆 Na^+ 经肾小球滤过及肾小管对 Na^+ 的重吸收。肾小球每天滤过 Na^+ 约有 50g，血浆中几乎所有的 Na^+ 均被过滤到超滤液中。超滤液中的钠绝大部分经 Na^+-H^+ 交换体（Na^+ - H^+ exchanger，NHE）、上皮细胞钠离子通道（epithelial sodium channel，ENaC）、Na^+-K^+-$2Cl^-$ 同向转运体（NKCC）、Na^+-Cl^- 同向转运体（Na^+-Cl^- cotransporter，NCC）、Na^+-K^+-ATP 酶（Na^+-K^+-ATPase，NKA，即钠泵）、钠葡萄糖共同转运体转运等不同方式被肾小管（包括近端小管、髓袢和远端小管）和集合管重吸收回到血浆，剩余钠最终被排泄。生理情况下，每天从尿中排出的 Na^+ 仅为 3～5g。近端小管是 Na^+、水重吸收的主要部位，为 60%～70%，20% 的 Na^+ 在髓袢被重吸收，约 12% 的 Na^+ 在远端小管和集合管被重吸收（图 2-4-1）。

二、影响尿钠排泄的主要因素

正常情况下，肾脏可以通过自身调节机制保持肾血流量及尿钠排泄相对恒定，并进一步维持机体血压及内环境稳定。尿钠排泄的全过程，包括滤过和重吸收，均受神经和体液的调节。肾脏自身的结构、功能异常，或者神经体液因子调节过程出现异常，超出肾脏自身调节能力，将影响尿钠排泄，进而影响机体血压。无论是作为高血压的始动因素还是维持因素，肾脏调节尿钠排泄功能的下降均是重要环节，其引起的水钠潴留是高血压发生发展最为重要的病理生理机制。

（一）球-管平衡

近端小管对 Na^+ 和水的重吸收随肾小球滤过率的变化而改变，即当肾小球滤过率增大时，近端小管对 Na^+ 和水的重吸收率也增大；而肾小球滤过率减少时，近端小管对 Na^+ 和水的重吸收率也减少。实验证明，近端小管中 Na^+ 和水的重吸收率总是占肾小球滤过率的65%～70%，这种现象称为球-管平衡。球-管平衡的生理意义在于保持尿量和尿钠的相对稳定，产生的机制主要与肾小管周围毛细血管内血浆胶体渗透压的变化有关。

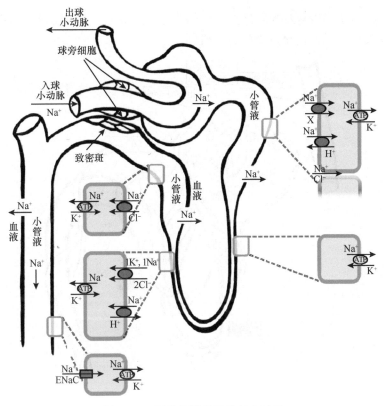

图 2-4-1 肾脏尿钠排泄的基本过程

X：葡萄糖、氨基酸、磷酸盐和 Cl⁻

肾脏有两套毛细血管床：肾小球毛细血管和肾小管周围毛细血管，两者以出球小动脉串联。肾小球毛细血管网中的血压较高，有利于血浆快速滤过；肾小管周围毛细血管网包绕在肾小管周围，毛细血管内血压低、胶体渗透压高，有利于肾小管重吸收。近端小管周围毛细血管内的血压直接来源于肾小球出球小动脉，如果肾血流量不变而肾小球滤过率增加（如出球小动脉阻力增加而入球小动脉阻力不变），则进入近端小管周围毛细血管的血量就会减少，毛细血管血压下降，血浆蛋白浓度相对增高，血浆胶体渗透压升高，小管旁组织间液就加速进入毛细血管，组织间液内静水压因之下降，组织间液内静水压下降使得小管细胞间隙内的 Na⁺和水加速通过基膜进入小管旁的组织间隙；通过紧密连接回流至肾小管腔内的回流量因此减少，近端小管 Na⁺和水的重吸收增加，重吸收仍可达到肾小球滤过率的 65%～70%；当肾小球滤过率减少时则发生相反的变化，近端小管对 Na⁺和水的重吸收量减少，重吸收率仍能保持在 65%～70%。所以无论肾小球滤过率是升高还是降低，近端小管对 Na⁺和水的重吸收率基本保持不变（图 2-4-2）。

多种因素导致的肾小球滤过率下降如肾脏本身的病变尤其是广泛的肾小球病变，可直接导致肾小球滤过面积减少、滤过率下降；继发于多种原因的交感神经活性增加、RAAS兴奋，造成入球小动脉收缩、肾血流减少、肾小球滤过率下降，而不伴有肾小管重吸收相应减少，亦可引起球-管失衡，机体水钠潴留。另外，机体神经体液的异常调节，如心房钠尿肽分泌减少可导致近曲小管水钠重吸收增加，RAAS 兴奋引起的醛固酮及抗利尿激素（antidiuretic hormone，ADH）分泌增加则可导致远曲小管和集合管水钠重吸收增加，水钠潴留。肾脏本身的功能障碍及神经体液异常调节导致的球-管失衡可引起水钠潴留，并进一步成为高血压发生、维持甚至发展的重要机制。

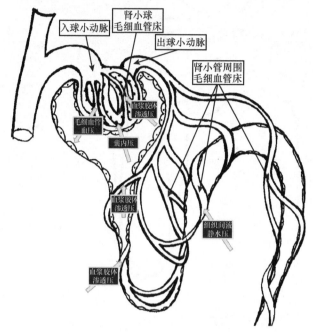

图 2-4-2 肾脏球-管平衡

粗箭头代表 Na$^+$流动方向

（二）管-球反馈

肾小管液流量变化影响肾血流量和肾小球滤过率的现象称为管-球反馈，管-球反馈是维持肾血流量和肾小球滤过率稳定的自身调节现象，并通过对水盐代谢的调节及对 RAAS 活性的影响在机体血压调节中发挥重要作用。管-球反馈的结构基础是球旁器，其中致密斑是远曲小管折返导致的靠近肾小球区域的特化上皮细胞，致密斑可以感受肾小管中钠浓度的改变，通过旁分泌途径直接调节球旁器区域球旁细胞分泌肾素和致密斑邻近的入球小动脉平滑肌细胞，进而影响入球小动脉舒缩，直接改变肾小球对水盐的滤过率和远端小管对盐的重吸收，最终维持肾小球滤过率稳定（图 2-4-1）。当肾血流量和肾小球滤过率下降时，小管液在髓袢流速变慢，NaCl 在髓袢升支的重吸收增加，流经远曲小管致密斑处的 NaCl 浓度降低，传感器将致密斑信息反馈至肾小球，降低入球小动脉阻力，升高肾小球毛细血管静水压；增加球旁细胞释放肾素，生成 Ang Ⅱ，Ang Ⅱ 能选择性地使出球小动脉收缩、口径缩小、阻力增加，升高肾小球毛细血管静水压。两方面的效应共同使肾血流量和肾小球滤过率增高至恢复正常；反之亦然。

管-球反馈受多种生理或病理因素的影响，肾脏局部产生的儿茶酚胺、腺苷、NO 和前列腺素等均参与管-球反馈的调节，在高血压的起始及发展过程中这些神经体液因子分泌的异常将直接影响管-球反馈，并影响机体血压；实验证明，长期高盐摄入、高尿酸血症、高血糖可能通过改变致密斑敏感性、影响球旁细胞肾素分泌等机制引起管-球反馈失衡，参与高血压病理机制。

（三）神经系统

1. 中枢神经系统 中枢神经系统通过神经反射调节尿钠排泄，进而调节机体血压。位于下丘脑视上核和室旁核的渗透压感受器可以感知血浆晶体渗透压的变动，尤其是 Na^+、Cl^- 的变化。当机体摄入较多的钠盐而使细胞外液的渗透压显著升高时，一方面，刺激渗透压感受器和侧面的口渴中枢，产生兴奋，机体主动饮水，血容量增加；另一方面，促使 ADH 分泌，ADH 与远曲小管和集合管上皮细胞管周膜上的 V_2 型受体结合，激活膜内腺苷酸环化酶，使 cAMP 升高，激活上皮细胞蛋白激酶，增加管腔膜的水通道及水通道的通透性，加强水的重吸收，使血容量增加，血容量增加引起的机械牵张刺激可以通过左心房和胸腔大静脉处等循环系统压力较低部位的容量感受器（又称心肺感受器、低压感受器），将信号传入中枢，引起减压反射，抑制肾交感神经活性，使肾血管扩张、肾血流增加，降低肾近曲小管钠重吸收，流经致密斑小管液体离子浓度增加，抑制肾素分泌，尿钠排出增加，抵消水钠潴留可能造成的动脉压升高，机体动脉压维持相对稳定。盐敏感者的中枢减压反射迟钝，不能有效抑制交感神经兴奋，动脉血压无法维持在合适水平；高盐摄入可降低下丘脑去甲肾上腺素释放，对下丘脑加压区抑制减弱，交感活性增加，尿钠排泄减少，水钠潴留，血压升高；长期的高盐摄入还可影响机体渗透压感受器、容量感受器敏感性，影响神经冲动的发放，损坏压力反射，使尿钠排泄调节受损，即使钠盐吸收增加，也并不能有效引起中枢反射、抑制肾交感活性，反而同时诱发钠盐重吸收，导致高血压。

2. 肾交感神经 钠盐对交感神经活性具有重要影响，高钠盐摄入、尿钠排泄减少导致血 Na^+ 升高，可以增加中枢及外周交感活性、心输出量，使外周血管收缩，血压升高。另外，肾交感神经可以通过影响钠盐平衡改变体液容量、肾素释放和外周血管收缩，进而调控血压。肾交感神经在肾脏支配肾动脉（尤其是入球小动脉和出球小动脉的血管平滑肌），近、远端肾小管及髓袢升支粗段上皮细胞和球旁细胞，其节后纤维末梢主要释放去甲肾上腺素，还有少量纤维释放多巴胺，可调节肾血流量、肾小球滤过率、肾小管的重吸收和肾素的释放。

肾交感神经兴奋通过下列作用影响尿钠排泄：①通过肾血管平滑肌的 α 肾上腺素能受体，收缩入球小动脉和出球小动脉，而前者血管收缩比后者更明显，因此，肾小球毛细血管的血浆流量减少、肾小球毛细血管的血压下降、肾小球的有效滤过压下降、肾小球滤过率减少，尿钠排泄减少；②激活 β 肾上腺素能受体，刺激球旁器中的球旁细胞释放肾素，导致循环中的 Ang Ⅱ 和醛固酮含量增加，Ang Ⅱ 可直接促进近端小管对 Na^+ 的重吸收，醛固酮可使髓袢升支粗段、远曲小管和集合管重吸收 Na^+；③激活近端小管和髓袢（主要是近端小管）细胞膜上的 $α_1$ 肾上腺素能受体，上皮细胞顶端 NHE 活性增强，Na^+ 重吸收增加。实验表明，肾脏长期、低剂量灌注去甲肾上腺素，可导致水钠重吸收增强，产生持续的血压升高，双侧肾去交感神经可导致排钠增加，血压降低。生理条件下肾交感神经活性不高，但在中枢神经系统的调节下，血浆渗透压及体液因子如 ADH、NO、Ang Ⅱ 的改变引起肾脏长期、慢性交感神经活性增强，可能会重调压力-利尿曲线，即使在钠摄入增加时，也无法通过抑制交感神经兴奋等机制增加肾脏水钠排泄，使机体水钠潴留、血压升高，因此有研究者认为肾交感神经活性增强可能是高血压的始动和（或）维持因素。

（四）体液因子

1. ADH 即血管加压素（vasopressin，VP），是一种九肽激素，由下丘脑视上核和室旁核的神经元胞体合成，并被包装在分泌颗粒中，经下丘脑-垂体束运输到神经垂体储存并释放入血。ADH 主要有 V_1 受体和 V_2 受体两类。V_1 受体主要分布于肾脏，调节水钠平衡，V_2 受体主要分布在肾远曲小管和集合管主细胞基底侧膜，属于 G 蛋白偶联受体，激活后增加水的重吸收，浓缩尿液。

血浆晶体渗透压是生理情况下调节 ADH 释放的最重要因素（尤其是 Na^+ 和 Cl^- 引起的渗透压），是引起 ADH 释放的最有效的刺激。当机体摄入盐分较多使细胞外液渗透压升高时，刺激下丘脑口渴中枢，机体主动饮水；促进 ADH 分泌，ADH 与肾远曲小管和集合管主细胞 V_2 受体结合，增加水的重吸收，同时抑制醛固酮分泌，减少肾小管对 Na^+ 的重吸收，增加 Na^+ 排泄。血容量减少、血压降低亦可刺激 ADH 释放增加（图 2-4-3）。

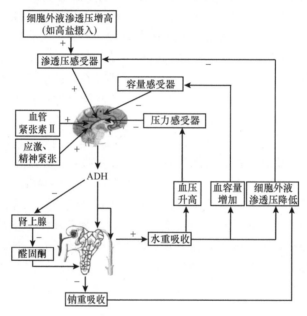

图 2-4-3　ADH 对肾脏水钠排泄的调节

2. RAAS　肾素是一种蛋白水解酶，由球旁器的球旁细胞合成、储存和释放，可以催化血浆中的血管紧张素原转变为血管紧张素 Ⅰ（Ang Ⅰ）。Ang Ⅰ 在血管紧张素转换酶作用下生成 Ang Ⅱ。Ang Ⅱ 可刺激肾上腺皮质球状带合成和分泌醛固酮。这一系统称为 RAAS。RAAS 是调节水盐代谢的重要因素，也是机体血压调节和钠平衡的重要调节系统，肾脏是 RAAS 的重要靶器官。血容量下降、肾动脉灌注压降低、流经致密斑的小管液 Cl^- 量减少、肾脏交感神经活性增加均可刺激肾素释放、刺激肾上腺醛固酮分泌，增加 RAAS 活性，促进远曲小管和集合管主细胞 Na^+、水重吸收，保证一定血压及血容量。肾交感神经活性是 RAAS 及 RAAS 依赖的 Na^+ 重吸收最重要的影响因素，反过来 RAAS 亦可激活机体交感神经系统。高盐摄入、Ang Ⅱ、ADH、利尿钠肽、内皮素、一氧化氮则可抑制肾素分泌释放。Ang Ⅱ 可作用于近曲小管上皮细胞的血管紧张素受体，促进 Na^+ 重吸收；可以通过作用于延髓头端腹外侧核神经元导致肾交感神经的激活；Ang Ⅱ 对近端小管的交感神经末梢有易化作用，使去甲肾上腺素释放增加；Ang Ⅱ 同时收缩入球和出球小动脉，但以收缩出球小动脉为主，可以使肾血流减少，但使肾小球毛细血管血压升高，生理浓度或较低浓度下保持肾小球滤过率基本不变或增加，但在 Ang Ⅱ 浓度较高时，入球小动脉收缩强烈，肾小球滤过率降低，

Na$^+$排泄减少。醛固酮是机体最重要、作用最强的盐皮质激素，通过与盐皮质激素受体结合发挥生理作用。醛固酮主要的靶器官即为肾脏，盐皮质激素受体在肾脏远端单位浓度很高。醛固酮可以直接作用于肾脏远曲小管和肾皮质集合管，增加 ENaC 在细胞顶端膜的开放数量，影响 NKA 功能，使 Na$^+$重吸收增加，因而增加肾脏 Na$^+$的重吸收，增加血容量。盐负荷后 RAAS 呈现两种不同的调节反应，即"调节型"和"非调节型"。正常调节型者高盐摄入时肾小球 Na$^+$重吸收增加，抑制肾素生成和释放，Ang Ⅱ 生成减少，从而使肾脏出球小动脉扩张，肾血流量及尿钠排泄增加；而非调节型者，盐负荷和高盐摄入对 RAAS 抑制不足，肾血流相对减少，导致钠潴留和血压升高。Weinberger 等对比了急性和慢性盐负荷对血压与肾素活性改变之间的关系，发现急性盐负荷是肾素活性对排钠缩容的反应，可以预测慢性盐负荷时血压对限盐的反应，排钠缩容后血浆肾素活性增加最小者，在低盐饮食时血压下降幅度最大。

3. 利尿钠肽（natriuretic peptide，NP） 是一类结构相似的肽类物质的总称。NP 结构中有一个由 17 个氨基酸残基构成的环状结构，结构上的高度同源使其具有相似的生物学活性。最早发现的由心房组织分泌的 NP 被命名为心房钠尿肽（atrial natriuretic peptide，ANP），其后脑钠肽（brain natriuretic peptide，BNP）及 C 型利尿钠肽（C-type natriuretic peptide，CNP）被陆续发现。ANP 主要在心房合成、储存和分泌；BNP 主要在心室合成，存在于心脏、脑等组织，尤其以右心房最多；CNP 主要来源于血管内皮、脑和肾，主要在中枢神经系统表达，三种肽可以相互调节各自的合成和分泌。

NP 是调节血压平衡的重要的内源性激素，具有强大的利钠、利尿、降压作用，对于维持机体水盐平衡、血压稳定具有重要意义。有人认为机体内 NP 系统与 RAAS 互相拮抗、互相作用，共同调节机体水钠平衡。在人类，具有明确利钠利尿作用的主要是 ANP 和 BNP，CNP 只有很弱的促水钠排出的作用，利尿作用强度 ANP=BNP＞CNP。

（1）ANP：心房扩张、血容量增加、血 Na$^+$增加或血管紧张素增多可以刺激 ANP 分泌。ANP 促进尿钠排泄的机制可能包括：①抑制 RAAS，减少肾素的分泌；抑制醛固酮分泌；对抗血管紧张素的缩血管效应；拮抗醛固酮的滞 Na$^+$作用。②扩张肾动脉，增加肾血流量和肾小球滤过率。③抑制肾小管，特别是集合管对 Na$^+$的重吸收；ANP 可与集合管上皮细胞基侧膜上的 ANP 受体结合，激活鸟苷酸环化酶，细胞内环磷鸟苷（cGMP）含量增加，后者使管腔膜上 Na$^+$通道关闭，抑制 Na$^+$重吸收。④影响肾血流重分布，改变球-管平衡和肾髓质的渗透梯度。⑤抑制 ADH 的作用。ANP 基因敲除小鼠的动脉压在低盐摄入时无明显差别，高盐摄入时其血压显著高于对照组；Lin 等对高盐饮食的大鼠注射 ANP 后大鼠血压明显降低，均提示 ANP 在盐敏感高血压发病机制中起重要作用。ANP 基因高表达的动物则表现为持续低血压。

（2）BNP：具有强大的利钠利尿作用，为呋塞米的 500～1000 倍。BNP 促进尿钠排泄的机制可能包括：抑制交感神经活性；拮抗 RAAS，选择性舒张肾动脉、提高肾血流，抑制髓内系统对钠的转运。

4. 多巴胺系统 多巴胺除了作为肾上腺素/去甲肾上腺素能神经递质外，还可通过其受体发挥调节尿钠排泄的作用。多巴胺可以通过大脑"食欲"中枢调节水钠摄入及胃肠道钠盐转运，进而影响机体钠盐平衡；还可以影响一些体液因子如 ANP、泌乳素、Ang Ⅱ、胰岛素等的分泌或释放，进而影响尿钠排泄；多巴胺还可以在肾小管的多个位点作用于不同的 Na$^+$转运体发挥抑制 Na$^+$转运的效应，包括 NHE、NKA、ENaC 等。

外周血液循环中的多巴胺浓度不足以引起多巴胺受体兴奋，但肾脏局部尤其是近端小管产生的多巴胺最终不会转化成为去甲肾上腺素，其浓度足以兴奋肾脏多巴胺受体，以自分泌和旁分泌形式发挥生理效应。钠盐摄入及细胞内 Na^+ 浓度升高刺激近端小管合成、释放多巴胺、兴奋多巴胺受体，进而增加尿钠排泄，但部分高血压患者这一刺激效应受损，氧化应激和炎症亦可损害多巴胺受体功能，影响水钠排泄。多巴胺受体分为 D_1 类受体、D_2 类受体两个亚家族。D_1 类受体（包括 D_1、D_5 亚型）与刺激型 G 蛋白偶联，刺激腺苷酸环化酶活性；D_2 类受体（包括 D_2、D_3、D_4 亚型）与抑制型 G 蛋白偶联，抑制腺苷酸环化酶活性。所有的受体亚型均在肾脏表达，其中多巴胺刺激肾脏尿钠排泄主要由 D_1 受体介导，尤其是在肾近曲小管，D_1 受体负责约 80% 的 D_1 类受体的功能，其他亚型多巴胺受体对肾脏尿钠排泄亦具有调节作用。短时间刺激 D_1 受体可以抑制钠泵活性；D_1 受体长时间激活则可抑制 Na^+ 转运体、钠泵蛋白表达。在人类原发性高血压和啮齿类遗传性高血压模型中，D_1 受体介导的利钠排尿作用减弱。D_2 受体可以通过调节多巴胺转运蛋白活性及肾脏多巴胺生成影响肾功能，刺激 D_2 受体可促进尿钠排泄。D_3 受体在肾脏近曲小管、远曲小管、皮质集合管、肾小球及肾脏血管等均有表达。刺激肾脏 D_3 受体可抑制 NKA 活性，D_3 受体缺陷小鼠中排泄盐负荷能力降低；D_3 受体基因敲除（$D_3-/-$）小鼠肾脏肾素活性和 AT_1R 表达高于野生型；AT_1R 阻断剂可使 $D_3-/-$ 小鼠和对照小鼠的血压下降，但 $D_3-/-$ 小鼠的血压下降效应持续时间更久，因此 $D_3-/-$ 小鼠高血压的产生可能与其影响肾脏 AT_1R 表达有关。D_4 受体在肾脏出、入球小动脉及皮质集合管、髓质集合管上皮细胞均表达丰富，可通过抑制 ADH 和醛固酮介导的 Na^+ 重吸收、抑制 ENaC 介导的 Na^+ 转运、抑制 AT_1R 的表达和功能进而抑制 NKA 活性等机制调节尿钠排泄。D_5 受体基因敲除（$D_5-/-$）的小鼠血压升高，并产生盐敏感；移植 $D_5-/-$ 小鼠肾脏的野生型小鼠血压升高、AT_1R 表达增加，在高盐负荷下 $D_5-/-$ 小鼠肾脏排钠显著低于野生型小鼠，肾脏 D_5 受体与 AT_1R 之间亦存在交互作用，刺激 D_5 受体可降低 AT_1R 的表达。RAAS 的激活抑制多巴胺 D_1 受体的功能及表达，影响肾脏水钠排泄。这表明肾脏多巴胺系统和 RAAS 存在相互作用，受体功能互相影响，共同调节肾脏的尿钠排泄。

5. 胃泌素-肾轴 生理状态下，胃肠道是首先暴露钠盐的器官，极有可能也是首先对钠盐摄入产生反应的器官。口服钠盐饮食产生的利尿排钠作用快于静脉注射等量的钠盐，提示尿钠排泄中存在胃-肾促尿钠排泄机制。胃泌素是一种重要的胃肠道激素，主要由胃及十二指肠 G 细胞分泌，在肾小球以尽可能高的比例重吸收。在所有的胃肠道激素中，胃泌素是经肾小管重吸收比例最大的。胃肠道作为胃的钠盐感受器，摄入一定量的钠盐后引起的利钠效应可能经胃泌素介导。钠盐（即使在没有食物存在时）进入胃肠道后刺激胃及十二指肠 G 细胞分泌胃泌素并释放入血液循环，作用于肾脏胃泌素受体（cholecystokinin type B receptor，CCKBR），抑制肾小管上皮细胞 NHE、NKA 活性，抑制 Na^+ 转运，发挥利钠作用。胃泌素基因或 CCKBR 基因敲除小鼠在低盐饮食条件下血压尚正常，但在正常盐摄入或高盐摄入时即出现血压升高。利用 siRNA 选择性沉默十二指肠胃泌素基因表达后，口服钠盐引起的利钠作用减弱，并导致血压升高。有研究显示，刺激正常血压对照（WKY）大鼠的胃泌素受体可引起尿钠排泄增加、尿量增加；而 SHR 胃泌素受体对尿量及尿钠排泄均无影响。胃泌素利钠作用的发挥与肾脏多巴胺系统密切相关。进一步研究发现肾脏近曲小管上皮细胞多巴胺 D_1 受体与胃泌素受体存在共存，且受体之间存在相互作用，分别阻断多巴胺 D_1 受体或胃泌素受体后，另一受体功能受到抑制；而分别刺激多巴胺 D_1 受体或胃泌素受体可提高另一受体在细胞膜的表达。胃泌素还可以抑制肾脏多巴胺 D_5 受体表达。钠盐摄入与刺激多巴胺 D_1 类受体均可促进 G 细胞胃泌素表达。这说明在肾脏胃泌素受体与多巴胺系统相互关联，胃泌素介导的胃泌素-肾轴可在口服钠盐后增加尿钠排泄，与利尿性激素多巴胺相辅相成，共同调节肾脏尿钠排泄。

6. G 蛋白偶联受体激酶（G protein-coupled receptor kinase，GRK） G 蛋白偶联受体是细胞信号传递的重要中介，GRK 可以促进受体磷酸化，使受体与 G 蛋白脱偶联，有效降低细胞膜上功能受体的水平，进而调节受体功能。研究显示 GRK 可以通过影响血管紧张素受体、多巴胺受体磷酸化、脱敏、内化等来影响尿钠排泄。人类 GRK 家族有 7 个成员，GRK1 和 GRK7 属于视蛋白激酶家族；GRK2 和 GRK3 属于 β 肾上腺素能受体激酶家族；GRK4、GRK5 和 GRK6 属于 GRK4 家族。研究发现，在众多的 GRK 亚型中，GRK4 活性增高早于高血压发生而出现，GRK4 变异体与高血压发生关系密切。GRK4 可以调节肾脏近曲小管多巴胺 D_1 受体、D_3 受体功能，以及 AT_1R 表达，进而影响尿钠排泄。GRK4 变异体活性异常增高，其三个变异体（R65L、A142V、A486V）转基因小鼠均表现为高血压，其中 A142V 小鼠为显性高血压，A486V 和 R65L 小鼠在高盐负荷的情况下表现为盐敏感性高血压。GRK4 变异体活性增强，可以使多巴胺 D_1 受体、D_3 受体磷酸化增强、脱敏、内化增加，与 G 蛋白脱偶联，抑制尿钠排泄；还可增加 AT_1R 表达，进而影响尿钠排泄及机体血压。针对性抑制肾脏 GRK4 表达可增强尿钠排泄，从而改善高血压。另外，GRK2 可以抑制 ENaC 的降解；GRK2 和 GRK3 可以磷酸化并可能协助 NKA 的内化，进而影响尿钠排泄。

7. 脂联素 是一种脂肪细胞分泌的特异性蛋白质，可以与脂联素受体结合发挥多种生理效应。脂联素敲除小鼠在高盐诱导下表现为血压升高。脂联素受体在肾脏近端小管上皮细胞表达丰富，脂联素可以通过脂联素受体抑制肾小管上皮细胞 NKA 活性，促进尿钠排泄，但高血压状态下该作用受损，其原因可能与肾脏脂联素受体发生磷酸化导致受体失活相关。

8. 内源性哇巴因 由肾上腺和下丘脑分泌的一种内源性类洋地黄类物质——哇巴因，对钠泵具有广泛的抑制作用，能够抑制 Na^+ 重吸收，促进钠排泄。在高盐人群中内源性哇巴因代偿性分泌增加，抑制细胞膜钠泵活性，细胞内 Na^+ 浓度增加，Na^+-Ca^+ 交换增强、胞内 Ca^+ 浓度增加。加强排钠利尿，以减少细胞外液容量，同时增加外周血管收缩，继而引起全身血管阻力增加和血压升高。

9. 胰岛素 高胰岛素血症、胰岛素抵抗、2 型糖尿病与高血压存在密不可分的内在联系。胰岛素本身可以激活肾脏 NKA、NHE3，促进远端肾单位 Na^+ 吸收；直接或间接增强 RAAS 活性，增加机体水钠潴留、血容量增加；激活下丘脑交感神经系统，刺激肾上腺分泌肾上腺素和去甲肾上腺素，心输出量增加，小动脉收缩、外周阻力增加；胰岛素受体还可与肾脏多巴胺受体相互作用，抑制 D_1 受体、D_5 受体表达及功能，通过影响肾脏多巴胺系统影响水钠排泄。

10. 其他对钠排泄具有调节作用的激素 包括前列腺素、糖皮质激素、胰高血糖素、甲状腺素及甲状旁腺素等。雄性激素可以增加肾脏 Na^+ 重吸收，降低尿钠排泄。机制可能是雄激素通过雄激素受体上调肾脏近曲小管上皮 Na^+ 通道基因表达，进而促进 Na^+ 重吸收，影响血容量和血压。前列腺素改善肾血流，促进水钠排泄，降低外周阻力。激肽释放酶可将激肽原转化成为缓激肽，缓激肽是重要的扩血管物质，能降低近曲小管对水钠的重吸收，拮抗抗利尿激素的作用，促进水钠排泄，降低循环血容量（图 2-4-4）。

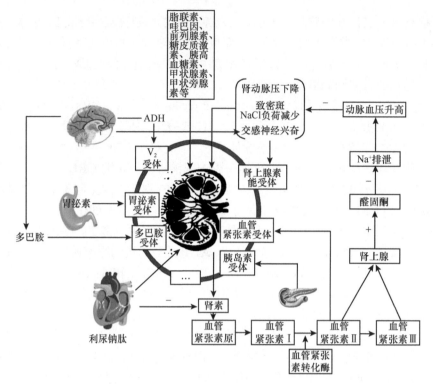

图 2-4-4　肾脏水钠排泄的调节

三、尿钠排泄相关基因异常与高血压

　　与肾脏尿钠排泄相关的基因的突变或多态性可以通过影响相关蛋白的合成及功能影响尿钠排泄，并进一步影响高血压的发生与发展。钠泵是一种膜结合蛋白，通过水解 1 分子 ATP 获能，转运 3 个 Na^+ 出胞以交换 2 个 K^+ 入胞。1990 年 Herrera 等证实 Dahl 盐敏感大鼠编码钠泵 α_1 亚单位的基因（$ATP1\alpha_1$）发生了突变，这种突变可以损伤 NKA 的 Na^+ 转运能力，与大鼠盐敏感高血压相关。如前所述，GRK4 变异体与高血压发生关系密切。人类 GRK4 有 4 个剪接异构体：GRK4α、β、γ 和 δ，其中 GRK4γ 变异体包括 R65L、A142V 及 A486V，均与人类原发性高血压相关。过表达人类 GRK4γ A142V 或人类 GRK4γ A486V 的小鼠均出现高血压：GRK4γ A486V 转基因小鼠在高盐摄入的情况下发生高血压，AT_1R 表达增加；GRK4γ A142V 转基因小鼠多巴胺 D_1 受体、D_3 受体磷酸化增强，脱敏、内化增加，与 G 蛋白脱偶联；AT_1R 表达增加，两方面的共同作用使得尿钠排泄被抑制，在正常盐摄入的情况下即可引起高血压。表达 GRK4 R65L 的青中年非裔美国人在精神应激下可表现为血压升高及尿钠排泄减少。11β-羟类固醇脱氢酶 2（hydroxysteroid 11-beta dehydrogenase 2，HSD11B2）可以催化盐皮质激素向无活性盐皮质激素转化，HSD11B2 基因缺陷或突变可导致高盐皮质激素综合征，表现为水钠潴留、高血压、低血钾。肾脏特异性 HSD11B2 敲除小鼠肾脏 ENaC-α 及 T53 磷酸化 Na^+-Cl^- 共同转运体表达增加、水钠潴留，出现高血压，限制钠盐摄入可降低肾脏特异性 HSD11B2 敲除小鼠血压。有报道发现在人类 HSD11B2 基因存在一个错义突变，即第 5 外显子 1088 位的胞嘧啶突变为胸腺嘧啶，导致 363 位的氨基酸由亮氨酸变为脯氨酸，患者表现为高血压、低血钾、低血浆醛固酮、低血浆肾素等特征。

另外，如肾素基因、血管紧张素原基因、血管紧张素转换酶基因、肾小管上皮细胞钠通道基因、肾上腺素受体基因等突变或基因多态性亦可能通过影响尿钠排泄进而影响血压（表 2-4-1）。

表 2-4-1　肾脏钠排泄相关基因变异/多态性

	基因名称	可能与高血压相关的突变位点或多态性所在位置
RAAS	肾素	Bg1Ⅰ、HindⅢ、Taql、Mbol 等
	血管紧张素原	M235T、T174M
	血管紧张素转换酶	D2871
	血管紧张素受体	A116C，A535T，A1675G
	醛固酮合酶	CYP11B2（344T/C）
肾脏钠转运相关	α 内收蛋白	Gly460Trp
	G 蛋白偶联受体激酶	GRK4γ R65L，GRK4γ A142V，GRK4γ A486V
	上皮细胞钠通道	SCNN1A，SCNN1B，CNN1G
	钠泵	ATP1α₁
肾上腺素能受体	α₁ 肾上腺素能受体	347Arg，2547G
	β₁ 肾上腺素能受体	Arg389Gly，Ser49Gly
	β₂ 肾上腺素能受体	Arg16Gly，Thr164lle，A46G，Gln27Glu
	β₃ 肾上腺素能受体	Trp46Arg
盐皮质激素	11β-羟类固醇脱氢酶 2	Leu363Pro

四、尿钠测定的方法

人体内的 Na^+ 绝大部分通过肾脏排泄，因此通过尿钠的排泄来预估钠盐摄入量是可行的。主要包括 24h 尿钠法、夜尿钠法及点尿钠法。

1. 24h 尿钠法　24h 尿钠排泄量是膳食钠摄入的可靠标志物，被公认为评估膳食钠摄入的"金标准"。通过收集 24h 尿样，并测得尿钠浓度，乘以总尿量，即可计算 24h 尿钠排泄量。但 24h 尿钠法收集时间长、留尿过程繁琐，会增加受试者负担。

2. 夜尿钠法　因全夜尿钠量与 24h 尿钠间相关系数最高，也被纳入作为评估盐摄入量的方法之一，但该方法也存在与 24h 尿钠法同样的缺点。

3. 点尿钠法　具有操作简单、花费小并可连续检测膳食钠量的优点，使得钠盐摄入评估更简单，但其可行性与准确度仍存在争议。该方法首先基于两个假设：①24h 尿肌酐排泄量与其预测值极其相近；②"24h 尿钠/24h 尿肌酐"与点尿中"尿钠浓度/尿肌酐浓度"成正比，从而有"24h 尿钠"正比于点尿中"尿钠浓度/尿肌酐浓度"×24h 尿肌酐预测值。因此，只需留取单次尿样（点尿），测定钠及肌酐浓度，通过一些生理参数（身高、体重、性别等）估算 24h 尿肌酐，即可推测 24h 尿钠量。

正常情况下机体通过神经体液机制精密调控机体尿钠排泄，维持机体水电解质平衡及血压稳定，多个调节机制具有各自的独立性却又彼此关联、相互影响、相互作用，其间关系错综复杂。尿钠排泄异常作为高血压重要的病理生理机制之一，其中仍有很多未解之谜有待于进一步研究探索。

张　晔（陆军军医大学大坪医院）

第五章 肾素-血管紧张素-醛固酮系统在高血压中的作用

原发性高血压（essential hypertension，EH）及其并发症正成为影响人类健康的主要原因。在我国，EH 的发病率达 27.9%，EH 影响的人口超过 2 亿人，循证医学表明降低血压可明显减少心、肾衰竭，冠心病，脑血管意外等多种疾病的发生。肾素-血管紧张素-醛固酮系统（RAAS）是一类存在于多个组织的生物活性物质，在血压调控、水盐代谢中发挥作用，它们通过局部和全身的作用参与 EH 的病理过程和 EH 并发症的发展进程。本章就 RAAS 各组分在 EH 发生中的作用做一简要的概述。

一、组织 RAAS

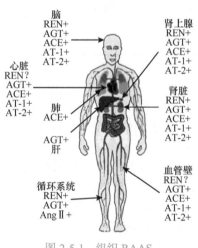

脑
REN+
AGT+
ACE+
AT-1+

心脏
REN?
AGT+
ACE+
AT-1+
AT-2+

肺
ACE+

AGT+
肝

循环系统
REN+
AGT+
Ang II +

肾上腺
REN+
AGT+
ACE+
AT-1+
AT-2+

肾脏
REN+
AGT+
ACE+
AT-1+
AT-2+

血管壁
REN?
AGT+
ACE+
AT-1+
AT-2+

图 2-5-1 组织 RAAS

早期认为 RAAS 只存在于血液中，后来的研究发现组织中也有丰富的 RAAS 组分存在，已经发现有 RAAS 表达的组织包括血管内皮、血管平滑肌、心肌、肺、肾、脑和性腺等，RAAS 还可通过血液循环作用于其他器官（图 2-5-1）。

心血管组织中有 RAAS 存在，这一结论得到了大量的实验证据支持。首先，人们在血管中膜层发现了血管紧张素原（angiotensinogen，AGT）、肾素和血管紧张素转换酶（angiotensin converting enzyme，ACE）的表达；在血管内皮受损或压力负荷增加的情况下，血管和心肌 AGT 合成增加。在心脏离体灌注实验中也证实心脏自身可以产生 Ang II。其次，SHR 给予血管紧张素转换酶抑制剂（angiotensin converting enzyme inhibitor，ACEI）后血压降低程度与局部组织肾素、Ang II 的下降程度相关。ACEI 的降压作用主要依赖于组织中 Ang II 的抑制，这也是为什么循环中 Ang II 水平与治疗前相同，而 ACEI 仍可发挥降压作用的原因之一。此外，人心肌、内皮和成纤维细胞上均存在醛固酮受体，刺激该受体可使心肌胶原合成增加、成纤维细胞增殖。鼠心肌梗死外围心肌中醛固酮合成酶 mRNA、醛固酮和 Ang II 水平增高，长期应用螺内酯和氯沙坦可防止梗死外区心肌纤维化，其作用不依赖血压改变而改变。事实上，针对 RAAS 的药物能保护因高血压或者糖尿病造成损伤的心血管器官，而这种保护效果可以不依赖于其降血压的作用。组织 RAAS 在 EH 及其并发症发生中的作用如下。

1. RAAS 与 EH 组织中的 RAAS 在 EH 的发生、发展中发挥重要的作用，其作用至少包括两个方面，即 Ang II 本身的作用、通过激肽-激肽释放酶系统发挥的作用。组织 RAAS 的主要产物 Ang II 作用于心脏和血管，通过控制血管活性、激素分泌、神经调节等作用达到调控血压的目的。Ang Ⅱ 有强烈的缩血管作用，同时还可提高血管对儿茶酚胺的反应性，促进血管平滑肌细胞的增生、肥大和迁移。其促增殖作用可能与促进原癌基因的表达有关。当用基因转染技术将 ACE 基因转入大鼠的颈动脉后，局部 Ang Ⅱ 量增多，同时 DNA 合成增加，血管壁增厚，这种作用可被 AT₁R 拮抗剂抑制。此外，Ang Ⅱ 还可影响细胞凋亡、促进血管重塑。另外，组织 RAAS 可以通过对激肽-激肽释放酶系统的作用而影响血压的变化，激肽是一种扩血管物质，缓激肽在组织中由激肽酶 Ⅱ 降解，而 ACE 具有激肽酶 Ⅱ 的活性，因而在 ACE 存在的情况下，组织中的缓激肽可发生降解，从而抑制缓激肽的扩血管作用，影响血压的变化。

2. RAAS 和肾脏损害　RAAS 的各个成分在肾组织内均有丰富的表达。肾素和血管紧张素原的 mRNA 主要在近曲小管表达，远曲小管和肾小球也有少量表达。ACE 主要分布在近曲小管上皮细胞的刷状缘。由于 RAAS 的各个组分均存在于肾近端小管细胞，因而近端小管细胞具有产生 Ang Ⅱ 的能力。也有研究显示，肾脏间质成纤维细胞亦能合成 Ang Ⅱ。事实上，肾脏的肾素活性及 Ang Ⅱ 的含量均远高于它们在血浆中的水平。

肾脏 Ang Ⅱ 对肾功能和肾脏结构有重要的影响，它不仅影响全身、肾脏的血流动力学，从而升高肾小球内压力，还可促进多种细胞因子的生成，促进肾脏细胞增生、肥大，加快基质蛋白在肾脏内的积聚。与 Ang Ⅱ 相关的各种细胞因子中，转化生长因子 β（TGF-β）是令人关注的因子之一，在肾小球硬化和间质纤维化等多种终末期肾脏疾病的进展过程中起重要作用。既往的研究发现 TGF-β 可刺激肾脏细胞增殖、刺激肾脏细胞外基质的合成、抑制细胞外基质的降解。转基因动物实验也证实了 TGF-β 在肾小球硬化过程中的作用。此外，作为 RAAS 的重要成员，醛固酮也可以引起胶原蛋白等的积聚及肾小球结构的改变，这些改变可能与活性氧及 TGF-β 有关。

3. RAAS 和心室重塑　高血压心室重塑是心脏事件重要的独立危险因素，与心律失常、猝死、心力衰竭等密切相关。在 EH 心室重塑的过程中，Ang Ⅱ 通过 AT₁R 发挥着非常重要的作用，AT₁R 对左心室重塑的作用是多方面的，即可分别引起左心室心肌细胞肥大和间质重塑。在体或离体研究发现 Ang Ⅱ 均能直接引起大鼠及人的心间质成纤维细胞的增殖，增加成纤维细胞产生和分泌胶原蛋白的能力，改变胶原成分的比例，特别增加 Ⅰ 型胶原的总量，引起左心室僵硬和舒张功能减退。在心室重塑的过程中，心肌与间质之间的相互作用对心肌间质重塑必不可少。Ang Ⅱ 还可促进心肌肥厚，心肌细胞肥大产生的原因是由于 Ang Ⅱ 改变了心肌细胞基因的排序，促进了收缩蛋白同工型的转换，它可使正常成人心肌以肌球蛋白重链（myosin heary chain，MHC）/平滑肌型-actin 为主的构成向以 MHC/骨架型-actin 为主的构成转变。MHC 具有 ATP 酶活性高、收缩速度快的特点。

4. RAAS 和动脉硬化　动脉硬化是高血压重要并发症，也是心血管疾病的独立危险因素。研究证实：血管组织 RAAS 的过度激活被认为是内皮功能障碍、血管硬化的主要因素。血管平滑肌细胞（vascular smooth muscle cell，VSMC）可以在细胞内合成 AGT、ACE、Ang Ⅱ 等 RAAS 成分，而且在高血压、高血糖等病理条件下，血管组织的 Ang Ⅱ 生成量显著增加，提示 RAAS 激活可能参与了高血压、糖尿病等引起的血管病变。Ang Ⅱ 本身可以引起血管平滑肌细胞的肥大和增生，同时也促进 VSMC 合成胶原蛋白、纤维连接蛋白及细胞外基质（ECM）蛋白等，从而造成血管内膜增厚，引起血管重塑。Ang Ⅱ 及醛固酮均能激活 NADPH 氧化酶，进而促进氧化应激并降低 NO 的合成及生物活性，从而引起血管内皮功能紊乱，同时 Ang Ⅱ 与醛固酮信号通路间的相互作用也加速了内皮功能紊乱及动脉硬化。阻断醛固酮可以减轻 Ang Ⅱ 引起的血管损伤，低剂量的醛固酮拮抗剂能减少西式饮食引起的小鼠动脉硬化。近年来有研究认为激活内皮细胞的钠通道（EnNaC）可以减低内皮型 NO 合酶的活性，从而减少 NO 的合成。而 RAAS 可以激活 EnNaC、减少 EnNaC 降解，从而降低内皮型一氧化氮合酶（eNOS）活性、减少 NO 合成，促进动脉硬化的发生与发展。

二、RAAS 的各个组分对血压的影响

由于 RAAS 的成分复杂，以上所述的功能仅为 RAAS 的主要成分 Ang Ⅱ 通过 AT_1R 发挥的作用，即使在 RAAS 内部的各个组分之间也有相互促进、相互抑制作用存在，如 AT_1R 和 AT_2R 的许多功能完全相反，Ang 1-7 可拮抗 Ang Ⅱ 的作用等，因而研究 RAAS 的不同组分的不同作用可能对 EH 的防治具有更为积极的意义。

（一）肾素

肾素是一种天冬氨酸蛋白酶或酸性丝氨酸蛋白酶，是一种针对性较强的蛋白水解酶，主要由肾脏球旁细胞和致密斑分泌，肾素的分泌受到多种因素的调节，当肾入球小动脉的压力降低时，可刺激肾球旁细胞、促使肾素分泌；当远曲小管液中 Na^+、Cl^- 含量下降时，也可刺激致密斑分泌肾素；此外，肾交感神经兴奋也可增加肾素的分泌量。肾素的底物为血管紧张素原，它可将血管紧张素原的氮末端亮氨酸-缬氨酸之间的键断开，产生 Ang Ⅰ，肾素是 RAAS 中特异的靶目标。此外，近年来发现的肾素原受体（PRR）被证实可以结合肾素及前肾素，一方面可以极大地提高肾素的催化活性，另一方面可以直接激活促炎及促纤维化的信号通路。

（二）血管紧张素原

AGT 基因是高血压的一个主要候选基因，该基因表达受激素、细胞因子、Ang Ⅱ 等调节，直接影响血压稳定，在高血压发病学中有重要意义。

1. AGT 的分子生物学特性　AGT 为肾素的底物，在其氨基端含 Ang Ⅰ。人血浆中的 AGT 属 α_2-球蛋白，由 453 个氨基酸组成，因糖化程度的不同，相对分子质量可为 6.2 万～6.5 万，AGT 基因为单拷贝，不同种属的基因定位不同，但所编码的 AGT 相似，人 AGT 基因定位在染色体 1q42-q43，大鼠在 19 号染色体，小鼠在 8 号染色体。人 AGT 基因是由 5 个外显子和 4 个内含子组成的 13kb 基因组序列，第一个外显子仅编码 AGT 5′端不被翻译区域的一部分，长 37bp，被 5kb 的内含子将其与其他外显子隔开；第二个外显子长 858bp，大约编码前 252 个氨基酸，占 AGT 成熟蛋白的 57%；第三个外显子长 268bp，第四个外显子长 145bp，分别编码 90 个及 48 个氨基酸；第五外显子长 791bp，编码 62 个氨基酸序列及 3′端未翻译区。目前发现 AGT 基因有 15 个点突变，5 个发生在 5′上游调控区，其他多发生在外显子区域。其中最有意义的突变是第 2 外显子 235 位的甲硫氨酸转变为苏氨酸和 174 位苏氨酸转变为甲硫氨酸（即 M235T 和 T174M 多态性）。AGT 主要由肝脏合成，由于肝细胞缺乏储存 AGT 的能力，所以肝细胞的 AGT 基因表达变化与 AGT 血浆浓度变化密切相关，除肝脏外，脑、脊髓、主动脉平滑肌层及外膜和肠系膜等也可合成 AGT。

2. AGT 基因表达的调控　AGT 浓度是 Ang Ⅱ 的限速因素，调节 AGT 合成主要是由

DNA 转录、转录后加工、mRNA 降解、翻译、翻译后修饰和蛋白质降解六个过程的平衡决定的。其中 DNA 转录水平调节最为重要和有效。AGT 基因表达的调节系统由位于该基因 5'端侧翼序列的顺式作用元件组成，其调控元件受多种转导信息和激素影响，AGT 基因中存在糖皮质激素反应元件 GRE-129 和 GRE-217、雌激素反应元件 ERE-25 和 ERE-326、甲状腺素反应元件 TRE-385，这些构成了激素作用的分子基础。

Ang Ⅱ 也对 AGT 基因的表达具有调节作用，Ang Ⅱ 对肾素具有负反馈作用、对 AGT 具有正反馈作用。Ang Ⅱ 对 AGT 的正反馈能保证提供足够的 AGT 量，也进一步促进了 EH 的发展。Ang Ⅱ 对 AGT 基因的调节作用机制不同于激素等调节因子，它对 AGT 的影响部分是由于对 AGT 基因转录水平的调控，主要是由于增加了 AGT mRNA 的稳定性所致。Ang Ⅱ 对局部组织 AGT 基因表达调节有所不同，Ang Ⅱ 使肾 AGT mRNA 下降，却使脑组织中的 AGT mRNA 增加。

3. AGT 与高血压　AGT 是血管紧张素肽的前体，在酶的作用下，其 5'第 10 位亮氨酸及第 11 位缬氨酸之间的肽键断裂，裂解出 10 肽的 Ang Ⅰ，Ang Ⅰ 在 ACE 的作用下生成 Ang Ⅱ，后者作用于肾、肾上腺及血管等靶器官，参与影响血管张力、心血管重塑和离子平衡，同血压的生理调节密切相关。动物实验发现注射 AGT 能升高血压，相反，注射 AGT 抗体能降低血压；AGT 血浆浓度和血压之间的关系密切；SHR 血管中 AGT 的 mRNA 高于 WKY 大鼠；AGT 转基因小鼠血压增高，伴有 AGT 血浆浓度升高，脑组织中的 AGT 基因超表达，AGT 基因拷贝数量与鼠血压几乎呈线性递增关系，每增加一个拷贝，血压增高 8mmHg。

以上结果支持 AGT 在 RAAS 中的限速作用及与血压的相互关系。人体的研究结果尚有不一致之处，有实验显示血中 AGT 浓度与血压具有很强的关联性，EH 患者及其子女的 AGT 血浆浓度高于正常人；Jeunemaitre 研究小组对两个独立群体原发性高血压家系的 379 个成员进行高血压相关基因的突变检测和连锁分析，证明 AGT 基因同 EH 之间存在连锁关系，发现 AGT 基因存在 15 个变异，其中 M235T 和 T174M 突变体与 EH 有关，而且携带 235T（MT 和 TT）的 EH 患者血浆 AGT 浓度比 MM 型高 10%～20%。日本、英国等许多地区相继报道了 AGT 基因 M235T 突变与 EH 相关，但是 Rotimi 的研究却显示美国非洲裔黑人 AGT 基因 M235T 突变同高血压无关联。AGT 基因突变在 EH 发生中可能具有一定的意义，群体和种族之间可能存在着一定的差异，但目前尚不能确定 M235T 突变是导致 AGT 水平升高的直接原因还是间接原因。

（三）Ang Ⅱ

1. Ang Ⅱ 生成途径　人体心血管系统 Ang Ⅱ 生成有三条途径：ACE 途径、糜酶途径、萘莫司他（Nafamostat）敏感途径。

（1）ACE 途径：血管内皮细胞 ACE 含量丰富，ACE 的底物主要为 Ang Ⅰ，它能将 Ang Ⅰ 降解为 Ang Ⅱ，导致缩血管反应；ACE 可作为激肽酶 Ⅱ 降解缓激肽，并通过降解缓激肽加强 Ang Ⅱ 的作用。此外，ACE 还可降解脑腓肽、神经加压素、P 物质、促性腺激素等。

除血管内皮细胞有丰富的 ACE 表达外，ACE 还存在于心脏、表皮细胞、巨噬细胞、淋巴细胞和成纤维细胞中。人体心脏的 ACE 活性各部位不同，如右心房的 ACE 活性约为左心室的 3 倍，右心室约为左心室的 2 倍。不同部位的 ACE 共同作用参与了 EH 的发生机制，这也是 ACEI 应用的分子生物学基础。

（2）糜酶途径：糜酶最早在仓鼠颊囊、猫心脏乳头肌上发现，后来越来越多的实验发现糜酶广泛地存在于心血管系统，是心脏和血管 Ang Ⅱ 生成的主要酶，人心室约 80% 的 Ang Ⅱ 由糜酶生成。血管外膜区产生 Ang Ⅱ 也以糜酶为主，Okunishi 等发现人血管约 70% 的 Ang Ⅱ 由糜酶产生，只有约 30% 的 Ang Ⅱ 经由 ACE 生成。

糜酶属丝氨酸蛋白酶，可被丝氨酸蛋白酶抑制剂完全抑制，但对抑肽酶不敏感，糜酶催化活性较 ACE 高 20 倍，不被 ACEI 抑制，不降解激肽。免疫细胞化学等研究发现：糜酶在心脏的肥大细胞、内皮细胞、间质细胞中合成，储存在分泌颗粒中，分泌于心肌间质组织，因而通常糜酶促使心肌细胞外 Ang Ⅱ 的产生，心肌细胞间液中 Ang Ⅰ 和 Ang Ⅱ 较血管腔内高 100 倍，且不受静脉输注 Ang Ⅰ 或卡托普利的影响。在病理情况下或长期应用 ACEI 时，糜酶途径可能加强。

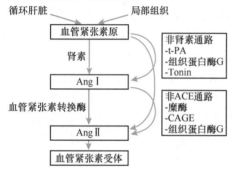

图 2-5-2　Nafamostat 敏感途径

t-PA：组织纤溶酶原激活剂；Tonin：张力素；
CAGE：胃促胰酶

（3）萘莫司他（Nafamostat）敏感途径：丝氨酸蛋白酶抑制剂 Nafamostat 可部分降低健康人运动时血浆中的 Ang Ⅱ 水平，但由于 Nafamostat 并不抑制 ACE 和糜酶，可能还存在一条 Nafamostat 敏感的 Ang Ⅱ 生成途径。由于 Nafamostat 抑制包括胰蛋白酶、血管舒缓素、组织蛋白酶 G、组织纤溶酶原激活剂、弹性蛋白酶和紧张肽在内的 Ang Ⅱ 生成酶，所以这些酶可能参与第三条 Ang Ⅱ 生成途径（图 2-5-2）。

2. 血管紧张素的其他类型

（1）Ang 1-7：Ang Ⅰ 的代谢过程中，可产生许多血管紧张素家族肽，有些起到与 Ang Ⅱ 不同甚至拮抗作用。Ang 1-7 是近年发现的一种与 Ang Ⅱ 相关但作用明显不同的血管紧张素肽，对心血管系统、肾脏、水盐平衡等均有调节作用。

1）Ang 1-7 的产生：Ang 1-7 在体内可由组织肽酶降解 Ang Ⅰ 和 Ang Ⅱ 产生，参与 Ang 1-7 生成的组织肽酶有中性肽链内切酶或脑啡肽酶（NEP）、甲拌磷寡肽酶、脯氨酰内肽酶（PEP）、脯氨酰羧肽酶（CBP）、血管紧张素转换酶 2（ACE2）。Ang 1-7 在体内的生成途径：①十肽 Ang Ⅰ 在 NEP 和 PEP 作用下水解 3 个氨基酸残基而生成，这是 Ang 1-7 产生的主要途径；②八肽 Ang Ⅱ 在 CBP、PEP、ACE2 的作用下生成 Ang 1-7。组织和血浆中的 Ang 1-7 迅速被 ACE 及 NEP 水解为 Ang 1-5 及 Ang 1-4，因而在 ACEI 存在的情况下，体内 Ang 1-7 的浓度可数倍地增高，这一方面是由于体内 Ang Ⅰ 浓度增加，另一方面是 Ang 1-7 降解速度下降所致；在 AT_1R 阻断剂存在的情况下，体内 Ang 1-7 的浓度也增加（图 2-5-3）。

2）Ang 1-7 的生理作用

A. 对血压的调节作用：Ang 1-7 对血压

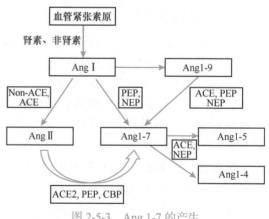

图 2-5-3　Ang 1-7 的产生

的影响分为中枢作用和外周作用。向大鼠孤束核中央区、迷走神经背核注射微量 Ang 1-7 可引起血压下降、心率减慢；给兔延髓腹外侧头端、尾端注射微量 Ang 1-7 分别引起剂量相关的升压和降压反应；Kangussu 等证实脑室内给予 Ang1-7 可以降低转基因高血压大鼠的收缩压和舒张压。同时，研究者们也证实 Ang1-7 同样可以改变与高血压相关的心脏参数，如缓解心肌肥大、减少总胶原沉积及降低 I 型胶原及纤维连接蛋白基因的表达等作用。此外，Ang 1-7 还可通过依赖 NO 机制，在局部激肽和 AT_2R 参与下，减少下丘脑去甲肾上腺素释放，发挥对血压的中枢调控作用。

Ang 1-7 也可以通过外周作用对血压产生影响，其作用可能与扩张血管、改善肾脏血流、减轻氧化应激有关。动物实验和人体研究均发现 EH 患者尿中 Ang 1-7 排泄率低于正常人，尿中 Ang 1-7 浓度与血压呈负相关。动物实验和人体试验均证实，Ang 1-7 具有舒张血管的作用，这种对血管的直接作用可能参与了 Ang 1-7 的降血压过程；动物实验也证实 Ang 1-7 可以增加大鼠的尿量和尿钠的排泄。对糖尿病大鼠皮下给予 Ang1-7 超过 6 周可以显著降低升高的血压，并能减轻肾脏损伤，而这种效果可以被 Ang 1-7 抗体 A-779 消除，其保护作用的机制可能与 Ang 1-7 减少氧化应激有关。外周静脉注射 Ang 1-7 引起血压下降可能还与它的拮抗 Ang II 升压作用有关。

Ang 1-7 可能还参与了 ACEI 和 AT_1R 阻断剂对血压的影响过程，如前所述，Ang 1-7 可由 Ang I 和 Ang II 降解产生，ACE 既可催化 Ang I 转化成 Ang II，又可催化 Ang 1-7 降解为 Ang 1-5，应用 ACEI 类药物和 AT_1R 阻断剂可使体内 Ang I 或 Ang II 的量上升，并可使 Ang 1-7 半衰期延长、清除率减低。给 SHR 口服赖诺普利、氯沙坦后血压下降、血浆 Ang 1-7 浓度升高，加用 Ang 1-7 抗体 A-779 可使 SHR 的动脉压上升；EH 患者用甲巯丙脯酸治疗 6 个月后，血压下降、血浆 Ang I 和 Ang 1-7 浓度升高，舒张压与血浆 Ang 1-7 水平呈负相关，说明 ACEI 治疗高血压的作用不能单以降低 Ang II 来解释，Ang 1-7 生成增多也起到一定作用。此外，Ang 1-7 还是一种 ACE 抑制剂、AT_1R 拮抗剂，它可通过减少 Ang II 的产生、阻断 Ang II 对 AT_1R 的刺激作用达到抑制 Ang II 介导的缩血管作用和促 VSMC 增殖作用。

Ang 1-7 除对血压的直接影响外，还可与缓激肽产生交互作用，从而发挥对血压的间接影响。非降压剂量的 Ang 1-7 与缓激肽静脉输入可明显增强缓激肽的降压效果；Ang 1-7 预孵离体犬冠状动脉可增加缓激肽的舒血管作用，Ang 1-7 对缓激肽的这种协同效应不依赖血管内皮而存在。Ang 1-7 与缓激肽之间的协同作用可能通过多种机制完成，首先，Ang 1-7 可能通过对 NO、前列环素 I_2、内皮衍生的超极化因子（PDGF）的作用达到加强缓激肽作用的目的。Gorelik 等发现在缓激肽存在下 Ang 1-7 有助于猪离体冠状动脉缓激肽 B2 受体复敏。另外，Ang 1-7 可以抑制 ACE 活性、减少冠状血管环缓激肽的降解，所以通过抑制局部 ACE、减少缓激肽降解可能是 Ang 1-7 发挥与缓激肽协同作用的机制之一。

B. 对血管平滑肌细胞增殖的抑制作用：VSMC 的增殖在 EH 的发生、发展过程中发挥重要的作用。体内影响 VSMC 增殖的因素较多，Ang II 即为众多体液因子之一。Ang II 可刺激 VSMC 增殖、迁移及炎症反应。然而，在 Ang 1-7 存在的情况下，Ang II 的促 VSMC 增殖、迁移及炎症反应的作用明显受到抑制；此外，Ang 1-7 还对胎牛血清、内皮素-1、血小板衍生因子等促生长因子具有抑制作用。SD 大鼠球囊损伤颈动脉后输注 Ang 1-7，在不影响血压和心率的情况下，可明显减少新生内膜面积、减少新生内膜及损伤血管中层的

DNA 合成；应用 ACEI 或 AT_1R 阻滞剂在升高血浆 Ang 1-7 的同时也可抑制新生内皮生长，提示 Ang 1-7 参与 ACEI、AT_1R 阻滞剂抗 VSMC 增殖作用。

总之，Ang 1-7 在动物及人体均有舒张血管、降压作用，并可拮抗 Ang Ⅱ 的收缩血管作用、促 VSMC 增殖作用，参与 ACEI 和 AT_1R 阻滞剂的降压作用。从 RAAS 的代谢产物可以发现，在 Ang Ⅰ 生成 Ang Ⅱ 的同时也产生一定量的 Ang 1-7，以确保组织中 Ang Ⅱ 与 Ang 1-7 的水平保持平衡，共同调节机体血压，使其保持长期的稳定。

（2）Ang Ⅲ（Ang 2-8）：Ang Ⅱ 经氨基肽酶 A 切割形成 Ang Ⅲ 并进一步形成 Ang Ⅳ。Ang Ⅲ 仍具有一定的生物活性。与 Ang Ⅱ 相比，Ang Ⅲ 对 AT_1R 和 AT_2R 有相同的亲和力。但也有研究认为在不同的组织中，Ang Ⅲ 与两个受体有着不一样的亲和力，如在大脑中对 AT_1R 亲和力更高，而在肾脏中 AT_2R 的亲和力更高。在大脑高渗刺激下，侧脑室的 Ang Ⅱ 和 Ang Ⅲ 释放增加。在功能上，Ang Ⅲ 与 Ang Ⅱ 相似，刺激醛固酮释放，促进细胞增殖，促进胶原合成及心肌细胞蛋白合成等；此外，与 Ang Ⅱ 不同的是 Ang Ⅲ 还参与血管加压素的释放及肾脏尿钠排泄的调节。

（3）Ang Ⅳ（Ang 3-8）：是 Ang Ⅲ 经氨基肽酶 N 切割而形成。现已发现与 Ang Ⅳ 亲和的 AT_4R 与 Ang Ⅱ 亲和力很差。较高浓度的氯沙坦、CGP42112 和 PD123177（AT_2 拮抗剂）不能竞争该受体。Ang Ⅳ 也被认为是一种具有心脏保护作用的多肽。在心脏的缺血-再灌注损伤中，Ang Ⅳ 可以抑制心肌细胞的凋亡，并改善再灌注后的心脏功能。同时，与其他具有心血管保护作用的多肽一样，Ang Ⅳ 具有舒张血管、降低心肌细胞肥大、减少细胞凋亡及减轻心脏纤维化的作用。在兔心脏成纤维细胞、微冠状血管内皮细胞中刺激 AT_4R 可增加核酸合成。侧脑室注射 Ang Ⅳ 亦可增加 c-fos 表达。

（四）ACE2

随着研究的深入，人们发现 RAAS 是比原来认识的更为复杂的系统，除 ACE 在其中发挥重要的作用外，人们又发现了参与 RAAS 复杂经络的另一个酶：ACE2。ACE2 可能通过直接对抗 ACE 与 Ang Ⅱ 作用，促进 Ang 1-7 的生成、分解 Ang Ⅱ、改善胰岛素抵抗及增加 NO 释放等多种途径实现其对血压的调控。

1. ACE2 的分子和基因结构　ACE2 是迄今为止发现的人类 ACE 的第 1 个同源基因。人类 ACE2 基因定位于 X 染色体的 Xp22 位点上，基因全长 40kb，其中 18 个外显子中的 17 个与 ACE 外显子的大小、结构、形态相似，说明这两个基因来自于同一个祖先基因。人类、大鼠、小鼠 ACE2 与 ACE 具有高度同源性。人类 ACE2 含有 805 个氨基酸，其中包括 1 个由 17 个氨基酸组成的 N 端的信号肽区和 1 个 C 端跨膜区，而作为含 Zn^{2+} 金属蛋白酶固有基序 HEXXH 序列的结合区位于氨基酸 374～378 处。ACE2 与 ACE 的分子结构极为相近，两者在金属蛋白酶的催化区约有 42% 的同源性，不同的是 ACE2 仅含有 1 个催化区。与二肽酶的 ACE 不同，ACE2 属于羧肽酶，仅在其底物 C 端脱去单个氨基酸，水解部位多位于脯氨酸和疏水氨基酸之间。ACE2 可以通过脱去氨基酸作用将 Ang Ⅰ 剪切生成 Ang 1-9，更重要的是剪切 Ang Ⅱ 形成 Ang 1-7。ACE2 的活性可被乙二胺四乙酸（EDTA）所抑制，但不被经典的 ACE 抑制剂所抑制。ACE2 主要存在于心脏、肾脏和睾丸。从分子水平来看，ACE2 主要被限制在肾脏血管内皮及近曲小管上皮细胞、心室肌细胞、毛细血管内皮、冠状动脉中，偶尔见于 VSMC。

2. ACE2 与血压的关系　ACE2 在新生 SHR 及高血压前期的 SHR 中，肾脏的 ACE2

表达较高；而在成年后及进展成高血压后则逐渐减少，提示高血压的形成可能与 ACE2 的表达水平相关。在 SHRSP（有脑卒中倾向的自发性高血压大鼠）的血管平滑肌细胞中过表达 ACE2，可以使大鼠循环 Ang 1-7 显著升高，平均动脉压和血管对 Ang Ⅱ 的收缩反应都显著降低，同时内皮功能也得到了显著改善。ACE2 基因敲除（ACE2–/–）小鼠基础血压较正常小鼠高出 10mmHg，经静脉注入 Ang Ⅱ 后，其增压效应较正常小鼠要显著增强；在 ACE2 基因敲除的基础上进一步敲除 ACE 基因，ACE2–/–小鼠和 ACE–/–小鼠的血压完全正常，Ang Ⅱ 水平正常，表明 ACE2 与 ACE 在功能上存在相互平衡。ACE 与 ACE2 之间一旦失衡，将使体内血压改变。在 ACE2 相对缺乏的状态下，Ang Ⅱ 作用占优势，导致血管收缩增强，引发高血压。而 ACE2 表达充足时，Ang 1-7 舒血管效应与 Ang Ⅱ 缩血管效应势均力敌，体内血压维持在正常水平。当 ACE2 过表达或其活性过度增高情况下，可能引发低血压。最近的研究发现盐敏感性高血压大鼠、SHR 心和肾 ACE2 的 mRNA 和蛋白质表达水平均显著降低，且与血压水平存在一定的相关性。在给小鼠静脉注射可溶性人重组 ACE2 后，ACE2 对血压本身无明显影响，但可以纠正由于 Ang Ⅱ 灌注引起的高血压。此外，研究者发现在大脑中过表达 ACE2 可以显著降低神经源性的高血压。

ACE2 基因在维持心血管功能和血压稳定中发挥关键性作用，ACE2 可能通过直接对抗 ACE 与 Ang Ⅱ 作用、促进 Ang 1-7 的生成、改善胰岛素抵抗及增加 NO 释放等多种途径实现其对血压的调控。

（五）Ang Ⅱ 受体

Ang Ⅱ 主要通过激活特异性受体而发挥生物学效应。根据该受体在细胞中的位置，可分为细胞膜受体、细胞核及染色体受体两大类。细胞膜表面的受体是 Ang Ⅱ 功能的主要介导者。1994 年，国际药理联盟血管紧张素受体命名委员会通过了血管紧张素受体最新命名原则，目前已证实 Ang Ⅱ 作用的受体至少有两大类：AT_1R、AT_2R。AT_1R 和 AT_2R 最主要的区别在于 AT_1R 能被氯沙坦选择性抑制，AT_2R 则被 PD123177 选择性抑制。AT_1R 又分为 AT_1aR 和 AT_1bR，其中 AT_1aR 对氯沙坦有很高的亲和力，其数量约占 AT_1R 的 90%，AT_1bR 对 PD123177 的亲和力比对氯沙坦高，但却和 AT_2R 截然不同。

1. AT_1R

（1）分子和基因结构：人与大鼠的 AT_1R 均由 359 个氨基酸残基构成，分子质量为 41kDa，同源性 94.7%。具有 G 蛋白受体的共同特征：由 7 个跨膜区构成立体构象，每个跨膜区由 23～24 个疏水氨基酸残基组成，形成一个 α 螺旋；其胞内域有多个 Ser 和 Thr 残基，可成为受体蛋白分子磷酸化的部位；其胞外域含有多个 N-糖基化序列及二硫键，后者则是 AT_1R 对巯基保护剂（二巯基乙醇）十分敏感的原因所在。比较 AT_1aR 和 AT_1bR 这两种受体亚型的氨基酸顺序提示它们之间有 94% 的同源性，只有 17 个氨基酸不同。两者分子结构的特点大多位于受体蛋白质分子端，且多集中于胞外域及细胞内域，在跨膜区两者基本上是相同的。大鼠的 AT_1aR 和 AT_1bR 基因都包含一个开放阅读框架，长度为 1077bp。大鼠 AT_1aR 基因位于 17 号染色体上，AT_1bR 基因位于 2 号染色体上。人类及兔尚未发现 AT_1R 亚型存在，其单一的 AT_1R 基因位于 3 号染色体上，可能与 AT_1bR 同源。

（2）分布和功能：AT_1R 主要分布在血管、肾上腺、心、肝、脑、肾等组织和器官。在成熟组织中，似乎所有已知的 Ang Ⅱ 作用都是通过 AT_1R 所介导的。AT_1R 主要通过 G 蛋白信号通路进行信号转导，而近年来发现除了这个经典途径之外，其下游还有多种信号转导途径参与，包括 Wnt/β-catenin 通路、Notch 通路及 Hippo 通路等，它也可以激活表皮生长因子受体、引起内质网应激及影响线粒体相关通路。Ang II 发挥的作用：刺激心肌组织的细胞生长，正性变时、变力效应刺激血管平滑肌细胞分裂、增殖，收缩血管平滑肌刺激交感神经增加神经递质的释放，刺激血管加压素及醛固酮分泌释放，控制摄水及尿钠排泄等。

AT$_1$aR 和 AT$_1$bR 之间的功能区别目前尚不明了，部分原因是缺乏特异性的 AT$_1$aR 和 AT$_1$bR 激动剂和拮抗剂。目前所知的 AT$_1$R 的功能可能大部分由 AT$_1$aR 介导。有研究显示：低盐饮食可影响肾脏 AT$_1$R 的表达，但对 AT$_1$aR 和 AT$_1$bR 的影响却完全不同，低盐饮食增加 AT$_1$aR 的表达，却减少 AT$_1$bR 的表达。在 AT$_1$R 介导的心血管效应中，AT$_1$bR 可能与连接点前膜功能有关，AT$_1$aR 可能与连接点后膜的功能有关。应用 AT$_1$aR 基因敲除小鼠进行研究发现：只在 AT$_1$bR 存在的情况下，高渗盐水对血压的影响更明显，提示 AT$_1$bR 与渗透压依赖性的血压变化有关。也有研究结果显示，在 AT$_1$aR 缺失的情况下，AT$_1$bR 起到对 AT$_1$aR 功能的补偿作用。AT$_1$aR 基因敲除小鼠肾功能发生改变，当 AT$_1$aR 和 AT$_1$bR 基因共同敲除的情况下，肾功能和肾脏结构均发生改变，也提示 AT$_1$bR 在肾脏中发挥着一定的作用。

2. AT$_2$R

（1）AT$_2$R 的结构：人类的 AT$_2$R 基因定位在 Xq24—q25，小鼠的 AT$_2$R 基因定位于 XA2-A4；其编码区由 3 个外显子和 2 个内含子组成。AT$_2$R 由 363 个氨基酸组成，分子质量为 41.22kDa，和 AT$_1$R 一样，也具有 7 个跨膜结构，并与 G 蛋白偶联。大鼠 AT$_2$R 与大鼠 AT$_1$bR 有 53% 的同源性，而与 AT$_1$aR 只有 32%～34% 的同源性，但人、不同种动物间的 AT$_1$bR 同源性为 92%。AT$_2$R 蛋白 N 端的疏水结构域有 5 个潜在的 *N*—糖基化位点，第 2 个胞内环的 N 端区域有 7 个跨膜结构域受体高度保守的 Asp141-Arg142-Tyr143 序列，第 3 个胞内环很短。

（2）AT$_2$R 的分布：因发育阶段和种属而异。AT$_2$R 在胚胎组织中含量丰富，但在出生后各个组织中的 AT$_2$R 含量迅速减少，而成年组织 AT$_2$R 仍在脑、子宫、肾上腺球状带和髓质中有表达。在胎儿和新生儿时期，AT$_2$R 的 mRNA 在肾脏和心脏中有所发现。

尽管在成年鼠肾脏无法测到 AT$_2$R mRNA 的水平，但 Dr. Carey 等用特异性较强的 AT$_2$R 抗体采用免疫组化和免疫印迹的方法在成年肾脏中发现了 AT$_2$R 蛋白的表达，在成年鼠肾脏中，AT$_2$R 主要分布在间充质细胞，也有少量分布于皮质肾小管和间质细胞，在小叶间动脉的含量也较高，可能与其参与调节肾脏血流量和利钠作用有关；在限制盐摄入量的情况下，肾脏肾小球、肾小管、肾血管 AT$_2$R 水平增加，但具体引起 AT$_2$R 上调的原因尚不明了。

成年大鼠的心肌和冠状动脉中有较丰富的 AT$_2$R 表达，在冠状动脉部分，AT$_2$R 主要分布在冠状动脉内皮细胞，在动脉肌层中无 AT$_2$R 发现。成年人心脏间质纤维细胞和心肌神经中的 AT$_2$R 含量高。AT$_2$R 的表达数量与间质纤维化程度平行，心室充盈压力增高或扩张性心脏病、缺血性心脏病所致心脏重塑均可引起 AT$_2$R 含量增加。

（3）AT$_2$R 的表达调节：AT$_2$R 基因的表达受众多因素影响。目前已知生长因子（如表皮生长因子、血小板衍生生长因子、神经生长因子等）可上调 AT$_2$R 的表达。白介素-1β、胰岛素、类胰岛素生长因子等也可调节 AT$_2$R 的表达，白介素-1β 是介导炎症的重要细胞因子，它调节 AT$_2$R 的表达可影响心肌重塑、伤口愈合。胰岛素、类胰岛素生长因子-1 对 AT$_2$R

的调节作用可能涉及 AT_2R 抑制纤维增生。近年来，有研究者发现在上皮细胞中，NO 可以在转录水平上调节内皮细胞 AT_2R 的表达，而 AT_2R 的激活又可以直接或者间接地激活 eNOS，这提示 NO 可能通过正反馈的方式调节 AT_2R 的表达。

此外，AT_2R 的表达还依赖于细胞生长状态。细胞处于生长期，AT_2R 表达低；细胞处于静止融合期，AT_2R 表达显著增加。已发现 AT_2R 基因内–453～–225 负调控区与此有关。

（4）AT_2R 与血压的调控

1）舒张血管作用：AT_2R 拮抗剂能增强大鼠对 Ang II 的加压反应；AT_2R 基因敲除（AT_2–/–）小鼠基础血压正常。然而，在灌注 Ang II 后 AT_2–/–小鼠血压明显升高，伴有尿钠排泄能力下降，提示 AT_2R 参与血管舒张、肾脏的利尿作用。虽然 AT_2R 在血管表达数量不高，但高血压和高 Ang II 浓度将持续上调 AT_2R 的表达、进一步调节血压水平。AT_2R 介导降血压的机制目前尚不完全清楚，可能的机制为：①刺激 AT_2R 可引起内皮依赖性的细胞色素 P450 途径介导的舒张血管效应。②AT_2R 可能介导缓激肽、NO 系统的激活，继而使 cGMP 升高，血压下降。

2）抑制 VSMC 增殖、促进 VSMC 凋亡：AT_2R 的功能也与 VSMC 的凋亡有关，选择性刺激 VSMC 上的 AT_2 能促使体外培养的 VSMC 凋亡。AT_2R 介导细胞凋亡的机制可能涉及：AT_2R 激活导致丝裂原激活蛋白激酶磷酸酶 1 活化，使抗凋亡 Bc1-2 基因和 Bc1-2 蛋白去磷酸化、失去活性；AT_2R 介导凋亡基因激活，因在人脐静脉内皮细胞的研究发现刺激胱天蛋白酶 3 可加快内皮细胞的凋亡。

3）排钠利尿作用：在肾脏，AT_2R 分布于肾小管的顶膜，在体实验显示刺激 AT_2R 可引起利钠、利尿作用，离体实验发现该作用主要与 AT_2R 抑制肾小管对钠、重碳酸盐的吸收有关，具体的分子机制可能与 AT_2R 刺激磷脂酶 A_2 的活性，引起花生四烯酸的释放所致有关。近年来有研究认为肾脏多巴胺 1 类受体可以与 AT_2R 相互作用，从而发挥利尿排钠作用。此外，AT_2R 可改善肾血流量。刺激 AT_2R 可升高肾脏血管 cGMP 的含量，进而舒张肾血管；在 cGMP 含量升高的过程中，缓激肽和 NO 发挥着重要的中间信号作用；AT_2R 对 cGMP 的影响在限盐的情况下和在外源性的 Ang II 灌注的情况下尤为明显。这一现象也得到了 AT_2–/–小鼠结果的支持，在限盐或外源性的 Ang II 灌注的情况下，AT_2–/–小鼠肾脏 BK-NO-cGMP 的水平仍低，但其对照 AT_2+/+小鼠以上指标均升高。

总之，越来越多的实验证据显示 AT_2R 具有扩张血管、增加尿钠排泄的作用，从而参与机体血压的调控；此外，AT_2R 在影响心脏重塑和心功能方面也发挥了重要的作用；这些作用在某些病理状态下表现得尤为明显。AT_1R 拮抗剂已普遍地应用于心血管和肾脏疾病的治疗，其疗效一方面与阻断 AT_1R 的作用有关，另一方面也与兴奋 AT_2R 有关。随着研究的进一步深入，AT_2R 对心血管系统的保护作用将越来越多地呈现在人们的面前。研究发现激活 AT_2R 可以发挥重要的器官保护作用。用小分子化合物 21 可以显著改善心肌梗死后大鼠的心功能。在高血压模型大鼠中，化合物 21 还可以减少尿蛋白，保护肾功能。此外，激活 AT_2R 还可以降低高血压大鼠心脏的纤维化，改善内皮功能并减少动脉壁损伤，这些作用可能与 AT_2R 的抗炎作用有关。

（六）醛固酮

醛固酮主要来源于 2 条途径：一条是经典的 RAAS，另一条是心血管局部组织。前者是血浆醛固酮的主要来源，主要参与血压及电解质的调节；后者是独立的醛固酮系统，可通过旁分泌或自分泌的方式作用于心肌及血管组织，产生一系列病理生理作用。醛固酮可刺激 Na^+-K^+-ATP 酶的活性，产生保钠排钾的作用。在心血管系统，醛固酮可促进心肌及血管成纤维细胞 mRNA 表达，引起 I 型和 III 型胶原的聚集，增加胶原蛋白的合成。另外，醛固酮还可以上调 AT_1R 和 AT_2R 的密度，增强 Ang II 的效应，在 EH 的发生、发展过程中发挥重要作用。

动物实验表明，盐敏感高血压大鼠心血管组织中醛固酮的合成增加。临床研究发现 EH 患者常伴有 RAAS 激活和继发性高醛固酮血症，后者常与血压难以控制相关。在一项随机双盲研究中，研究者将服用 ACEI 或 AT_1R 阻断剂（ARB）后血压控制不理想的 341 例患者随机分为醛固酮拮抗剂（依普利酮）和安慰剂组。结果发现依普利酮组血压明显下降，提示醛固酮拮抗剂可作为服用 ACEI 或 ARB 后血压控制不理想患者的辅助用药，应用醛固酮拮抗剂一定程度上可解决 ARB 或 ACEI 治疗后所引起的醛固酮逃逸现象。

（七）RAAS 基因多态性与 EH 的关系

EH 是一种多基因遗传病，由多对等位基因控制，具有异质性、外显迟滞及种族差异等特征，且受环境因素影响。既往的研究发现了 RAAS 的各个组成部分均存在基因多态性现象，越来越多的实验集中在基因多态性与 EH 发生的关系上，部分研究也发现了 RAAS 基因多态性可能在一定程度上影响了降血压药物的疗效和药物的选择。

1. 肾素基因 人肾素基因位于染色体 1q21—q32，有 10 个外显子和 9 个内含子。SHR 与 WKY 大鼠杂交产生 F_2 代大鼠，结果显示在 F_2 代中，EH 表型与肾素基因存在共分离现象。非洲加勒比人群肾素基因 Bgl 多态性与 EH 相关；而法国白种人 133 例患者的研究中却未发现肾素基因多态性与 EH 的关系，提示肾素基因 Bgl 多态性存在种族差异性。

2. AGT 基因 人 AGT 基因第 2 外显子区有两个突变点（T704C 和 C521T），分别导致编码产物第 235 位氨基酸由甲硫氨酸突变为苏氨酸（M235T）和第 174 位苏氨酸突变为甲硫氨酸（T174M）。欧洲人和加勒比人家系染色体区域（包括或接近 AGT 突变位点）与 EH 存在明显连锁，T235 等位基因常伴高血浆 AGT 水平，提示该位点多态性可能与某一变异位点存在连锁不平衡（共分离），共同调控 AGT 基因转录或其 mRNA 稳定性。AGT 基因 5′调控序列区−216 位点碱基突变（C→A）可能会影响其附近的启动子或顺式调控元件的功能，推测 AGT 基因结构，特别是调控区结构的变化直接影响 AGT 的表达水平。AGT 基因 GT 重复序列（微卫星序列）具有更高的多态性，与高血压存在连锁关系。

3. ACE 基因 人 ACE 基因位于染色体 17q23，共有 26 个外显子，在第 16 内含子中有一段 287bp 的插入（I）/缺失（D）多态。关于人 ACE 基因在 EH 中的作用尚无一致性的观点。尽管有报道 EH 人群 I 型 ACE 等位基因频率高于正常人群，但也有不少相反的报道。ACE 及 AGT 基因的联袂研究也未能发现两者与 EH 的关联，但也有报道显示 D 等位基因伴有血浆、组织 ACE 活性增加。

4. Ang II 受体基因 Ang II 受体分为 AT_1R 和 AT_2R。AT_1R 基因只有一个外显子，约 1kb。Bonnardeaux 等检出 AT_1R 基因 3′非编码区 5′端具有多态性（A1166C），且与 EH 关联。Benetos 等报道在未治疗的轻度 EH 患者中，AT_1R 基因 A1166C 与 EH 患者动脉脉波速度关联，而与血压无关，推测与病例选择不同有关。Castellano 等报道 AT_1R CC 纯合型虽与随测血压关联，但与 24h 动态血压检测及心血管结构改变无关。虽然 3′非编码区 A1166C 变异并不直接影响 AT_1R 的功能，但它可能与一种蛋白因子基因存在共分离，影响着 AT_1R 转录或

mRNA 稳定性。

　　RAAS 基因多态性与降血压药物的疗效存在一定的关系。ACEI 和 ARB 分别通过抑制 ACE 和阻断 AT_1R 发挥作用，如上所述，ACE/D 等位基因的多态性可影响 ACE 的活性、AT_1R 的表达，因而，有可能在一定程度上将影响 ACEI 和 ARB 的降血压效果，尽管目前临床试验的结果尚无一致的意见，具体的结果还有待于大规模的临床试验证实。此外，在某些 EH 患者可能存在 RAAS 多个组分的基因多态性，如 ACE 和 AGT 基因变异共存，该患者不仅 ACE 活性发生改变，其 AGT 的含量也有变化，对此患者联合干预 AGT 和 ACE 可能具有更好的效果，也即对 EH 患者的个体化治疗具有一定的指导意义。

（八）以 RAAS 为靶向目标的抗高血压药物

　　1. ACEI　ACE 是一种二肽外切酶，它能从多肽底物的 C 端裂解出一个二肽，使无活性的十肽 Ang I 转变成具有血管收缩、抗利尿和抗尿钠排泄增加的八肽 Ang II，它还使缓激肽失活。ACEI 是通过抑制循环和组织的 ACE 而发挥效应（图 2-5-4）。

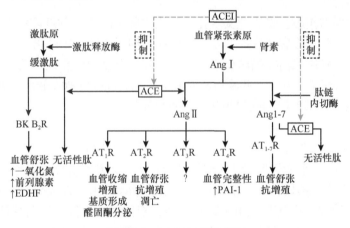

图 2-5-4　ACEI 工作示意图

ACE，血管紧张素转换酶；BK，缓激肽；EDHF，内皮衍生的超极化因子；PAI-1，I 型纤溶酶原激活物抑制因子

　　大量的基础和临床试验证实了 ACEI 具有良好的降血压作用，ACEI 的降血压作用机制目前尚不完全明了，可能与以下环节有关：①ACEI 作用于循环中的 RAAS，可减少血浆 Ang II 的水平，引起血管扩张和降压效果。这一机制可能与 ACEI 的急性降压作用有关，同时，也是 ACEI 降压的主要机制。②作用于组织中 RAAS，包括抑制血管内皮细胞的 ACE。③调节或降低肾上腺素能活性。④抑制激肽酶 II，减慢缓激肽降解，同时可激活前列腺素系统。缓激肽降解延缓、前列腺素活性的增强参与了 ACEI 的扩血管、降压机制。⑤降低外周及中枢神经系统活性，使副交感神经兴奋、交感神经抑制。⑥使肾血流量增加，肾血管阻力下降；由于醛固酮分泌减少、肾血流量增加，从而达到排钠利尿作用，由此而产生的降压作用虽然并不明显，但这种负钠平衡有助于 ACEI 降压作用的长期维持。

　　此外，ACEI 还可降低血糖，增加糖耐量，增加机体对胰岛素的敏感性，促进葡萄糖利用，改善胰岛素抵抗现象；增加高密度脂蛋白，降低血清胆固醇和三酰甘油水平，减少脂质的沉积。

　　ACEI 无疑是一种有效的降压药，但其更具有吸引力的是它对靶器官的保护作用。

　　（1）ACEI 对心脏的保护作用：心肌肥厚是 EH 的主要并发症，并可增加冠心病、心力衰竭、脑卒中等心血管疾病的发生率。引起心肌肥厚的原因有很多，其中 RAAS 的作用最为引人注目。不少研究表明，长期的 ACEI 治疗可降低血压，逆转左心室肥厚和改善左心室的舒张功能。产生这种作用的机制可能有：降低血压，从而降低了心脏的负荷；减少血管紧张素介导的肾上腺素释放；抑制 Ang Ⅱ 引起的生长刺激作用；减少胶原的形成。

（2）ACEI 对肾脏的保护作用：肾脏是高血压的主要靶器官之一，长期的高血压可导致肾脏缺血、肾小球间隙透明样变、肾小管萎缩和间质纤维化，以致肾衰竭。ACEI 对防止高血压肾小球改变有保护作用。可以使肾小球内高压正常化，减少蛋白尿，减轻或延缓肾衰竭患者的肾功能进一步恶化，对高血压伴糖尿病的肾功能不全的保护作用尤为明显。ACEI 保护肾脏的作用机制复杂。可能的机制有：①减少缩血管物质 Ang Ⅱ 的量，增加舒血管物质的量而产生抗高血压作用，减轻高血压对肾脏的直接损害，停止或减慢终末期肾衰竭发展；②降低肾血管阻力，改善肾小球高灌注、高滤过状态，减轻肾小球肥大；③降低肾小球毛细血管压，保护肾小球滤过膜，减少尿蛋白排出；④保护内皮细胞；⑤改善肾小球硬化和肾小管纤维化。

（3）对脑的保护作用：临床证实卡托普利能改善 EH 患者的纤溶活性，有利于防止和延缓患者缺血性心脏血管病并发症的发生。培哚普利可使脑卒中的再发率降低 25%，若培哚普利与吲达帕胺联用来治疗脑出血患者，可使其再出血的危险性降低 75%。ACEI 通过对血管活性物质的影响，恢复这些物质相互间的平衡，可有效地降低血压和逆转血管重塑；并且任何一种 ACEI 都无影响脑组织代谢的直接作用，在降压同时不减少脑血流，是伴有脑卒中的高血压患者安全的降压药。

随着基因克隆与蛋白质结晶技术的应用，人们在 ACE 和 ACEI 的一级结构和空间结构上发现了 ACE 具有三个活性区域：锌配体结合位点、氨羰基结合位点和羧化物结合位点。根据 ACE 的三维分子结构特征，采用计算机辅助设计技术可设计出对该酶具有高亲和力和高选择性的抑制剂。由此开发出了许多新药，根据结构不同，这些新药大体上可分为：①含巯或巯基类，如卡托普利、阿拉普利、左芬普利；②含羧基类，如依那普利、赖诺普利、培哚普利、雷米普利、喹那普利、苯那普利、咪达普利；③含次膦酸基，如福辛普利。

ACEI 本身尚有某些不足，如 ACE 特异性不高，它不仅作用于 ACE，也作用于缓激肽系统，因而可产生一些副作用，如咳嗽及血管神经水肿等。另外，体内存在 RAAS 以外的 Ang Ⅱ 合成途径，在长期使用 ACEI 后这些合成途径被激活，组织中 Ang Ⅱ 的产生便不能完全抑制，即出现所谓的 ACEI 治疗过程中的 Ang Ⅱ 再激活与醛固酮逃逸现象。

2. AT$_1$R 阻滞剂（angiotensin receptor blocker，ARB） ACEI 的降血压效果和靶器官保护作用已被大量的实验所证实，由于 ACE 并非 Ang Ⅱ 产生的唯一途径，组织中的 Ang Ⅱ 还可通过糜酶途径产生，这就是"为什么没有一种 ACEI 能够完全阻断 RAAS，而总伴有后期的 Ang Ⅱ 水平的反应性增高"的原因。ARB 的出现为解决这些问题提供了另一种手段。

ARB 类药物分为肽类和非肽类两种。以沙拉新（肌丙抗增压素，sarlalasin）为代表的肽类拮抗剂能拮抗 Ang Ⅱ 的生理作用，但它们口服无效，作用时间短，具有部分激动作用且价格昂贵，因而在 EH 的治疗使用中受到限制。

非肽类 ARB 以其与 AT$_1$R 亲和力强、选择性高、口服有效、作用时间长、无激动作用等优点而受到人们青睐，是目前最被人们看好的一类新型降压药。它在降压作用方面一个突出优势就是几乎没有禁忌证，并且与其他很多抗高血压药物都能合用，不引起咳嗽副作用；其降压作用是逐渐产生的，无首剂低血压反应。

此外，ARB 通过拮抗 AT_1R 的作用，通过与 ACEI 大部分相似的机制达到保护心脏、肾脏、脑血管的作用。既往的研究表明：ARB 的降血压效果和靶器官保护作用与 ACEI 无明显的差别。

3. ACEI 和 ARB 的联合应用　ACEI 和 ARB 分别阻断 RAAS 的不同环节，各有其优势和缺点，联合应用将使得两者优势互补，即可最大限度地阻断 RAAS，又可因有效使用剂量的减少而使得各自的副作用降低，因此，探讨两种药物临床联合应用的利弊问题具有重要的意义（图 2-5-5）。

Azizi 等研究了氯沙坦和依那普利对高血压患者血压和血浆肾素及血管紧张素水平的影响，发现联合治疗组降压疗效明显优于单独用药组。在联合治疗组，肾素及 Ang Ⅱ 浓

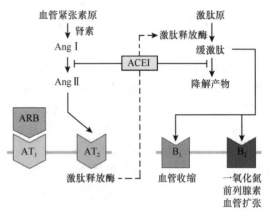

图 2-5-5　ACEI 和 ARB 的联合应用

度升高较其他各组明显，而 Ang Ⅱ 浓度升高则明显小于氯沙坦组，造成这种结果的原因可能是在联合治疗组，依那普利抑制了"氯沙坦继发性引起的 Ang Ⅱ 合成反应性增强"的过程。联合阻断 RAAS 后对醛固酮水平无协同影响，说明醛固酮的分泌是通过多种途径调节的，而并非单一的 RAAS 途径。Azizi 等的研究发现 ACEI 与 ARB 联合用于治疗高血压，表现为降压疗效优越、起效时间提前、降压持续时间延长、降压幅度增大，这可能是协同阻断 RAAS 的生物学效应的反映。

ACEI 和 ARB 联合应用在糖尿病肾病治疗中的作用已得到人们的公认，它对肾脏的影响分为血流动力学及非血流动力学效应两方面，血流动力学效应主要指降低肾小球内"三高"（高压、高灌注及高滤过），非血流动力学效应主要指改善肾小球滤过膜选择通透性及减少肾脏细胞外基质蓄积。由于上述部分效应与降血压作用无关，故合并高血压或无高血压的糖尿病肾病患者均可应用 ACEI 和 ARB 保护肾脏。基于大量的实验结果，2003 年美国糖尿病学会公布了《糖尿病及糖尿病肾病的治疗指南》，建议中指出治疗微量白蛋白尿/肾病时，ACEI 和 ARB 均能应用。迄今尚无足够资料直接比较 ACEI 和 ARB 的疗效，但是，已有临床试验支持：①出现白蛋白尿的 1 型糖尿病患者，无论有无高血压，ACEI 均能延缓肾病的进展。②出现高血压及微量白蛋白尿的 2 型糖尿病患者，ACEI 和 ARB 均能延缓大量白蛋白尿发生。③出现高血压、大量白蛋白尿和肾功能不全的 2 型糖尿病患者，ARB 能延缓肾病进展。④ACEI 和 ARB 中任一类药不能耐受时，可改用另一类药代替。然而近年来在糖尿病肾病的保护作用的研究中，联合使用 ACEI 和 ARB 的策略受到质疑。2008 年的替米沙坦单用或雷米普利联用全球终点（ONTARGET）研究及 2013 年的糖尿病肾病（VA NEPHRON-D）研究评估了与 ACEI 或 ARB 单药相比，是否 ACEI 与 ARB 联合用药更能保护肾功能，延缓糖尿病肾病的进展。结果显示，与单独用药相比，联合用药并没有进一步增加获益，反而增加了副作用。

ACEI 和 ARB 联合应用对心脏的保护作用也有少量的报道，对心肌梗死后大鼠进行依那普利和氯沙坦联合干预治疗实验发现：与单独用药相比，联合治疗组在抑制心肌细胞性

增殖、降低左心室容积方面更有效。此外，其他的实验也表明 ACEI 和 ARB 联合应用对改善冠状动脉血流动力学有一定的优势。

（九）与 RAAS 有关的其他有待研发的抗高血压方法

1. 以调节 ACE2 功能为治疗目标的治疗方案 鉴于 ACE2 与 ACE 的平衡作用，使人们意识到除用 ACEI 和 ARB 外，如果能改善 ACE2 的活性和表达，可能对降低血压有一定的帮助。既往应用的 ACEI 和 ARB 均证明有助于改善 ACE2 的活性。

全反式维甲酸属于核激素受体类转录调节药，其大部分生物活性由核内维甲酸受体及其 X 受体介导完成，通过核受体杂合及维甲酸反应元件启动来调控靶基因的表达，从而发挥其生物学作用。长期全反式维甲酸治疗促进高血压大鼠心、肾组织 ACE2 的 mRNA 和蛋白质表达增加，促使血压下降及心肌损伤减轻，提示全反式维甲酸可能为 EH 治疗的一种新手段。近年来，也有以增加 ACE2 活性为靶点的化合物被发现。山酮可以剂量依赖性地增加 ACE2 的活性。研究者发现山酮具有强大的降血压作用，对 SHR 的降压幅度可高达71mmHg。此外，一种抗锥体虫病的化合物——三氮脒也被发现具有激活 ACE2 的能力。研究者们发现三氮脒可以通过激活 ACE2 来减轻缺血引起的心脏病理生理改变、调节血压、缓解肺动脉高压等。

奥马曲拉是一种新的血管肽酶抑制剂，它可同时抑制中枢内肽酶及 ACE，并抑制 Ang Ⅱ 的产生。动物实验显示长期奥马曲拉治疗可降低血压，与此同时，可提高 SHR 体内 ACE2 的生成量和 ACE2 的活性，引起 Ang 1-7 体内的积累。

2. 血管活性肽酶抑制剂（vasopeptidase inhibitors，VPI） EH 状态下，RAAS 激活、体内 Ang Ⅱ 及醛固酮水平增高，它们通过收缩血管、水钠潴留等机制直接和间接地引起血压升高。EH 状态下体内 Ang 1-7 的水平也增加，Ang 1-7 通过扩张血管、抑制血管平滑肌增殖等途径发挥降血压作用；与 Ang 1-7 水平同样增高的还有利尿钠肽，包括 ANP、BNP 和 CNP 等，利尿钠肽存在于血管内皮细胞及 VSMC 中，发挥利尿排钠、扩张血管及抑制肾素作用。Ang 1-7 和利尿钠肽在一定程度上发挥与 RAAS 相抵抗的作用，但 Ang 1-7 可被 ACE 及脑啡肽酶（NEP）降解，NEP 则是疾病发展中引起舒血管肽——利尿钠肽降解的主要因素。基于以上认识，人们着手研究设计 ACE 及 NEP 双重抑制剂，这些抑制剂包括奥马曲拉、法西多曲、山帕曲拉等。近年来，ARB 与脑啡肽酶抑制剂的复合制剂（angiotensin receptor neprilysin inhibitor，ARNI）在治疗心力衰竭的临床研究中，其结果受到临床医生的重视，成为重要的心力衰竭治疗药物，并得到 2016 年《欧洲急慢性心力衰竭诊治指南》及 2017 年《ACC/AHA 心力衰竭指南》的推荐。

VPI 是 ACE 和 NEP 双重酶抑制剂，一方面抑制 RAAS，减少 Ang Ⅱ 及醛固酮生成；另一方面抑制 NEP，阻止其降解利尿钠肽及 Ang 1-7，最终发挥利尿、排钠及扩管效应。同时，VPI 提高体内缓激肽水平，后者激动血管内皮细胞的缓激肽 B2 受体，增加体内 NO 含量，NO 通过 cGMP 途径抑制血管内皮素的基础合成，从而降低体内内皮素-1 含量，进而抑制其缩血管效应及其促使血管平滑肌和内皮细胞增殖的功能。VPI 正是基于对 RAAS、利尿钠肽、内皮素及缓激肽等多方面的综合作用，发挥强大的降压效应。

奥马曲拉是目前研究较多的一种 VPI 药物，大量的动物实验和人体试验显示奥马曲拉有良好的降血压效果，VPI 类药物奥马曲拉具有口服后吸收迅速（0.5～2h）、持续时间长（血浆半衰期 14～19h）的特点，显示了一定的优越性，但由于它同时具有 ACE 和 NEP 双重抑制作用，因而奥马曲拉引起血管神经性水肿的机会也高于 ACEI（0.7% vs. 0.34%）。

3. 肾素抑制剂 肾素是一种天冬氨酸蛋白酶或酸性丝氨酸蛋白酶，是一种专一性较强的蛋白水解酶，仅作用于它的特殊底物——血管紧张素原，将氮末端亮氨酸-缬氨酸之间的键断开，留下一个脱 Ang I 的大碎片，因此肾素也许是 RAAS 中更特异的靶目标。肾素抑制剂的研究已经超过 30 年，阿利吉仑是目前唯一一个被批准用于治疗高血压的直接肾素抑制剂，它可以显著地降低 EH 患者的血压，并且具有良好的耐受性。在心力衰竭和糖尿病患者中，阿利吉仑也有着与 ACEI 相似的保护作用及临床获益。然而也有一些临床研究认为，阿利吉仑对心、肾的保护作用并不优于传统的 RAAS 阻滞剂（如 ACEI 等药物），而阿利吉仑与其他 RAAS 阻滞剂联用不仅不能增加获益，而且增加了药物的副作用。

4. 非肽类 AT_1R/AT_2R 平衡拮抗剂 AT_1R/AT_2R 平衡拮抗剂是指与 AT_1R 和 AT_2R 亚型均有较高的亲和力，能同时竞争性抑制 Ang II 与两个受体亚型结合的一类物质，其抑制 Ang II 与 AT_1 或 AT_2 结合的 IC_{50} 值较为接近。对已发现的 AT_1 和 AT_2 专一拮抗剂进行分析和比较，可以认为联苯四唑及其类似结构是 AT_1 专一拮抗剂的活性单元，而长链或环状酰胺及其衍生物是 AT_2 专一拮抗剂的活性单元。因而可以设想，若一个化合物同时具有上述两种活性结构，则有可能是一类 AT_1R/AT_2R 平衡拮抗剂。由此开发了许多新药，如 L-162132、L-159689、L-163017 等。但由于越来越多的研究显示 AT_2R 对心血管系统具有一定的保护作用，因而，非肽类 AT_1R/AT_2R 平衡拮抗剂的真正临床疗效尚有待于进一步的研究。

5. 针对血管紧张素原的基因治疗 在传统的 RAAS 药物中没有针对 AGT 的药物，AGT 反义核苷酸治疗 EH 尚处于实验阶段，初步的实验取得了明显的降血压效果。成年 SHR 静脉注射携带 AGT mRNA 反义核苷酸的腺病毒质粒，可使血浆 AGT 水平和血压下降，而且血压下降水平随着反义核苷酸剂量的增加而增加，有效作用时间随之延长。给 SHR 静脉注射 AGT 反义核苷酸，能降低肝及血浆 AGT mRNA 水平，降低血浆 AGT 蛋白含量，降低血浆、血管及心肌组织 Ang II 浓度。

综上所述，RAAS 是一个复杂的系统，随着研究的深入，必将有越来越多的 RAAS 作用被人们认识，势必在高血压及其并发症的防治过程中发挥越来越重要的作用。

刘渔凯 曾春雨（陆军军医大学大坪医院）

第六章 神经系统在高血压中的作用

高血压的发病机制非常复杂，除了心脏和血管本身病变及肾脏的作用外，神经系统对血压的调控也发挥了重要的作用，如中枢神经系统功能的紊乱与心血管中枢的有关递质的改变，以及交感神经系统功能的失调在高血压发生发展中的作用不容忽视。

一、中枢神经系统功能紊乱在高血压发病中的作用

正常人群的动脉血压维持在 90～140mmHg/60～90mmHg，当机体内外环境发生改变时，其血压仍然可以保持相对稳定的状态，这些主要依赖于机体的神经和体液的调节。当机体受到外界刺激时，心血管反射会通过调节心脏射血改变血流量和影响新陈代谢来稳定血压。与心血管反射有关的中枢神经元广泛分布于中枢神经系统，其集中处称为心血管中枢。

心血管中枢的神经元受到来自躯体与内脏各感受器传入冲动的刺激，或受到血液和脑脊液中某些物质（如 CO_2 等）的刺激时，可以产生兴奋性或抑制性冲动，这些冲动的强度与时程、形式等在中枢神经元中被加以整合后，通过相关神经纤维传出中枢到达心血管，继而调节其活动，使心率、血压均维持在正常范围内。整合后的结果有兴奋性的，也有抑制性的，但通常以兴奋性为主，生理上将这种持续的兴奋称为紧张性活动。心交感中枢和心迷走中枢是一对负向调节系统，其都有紧张性活动，两者有交互抑制关系。正常成人安静时，心迷走中枢的紧张性增高，心交感中枢的紧张性降低，使心血管活动减弱，如血压、心率都处在较低水平。当机体在肌肉运动、情绪激动等情况下时，心交感中枢的紧张性升高，心迷走中枢的紧张性降低，心血管活动则与前者刚好相反。当然，心迷走中枢与心交感中枢的紧张性还与呼吸周期有关。吸气时心迷走中枢紧张性较低，心交感中枢紧张性升高；呼气时相反。

交感缩血管神经调节血管平滑肌的紧张性活动，特别是内脏血管的紧张性几乎全由交感缩血管神经的冲动来维持。在机体处于安静状态时，交感节前纤维持续放电，维持血管平滑肌在静息状态下的紧张性活动。如在动物脊髓第 6 颈段与第 1 胸段间横断，可使交感缩血管冲动突然停止，外周阻力血管明显扩张，血压明显下降。这表明支配外周阻力血管和调节血压的交感缩血管神经的紧张性冲动主要来自脊髓以上的中枢神经系统（图 2-6-1）。

（一）脊髓心血管神经元

在脊髓胸、腰段的灰质中有支配心脏和血管的交感节前神经元。在脊髓骶段还有支配血管的副交感节前神经元。相关实验表明，正常情况下，脊髓交感神经元的活动受到延髓及延髓以上等高位中枢神经的调节和控制；在心血管反射中，脊髓仅发挥传出通路的作用。但当脊髓和脑干之间离断时，脊髓中的交感节前神经元也能对传入冲动做出处理，调节节段内或跨节段的交感神经元紧张性活动，完成一些简单的心血管反射，但这些心血管反射是不精细的。

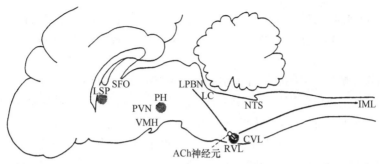

图 2-6-1　中枢神经系统中负责血压调节的胆碱能中心的位置和连接示意图

CVL，延髓尾侧腹外侧区；IML，中间外侧细胞柱；LC，蓝斑；LPBN，臂旁外侧核；LSP，外侧间隔区；NTS，孤束核；
PH，下丘脑后部；PVN，室旁核；RVL，延髓头端外侧核；SFO，穹隆下器；VMH，下丘脑腹内侧核

脊髓灰质中心血管神经元在各种心血管反射中起着最后传出通路的作用，因而各种来自外周和中枢的神经冲动通过脊髓心血管神经元使外周交感活动及肾上腺髓质激素分泌持续性增强，从而可能成为某些高血压发病的重要原因。

（二）脑干和下丘脑的心血管中枢

根据切脑与局部毁损所得的实验结果发现，从延髓到下丘脑的各级心血管中枢可能是心血管调节最为重要的区域。目前，一般认为延髓是心血管中枢的基本部位，因为延髓中存在众多的参与心血管调节的神经元或核团，而延髓以上的结构只是对延髓心血管中枢起调整作用。1873 年，Dittmar 和 Owsjanikow 采用逐步横切动物脑干的方法观察对血压的影响，发现当切到延髓闩水平时，血压降到与休克动物一样的低水平；而在完整动物单纯破坏延髓背侧或腹内侧部分时，血压并没有受到影响。因此，认为延髓腹外侧区可能是中枢调节心血管活动的关键部位。但这一结论很快被 Ranson（1916 年）和 Alexander（1946 年）的电刺激脑干广泛区域实验结果，即延髓背外侧网状结构的"升压区"和延髓腹内侧网状结构的"降压区"所取代。到 20 世纪 60 年代，由于实验方法的不断改进，开始认识到，所谓升压区与降压区的划分是不对的。实际上，在升压区包括了孤束核、疑核等可引起降压反应的神经元与核团；而降压区则包括了网状巨细胞核等具有升压作用的神经元。在各种心血管反射中，外周传入冲动不仅到达延髓，还继续上传至中枢神经系统内各级神经元。机体在完成各种生理反应时，脑干、下丘脑与脊髓作为一个整体来调节心血管功能。

1. 延髓

（1）孤束核（nucleus tratus solitarius，NTS）：是颈动脉窦主动脉弓压力感受器传入的第一站，不仅接受第Ⅸ、Ⅹ对脑神经的冲动，还接受化学感受器传入、迷走心肺感受器传入、骨骼肌肌动感受器传入和肾脏等内脏传入的冲动，以及来自不同脑区与心血管调节有关的核团的纤维投射。NTS 也发出纤维投射到其他心血管神经核团，如迷走背核、疑核、延髓腹外侧区、脑桥臂旁核、下丘脑室旁核等区域。因此，NTS 能够整合多方来源的信息而影响心血管调节活动，而且 NTS 有胺类、氨基酸类、内阿片肽、AngⅡ、血管升压素、P 物质和乙酰胆碱等多种神经递质，参与了心血管活动的调节。

（2）迷走背核和疑核：有纤维投射到心脏。相关文献报道，认为大多数此类神经元位于疑核。电刺激疑核可引起心动过缓，毁损疑核则出现相反效应。疑核也参与对

血压的调节，可能是通过与延髓腹侧面的血管运动中枢的纤维联系而实现。刺激疑核可引起血压升高，这与心脏的抑制无关，毁损疑核则能促进去缓冲神经大鼠高血压的形成过程。

（3）延髓腹外侧区（VLM）：分为引起交感神经兴奋、血压升高的头端区（RVLM）和引起交感抑制、血压降低的尾端区（GVLM），在调节血管运动紧张性活动中具有重要作用。RVLM 有纤维投射到脊髓灰质中并兴奋脊髓交感节前神经元。电刺激 RVLM 的神经元能引起血压升高、心率加快、肾上腺髓质释放儿茶酚胺和神经垂体释放血管升压素增多。相反，局部毁损或用药物阻断该区神经元的活动，则可引起动脉血压降至脊髓横断时所观察到的水平，提示 RVLM 的心血管神经元对脊髓侧角的交感节前神经元具有紧张性调节作用。然而，此通路的递质系统目前不很清楚。目前有如下几种可能机制：RVLM 对脊髓交感紧张性的调节是通过肾上腺素能递质而发挥作用的；RVLM 到脊髓交感节前神经元的投射纤维递质是 P 物质，兴奋时可使交感神经兴奋、血压升高；纤维投射到脊髓交感节前神经元的 RVLM 神经元中至少有部分纤维是以谷氨酸为其神经递质的。许多与心血管调节有关的信息都在此处汇集和整合，然后传到脊髓，最终引起心血管活动的改变，因此 RVLM 心血管神经元很可能是中枢内一个维持交感紧张性和血压稳定的关键部位。GVLM 紧挨着 RVLM 的尾端，刺激该区可抑制交感神经放电和降低动脉血压，而毁损此区将导致高血压。GVLM 的神经元并不直接发出投射纤维到达脊髓，而是通过抑制 RVLM 的神经元活动而实现其对心血管的调节作用。

（4）中缝隐核（NRO）：主要位于延髓腹侧中线两旁的狭长地带，向上可到达脑桥尾端，向下则可一直延伸到颈段脊髓的头端。NRO 有纤维投射到胸段脊髓和延髓的儿茶酚胺能神经元，以及中脑中央导水管周围灰质（PAG）的背侧部（dPAG）与腹侧部（vPAG）。NRO 也接受来自延髓的 NTS、RVLM 及中脑 vPAG 等处的纤维投射。研究表明，NRO 存在多种神经递质和调质，主要有 5-羟色胺、γ-氨基丁酸、内阿片肽、促甲状腺激素释放激素、胆囊收缩素、P 物质和乙酰胆碱等。研究认为，NRO 前部产生降压作用，后部产生升压作用；根据 NRO 内交感相关神经元放电与压力感受性反射的关系，将其分为交感抑制神经元和交感兴奋神经元，前者在压力感受器激活时神经元放电增加，而后者则被抑制。NRO 结构和功能上的损害，将会导致交感神经抑制和交感神经兴奋两大系统之间的平衡失调，最终导致血压升高，这很可能与某些应激性高血压的发病有关。

（5）极后区（AP）：位于延髓背侧、第四脑室底闩部水平、孤束核和连合核的背侧。AP 与两侧 NTS 有双向的神经网络联系；与下丘脑的室旁核和视上核之间也有双向纤维投射。此外，AP 是脑室周围器官之一，该区缺乏血脑屏障，所以能监视循环血中血管紧张素的浓度，并且在 AP 中含有大量的 AngⅡ 和血管升压素等化学物质的结合位点，AP 的神经元可被这些物质所兴奋。在麻醉兔实验中，静脉注射 AngⅡ 可引起 AP 介导的压力感受性反射重调定，表现为血压升高，而心率不变；毁损 AP 后此效应消失。将血管升压素微量注射到大鼠的 AP 则可易化压力感受性反射对肾交感神经传出活动的抑制作用。电刺激犬的 AP 可引起血压升高、心输出量增加、外周阻力加大和心率加快；这些心血管活动的改变并不受切除双侧迷走神经的影响，而能被阻断交感神经节所消除；毁损 AP 则出现相反效应，并能阻止大鼠由于脱氧皮质酮/盐（DOCA/NaCl）引起的血压升高。因此，该区参与了神经源性高血压的产生。

2. 脑桥 又称桥脑，是脑干的一部分。位于延髓和中脑之间，前、后缘有横沟分界。

脑桥的腹侧面脑桥基底内有大量的横行纤维，连接小脑半球，也有一些纵行的神经纤维。脑桥的臂旁核（parabrachial nucleus，PBN）对动脉血压的调节十分重要。PBN 与 NTS 之间存在双向的直接纤维联系，并受到压力感受性反射活动的影响。此外，PBN 也接受前脑，包括下丘脑腹侧前脑和大脑皮质的投射纤维。来自两方面的信息在 PBN 进行整合，而后经由至前脑（尤其是边缘系统和下丘脑、延髓的 NTS 和网状结构），以及脊髓的传出纤维联系而发挥其对心血管活动的调节。高频电刺激猫 PBN 的某些区域，可引起血压升高和心率加快。PBN 的下行投射可能通过局部刺激 PBN 来调节动脉血压。心动过速和高血压反应不能因脑干以上水平大脑去除而消除。PBN 对 NTS 内那些接受心血管传入信息的神经元具有强有力的调节作用。

　　蓝斑核（locus coeruleus，LC）是脑内最大的含 NE 神经元的核团，其结构功能复杂且与中枢的众多脑区存在广泛的纤维联系。LC 不仅接受孤束核的直接纤维投射，而且通过下丘脑、脑干及脊髓与心血管活动有密切关系。LC 主要通过释放 NE 经三条途径调节心血管活动：①直接投射至 RVLM 使之兴奋；②直接投射至下丘脑室旁核使升压素释放增多；③通过兴奋下丘脑后核，由下丘脑后核的胆碱能神经纤维兴奋 RVLM。此外，LC 也有到达 RVLM 或下丘脑后核的胆碱能神经纤维，直接或间接兴奋 RVLM。最新研究表明，LC 的含 IC 神经元参与迷走-加压反应的调节是通过影响下丘脑视上核和室旁核加压素的分泌来完成的。

　　3. 中脑　是脊椎动物胚胎的神经管中三个扩大的中空部分的中间的一个，位于脑桥、小脑和间脑之间，并与它们相连接；其形体较小，是脑干中最短的部分，长约 2cm。

　　中脑中央导水管周围灰质（periaquedutal gray，PAG）对心血管活动的调节也十分重要。PAG 的背侧区 dPAG 已被证实为防御警觉反应区的一部分，电刺激该区或于该区内微量注射兴奋性氨基酸可引起具有骨骼肌血管舒张特征的防御警觉反应性心血管活动改变，包括血压升高和心率加快等一系列交感活动亢进的表现。dPAG 联系着边缘前脑、下丘脑和 RVLM，可能在应激性高血压中起重要作用。而 PAG 的腹侧区 vPAG 则属于与防御警觉反应相拮抗的交感抑制系统中的一个组成部分，电刺激该区可引起拮抗防御警觉性反应的心血管活动改变，包括血压降低和心率减慢等一系列交感活动抑制的表现。vPAG 接受下丘脑弓状核（arcuatenuc leus，ARC）的纤维投射，而自身又有纤维投射到低位脑干的 NRO，构成 ARC-vPAC-NRO 系统，NRO 通过释放内阿片肽、5-羟色胺、γ-氨基丁酸等递质、调质，抑制 RVLM 防御反应相关神经元，降低交感紧张性，从而降低血压。过强和反复地刺激防御反应区可易化 ARC-vPAG-NRO 系统，通过该系统的负反馈抑制作用来限制交感神经系统的过度兴奋，此外，躯体传入冲动也能易化 NRO 的神经放电，增强此负反馈机制。ARC-vPAG-NRO 系统功能的削弱，将导致某些应激性高血压的发生。

　　黑质为多巴胺神经元集中的核团，属于躯体运动中枢。研究表明，黑质兴奋可引起血压升高，其途径主要有两条：①黑质的多巴胺神经元兴奋弓状核内的多巴胺神经元，进而抑制弓状核内啡肽神经元的活动，引起血压升高。②黑质的多巴胺神经元还可兴奋 PBN，通过 PBN RVLM 的升压系统引起血压升高。

　　4. 下丘脑　作为较高级的内脏活动调节中枢，在控制摄食、体温、水平衡、情绪等方面起重要作用。解剖学证实，下丘脑不但发出纤维到垂体后叶，而且含加压素的下行纤维还投射到与心血管调节有关的靶区。下丘脑中含有许多与心血管调节活动有关的核团，并含有多种有关的神经递质、调质。研究发现，下丘脑在高血压的发生、发展中起到重要作用：当切除动物下丘脑的特殊区域——AV 区时，由于血管加压素或食盐的减少，可预防高血压，但它对遗传性高血压没有预防作用；将 SHR 的下丘脑神经元和神经胶质细胞移植到正常血压大鼠的下丘脑，导致正常血压大鼠产生高血压，而用正常血压大鼠的相同组织移植到另一正常血压大鼠的下丘脑，却并不产生血压的改变。下丘脑中与心血管调节和高血压发生、发展有关的重要区域包括：

（1）升压区：一般认为，下丘脑后部和外侧部，以及下丘脑腹外侧核为交感兴奋区。下丘脑后部和外侧部含有直接投射到延髓和脊髓的神经元，刺激下丘脑后部可增加交感神经系统的活动和抑制压力感受性反射引起的心动过缓。相反，毁损该区可降低肾性高血压大鼠、DOCA/NaCl-高血压大鼠及 SHR 的动脉血压，电刺激引起的升压反应在 SHR 要明显大于正常血压的大鼠。下丘脑后部的神经递质失衡也可能导致高血压的发生。与正常血压的大鼠相比，SHR 下丘脑后部的去甲肾上腺素能系统和胆碱能系统被激活，而 γ-氨基丁酸能系统受到抑制，这可能是 SHR 发生高血压的原因之一。

（2）室旁核（paraventricular nucleus，PVN）：通过增加交感传出和释放血管升压素而发挥其对心血管活动的影响。PVN 的神经元可被延髓中传送压力感受性反射和心血管信息的神经元兴奋，也能被下丘脑中输送心血管信息和情绪反应的神经元所激动。PVN 与 NTS、迷走副交感神经核团，以及胸段脊髓交感神经元之间有互相的纤维投射。研究发现：刺激肾神经可兴奋 PVN 的神经元，而 PVN 神经元可调节神经的活动，PVN 对肾脏调节的反射回路可能导致某些高血压的发生；SHR 的 PVN 交感兴奋神经代谢活动明显强于正常血压大鼠，而当 SHR 血压降低时，其 PVN 神经元的代谢活动也随着降低；SHR 的 PVN 释放去甲肾上腺素的基础水平和由 K^+ 引起的去甲肾上腺素释放量明显高于正常血压大鼠；PVN 可能是具有升压作用的哇巴因样因子在脑内的主要靶细胞。因此，PVN 的功能异常可能是导致某些啮齿类动物模型高血压发生、发展的因素之一。

（3）下丘脑前部：第三脑室前腹部（anteroventral third vetricle region，AV3V）包括下丘脑等较大范围脑组织，是目前研究中枢神经系统与高血压的热点。下丘脑的 AV3V 与大鼠某些高血压的发病关系极为密切，其重要的区域是内侧视前核，此核接受发自室周器官、PBN、NTS，以及脑桥和延髓中的儿茶酚胺能核团的纤维投射。毁损 AV3V 能使除 SHR 以外大多数高血压动物模型的血压降低和（或）阻止其高血压的形成。AV3V 还参与有关调节动脉血压的反射，如压力感受性反射和肾脏反射等。研究发现，肾性高血压大鼠在损伤 AV3V 之后，血压下降。关于 AV3V 损伤后不产生高血压的原因，可能是由于 AV3V 损伤导致中枢交感神经传出冲动受抑制。

在紧靠着 AV3V 尾端的下丘脑前部区域对血压的调节也具有重要作用，电解损毁该区可使正常血压的 SD 大鼠产生突发性高血压，而电刺激该区可降低正常血压动物的动脉血压。研究表明，下丘脑前部区域可能是一个迷走神经兴奋中枢，迷走和交感传出均可受该区神经元的调节，因为破坏该区可使静脉注射苯肾上腺素引起的升压效应加强和心动过缓效应减弱。脑室内注射 NaCl 可削弱由刺激该区引起的交感抑制反应。刺激颈动脉窦神经或激活孤立窦标本的压力感受性反射，可改变下丘脑前部神经元的放电频率。在压力感受器激活期间，下丘脑前区的去甲肾上腺素释放增加。所以，下丘脑前部神经元可能是压力感受性反射通路的重要组成部分，而削弱压力感受性反射对下丘脑前部神经元的信息输入则可能是某些自发性高血压发生发展的基础。

5. 皮下层　中央杏仁核（central amygdaloid nucleus，AC）参与情绪紧张引起的高血压。AC 主要释放促肾上腺皮质激素释放因子和外周神经系统 P 物质，主要通过三条途径调节血压: AC 直接兴奋外侧下丘脑/穹隆周围区、中脑导水管周围灰质 PAG 和 PBN、下丘脑背内侧核（nucleus dorsomedialis, NDM）和腹内侧核（nucleus ventromedialis, NVM），即 AC-LH/PF 途径、AC（PAG/PBN）途径和 AC-NDM /NVM 途径。外侧隔腹外侧部（lateral septum, LS）释放乙酰胆碱（ACh），是中枢神经系统内的 ACh 系统，其通过 SL-HB（M 受体）-LC（M 受体）-RVLM（M 受体）调节血压，参与情绪性高血压的发生。穹隆下器（subfornical organ, SFO）（升压区）是脑室周围组织，缺乏血脑屏障，是血管紧张素作用的中枢部位，为脑内 RAAS 所在地。SFO 直接兴奋 PVN 的 Ang Ⅱ 能神经元，构成了 SFO-PVN（Ang Ⅱ 受体）-RVLM（Ang Ⅱ 受体）系统，是自发性高血压的神经调节基础，是 Ang Ⅱ 在中枢作用引起血压升高的部位。

（三）大脑对心血管活动的调节

在大脑中，特别是边缘系统的一些结构，如颞极、额叶的眶面、扣带回前部、杏仁核、隔和海马等，都能调制下丘脑与脑干其他部位的心血管神经元的活动。由于这些区域参与了学习记忆、情绪反应，尤其是防御警觉反应，并且整合来自高级中枢的信息，因而可能被认为是环境应激引起高血压发病的最为重要的中枢部位。各级心血管中枢对心血管紧张性活动都有直接的作用，尤其是下丘脑与延髓，各级心血管中枢都有各自的直接支配心血管节前神经元的环路。

通过动物实验发现，电刺激杏仁核基底部与内侧部可引起一系列与防御警觉反应有关的心血管变化。刺激大脑皮质乙状回、眶回等部位并不能直接引起防御警觉反应，但能易化或抑制刺激杏仁核或下丘脑引起的防御警觉反应。刺激大脑皮质运动区除引起骨骼肌收缩外，还能引起骨骼肌血管的舒张。皮质运动区的这种作用可能和随意运动时骨骼肌的血管舒张有关。至于姿势和体位改变时发生的心血管活动变化，可能与小脑顶核有关。最近有些研究证实了大脑皮质和认识能力的损害与高血压相关。成年 SHR 出现侧脑室进行性扩大、皮质被膜发生萎缩等皮质损害，这种损害在边缘皮质尤为明显，并且与学习记忆能力缺失的早期发病相关。用血管紧张素转换酶抑制剂治疗高血压，能够防止边缘皮质和认知能力的损害。

人类在日常生活中的高级神经活动，即精神状态，对心血管活动具有明显影响，如情绪激动时出现心动过速，害羞时面部血管扩张等。在人体试验中可观察到被试者在紧张心算时，心率加快、肢体骨骼肌血流量明显增加，而皮肤血流量并不增加。如观察切除交感神经的患者手臂，此现象不再出现，或反应极小。如预先注射阿托品也可部分或完全阻断此反应。人在进行紧张心算等情况下的心血管功能状态与动物在防御警觉反应中的功能状态非常相似，且也有骨骼肌交感舒血管纤维的活动。

RAAS 对于血压的调节、电解质和体液平衡的维持均有重要作用。RAAS 不仅存在于外周，中枢神经系统也存在一套不依赖于外周的独立 RAAS，它含有合成多种生物活性片段及血管紧张素所需的前体和酶。研究发现，脑内 RAAS 可参与血压调节、学习和记忆等多种生理过程，而其在心血管方面的调节作用尤为重要。中枢 ACE-Ang 1-7-Mas 轴则通过拮抗 ACE-Ang 1-ATR 轴，产生如降低血压、抗交感神经活性的心血管保护作用，在治疗高血压、慢性心力衰竭等方面具有广阔的应用前景，可成为心血管疾病治疗策略的一个靶点。

二、心血管中枢有关递质、调质的改变在高血压发病中的作用

所谓递质，是指神经末梢释放的特殊化学物质，它能作用于支配的神经元或效应细胞上的受体，从而完成信息传递功能。而调质是指神经元产生的另一类化学物质，它能调节信息的效率，增强或削弱递质的效应。但随着研究的深入，发现两者之间的界限越来越模糊，在某些生理活动的调节过程中，有些被传统认为是经典的递质却发挥着调质的作用，而有些通常被认为是属于调质的化学物质却起着递质的作用。有关心血管活动调节的中枢递质和调质包括乙酰胆碱、儿茶酚胺、5-羟色胺、Ang Ⅱ、血管升压素、利尿钠肽、内皮素、一氧化氮等。当中枢内某些递质、调质的动态平衡发生紊乱时，心血管活动的调节功能就会受到扰乱，从而导致某些高血压的发病。

（一）乙酰胆碱

大量研究证明，乙酰胆碱参与了高血压的发生发展。周围毒蕈碱受体阻断后给予乙酰胆碱酯酶抑制剂和毒蕈碱受体激动剂后导致血压升高。胆碱能激动剂的升压反应主要通过中枢毒蕈碱受体刺激介导。中枢神经系统至少有四种毒蕈碱受体亚型（M1～M4）。受体亚型在大鼠脑内的区域定位和细胞定位上有显著性差异。例如，M2 受体主要定位于大鼠延髓，而 M3 受体则大量富集于大鼠下丘脑。参与调解胆碱酯能受体的主要是 M2 型。胆碱能激动剂全身给药引起血压升高，在中枢主要是由脑干尤其是 RVLM 介导的，在外周则是通过增加交感神经流来产生升压反应。

乙酰胆碱转移酶通常作为乙酰胆碱活性的标志物，研究证明，SHR 乙酰胆碱转移酶在脑干内的活性显著高于血压正常的 WKY 大鼠。对未行麻醉的 SHR 静脉注射扁豆碱之后，无论是否给予外周毒蕈碱受体阻断剂阿托品，均可引起血压过度升高，而在 WKY 大鼠中并未观察到这种现象。因此，高血压的发生可能与中枢胆碱能活动的增强有关。

（二）儿茶酚胺

儿茶酚胺（catecholamine, CA）包括去甲肾上腺素（NE）、肾上腺素（E）、多巴胺（DA）及它们的代谢产物。机体 CA 类物质来源于交感神经和肾上腺髓质，参与机体功能活动的神经和体液调节。随着对其生物合成、代谢及受体等研究发现，其水平与高血压的发病密切相关。瑞典的 Dahlström 和 Fuxe 曾报道大鼠脑内儿茶酚胺能神经元的定位，并将儿茶酚胺能神经元分为 A1～A14 的 14 个神经元细胞群。后来证明，猫、犬和猴脑内儿茶酚胺能神经元的定位也与大鼠基本相似。在这 14 个神经元细胞群中，A1～A7 是去甲肾上腺素能神经元细胞群，它们主要位于脑桥和延髓。此外，A11 是去甲肾上腺素能神经元和多巴胺能神经元的混合细胞群，其余为多巴胺能神经元细胞群。

CA 与细胞膜上的受体结合后才能发挥相应的生理效应，激活心肌 β 受体，使心肌兴奋性增强，增加心肌收缩力，加快心率；作用于血管平滑肌 α 受体则使血管平滑肌收缩，使血压升高。中枢内 NE 对心血管活动的调节比较复杂，早年研究发现，将 NE 注入动物脑室，结果出现三种不同类型的心血管活动改变：①血压升高，心率加快；②血压先出现上升，而后出现下降，心率也减慢；③血压降低，心率减慢。进一步的研究发现，若预先给予 α 受体阻滞剂（酚妥拉明）可以抑制 NE 的降压作用；而预先给予 β 受体阻滞剂（普萘洛尔），则可抑制 NE 的升压作用。此外还发现，不同部位的去甲肾上腺素能神经元对心血管活动的作用也不同。由蓝斑区上行至下丘脑后部的投射纤维有兴奋交感神经的作用，

可使血压升高，心率加快，此类作用可能与 β 肾上腺素能受体的激活有关。而由下丘脑前区、视前区、VLM 与 NTS 等处下行至低位脑干和脊髓的纤维则起抑制性调节作用，可使血压降低，心率减慢，此类作用可能与 α 肾上腺素能受体的激活有关。在脑内，NE 的降压作用主要与 α_2 肾上腺素能受体的活动有关。近年来有不少资料证实，中枢肾上腺素能神经元在心血管活动的调节中可能比去甲肾上腺素能神经元更为重要，它主要发挥抑制性作用。脑内儿茶酚胺类递质释放与功能上的紊乱是某些高血压发病的重要原因之一。研究发现 SHR 脑内缺乏酪氨酸羟化酶，脑内合成 CA 受阻。出生 4～6 周龄的 SHR，延髓 NTS 附近肾上腺素的更新率已明显降低，并伴有外周交感神经活动增强、血压升高等现象。NE 虽对静息血压水平无明显影响，但若与 E 和其他递质、调质系统之间的相互关系失去平衡，就有可能导致某些高血压的发生。Reis 等认为，损毁 NTS 所造成的实验性高血压可能是由于中枢内起降压作用的去甲肾上腺素能神经元被破坏，而起升压作用的神经元活动占了优势所造成的。研究认为，SHR 可能是由于脑内去甲肾上腺素能神经元的降压机制被削弱，而胆碱能神经元的升压机制增强，两者之间的协调失衡所致。研究发现，脑内 ACh 与 CA 在对心血管功能调节上存在相互依赖关系。一方面，ACh 在中枢发挥其心血管效应有赖于 CA 类递质系统的完整性，如给动物脑室内注入 α 受体阻滞剂或 6-羟多巴胺，可阻断由静脉内注射毒扁豆碱或氨甲酰胆碱所引起的升压反应；而对氨甲酰胆碱的升压反应可为脑室内注射去甲丙咪嗪（可抑制 NE 的重摄取）所增强。另一方面，脑内胆碱能系统活动增强又可促进脑内 CA 的合成代谢，当静脉内给予毒扁豆碱或氧化震颤素后，大鼠脑内的 NE 更新率和 NE 代谢产物浓度均增加。

（三）5-羟色胺

5-羟色胺（5-HT）在哺乳类动物中主要分布于胃肠道黏膜、血小板、神经元及松果体，少量分布于肺、肝、脾、胎盘、心脏及血管壁，其生理效应的复杂性和多样化，可能取决于其作用于不同的 5-HT 受体亚型。目前已发现 $5\text{-}HT_1 \sim 5\text{-}HT_7$ 七种亚型，而 $5\text{-}HT_1$ 受体又可分为 $5\text{-}HT_{1A}$、$5\text{-}HT_{1B}$、$5\text{-}HT_{1D}$、$5\text{-}HT_{1E}$ 和 $5\text{-}HT_{1F}$ 五种亚型，$5\text{-}HT_2$ 受体又可分为 $5\text{-}HT_{2A}$、$5\text{-}HT_{2B}$ 和 $5\text{-}HT_{2C}$ 三种亚型，$5\text{-}HT_5$ 受体又可分 $5\text{-}HT_{5A}$ 和 $5\text{-}HT_{5B}$ 两种亚型。

5-HT 可以通过影响肾、肾上腺、心脏、血管等多个系统来调节血压。5-HT 最早作为一种血管收缩剂被发现，这是 5-HT 最为原始被发现的功能。有研究表明，高血压患者的左心室及心尖部的 5-HT 水平明显高于正常人群。一般认为，5-HT 虽不能直接作用于心肌，但是可以通过对迷走神经的刺激进而导致心率与血压的下降。同时，5-HT 可激活 RAAS。研究显示，原发性高血压患者尿液 5-HT 排泄水平明显高于正常人群，而肾血流量及肾小球滤过率（glomerular filtration rate，GFR）水平并无明显差异，如果同时给予 5-HT 前体色氨酸之后，两组 5-HT 排泄率均明显升高，而后正常血压者肾脏血流量恢复并超过正常水平，且 GFR 随血压下降而发生明显下降，而在原发性高血压患者中则缺乏此类改变，表明原发性高血压患者发生 5-HT 后期扩血管功能缺失。此外，中枢内 5-HT 还能刺激交感-肾上腺髓质系统，引起髓质激素的释放，以及刺激腺垂体-肾上腺皮质功能轴，引起皮质激素的释放，参与应激反应，从而影响心血管活动（图 2-6-2）。

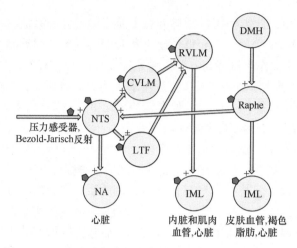

图 2-6-2　5-羟色胺的中枢自主神经回路和潜在的中枢作用位点

兴奋性（＋），抑制性（－），混合性（±）；实心五边形代表 5-羟色胺受体位置。CVLM，尾端腹外侧核；DMH，背内侧下丘脑；LTF，侧被盖野；NA，疑核；NTS，孤束核；RVLM，头端延髓腹外侧区；IML，脊髓中间外侧细胞柱

（四）RAAS

研究表明，不仅外周血液中的 Ang Ⅱ 可以进入中枢神经系统产生增强交感和升高血压的效应，而且脑内还存在一个独立的 RAAS。慢性皮下注射 Ang Ⅱ 明显引起穹隆下器如孤束核、视上核等神经元的快速而显著的激活。Ang Ⅱ 可以浓度依赖的方式增加去甲肾上腺素能受体，促进下丘脑 NE 的释放。SHR 的 Ang Ⅱ 对去甲肾上腺素水平的促进作用明显高于血压正常 WKY 组大鼠。研究发现，Ang Ⅱ 可导致 NE 在腹侧核释放的增加。神经元 AT_1R 可能在 NE 的神经调节中起到重要的作用，且还可导致 NE 转运蛋白、酪氨酸羟化酶和多巴胺羟化酶 mRNA 转录增加。Ang Ⅱ 通过神经系统升高血压的作用主要通过以下途径：①中枢性兴奋交感神经。椎动脉或侧脑室注射 Ang Ⅱ，在引起血压升高的同时，可记录到交感神经放电频率的增加和测得血浆中 NE 浓度升高；横断颈髓或静脉注射胍乙啶、利血平或酚妥拉明，均可减弱或消除 Ang Ⅱ 的升压作用。②抑制迷走中枢。于犬的椎动脉内灌注 Ang Ⅱ 均可在升高血压的同时，伴同出现心输出量增加和心率加快，外周阻力几无变化，静脉注射苄二甲胍和普萘洛尔不能阻断 Ang Ⅱ 的升压作用，只有切断迷走神经或静脉注射阿托品才能减弱其效应。③促进血管升压素的释放。Ang Ⅱ 在中枢中作用可引起渴觉和嗜盐，因而产生饮水和高盐饮食行为，促进垂体释放血压升压素。Ang Ⅱ 可使血浆和脑脊液中血压升压素浓度呈剂量依赖性升高；下丘脑合成血压升压素的大细胞神经元电活动加强；神经垂体、神经末梢内的神经分泌颗粒向细胞外呈指状突起；细胞外间隙中可见与神经分泌颗粒内容电子密度相似的物质等。

脑内 Ang Ⅱ 通过 RVLM 中 AT_1R，可能在 SHR 的高血压发生发展中起到重要作用。研究发现，与正常血压 WKY 组大鼠相比，SHR 尾侧核延髓外侧区和背内侧髓质 AT_1R 结合量增加；相反，在 Ang Ⅰ 和 Ang Ⅱ 受体敲除的小鼠中其结合量降低。

（五）血管升压素

血管升压素（arginine vasopressin，AVP），在体内主要参与调节渗透压、调节心血管稳定，维持内环境稳态，同时也参与中枢热调节、中枢痛觉调节等过程。AVP 最早由于其抗利尿作用而被发现，因此又被称为抗利尿激素（antiduretic hormone，ADH）。下丘脑视上核和室旁核的神经内分泌细胞合成 AVP 及催产素（oxytocin，OT）。AVP 主要由视上核合成，OT 则主要由 PVN 合成。合成后的 AVP 和 OT 沿着下丘脑-垂体束的轴突被运输到神经垂体，并储存在那里。除了下丘脑-垂体束系统以外，在正中隆起和第三脑室附近的神经元轴突中也有 AVP 和 OT，在垂体门脉血液中 AVP 和 OT 的浓度远高于外周血中的浓度。此外，视交叉上核、下丘脑背内侧核、终纹核、杏仁核、蓝斑等处也有能产生 AVP 和 OT 的神经细胞。AVP 受体可分为 V_1a、V_1b、V_2 三种亚群。V_1a 受体主要分布于血管平滑肌和肝脏，兴奋后引起血管收缩；V_1b 受体主要存在于腺垂体，与促进促肾上腺皮质激素（adreno-cortico-tropic-hormone，ACTH）分泌有关；V_2 受体主要位于肾远曲小管和集合管，其兴奋后增加水钠的重吸收，从而产生抗利尿作用。中枢内的 AVP 受体以 V_1 受体为主，主要分布于下丘脑、视交叉上核、边缘系统、海马和低位脑干，如 NTS、AP、迷走背核、RVLM 等处。AVP 大部分在肝、肾内通过二巯基的还原、肽链裂解而被代谢，少量完整的 AVP 由肾脏清除，AVP 的血浆半衰期为 $5\sim20min$。

不同部位的血管对 AVP 的反应是有差别的。各部位血管对 AVP 收缩反应的强弱顺序为：皮肤动脉＞大脑基底动脉＞肾动脉＞冠状动脉＞骨骼肌动脉。AVP 对肺动脉无明显收缩作用。

AVP 在中枢加强心血管活动的作用主要有以下几个方面：兴奋中枢交感的升压作用，提高压力感受性反射的敏感性，抑制肾素释放，促进腺垂体释放 ACTH。

（六）利尿钠肽

人类对利尿钠肽的研究始于 1984 年，D. E Deld 等发现心脏除了具有泵血功能外，还能由心房细胞合成、储存和分泌一种多肽类激素，具有强大的利尿、扩张血管、对抗升压激素的作用，并将其命名为 ANP，相继又于 1988 年和 1990 年分别发现了 BNP 和 CNP。利尿钠肽由于其在调节血压方面的重要作用被越来越多的研究者重视。

1. ANP　心房是合成 ANP 的主要器官，研究表明，心房中 ANP 的 mRNA 水平比其他组织中高 $30\sim50$ 倍。中枢神经系统、主动脉弓、肾脏、腺垂体、肺和吞噬细胞能合成少量的 ANP。ANP 具有显著的扩血管、降压的效应，但是其对体内不同的血管作用程度不同，对主动脉、颈动脉、肺动脉等较大的血管作用较强，而对脑和皮肤等处的小血管作用微弱。ANP 还有抑制平滑肌细胞增殖的作用。研究发现，ANP 可抑制 ^3H-胸腺嘧啶（1%）、^3H-尿嘧啶（50%）和亮氨酸（30%）的合成；可降低培养的大鼠主动脉平滑肌细胞的增殖；抑制由 Ang II 诱导的 DNA 和蛋白质的合成；还可抑制转化生长因子 β 引起的蛋白质合成增加。ANP 的抗细胞肥大作用是高血压时的重要代偿机制。高血压时心脏后负荷增加，同时由于机体水钠代谢障碍引起血容量增加，导致心房和心室内压增高，刺激 ANP 合成和释放增加，通过其利尿利钠、扩张血管、对抗升压物质、阻抗外周阻力等发挥其对血压的调节作用。

2. BNP　由于 1988 年初被从猪脑中分离出来而得名，后发现心脏也可以产生 BNP，且其浓度高于脑。对不同高血压分期的高血压患者分别分析其 BNP 含量，发现 BNP 水平与高血压严重程度密切相关，表明 BNP 在高血压的发病过程中起到重要的作用。BNP 与 ANP 具有类似强大的利钠、利尿、扩血管和降压作用。研究发现，用放射免疫法在中枢神经系统、心脏和其他周围组织中检测到 BNP，而在脑中未检测到 BNP，在脊髓浓度极低，而在心脏中含量较高，说明 BNP 主要作为一个循环激素行使其功能，而非作为一个中枢神经系统的神经肽。

3. CNP CNP 也是一种结构和药理学活性与 ANP 和 BNP 十分相似的利尿钠肽，于 1990 年首次在猪的脑组织中被发现，主要存在于中枢神经系统之后，在多种动物及人类的脑内被发现，并且 CNP 在组织中的浓度远高于 ANP 和 BNP，但在血液中的浓度却非常低。CNP 受体在血管壁广泛存在，所以 CNP 又被称为血管性钠利尿激素系统。由于 CNP 是从血管内皮细胞产生并且具有强烈的血管扩张作用，所以 CNP 可以被看作一种内皮衍生的舒张因子。CNP 的降压作用不同于 ANP 及 BNP 的强大的利钠、利尿作用，其主要通过扩张静脉后导致回心血量下降，心输出量降低。同时 CNP 能更有效地刺激 cGMP 的产生，从而抑制内皮细胞及血管平滑肌的增生。

（七）内皮素

1988 年 Yanagisawa 等从猪的主动脉上皮细胞中分离提取出一种具有强烈收缩血管的肽类物质，称为内皮素。到目前为止，内皮素家族中至少包括内皮素-1、内皮素-2、内皮素-3 三个成员，它们在化学结构上只有部分氨基酸组成不同。内皮素主要由血管内皮细胞自分泌或旁分泌释放，对心血管血流动力学的稳定具有重要的意义。

血压升高与内皮素水平的升高互为因果关系：血浆内皮素-1 可能直接或间接参与高血压的发生和发展；血压升高是导致血浆内皮素-1 水平升高的重要危险因素。研究表明，胰岛素抵抗患者通过交感神经和 RAAS 等因素增多内皮素-1 在血管内皮细胞中的合成和释放，减少扩血管的前列腺素的合成和释放，从而抑制了血管的舒张功能，增强血管收缩，使血管腔狭窄，增加外周阻力，导致动脉压升高；动脉压升高又进一步加重了血管内皮功能的损伤程度，增加了血管中内皮素的合成，从而形成一种严重的恶性循环。

（八）一氧化氮

1980 年 Furchgott 等发现 ACh 松弛血管平滑肌的作用有赖于内皮细胞产生的一种当时尚不知其化学本质的物质，他们把它命名为内皮衍生松弛因子（endothelium derived relaxing factor，EDRF）。1987 年 Furchgott 根据自己的研究结果，发现 EDRF 与人工合成的含氮扩血管药物，如硝酸甘油、亚硝酸钠、硝普钠、腺苷、异丙肾上腺素、叠氮化合物及一磷酸腺苷等的作用相似，大胆提出 EDRF 的化学本质就是一氧化氮（NO）。

在人体内，一氧化氮合酶（NOS）催化 L-精氨酸合成 NO。NOS 包括内皮型（eNOS）、神经型（nNOS）和诱导型（iNOS）三种亚型。前两种为结构型 NOS（cNOS），为 Ca^{2+} 及钙调素（CaM）依赖性酶，主要分布在内皮细胞及神经细胞。cNOS 催化生成较少量的 NO，且只能保持几秒到几分钟的生物活性，但在心血管系统内起到了较为广泛的作用，包括抑制血小板聚集及白细胞黏附、舒张血管、抑制血管平滑肌细胞增殖等，从而对高血压等心血管疾病起到抑制作用。iNOS 是 Ca^{2+} 及 CaM 非依赖性酶，广泛分布在心肌细胞、血管平滑肌细胞、成纤维细胞、内皮细胞及炎症细胞中。在非调节状态下 iNOS 可诱导产生大量 NO 长达数小时。缺血、血管壁搏动性牵张、切应力等物理及化学因素也可促进内皮细胞释放 NO。此外，5-羟色胺、乙酰胆碱、ATP、组胺、凝血酶、P 物质及缓激肽也是内皮 NO 的生成诱导物。

（九）其他

脑内还有其他一些递质、调质，如多巴胺（DA）、P 物质、胆囊收缩素、生长抑素、促肾上腺皮质激素释放激素、肾上腺皮质激素、OT、神经肽 Y 等，对心血管活动发挥一定的调节作用。

多巴胺过去曾被认为是去甲肾上腺素生物合成过程中的一个中间产物。20 世纪 50 年代末，Carlsson 发现纹状体内多巴胺含量极高，后来证实帕金森病是黑质多巴胺神经元变性所致。在调节心血管活动方面，脑干尾端的多巴胺活动可导致血管阻力和血压降低，心率减慢；脑内较高部位的某些多巴胺能神经元可能兴奋心血管系统的活动。

P 物质是 1931 年 von Euler 和 Gaddum 从马的脑和小肠中提取出来的一种脑-肠肽。有人认为 RVLM 有一些神经元含有 P 物质，它发出纤维投射到脊髓的交感节前神经元，P 物质就是它的递质，兴奋时可使血压升高。

胆囊收缩素（cholecystokinin，CCK）也是一种脑-肠肽，NTS 内含有较高的 CCK，主要位于 NTS 内的网状纤维和末梢，少量在胞体和树突。NTS 内 CCK 的作用是降低血压和减慢心率，并对呼吸有抑制作用。

生长抑素（somatostatin）在延髓有降低血压和减慢心率的作用，用甲基东莨菪碱和育亨宾等可阻断延髓注入生长抑素的心血管效应，表明生长抑素的作用是通过兴奋副交感神经而实现的。

促肾上腺皮质激素释放激素具有增强中枢性交感兴奋、升高血压和加快心率的作用，这种作用并非继发于它对腺垂体肾上腺皮质功能轴的作用，而可能是通过激动脑内那些含有 Ang II 的神经元的活动来实现。

肾上腺皮质激素有糖皮质激素和盐皮质激素两类，已发现中枢内存在大量的糖皮质激素受体和盐皮质激素受体，并且，这些受体与应激有关的行为调节和自主神经活动有关。有人观察到，给予应激处理后，动物血压升高，血浆皮质酮浓度增高，同时脑内某些区域如海马、下丘脑及纹状体内的糖皮质激素受体发生上调。在 RVLM 微量注射糖皮质激素和盐皮质激素，发现血压升高和心率加快，而且在用药后即刻出现效应，很难用类固醇激素的基因调控机制解释，很可能是通过所谓的膜受体的"快速膜效应"机制而起作用。肾上腺皮质激素在中枢的升压作用很可能与应激性高血压的发病有关。

OT 在脑内除了存在于下丘脑的室旁核和视上核，以及神经垂体外，还存在于脑干的 NTS、疑核、迷走背核、蓝斑和胸段脊髓灰质的中间外侧细胞柱。中枢内 OT 与 AVP 的作用有些不同，在犬的脑池内给予 OT 引起升压而给予 AVP 则引起降压；在大鼠的 NTS 给予 OT 可降低压力感受性反射的敏感性而给予 AVP 则增强其敏感性。与 AVP 一致的是在中脑网状结构内给药时都表现为升压。

神经肽 Y 最早被发现位于外周交感神经和肾上腺髓质。现在发现中枢神经系统内也存在神经肽 Y，主要共存于延髓的肾上腺素能神经元和去甲肾上腺素能神经元内。其中枢的作用与外周相反，主要为降低血压，伴有减慢呼吸频率的作用。

三、交感神经系统功能失调在高血压发病中的作用

交感神经系统通过对心脏、大动脉、小动脉、静脉和肾脏的调节，在心血管活动的调节和控制血压稳定中发挥重要作用。高血压的发病与交感神经系统活动过强有关。肾上腺

髓质被看作交感节后神经中的一个特殊分化的结构，实际上是交感神经的一个组成部分，或者把它看作交感神经的神经-体液调节模式的一个延伸部分，因而对心血管活动和血压的调节也有重要作用，但肾上腺髓质分泌的儿茶酚胺在高血压发病中是否发生作用有待进一步研究。此外，副交感神经系统通过迷走神经调节心率也起到一定的辅助作用。因此，准确评估交感神经系统活性尤为重要。

了解交感神经系统的评价方法有助于了解两个主要特征，一是可以明确区分不同地域之间的差异，因为有研究表明，不同地域交感神经系统兴奋的因素不仅是量的差异，更可能是质的差别。二是交感神经系统有多个层次，其中包括：中枢对不同区域神经活动的调节，神经节传导，去甲肾上腺素或其他递质的节后释放，神经递质的清除和重吸收，肾上腺素能受体或效应器的反应。基于以上复杂的特性，对交感神经系统的评估不能依据某一单一指标，而应该从整体的水平做出全面评估。

（一）交感神经活性的评估方法

1. 心率　研究表明，心率受去甲肾上腺素和肾上腺素的正性变时效应及迷走神经副交感神经抑制对窦房结的负性变时效应的影响，因此，测量心率是测量系统和区域交感神经肾上腺素能活动的方法之一。但是，单纯的以心率作为评价交感神经活性的指标具有一定的局限性。因为心率不仅受肾上腺素能的调控，还受迷走神经胆碱能的影响，因此，如果没有合适的肾上腺素能阻断剂来评估其对心率的影响，心率就不能作为交感神经活性的可靠指标。此外，有研究显示心脏与其他组织对交感神经活性的反应并不完全一致。因此，尽管测量心率比较容易，但是不建议将心率作为心脏交感神经活性的标志，也不应作为评估其他系统交感神经活性的可靠指标。

2. 心率功率谱分析　鉴于心率本身作为心脏交感神经活动指标的局限性，心率功率谱分析可以排除副交感神经对窦房结的影响而在心脏交感神经活性测定方面得到了广泛的应用。心率功率谱有无创、操作简便、便宜等优点，但是其作为一个定量的具体指标时仍具有一定的局限性。

3. 血浆去甲肾上腺素　血浆去甲肾上腺素水平是评估肾上腺素能活性的传统的常用方法。这种方法的优点是其测定相对简单，适用范围也比较广，即使在大型的临床试验中也可以使用。但是，血浆去甲肾上腺素只占交感神经末梢释放量的一小部分，血浆去甲肾上腺素水平并不能代表实际分泌水平，因此，这种方法的灵敏度和可重复性较差。当然，可以通过多次重复取平均值来解决重复性较差的问题，多次重复后其实验结果较接近神经节后微小神经照相的结果。另外，以血浆去甲肾上腺素水平作为衡量指标具有概念上的局限性。交感神经是一个整体的、多层次作用的系统，而去甲肾上腺素水平只是其中的体液因素的一部分，因此，不能将血浆去甲肾上腺素作为交感神经活动的特异性指标。

4. 去甲肾上腺素溢出量　小剂量放射性同位素标记法测量克服了血浆去甲肾上腺素测量的缺点，该方法可以准确量化交感神经中肾上腺素能神经递质的释放量和清除量，并且可以记录不同部位去甲肾上腺素浓度的差异，且这种方法是目前唯一可以准确定量心脏及肾脏去甲肾上腺素溢出量的方法。但是，由于实施过程中需要使用放射性物质，并且需要在心脏及肾脏分别插管进行测量，其实际应用受到很大的限制。

5. 微小神经照相术　可以直接记录骨骼肌和皮肤神经节后的交感神经活动，对交感神经的研究具有重要的意义。人的骨骼肌和皮肤交感神经的特征有很大的差异，并且在许多情况下这些差异都有重要的意义。微小神经照相术是一种微创的技术，需要在体表定位穿刺一个 $200\mu m$ 的钨（通常位于腓神经）来记录浅神经的节后神经活动。该方法的优点：可直接测量中枢神经系统向骨骼肌或皮肤的流出情况；可以动态记录不同状态下神经节后活动的差异；随着时间推移，重复测量较为简便；可以比较同一状态下两种不同神经活动的差异。该方法的缺点：神经节后的活动不能完全代表效应器处递质的释放量，不能直接测量内脏神经活动的直接数据。在健康人群中腓神经记录数据可能与内脏数据一致，但在某些病理状态下可能并不适用。

6. 交感神经成像技术　是用放射性标记胺来提供对交感神经支配器官的成像，最常用于心脏。然而，由于此技术价格比较昂贵且只能提供静态图像，其实际应用受到很大限制。

（二）导致交感活动过度增强的可能机制

到目前为止，交感神经活动在高血压时表现过度增强的机制仍不十分清楚，但通过大量的临床观察和科学研究，人们对于交感神经活动调节血压有了一定的认识。

1. 神经反射

（1）动脉压力感受性反射：动脉压力感受器至少可以分为两类，一类是低阈值感受器，当血压达到 $50\sim60mmHg$ 时开始放电，在每个心动周期中，放电频率随血压的起伏而发生相应的波动，其传入纤维为有髓神经纤维，电刺激这类感受器主要引起支配骨骼肌血管和心脏的交感神经活动的抑制，心迷走神经活动的兴奋，导致骨骼肌血管舒张和心输出量减少；另一类是高阈值感受器，引起放电的血压为 $80\sim90mmHg$，放电特征是频率较低，且不规则，其传入纤维为无髓神经纤维，电刺激这类感受器，主要引起肾交感神经放电的抑制和心迷走神经放电增加，血压明显下降。

在原发性高血压患者及其血压正常的子女中发现，动脉压力感受性反射抑制心率的作用异常，高血压患者的肌肉交感神经活性（sympathetic nerve activity，SNA）水平升高可能部分是由于压力感受器受损所致。但是，动物实验发现，压力感受器对副交感活动（如心率）的调控异常并不一定表明它调控交感活动和血管阻力的异常，因为压力感受性反射中枢通常对交感神经的控制作用比对副交感神经的控制作用有较大的缓冲余地。

在年龄较轻的轻度高血压患者中发现，动脉压力感受器调控肌肉 SNA 是正常的，认为早期原发性高血压的肌肉 SNA 水平升高与压力感受性反射的功能改变无关，而可能是由其他因素引起的。但是，观察轻度的和已确诊的高血压患者发现，动脉压力感受器对肌肉 SNA 的抑制作用减弱，认为动脉压力感受器与原发性高压时肌肉 SNA 升高有关，并在维持肌肉 SNA 增强中起作用，而不是在引起肌肉 SNA 增强中起作用。

给遗传性 Dahl-盐敏感的高血压大鼠低盐饮食，动物表现为压力感受性反射传入机制异常，缺乏升高动脉血压的能力。人群研究发现，无论在高血压组还是在正常血压组，只要具有高血压家族史，压力感受性反射敏感性均显著降低。因此，压力感受器的损害可能部分是由遗传决定的，并且这种遗传性损害可能是原发性高血压发生发展的原因之一。但是，研究发现，犬在去除动脉压力感受器后，平均动脉血压并不明显升高，只是经常发生较大幅度的波动，因此认为，压力感受性反射主要在血压突然变化时起短暂的调节作用，而在血压的长期调节中不起主要作用。

（2）心肺感受器反射：心肺感受器分布于心房、心室及肺的大血管壁内，传入纤维也有有髓神经纤维和无髓神经纤维两类，但绝大多数是无髓神经纤维。心肺感受器不能感受动脉压力的波动，因而一般认为不参与每一心动周期中的动脉血压调节，但它的活动变化可影响动脉血压。扩张左心室可引起强烈的降压反射；刺激心房感受器也可引起广泛的舒血管反应，血压下降。动物在麻醉状态下，切除窦弓缓冲神经后血压升高，再切断或冷却双侧迷走神经以去除心肺感受器的传入冲动，可进一步引起外周血管阻力增加和血压升高。因此，心肺感受器的传入冲动对心血管中枢起紧张性抑制作用。

研究表明，高血压时心肺感受器也发生重调定。研究发现，SHR 的左心房感受器发生明显的重调定，即在较高的血压范围内进行活动。和 WKY 大鼠相比，SHR 的交感神经活动较强，外周容量血管的顺应性较低，可容纳的血量相对较少，中心血量相对较多，尤其是当容量负荷增加时，心肺感受器的活动明显增加。心肺感受器反射的结果是抑制肾神经放电和增加尿钠排出，SHR 的这些反应都明显超过 WKY 大鼠。

在人体试验中，用负压的方法减少两下肢的静脉回流，此时可通过心肺感受器反射引起肌肉 SNA 和前臂的血管阻力增加，这种反射活动在高血压患者比正常血压的健康人明显增强。此外还观察到，轻度高血压患者在仰卧位时心肺感受器反射对交感神经缩血管活动的抑制作用是增强的。这些现象都表明心肺感受器发生了重调定，重调定后的心肺感受器可更有力地缓冲轻度高血压患者增强的交感神经冲动。因此，轻度高血压患者的肌肉 SNA 增加显然不是由于心肺压力感受器受损所致，而可能由其他因素引起。

在原发性高血压早期临界状态高血压，增强的心肺感受器反射可能有助于维持夜间发生的血压下降。在卧床休息时增加心肺血量将能够激活此增强的反射机制引起反射性血管舒张和降低血压。但当发生左心室肥大时，心肺感受器反射的增强作用可能丧失，因而通常发生在夜间睡眠时的动脉血压下降不再出现，从而引起持久性的高血压。

（3）动脉化学感受性反射：研究报道，低氧刺激能明显增强 SHR 颈动脉体化学感受器的放电，并反射性地增强交感神经活动，加强心血管和呼吸反应。年龄较轻的轻度高血压患者，低氧时也具有肺泡过度通气和肌肉 SNA 增强的反应。当呼吸暂停由胸部传入的抑制影响减少时，交感神经活动增强的反应特别显著。研究报道，高血压时动脉化学感受性反射可能对低氧产生敏感性改变，这种改变可能与压力感受性反射和化学感受性反射之间的相互作用有关。低氧刺激化学感受器引起 SNA 增加的反应受压力感受性反射的抑制，某些高血压患者压力感受器受损，对化学感受性反射的抑制作用被解除，因而可促进低氧对 SNA 的增强反应。

此外，在高血压患者和 SHR 均发现颈动脉体增大。当 SHR 在 5～6 周龄时，血压开始升高，此时的颈动脉体大小与正常血压大鼠无显著差异，也无过度肺泡通气的表现；至 16～20 周龄后，SHR 的颈动脉体明显增大，并有过度通气和呼吸性碱血症。病理学检查还发现，供应颈动脉体的血管内膜下层增厚，管腔口径减小约 50%，中膜的弹性纤维断裂，并有广泛的纤维变性。因此，继发性的动脉化学感受器病理性改变可能是维持和进一步加重高血压的恶性循环的原因之一。

无缺氧刺激时化学感受性反射是否增强高血压患者的肌肉 SNA，还有待于进一步研究。但是，化学感受性反射的敏感化可能在升高肌肉 SNA 为特征的动脉血压中起重要作用。

（4）肾神经传入纤维的作用：肾神经中除支配肾脏的传出纤维外，还具有传入纤维，肾脏内存在机械感受器和化学感受器。当肾脏血管的灌注压、肾动脉血液氧分压和肾小管内 Na^+ 浓度发生改变时，通过肾内感受器，并沿着肾神经传入纤维，有关信息传至中枢神经系统，引起相应的反射。电刺激动物一侧肾神经的传入纤维，可在下丘脑外侧核和室旁核记录到神经元的诱发反应，并可引起对侧肾神经传出活动增加和肾血管收缩。在大鼠切除双侧肾神经，可导致下丘脑室旁核和视上核内儿茶酚胺含量改变，已知下丘脑的这些部位与水、盐平衡和血压调节有重要关系。因此，肾神经传入纤维的活动在血压调节中具有重要作用。

动物研究发现，肾神经传入纤维，可能通过影响交感神经系统的活动参与高血压的发生。动物肾内给予尿毒症毒素（即尿素）或缺血性代谢产物（即腺苷）刺激肾神经传入纤维，可反射性地增加 SNA 和升高血压，而去除双侧肾脏或双侧肾神经传入纤维（背根切除术）可降低实验性肾血管性高血压过强的交感神经活动和过高的血压水平，以及防止实验性肾衰竭大鼠高血压的进一步发展。所以在某些肾脏疾病晚期，SNA 和血压水平的升高可能部分是由于尿毒症毒素作用于将衰竭的肾脏内肾神经传入纤维所致。

2. 体液因子

（1）胰岛素抵抗症和肥胖：患有原发性高血压的非肥胖患者特征性地具有胰岛素抵抗的症状和轻微的血清胰岛素升高。继发于肥胖的高血压和原发性高血压的发生可能与胰岛素抵抗症（insulin resistance）和高胰岛素血症（hyperinsulinemia）有关。灌注微量胰岛素但维持血糖于正常水平，可观察到血浆中 NE 水平和肌肉 SNA 升高。提示胰岛素在相当低的血浆浓度时，或高胰岛素血症能够在生理和病理生理情况下，如肥胖和高血压时，兴奋交感神经系统。

胰岛素的交感神经兴奋作用具有明显的区域选择性。血压正常的人，胰岛素增加肌肉 SNA，但不增加皮肤 SNA。所以，在正常血压状态，胰岛素的交感神经兴奋作用主要是选择性地作用于骨骼肌。

尽管胰岛素能增加骨骼肌 SNA，但它却产生肌肉血管的舒张而不是收缩，说明胰岛素的血管舒张作用（可能为内皮依赖的）在正常情况下可能大于并掩盖收缩血管的影响。研究发现，在胰岛素抵抗症和高血压中，胰岛素的交感神经兴奋作用是增强的，血管舒张是被减弱的。在这些情况下，胰岛素的交感兴奋作用可能占主导地位，并导致血管阻力增加和动脉血压升高。

在正常血压人群中，通过对胖和瘦不同个体之间的胰岛素和肌肉 SNA 开展相关性研究，发现肥胖者空腹血浆胰岛素水平较高，是瘦小者的 2 倍，两组间血浆 NE 水平无显著性差异。肌肉 SNA 与体重和血浆胰岛素浓度均相关。因此，胰岛素抵抗症和肥胖在增加交感活动和高血压发病中具有重要意义。

（2）Ang Ⅱ 可能通过相关机制增加节后的 SNA 而升高动脉血压。Ang Ⅱ 作用于中枢神经系统和自主神经节促进交感神经活动，又能在交感神经-效应器接头处产生易化作用；Ang Ⅱ 在人体中能够削弱压力感受性反射对肌肉 SNA 的抑制作用。RAAS 可能在急进型原发性高血压中对增强肌肉 SNA 起重要作用，但在轻度原发性高血压作用不显著。慢性肾衰竭患者引起肌肉 SNA 升高与 Ang Ⅱ 无关，这些患者升高肌肉 SNA 与血浆肾素活性和血浆 Ang Ⅱ 水平无关，并且 ACE 抑制剂也不能使肌肉 SNA 正常化。

（3）肾上腺素：心理生理学应激刺激肾上腺髓质，引起肾上腺素的分泌急剧增加，分泌出来的肾上腺素通过交感神经传递的放大作用对原发性高血压的发病产生重要影响。这些机制包括肾上腺素能刺激接头前膜 β_2 受体，促进交感神经末梢受刺激时 NE 的释放；神经元从循环血中摄取的肾上腺素与 NE 在交感神经末梢受刺激时同步释放；肾上腺素能刺激交感神经放电频率增加。血浆肾上腺素浓度增加，引起动脉舒张压和中心静脉压降低，因此减轻了动脉压力感受器和心肺感受器的负荷，从而反射性地引起交感兴奋。

（4）肾脏产生的多巴胺：多巴胺在肾脏内的含量相当丰富，肾脏内存在的多巴胺与去甲肾上腺素组织浓度比值超过 1∶100。肾脏的近球小管，血浆中的多巴被摄取并经脱羧作用而合成多巴胺。多巴胺可通过旁分泌作用参与调节肾小管的尿钠代谢，表现为利钠利尿作用。

（三）遗传因素的影响

原发性高血压具有明显的遗传倾向，这已为无数报道和统计数据所证明，但对这方面的详细机制，仍知之甚少。Williams 等调查了 109 对孪生兄弟姐妹的血浆 NE 变异性，发现半数以上受遗传因素影响。Wallin 等在单卵双生兄弟和年龄匹配的非孪生男性（无任何关系的两人）中测量肌肉 SNA，并比较两种研究对象每一个配对对子之间的差异，结果表明孪生兄弟之间的差异远小于非孪生两人之间的差异。因此，交感神经传出受遗传因素影响。

综上所述，中枢神经系统的许多脑区，许多递质、调质，以及许多神经反射和体液因子参与了心血管活动的调节，通过调节血压得以维持稳定，一旦由于某种或某些原因破坏了这种平衡状态，引起交感活动过强，于是导致血压升高。由于中枢调节机制十分复杂，因而高血压发病的中枢机制也十分复杂，但是，交感神经系统活动增强在高血压的发生发展过程中，以及在高血压持续状态的维持中具有重要作用。

李辉东　杨志伟（中国医学科学院医学实验动物研究所）

第七章　血管功能在高血压中的作用

调控血压的主要脏器/组织除中枢神经、心脏、肾脏、肾上腺外，还包括外周阻力血管。外周阻力血管包括小动脉、微动脉及小动脉分支。正常血压的维持在一定程度上取决于外周血管小动脉和微动脉对血流产生的阻力，即外周阻力，故外周阻力血管舒缩功能紊乱在高血压发生和发展中发挥着重要作用。肠系膜动脉为阻力血管，在全身的动脉中占的比例最大，是形成全身外周阻力的主要血管，它的收缩和舒张可显著影响胃肠等器官的血流灌注量，对正常血压的维持及其他重要器官血液供应发挥着不可替代的作用。血管分为内膜、中膜、外膜及外周脂肪组织。内膜由一层扁平内皮细胞组成，内膜及中膜之间由内弹力板分割；中膜由多层平滑肌细胞组成，含有较多细胞外基质，中膜与外膜之间由外弹力板分割；外膜成分复杂，主要由成纤维细胞、单核/巨噬细胞及外周脂肪细胞、外周自主神经构成。国内外研究表明阻力血管内膜、中层、外膜均对血管舒缩功能产生影响，各层组织功能紊乱会改变血管张力，从而对血压产生影响，高血压形成后进一步损伤血管壁各层结构及功能，从而形成恶性循环。下面分别对各层组织功能异常在高血压形成及发展过程中的作用作阐述。

一、血管舒缩功能与高血压

血管张力的控制是收缩与舒张的动态平衡，机体主要通过神经调节、内皮源性舒缩因子、血管活性激素的生成和释放等机制来调节血管的舒缩功能（表 2-7-1、表 2-7-2）。副交感舒血管神经活动主要调节所支配器官的局部血流，对整体外周阻力的影响较小，交感缩血管主要释放神经递质去甲肾上腺素，后者主要作用于血管平滑肌受体，收缩血管，增加外周阻力。血管内膜包括单层内皮细胞构成的管腔内衬及内弹力层，内皮细胞是介于血流和血管壁组织之间的一层单层扁平细胞，可通过自分泌、内分泌、旁分泌三种途径分泌一系列血管活性物质发挥调节血管张力功能。内皮功能紊乱的最重要特征是血管舒缩调节功能障碍。内皮细胞分泌的舒血管物质主要包括一氧化氮（NO）、前列环素（prostacyclin，PGI_2）和内皮依赖的超级化因子（endothelium-dependent hyperpolarizing factor，EDHF）。PGI_2 是血管内皮细胞膜上磷脂中的花生四烯酸在环加氧酶的作用下转化而来，其通过腺苷酸环化酶/cAMP 途径舒张平滑肌；EDHF 是近年来发现的一类内皮细胞产生的引起血管舒张的因子，主要包括花生四烯酸代谢产物如环氧二十碳三烯酸及 H_2O_2、CNP。EDHF 主要通过直接开放平滑肌上的钾通道或者通过诱发肌内皮缝隙链接的电偶联，使血管平滑肌细胞膜电位超极化从而舒张血管；NO 是内皮释放的最重要的血管扩张分子，易溶于水及脂肪，透过生物膜在细胞内外自由扩散。血管内皮细胞来源的 NO 作用于平滑肌细胞胞质，激活可溶性鸟苷酸环化酶使细胞内 cGMP 产生增加，进而激活 cGMP 依赖性蛋白激酶，降低血管平滑肌内 Ca^{2+} 浓度，激活肌凝蛋白轻链磷酸酶，使肌凝蛋白轻链去磷酸化作用减弱，从而使平滑肌松弛。此外，NO 可直接作用大电导 Ca^{2+} 激活钾通道（BKCa）和 ATP 敏感的钾通道（K_{ATP}），发挥血管舒张作用；内源性 NO 以 L-精氨酸为前体，在 eNOS 及其辅助因子的作用下产生，eNOS 是重要的限速酶，其基因表达及活性改变都可以影响 NO 的生成。生理情况下，内皮细胞不断生成 NO，使血管持续处于舒张状态。代谢紊乱如高糖血症、高脂血症、高同型半胱氨酸血症使血管内皮功能紊乱（图 2-7-1），主要通过激活氧化应激途径使 NO 利用度下降，主要表现为氧自由基的过氧化反应，这些过氧化物可以迅速和 NO 反应生成过氧化亚硝酸盐阴离子（ONOO⁻），从而使 NO 失去生物学活性，ONOO⁻ 还可以氧化低密度脂蛋白生成氧化低密度脂蛋白，氧化低密度脂蛋白可抑制 L-精氨酸的合成和释放，导致 NO 合成不足。此外，代谢紊乱也可以通过激活 NF-κB 等前炎症转录因子，降低内皮 eNOS 的基因表达，使血管内皮细胞合成 NO 障碍，从而内皮依赖性舒张功能作用减退，外周阻力增加，从而导致血压增高。动物模型研究发现 SHR 体内 NO 含量较血压正常的 WKY 大鼠低，抗氧化剂如四甲基哌啶氮氧化物可以通过改善氧化应激、增加 NO 的利用度，从而降低血压，再次证明了氧化应激途径在内皮损伤后血压增高中的作用。

表 2-7-1 血管舒张调控因子

调节血管舒张的因素	具体分类	对外周阻力及血压的影响
神经调节	交感舒血管神经	舒张骨骼肌血管，对外周阻力影响小
	副交感舒血管神经	舒张唾液腺、胃肠道腺体、膀胱及外生殖道等少数血管，对外周阻力影响小
内皮源性舒张因子	NO	直接舒张全身血管，降低血压
	前列环素 I_2	
	内皮源性超极化因子	
扩血管激素	心房钠尿肽	直接舒张血管，抑制肾素、醛固酮、血管紧张素的释放，降低血压
	血管活性肠多肽	直接舒张血管，抑制内皮素生成，降低血压
	降钙素基因相关肽	直接舒张血管，降低血压
	雌激素	直接舒张血管，降低血压
脂肪细胞因子	瘦素	双向调节血管张力：通过促进 NO 释放舒张血管；通过促进内皮素释放收缩血管
	脂联素	通过促进 NO 释放舒张血管
	脂肪衍生的舒张因子	直接舒张血管，降低外周阻力

表 2-7-2 血管收缩调控因子

调节血管收缩的因素	具体分类	对外周阻力及血压的影响
神经调节	交感缩血管神经	释放去甲肾上腺素作用于 α 受体，收缩全身血管，升高血压
内皮源性收缩因子	内皮素-1	通过 ET_A 受体收缩血管，促进儿茶酚胺及 Ang Ⅱ 释放，升高血压
	活性氧	促进 Ca^{2+} 内流，直接收缩血管，促进内皮素释放、降低 NO 生物利用度，升高血压
	花生四烯酸代谢产物，如血栓素 A_2	通过受体直接收缩血管，升高血压
缩血管激素	肾上腺素及去甲肾上腺素	作用于 α 受体收缩血管，升高血压
	Ang Ⅱ	作用于 AT_1R 收缩血管，升高血压
	血管加压素	作用于受体收缩血管，升高血压

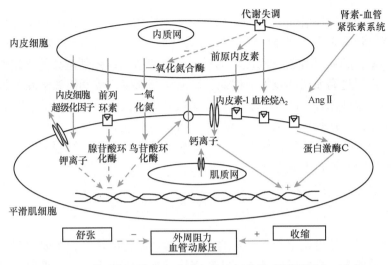

图 2-7-1　血管平滑肌细胞与内皮细胞之间收缩/舒张因子交互作用

　　由内皮产生的收缩血管因子主要包括内皮缩血管肽（endothelin-1，ET-1）、Ang Ⅱ，还包括花生四烯酸代谢产物，如血栓烷 A_2（thromboxane A_2，TXA_2）、前列腺素（PGF_2），上述因子分别作用于平滑肌细胞相应受体，通过细胞内信号转导通路影响肌球蛋白轻链磷酸化水平，从而调节血管平滑肌的收缩。ET-1 是迄今所知的最强的血管收缩肽，与不同的受体结合产生不同的效应。ET-1 受体分为两类：ET_A 受体，存在于血管平滑肌，收缩血管；ET_B 受体，存在于血管内皮细胞，释放 NO 与 PGI_2 而舒张血管。内皮素的血流动力学效应系 ET_A 受体及 ET_B 受体激活的效果。对于离体血管，内皮素可以引起强烈收缩，去除内皮后收缩增强，在实验动物中输注内皮素，首先引起血压一过性降低，继之血压呈显著而持久的升高。内皮素在高血压的发病中存在争议，部分文献报道原发性高血压患者循环中的血浆内皮素水平正常，一部分报道水平不正常。争议的原因可能与血管内皮释放内皮素是背向血管腔即朝向血管平滑肌的，故循环中内皮素水平不能反映血管生成内皮素的情况，测定内皮素的提取方法不同是导致其结果不一致的原因。动物实验发现，原发性高血压大鼠血管平滑肌 ET_A 受体增加，内皮素拮抗剂可使高血压大鼠血压下降。原发性高血压个体血管壁对内皮素的收缩反应增高。临床上目前不存在特异性的 ET_A 受体拮抗剂，但常用的心血管药物如血管紧张素转换酶抑制剂、钙通道拮抗剂及硝酸甘油可以部分拮抗内皮素在体内的效应从而达到降压的效果。Ang Ⅱ 是 RAAS 重要的生物活性肽，肾素由肾入球小动脉的进球细胞合成，储存并释放到血液中，直接作用于肝脏分泌的血管紧张素原，使血管紧张素原转换为 Ang Ⅰ，Ang Ⅰ 在肺循环中被肺上皮细胞的血管紧张素转换酶降解为 Ang Ⅱ，这是血浆中 Ang Ⅱ 生成的主要途径。Ang Ⅱ 通过与血管平滑肌上的 AT_1R 结合，通过激活磷脂酶 C-二酰甘油-蛋白激酶 C 途径使阻力血管及容量血管收缩，使血压升高。血管存在独立的 RAAS，血管局部生成和释放的 Ang Ⅱ 有提高 AT_2R 亲和力的作用，从而促进血浆中 Ang Ⅱ 与受体结合，增加其缩血管作用。Ang Ⅱ 还可以通过增加交感缩血管神经释放更多的递质，从而促进血管收缩。研究发现，原发性高血压患者血浆 Ang Ⅱ 明显升高，与病情发展呈正相关，SHR 下丘脑、延髓及血管组织中 Ang Ⅱ 浓度升高，故临床上使用的血管紧张素转换酶抑制剂对高血压的控制能够取得很好的疗效。

　　血管舒缩活性物质之间可彼此影响，如 NO 可以反向调节 ET-1 的释放，Ang Ⅱ 与 ET-1

之间可以互相促进。生理情况下，由内皮产生的众多内皮衍生性血管舒张因子/收缩因子之间的平衡维持血管紧张度。高血压状态下，内皮细胞合成及利用 NO 障碍，而 RAAS 激活后促使的 Ang Ⅱ、ET-1 等缩血管物质增加对血管平滑肌形成强烈持久的收缩作用，外周阻力增加，进一步促进高血压的发展。因此，高血压与血管内皮功能紊乱互为因果，相互影响和加重，形成恶性循环。故临床上针对代谢紊乱采取措施，如降血糖、降血脂、改善高同型半胱氨酸血症、戒烟酒，从而改善机体高氧化应激状态，进一步改善血管舒缩状态，预防高血压的形成及发展，而传统降压药物如血管紧张素转换酶抑制剂及其受体阻滞剂可通过直接降低外周血管阻力从而治疗高血压。

二、血管重塑与高血压

血管重塑是高血压过程中与之伴随的血管结构和功能的改变，主要表现为中层增厚、内径缩小和基质增多，高血压血管重塑能够直接增加血管阻力。血管重塑主要是血管平滑肌细胞（vascular smooth muscle cell，VSMC）增殖、表型转化，以及细胞外基质结构和形态的变化。VSMC 分为合成型和收缩型两种表型。收缩表型 VSMC 呈梭形，粗面内质网、高尔基体较少，细胞质中充满大量的肌动蛋白和肌球蛋白成分，执行收缩功能。合成表型 VSMC 呈椭圆形或纺锤形，细胞核内 DNA 合成，细胞肥大，该表型胞质内富含粗面内质网和高尔基体，可以表达多种生长因子、细胞因子，产生和分泌大量胶原和细胞外基质。VSMC 表型转化即收缩型向合成型转化。

高血压血管重塑是一个复杂的病理生理过程，涉及多因素的协同作用，主要包括生物活性物质变化、血流动力学异常及基质调节。血管活性物质在血管血管重塑中的作用一直是研究的热点，主要包括 Ang Ⅱ、ET、NO 等。Ang Ⅱ 在高血压血管重塑中发挥重要作用，研究发现 Ang Ⅱ 通过直接作用于 AT_1R，激活 VSMC 内丝裂原活化蛋白激酶途径，激活转录因子如 NF-κB，后者一方面诱导周期蛋白基因的表达，启动细胞增殖；另一方面还可以通过促进血管内皮生长因子等生长因子的合成从而激活 VSMC 增殖，参与高血压动脉重塑过程。Ang Ⅱ 亦可通过使交感神经末梢释放儿茶酚胺增多，刺激醛固酮分泌，促进平滑肌细胞核酸合成，进而加速 VSMC 表型转化；Ang Ⅱ 还能够激活血管炎症反应、氧化还原通路和转录因子途径，从而诱导整合素、粘连分子及结缔组织生长因子的表达，刺激胶原纤维增生及细胞外基质沉积。基于上述理论，血管紧张素转换酶抑制剂可通过减少 VSMC 的增殖、表型转化、细胞外基质沉积从而改善血管重塑。ET-1 可以通过 ET_A 受体，激活细胞中与增殖密切作用的原癌基因，如 C-jun、C-fox、C-myc，通过丝氨酸/苏氨酸激酶，活化 M 期的促进因子（maturation-promoting factor，MPF），使 G_1 期的 VSMC 进入合成 DNA 的 S 期，促进 VSMC 表型转化及增殖。与 Ang Ⅱ 一样，ET-1 也通过激活 VSMC 内丝裂原激活蛋白激酶途径，激活转录因子如 NF-κB，从而诱导周期蛋白基因的表达，启动细胞增殖。与上述两种血管活性物质相反，NO 可通过以下途径减慢高血压血管重塑：通过 sGC/cGMP 信号转导途径抑制 VSMC 增殖；通过阻止单核细胞的黏附和渗透，减少 ET-1 的分泌从而抗血管重塑；NO 还可调节影响细胞外基质生成和降解基因的表达，从而抑制中膜的肥厚和重塑。

血流动力学异常包括剪切力异常及血管壁张力的异常。剪切力是指血流对血管壁腔面的牵引力，它与血流速率成正比，与血管半径成反比。高血压时，血流速率增加，剪切力增加，损害血管内皮完整性，NO 合成减少、ET-1 合成相对增加，促进 VSMC 增殖。研究发现，血压增高后管壁张力增加，还可直接诱导 VSMC 肌球蛋白基因表达增加，细胞肥大，并促使分裂因子产生，诱导 VSMC 增殖。

细胞外基质主要包括胶原、纤维连接蛋白、层粘连蛋白、骨桥蛋白等。细胞外基质的合成和降解是一个动态过程，血管平滑肌细胞的增殖、迁移过程的启动必须要经过细胞外基质的降解。基质金属蛋白酶（matrix metalloprotein，MMP）是降解细胞外基质的含 Zn^{2+} 酶家族，主要包括明胶酶、胶原酶和弹性蛋白酶。在高血压阶段，MMP 能调节细胞外基质的更新和代谢，是参与血管重塑的重要步骤。研究发现高血压大鼠内膜损伤后 MMP 表达活性增强，进而引起血管平滑肌细胞的增殖、迁移及细胞外基质合成和降解，MMP 活性增强是血管重塑反应的基本特征。

综上，血管重塑主要是中层平滑肌细胞的数目及功能变化，既是高血压的重要病理变化，又是高血压维持恶化的结构基础，所以高血压的临床治疗目标不仅控制血压水平，还应该逆转血管重塑、减轻靶器官损害。因 Ang Ⅱ 及其受体在血管重塑过程中发挥重要作用，故临床上使用 ACEI 及 ARB 不仅可以直接降低外周阻力、降低血压，还可以改善血管重塑，减少高血压靶器官损害。

三、血管外膜功能紊乱与高血压

血管外膜主要包括外弹力层、滋养血管、神经末梢及周围疏松结缔组织（包括血管周围脂肪组织）。长期以来，人们认为血管外膜为疏松结缔组织，仅对血管起支撑与营养作用。近年来有关血管外膜在血管病理生理过程中的作用研究日益受到关注，特别是血管外周脂肪衍生的舒张因子的发现进一步表明了血管外膜成分的多样性及复杂性（表 2-7-1）。

血管外膜成纤维细胞、脂肪细胞可以分泌多种生物活性物质调节血管功能。正常情况下，内皮细胞产生的大量 NO 使血管处于扩张状态，而外膜成纤维细胞通过 NADPH 氧化酶产生活性氧，特别是超氧阴离子，其能够清除内皮衍生的 NO，降低其生物活性。此外，成纤维细胞分泌的活性氧还可以直接作用于邻近的平滑肌细胞，激活细胞外调节蛋白激酶，导致细胞内 Ca^{2+} 增加，增强平滑肌收缩。围绕在血管周围的脂肪组织称为血管周围脂肪组织（perivascular adipose tissue，PVAT），PVAT 几乎直接包绕着血管，没有筋膜将脂肪与血管外膜分开，由于它紧贴血管壁，构成了血管的整体层。研究表明，生理状态下，PVAT 为一活跃的内分泌器官，可分泌多种因子来降低血管张力（图 2-7-2）。目前研究发现其释放的活性因子有：①脂肪因子，包括脂联素、瘦素、抵抗素；②细胞因子，包括白介素（IL-1、IL-8、IL-6）、肿瘤坏死因子（TNF-α）、单核细胞趋化蛋白（monocyte chemotactic protein1，MCP-1）；③脂肪衍生的舒张因子（perivascular-derived relaxing factor，PVRF）；④局部 RAAS，包括血管紧张素原、转换酶及受体。生理条件下，PVAT 发挥抗收缩作用，主要表现在 PVAT 可以合成及分泌脂联素及 PVRF，前者促进 NO 的合成，后者直接舒张血管。相反，高血压、肥胖及 2 型糖尿病患者 PVAT 功能异常，PVAT 脂肪细胞分泌脂联素减少，而炎症介质，如 IL-1、IL-8、IL-6、TNF-α、MCP-1 等增加，局部 RAAS 激活，诱导血管壁炎症及氧化应激，损害血管内皮舒张功能，促进血管平滑肌细胞增殖、迁移（图 2-7-3），进而促进高血压发生发展。

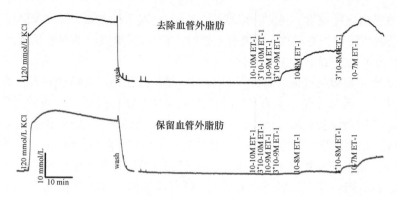

图 2-7-2　PVAT 分泌因子降低血管张力

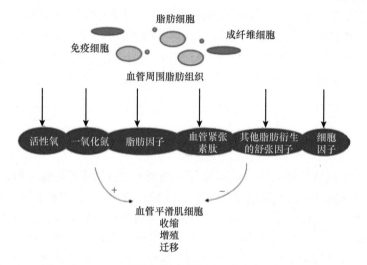

图 2-7-3　PVAT 分泌多种因子作用于内皮和平滑肌细胞

符金娟（成都市第三人民医院）

第八章 胰岛素抵抗在高血压中的作用

胰岛素抵抗指的是胰岛素效应器官或组织对胰岛素转运或利用葡萄糖作用不敏感的一种病理生理状态。这种病理状态在临床实践工作中普遍存在，流行病学研究结果发现正常人群中胰岛素抵抗发生率约为 25%，糖耐量异常患者中发生率约为 75%，而在 2 型糖尿病患者中胰岛素抵抗的发生率可高达 85%。胰岛素抵抗可导致肥胖、2 型糖尿病、高脂血症等糖脂代谢疾病，并且大量临床研究结果显示胰岛素抵抗是高血压发病的独立危险因素，其导致高血压发病的具体作用机制也逐渐被揭示。

一、流行病学资料及循证医学证据

糖尿病与高血压均是心脑血管疾病发病的重要危险因素，严重威胁人类健康。国际糖尿病联盟统计结果显示 2013 年全球糖尿病患病人数约为 3.82 亿，而我国 2016 年流行病学统计结果显示糖尿病患病率约为 9.7%，患病人数接近 1 亿。而高血压形势也不容乐观，据《中国居民营养与慢性病状况报告（2015 年）》调查结果显示，我国 18 岁及以上成人高血压发病率高达 25.2%，并随年龄递增，60 岁以上居民高血压发生率可达 58.9%。而这两种疾病患病人群实际存在很高的重叠率，即近 80% 的 2 型糖尿病患者合并高血压，近 50% 的高血压人群也发生了糖耐量异常或糖尿病，这种惊人的患病重叠率使得两种疾病的共同特征——胰岛素抵抗成为研究热点。

临床研究中测定胰岛素抵抗的方法包含微小模型法、糖耐量试验、胰岛素释放试验及正常血糖高胰岛素钳夹试验等，其中被认作金标准的是正常血糖高胰岛素钳夹技术，早在 1997 年 Lender 等就通过该种技术发现了胰岛素抵抗增强及胰岛素清除率降低均与原发性高血压发病存在关联。然而正常血糖高胰岛素钳夹技术在临床应用中存在诸多限制，缺少大规模大样本的临床研究数据来验证胰岛素抵抗与原发性高血压之间的关联，而胰岛素抵抗指数（HOMA-IR）的应用填补了这一空缺。

HOMA-IR 的概念在 1985 年由英国牛津大学 Turner 等首先提出，后经临床科研数据不断改良发展而来，其计算方法为空腹胰岛素和血糖浓度乘积与 22.5 常数的比值，大量临床研究证实了其与正常血糖高胰岛素钳夹试验结果保持高度的一致性，能良好地反映机体胰岛素抵抗程度，因其方法简便易行而被广泛应用于临床研究中。目前国际上多次应用 HOMA-IR 指标来探讨胰岛素抵抗与高血压之间的关联，其中较为经典的为 2011 年 Sung 等 5 年随访临床研究，其研究起始纳入了 10 894 例正常血压的亚洲人群，观察随访 5 年后 881 例研究样本发生了高血压，而高血压发生人群的起始 HOMA-IR 指标显著高于血压持续正常者，多元回归分析结果显示 HOMA-IR 升高与高血压发生显著相关，高指标的胰岛素抵抗状态（HOMA-IR ≥1.948）可使高血压患病率升高 1.7 倍。2017 年 Wang 等也通过荟萃分析的方法为胰岛素抵抗与高血压发生之间的关联提供了循证医学证据，该荟萃分析纳入了 11 项临床研究，共 55 059 例研究样本，证实了 HOMA-IR 升高是高血压发生的重要危险因素。

胰岛素抵抗是高血压发病的危险因素，这一结论也能够为临床高血压治疗提供循证医学证据。既往研究结果显示胰岛素或磺脲类促胰岛素分泌剂长期使用可增加高血压发病率及严重程度，而 2018 年 Tseng 等采用二甲双胍这种可明显改善胰岛素抵抗状态的降糖药进行临床研究却得到了不同的结果。其研究纳入了 4810 名二甲双胍应用者及 4810 名未应用者，长期随访结果显示二甲双胍应用组可显著降低高血压发病率。此外，餐后血糖干预与降低心血管合并症关系前瞻性临床研究（STOP-NIDDM 研究）中则探讨了阿卡波糖对降低高血压发生率及心血管事件的作用，阿卡波糖是一种可改善外周组织胰岛素敏感性、降低胰岛素抵抗的降糖药物。该研究发现阿卡波糖使用者高血压发生率下降 34%，而心血管事件发生率下降 49%。上述研究均提示了改善胰岛素抵抗状态的降糖药物对机体血压状态也有改善作用，而单纯应用增加胰岛素浓度的降糖药物对机体血压状态反而是不利的。

二、作 用 机 制

胰岛素抵抗目前已被认为是高血压发病的独立危险因素，其具体致病机制也逐渐被揭示。目前研究结果已证实了其与交感神经活性改变、水钠潴留、血管活性物质增加等多种作用机制有关，而这些作用机制部分是胰岛素抵抗状态自身所导致的，而更多的与胰岛素抵抗所引发的高胰岛素血症有关。

（一）交感神经活性改变与 RAAS 激活

交感神经与 RAAS 在导致高血压发生过程中相辅相成，也是胰岛素抵抗导致高血压发生最早被探索的作用机制。机体交感神经活性增强可诱导肾素分泌，进而增加机体 Ang I 浓度，外周血管阻力相应增加，而 RAAS 激活后又可抑制去甲肾上腺素的再摄取，增加交感神经活性，两者协同作用导致血压升高。而胰岛素抵抗状态下，机体氧化应激及炎症反应增强，脂肪等组织合成血管紧张素增多，触发 RAAS。并且高浓度胰岛素可增加酪氨酸羟化酶活性，酪氨酸羟化酶升高可导致机体去甲肾上腺素合成增加，进而增加交感神经活性。不仅如此，胰岛素抵抗或高胰岛素血症可激活机体磷脂酰肌醇-3 激酶（PI3K）信号通路，导致肾脏交感神经活性增加而发挥升高机体血压的作用。2017 年高取真吾等针对胰岛素升高交感神经活性作用又提供了新的科研证据，其研究团队在胰岛素抵抗大鼠模型中发现，持续胰岛素升高状态可导致血管外周降钙素基因相关肽神经分布减少，而周围交感神经分布增加，功能增强，导致高血压的发生。

（二）水钠潴留

水钠潴留也是机体血压升高的传统危险因素，尤其在盐敏感性高血压患者中更为明显。而胰岛素抵抗通过水钠潴留升高机体血压的具体机制仍在不断探索中。既往研究结果显示胰岛素水钠潴留作用主要来源于其对肾脏多部位转运体及离子通道的调节作用。在近曲小管中，胰岛素可通过 PI3K/Akt 通路调节肾近曲小管顶膜 Na^+/H^+ 转运体 3（NHE-3）及基膜 Na^+/HCO_3^- 共转运体 1 来促进钠和碳酸氢盐的重吸收，不仅如此，胰岛素还可激活近曲小管 Na^+-K^+-ATP 酶来实现钠盐重吸收作用。肾脏亨氏袢升支粗段中，胰岛素也可以通过激活 NKCC2 和 Na^+-K^+-ATP 酶来促进钠盐重吸收，而在远端肾单位及连接小管中，胰岛素可增加膜 ENaC 密度来促进钠离子重吸收。

近年，胰岛素致水钠潴留作用机制的研究开始关注到胰岛素受体底物（insulin receptor

substrate，IRS），胰岛素受体底物是胰岛素在肌肉或脂肪组织中主要的信号转导系统。IRS 1 或 IRS 2 敲除小鼠均存在胰岛素抵抗的病理特点，Seki 等利用 IRS 1 及 IRS 2 敲除小鼠的研究结果发现其均可作用于 PI3K 通路，而在胰岛素致 Akt 磷酸化 IRS 2 敲除小鼠中作用更加明显，也进一步发挥了促进肾近曲小管钠盐重吸收的作用，后续研究也证实了胰岛素/IRS2/PI3K 信号通路可通过影响基膜 Na^+/HCO_3^- 共转运体 1 的钠盐重吸收而发挥升高血压的作用。

（三）血管内皮损伤

无论是外周血管舒张功能降低还是动脉粥样硬化均可导致血管外周阻力增加，引起血压升高，而血管内皮功能改变在其中扮演很重要的角色。正常状态下生理浓度的胰岛素可以促进 NO 的合成与释放，从而发挥抗动脉粥样硬化的作用，而胰岛素抵抗状态下胰岛素浓度升高则会产生相反的作用，其作用机制与丝裂原激活蛋白激酶（mitogen-activated protein kinases，MAPK）、PI3K 等多条信号通路有关。其中 MAPK 通路是导致胰岛素抵抗血管损伤作用的重要通路，高浓度胰岛素通过激活 MAPK 通路可诱导血管内皮细胞表达纤溶酶原激活物抑制剂-1 及细胞间黏附分子、血管细胞黏附分子-1 等，进一步引起动脉粥样硬化。而相比 MAPK 通路，IRS/PI3K/Akt 通路则具有更复杂的作用机制，正常状态下生理剂量的胰岛素可通过 IRS/PI3K/Akt 通路导致 Akt 磷酸化，进一步增强 eNOS 活性，增加 NO 释放，舒张血管，而胰岛素抵抗状态下高浓度胰岛素对于 IRS/PI3K/Akt 通路却是起到了阻滞的作用，减少 NO 释放量，增加外周血管阻力，并且释放氧自由基，进一步导致动脉粥样硬化管腔狭窄。

（四）血管平滑肌细胞增殖迁移

VSMC 增殖迁移是导致动脉粥样硬化发生的直接原因，也间接导致了高血压的发生，而 VSMC 表型转换在其中起到关键作用。胰岛素抵抗状态下，高浓度胰岛素过度激活 MAPK 通路使 VSMC 发生表型转换，VSMC 由分化静止表型转化为去分化合成表型。VSMC 合成分泌表型相对于分化静止表型生物学功能发生了诸多改变。VSMC 合成分泌表型细胞，增殖迁移能力显著增强，使血管管腔狭窄，并且 VSMC 合成分泌表型细胞通过增殖迁移，胆固醇及脂质在其胞质内积聚，形成具有脂滴和髓样结构的肌源性泡沫细胞，细胞收缩功能降低而分泌功能亢进，并能够分泌释放 IL-1、IL-6 等炎性介质，损伤血管，导致动脉粥样硬化。近年来，胰岛素诱导 VSMC 增殖迁移的机制研究也拓展到表观遗传学等新层面，2016 年，仲伟天等在 ApoE-/Lepr- 双敲除小鼠中研究发现胰岛素可促进 DNA 甲基化转移酶表达，诱导雌激素受体 α（ER-α）第 2 外显子区域甲基化减少 ER-α 表达，从而降低了雌激素对血管平滑肌的保护作用，VSMC 增殖迁移导致动脉粥样硬化。

（五）炎症反应

TNF-α、IL-6 等炎性因子可造成血管壁炎症反应，损伤血管内皮功能进而参与高血压发生的病理进程，而炎症反应与胰岛素抵抗可以说是互为因果的关系。炎症反应参与了胰岛素抵抗的形成过程，IKKβ/NF-κB 和 JNK 等信号通路激活可抑制胰岛素受体底物酪氨酸磷酸化，进而阻止胰岛素信号转导，降低胰岛素敏感性，引起胰岛素抵抗。因此，胰岛素抵抗本身就存在炎症反应的特点，在动物实验和临床研究中均可发现胰岛素抵抗伴有 TNF-α、IL-6 等炎性介质增加，而胰岛素抵抗所伴发的高胰岛素血症又可顺向增强炎症反应。研究证实胰岛素抵抗可增强细胞 ERK/MAPK/JNK 通路，并同时阻碍 PI3K/Akt 信号通路，引起 NF-κB 核转位，增加巨噬细胞趋化蛋白-1（MCP-1）、VCAM-1 释放，加重血管壁炎症反应。

（六）血管活性物质功能改变

血管活性物质是决定血管收缩舒张功能的重要因素，主要包含内皮素-1、NO、缓激肽、PGE_2 等。而胰岛素抵抗状态下，上述血管活性物质也发生了相应改变。内皮素-1 作为强效的血管收缩剂可增加外周血管阻力，并且还具有促进细胞有丝分裂的作用，可诱导 VSMC 增殖迁移，导致动脉粥样硬化，进一步升高血压。2015 年，Lin 等利用具有胰岛素抵抗特征的高糖饮食大鼠研究发现胰岛素不仅可增强内皮素-1 缩血管作用，并可与内皮素-1 协同作用导致 Akt 磷酸化降低、细胞外调节蛋白激酶磷酸化增加，加速 VSMC 增殖迁移进程，诱导动脉粥样硬化。NO、PGE_2 是机体重要的血管舒张因子，而在胰岛素抵抗状态下，IRS/PI3K/Akt 通路受到高浓度胰岛素阻滞，NO、PGE_2 等血管舒张因子释放量减少，外周血管阻力增加。此外，胰岛素也可通过缓激肽对血管舒张功能产生影响，减弱缓激肽致内皮细胞钙离子升高作用，导致血管舒张功能降低。

总之，胰岛素抵抗是高血压的重要发病机制，其具体作用机制与水钠潴留、血管内皮损伤、炎症反应、交感神经兴奋、RAAS 激活等有关，但目前所知的作用机制可能尚不全面，有待进一步探索。此外，究竟是胰岛素抵抗状态自身还是伴发的高胰岛素血症在高血压发病机制中占主导地位，目前也需深入研究。同时，高血压临床预防及治疗应充分考虑胰岛素抵抗的重要作用，尤其是在糖尿病合并高血压患者降糖药物选取方面。

王旭开　蔡　鹏　闫庆凯（陆军军医大学大坪医院）

第九章 中枢神经系统在高血压中的作用

高血压是全球致残和致死的主要危险因素，能增加心力衰竭、肾衰竭、脑卒中、冠心病及老年痴呆等重大疾病的发生风险，且一旦发病就需终身服药。据世界卫生组织统计，全球每年大约有 1040 万人因高血压死亡，死亡率随着年龄的增加而升高，且近些年发病年龄趋于年轻化。在 ACC/AHA 联合公布了《2017 年美国高血压临床实践指南》，将高血压定义为血压≥130/80mmHg，取代以前 140/90mmHg 的高血压标准。这将意味着有更大一部分人会被诊断患有高血压。同时根据最新的《中国心血管病报告（2016）》指出，我国心血管病现患人数为 2.9 亿，高血压为 2.7 亿，使得高血压成为中国乃至世界的一种广泛的流行病。虽然我国对高血压也进行了大量的研究，但增长趋势并没有减退，尽管临床已有种类繁多的降压药物，但治疗情况却不容乐观。因此，明确高血压的发病机制并提出有效的治疗手段，已经成为当今中国乃至世界最严峻的课题。

一、高血压的发病机制

由于血压调节是人体最复杂的生理机制之一，由心血管、肾、神经、内分泌多个系统共同参与，并且涉及多种因素[包括遗传、环境（高盐高脂饮食、精神压力、抽烟喝酒等）、解剖、适应、神经、内分泌、体液及血流动力学等]的相互作用，因此高血压的发病机制也较为复杂。本章将通过外周组织作用和中枢神经调节作用对高血压的发病机制进行阐述。

（一）外周组织作用

众所周知，影响动脉血压的主要因素包括以下几个：循环血量和血管系统容量的比例、心脏搏出量、外周阻力及主动脉与大动脉的弹性储器作用。

（1）在电化学方面，由于遗传因素，原发性高血压患者血小板胞质中的 Ca^{2+} 均明显高于正常对照组，而红细胞和白细胞中的 Na^+ 和 K^+ 改变均在高血压患者及其子女中表现得更为明显，原发性高血压患者由于遗传因素使红细胞膜 Na^+-K^+ 协同转运抑制和逆向转运活动增强，使得细胞内 Na^+ 水平升高，阻碍了 Na^+/Ca^{2+} 的交换，从而增加了细胞内 Ca^{2+} 的浓度，血管平滑肌肌源性控制异常。

（2）RAAS 被激活对调节血压、维持水盐平衡及心血管功能稳态具有重要的作用，肾素是由肾近球细胞合成的一种蛋白酶，能够将血管紧张素原水解成为具有较强缩血管功能的物质 Ang Ⅱ，它可以与细胞膜上的 AT_1R 结合激活多种信号通路，释放多种细胞因子，使得外周血管收缩，增加外周阻力，使醛固酮释放增多，保钠保水，增加细胞外液，作用于交感神经末梢，释放去甲肾上腺素，正反馈增加肾交感神经活动。

（3）有研究表明，血液中的危险因子如尿酸、胆红素、甘油三酯、血糖、低密度脂蛋白及胆固醇等会阻碍内皮细胞的修复，缺损的内皮细胞对于抵抗高血压时的收缩血管作用减弱，释放舒血管物质降低，收缩血管与舒张血管作用失平衡，因此不能做出及时调控；与此同时，低密度脂蛋白等会从损伤的内皮细胞处进入组织，引起炎性反应及氧化应激，与炎性细胞因子等一起形成脂质条纹和纤维斑块，形成动脉粥样硬化，降低血管的弹性储器作用，增加外周阻力，引起血压升高。

（4）高血压患者最大的特征和表现为外周阻力不断增大，舒张血管的功能下降，该现象除了内皮细胞分泌的舒血管物质减少外，血管平滑肌的收缩力增大也占主要作用。血管平滑肌收缩异常的主要原因可能是血管平滑肌细胞膜上的钙泵、钠泵及钾泵活动出现异常，使得原发性高血压动物细胞内的 Ca^{2+} 浓度升高，肌质网调节钙泵的磷酸化蛋白出现异常，使得血管平滑肌收缩蛋白对 Ca^{2+} 较为敏感，该现象称为血管平滑肌的钙增敏作用。除此之外，胰岛素抵抗等也是高血压发病的外周机制之一。

（二）交感神经系统过度活跃的作用

最初认为，中枢神经系统（central nervous system，CNS）在血压调节中的作用仅限于压力反应和化学反应。这种反应被认为仅涉及短期血压调节，在长期控制血压方面没有任何作用，因此，CNS 在调节血压和原发性高血压发病机制中的作用在很大程度上被忽视。近年来，SNS 的过度活动被认为是原发性高血压的主要发病机制。随着原发性高血压的血压不断上升，增加的交感神经活动致终末器官损伤。一些 SNS 活动增强的患者对通过降低血压的交感神经药物治疗能够降低血压。有研究表明，至少有 50% 的原发性高血压患者具有这种神经源性的原发性高血压。那么哪些因素或机制导致这种过度活化的 SNS，以及它们是如何长期导致全身血管阻力增加的，见图 2-9-1。

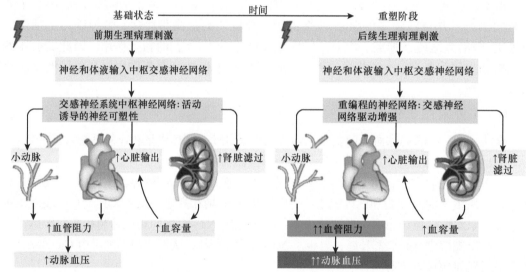

图 2-9-1 神经可塑性和高血压反应致敏在原发性高血压的病因和进展中的假设作用

在初始刺激状态下，压力源会激活中枢神经网络，从而控制 SNS 并升高血压。随着时间的推移，不断的压力源激活神经可塑性，从而改变中枢交感神经网络以增加交感神经驱动。在变化过程中，持续或新的应激物产生增加的交感神经驱动，导致血管收缩增加和（或）血容量和心输出量增加。这些变化会引起血管阻力的增加。如果持续增加血管阻力，则会导致血管重塑和慢性高血压

在初始血压升高的状态下，过度升高的血压激活控制 SNS 并提高血压的中枢神经网络的活动。随着时间的推移，反复接触压力源导致重新调整了中枢交感神经活动的频率。在重新编程状态下，持续或新的应激物产生增加的交感神经驱动，这导致血管收缩增加和（或）血容量和心输出量增加，引起血管阻力的增加。如果持续增加血管阻力，则会导致血

管重塑和慢性高血压。SNS 和副交感神经系统是自主神经系统（autonomic nervous system，ANS）的两个分支。SNS 和副交感神经系统都影响心脏的活动，并且也作用于循环系统。ANS 的部分位于外周（神经节和神经）和 CNS（脑和脊髓）。ANS 中的 CNS 是接收和整合来自躯体、视觉和感觉系统的传入的神经网络。CNS 的作用是产生一种自主神经系统和内分泌系统应答随时控制血压的模式。神经系统中部分交感神经活动受生理和心理这两种压力刺激产生应答。控制 SNS 的最佳通路是通过系统应激控制血压和体液稳态。大脑通过两种不同模式接收有关血压和细胞外液信息：压力感受器的直接作用和体液信号的间接作用。静脉和动脉血管系统中的机械感受器感知血压和血容量的变化，传入神经信号传导至孤束核，触发中枢的调节反应。相比之下，体液信号作用于缺乏血脑屏障的两个前脑区域：终板下穹隆下器和下丘脑终板血管器（organum vasculosum laminae terminalis，OVLT）。穹隆下器含有 Ang Ⅱ 受体，OVLT 包括检测细胞外溶质浓度（主要是钠）的渗透压感受器。穹隆下器和 OVLT 及视前正中核的过程信息与血容量、血压和细胞外渗透压的状态有关（图2-9-2）。后脑结构（孤束核和臂旁核）与下丘脑、杏仁核和终板前部的结构相连。室旁核是下丘脑的一个关键区域，它接受来自后脑的上行输入和来自穹隆下器、OVLT 和视前中核的下行输入。因此，室旁核作为用于处理信息的一个关键整合节点，保持体液和心血管稳态。从室旁核突出的交感神经运动前神经元直接支配脊髓的中间外侧细胞柱或间接通过延髓头端腹外侧延髓，包含交感神经轴突的节前细胞体的中间外侧细胞柱离开 CNS，也是 SNS 的最终途径（图 2-9-2）。

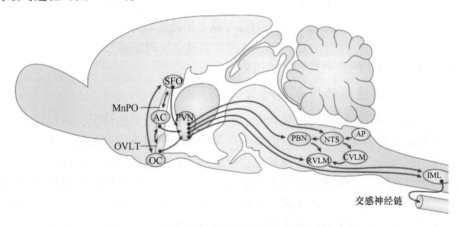

图 2-9-2 部分神经网络控制交感神经张力和血压

神经通路从延髓结构到脊髓被生理压力源激活引起血容量和血压下降。位于薄层终端的结构，如穹隆下器（SFO）、中位视前核（MnPO）、下丘脑终板血管器（OVLT）和下丘脑的室旁核（PVN）与高血压反应中的神经可塑性有关。SFO 是 Ang Ⅱ 和细胞的主要前脑靶点，在 OVLT 中作为渗透压感受器。MnPO 位于血脑屏障内，接收来自 SFO 和 OVLT 的输入，处理有关细胞内、外液室和血压状态的信息。SFO、MnPO 和 OVLT 为下丘脑 PVN 提供输入。反过来，PVN 整合其他来源的输入信息直接通过延髓头端腹外侧区（RVLM）影响脊髓中间外侧细胞柱（IML）的神经节前交感神经元。与心血管控制有关的一些其他领域：后区（AP）、尾侧腹外侧区域髓质（CVLM）、孤束核（NTS）和臂旁核（PBN），均直接或间接影响 RVLM 中的活动。AC：前连合；OC：视交叉

二、下丘脑室旁核与高血压

以往对于高血压的研究主要集中于外周，近来研究表明中枢调控在高血压的发生发展

中具有重要作用。其中下丘脑室旁核在维持心血管活动中起着关键作用，可直接支配交感神经节前神经元，参与外周交感神经活动的调节，并与高血压的发生发展密切相关。我们和国内外一些研究团队的实验证据表明，室旁核中炎性细胞因子（proinflammatory cytokines，PIC）、活性氧、神经递质（neurotransmitter，NT）及核因子κB（nuclear factor κB，NF-κB）参与高血压的病理生理过程。

（一）下丘脑室旁核炎性细胞因子（PIC）与高血压

生理情况下，外周及中枢 PIC 维持在一个较低水平，而在各种心血管疾病中的炎性细胞因子，如 TNF-α、IL-1β 及 IL-6 均明显增加，并对疾病的愈后有重要的影响。近年来研究发现，高血压时中枢神经系统 PIC 也显著高于基础水平，并在高血压的发生发展中具有重要作用，因而越来越受到人们的广泛关注。研究表明，高血压时中枢也有免疫细胞浸润及明显的炎症和氧化应激反应。目前中枢 PIC 的作用机制还不完全清楚，但有研究报道其与多种因素的激活有关。将 TNF-α 和 IL-1β 注入穹隆下器可显著激活外周交感神经活动。另有研究发现，高脂饮食敏化 Ang Ⅱ 诱导高血压时，中枢神经系统的 PIC 也扮演着重要的角色。我们的前期研究结果也表明，正常大鼠中枢给予 TNF-α 后，可通过升高外周血液中 NE 水平而增强交感神经活动；SHR 室旁核 TNF-α、IL-1β、IL-6 和 MCP-1 表达增高，抗炎细胞因子 IL-10 表达降低，血浆中 IL-1β、IL-6 水平也升高；经室旁核连续 4 周慢性给予 IL-1β 抑制剂格伐克单抗后发现 SHR 室旁核 IL-1β 表达降低，外周交感神经活动减弱，血压降低。与此同时，我们还观察到盐敏感性高血压大鼠室旁核中 PIC 表达增加，并且连续 4 周下丘脑室旁核给予 PIC 抑制剂依那西普或己酮可可碱干预处理盐敏感性高血压大鼠，发现室旁核中炎性细胞因子降低。结合上述研究，我们推测高血压时室旁核 PIC 过表达可能与交感神经活动增强及高血压的发生发展密切相关。

（二）下丘脑室旁核活性氧与高血压

在高血压患者中存在明显的抗氧化酶活性下降和含量降低的情况，活性氧水平的升高导致氧化应激增强会诱导血压升高，而高血压又会进一步促进活性氧的生成增加和组织氧化损伤。在中枢神经系统中，过多超氧化物引起的氧化应激会影响心血管中枢稳态，进而引发各种心血管疾病。尽管现在已知中枢氧化应激与高血压等多种心血管疾病密切相关，但对其相关机制却报道甚少。近年来越来越多的研究显示，中枢活性氧在心血管疾病发生发展中也起着至关重要的作用。室旁核高水平的活性氧可能是引起外周交感神经兴奋性增强的一个重要因素。NAD（P）H 氧化酶的激活是组织内活性氧产生的重要原因之一。在 SHR 的相关研究中发现，大鼠小动脉、大动脉和肾脏中 NAD（P）H 氧化酶介导的活性氧生成明显增多，NAD（P）H 氧化酶亚基的表达及酶活性也明显增高。在肾血管性高血压患者中也发现患者活性氧指标明显增高。临床研究表明，原发性高血压患者氧化应激指标升高，内源性抗氧化酶活性降低，DNA 氧化损伤指征也明显高于正常血压人群。前期研究也发现，盐敏感性高血压大鼠 PVN 中 NAD（P）H 依赖的活性氧和超氧化物水平升高，连续 4 周下丘脑室旁核给予过氧化氢或过氧化氢酶抑制剂干预处理盐敏感性高血压大鼠，或者连续 9 周灌胃给予氧自由基清除剂 α-硫辛酸或辅酶 Q10 干预处理盐敏感性高血压大鼠，均发现室旁核中超氧化物水平和活性氧产生明显降低；在 SHR 下丘脑室旁核 NAD（P）H 氧化酶亚基（gp91[phox] 和 p47[phox]）表达增加，活性氧产生也增多。说明氧化应激参与了中枢对外周交感神经活动及血压的调节。给高血压大鼠室旁核注射氧自由基清除剂四甲基哌啶，可明显降低大鼠中枢超氧化物表达，减弱大鼠中枢氧化应激。室旁核高水平的活性氧是引起外周交感神经兴奋性增强的一个重要因素，阻断中枢活性氧的生成可明显降低交感神经活动，降低动脉血压。

（三）下丘脑室旁核 RAAS 与高血压

RAAS 激活与血管重塑及血压异常密切相关，而且在调节血压、维持水电解质平衡和高血压的发病中均起着重要作用。血管紧张素原在循环或局部肾素作用下形成 Ang II，后者是 RAAS 的主要效应物质，能够使小动脉平滑肌收缩，刺激肾上腺皮质球状带分泌醛固酮，通过交感神经末梢突触前膜的正反馈使 NE 分泌增加。这些作用均可使血压升高。此外，Ang II 还在诱导中枢活性氧、PIC 生成和维持心血管自身稳定等方面起着重要的作用。RAAS 的所有组分在脑神经元和胶质细胞中均有表达。Ang II 是 RAAS 合成的强有力的增压物质，其增压作用由 AT_1R 介导，包括直接的血管收缩作用和刺激其他增压激素的释放。此外，Ang II 能够通过刺激 AT_1R 增加下丘脑和脑干部位心血管调节中枢神经元的兴奋性。AT_1R 集中分布在脑内多个区域，如下丘脑室旁核、视上核、延髓头端腹外侧区和孤束核等部位，而这些区域均参与心血管系统功能调控。研究发现，在高血压动物模型中，其脑内心血管调控区域 AT_1R 的表达增加，且对 Ang II 的敏感性升高。如果长期侧脑室给予 ARB 阻断 RAAS 对脑的作用后，不仅使室旁核 AT_1R 表达下降，而且交感神经活动、水钠潴留均明显减轻。前期研究发现，皮下给予 Ang II 诱导的高血压大鼠外周交感神经活动增强、血压升高；高盐诱导的高血压大鼠室旁核 AT_1R mRNA 水平明显升高；经双侧室旁核慢性给予高血压大鼠 ARB 后可使交感神经活动减弱、血压下降。因此，我们推断高血压时室旁核 RAAS 激活可能参与高血压的发生发展。

（四）下丘脑室旁核核因子κB（NF-κB）与高血压

高血压导致室旁核微环境的改变，是如何导致神经元内部较长期的基因表达变化从而使其激活的呢？目前认为转录因子 NF-κB 是重要的介导分子。研究显示，活性氧可以通过调节抑制蛋白 IκB 磷酸化，进而激活 NF-κB 信号通路，磷酸化 IκB 作为泛蛋白化的底物发生降解，游离出 NF-κB 异二聚体转运至细胞核，结合到靶基因的同源 DNA 结合位点，从而启动靶基因转录。激活剂激活 IκB 激酶（IκB kinase，IKK），使 IκB 发生磷酸化从 NF-κB 解离，暴露出 p65 蛋白核定位信号位点从而启动靶基因转录，磷酸化的 IKKβ（p-IKKβ）和磷酸化的 IκBα（p-IκBα）是 NF-κB 激活状态的两个标志物。NF-κB 作为一种调节基因转录的关键因子，参与许多与机体防御功能和炎症反应有关的早期免疫应答基因的调控。细胞内 NF-κB 对环境变化比较敏感，可以被 PIC、Ang II 等多种因素激活。激活的 NF-κB 能增加 PIC 的合成，激活 RAAS，诱导氧化应激，从而改变室旁核活性氧和一氧化氮的平衡，引起交感神经兴奋和升压反应。有研究显示，在 SHR 实验中使用腺病毒转染 IκB 突变体进行实验，通过抑制 NF-κB 的活化，从而降低血压。研究也发现，经双侧下丘脑室旁核慢性给予高血压大鼠 NF-κB 抑制剂吡咯烷二硫代氨基甲酸盐（pyrrolidine dithiocarbamate，PDTC）或 SN50 后，NF-κB p65 活性被抑制，p-IKKβ 和 NAD（P）H 酶的表达下降，伴有血中 NE、TNF-α、IL-1β、IL-6 水平降低，室旁核区域的氧化应激反应受到抑制，推测高血压时室旁核中 NF-κB p65 大量被激活并增强外周交感神经活动，进而促进高血压的发生发展。而心力衰竭时室旁核中 NF-κB 被大量激活，可以增强交感神经活动，经侧脑室给予特异性核因子 NF-κB 抑制剂 SN50，下丘脑室旁核 NF-κB 活性降低，外周交感神经活动减弱、心功能可得到改善。由此可见，室旁核中 NF-κB 与高血压密切相关。

（五）下丘脑室旁核神经递质与高血压

目前已发现室旁核神经元中 NE、谷氨酸（glutamate，Glu）和 γ-氨基丁酸（γ-aminobutyric acid，GABA）是调控交感神经活动的重要神经递质。在室旁核中 GABA 是一个主要的抑制性神经递质，已被证实能够引起交感抑制性反应。SHR 脑室内注射 GABA 受体激动剂可降低血压、减慢心率，而荷包牡丹碱等 GABA 受体拮抗剂注入大鼠双侧室旁核，可出现血压升高、心率加快、肾上腺素增加 5～6 倍，由此推测 GABA 抑制交感-肾上腺系统的作用主要在室旁核。SHR 室旁核中 GABA 合成酶谷氨酸脱羧酶阳性神经元减少 42%，室旁核神经元电活动增强，这表明下丘脑神经元兴奋性增高可能促进高血压的发生发展。谷氨酸在室旁核中是一个主要的兴奋性神经递质，给室旁核中注入谷氨酸钠可以引起交感神经的兴奋。NE 是去甲肾上腺素能神经纤维末梢释放的神经递质，其在外周血的含量可反映交感神经的兴奋状态，高血压时 NE 在外周及中枢系统内均有升高。解剖学研究已证实，去甲肾上腺素能神经元纤维上行到室旁核中神经元，高血压时这种上行神经元活动明显增强，其末梢释放的 NE 在室旁核中的水平增加，导致外周交感神经活动增强。而且，临床上早已发现，外周给予肾上腺素能受体阻断剂可以抑制交感神经兴奋，从而达到治疗高血压等心血管疾病的目的。我们的前期研究也发现，Ang II 诱导的高血压大鼠室旁核兴奋性神经递质谷氨酸和 NE 增多，而抑制性神经递质 GABA 水平降低，即兴奋性与抑制性神经递质失衡；同时，我们在前期研究中也观察到，盐敏感性高血压大鼠下丘脑室旁核中兴奋性神经递质（如谷氨酸和 NE）水平升高，抑制性神经递质（如 GABA）水平降低；连续 4 周下丘脑室旁核慢性给予谷氨酸受体阻断剂（如 MK-801、α 受体阻断剂哌唑嗪、NMDA 受体拮抗剂 AP-5）干预处理盐敏感性高血压大鼠，发现下丘脑室旁核中兴奋性神经递质水平降低，抑制性神经递质水平升高，神经递质失衡情况得到改善。这些均表明下丘脑室旁核中神经递质失衡可能参与高血压的发生发展。

三、结　论

综合国内外研究成果，发现室旁核神经激素 PIC、活性氧、RAAS、NT 及 NF-κB 彼此之间的确存在着密切的联系并相互影响，最终导致外周交感神经活动增强而促使血压上升，参与高血压的发生发展。如果采取适当措施改善高血压时下丘脑室旁核 PIC、活性氧、RAAS、NT 及 NF-κB 兴奋，将为高血压的基础研究和临床治疗提供新的思路。

康玉明　苏　青　于晓静　夏雯洁　齐　杰（西安交通大学）

第十章　肠道微生态在高血压中的作用

人体上存在着大量微生物，总数量与人体细胞总数量相近，其中肠道细菌占有很大的比例。人体的肠道内存在高达约 100 万亿个细菌，占人体总微生物量的 78%，统称为肠道菌群。在门水平，人体肠道优势菌主要包括拟杆菌门（Bacteroidetes）和厚壁菌门（Firmicutes）两大类。近年来，得益于 16S rDNA 测序及宏基因组测序等技术的发展，越来越多的研究证据提示，肠道菌群紊乱可显著地影响宿主的病理生理状态，参与包括高血压、动脉粥样硬化、肝硬化在内的多种疾病的发生发展。在本章节，将主要探讨肠道菌群参与高血压发病机制的相关进展。

一、16S rRNA 基因测序揭示高血压大鼠模型肠道菌群构成不同

2015 年发表于 *Hypertension* 杂志的一项研究率先为高血压与肠道菌群之间的关联提供了证据。研究者从 WKY 大鼠、SHR 及 Ang Ⅱ 诱导的高血压大鼠模型的粪便中获取了细菌DNA，使用 16S rRNA 基因测序的方法检测其肠道细菌的构成。以 WKY 大鼠为对照组，SHR 的肠道菌群的细菌丰度、细菌构成的多样性与平衡性都显著减低，可用以衡量是否存在肠道菌群紊乱的厚壁菌门/拟杆菌门值增加（图 2-10-1）。与此同时，自发性高血压大鼠的肠道菌群中产乙酸盐和丁酸盐的细菌的丰度亦显著减低。研究者又比较了小样本量的收缩压增高（7 例）与收缩压正常（10 例）患者的肠道菌群，发现了与大鼠模型上相一致的结果。较之收缩压正常者，收缩压增高患者肠道菌群的丰度指数和多样性指数均显著减低。研究者在 Ang Ⅱ 诱导的高血压大鼠模型上亦发现了类似的现象，细菌丰度显著减低，而厚壁菌门/拟杆菌门值增加。进一步研究中，在 Ang Ⅱ 诱导的高血压大鼠模型上予米诺环素处理，发现米诺环素干预可以缓解 Ang Ⅱ 诱导高血压大鼠的高血压，并且可以逆转其肠道菌群增高的厚壁菌门/拟杆菌门值。

同年，Bina Joe 及合作者们发表研究，在盐敏感性高血压大鼠与盐抵抗性大鼠模型上同样证明了高血压与肠道菌群之间存在联系。研究者发现，两种大鼠的肠道菌群存在显著差异。并且，较之盐抵抗性大鼠，盐敏感性高血压大鼠的肠道菌群中拟杆菌门 S24-7 科与厚壁菌门韦荣菌科的细菌丰度显著增高。然而，在粪便移植实验中，予盐抵抗性大鼠不论是盐敏感性高血压大鼠还是盐抵抗性大鼠的粪便，其血压均无显著改变。予盐敏感性高血压大鼠移植盐抵抗性大鼠的粪便后，并未缓解前者的高血压，相反，其血压呈持续地显著升高，并且寿命缩短。鉴于盐抵抗性大鼠和盐敏感性高血压大鼠遗传背景不同，该研究结果也提示研究 Dahl 大鼠的血压调节机制时需要同时考虑宿主因素与肠道菌群因素。

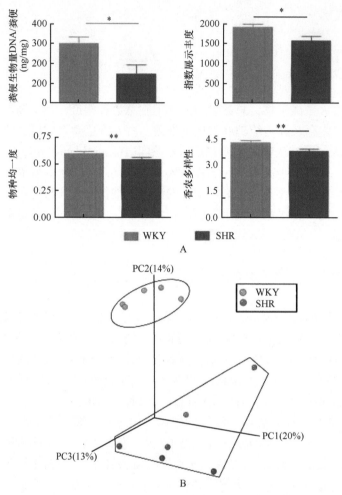

图 2-10-1　WKY 大鼠与 SHR 的肠道菌群

SHR：自发性高血压大鼠；WKY：正常血压大鼠

二、高血压肠道菌群宏基因组学

我们使用宏基因组测序分析了 99 例原发性高血压患者、56 例高血压前期志愿者及 41 例健康志愿者粪便样本中的肠道细菌，发现高血压和高血压前期组肠道菌群多样性显著减低、肠型转变，与健康状态相关的多种细菌丰度显著减低。尤其值得注意的是，分析结果显示高血压患者及高血压前期人群的肠道菌群结构较为相似。此外，将宏基因组学和代谢组学数据进行联合分析显示，高血压患者及高血压前期人群代谢组学改变与肠道细菌改变密切相关。根据差异性富集的肠道微生物及代谢物建立分类模型，可很有效地将高血压、高血压前期及健康对照组区分开。更重要的是，将高血压患者的粪便移植给无菌小鼠，可显著升高其血压，说明肠道菌群可对血压产生直接影响（图 2-10-2）。

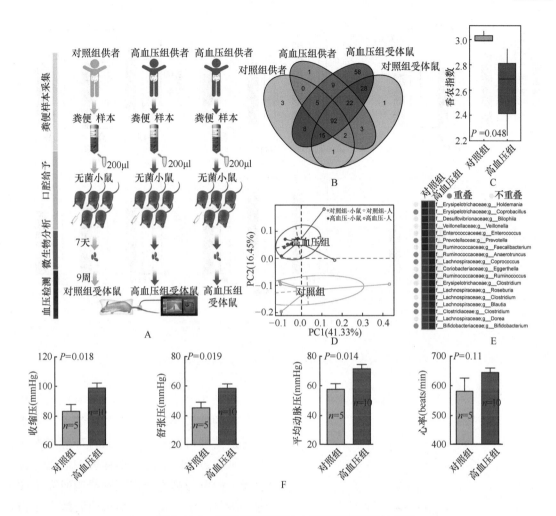

图 2-10-2　接受粪菌移植的小鼠的肠道菌群与血压

三、饮食干预、肠道菌群与高血压

2016 年来自贝勒医学院的研究者在 *Hypertension* 杂志发表研究，通过饮食干预调节肠道菌群或许可能成为 OSAHS 所引起的高血压的治疗方法之一。研究者使用 OSAHS 大鼠模型，分别予普通饮食与高脂饮食，予普通饮食组的大鼠未发生高血压，予高脂饮食组的大鼠在造模后第 7 天、第 14 天血压则分别平均升高 24mmHg、29mmHg（*P*＜0.05）。研究者收集了 OSAHS 造模第 14 天的两组大鼠的粪便，分析其肠道菌群，发现高脂饮食组的大鼠肠道菌群较之普通饮食组显著改变，包括多种产短链脂肪酸的细菌的显著减少。更重要的是，将高脂饮食的高血压 OSAHS 大鼠的粪菌移植给普通饮食的正常血压 OSAHS 大鼠，可以使后者出现高血压（*P*＜0.05）。

2017 年发表于 *Circulation* 杂志的一项研究进一步显示，高纤维饮食及饮食中补充乙酸盐有助于缓解高血压及靶器官损害（图 2-10-3）。研究者使用 DOCA/高盐诱导的高血压小鼠模型，发现高纤维饮食可改变其肠道菌群，缓解其菌群失衡，增加普通拟杆菌的丰度；乙酸盐补充有助于缓解其肾纤维化；高纤维饮食、补充乙酸盐有助于缓解其心脏纤维化。

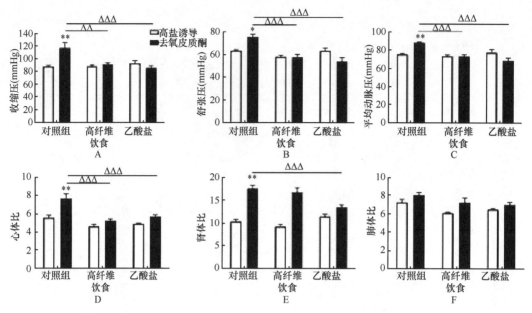

图 2-10-3 高纤维饮食及饮食中补充乙酸盐调节去氧皮质酮-高盐诱导的高血压小鼠的血压及心、肾、肺重量

四、肠道菌群影响高血压的可能机制

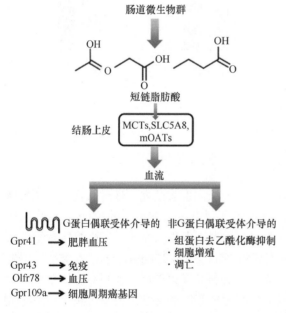

图 2-10-4 从微生物到人：细菌相关的代谢物短链脂肪酸在宿主细胞生物学中的角色

通过 16S rDNA 测序、宏基因组学测序分析的技术手段、菌群移植等方法阐明了肠道菌群可影响高血压，且环境因素如饮食可通过影响肠道菌群而影响血压。目前肠道菌群与高血压之间的机制研究正在进一步开展中。其中，短链脂肪酸作为肠道细菌代谢物参与血压调节的机制受到较多关注。短链脂肪酸主要包括乙酸盐、丙酸盐及丁酸盐，由结肠的肠道微生物发酵多糖复合物产生。在体内有多种短链脂肪酸受体，目前已知嗅样受体 78（Olfr78）和 G 蛋白偶联受体 41（Gpr41）可参与血压调节（图 2-10-4）。前者主要分布于肾小球旁器，亦分布于平滑肌细胞及自主神经；后者广泛分布于包括肾脏、血管及结肠在内的多处组织器官。并且，两种受体受刺激后在血压调节上作用方向相反，刺激 Olfr78 可以升高血压，而刺激 Gpr41 则可降低血压。短链脂肪酸水平改变可能使此两类受体受到刺激后产生的效应失衡，血压调节失衡。

此外，"大脑-肠道-骨髓轴"假说认为大脑、骨髓（免疫系统）和肠道微生物在调控血压的过程中可能相互协调，而当这种大脑-肠道-骨髓轴的平衡与稳定性遭到破坏，即有可能导致高血压的发生。同时，还存在"肠道菌群-能量稳态-代谢综合征"假说，认为肠道菌群参与调节能量平衡，能量稳态失衡促进包括高血压在内的代谢综合征的发生发展（图2-10-5）。

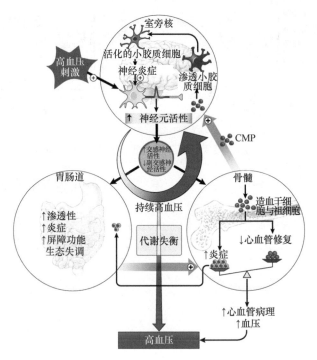

图 2-10-5 "大脑-肠道-骨髓轴"假说示意图

2017 年发表在 *Nature* 杂志上的一项研究揭示了高盐摄入调控肠道菌群导致血压上升的机制。研究者发现，高盐饮食可以诱导 Th17 细胞分化，诱导自身免疫反应，从而参与高血压的发生发展。并且，高盐饮食可以使肠道菌群中乳酸菌（*Lactobacillus murinus*）急剧减少。而补充乳酸菌则可通过调节 Th17 细胞而缓解实验性自身免疫性脑脊髓炎及盐敏感性高血压（图2-10-6）。该研究将高盐摄入与肠道-免疫轴联系了起来，也为盐敏感性高血压提供了新的潜在治疗方法。

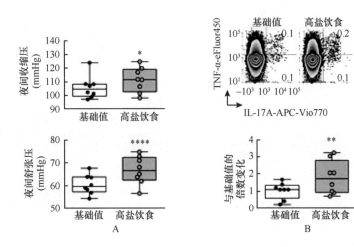

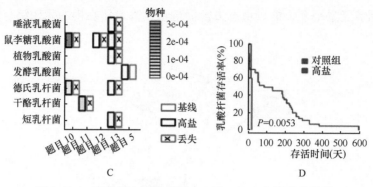

图 2-10-6　高盐摄入影响健康人血压、Th17 细胞及乳酸菌

蔡　军　崔　晓（中国医学科学院阜外医院）

第十一章　表观遗传调控在高血压中的作用

一、高血压研究现状

心血管系统是人体最为重要的系统之一，人类探索其奥秘的脚步从未停止。心血管系统是一个极其精妙、复杂的系统，由多种器官分工协作共同实现其功能，而心血管系统疾病更是牵一发而动全身，是涉及亿万个细胞的共同病理学过程。仅从大体解剖学的观点去描述和认识心血管系统疾病显然远远不够。

高血压作为一种典型的心血管系统疾病，该疾病本身及其并发症已成为影响人类健康的第一大杀手。随着多年来研究的深入，人们对高血压的认识虽日渐清晰，但这一疾病的发病机制目前仍不完全清楚，其中，小动脉痉挛导致的外周阻力增加在高血压发生发展中发挥着重要的作用。各种外界或内在不良刺激，长期反复地作用于大脑皮质，可使皮质和皮质下中枢互相调节作用失调，引起丘脑下部血管运动中枢的调节障碍，表现为交感神经兴奋性增高，儿茶酚胺类物质分泌增多，结果引起全身小动脉痉挛，使血管外周阻力加大，心缩力量增强，以致血压升高。小动脉长时间痉挛，导致脏器缺血。当肾脏缺血时，肾小球旁细胞分泌肾素增多。肾素是一种水解蛋白酶，它能使存在于血浆中的血管紧张素原转化为 Ang Ⅰ，后者在转换酶的作用下，转化为 Ang Ⅱ，之后再转化为 Ang Ⅲ。其中 Ang Ⅱ具有很高的生物活性，能使全身小动脉痉挛加重，并能刺激肾上腺皮质，使醛固酮分泌增加，从而促进肾小管对钠和水的重吸收，增加血容量及钠的潴留，又可使血管对加压物质的敏感性增加，使小动脉更易痉挛。在疾病的早期，小动脉的紧张性增高，通常是功能性的，血压升高往往不稳定，容易受情绪活动和睡眠多少等因素的影响，但随着疾病的发展，血压升高逐渐趋向稳定，此时小动脉可发生硬化，特别是肾小动脉硬化可引起或加重肾缺血。反过来，肾缺血又进一步加重全身小动脉痉挛，这种因果交替，相互影响，进而促使高血压的发展。

由以上观点可以看出，高血压发病涉及心血管系统、神经-内分泌系统、泌尿系统等多系统、多器官。同时又受到环境、应激、年龄、性别、生活习惯（饮食，运动）、劳动性质、情绪等多种外界可控或不可控因素的影响。许多资料亦表明，高血压与遗传有一定关系，全基因组关联分析已明确超过 200 个单核苷酸多态性位点与高血压的发病相关。所以，高血压是一种"遗传-环境"相互作用的疾病，其病因和发病机制极为复杂。治疗方面，虽然每年全球投入巨额费用用于降血压药物，但高血压的控制情况却非常不乐观，即使是美国这样的发达国家，控制率也仅在 30%左右，国内控制率仅为 6%。这样的低控制率与全民高血压的宣传教育不够有关，更重要的应归因于高血压的发病机制尚不清楚。因此，在传统高血压研究进入瓶颈之时，开辟全新思路，以全新的视角进一步审视这一疾病迫在眉睫，对于高血压的防治具有深远意义。

二、表观遗传学的提出

得益于现代医学和生物技术的长足发展，人们对许多疾病的认识发生了根本的改变，以现代分子生物学为代表的新进展正在不断更新着人类对于复杂疾病的观念。经典的分子生物学以"中心法则"为核心，强调基因组通过编码蛋白质对一切生命活动的决定作用。此观点毋庸置疑，但人们不禁会问，组成人体的所有体细胞享有一套完全相同的基因组，为什么会形成千百种不同的细胞、组织和器官去履行各自职能？对这一问题的思考催生出了表观遗传学这一概念，作为分子生物学领域的一个全新分支，表观遗传学研究的是在不改变 DNA 序列的前提下，通过某些机制引起可遗传的基因表达或细胞表型的变化。与经典遗传学以研究基因序列影响生物学功能相比，表观遗传学主要研究这些"表观遗传现象"建立和维持的机制。其研究内容主要包括两类，一类为基因选择性转录表达的调控，有 DNA 甲基化、基因印记、组蛋白共价修饰和染色质重塑；另一类为基因转录后的调控，包括基因组中非编码 RNA、微小 RNA、反义 RNA、内含子及核糖开关等。针对高血压表观遗传学现象的研究，无疑是高血压研究中全新的、重要的突破口之一。

三、表观遗传学与高血压的关系

经典表观遗传学主要包括 DNA 甲基化、基因印记、组蛋白共价修饰和染色质重塑及非编码 RNA，近年来被不断证明在高血压中发挥重要作用。

（一）子宫内环境与高血压

子宫内环境的变化可影响子代个体一生的健康。宫内营养不良或应激诱发子宫和胎盘血管收缩使子代高血压患病风险升高。宫内的环境还受到母源性不良刺激暴露的影响。此外，高血糖症和高胰岛素症使先兆子痫的妇女更易患高血压。环境影响通过 DNA 甲基化和组蛋白乙酰化对基因表达进行表观遗传学调控，使定向发育为肾单位的干细胞数量减少，导致个体对肾病和高血压易感。定向发育为胰腺的干细胞数量减少，使发育中的胎儿易患胰岛素分泌异常、脂肪组织堆积、胰岛素抵抗、2 型糖尿病、代谢综合征和心血管疾病如原发性高血压。最有利的证据是关于胎盘 DNA 甲基化的报道，该报道证明位于高血压相关基因启动子区 CpG 岛甲基化状态的改变，在高血压发病机制中有重要作用。10 种内源性丝氨酸蛋白酶抑制剂中有 4 个基因（包括丝氨酸蛋白酶抑制剂 A3 基因）的甲基化模式极为复杂。与正常妊娠的胎盘相比，在伴先兆子痫及胎儿生长迟缓的胎盘中，丝氨酸蛋白酶抑制剂 A3 基因处于低甲基化状态，这是先兆子痫的一个潜在生物标志。

（二）DNA 甲基化与高血压

DNA 甲基化作为一种常见的表观遗传修饰，是指 S-腺苷甲硫氨酸上的甲基在 DNA 甲基转移酶的催化下，共价结合到 DNA 分子中胞嘧啶环第 5 位碳原子上，形成 5-甲基胞嘧啶（5-mc），常发生在 CpG 岛，CpG 岛是基因组中富含 GC（鸟嘌呤和胞嘧啶）的 DNA 序列，常位于多数基因的启动子区和第 1 外显子区，长约 1kb。在正常的生理条件及一些疾病发生环节中，DNA 甲基化能够通过影响染色质结构、DNA 构象稳定性及与蛋白质相互作用方式等起到调控基因表达的作用，并且是一个可逆的过程。在基因印记、X 染色体失活、某些疾病的发生发展中发挥重要作用。

Smolarlek 等发现，随着高血压等级的改变，高血压患者的外周血细胞全基因组 DNA 甲基化水平逐渐降低。此外，也有证据表明，高血压脑卒中大鼠的全基因组 DNA 甲基化水平低于正常大鼠，前者经治疗后，与后者 DNA 甲基化水平趋向一致，提示高血压的发病机制可与全基因组 DNA 甲基化水平密切相关。同时，DNA 甲基化修饰交感神经系统、肾脏水钠调节系统、RAAS 通路中关键基因的表达。AT$_2$R 11β-羟基类固醇脱氢酶（11β-HSD2）、肾脏 11β-HSD2 基因启动子及第 1 外显子区的 CpG 岛发生甲基化会导致基因转录活性降低。给予低蛋白饮食大鼠的子代极易发生高血压，而作为高血压发生关键环节的 AT$_2$R 的 AT$_1$bR 基因近端启动子高度去甲基化。11β-HSD2 表达水平下降，引起血压升高；而给予 DNA 甲基化酶抑制剂后，11β-HSD2 基因的转录水平提高，引起血压下降。

另外，内皮素转换酶（ECE-1c）的启动子区域的甲基化也被认为与高血压的发生密切相关。NKCC1 表达水平增高可引起血管收缩，进而促进高血压。动物学实验发现，自发高血压大鼠的主动脉和心脏组织中 NKCC1 基因显著低甲基化，表达升高，与 SHR 血压升高密切相关。

RAAS 的关键酶 ACE 蛋白，可催化 Ang I 转化为缩血管活性物质 Ang II，同时灭活缓激肽，增强血管收缩，从而导致血压升高。我国的一项研究发现高血压患者 ACE 基因的启动子 CpG 岛处于较低的甲基化水平。此外，在 6～12 岁的低出生体重儿的一项研究中发现，ACE 基因启动子区 DNA 甲基化程度与收缩压水平及 ACE 的活性呈负相关。同时，在妊娠期小鼠和胎鼠的低蛋白饮食实验中发现，ACE 启动子区 CpG 岛的低甲基化状态会导致 ACE 上调，引起成年鼠高血压的形成。相反，研究发现 ACE 启动子甲基化可抑制 ACE 的表达，提示 ACE 的低甲基化可能参与高血压的发生发展。因此，ACE 基因启动子低甲基化可能是参与高血压发生发展的重要因素。

激素方面，雌激素通过与雌激素受体结合，刺激一氧化氮合酶表达，提高一氧化氮含量，进而松弛血管平滑肌，扩张血管，使血压下降。雌激素受体启动子 CpG 岛的异常高甲基化，抑制雌激素受体表达，导致血管平滑肌细胞中雌激素受体数目减少，使雌激素与雌激素受体结合后的生物学活性降低，从而削弱了雌激素对心血管的保护作用。

DNA 甲基化在肿瘤中的作用及分子机制已经被广泛研究，但在高血压领域，DNA 甲基化的研究尚处于起步阶段。探讨这些经典信号通路与传统危险因素与高血压 DNA 甲基化的关系将有助于进一步深入理解高血压的基因与环境的相互作用和分子机制。

（三）组蛋白修饰与高血压

组蛋白是染色质骨架的主要结构蛋白，包括四个核心组蛋白，即 H2A、H2B、H3 和 H4。组蛋白修饰是位点特异的、可逆的，如乙酰化、甲基化、磷酸化、二磷酸腺苷（ADP）核糖基化和泛素化等。不同的组蛋白修饰组合创造了一种密码（组蛋白密码），通过对染色质结构的调控影响了基因的转录状态。例如，组蛋白中 H3 N 端尾部较易被识别，翻译后修饰包括在其赖氨酸、精氨酸位点加上甲基或乙酰基基团，或其丝氨酸、苏氨酸残基发生磷酸化。其中第 9 位赖氨酸超甲基化与基因表达下降有关（基因沉默标志），而这一位点单甲基化与基因活化有关。组蛋白乙酰基转移酶能使 H3 组蛋白不同位置上的赖氨酸乙酰化，乙酰化位点不同，产生的结果也不同。

研究发现，SHR 的肾上腺、心脏、肾组织的 ACE 启动子区除甲基化水平可以影响血压外，其组蛋白乙酰化水平明显升高。ACE 基因的高乙酰化可以使 ACE 基因表达上调，从而使 Ang Ⅱ 生成增多，引起血压升高。高度乙酰化与低甲基化交互作用，可能造成细胞凋亡抵抗与肺动脉血管平滑肌细胞的过度增殖，从而促进肺动脉高压患者血管重塑，使血压进一步升高。

高盐饮食与高血压的关系众所周知，但内在机制尚不十分明确。Pojoga 等发现高盐饮食时，一种十分重要的组蛋白去甲基化酶 1（lysine-specific demethylase-1，LSD1）是诱导组蛋白去甲基化的关键物质，该蛋白质的缺乏与血管收缩、一氧化氮-cGM 通路存在密切关系。同时，有研究显示，抑制 WNK4 基因启动子的组蛋白去乙酰化酶 8（histone deacetylase-8，HDAC8）的活性，可以调节 WNK4 的转录，证明了组蛋白修饰在盐敏感高血压的发展中发挥了重要的作用。

结缔组织生长因子（connective tissue growth factor，CTGF）是内皮细胞中与适应微环境压力有关的基因产物。这种适应是原发性高血压个体出现肾小球硬化症时对纤维化产生的反应。组蛋白 H3 第 79 位赖氨酸（H3K79）甲基转移酶即端粒沉默破坏因子（Dot1）能抑制肾脏收集管细胞中 CTGF 基因的表达。在高血压相关的血管重塑和肾纤维化中起重要作用。

（四）非编码 RNA 与高血压

人类基因组中，可转录基因占 90%，但这其中仅有 2% 为蛋白质编码基因，其余绝大多数均为非编码 RNA。常见的短链非编码 RNA 包括：微小 RNA（miRNA）、小片段干扰 RNA、核糖体 RNA、转运 RNA、核小 RNA 等。长链非编码 RNA 长度一般大于 200nt，可以在染色质的水平介导甲基化与组蛋白修饰，调控基因的表达。非编码 RNA 介导的 RNA 干扰诱导沉默是最常见的机制之一。同样非编码 RNA 也可以吸引结合蛋白，从而影响组蛋白修饰，促进或者抑制转录因子与启动子的结合。在众多类型的非编码 RNA 中，人们对长度为 21～23nt 的 miRNA 的研究最为深入，随后对于长链非编码 RNA、转运 RNA、环状 RNA 的研究，进一步发现非编码 RNA 在高血压相关的不同病理学过程调控中发挥着极其重要的作用，调控范围涉及中枢神经系统、心脏、肾脏、血管、淋巴甚至胃肠道等多个组织器官。进而证明了非编码 RNA 或可作为一个独立因素参与到高血压的调节网络中（图 2-11-1）。

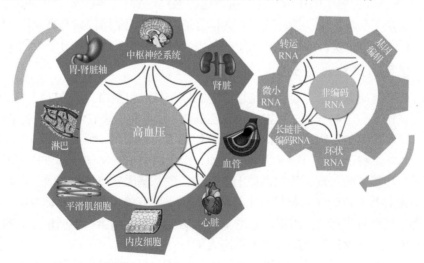

图 2-11-1　非编码 RNA 与高血压调控网络关系图

在心血管系统中，miRNA 与血管重塑、内皮细胞调控有着密切关系，为了识别高血压发生过程中与血管相关的 miRNA，通过对培养的人微血管内皮细胞进行 miRNA 深度测序，确定了 50 个最丰富的 miRNA，其中 30 个是与高血压相关的预测靶 miRNA。在体内实验中，利用反义寡核苷酸系统对这些差异表达 miRNA 的功能筛查显示，抗-miR-21（anti-miR-21）对含 0.4%NaCl 饲料喂养的 c57BL/6 小鼠的血压无明显影响，但在含 4%NaCl 饲料喂养的小鼠中显著降低了血压。在高血压患者的血浆及尿液中，miR-21 含量明显增加。在 SHR 注射 miR-21 模拟物（miR-21 mimic）可以显著降低 SHR 的血压。另一项研究表明，miR-22 可以通过嗜铬颗粒蛋白 A（chromogranin A）调控血压。腹腔注射 miR-22 拮抗剂可以降低 SHR 的血压。

miR-143 与 miR-145 可作用于一系列转录因子，包括 KLF4、心肌蛋白、ELK-1 等，促进细胞的分化和抑制血管平滑肌的增殖，成为影响血压稳定性的因素，miR-143、miR-145 在高血压患者外周血单个核细胞中的表达显著减少。缺乏 miR-143 和 miR-145 的小鼠则会发生由血管张力降低介导的低血压。高盐饮食可引起 SS-13BN 大鼠的肾髓质内 miR-29b 表达上调及相应胶原基因表达的改变，表明基线水平的 miR-29b 可能已经对血管内皮细胞的基因表达进行了调控。

除血管重塑外，miRNA 在 RAAS 中也能发挥重要调控作用。miRNA 可以通过调控 AT_1R、盐皮质激素受体及改变血管内皮功能等方式参与高血压的发生发展过程，一项 SHR 和 WKY 大鼠 miRNA 与高血压关系的研究表明，miR-155 在成年 SHR 主动脉中的表达量明显低于 WKY 大鼠，靶基因预测发现 AT_1R 为 miR-155 作用的靶基因，由此可推断 miR-155 可通过干预 RAAS 影响血压。同时，针对 miRNA 单核苷酸多态性的研究发现 AT_1R 基因的 A1166C 突变位点中含 1166C 等位基因的 DNA 序列不容易与 miR-155 结合，继而使血管内皮 AT_1R 基因的表达增加。

长链非编码 RNA 领域，通过基因芯片筛选，发现高血压患者和高血压大鼠血中 lincRNA-p21 的含量明显降低。如果抑制 lincRNA-p21 后 VSMC 增殖能力明显增强，提示 lincRNA-p21 是抑制 VSMC 增殖的重要分子。干预 lincRNA-p21 可为如高血压、动脉硬化等以 VSMC 增殖为基础的相关疾病提供可能的新靶点。新近发现的 lncRNA-AK098656 不但在高血压患者血浆中表达升高，该基因的转基因大鼠亦在 10 周龄开始出现血压升高表型。机制方面，AK098656 可以通过与肌球蛋白重链 11（myosin heavy chain-11，MYH11）及纤维连接蛋白抗体（fibronectin-1，FN1）的直接结合致其降解，进而促进血管平滑肌向增殖态的表型转化，影响血压。一项欧洲研究通过对 87 736 例高血压患者超过 50 000 个单核苷酸多态性位点的检测，发现长链非编码 RNA-H19 基因座位与高血压的发生密切相关，并且这一发现进一步在 68 368 例高血压中得到了进一步验证，提示 H19 的基因多态性或许是高血压新的潜在的诊疗靶标。另一长链非编码 RNA-GAS5 在高血压中的作用近年来也受到重视。GAS5 的表达量在高血压患者血浆中较正常对照组显著降低，在 SHR 中对其进行敲降也会进一步升高大鼠血压。细胞实验表明，GAS5 主要在内皮细胞和 VSMC 中表达，GAS5 可以通过与 β-连环蛋白的直接结合抑制 EC 的迁移、增殖；影响 VSMC 的增殖和表型转化，进而通过调控血管重塑进一步调控血压。

还有研究发现 miRNA 及长链非编码 RNA 可游离或通过外泌体包裹等形式存在于高血压患者循环血液中，通过比较高血压患者和非高血压患者血浆及不同体液中非编码 RNA 的表达情况，发现了 30 余种差异表达的 miRNA 及 5 种长链及环状非编码 RNA 在高血压患者体液中显著高表达。这类循环非编码 RNA 不仅可作为高血压病的潜在诊断标志物，还可作为一类全新的信号因子，介导细胞间及组织、器官和系统间的信号传递，参与高血压病的发生发展过程。

四、未来研究方向及关键技术展望

（一）未来研究方向展望

表观遗传学的发展日新月异，结合目前现状及发展趋势，针对高血压表观遗传学研究，还有很多问题亟待我们深入认识和解决，这也是高血压研究人员追求的美好愿景和努力方向。首先，绘制高血压表观遗传学图谱，从宏观层面了解高血压发生发展过程中的 DNA、组蛋白共价修饰及染色质重塑中的调节开关和共同通路。同时阐明核小体的选择性更新调控高血压的关键基因表达异常的表观遗传机制。其次，鉴定高血压相关的非编码 RNA，尤其是长链非编码 RNA，绘制非编码 RNA 之间、非编码 RNA 与编码基因之间、非编码 RNA 与高血压相关转录因子之间的表达调控关系网络图，寻找高血压发病中的特异性非编码 RNA 相关基因表达调控模式。最终，促进以上研究成果向临床的转化，研发针对表观遗传学调控子和非编码 RNA 的新型分子诊断及药物治疗靶点并投入临床试验，努力实现基于表观遗传学调控的个体化基因诊疗。

（二）关键技术和重点任务

上述目标的实现，亟待我们开阔眼界，掌握一系列国际领先的核心关键技术，在高血压表观遗传学研究领域取得实质性进展。

1. 基于新一代测序技术和生物信息学的表观遗传学研究 现代生命科学的很多进展都得益于测序技术的长足发展，心脏表观遗传学领域测序技术亦可得到广泛应用，主要包括：①研究 DNA 甲基化的高通量测序技术方法，如全基因组重亚硫酸盐测序（Bi-seq）和甲基化 DNA 免疫共沉淀测序（MeDIP-seq）。②以染色质免疫共沉淀测序（ChIP-seq）为代表的测序技术在组蛋白修饰和染色质重塑中的应用。③单细胞测序技术可以分离不同类型的单个细胞展开其全转录组表达差异研究，以前所未有的精细程度对罕见的样品开展科学研究。④基于 RNA 深度测序的转录组研究可以鉴定出全新的非编码 RNA 并定义其表达。以上方法结合生物信息学分析，对心脏表观遗传学图谱和心脏基因表达调控图谱的绘制发挥核心的作用。

2. 全新的基因编辑技术在高血压研究中的应用 自 2013 年以来，CRISPR/Cas9 成为目前最为前沿的基因编辑系统。麻省理工学院的科学家对 CRISPR/Cas9 进行了改造。现在，科学家可以用这一技术在细胞中有效启动任何基因，更简便地研究不同基因的功能。通过这一系统，我们可以任意开启和关闭表观遗传学标记和非编码 RNA，实现靶向的、个体化的基因编辑，对高血压的药物研发提供强大技术支持。

3. RNA 修饰技术及全新载体系统在高血压分子治疗中的应用 非编码 RNA 作为治疗药物的临床转化研究近年来受到越来越多的重视，该类技术主要涉及通过非编码 RNA 的修饰及体内运输，实现其在载体水平的过表达或沉默，进而影响疾病进程。目前，基于非编码 RNA 的修饰，已形成 LNA 寡核苷酸、GapmeR 反义寡核苷酸系统、miRNA 模拟物和小干扰 RNA 等多项技术，已被用于治疗包括高血压在内的许多疾病。除此之外，全新的载体系统如脂蛋白转运系统、脂质纳米颗粒、腺病毒相关病毒系统已逐渐应用在心血管系统分子靶向治疗中，随着研究的逐步深入，此类全新靶向药物投递系统将发挥更加重要的作用。

五、结　　论

表观遗传学的研究方兴未艾，国家自然科学基金"十三五"医学科学部发展战略纲要中指出：我们要利用中国病例资源，通过全基因组关联研究、外显子组深度测序和表观遗传分析，精确鉴定各种疾病的易感位点；通过"分子-细胞-器官-整体"的现代疾病研究策略，加强分子网络关键节点的精准研究，为疾病防治提供有效的候选靶点。故表观遗传学与疾病的精准化研究作为"十三五"医学科学部优先发展领域被提出，在未来的疾病诊疗中意义重大。充分了解这一靶点，深入研究，或许能够从源头为高血压发病机制提供理论指导和全新线索，为我国人民健康保驾护航，符合国家战略需求。同时对高血压进行有针对性的个体化诊疗，可以对医疗资源实现更加合理、优化的配置。

吴庚泽　曾春雨（陆军军医大学大坪医院）

第十二章　基因多态性在高血压中的作用

对单基因高血压致病基因的研究，为我们加深血压调节和高血压发病机制的认识发挥了重要的作用。然而，符合孟德尔遗传规律的单基因高血压毕竟是罕见的，并不能直接解释占绝大多数的原发性高血压患者的病因。人类基因组的变异性主要是由基因多态性构成的，罕见变异和单基因致病突变仅占极小的部分。因此，基因多态性与高血压的相关性研究，成为高血压发病机制研究的重要课题。

一、候选基因研究基因多态性与高血压

传统的基因型-表型研究采用"假设驱动"的方法，研究初始时假设某个特定基因可能与疾病有关，进而试图找出关联。候选基因研究即采用此思路。

目前已明确共有 20 余种单基因高血压或低血压，为我们揭示了相关致病基因在血压调节中的重要作用，包括肾脏离子通道结构相关基因、调控离子通道的各种蛋白质和激酶基因（如 WNK1 和 WNK4）、醛固酮合成相关酶基因、盐皮质激素受体基因等。这些基因的多态性可解释人群中不到 1%的血压差异。原发性高血压的候选基因多态性研究，紧密围绕着上述这些不同病理生理途径的基因展开。表 2-12-1 中列出了目前已有研究证实的原发性高血压相关候选基因。其中，研究较充分的当属肾脏水钠调节相关基因（如 WNK1、WNK4、SLC12A3、SLC12A1、KCNJ1、SCNN1A、SCNN1B、SCNN1G 和 CLCNKB 等），以及 RAAS 和多巴胺能信号通路的相关基因，这些基因都在机体钠稳态方面发挥着非常重要的作用。WNK1、WNK4 和 SGK1 这三种激酶发挥着调节肾脏离子通道活性的作用，内收蛋白的亚基（由 ADD1、ADD2 基因编码）通过激活 Na^+-K^+-ATP 酶而与血压调控发生关联。

表 2-12-1　与原发性高血压相关的候选基因

作用途径	基因名称	基因描述
肾脏离子通道结构	SLC12A3	Na^+-Cl^-共转运体
	SLC12A1	Na^+-K^+-$2Cl^-$共转运体
	KCNJ1	内向整流钾通道，J 亚家族，成员 1
	SCNN1A、SCNN1B、SCNN1G	上皮钠通道 α、β、γ 亚单位
	CLCNKB	氯离子通道 kb
离子通道活性调节	WNK1	无赖氨酸激酶 1
	WNK4	无赖氨酸激酶 4
	SGK1	血清糖皮质激素调节激酶 1
	ADD1	内收蛋白 1
	ADD2	内收蛋白 2
	GRK4	G 蛋白偶联受体激酶 4

续表

作用途径	基因名称	基因描述
醛固酮信号途径	REN	肾素
	AGT	血管紧张素原
	ACE	血管紧张素转换酶
	AGTR1	Ang Ⅱ 受体，1 型
血管收缩	NOS3	一氧化氮合成酶 3
	EDN1	内皮素-1
	EDNRA	内皮素受体，A 型
	CYP2C8	细胞色素 P450，家族 2，亚家族 C，多肽 8
离子通道活性调控 & 血管收缩	TH	酪氨酸羟化酶
	DRD1	多巴胺受体，D_1 型
	DRD2	多巴胺受体，D_2 型
	COMT	儿茶酚氧位甲基转移酶
	DBH	多巴胺 β-羟化酶
	ADRB2	肾上腺素受体，$β_2$ 型
	ADRA1A	肾上腺素受体，$α_1A$ 型
	ADRB1	肾上腺素受体，$β_1$ 型
	ADRB3	肾上腺素受体，$β_3$ 型
炎症	TGFB1	转化生长因子-β

近年来，血管收缩和炎症这两大途径成为血压调控相关研究中的热点。多巴胺既能因其在血管中的活性调节血管的收缩与舒张，也同时能参与调控肾脏水钠平衡。儿茶酚胺途径相关基因（TH、COMT、DBH）、多巴胺受体基因（DRD1、DRD2）、调节多巴胺受体的激酶基因（GRK4）和肾上腺素受体基因（ADRB2、ADRA1A、ADRB1、ADRB3）的多态性均已有研究证实与血压水平存在相关性。一氧化氮合成酶基因（NOS3）、内皮素相关基因（EDN1、EDNRA）及 CYP2C8 基因均通过调节血管收缩舒张功能来影响血压（它们不参与调节水钠平衡）。另外，部分研究关注炎症基因（尤其是 IL-6 和 TGF-β 编码基因）与血压的关系。Panoulas 等在 400 例类风湿关节炎患者中证实了 TGFB1 基因与血压水平的相关性。C.U Chae 等发现血清 IL-6 水平与血压相关，S.Q Mao 等发现 IL-6 基因的低甲基化水平与原发性高血压的高发病风险相关。目前尚无 IL-6 基因多态性与血压水平存在直接关联的报道，但 IL-6 等炎症相关基因值得进一步的探索和研究。

基因-环境相互作用对血压水平有影响。Wang 等报道了 AGT 基因-性别-种族三者相互作用对收缩压、舒张压水平的影响，即 AGT 基因多态性与血压的相关性仅在非裔美国男性中发现。BMI 在 CYP19A1、CYP11B2、CAPN13、MMP3、ADRB2、ADD1 等基因多态性与血压的关联中发挥作用。以 ADD1 基因多态性 G460W 为例，只有在考虑性别和 BMI 的情况下，才能发现其与血压水平的相关性。

二、连锁分析研究基因多态性与高血压

连锁分析（linkage analysis）是一种"非假设驱动"的研究方法，即无须依赖于事先对病理生理机制的了解。基因连锁是指位于同一条染色体上的等位基因具有一起向子代遗传

的倾向。基于这一倾向，可以通过连锁不平衡规律来不断缩小感兴趣的区域，并将疾病相关位点定位于染色体某个范围。连锁分析使得基因多态性的大规模研究成为可能，通过连锁不平衡的特征将群体的表型和基因型联系起来，也为基因多态性与高血压这样的复杂疾病表型之间建立起了一座桥梁。

连锁分析在单基因疾病致病基因的发现中已相当成熟，在原发性高血压等复杂疾病研究中也有所应用。对于频度较低而对血压影响较大的罕见变异，可以通过连锁分析予以明确，但研究对血压影响较小的变异则难度较大，通常需要较多的患者数量，且最终难以将染色体区域缩窄到足够小的范围。连锁分析可确定与血压相关联的各染色体上的数量性状基因座（quantitative trait loci，QTL），但是重复性欠佳。

全基因组连锁扫描（genome-wide linkage scans，GWLS）使用高度多态的微卫星标记，在全基因组中搜索包含血压相关染色体区域的QTL。GWLS通过完全客观的方式去寻找与血压相关的区域，而无须假设该区域与血压存在生理学或者病理学上的关联，因此，其得出的结果不受实验前假设的偏倚影响。目前，人类每条染色体上均已发现了与血压相关的QTL，数量多少不等。家庭血压计划（family blood pressure programme，FBPP）和英国高血压遗传学（british genetics of hypertension，BRIGHT）研究是进行GWLS筛选的经典研究。FBPP研究仅显示染色体1q与舒张压水平存在联系。相比之下，BRIGHT研究则显示染色体6q的一个QTL与高血压存在显著关联性。此外，染色体2q、5q和9q上的另外3个QTL也在BRIGHT研究队列中被发现与高血压相关。然而，该研究在进一步添加微卫星标记、增加家系后，在1q和11q上发现了新的QTL，但亦有先前明确的QTL被剔除。

由于不同研究重复性欠佳、微卫星标记数量有限、血压相关QTL通常过于庞大（包含数百万个碱基对）等不利因素，连锁分析和GWLS在原发性高血压的研究中仍有局限。

三、全基因组关联研究基因多态性与高血压

随着基因测序的技术进步和成本降低，海量测序数据为GWAS打开了大门，也为揭示复杂疾病发病机制提供了更多的线索。GWAS研究也采用"非假设驱动"方法，扫描全基因组SNP，无须"致病基因"的理论预设，采用完全客观的生物信息学方法来寻找基因与疾病的联系。具体到高血压研究中，GWAS研究将每个SNP与血压表型之间进行线性回归分析。由于血压受环境中诸多因素影响，尤其是降压药物对血压数值影响颇大。因此，在进行GWAS研究时，需要对年龄、性别、BMI等因素进行校正，如果患者服用至少一种降压药物，则应将收缩压和舒张压数值分别增加15mmHg和10mmHg后进行分析。

GWAS研究可以发现那些对血压影响相对较小、频度较高的基因变异，这些变异往往是候选基因研究、连锁分析难以获取的。值得注意的是，对于等位基因频率＜5%的基因变异，通常需予以排除而不纳入GWAS研究中。早期的GWAS研究往往缺乏可重复性，后续的GWAS研究通过引入不同种族、大样本量数据的荟萃分析可较好克服这一问题。2007年，首次大规模高血压GWAS研究纳入了2000名高血压患者，但由于样本量较小而未得出阳性结果。2011年，国际血压GWAS联盟（International Consortium for Blood Pressure GWAS，ICBP-GWAS）将研究对象增加至200 000例，确定了29个与高血压相关的SNP。候选基因阵列研究进一步将SNP数目增加至43个。表2-12-2中列出了这些与高血压相关的基因多态性。

令人始料未及的是，GWAS研究寻找到的多数SNP并不位于编码基因的外显子区域，超过80%分布于基因之间的非编码DNA区域，还有大量分布于编码基因的内含子中。仅有一小部分SNP邻近于以前明确的血压调控相关基因。对此外那些未被发现与高血压相关的区域，进一步深入研究有可能帮助我们发现高血压新的病理生理学途径，并找到新的药物治疗靶点。

表 2-12-2　GWAS 研究中得到的高血压相关基因多态性

SNP	最邻近的基因	位置	该基因编码蛋白的功能
rs880315	CASZ	1p36.22	锌指转录因子，肿瘤抑制因子
rs4846049	MTHFR（3′）-NPPB	1p36.22	MTHFR 催化 5, 10-MTH 向 5-MTH 的转化，作用于同型半胱氨酸
rs17367504	MTHFR（5′）-NPPB		代谢。NPPB 编码 B 型利尿钠肽
rs17030613	ST7L-CAPZA1	1p13.2	ST7L 是一种肿瘤抑制因子。CAPZA1 调节肌动蛋白纤维的生长
rs2932538	MOV10	1p13.2	RNA 诱导沉默复合体组成成分之一，RNA 螺旋酶
rs2004776	AGT	1q42.2	血管紧张素原
rs16849225	FIGN-GRB14	2q24.3	FIGN 调节微管合成。GRB4 是一种生长因子受体结合蛋白，与胰岛素受体和胰岛素样生长因子相互作用
rs13082711	SLC4A7	3p24.1	神经元中的 Na^+/HCO_3^- 共转运体，与视觉、听觉相关
rs3774372	ULK4	3p22.1	丝氨酸/苏氨酸激酶，与神经元轴突分支、延伸和迁移相关
rs319690	MAP4	3p21.31	促进微管聚集
rs419076	MECOM	3q26.2	转录调控因子及肿瘤蛋白，与凋亡、造血、细胞分化和增殖相关
rs1458038	FGF5	4q21.21	成纤维细胞生长因子 5，与胚胎发育、细胞生长、形态发生、组织修复、肿瘤生长和侵袭相关
rs13107325	SLC39A8	4q24	线粒体细胞锌的摄取，与炎症相关
rs6825911	ENPEP	4q25	谷氨酰氨基肽酶，与肾脏肿瘤相关
rs13139571	GUCY1A3-GUCY1B3	4q32.1	鸟苷酸环化酶 1 可溶性亚单位 α，与一氧化氮信号通路相关
rs1173771	NPR3-C5orf23	5p13.3	利尿钠肽受体 3，通过内吞作用清除利尿钠肽
rs11953630	EBF1	5q33.3	早期 B 细胞因子 1，与中心型肥胖、B 淋巴细胞分化和霍奇金淋巴瘤相关
rs1799945	HFE	6p22.2	血色沉着病蛋白，调节铁的吸收
rs805303	BAT2-BAT5	6p21.33	基因簇邻近 TNF-α 和 TNF-β 基因，作用于炎症途径，与胰岛素依赖性糖尿病和类风湿关节炎相关
rs17477177	PIK3CG	7q22.3	PI3K 的催化性亚单位，与免疫应答相关
rs3918226	NOS3	7q36.1	内皮一氧化氮合成酶
rs2898290	BLK-GATA4	8p23.1	BLK 是一种酪氨酸激酶，与细胞增殖和分化相关。GATA4 是一种锌指转录因子，与胚胎形成、心肌分化和功能相关
rs1799998	CYP11B2	8q24.3	醛固酮合成酶
rs4373814	CACNB2（5′）	10p12.33	电压门控钙通道超家族成员，与 Brugada 综合征、Lambert-Eaton 肌
rs1813353	CACNB2（3′）		无力综合征相关
rs4590817	C10orf107	10q21.2	10 号染色体开放读码框 107，功能未知
rs932764	PLCE1	10q23.33	磷脂酶，作用于 Ras 通路，与早发肾病综合征相关
rs11191548	CYP17A1-NT5C2	10q24.32	CYP17A1 是 17α-羟化酶，作用于类固醇合成通路，突变可导致先天性肾上腺增生。NT5C2 是一种水解酶，作用于嘌呤核苷酸代谢
rs1801253	ADRB1	10q25.3	肾上腺素能受体 β1，介导肾上腺素和去甲肾上腺素的生理效应

续表

SNP	最邻近的基因	位置	该基因编码蛋白的功能
rs7129220	ADM	11p15.4	肾上腺髓质激素和肾上腺髓质激素原的前体，其功能包括血管舒张、调节激素分泌和促进血管生成
rs381815	PLEKHA7	11p15.2	血小板-白细胞激酶 C 底物同源结构域 A7，与乳腺癌和青光眼相关
rs633185	FLJ32810-TMEM133	11q22.1	FLJ32810 调节血管收缩舒张程度。TMEM133 是一种跨膜蛋白，功能未知
rs17249754	ATP2B1	12q21.33	Ca^{2+}-ATP 酶，在细胞内 Ca^{2+} 稳态中发挥重要作用
rs3184504	SH2B3	12q24.12	生长因子和细胞因子受体激活，与乳糜泻和胰岛素依赖性糖尿病相关
rs11066280	ALDH2	12q24.12	线粒体乙醛脱氢酶 2，与乙醇代谢的氧化途径相关
rs10850411	TBX5-TBX3	12q24.21	T-box 蛋白家族，编码调节心脏和四肢发育过程
rs1378942	CYP1A1-ULK3	15q24.1	CYP1A1 是一种单氧化酶，作用于药物代谢及胆固醇、类固醇等脂质的合成。ULK3 是一种丝氨酸/苏氨酸激酶，功能未知
rs2521501	FURIN-FES	15q26.1	FURIN 是一种蛋白酶，作用于 PTH、TGF-β_1 和其他生长因子的代谢。FES 是一种酪氨酸激酶，作用于造血和细胞因子受体信号转导
rs13333226	UMOD	16p12.3	肾脏钠调节
rs17608766	GOSR2	17q21.32	转运膜蛋白
rs12940887	ZNF652	17q21.32	锌指蛋白，与乳腺癌、前列腺癌相关
rs1327235	JAG1	20p12.2	通过 notch 1 途径调节造血作用
rs6015450	GNAS-EDN3	20q13.32	GNAS 是一种激活腺苷酸环化酶的 G 蛋白，参与广泛的细胞应答。EDN3 编码内皮素-3，亦与神经嵴衍生细胞分化有关

ICBP-GWAS 通过大样本量的荟萃分析，对收缩压、舒张压、平均动脉压和脉压进行 GWAS，已明确超过 50 个与高血压和血压水平相关的基因。其中，新发现的与收缩压或舒张压相关的基因包括 MOV10、SLC4A7、MECOM、SLC39A8、GUCY1A3-GUCY1B3、NPR3-C5orf23、EBF1、HFE、BAT2-BAT5、PLCE1、FLJ32810-TMEM133、ADM、FES、GOSR2、JAG1 和 GNAS-EDN3。与平均动脉压相关的基因包括 MAP4、ADRB1 和 FIGN。与脉压相关的基因则包括 CHIC2/PDGFRA1、PIK3CG、NOV、ADAMTS-8 和 FIGN。

在 GWAS 研究帮助我们寻找到的上述 SNP 中，每个 SNP 仅能解释收缩压 1mmHg 和舒张压 0.5mmHg 的血压变异。把所有 GWAS 研究确定的 SNP 集合到一起，也仅能说明 2%～3%的血压差异，而原发性高血压预期的遗传性则应当是 30%～50%。部分原因是特定人群中的研究可能高估原发性高血压的遗传性，而更大可能则是大量的相关 SNP 尚未被充分发掘。

候选基因研究、GWLS 和 GWAS 研究是我们深入了解血压调节的分子遗传学机制，进而寻找药物治疗靶点不可或缺的重要工具，尽管如此，仍有大量的高血压相关基因变异未被发现，需要我们在现有基础上开拓新的研究方法。未来的研究方向中，尤其应当重视基因之间的相互作用、基因与环境（性别、年龄、种族等）之间的相互作用，同时应对罕见变异进行更加深入的研究和探索。

刘 凯 宋 雷（中国医学科学院阜外医院）

第三篇 高血压的诊断

第十三章 高血压的危险分层对诊疗和预后评估的意义

高血压及血压水平是影响心血管事件发生和预后的独立危险因素，但并非是唯一决定因素。大部分高血压患者还有除血压水平升高以外的其他心血管危险因素。因此，高血压患者的诊断和治疗不能只根据血压水平，还需要对患者进行心血管风险的评估和分层。同时，高血压治疗的目标是控制血压和防止靶器官损害，为达到理想的治疗目标，国内外高血压指南也要求对个体进行危险分层，并评估其预后。

一、高血压的分级与危险分层

高血压的危险分层与高血压的血压水平密切相关。我国及大部分国家的指南对高血压采用分级描述，虽然 2017 年《ACC/AHA 指南》对高血压的分级重新进行了定义并分为了 1、2 级高血压，但欧洲及我国的高血压分级仍然沿用了将高血压分为 3 级的标准（表 3-13-1），即根据血压水平将高血压分为 1、2、3 级。1 级高血压（轻度高血压），收缩压 140～159mmHg 和（或）舒张压 90～99mmHg；2 级高血压（中度高血压），收缩压 160～179mmHg 和（或）舒张压 100～109mmHg；3 级高血压（重度高血压），收缩压≥180mmHg 和（或）舒张压≥110mmHg；若收缩压≥140mmHg，舒张压＜90mmHg 则称为单纯收缩期高血压。分级是高血压管理的基础，首先应该准确测量血压，提倡诊室外血压测量，包括动态血压和家庭血压，监测应作为高血压诊断的重要手段，可提高白大衣高血压及隐匿性高血压筛查率。

表 3-13-1　国内外最新高血压指南血压分级对比

收缩压（mmHg）		舒张压（mmHg）	2017年 ACC/AHA 指南	2018 年 ESH/ESC 指南	2018 年中国高血压指南
＜120	和	＜80	正常血压	理想血压	正常血压
120～129	和	＜80	血压升高	正常血压	正常高值
130～139	和（或）	80～89	1 级高血压	正常高值	正常高值
140～159	和（或）	90～99	2 级高血压	1 级高血压	1 级高血压
160～179	和（或）	100～109	2 级高血压	2 级高血压	2 级高血压
≥180	和（或）	≥110	2 级高血压	3 级高血压	3 级高血压

高血压的危险分层是根据危险因素、靶器官损伤及临床疾病，并综合血压水平将高血压分为低危、中危、高危和极高危。高血压患者危险因素的确定始于 Framingham 心脏研究。Framingham 心脏研究始于 1948 年，至今已开展了 70 年，1961 年 Bill Kannel、Roy Dawber

和 Joe Stokes 根据当时 Framingham 心脏研究的结果，发表了一篇名为"冠心病发展过程中的危险因素"的文章，提出了高血压、高胆固醇、左心室肥厚（心电图）等危险因素。自此，危险因素的概念得以推广。现在发现的高血压危险因素：男性＞55 岁，女性＞65 岁；吸烟；血胆固醇＞5.2mmol/L；糖尿病，早发心血管疾病家族史（发病年龄为男性＜55 岁，女性＜65 岁）。靶器官损害：心电图或超声证实左心室肥厚；肾小球滤过率降低[eGFR＜60ml/（min·1.73m^2）]、微量白蛋白尿和（或）血肌酐轻度升高；超声或 X 线证实颈动脉内膜中层厚度＞0.9mm 或有动脉粥样斑块形成；视网膜病变；外周血管病变：可选择使用脉搏波传导速度＞12m/s 及踝臂指数＜0.9。临床疾病包括肾脏疾病、糖尿病及心脑血管并发症（表 3-13-2）。

表 3-13-2　影响高血压患者心血管预后的重要因素

心血管危险因素	靶器官损害	伴发临床疾病
高血压（1-3 级）	左心室肥厚	脑血管病
男性＞55 岁；女性＞65 岁	心电图：Sokolow-Lyon 电压＞3.8mV 或 Cornell	脑出血
吸烟或被动吸烟	乘积＞244mV·ms	缺血性脑卒中
糖耐量受损（2 小时血糖 7.8～11.0mmol/L）和（或）空腹血糖异常（6.1～6.9 mmol/L）	超声心动图 LVMI：男性≥115g/m^2；女性≥95g/m^2	短暂性脑缺血发作
		心脏疾病
血脂异常		心肌梗死史
TC≥6.2 mmol/L（200mg/dl）或 LDL-C≥4.1 mmol/L（130mg/dl）或 HDL-C＜1.0 mmol/L（40 mg/dl）	颈动脉超声 IMT≥0.9mm 或动脉粥样斑块	心绞痛
		冠状动脉血运重建
		慢性心力衰竭
		心房颤动
早发心血管病家族史	颈-股动脉脉搏波速度≥12 m/s（*选择使用）	肾脏疾病
（一级亲属发病年龄＜50 岁）	踝/臂血压指数＜0.9（*选择使用）	糖尿病肾病
		肾功能受损包括
腹型肥胖	估算的肾小球滤过率降低	eGFR＜30 ml/min/1.73 m^2
（腰围：男性≥90cm，女性≥85cm）或肥胖（BMI≥28kg/m^2）	［eGFR 30～59 ml/（min·1.73m^2）］	血肌酐升高：
高同型半胱氨酸血症（≥15μmol/L）	或血清肌酐轻度升高：	男性≥133μmol/L（1.5 mg/dl）
	男性 115～133μmol/L（1.3～1.5mg/dl）；	女性≥124μmol/L（1.4 mg/dl）
	女性 107～124μmol/L（1.2～1.4mg/dl）	蛋白尿（≥300 mg/24 h）
	微量白蛋白尿：30～300 mg/24 h 或	外周心血管疾病
	白蛋白/肌酐比值：≥30 mg/g（3.5 mg/mmol）	视网膜病变
		出血或渗出，视乳头水肿
		糖尿病
		新诊断：
		空腹血糖：≥7.0 mmol/L（126 mg/dl）
		餐后血糖：≥11.1 mmol/L（200mg/dl）
		已治疗但未控制：
		糖化血红蛋白：（HbA1c）≥6.5%

注：TC，总胆固醇；LDL-C，低密度脂蛋白胆固醇；HDL-C，高密度脂蛋白胆固醇；LVMI，左心室重量指数；IMT，颈动脉内膜中层厚度。

根据患者的高血压水平和危险因素，我国最新的《中国高血压防治指南（2018 年）》

对高血压患者做了危险分层（表 3-13-3）。此次危险分层与以往我国的高血压指南危险分层的不同：①增加 130～139/85～89mmHg 范围，列入危险分层表；②将糖尿病区分为无并发症的糖尿病和有并发症的糖尿病；③疾病史增加了慢性肾脏病（chronic kidney disease，CKD），并按照 CKD 3 期和 CKD 4 期进行了区分。

表 3-13-3　高血压患者的危险分层

其他心血管危险因素和疾病史	血压（mmHg）			
	收缩压 130～139 和（或）收缩压 85～89	收缩压 140～159 和（或）收缩压 90～99	收缩压 160～179 和（或）收缩压 100～109	收缩压≥180 和（或）舒张压≥110
无		低危	中危	高危
1～2 个其他危险因素	低危	中危	中/高危	很高危
≥3 个其他危险因素，靶器官损害，或 CKD 3 期，无并发症的糖尿病	中/高危	高危	高危	很高危
临床并发症，或 CKD≥4 期，有并发症的糖尿病	高/很高危	很高危	很高危	很高危

二、高血压危险分层与心血管风险评估

血压水平结合危险分层评估是当今高血压防治的重要策略。自 1998 年 Wilson 等根据 Framingham 心脏研究结果开发了预测冠心病发病风险的 Framingham 危险评分作为评估工具以来，世界卫生组织/国际高血压协会（WHO/ISH）、欧洲高血压协会/欧洲心脏病协会的高血压指南，《中国高血压防治指南》相继推荐了危险分层的概念及估算方法，即根据主要危险因素的数量及其高低对患者进行危险分层并以此决定治疗策略。这些方法都是建立在 Framingham 心脏研究基础上的简易评估方法。近年来，包括澳大利亚、加拿大的高血压指南也都提出采用危险分层量化估计预后，并在高血压治疗的时机方面也采取血压水平和危险分层相结合的评估方式，这无疑对高血压分层管理起了积极的促进作用。

将无症状靶器官损害列入危险分层是加强高血压管理，防治心脑血管事件的积极措施。特别是对无症状的高血压患者更应当进行早期评估，除了常规生化指标评估血脂、血糖、肾功能外，还应进行尿微量白蛋白、估计肾小球滤过率（eGFR）、眼底病变、心脏超声、颈动脉内膜中层厚度等检查，以便早期发现心、肾、脑及血管病变。2017 年《ACC/AHA 指南》基于 Framingham 危险评分提出需要对高血压患者进行 10 年动脉粥样硬化性心血管疾病（atherosclerotic cardiovascular disease，ASCVD）风险评估，并将 10 年 ASCVD 风险评估与血压水平相结合，可以在使用降压药物治疗患者的同时，预防更多的 ASCVD 事件，挽救更多的生命。在降压药物治疗决策中，应该合理进行 ASCVD 风险评估。同样，2018 年《欧洲高血压指南》提出使用 SCORE 评分对患者进行危险分层，在指南中提出了新的治疗时机：①对于正常高值的患者在给予生活方式干预建议的同时，对于极高危患者应考虑药物治疗；②对于 1 级高血压患者除了在给予生活方式干预建议外，针对生活方式干预 3～6 个月后血压仍未控制的低-中危者、高危或极高危者应立即启动药物治疗。此次指南在这方面的更新，使高血压患者的降压时机较前有所提前，对高血压患者的综合管控更为严格。

对高血压进行危险分层不仅指导了高血压的治疗时机、提示了高血压患者的预后，还对心血管疾病危险因素的前瞻性研究提供了理论支持。K. Kusunose 在研究中基于 Framingham 危险评分建立连续 Cox 模型，并通过此模型可预测踝臂指数和肱踝脉搏波传导速度等与心血管疾病高危患者未来心血管事件的相关性，这成为发现新的 ASCVD 危险因素的可靠途径。并且通过危险分层，我们能对高血压低-中危患者进行有效管控，避免出现高血压无症状靶器官损害。目前人们对高血压无症状靶器官损害的认识严重不足，根据2015年美国高血压学会年会上公布的一项单中心研究纳入了 1320 例中-高危患者，对患者血肌酐浓度、尿微量白蛋白、左心室肥厚及颈动脉内膜中层厚度或斑块情况进行评估；并对所有患者进行问卷调查，了解他们是否知晓上述靶器官损害变量的变化情况。结果显示：27%的高血压患者存在血肌酐升高（>1.2mg/dl），但仅 14%患者知晓其存在肾功能损害；13%的高血压患者存在微量白蛋白尿，但仅 4%患者知晓；39%的高血压患者存在左心室肥厚，但知晓率仅为 14%；45%高血压患者存在颈动脉肥厚及粥样斑块，但仅 14%患者知晓。研究表明即便在专科就诊的中-高危患者中，无症状靶器官损害的知晓率仍然偏低。很多患者虽然进行了相关检查，但却未被充分告知相关测量值的正常范围，以及是否存在靶器官损伤及损伤程度，这对于加强高血压管理及积极防治是十分不利的。而如果对高血压患者进行危险分层，需要评估他的危险因素和靶器官损害情况，及时启动降压治疗，才能有效地避免高血压无症状靶器官损害。

三、目前高血压危险分层存在的问题

目前心血管危险分层存在的主要问题有以下几点：①不同地区、不同国家存在多个危险分层方式，适合我国人群的才是我国该采取的危险分层。②我国的医疗机构用于评估心血管风险的检测项目相差较大，如超声心动图、颈动脉内膜中层厚度，脉搏波传导速度及踝臂指数等指标在一些大医院都不能配备齐全，更不用说基层单位了。③不少医生仍然习惯根据血压分级考虑疾病的严重性，对危险分层与心血管风险评估的认识不足。④即便进行了高血压危险分层，也没有将危险分层与高血压患者的综合管理有效联系起来。

危险分层的工具有很多，各国各不相同，寻找适合的危险分层工具对指导我们的日常医疗工作具有重要意义。Hermansson J 荟萃分析了 18 项以欧洲人群为研究对象的临床研究，发现 Framingham 危险评分运用在欧洲人群中并没有显著降低一级预防后 ASCVD 的发病率，并且低估了非致死性心肌梗死，研究说明了 Framingham 危险评分并不适用于不同种族人群。同样，我国学者也为探索更适合我国人群的危险分层方式进行了研究。该研究共纳入 1464 例高血压患者，分别采用《中国高血压防治指南（2005 年）》和 2007 年 WHO/ISH《心血管疾病预防指南》的 10 年心血管事件风险预测图方法进行危险分层。按照《中国高血压防治指南（2005 年）》方法，1464 例高血压患者分布在低、中、高、极高危组的比例分别为 2.3%、31.9%、52.9%和 12.9%；中、高和极高危组患者比例之和为 97.7%。而按照 2007 年 WHO/ISH《心血管疾病预防指南》方法，低危组患者比例为 81.6%，中、高和极高危组患者比例之和为 18.4%。两种方法对社区高血压患者低、中、高和极高危分层比例的比较，差异有统计学意义（$P<0.01$）。两种危险分层方法结果比较，《中国高血压防治指南（2005 年）》预测心血管病风险级别高于 2007 年 WHO/ISH《心血管疾病预防指南》方法（$P<0.01$）。研究说明了国内外风险评估的工具在我国人群的适用性存在很大争论。总的来说，

有关我国人群最适合的危险分层的头对头研究欠缺，还有待学者进一步研究探索。

　　作为发展中国家，我国不同地区的经济水平和医疗资源不平衡，即使在较发达地区的社区卫生服务中心也并非都具备心脏超声、颈动脉超声、脉搏波传导速度及踝臂指数等仪器设备。因此，严重影响到我国对高血压患者进行全面的危险评估和分层，这必将造成一些本应纳入高危的人群失去加强管理的机会，甚至一些低-中危需要进行药物干预的患者未能及时给予药物治疗。

四、展　望

　　总之，高血压的危险分层是以高血压病理生理学变化为基础，以整体心血管风险评估为导向，加强高血压全面管理的积极措施。但高血压毕竟是涉及多因素、多环境、多基因的复杂性疾病，目前的危险分层虽然具有临床指导及防治意义，但并不能快速解决我国高血压知晓率低、控制率低的现状。而且高血压危险分层的选择、基层医师危险分层知识的教育，都将是今后我国高血压界努力的重要方向。将来的目标是在此基础上，更深刻地从血压-血管-器官的病理生理学变化认识高血压本质，实现最终的个体化治疗。

曾　敬（陆军军医大学大坪医院）

第十四章 血压的测量

血压是重要的生命指标，准确测量血压对心血管健康至关重要。自1896年意大利科学家 Riva-Rocci 发明创造（我们至今仍在使用的）无创的袖带法血压测量技术以来，血压测量不断进步，从手动到自动、从医院到家庭、从静态到动态。血压测量作为一种研究手段，也使我们对血压调节机制、高血压的危害与管理的认识不断深入。目前主要采用诊室血压、动态血压及家庭血压三种测量方法，诊断高血压，评估降压治疗的效果。

一、诊室血压

诊室血压是指在医疗场所测量的血压，通常由受过专门训练的医务人员进行测量。近年来，由于血压测量技术的进步，就诊患者也可采用完全标准化的诊室测量系统，自己完成整个血压测量过程。

诊室血压测量具体方法和要求如下：

1. 血压计 首先，应选择一款符合计量标准的准确的血压计。汞柱血压计曾经很常用，但由于汞是一种重金属，许多国家因为环保已不再使用。自动的示波法电子血压计已经成为血压测量的主要选择。但需选择通过国际标准（国际标准组织、欧洲高血压学会、英国高血压学会及美国医疗器械促进协会等）方案验证的电子血压计。

2. 袖带 使用气囊大小合适的袖带，气囊应包裹 80%～100% 上臂。大多数成年人可使用气囊长 22～26cm、宽 12cm 的标准规格袖带（目前国内汞柱血压计的气囊规格：长22cm，宽12cm）。臂围大（≥32cm）者应使用大规格气囊袖带；儿童使用小规格气囊袖带；婴幼儿使用婴幼儿专用袖带。近年来，袖带技术进步很大。有些企业的电子血压计配置了适用于较大臂围范围的袖带；有些企业为上臂肌肉发达呈锥形者设计了专门的锥形袖带。

测量时，将袖带缚在受测者裸露或穿薄层上衣的上臂，松紧合适，通常容1指，袖带下缘应在肘窝上2横指（约2cm）处。

3. 体位 诊室测血压时，通常取坐位；也可测量卧位血压，尤其是卧床患者；需要了解血压随体位的变化时，还可测量立位血压。测量坐位血压时，最好坐靠背椅，上臂与心脏处在同一水平。测量卧位血压时，面朝上平卧，上臂平放在身体两侧。测量立位血压时，上臂自然下垂。

4. 休息 诊室血压测量的是静息状态下的血压，因此，测血压前，应至少坐位或卧位安静休息 5min。另外，测量前，应先排空膀胱，测量前 30min 内不吸烟、剧烈活动或喝茶、咖啡等。测量过程中，受试者和测量者均应保持安静。站立位血压应在从卧位或坐位站立后 1min 和 5min 时测量。

5. 测量次数与时间间隔 因为血压是不断变化的，因此，应通过多次测量，确保测量的准确性。每次测量血压，通常应测量 2 遍，相隔 30～60s，取 2 遍测量读数的平均值记录。如果收缩压或舒张压的 2 遍测量读数相差 5mmHg 以上，应再次测量，取 3 次读数的平均值记录。

6. 听诊　如果使用汞柱或模拟汞柱血压计听诊测血压，应将听诊器听筒置于肱动脉搏动处，快速充气，使气囊内压力达到桡动脉脉搏消失后，再升高 30mmHg，然后以恒定速率（通常应保证每次心跳不超过 2mmHg）缓慢放气。在放气过程中仔细听取柯氏音，收缩压读数取柯氏音第 1 时相，即听诊第 1 音；舒张压读数取柯氏音第 5 时相，即听诊音消失。12 岁以下儿童、妊娠妇女及严重贫血、甲状腺功能亢进、主动脉瓣关闭不全等柯氏音不消失者，可以柯氏音第 4 时相（即变音）为舒张压。获得舒张压读数后，快速放气至零。

使用汞柱血压计读取测量值时，读取值应精确到 2mmHg，末位数值只能为 0、2、4、6、8，不能出现 1、3、5、7、9，并应注意避免末位数习惯留取偏好。

7. 计量单位　因为历史原因，国际上采用毫米汞柱（mmHg）作为血压计量单位。在我国，根据统一压力计量单位的要求，在正式出版物中注明毫米汞柱与标准压力计量单位千帕斯卡（kPa）的换算关系，1mmHg=0.133kPa。

8. 上臂　通常应测量血压较高一侧上臂的血压。因此，首次就诊，应测量左、右两侧上臂血压。

如果根据诊室血压诊断高血压，包括《中国高血压防治指南（2010 年修订版）》在内的大部分高血压指南都建议非同日 3 次测量血压。但 3 次非同日并无严格定义，在一天当中测量血压的时间也无明确要求，诊断标准为 3 日平均收缩压≥140mmHg 和（或）舒张压≥90mmHg。高血压还可进一步分为 1 级（140～159/90～99mmHg）、2 级（160～179/100～109mmHg）、3 级（≥180/110mmHg）；正常血压又可进一步分为正常（＜120/80mmHg）及正常高值（120～139/80～89mmHg）。不同指南之间，特别是新指南，又有一些差别。例如，2017 年《美国高血压指南》，把血压分为理想（＜120/80mmHg）、升高（120～129/＜80mmHg）、1 级（130～139/80～89mmHg）、2 级高血压（≥140/90mmHg）及高血压危象（≥180/120mmHg）；而 2018 年《欧洲高血压指南》，则分为理想（＜120/80mmHg）、正常（120～129/80～84mmHg）、正常高值（130～139/85～89mmHg）及 1 级（140～159/90～99mmHg）、2 级（160～179/100～109mmHg）、3 级高血压（≥180/110mmHg）。

诊室自动血压测量（automatic office blood pressure measurement，AOBP），因为建议在无人值守情况下，由患者本人自己测量，因此可能会消除或部分消除"白大衣效应"，血压测得值显著低于传统诊室血压。其诊断标准可能因此与传统的诊室血压测量有所不同，需进一步深入研究。

二、动态血压

动态血压监测（ambulatory blood pressure monitoring，ABPM）是血压测量发展史上的重要创新，动态血压计间断地定时、自动测量日常生活状态下血压，包括一个人轻、中度体力活动下的血压，和睡眠过程中的血压，因而可以更准确、更全面地反映一个人的血压总体情况。

动态血压监测的具体方法和要求如下：

1. 动态血压计　和诊室血压测量一样，应选择按照国际标准方案进行过独立临床验证的动态血压计。大部分通过临床验证的血压计可在相关网站查询。在临床应用过程中，需要定期进行校准，以确保每台血压计在每个时间段的准确性。

2. 监测方法 应选择大小合适的袖带。大部分成年人通常选择标准袖带；如果肥胖，应选择大袖带；反之，则应选择小袖带。监测前，应先测量双侧上臂诊室血压，如果双侧上臂血压相差≥10mmHg，应选择血压高的一侧上臂进行动态血压监测；如果双侧相差<10mmHg，则可选择非优势臂进行监测。患者应正常活动，但要避免剧烈运动，在袖带充、放气时停止运动和说话，且保持手臂静止不动。

要求填写动态血压监测日记卡，记录服用药物、吃饭、起床和睡觉时间，以及可能影响血压的症状和事件。如果患者心律明显不规则，如快速心房颤动或频发期前收缩等，动态血压记录可能不准确。

3. 监测方案 应尽可能确保监测时间>24h，并且每个小时都有 1 个以上血压读数。通常白天每 20min 测量 1 次，晚上睡眠时间每 30min 测量 1 次。有效读数应在设定读数的 70% 以上，计算白天血压的读数 20 个以上，计算夜间血压的读数 7 个以上，可以看作有效监测。如不满足上述条件，应重新进行监测。

4. 数据分析 通常动态血压仪企业会提供分析软件，也可采用专业的动态血压监测数据分析软件，如目前烁云动态血压监测数据分析系统，可以用于所有经过临床验证的动态血压监测设备。

5. 动态血压监测的适用人群

（1）诊室或家庭血压监测发现血压升高，怀疑"高血压"者，诊室血压的平均值在 1、2 级高血压范围内，即 140～179/90～109mmHg。

（2）确诊高血压并已接受降压治疗者，若 3 种药物治疗仍未达标，即多次测量诊室血压平均值仍≥140/90mmHg，或家庭血压平均值≥135/85mmHg。

（3）确诊高血压并已接受降压治疗者，若血压已达标，即多次测量诊室血压平均值<140/90mmHg，仍发生了心脑血管并发症，如脑卒中、心力衰竭、心肌梗死、肾功能不全等，或新出现了靶器官损伤，如蛋白尿、左心室肥厚、腔隙性脑梗死等，或靶器官损伤进行性加重。

（4）未服用降压药，诊室血压平均值<140/90mmHg，但家庭血压提示隐匿性高血压，即平均值≥135/85mmHg，或诊室或家庭血压偏高，即平均值为 120～139/80～89mmHg，并已出现了靶器官损伤，如蛋白尿、左心室肥厚、腔隙性脑梗死等，而并无糖尿病、血脂异常、吸烟等其他心血管危险因素者。

动态血压诊断高血压的标准是 24h 平均血压≥130/80mmHg 和（或）白天≥135/85mmHg 和（或）夜间≥120/70mmHg。白天和夜间最好以动态血压监测日记卡所记录的起床和上床时间为准。如果未记录日常活动信息，也可根据固定时间段定义白天（8：00～20：00，共 12h）和夜间（23：00～5：00，共 6h）。新疆、西藏等西部地区可适当调整时间，如延后 1～2h。

如果将动态血压与诊室血压做对比，诊室血压升高，但动态血压正常，则可诊断白大衣高血压；相反，如果诊室血压正常，但动态血压升高（无论白天，还是晚上），则可诊断隐匿性高血压。

动态血压监测除了诊断高血压、发现白大衣或隐匿性高血压外，还具有重要的风险评估与预测价值。夜间血压的下降幅度、清晨血压的升高情况、相邻血压读数之间的变异情况及动态的动脉硬化指数等指标，可以帮助有经验的临床医生进行更全面的风险评估或做出更合理的预后判断。然而，这些指标尚未纳入常规临床应用。

三、家 庭 血 压

家庭血压监测（home blood pressure monitoring，HBPM）是指患者自己或者家庭成员在医疗单位外（一般在家里）测量血压，也可称为家庭自测血压。家庭血压监测是提高高血压知晓率和控制率的有效手段。测量在熟悉的家庭环境中进行，因而也可避免诊室血压测量的"白大衣效应"。同时，家庭血压监测可用于评估数日、数周甚至数月、数年中血压的长期变化情况或者降压治疗效应，有助于增强患者管理高血压的参与意识、改善患者的治疗依从性。

家庭血压监测的具体方法和要求如下：

1. 血压计 应选择按照国际标准方案进行过临床验证的上臂式示波法全自动电子血压计。大部分通过临床验证的血压计可在相关网站查询。在使用期间，应定期进行校准。

2. 监测方案 应每日早（起床后）、晚（上床睡觉前）各测量 2～3 次，间隔 30～60s。初诊患者，治疗早期或虽经治疗但血压尚未达标或不稳定患者，应在就诊前连续测量 5～7天；血压控制良好时，每周测量 1 天。

3. 测量方法 如果采用上臂式电子血压计进行家庭血压监测，测量血压的一般条件和在诊室测量血压时大致相似。专业人员应对患者进行家庭血压测量教育和培训。选择合适大小的袖带，上臂臂围较大者选择大袖带；相反，儿童、青少年或其他上臂过细者，应选择小袖带。在有靠背的椅子上坐位休息至少 5min 后，开始测量血压。应先测量双侧上臂血压，选择血压高的一侧上臂进行血压监测。测血压时，将捆绑袖带的上臂放在桌子上，与心脏同一水平，两腿放松、落地。

4. 数据记录与分析 如果血压计没有存储功能，测量完成后应将测量结果完整地记录在笔记本上，以备需要时使用。记录内容：测量血压者姓名、测量日期与时间、收缩压、舒张压和脉搏。伴有精神焦虑、抑郁或擅自改变治疗方案的患者不建议进行家庭血压监测。

家庭血压诊断高血压的标准：家庭血压平均值≥135/85mmHg 时可以确诊高血压，＜130/80mmHg 时为正常血压。如果是已经接受降压治疗的高血压患者，目标家庭血压应＜135/85mmHg。

如果将家庭血压与诊室血压做对比，也可以诊断白大衣高血压和隐匿性高血压，在这个方面家庭血压可部分但不能全部替代动态血压监测。

张冬燕　王继光（上海交通大学医学院附属瑞金医院）

第十五章　高血压急症

据 2012 年《中国居民营养与慢性病状况报告》显示，中国 18 岁以上成年居民高血压患病率为 25.2%，而到了 2015 年高血压患病率已达 27.9%。研究显示，1%～2%的高血压患者一生中至少发生一次高血压急症。高血压急症发病急，预后差，急性期的病死率可高达 6%以上，90 天病死率及再住院率分别高达 11%、37%，但不同的研究差别较大。降压治疗依从性差、药物滥用及越来越多的慢性肾脏病透析治疗与高血压急症的发生密切关系。

一、高血压急症

（一）定义

高血压急症是指原发性或继发性高血压患者在某些诱因作用下，血压短时间内突然和显著升高（一般超过 180/120mmHg），同时伴有进行性心、脑、肾等重要靶器官功能不全的表现，包括高血压脑病、高血压伴脑卒中（出血性或缺血性）、心力衰竭、急性冠状动脉综合征、主动脉夹层、嗜铬细胞瘤危象等。围术期高血压、子痫前期或子痫等也属于高血压急症范畴。

临床上若患者的血压≥220/140mmHg，无论有无症状，应视为高血压急症予紧急处理。但应注意血压水平的高低与急性靶器官损害的程度并非成正比。一部分高血压急症并不伴有特别高的血压值，但如果并发急性肺水肿、主动脉夹层、心肌梗死者等，而血压仅为中度升高，但对靶器官功能影响重大，也应视为高血压急症。对于妊娠期妇女及急性肾小球肾炎的儿童患者，血压升高可能并不显著，但靶器官的损害更为严重，应按高血压急症处理。

（二）发病机制

目前，高血压急症的发病机制仍不清楚。各种诱因如应激因素：严重精神创伤、情绪激动、神经反射移除、内分泌激素水平异常等作用下，交感神经张力亢进和缩血管活性物质（如儿茶酚胺、Ang II 等）激活释放增加，诱发短期内血压急剧上升。同时全身小动脉痉挛导致压力性多尿和循环血容量减少，反射性引起血管活性物质增加，从而进一步使血管收缩混合炎症因子释放，形成恶性循环。升高的血压导致内皮受损，小动脉纤维素样坏死，引发缺血、血管活性物质进一步释放增加，进一步加重损伤。同时在交感神经系统、RAAS 兴奋等的作用下，导致高血压急症时终末器官灌注减少和功能损伤，最终诱发心、脑、肾等重要脏器缺血和高血压急症（图 3-15-1）。

（三）分类及临床表现

高血压急症的临床表现因临床类型不同而异，但共同的临床特征是短时间内血压急剧升高，同时出现明显的头痛、眩晕、烦躁、恶心、呕吐、心悸、气急和视物模糊等靶器官急性损害的临床表现。而靶器官损伤则主要表现为急性冠状动脉综合征、急性脑卒中、高血压脑病、急性心力衰竭、急性主动脉夹层、子痫前期和子痫等的临床症状。确定是否出现靶器官损害应结合临床表现及相应的辅助检查（表 3-15-1），同时对脏器损伤程度进行评估。

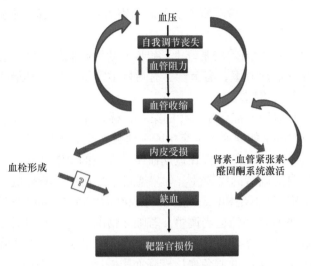

图 3-15-1　高血压急症的可能病理生理机制

表 3-15-1　高血压急症患者必要的辅助检查

需要的常规检查

　　眼底检查

　　12 导联心电图

　　血红蛋白、血小板计数及纤维蛋白原

　　电解质、心肌酶、eGFR

　　尿白蛋白/肌酐、镜检尿红细胞、白细胞、管型

　　妊娠试验（育龄妇女）

特殊及必要的检查

　　肌钙蛋白、CK-MB、NT-proBNP

　　胸部 X 线

　　超声心动图（特别怀疑有主动脉夹层、心力衰竭或心肌缺血等）

　　CT 血管造影（怀疑急性胸腹主动脉病变，如主动脉夹层）

　　颅脑 CT 或 MRI（怀疑神经系统疾病）

　　肾脏超声（肾功能受损或怀疑肾动脉狭窄）

　　尿液药物检测（怀疑麻醉药品中毒，如安非他命、可卡因等）

（四）高血压急症危险程度评估

应根据以下三个方面指标对高血压急症的危险程度进行评估：①影响短期预后的脏器受损的表现有肺水肿、胸痛、抽搐及神经系统功能障碍等；②基础血压值，通过了解基础血压可以反映血压急性升高的程度，以评估对脏器损害存在的风险；③急性血压升高的速度和持续时间，血压缓慢升高和（或）持续时间短的严重性可能较小，反之则较为严重。

（五）高血压急症的处理

1. 高血压急症的处理原则

（1）基本原则

1）准确评估病情风险。

2）以防止或减轻心、脑、肾等重要脏器的损害为目的，快速、平稳降压，减轻靶器官损害，积极查找病因。

3）在及时准确评估病情风险的基础上，初步诊断为高血压急症的患者应及时给予有效的治疗，制订个体化的治疗方案，有节奏、有目标地降低血压；其最终目标是减少脏器功能受损，降低并发症并改善结局。

（2）降压目标：高血压急症降压治疗的第一目标是在 30～60min 内将血压降低到一个安全水平。除特殊情况外（如缺血性脑卒中、主动脉夹层），建议第 1～2h 内使平均动脉血压迅速下降但不超过 25%。一般掌握在近期血压升高值的 2/3 左右，在紧急降压治疗时，需要充分认识到血压自身调节的关键性。如果通过治疗血压急骤降低，缩小血管床的自身调节空间，可导致组织灌注不足和（或）梗死。建议在后续的 2～6h 内将血压降至 160/100～110mmHg，根据患者的具体病情适当调整。若临床情况稳定，在以后 24～48h 逐步降低血压达到正常水平。对于妊娠合并高血压急症的患者，应尽快、平稳地将血压控制到相对安全的范围（<150/100mmHg），并避免血压骤降而影响胎盘血液循环。合并不同靶器官损害者降压目标见表 3-15-2。

表 3-15-2　合并不同靶器官损害者降压目标

疾病种类	降压目标
脑卒中	
脑出血	收缩压>200mmHg 或平均动脉压>150mmHg，应考虑持续静脉用药积极降压；如收缩压>180mmHg 或平均动脉压>130mmHg，且有颅内压升高的证据，可间断或持续静脉给降压药，维持脑灌注压>80mmHg；如果收缩压>180mmHg 或平均动脉压>130mmHg，无颅内压升高证据，可间断或持续静脉给药适度降压（平均动脉压=110mmHg 或目标血压 160/90mmHg）
蛛网膜下腔出血	推荐短效、能持续静脉滴注的药物
缺血性脑卒中	收缩压>220mmHg 或舒张压>120mmHg；或伴有严重的心力衰竭、主动脉夹层或高血压脑病等；或收缩压>185mmHg 或舒张压>110mmHg，准备血管内溶栓者才考虑降压
急性肺水肿	在减轻心脏前后负荷的同时，给予血管扩张剂，对于容量负荷重者可合并使用利尿剂
恶性高血压	在数日内将血压降到 160/100mmHg，以尿量、肾功能为指标，将血压降低到脏器血液灌流量能够得到维持的最低水平
主动脉夹层	迅速将收缩压降到 100mmHg 左右（90～110/60～70mmHg），心率 60～80 次/分
子痫	收缩压应控制在 140～160mmHg，舒张压 90～105mmHg

（3）注意事项

1）迅速而适当地降低血压，去除引起急症的诱因。

2）静脉外给药起效慢且不易于调整，通常需静脉给药。

3）避免口服或舌下含服硝苯地平。

4）避免使用的药物：应注意有些降压药不适宜用于急诊高血压。治疗开始时不宜使用强力的利尿降压药，除非有心力衰竭或明显的体液容量负荷过度，强力利尿是危险的。

（4）降压药物选择应注意：选择适宜有效的降压药物，通常需静脉输液泵或静脉滴注给药，同时应监测血压。静脉滴注给药的优点是根据血压的变化特点灵活地调整给药剂量。同时，如果情况允许，及早开始口服降压药治疗；为避免快速降压而导致的重要器官的血流灌注明显减少，应采取逐步控制性降压。降压过程中如发现有重要器官的缺血表现，应适当调整降压幅度；高血压急症处理对降压药的选择，要求快速平稳的发挥降压效果；作用持续时间短，停药后作用消失较快；不良反应小，最好在降压过程中对心率、心输出量和脑血流量影响不明显（表 3-15-3）。

表 3-15-3　高血压急症静脉注射或肌内注射用降压药

药名	剂量	起效时间	持续时间	不良反应
硝普钠	6.25～12.5μg/min 起泵入，根据血压调整剂量（围术期高血压） 0.25～10μg/（kg·min）IV（高血压急症） 起始剂量 0.3～0.5μg/（kg·min），根据血压反应可逐渐增加剂量；最大剂量 10μg/（kg·min）（妊娠高血压；其安全级别 C 级）	立即	2～10min	低血压、心动过速、头痛、肌肉痉挛。连续使用超过 72h 或剂量>2g/（kg·min）时可能导致氰化物中毒
硝酸甘油	5～100μg/min IV（高血压急症合并心肌缺血）	2～5min	5～10min	头痛、呕吐
酚妥拉明	2.5～5mg IV（诊断嗜铬细胞瘤及治疗其所致的高血压发作，包括手术切除时出现的高血压，也可根据血压对本品的反应用于协助诊断嗜铬细胞瘤）	1～2min	10～30min	心动过速、头痛、潮红
尼卡地平	0.5～10μg/（kg·min）IV（围术期高血压，高血压急症） 起始剂量 5mg/h，根据血压反应逐渐增加至 15mg/h（妊娠高血压，安全级别 C 级）	5～10min	1～4h	心动过速、头痛、周围水肿、心绞痛、恶心、头晕，与硫酸镁合用可能抑制子宫收缩
艾司洛尔	0.15～0.3mg/（kg·min）泵入（围术期高血压），250～500μg/kg IV 继以 50～300μg/（kg·min）IV（高血压急症）	1～2min	10～20min	低血压、恶心
美托洛尔	3～5mg IV，间隔 5min 重复，最大可用到 15mg（围术期高血压）	5～10min	5～10h	低血压、心力衰竭、心脏传导阻滞、头晕、疲劳、抑郁、支气管痉挛
拉贝洛尔	25～50mg IV 15min 可重复，总量可达 200mg；也可静脉泵入，1～4mg/min（围术期高血压） 20～80mg IV，0.5～2.0mg/min（高血压急症）	5～10min	3～6h	恶心、呕吐、头麻、支气管痉挛、传导阻滞、直立性低血压
乌拉地尔	10～50mg IV 6～24mg/h	5min	2～8h	低血压、头晕、恶心、疲倦
依那普利拉	1.25～5mg 每 6h IV	15～30min	6～12h	高肾素状态血压陡降、变异度较大
地尔硫䓬	5～10mg IV，或 5～15μg/（kg·min）泵入（围术期高血压，高血压急症）	5min	30min	心动过缓、房室传导阻滞、低血压、心力衰竭、外周水肿、头痛、便秘、肝毒性
肼苯哒嗪	10～20mg IV 10～40mg IM	10～20min 20～30min	1～4h 4～6h	心动过速、潮红、头痛、呕吐、心绞痛加重
非诺多泮	0.03～1.6μg/（kg·min）IV	<5min	30min	心动过速、头痛、恶心、潮红
硫酸镁*	5g 稀释至 20ml，静脉慢推 5min，继以 1～2g/h 维持；或 5g 稀释至 20ml，每 4h 一次深部肌内注射。总量 25～30g/d（妊娠高血压，严重先兆子痫）			当尿量<600ml/d、呼吸<16 次/分、腱反射消失时应及时停药

注：IV，静脉注射；IM，肌内注射；*非高血压药物；急症降压药使用详见各种药物的说明书。

2. 高血压急症相关疾病的处理及注意事项

（1）急性主动脉夹层：是高血压急症中最重要的疾病，80%以上的主动脉夹层患者有较高的血压，死亡率高，控制血压是防止病情进一步发展的关键。

处理原则：患者应绝对卧床休息，严密监测生命体征和血管受累征象，给予有效止痛、迅速降压、镇静和吸氧，忌用抗凝或溶栓治疗，疼痛剧烈患者立即静脉使用大剂量吗啡(5mg/次)或哌替啶(100mg/次)。

治疗目标：扩张血管、减缓心动过速、抑制心脏收缩、降低血压及左心室射血速度以降低血流对动脉的剪切力；急性近端剥离及有并发症者尽快手术治疗。

降压原则：在保证脏器足够灌注的前提下，迅速将血压降低并维持在尽可能低的水平，收缩压至少降至 120mmHg，在保证器官灌注的基础上，能够降至 100mmHg 左右则更为理想，心率控制在 60～80 次/分，降压药物可以选择硝普钠或尼卡地平静脉滴注，尼卡地平因其有效性与硝普钠相近，且安全性高，故应用范围更广，在大多数情况下可以替代传统的血管扩张剂——硝普钠。

血压的快速下降易引起交感神经兴奋，使心肌收缩力反射性增加，而血压的急剧变化及左心室收缩力的增加可加剧主动脉破裂风险，因此应联合应用 β 受体阻滞剂（如艾司洛尔）降低心肌收缩力和减慢心率，且 β 受体阻滞剂应在降压药物使用之前应用；此外，作为兼有 α 及 β 受体阻滞作用的拉贝洛尔，对主动脉夹层分离的治疗效果良好，可单一用药，无须联合，必要时加用口服 ARB、ACEI 或小剂量利尿剂，要注意 ACEI 类药物可引起刺激性咳嗽，可能加重病情。肼苯达嗪能反射性兴奋交感神经，增加主动脉管壁的切变应力，因此属于应用禁忌。主动脉大分支阻塞患者，因降压后使缺血加重，不宜过度降压。

（2）急性脑血管病：高血压急症约 30%并发脑卒中，包括缺血性脑卒中（25%）和出血性脑卒中（5%）。长期降压治疗可减少高血压患者脑卒中的发生率。

脑卒中急性期通常合并血压的升高，这种血压升高与急性应激反应和颅内压升高后库欣反射有关，随着病情的好转血压大概在一周左右恢复至原来水平，出现脑卒中时，脑血流的调节机制进一步紊乱，特别是急性缺血性脑卒中患者，几乎完全依靠平均动脉血压的增高来维持脑组织血液灌注，要避免血流灌注不足。

应用降血压药物的原则是既要有效和持久地降低血压，又不至于影响重要器官的血流量。急性脑卒中期间迅速降低血压的风险和益处尚不清楚，因此一般不主张对急性脑卒中患者采用积极的降压治疗，确实需要紧急降压时，应根据患者既往血压水平和颅内压情况个体化对待。

1）急性缺血性脑卒中：急性缺血性脑卒中伴高血压的患者，一般不予降压治疗，是否降压应根据患者血压升高的程度及患者的整体情况和基础血压而定。当收缩压>220mmHg或舒张压>120mmHg，或伴有严重心力衰竭、主动脉夹层或高血压脑病等；或收缩压>185mmHg 或舒张压>110mmHg，准备血管内溶栓者才考虑降压。

根据患者的具体情况选择合适的药物及合适剂量，美国和加拿大推荐使用静脉注射拉贝洛尔或硝普钠，随时、迅速、平稳地降低血压至所需水平；舌下含服硝苯地平引起的血压急剧降低明显增加心脑血管风险，应禁止使用。

急性期颅内压升高者谨慎使用降压药，避免血压过度下降，治疗上以利尿剂为基础，静脉用拉贝洛尔在降颅压的同时可平稳降低血压。

2）急性出血性脑卒中

A. 急性脑出血：对于出血性脑卒中患者，是否紧急降压应根据颅压、年龄、全身情况、出血病因及基线血压情况决定，主要目的是在保证脑组织灌注的基础上，避免再次出血。

如果收缩压>200mmHg 或平均动脉压>150mmHg，应考虑持续静脉用药积极降压，积极监测血压；如果收缩压＞180mmHg 或平均动脉压＞130mmHg，且有颅内压升高的证据或怀疑颅内压升高，应考虑监测颅内压，可间断或持续静脉给药降压，维持脑灌注压＞80mmHg；如果收缩压＞180mmHg 或平均动脉压＞130mmHg，且没有颅内压升高的证据，可间断或持续静脉给药适度降压（MAP 为 110mmHg 或目标血压为 160/90mmHg），使收缩压维持在 180mmHg 以下，平均动脉压维持在 130mmHg 以下。

美国和加拿大推荐使用静脉注射拉贝洛尔，因其能在降颅压的同时平稳降低血压，钙通道阻滞剂能扩张脑血管、增加脑血流，但可能增高颅内压，应慎重使用；α 受体阻滞剂往往出现明显的降压作用及明显的直立性低血压，使用应谨慎，同时，慎重应用硝普钠，但是该药除了其主要不良反应如反射性心动过速、冠状动脉缺血、抗血小板活性和增高颅内压以外，还会降低脑灌注压。

B. 蛛网膜下腔出血：对于蛛网膜下腔出血的患者，是否应紧急降压尚不明确；有回顾性研究表明服用降压药物的患者再出血率较低，而另外有证据表明再出血与血压的变化程度相关而不与血压绝对值相关；目前还没有可靠证据表明血压控制能防止再次出血。

降压药物推荐短效、能持续静脉滴注的药物，如尼卡地平、拉贝洛尔和艾司洛尔可靠性及安全性良好，应尽量避免使用硝普钠，因其增加颅内压且长期输注可导致氰化物中毒。

蛛网膜下腔出血患者的巨大风险是出血导致的脑血管收缩与痉挛，最终引发脑水肿。

此外，由血管痉挛而引起的缺血风险也很高，一般常规静脉滴注尼莫地平，既可达到降血压目的，又可有效防止脑动脉痉挛。

（3）急性心力衰竭（acute heart failure，AHF）：可分为急性失代偿性心力衰竭、急性肺水肿、高血压性心力衰竭，其中高血压性心力衰竭的主要特点是：具有心力衰竭的症状和体征，同时伴有高血压，左心室功能多正常，患者一般无或仅轻度容量过多，多有肺水肿表现而没有其他部位水肿。

对于高血压急症引起的 AHF，血管扩张剂为明确适应证，常用血管扩张剂，包括硝酸酯类、硝普钠。

1）硝酸酯类药物：在 AHF 患者尤其是合并急性冠状动脉综合征（ACS）患者，硝酸酯类药物在减轻肺淤血的同时不影响搏出量或增加心肌耗氧量，应用合适剂量的硝酸酯类药物能够在扩张动脉和扩张静脉之间取得平衡，从而既降低左心室的前、后负荷而又不损害组织灌注。

2）硝普钠：对于以严重或后负荷增加为主的患者，如高血压性或二尖瓣反流患者推荐应用硝普钠，硝普钠的加量过程应谨慎，通常需要行有创动脉监测并严格管理。为避免反跳作用，治疗过程中应逐渐减量。对 ACS 引起的 AHF，硝酸酯类药物优于硝普钠，因为后者可引起冠状动脉盗血综合征。

奈西立肽：该药是利用重组 DNA 技术合成的一种新型血管扩张剂（B 型利尿钠肽）。通过与利尿钠肽受体结合，奈西立肽具有明确的扩血管和排钠利尿作用，主要用于治疗AHF。奈西立肽对静脉、动脉和冠状动脉均有扩张作用，能降低前、后负荷，增加心输出量，而无直接的正性肌力作用。淤血性 AHF 患者静脉注射奈西立肽有利于改善血流动力学，促进钠排泄，抑制 RAAS 和交感神经系统。与静脉应用硝酸甘油相比，奈西立肽对血流动力学的改善更有效，不良反应更少。

钙通道阻滞剂：急性心力衰竭治疗不推荐使用钙通道阻滞剂，地尔硫䓬、维拉帕米和二氢吡啶类均禁用。

心力衰竭治疗方面，左西孟旦和新活素（重组 BNP）是目前临床应用的新药物，疗效肯定。左西孟旦是一种钙离子增敏剂，通过钙依赖性增加心肌细胞的钙敏感性来增加心肌收缩力，并通过激活血管平滑肌上的钾通道来介导外周血管扩张，能增加心输出量，降低充盈压，能改善冠状动脉血流，还能够防止心肌细胞凋亡，从而有心肌保护作用。在《2014年中国心力衰竭诊断与治疗指南》中被高级别推荐（Ⅱa 类，B 级）。

（4）急性冠状动脉综合征：包括不稳定型心绞痛和急性心肌梗死，其治疗目标在于降低血压、减少心肌耗氧量，改善预后，但不可影响到冠状动脉灌注压及冠状动脉血流量。

治疗时首选硝酸酯类药物，可以减少心肌耗氧量、改善心内膜下缺血、增加缺血组织周围血供，同时可早期联合使用其他降血压药物静脉给药治疗，如钙通道阻滞剂、β 受体阻滞剂、α_1 受体阻滞剂，配合使用利尿剂、镇痛、镇静剂等。

钙通道阻滞剂中的尼卡地平可增加冠状动脉血流、保护缺血心肌，静脉滴注能发挥降压和保护心脏的双重效果；拉贝洛尔能同时阻断 α_1 和 β 受体，在降压的同时能减少心肌耗氧量，且不影响左心室功能。心肌梗死后的患者，可选用 ACEI、受体阻滞剂和醛固酮拮抗剂。

（5）肾上腺危象：儿茶酚胺诱发的高血压危象由肾上腺素张力突然升高引起。通常由于突然停用降压药物造成，如撤除可乐定后反弹性血压升高；摄入拟交感类药物并发的高血压；嗜铬细胞瘤有时也会出现高血压危象。

应避免单独应用 β 受体阻滞剂，因阻断 β 受体诱发的血管扩张以后，α 受体缩血管活性会占优势，可导致进一步的血压升高，血压控制推荐尼卡地平、非诺多泮联合苯二氮䓬类药物，也可单用乌拉地尔或酚妥拉明。

（6）老年人高血压急症：高血压急症的定义泛指普通人群，也适用于老年患者。老年高血压急症多有危险因素和复杂的基础疾病，因而更容易使多个靶器官损害。迅速而平稳地降压，是急诊救治患者生命的关键。

无论是收缩期和舒张期高血压，还是单纯收缩期高血压，降压治疗对老年患者减少心血管疾病发病甚至死亡都是有益的。应测量直立位血压，以排除直立性低血压，并评估降压治疗的体位效应。许多老年患者需要两种或更多药物控制血压，由于老年人血压降低难度大，故老年人的收缩压目标为降至 150mmHg 以下，如能耐受，还可进一步降低。

在老年高血压急症患者治疗过程中监测血压非常重要，同时应该注意降压过程中出现大脑低灌注，以及原有的和药物治疗后出现的直立性低血压。根据患者的不同情况，寻找导致血压急剧升高的原因，最大限度地减少合并症发生，逆转靶器官损害。

（7）急诊子痫及子痫前期的管理：妊娠高血压急症患者的处理需非常小心，要同时顾及母亲和胎儿的安全。在加强母儿监测的同时，需把握三项原则：镇静、预防抽搐、止抽搐；积极降压；适时终止妊娠。应给予快速平稳降压治疗。

目前最常用于治疗妊娠高血压急症的药物包括拉贝洛尔、尼卡地平、乌拉地尔、肼屈嗪，这些药物不影响子宫胎盘血流量且更容易控制，与此同时，还要注意监测高血压是否对妊娠妇女的其他靶器官造成损害。具体如下：

1）镇静、预防抽搐、止抽搐：常用药物为硫酸镁，肌内注射或静脉给药，用药时监测患者血压、尿量、腱反射、呼吸，避免发生中毒反应。镇静剂可选用地西泮。

2）积极降压：当收缩压＞160mmHg 或舒张压＞105mmHg 时，宜静脉给予降压药物，但究竟血压应降至多少合适，目前尚无一致意见。有文献表明，收缩压应控制在 140～

160mmHg，舒张压应控制在 90～105mmHg。重症先兆子痫和子痫患者收缩压＞160mmHg 是导致脑血管意外的重要因素，因此严重先兆子痫和子痫患者的收缩压为 155～160mmHg 是开始降压的时机。在治疗时应注意避免血压过快下降，影响胎儿血供。

短效降压药物推荐拉贝洛尔或尼卡地平，与肼屈嗪相比，该两种药更安全有效。尼卡地平胎盘转移率低，长时间使用对胎儿无明显不良影响，尤其适用于先兆子痫患者，但应注意其可能抑制子宫收缩而影响分娩，另外在与硫酸镁合用时应小心，以免产生协同作用。ACEI、ARBI 可能引起胎儿生长迟缓、羊水过少或新生儿肾衰竭，亦可能引起死胎，应禁用。利尿剂可进一步减少血容量，加重胎儿缺氧，除非存在容量过多情况，否则不宜使用利尿剂，同时应避免舌下含服或口服硝苯地平；硝普钠可致胎儿氰化物中毒，亦为禁忌。尽管很多产科医生认为硫酸镁是一种稳定的降压药物，但其实不然，有试验表明静脉注射硫酸镁 30min 后，并没有明显的血压降低。因此有专家不推荐其作为抗高血压药物，分娩胎儿时需同时严密监测血压情况，结合患者病情和产科情况，适时终止妊娠。

（8）急诊肾功能不全合并高血压管理：一般患者高血压急症降压的节奏适用于肾功能不全患者，但是肾功能不全患者降压的最终目标更严格，要将血压长期严格控制在＜130/80mmHg。当尿蛋白＞1g/24h，血压应＜125/75mmHg。血压稳定是预防尿毒症并发高血压急症的重要措施，在维持足够肾灌注的前提下，即便对于急性肾衰竭发生高血压急症的患者，只要血压得以良好控制，也能充分恢复肾功能。

在处理急症时要尽量选择增加或不减少肾血流量的降压药物，短效降压药物推荐钙通道阻滞剂（尼卡地平）或肾上腺素能受体阻滞剂（如拉贝洛尔），有试验证明尼卡地平具有利尿排钾、增加肾血流量的作用；尽管硝普钠是治疗高血压急症历史最长的药物，但因其可能引起氰化物中毒，不建议作为肾功能不全患者的一线药物。

同时有专家推荐使用多巴胺受体激动剂非诺多泮。有试验表明，与硝普钠相比，非诺多泮除了有降压作用外，还具有增加尿钠排泄、利尿、清除肌酐的作用；而对于慢性肾功能不全患者，血压升高多因液体潴留所致，利尿剂较为适用；有时对于严重液体潴留的患者，为了降低血压，需要透析治疗，血压控制以后可以逐渐停止透析。ACEI 类药物对肾脏有一定保护作用，且可减少蛋白尿，但如有肾动脉狭窄及肌酐升高，用 ACEI 类药物需要特别警惕。因为在降压同时肾脏的血液供应也随之下降，而且 ARB 和 ACEI 对这类患者的治疗效果并不佳。在强效控制血压的同时，避免对肾脏功能的进一步损伤，常需要联合用药，根据患者的具体情况选择合适的降压药物。避免使用有肾脏毒性作用的药物；经肾排泄或代谢的降压药（如硝普钠、肼屈嗪），剂量应控制在常规用量的 1/3～1/2。对于透析的患者，其中有 50%～80%发生透析相关性高血压，多在透析初 2～3h 出现血压异常升高，顽固、难以控制的高血压，可以选用与血浆蛋白结合率高且不易透过滤膜的药物，如尼卡地平、乌拉地尔。

（9）围术期高血压的管理：围术期高血压是指从确定手术治疗到与本手术有关的治疗基本结束期间内，患者的血压（收缩压、舒张压或平均动脉压）升高幅度大于基础血压的30%，或收缩压≥140mmHg 和（或）舒张压≥90mmHg。围术期高血压危象指的是围术期的过程中出现短时间血压增高，并超过 180/110mmHg。

既往有高血压病史，术前血压控制不理想，有继发高血压或颅内高压者，有紧张、焦虑、恐惧、睡眠等心理因素不良，尤其是舒张压超过 110mmHg 者易发生围术期血压波动。严重高血压容易发生在心脏、大血管（颈动脉内膜剥脱术、主动脉手术）、神经系统和头颈部手术、肾脏移植及大的创伤（烧伤或头部创伤）等手术中。

围术期高血压降压的基本原则是保证重要脏器灌注，降低心脏后负荷，维护心功能。降压的一般原则：即刻目标在 30～60min 内使舒张压降至 110mmHg，或降低 10%～15%，但不超过 25%。如可以耐受，在随后 2～6h 将血压降低至 160/100mmHg。主动脉夹层患者降压速度应更快，在 24～48h 内将血压逐渐降至维持组织脏器基本灌注的最低血压水平。年龄＜60 岁患者血压应控制在＜140/90mmHg；年龄≥60 岁患者，如不伴糖尿病、慢性肾脏病，收缩压应＜150mmHg；高龄患者（＞80 岁），收缩压应维持在 140～150mmHg，如伴糖尿病、慢性肾脏病，血压控制目标应为＜140/90mmHg。进入手术室后血压仍高于 180/110mmHg 的择期手术患者，建议推迟手术，如确有手术需要（如肿瘤伴少量出血），家属同意可手术。术前重度以上高血压者（＞180/110mmHg），不建议在数小时内给予紧急降压治疗，否则常带来重要靶器官缺血及降压药物的副作用。原则上对轻、中度高血压（＜180/110mmHg）可进行手术。对危及生命的紧急状况，为抢救生命，不论血压多高，都应急诊手术；对严重高血压合并威胁生命的靶器官损害及状态，如高血压伴左心衰、不稳定型心绞痛或变异型心绞痛、少尿型肾衰竭、严重低钾血症（＜2.9mmol/L）等，应在短时间内采取措施改善生命脏器功能。

3. 高血压急症的后续降压管理　对于高血压急症经静脉降压治疗后血压达到目标值，且靶器官功能平稳后，应考虑逐渐过渡到口服用药。口服用药应依据具体药物起效时间与静脉用药在一定时间内重叠使用，而不应等待静脉用药撤除后才开始应用。静脉用药停止后，可适当保持静脉通道，以防止血压反弹而需再次静脉使用降压药物。降压药物剂型改变过渡期间应严密监测各项生命体征及靶器官功能变化。

二、高血压亚急症

（一）概述

高血压亚急症：指血压显著升高（血压＞180/120mmHg）但不伴靶器官损害，应仔细评估，适时启动口服抗高血压药治疗，监测高血压相关的脏器功能并确定导致血压升高的可能原因。据估计，我国高血压亚急症总体的发病率并不高，占高血压患者的 1%～2%。但结合我国高血压患者基数大（至少 2.7 亿），患病率、增长趋势、危害性高，但知晓率、治疗率和控制率低的特点，我国高血压亚急症的发生率可能更高，预计每年至少 200 万人会因高血压亚急症就诊于急诊科。虽然高血压亚急症预后相对较好，但有报道，高血压亚急症是心血管事件的独立预测因素。

（二）临床表现

高血压亚急症患者可能存在的非靶器官损害临床症状，如自主神经功能紊乱症状：面色苍白、烦躁不安、多汗、心悸、手足震颤和尿频。心率增快，可大于 110 次/分。其他：部分症状如鼻出血及单纯头晕、头痛等可能仅是血压升高而并不伴有一过性或永久性脏器的急性受损。可能存在一些临床情况导致血压突发的急骤上升，如组织缺氧、疼痛、手术后容量过度负荷、膀胱充盈、睡眠紊乱或在疗养所出现的关节炎疼痛等，或者因为自行停用或减少抗高血压药物而导致高血压亚急症的发生。

（三）实验室检查

血常规、尿常规、心电图和血生化（电解质、肝肾功能）应列为常规检查，依病情选择 X 线、心肌损伤标志物、利钠肽（BNP 或 pro-BNP）、血气分析，必要时行 CT、MRI 和超声心动图等检查。做这些检查的目的只是评估靶器官功能，排除高血压急症，以及识别可能存在的一些临床情况。

（四）治疗

原则：及早准确评估病情风险，密切监测，调整口服降压药、逐渐控制血压。

对高血压亚急症患者，可在 24～48h 将血压缓慢降至 160/100mmHg。没有证据表明紧急降压治疗可以改善预后。甚至血压突然下降会导致心、脑、肾的缺血，并影响预后。许多高血压亚急症患者，在休息的情况下可以使血压下降到安全范围，因此在接诊的初始数小时内，以动态监测血压为主，应在休息并观察的前提下，给予必要的口服降压药处理。如果存在临床情况，如组织缺氧、疼痛、手术后容量过度负荷、膀胱充盈、睡眠紊乱或在疗养所出现的关节疼痛等，应对临床情况进行针对性的处理，而不是即刻给予降压药处理。对于大部分存在临床情况的患者，经过针对性处理，血压均会恢复至出现临床情况之前水平。对于经过休息、针对临床情况进行处理后血压仍然高于 160/100mmHg 者，可以给予适当的口服降压药，如钙通道阻滞剂、转换酶抑制剂、血管紧张素受体阻滞剂、α 受体阻滞剂、β 受体阻滞剂（表 3-15-4）。应避免静脉用药或口服快速降压药，避免口服硝苯地平或静脉注射尼卡地平等钙通道阻滞剂（可能会导致过度降压及反射性心动过速）。同时应积极寻找诱因及病因，针对病因治疗，避免反复发作。

表 3-15-4　高血压亚急症的口服药物

药物	类别	剂量	起效时间	持续时间（h）
卡托普利	ACEI	6.5～50.0mg	15min	4～6
尼群地平	通道阻滞剂	5～10mg	30min	6～8
可乐定	中枢 α 受体激动剂	初始 0.2mg 之后	0.5～2.0h	6～8
	每小时 0.1mg，总量可达 0.8mg			
呋塞米	利尿剂	20～40mg	0.5～1.0h	6～8
拉贝洛尔	α 及 β 受体阻滞剂	100～200mg	0.5～2.0h	8～12
美托洛尔	β 受体阻滞剂	25～50mg	15～30min	3～4

1. 卡托普利　是目前已知的起效最快的 ACEI 类口服药。对于无法吞咽的患者可以舌下含服。ACEI 类药物可能有其独特的优势，当收缩压降低时它能使脑自身调节曲线左移，维持脑血流量不变。除 RAAS 激活的患者外，服用首剂 ACEI 类药一般不会引起血压骤降。此外，应特别注意明显肾功能不全或血容量不足患者，也存在发生较小的潜在低血压的危险。年龄较大者建议用培哚普利或贝那普利。

2. 尼群地平　是硝苯地平的衍生物，属于二氢吡啶类钙通道阻滞剂，通过抑制血管平滑肌 Ca^{2+} 进入细胞内而扩张外周血管，可起到良好的降压效果。同时可抑制心肌细胞兴奋-收缩偶联，抑制心肌收缩，减少心肌耗氧量，并解除冠脉痉挛，改善心肌供血，在起到降压作用的同时对靶器官具有一定的保护作用。舌下含服的给药方式生物利用度高，直接经舌下静脉吸收进入体循环，不受食物、胃酸、肠-肝循环等影响，减少首过效应，可迅速起效。同样作为钙通道阻滞剂的硝苯地平，由于降压作用过于迅猛，可能导致症状性低血压，诱发重度脑缺血或心肌缺血。因此，目前临床上，大部分医生不再使用短效的硝苯地平作为降压药。

3. 拉贝洛尔 是一种兼有 α 受体及 β 受体阻滞剂作用的降压药，可以每小时 100～200mg 口服给药。它的降压效果与重复口服硝苯地平相当。但它起效更慢，所以更安全些。

4. 利尿剂 高血压亚急症患者，除非确定是由于血容量超过机体需求，否则一般不建议使用呋塞米和布美他尼等利尿剂进行降压治疗。因为过度利尿可能引起血容量过度不足，尤其是血容量减少的患者，可引起肾素分泌增加、缩血管物质产生增多、血压进一步恶化。

选择适当的口服降压药后，初始治疗可以在门诊或急诊室，用药后观察 5～6h。2～3 天后到门诊调整剂量，此后可应用长效制剂控制至最终的靶目标血压。到急诊室就诊的高血压亚急症患者在血压初步控制后，应给予调整口服药物治疗的建议，并建议患者定期去高血压门诊调整治疗。许多患者因为不明确这一点而在急诊就诊后仍维持原来未达标的治疗方案，造成高血压亚急症的反复发生，最终导致严重的后果。具有高危因素的高血压亚急症如伴有心血管疾病的患者可以住院治疗。

林志鸿　冯少丹　郑建清　谢良地（福建医科大学附属第一医院）

第十六章 继发性高血压

第一节 继发性高血压的筛查流程与防治

继发性高血压（secondary hypertension）又称为症状性高血压，其病因明确，有效去除或控制病因后，作为继发症状的高血压可被治愈或明显缓解。继发性高血压占所有高血压的 5%～10%。继发性高血压本身的临床表现与原发性高血压很相似，因此，当原发病的其他症状不多或不太明显时，容易被误认为原发性高血压。较之于原发性高血压，继发性高血压相对少见，明确其病因往往需要进行较为昂贵的实验室检查；另外，由于继发性高血压具有明确的病因，而积极病因治疗常可显著降低高血压及其并发症造成的致残及死亡风险。因此，及时有效地识别出需要筛查继发性高血压的人群，在临床工作中尤为重要。

常见的继发性高血压的病因，可大致分为以下几种：阻塞性睡眠呼吸暂停综合征、肾实质疾病、肾血管性疾病、内分泌疾病、大血管病变等。继发性高血压在不同的人群中病因存在较大差异，在儿童和青少年中最常见的原因是肾实质病变、肾血管病变和主动脉缩窄；而在成年患者中，最常见的原因是阻塞性睡眠呼吸障碍，肾实质病变、肾血管病变也是成人继发性高血压的常见病因。继发性高血压的主要原因、临床特征和相应筛查方法总结见表 3-16-1。

表 3-16-1　常见继发性高血压的主要病因、临床特征及筛查方法

继发原因	患病率	病史	筛查方法	临床特征	实验室检查
阻塞性睡眠呼吸暂停综合征	＞5%～15%	打鼾、日间嗜睡、晨起头痛、易怒	筛选问卷、多导睡眠监测	颈围增加、肥胖、外周水肿	非特异
肾实质疾病	1.6%～8%	血压不易控制、糖尿病、吸烟、全身动脉粥样硬化、既往肾衰竭、夜尿	肌酐检测，肾脏超声	外周水肿、苍白、肌肉减少	血肌酐、血钾、磷酸盐升高；血钙下降；蛋白尿
肾动脉狭窄	1%～8%	全身动脉粥样硬化、糖尿病、吸烟、难治性肺水肿	CT，MRI，血管造影	腹部杂音、周围性血管疾病	继发性醛固酮增多症，醛固酮肾素比不变，血钾血钠升高/水钠潴留
原发性醛固酮增多症	1.4%～10%	疲劳、便秘、多尿症、烦渴	醛固酮肾素比	肌无力	血钾降低，醛固酮肾素比升高
甲状腺疾病	1%～2%	甲状腺功能亢进：心悸、体重减轻、焦虑、多汗怕热、易怒；甲状腺功能减退：体重增加，疲劳，便秘	甲状腺功能	甲状腺功能亢进：心动过速、房颤、心音增强、突眼；甲状腺功能减退：心动过缓；肌无力；黏液性水肿	甲状腺功能异常
Cushing 综合征	0.5%	体重增加、阳痿、疲劳、心理情绪变化、烦渴、多尿症	24h 尿皮质醇检测，地塞米松试验	肥胖，多毛症，皮肤萎缩，紫纹，肌肉无力，骨量减少	24h 尿皮质醇升高，血糖、胆固醇升高，血钾降低

续表

继发原因	患病率	病史	筛查方法	临床特征	实验室检查
嗜铬细胞瘤	0.2%～0.5%	头痛、心悸、潮红、焦虑	血、尿儿茶酚胺及其代谢产物的测定	阵发性高血压、头痛、大汗、心悸、苍白	血甲氧肾上腺素升高
主动脉缩窄	<1%		心脏超声检查	上下肢或左右上肢血压差值≥20/10mmHg（收缩压/舒张压）	非特异

一、筛查人群及主要筛查思维

对于出现下列情况的高血压患者应考虑继发性高血压的可能：①常规病史、体检和实验室检查提示患者有引起高血压的系统性疾病存在；②高血压出现在 20 岁之前或 50 岁之后；③高血压起病急骤，高血压程度严重且进展急剧，或高血压患者原来控制良好的血压突然恶化，难以找到其他原因；④顽固性或难治性高血压（即患者已经使用包含利尿剂在内的 3 种或 3 种以上适当剂量的抗高血压药物且服药依从性良好，但血压仍不能达到靶目标）；⑤出现靶器官损害严重，与高血压水平不相称。

继发性高血压总体诊疗流程见图 3-16-1。根据主要的临床特征确定筛查继发性高血压的人群后，可先进行 24h 动态血压监测，动态血压检测可有效排除白大衣高血压和假性难治性高血压，并明确 24h 血压是否为杓型，以及血压与心率的关系。在筛查前同时应明确患者的药物治疗情况。首先，应了解患者是否应用了可以导致血压升高的药物。多种药物可导致血压升高，如解热镇痛药和糖皮质激素可通过增加水钠潴留升高血压。另外，服用某些减肥药、兴奋药、抗抑郁药、部分抗癌药物、避孕药物及中药中的甘草制剂都可以导致血压升高。此类患者在停用相关药物后血压可明显下降。其次，如怀疑继发性高血压的

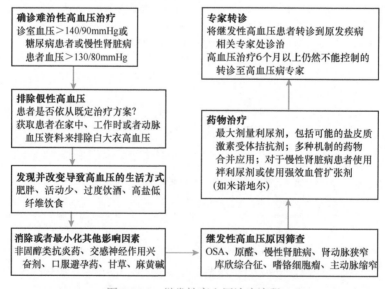

图 3-16-1　继发性高血压诊疗流程

患者目前正在接受降压治疗，应通过详细的问诊明确患者对降压药物的依从性。部分患者由于药物治疗不规律，错服、漏服降压药物，或自行调整药物类型和剂量都可能导致血压难以控制，容易出现"继发性高血压"的错误印象，这部分患者经过系统、合理的降压治疗后血压可有效控制。在排除白大衣高血压、假性难治性高血压及药物治疗的影响后，即可根据患者特殊的临床表现，有针对性地对可能导致继发性高血压的病因进行详细排查。根据排查结果有针对性地完善药物降压治疗方案，或转诊至原发病相关的专科门诊进行相应特殊干预。

二、常见的继发性高血压及其筛查流程

1. OSAHS 是继发性高血压最常见的原因，特征为反复的阻塞性呼吸暂停和由于呼吸不足引起的睡眠时上呼吸道塌陷。大多数 OSAHS 患者都存在下列症状：打鼾、白天嗜睡、头痛、注意力分散、烦躁不安、性格改变。较为典型的临床特征：肥胖、大颈和巨舌症；动态血压结果示夜间血压为非杓型，同时日间血压也有所增加；心率方面通常表现为显著的夜间心动过速或心动过缓，其可能的原因为交感神经和迷走神经张力交替增加。打鼾且白天嗜睡者怀疑 OSAHS 可先应用睡眠量表进行评估。对高度怀疑 OSAHS 者需进行多导睡眠监测确诊，诊断标准为每晚 7h 的睡眠中，呼吸暂停 30 次以上或呼吸暂停低通气指数大于 5 次/h。怀疑 OSAHS 者应同时应用超声心动图评估心功能并估计肺动脉压力。持续气道正压通气（CPAP）是治疗 OSAHS 的有效方法，并具有明显的降压效果。一项随机对照研究显示 3 个月 CPAP 治疗可平均降低血管舒张压 4.9mmHg，对 CPAP 依从性好的患者可以明显降低收缩压 9.7mmHg。

2. 肾脏病变 继发性高血压相关的肾脏病变包括肾实质病变和肾血管病变。肾实质疾病是儿童中继发性高血压的最常见原因，同时也是成人中第二常见原因。既往研究提示 50%～70%慢性肾病患者合并高血压，同时高血压还是肾脏疾病进展和心血管疾病的危险因素。以下线索提示肾实质性高血压：肾炎病史，滥用止痛剂病史，多囊肾家族史；尿常规提示蛋白/红细胞持续阳性；尿液检查镜下可见管型和红细胞。尿常规、尿培养、24h 尿蛋白定量、肌酐清除率测定、肾脏超声和静脉肾盂造影等是肾病最常见的筛查手段。值得注意的是，血尿素氮和肌酐水平，一般在肾脏损害较严重时才升高，而尿常规检查中蛋白尿的出现往往能显示早期肾脏损害的存在，尿微量白蛋白测定则可检测出更早的肾脏损害。如果肌酐浓度或尿常规异常，应进一步进行泌尿系统超声检查。在积极治疗肾脏原发病变后，继发性高血压常常可有效缓解。

肾血管方面，单侧或双侧肾动脉狭窄可导致继发性高血压的发生。在儿童和青年患者中，肾动脉肌纤维发育不良是肾动脉狭窄的主要原因，而在成人中最常见的原因则是动脉粥样硬化。疑诊肾动脉肌纤维发育不良者可通过双侧肾动脉超声或血管造影加以确认，一旦确认需要进一步检测全身其他部位的血管床。成人肾动脉狭窄具有提示意义的临床线索包括，腹部或腰部收缩期或双期杂音；少量或短时间应用 ACEI 或 ARB 即出现肾功能恶化；吸烟或糖尿病患者中血压水平突然恶化。怀疑肾动脉狭窄的患者先筛查肾动脉多普勒超声、CT 或 MRI，进一步肾动脉造影可以确诊。一旦明确诊断，可在早期通过手术等方法解除血管狭窄、有效控制血压，并避免肾功能进一步损害。

3. 原发性醛固酮增多症（primary aldosteronism，PA） 简称原醛，是指异常性的醛固

酮合成过多，此类醛固酮的分泌不受 RAAS 的调控，且不受钠抑制。其特征为动脉性高血压、血浆肾素活性抑制和醛固酮分泌增加。原发性醛固酮增多症最常见的原因是存在醛固酮高分泌腺瘤、特发性醛固酮增多或特发性肾上腺增生。此外，糖皮质激素可抑制的醛固酮增多症是另一种罕见的原醛形式。原醛患者的临床特征并不特异，仅约 40% 患者伴有低钾血症，另有部分血钾正常的患者接受 ACEI/ARB 和低剂量的噻嗪类利尿剂治疗后，血钾降低会更为明显。其他具有提示性的临床特征包括难治性高血压、肌肉无力、便秘和易疲劳，部分患者 24h 血压监测提示非杓型的严重高血压，另有部分患者的低钾血症可伴有代谢性碱中毒、尿钠下降和高钠血症。

疑似原发性醛固酮增多症患者，根据病史、临床表现应当进行筛查性实验室检查，重要的实验室检查为测定血浆醛固酮浓度（plasma aldosterone concentration，PAC）、血浆肾素活性（plasma renin activity，PRA）和血浆醛固酮-肾素比值（aldosterone-renin ratio，ARR）。PAC 增高即提示血浆醛固酮增多，如 PRA 升高而 ARR 无显著变化则提示为继发性醛固酮增多；而 PRA 降低且 ARR 升高则提示原发性醛固酮增多症。需要注意的是，ARR 测量受到多种降压药物的影响，因此在进行 ARR 检查前应进行如下准备：①纠正低钾血症并适当放宽钠摄入量；②应用对 ARR 影响最小的药物进行降压治疗，如维拉帕米（90～120mg，每日 2 次）、肼苯哒嗪（10～12.5mg，每日 2 次）或多沙唑嗪（每日 2～8mg）。经过上述筛查试验进行排查后，可进一步通过口服盐负荷试验、盐水输注试验、卡托普利试验等确认。正常人血中肾素、血管紧张素、醛固酮水平在大量摄入氯化钠后会显著降低，如果患者基础醛固酮水平较正常增高，肾素血管紧张素受抑制，盐水输注后醛固酮分泌未被抑制，则支持原发性醛固酮增多症诊断。在确诊后，可进一步通过腹部 CT 检测确定亚型分类，明确病灶为单侧肾上腺腺瘤或双侧肾上腺增生。

三、继发性高血压的次常见原因

1. 库欣综合征 是一种罕见的综合征，总人群中患病率小于 0.1%。病因为糖皮质激素长期分泌过多，促进蛋白质异化，继发脂肪沉淀。该类患者具有较为典型的临床表现：向心性肥胖、满月脸、水牛背、皮肤变薄，并出现紫纹、多毛、痤疮等，高血压在库欣综合征中非常常见，约占 80%。以下人群应考虑进行库欣综合征的筛查：年轻患者出现骨质疏松、高血压等与年龄不相称的临床表现；具有库欣综合征的临床表现，且进行性加重，特别是有典型症状如肌病、多血质、紫纹、瘀斑和皮肤变薄的患者；体重增加而身高百分位下降，生长停滞的肥胖儿童；肾上腺意外瘤患者。初步检查：测定 24h 尿游离皮质醇；午夜唾液皮质醇测定；血清皮质醇昼夜节律检测。当初步检查结果异常时，后续可通过地塞米松抑制试验确诊，即前一晚睡前服用 1mg 地塞米松，第二天早上检测皮质醇的血浆浓度，如大于 1.8μg/dl（50nmol/L），为阳性，考虑库欣综合征。

2. 甲状腺功能异常 甲状腺功能亢进和甲状腺功能减退可能导致动脉性高血压。甲状腺功能亢进时心输出量增加，收缩压可出现明显增高；而甲状腺功能减退时，由于心排出量下降，外周血管可代偿性收缩来保持足够的组织灌注，此时患者往往具有较高的舒张压。甲状腺功能检查可有效筛查出此类高血压患者，而通常甲状腺激素水平纠正后血压可恢复正常。

3. 嗜铬细胞瘤 起源于肾上腺髓质、交感神经和体内其他部位的嗜铬组织，占高血压患者中的 0.05%～0.20%，由血浆儿茶酚胺的阵发性升高引起。其典型的 5 种临床特征为阵发性高血压、心慌、大汗、面色苍白和剧烈头痛。由于其相对少见，通常在出现以下情况时应进行嗜铬细胞瘤的筛查：难治性高血压、典型的 5 个临床特征、嗜铬细胞瘤家族史，以及肾上腺占位并存在与嗜铬细胞瘤相符的特征（直径大于 4cm、囊性和出血性变化）。主要的筛查方法为血、尿中儿茶酚胺及其代谢产物的测定，通常患者发病时血浆儿茶酚胺可明显高于正常水平。如筛查阳性，可进一步行腹部及肾上腺 MRI 检查。部分嗜铬细胞瘤为肾上腺外来源，其腹部 MRI 成像可为阴性，如强烈怀疑可进一步检查 [131]I-间碘苄胺闪烁扫描或全身 MRI。

4. 主动脉缩窄　是儿童和青少年中发生动脉性高血压的次常见原因，其特点为近动脉韧带处的主动脉管腔狭窄，此类病变占先天性心血管病患者的 7% 左右。主动脉缩窄最常见的临床症状为头痛，下肢冰冷及运动时下肢疼痛；线索性的临床体征为动脉性高血压与股动脉搏动减弱并存，其他典型体征包括前胸和（或）背部听诊发现收缩期杂音；辅助检查方面超声心动图是主动脉缩窄首选的筛查方法，此外胸部 X 线片可见扩大迂曲的肋间动脉（侧支循环）侵蚀肋骨后段下缘形成的切迹，明显缩窄的主动脉也可由 CT 或 MRI 发现。在治疗方面，早期手术修复或经皮球囊血管成术都十分有效。主动脉缩窄患者需每 2 年进行一次专科随访，包括超声心动图、动态血压监测及影像学检查（推荐 MRI）。较之腹主动脉缩窄，胸主动脉缩窄所导致的高血压发病时间可能非常早，且高血压程度非常严重，因此建议该部分患者进行定期随访，监测高血压的血压水平、靶器官损害及相关心血管并发症的风险。

四、继发性高血压的防治

继发性高血压大多缺乏有效的预防措施，因此尽早发现高血压并积极查明原因，并进一步采取有效的治疗措施是最重要的治疗手段，同时也是避免心脑肾靶器官严重并发症发生的关键。在影像学检查、实验室检查之外，有遗传性疾病家族史的患者也需进行常规高血压致病单基因的突变筛查，早期明确致病性的遗传变异可为进一步选择性生育提供基础。除此之外，高血压患者都应尽量保持低盐低脂饮食，包括少吃腌制食物、肥肉及动物内脏；同时尽量采取科学、规律的生活方式，起居有常、劳逸结合、戒烟限酒；保持良好心境、自我心理调适、自我减压，并尽量避免巨大情绪起伏对血压的影响。

樊晓寒（中国医学科学院阜外医院）

第二节　肾性高血压

正常人血压靠血液循环容量及外周血管阻力两大因素维持。肾脏是体内重要的排泄器官，又是重要的内分泌器官，所以肾脏在调节血压方面非常重要。肾脏疾病是继发性高血压的主要原因。

一、概　　念

各种肾脏疾病导致的高血压，称为肾性高血压，主要包括肾实质性高血压和肾血管性高血压。2007 年欧洲高血压学会数据显示 50%～70% 的慢性肾脏病 CKD 患者合并高血压。2009 年中华医学会肾脏病分会组织完成了我国 CKD 患者流行病学调查，结果显示我国非透析 CKD 患者高血压患病率为 67.3%，而 CKD 5 期，即终末性肾脏病患者的高血压患病率高达 91% 以上。我国 CKD 患者高血压知晓率和治疗率分别为 85.8% 和 81.0%，但血压＜140/90mmHg 的控制率仅为 33.1%，以血压＜130/80mmHg 为靶目标的控制率为 14.1%。高血压可以加快肾小球滤过率减退的速度，而肾小球滤过率减退又加重高血压，二者之间形成恶性循环，导致肾脏病患者高血压的高致残率与高死亡率。因此，及时发现和治疗肾脏原发病是控制高血压的关键所在，而控制高血压也是保护肾功能的重要措施之一。

二、病　　因

表 3-16-2　肾性高血压

肾实质性疾病
急慢性肾小球肾炎
肾小球硬化症
间质、遗传性或放射性肾炎
肾盂肾炎
肾钙质沉着症
梗阻性肾病和肾积水
肾素分泌型肾脏肿瘤（血管外皮细胞瘤、Wilms 肾细胞瘤）
肾血管性疾病
肾动脉狭窄、微动脉瘤或血栓形成
伴肾脏缺血的主动脉狭窄
伴肾脏缺血的主动脉炎
肾血管炎

肾性高血压包括肾实质性高血压和肾血管性高血压，常见的肾实质性疾病和肾血管性疾病如表 3-16-2 所示。

三、肾脏调节血压的主要机制

肾脏对血压的调节机制主要包括交感神经调节、体液调节及血管活性物质调节等。

（一）交感神经调节机制

肾交感神经分为肾传出神经和肾传入神经，两种神经均与肾脏的动脉伴行，位于肾动脉外膜。传出神经指交感神经干的胸段和腰段发出节前神经元轴突，到达椎前和椎旁交感神经节，形成节后纤维。肾交感神经节后纤维与肾动脉并行进入肾门，之后分成细小的神经纤维束与血管伴行并进入肾皮质及近髓质区域，主要分布在肾小球入球动脉、出球动脉、近端肾小管、远端肾小管、髓袢升支粗段及肾小球旁器。肾交感神经传出纤维将刺激信号从中枢神经系统传递到肾脏，通过释放神经递质进而影响肾血流动力学、肾小管对水钠的重吸收、肾素的释放等。Esle 等研究证实肾交感神经释放的神经递质为去甲肾上腺素，肾交感神经兴奋可增加去甲肾上腺素的产生和释放。去甲肾上腺素作用于 β_1 肾上腺素受体，刺激肾小球旁细胞促进肾素释放，激活血管紧张素-醛固酮系统；去甲肾上腺素作用于 α_1 受体导致肾血管收缩和水钠重吸收增加；结果引起肾血流量和肾小球滤过率（GFR）减少，血压升高。

肾传入神经主要发源于肾盂管壁，传递来自肾内机械及化学感受器兴奋时的传入信息，沿同侧背根神经节（$T_6 \sim L_4$）进入脊髓后，向脑干、下丘脑等多个部位投射，对心血管功能起着重要的调节作用。升高的传入神经信号通过中枢的整合（特别是延髓孤束核），直接影响外周交感神经活动。而传入神经的过度激活，也可激活中枢神经系统，促进神经垂体释放血管升压素和催产素，通过调节体循环阻力和肾脏对水的重吸收促进高血压形成。尤其当肾脏处于缺血或缺氧状态、氧化性应激及其他原发性肾病都可以激活肾传入神经，引起血压升高。

采用儿茶酚胺水平评估交感神经的活性发现，部分 CKD 患者交感神经活性增强，从而刺激 β_1 肾上腺素能受体肾脏传出神经，导致肾素分泌增加和尿钠排泄减少，引起肾素-血管紧张素活化。肾脏交感传出神经的高度活化还会直接引起肾脏血管收缩，血管阻力增加。

此外，CKD 患者特别是肾功能损害严重的患者常伴有低氧血症，刺激交感神经持续活化、心输出量增加、外周血管阻力增加及液体潴留，进一步升高血压。因此，β_1 肾上腺素拮抗剂、Ang Ⅱ 转换酶抑制剂及 Ang Ⅱ 受体阻断剂类药物对 CKD 伴高交感神经活性的患者降压效果良好。

（二）体液调节机制

人体循环容量主要靠食盐（氯化钠）和水摄入维持，人体食盐和水摄入量变化很大，但是生理状况下它始终与排泄量保持平衡，从而维持血压的稳定。当循环容量过多时，人体通过肾脏排钠利尿来减少容量，稳定血压。当循环容量不足时，进行反向调节，促进肾脏发挥保钠储水的作用。

肾血流存在自身调节机制，动脉血压随着生理活动随时发生变化。当血压升高时，肾脏血管尤其是肾小球入球小动脉阻力会随之升高；相反，当血压下降时，肾血管阻力亦下降，从而使肾血流量和 GFR 保持在一个稳定的水平，动脉血压在 80~180mmHg 大幅度波动时，肾血流量及 GFR 变化幅度却很小，这种现象称为自我调节。自我调节是由肾脏内在的机制决定的，而不需要神经系统或全身体液因子的参与。参与自我调节的机制主要包括肌源性反应和肾小管-肾小球反馈，主要通过调节肾小球入球小动脉阻力发挥作用。肌源性反应的基础源于血管内的压力感受器，在肾脏低灌注时可以保持自我调节，当然这种机制并非肾脏特有，也可见于其他的脏器血管。管球反馈是当肾小管滤液流经致密斑时，其流速、成分会影响入球小动脉阻力，从而影响 GFR。产生管球反馈的解剖基础是肾小管远端与肾小球接触的部位，此部位的肾小管上皮细胞呈高柱状，胞质少，细胞核大，细胞数约20 个，排列十分紧密，称为致密斑，细胞内含有大量的高尔基体，提示分泌功能活跃。致密斑是化学感受器，负责感受管腔液氯化钠浓度的变化，进而将信号传给肾小球外系膜细胞，进一步传递信号。入球小动脉平滑肌细胞是效应器，负责接收致密斑的信号，产生血管收缩。因而肾动脉血压在一定范围波动时，由于血管平滑肌的舒缩作用，肾血流量保持稳定。

肾脏的浓缩稀释功能主要依赖于肾小管、集合管系统及供应肾小管、集合管的肾小血管系统。髓袢各部分的功能与形态之间存在一定的差异，并且这些差异呈逐渐变化的趋势，这些特点都与逆流倍增系统的机制密切相关。尿液经过近曲小管时，水和溶质等渗吸收，容量减少的等渗尿流入髓袢降支，由于髓袢降支细段存在水通道（AQP）1，而无钠的转运通道，水逐渐被重吸收，肾小管液进一步减少，小管腔中的渗透压升高；进入髓袢升支，这段肾小管没有 AQP 的分布，因而对水的通透性很低，但是氯化钠的主动回吸收增加，渗透压下降；经过远曲小管后，低渗尿进入集合管，集合管上有大量的 AQP2 分布，水的重吸收增加，尿量进一步减少，尿渗透压升高。由于集合管的存在，肾脏的逆流倍增机制更为有效，肾脏对尿液的浓缩功能更强。供应髓质的直血管系统也存在血管的逆流交换机制。也就是说，血压的变化特别是容量减少和增加会引起肾脏对水盐代谢的相应变化，从而调整容量，维持血压的稳定。容量增加时，肾脏出现利尿反应，水盐排泄增加，容量下降，血压回落。

1. 肾脏参与容量调节的通道

（1）水通道：水是细胞内外液的主要成分。人体通过不同的途径排出水分，最主要的是肾脏。肾脏排水主要通过水通道来完成。AQP 是细胞膜上转运水的蛋白质，是肾脏调节水平衡的分子基础，在肾小管不同的部位，水通道分布不同，使肾小管各段对水的通透性不同，有助于形成肾髓质的渗透梯度。人体对尿液的浓缩和稀释主要是通过调节水通道而实现的。目前已发现的 AQP 包括 AQP1～4、6～8、10～11，分布于肾脏。AQP1 主要在近端肾小管及髓袢细段降支分布，其余肾小管节段无分布；AQP2 主要分布于集合管主细胞管腔侧的细胞膜和囊泡膜上，ADH 主要通过调节 AQP2 来调节集合管对水的通透性。短时调节主要通过穿梭机制调节细胞膜上 AQP2 的再分布。长时调节则与 AQP2 的蛋白质表达有关。目前已知除 ADH 外，胆汁酸受体（FXR）也参与集合管 AQP2 的调控。敲除 FXR 的小鼠出现尿液浓缩障碍和多尿的情况。AQP3、AQP4 主要表达于集合管主细胞基底侧的细胞膜上。

（2）钠通道：钠是细胞外液的主要阳离子，对于维持细胞外容量至关重要，机体通过维持一定的细胞外容量来保证循环血容量，保证组织脏器的灌注。每日原尿中滤出的钠可高达 25 000mmol，而每日肾脏排出的钠不足滤过量的 1%，大约为 150mmol。大量的钠通过肾小管重吸收，未能被肾小管重吸收的钠排出体外。肾小管根据机体的钠平衡对尿钠进行调节。不同的肾小管节段存在不同的钠通道，包括 Na^+-H^+ 交换、Na^+-葡萄糖同向转运、Na^+-K^+-$2Cl^-$ 同向转运等。总之，机体钠含量与细胞外液量紧密相关，机体对钠的调节伴随着对细胞外液量的调节。

细胞外液量的变化主要是水、钠的变化，主要体现在血压的变化（血容量的变化）和水肿（细胞间质容量）的变化。肾脏对水和钠的调节既相联系又彼此独立，机体发生水钠潴留时，可表现为高血压或水肿或两者并存。

2.近端小管、髓袢、远端小管和集合管主要的水钠转运过程（图 3-16-2～图 3-16-5）

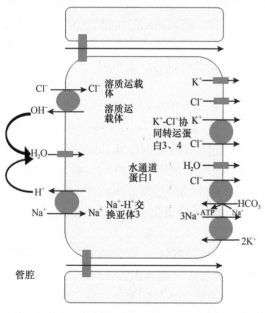

图 3-16-2　近端小管 Na^+ 和 Cl^- 的转运

（1）近端小管水钠的转运：肾单位滤过的钠和氯约有 60% 在近端小管重吸收。近球小管重吸收的关键动力是基侧膜上的钠泵，Na^+ 被泵至细胞间隙，使细胞内 Na^+ 浓度低，细胞内带负电位。小管液中的 Na^+ 便顺电化学梯度通过管腔膜进入细胞，并释放能量提供其他物质的转运。细胞间隙中的 Na^+ 浓度升高，渗透压也升高，通过渗透作用，水随之进入细胞间隙。由于细胞间隙在管腔膜侧的紧密连接是相对密闭的，Na^+ 和水进入后就使其中的静水压升高，这一压力可促使 Na^+ 和水通过基膜进入相邻的毛细血管而被重吸收，但也可能使部分 Na^+ 和水通过紧密连接回漏至小管腔内。

Cl^- 顺浓度梯度经细胞旁路（即通过紧密连接进入细胞间隙）而重吸收回血。由于 Cl^- 被动重吸收是生电性的，使小管液中正离子相对较多，造成管内外电位差，管腔内带正电，管外带负电，在这种电位差作用下，Na^+ 顺电位差通过细胞旁路而被动重吸收。Cl^- 通过细胞旁路重吸收是顺浓度梯度进行的，而 Na^+ 通过细胞旁路重吸收是顺电位梯度进行的。

通过 Cl⁻-OH⁻转运体，Cl⁻从近端小管上皮细胞顶端转运至细胞内，OH⁻转运至小管腔内，通过 Na⁺-H⁺转运体，Na⁺从近端小管上皮细胞顶端转运至细胞内，H⁺转运至小管腔内，小管腔内 H⁺与 OH⁻结合形成的水，通过细胞顶端水通道蛋白 1 转运至细胞内，再由底侧膜的水通道蛋白 1 转运至相邻毛细血管内。

近端肾小管水钠重吸收的神经体液调节分为促进钠重吸收及抑制钠重吸收两类。促进钠重吸收的物质，包括 α₁ 及 β 肾上腺素受体激动剂、胰岛素及糖皮质激素；抑制钠重吸收的物质有多巴胺、甲状旁腺素。

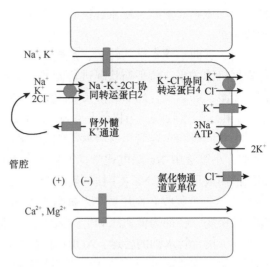

图 3-16-3 髓袢升支粗段 Na⁺和 Cl⁻的转运

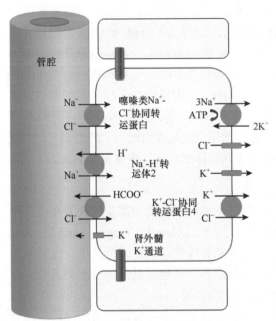

图 3-16-4 远曲小管 Na⁺、Cl⁻的转运

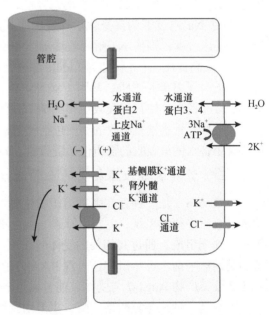

图 3-16-5 集合管主细胞管腔侧 Na⁺、Cl⁻转运

（2）髓袢钠水的转运：肾单位滤过的 Na⁺和 Cl⁻约有 30%在髓袢升支粗段重吸收。髓袢升支粗段上皮细胞对 NaCl 的重吸收属 Na⁺/Cl⁻/K⁺同向偶联转运，同向转运体按 Na⁺-K⁺-2Cl⁻的比例将 Na⁺、Cl⁻和 K⁺一起转入胞内，进入细胞内的 Na⁺被泵入组织液，Cl⁻经通道进入组织液，而 K⁺又经管腔膜返回小管液中，再与同向转运体结合，参与 Na⁺、Cl⁻和 K⁺的转运。某些药物如呋塞米和依他尼酸能特异地与管腔膜转运体上的 Cl⁻结合点相结合，抑制 Na⁺、2Cl⁻和 K⁺的同向转运体，使 NaCl 的重吸收减少。

在髓袢髓质升支粗段抑制钠重吸收的物质，包括 PGE2、内皮素、ANP、缓激肽、多巴胺、血小板活化因子及 Ca²⁺。有一些物质在髓袢皮质升支粗段可以促进钠水的重吸收，包括血管加压素、甲状旁腺素、β 肾上腺素受体激动剂、降钙素、胰高血糖素、胰岛素和糖皮质激素。

（3）远曲小管水钠的转运：远端小管对 NaCl 和水的重吸收占滤液中总量的 7% 左右，可根据机体的水、盐平衡状况进行调节，水的重吸收占水重吸收量的 20%～30%，主要受抗利尿激素的调节，而 Na^+ 和 K^+ 的转运主要受醛固酮调节，属调节吸收，其余肾小管各段对 Na^+ 和水的重吸收，与机体是否缺水、Na^+ 的不足和过剩无直接关系，属必然重吸收。在远端小管后段和集合管里含有两类细胞，即主细胞和闰细胞。主细胞重吸收 Na^+ 和水，分泌 K^+。小管液中 Na^+ 顺电化学梯度通过管腔膜上的钠通道进入细胞，然后由 Na^+ 泵泵至细胞间液而被重吸收。Na^+-Cl^- 协同转运蛋白，或称噻嗪类敏感的 Na^+-Cl^- 协同转运蛋白，对人体 Na^+、Cl^- 重吸收和血压调节发挥重大作用，该蛋白转运体的基因突变可引起一种常染色体隐性疾病，特征为低血压和低钾血症，临床称为 Gitelman 综合征。

（4）集合管水钠的转运：AQP2 主要分布于集合管主细胞管腔侧的细胞膜和囊泡膜上，抗利尿激素主要通过调节 AQP2 来调节集合管对水的通透性。集合管主细胞基底侧的细胞膜上又存在 AQP3、AQP4。集合管主细胞管腔侧的细胞膜上钠通道属于非电压依赖性的离子通道，在适合条件下具有高度的选择性，其中对 Na^+、Li^+ 的选择性远高于 K^+。这种选择性可以使 Na^+ 通过下调自身化学梯度的方式进入细胞，同时又不会使 K^+ 渗漏到胞外。如 ENaC 表达过度，则使 Na^+ 重吸收增加，并反向偶联 K^+ 的过度排泄，从而引起低钾高钠血症，并形成高血压，此症状即为 Liddle 综合征（假性醛固酮增多症）。目前研究已证实 Liddle 综合征的分子基础是 ENaC 基因（SCNN1B 和 SCNN1G）功能性突变。胰岛素可调节肾脏对 Na^+ 的重吸收，使肾脏吸收更多的钠，并使集合管上 ENaC 的活性增加。

促进集合管水钠重吸收的物质包括胰岛素、血管加压素及盐皮质激素（醛固酮）；抑制该段肾小管水钠重吸收的物质包括缓激肽、α_2 肾上腺素受体激动剂、内皮素及 PGE2。

（三）肾脏调节血压相关的血管活性物质

1. RAAS 是一种存在多种组织的生物活性物质，是机体内极为重要的调节血压及维持水电解质平衡的系统，主要由肾素、血管紧张素原、ACE、Ang I、Ang II、Ang III、Ang IV 和醛固酮组成。通过其相关的受体起作用。对其功能的传统认识是维持血压、保持体液特别是钠盐平衡。近年研究还发现 RAAS 除传统成分以外，还包括其他一些重要成分，如 ACE 2 及其产物 Ang1-7 与受体、前肾素（prorenin）、PRR 等。

肾素是一种天冬氨酸蛋白酶，主要由肾脏入球小动脉的肾小球旁器合成和分泌，血管紧张素原是肾素作用的唯一底物。肾素分子结构由同源性两叶组成，肾素催化 Ang 的特殊部位即在此两叶交界的小脊处。引起肾素释放的途径：①肾小动脉压力下降，入球小动脉压力感受器兴奋，肾小球旁器分泌肾素；②肾交感活性增加，儿茶酚胺兴奋球旁细胞上的 β 肾上腺素受体，激活腺苷环化酶，产生环磷酸腺苷，刺激肾素释放；③肾小球滤过率降低，小管液钠浓度下降，远曲小管致密斑感受器兴奋，肾素释放增加；④前列腺素系统也可以影响肾素的释放。肾素催化血液中的血管紧张素原产生 Ang I，Ang I 被 ACE 分解成 Ang II，而 Ang II 直接收缩血管平滑肌，还可以刺激醛固酮分泌，拮抗心房钠尿肽，促进水钠潴留，升高血压。Ang II 进一步裂解成血管紧张素 III，刺激醛固酮分泌作用更强。而血管紧张素 III 被认为是在肾脏及血管系统的 AT_2R 激动剂。

前肾素是肾素的前体。除肾脏以外，肾上腺、睾丸、卵巢也产生前肾素。而肾素主要由肾小球旁器产生。因此与肾素相比，血中前肾素浓度较肾素高 5～10 倍。即使如此，正常血中的前肾素浓度也很低，在皮摩尔水平。前肾素 N 端是一段可被蛋白酶切除的 43 个氨基酸的肽段，又被称为前肽段（prosegment）。前肽段被酶切除后成为具有酶活性的肾素。正常血中只有约 2%的前肾素转化为活性形式。前肾素在体外强酸（pH 3）和低温（4℃）条件下可被激活。但体内前肾素的激活主要靠目前尚未鉴定出的蛋白酶切除其 N 端 43 个氨基酸的前肽段。此外，前肾素与其细胞膜表面的受体结合后，可以在没有去除 N 端前肽段的情况下展现出肾素酶活性。

PRR 是一种在体内大部分组织都广泛表达的受体，由 350 个氨基酸组成，为膜受体。有一个长的 N 端细胞外结构域，可与前肾素及肾素结合。前肾素与 PRR 结合的亲和力高于肾素 3～4 倍，因此 PRR 可能主要是作为前肾素的受体。但前肾素与 PRR 结合的浓度仍是在纳摩尔水平，远高于正常血中前肾素皮摩尔水平的浓度，因此前肾素和其受体结合可能主要发生于产生前肾素的组织和细胞局部。前肾素与受体结合后，尽管其 N 端前肽段并没有被切除，但肾素酶活性位点被暴露，酶活性增加了 5 倍，可以剪切血管紧张素原。前肾素与 PRR 脱离后酶活性消失，因此这是一个可逆性的酶活性调节过程。此外，前肾素与 PRR 结合可以激活细胞信号转导通路，引起丝裂原激活蛋白激酶（MAPK），包括细胞外信号反应蛋白 1/2 激酶和 p38 活化，影响细胞生长，并可诱导转化生长因子 β、纤溶酶原激活抑制因子、纤维连接蛋白等基因表达，与心血管、肾脏结构重塑过程中的许多机制如细胞增殖、纤维化、凝血异常等都有关联。

近年的研究证明，PRR 参与了肾脏生理与病理生理过程的调节。例如，PRR 通过调节集合管 $AQP2$ 与髓袢升支粗段 Na^+-K^+-$2Cl^-$ 共转运蛋白影响尿液浓缩功能；PRR 通过介导局部醛固酮的产生而促进 K^+ 的排泄；肾脏 PRR 过度激活介导了 Ang Ⅱ 与果糖/高盐诱导的高血压。高表达人类 PRR 的转基因大鼠出现 Ang Ⅱ 依赖的高血压和高醛固酮血症等表型，提示 PRR 可能在血压调节中起作用。

Ang Ⅱ 是 RAAS 最重要的效应分子，它主要由十肽的 Ang Ⅰ 在 ACE 的作用下转化为八肽的 Ang Ⅱ。Ang Ⅱ 主要通过 2 种 G 蛋白偶联受体，即 AT_1R 及 AT_2R 发挥作用。AT_1R 分布在成人的多数周围组织和脑组织，是一种跨膜 G 蛋白偶联受体，与血管收缩、交感易化、肾水钠潴留、醛固酮、血管升压素和催产素释放有关。因此，AT_1R 介导了 Ang Ⅱ 的经典作用，如收缩血管、促进尿钠重吸收、促进醛固酮分泌等。Ang Ⅱ 与 AT_1R 结合后，引起 G 蛋白亚单位的释放，激活磷脂酶 C，上调 1，4，5-三磷酸肌醇、甘油三酯、胞内 Ca^{2+} 水平及抑制腺苷酸环化酶等发挥作用。此外，AT_1R 还可以与缓激肽 B2 受体结合形成异源二聚体，使 AT_1R 对 Ang Ⅱ 的敏感性大大增强。ACE 是催化 Ang Ⅰ 转化为 Ang Ⅱ 和缓激肽灭活的关键酶，另一个羧肽酶是 ACE2，它可使 Ang Ⅰ 的 C 端切去一个氨基酸，形成九肽的 Ang 1-9，从而促进 Ang Ⅰ 的降解。ACE2 也可以直接降解 Ang Ⅱ 形成 Ang 1-7。Ang 1-7 的受体是寡异三聚体鸟苷酸结合偶联受体，拮抗 Ang Ⅱ 通过 AT_1R 介导的作用。最后，Ang 1-7 在 ACE 作用下，生成无活性的终产物 Ang 1-5。

AT_2R 在多种胚胎组织高表达，但出生后仅在肾脏、脑、肾上腺、卵巢、子宫等少数组织低表达。在大鼠部分肾血管、肾小球上皮细胞、近端肾小管、集合管低表达。AT_2R 的作用常表现为中和 AT_1R 作用，包括舒张血管、利钠利尿、促进凋亡、抑制细胞生长等。而且，AT_2R 还和 AT_1R 形成异源二聚体，削弱 AT_1R 的作用，起到 AT_1R 拮抗剂的作用。

醛固酮是肾上腺皮质球状带分泌的激素，它能够促进远曲小管和集合管对 Na^+ 主动重吸收，同时促进 K^+ 排出，对维持血浆 Na^+、K^+ 平衡及正常细胞外液量起到重要的作用。通常认为，醛固酮进入远端小管及集合管上皮细胞后，与胞质受体结合后形成激素-胞质受体复合物，然后进入细胞核与盐皮质激素受体结合转变为激素-核受体复合物，诱导相关基因 mRNA 的表达，进而增强 Na^+ 转运，促进 Na^+ 的主动重吸收，同时 Cl^- 和水的重吸收也增加，导致细胞外液容量增加。

肾内 RAAS 激活在肾实质性高血压产生及难治性高血压中起重要作用。RAAS 所有的成分在肾脏均有表达。而且入球小动脉的球旁细胞是体内肾素产生最多的部位。肾素在近端小管上皮细胞也有表达。血管紧张素主要存在于肾小球系膜细胞及小管上皮细胞。血管紧张素转换酶主要在血管内皮细胞及小管上皮细胞表达。引起肾内 RAAS 活化的重要原因：交感神经兴奋；压力感受器及致密斑感受器兴奋；肾脏细胞胞吞 Ang II 及其受体复合物，促进血管紧张素原与肾素基因转录；活性氧刺激肾小管表达血管紧张素原；肾间质浸润的炎性细胞表达肾素、血管紧张素原等 RAAS 的组分。

RAAS 对机体血压及水电解质平衡的调节发挥重要的作用。各种原因引起的肾血流量减少及 Na^+ 浓度的降低均可促进肾素的分泌，激活 RAAS。肾内 RAAS 激活后，出球小动脉收缩大于入球小动脉，尽管肾血流量减少，但因肾小球毛细血管压明显升高，GFR 仍是增加，GFR 增加使肾小管周围毛细血管血浆胶体渗透压升高，静水压降低，随后组织间隙也出现相似的压力变化，引起钠和水被动的由近端小管向间质和血管转运；RAAS 激活后收缩肾小球系膜细胞，肾小球滤过面积减少，超滤系数减少；RAAS 激活后，醛固酮合成增加，下丘脑释放血管升压素释放增加，心房钠尿肽受抑制，肾小管对水盐重吸收增加。RAAS 激活后，血管平滑肌细胞内 Ca^{2+} 浓度增加，血管收缩，同时交感活性增强，去甲肾上腺素释放增加，心肌收缩力增加，心输出量也增加。

2. 其他血管活性物质

（1）血管升压素：抗利尿激素是由下丘脑的视上核和室旁核的神经细胞分泌的九肽激素，经下丘脑-垂体束到达神经垂体后叶后释放出来。其主要作用是提高远曲小管和集合管对水的通透性，促进水的吸收，是尿液浓缩和稀释的关键调节激素。此外，该激素还能增强内髓部集合管对尿素的通透性。血管升压素受体包括 T_1 和 T_2，T_1 分布于血管，介导血管收缩；T_2 分布于集合管，介导水的重吸收。

（2）激肽-缓激肽-前列腺素系统：肾脏局部缓激肽释放酶合成减少，激肽产生减少，而激肽能通过 PGI_2 及 NO 介导扩张肾内小动脉，还能抑制肾素分泌，抑制肾小管钠重吸收，促进 PGE_2 分泌。

（3）内皮素：由 21 个氨基酸构成，是目前已知最强的缩血管物质，由血管内皮合成内皮素通过旁分泌和内分泌产生作用，中枢神经合成的内皮素则作为神经递质。内皮素有正性肌力作用，可增加细胞内 Ca^{2+} 浓度，直接缩血管，并促进血管平滑肌增生。同时也可增加交感神经活性，促进去甲肾上腺素、血管紧张素和醛固酮的分泌。ETA 受体分布于血管平滑肌细胞上，介导血管收缩，ETB 受体分布于内皮细胞上，促进一氧化氮释放，介导血管扩张。肾小球细胞产生的内皮素收缩入球小动脉及系膜细胞，降低肾血流量及肾小球滤过率，促进水钠潴留；肾小管分泌的内皮素能抑制肾小管对水钠的重吸收。

（4）一氧化氮：在正常状态下，血管内皮细胞可持续少量释放一氧化氮，以维持血管张力。血管内皮细胞释放的一氧化氮能迅速扩散通过细胞膜，传递至血管平滑肌细胞，升高血管平滑肌细胞内的 cGMP，使血管扩张，从而调节血压和血流分布，还可以抑制血小板聚集黏附。内源性一氧化氮还可以调节血管内皮细胞生长，触发血管活性物质释放，维持血管内皮细胞的完整性。CKD 患者 GFR 下降，二甲精氨酸聚集增多，且不能通过透析完全清除，而二甲精氨酸能抑制一氧化氮合成，从而造成血管舒张障碍。

（5）内源性洋地黄物质：CKD 患者 GFR 下降导致水钠潴留，刺激下丘脑、心脏分泌内源性洋地黄类物质，此物质抑制钠-钾三磷酸腺苷酶活性，增加细胞内 Ca^{2+} 浓度，促进血管收缩、心肌收缩，并抑制肾小管对钠的重吸收。

（6）甲状旁腺素：继发性甲状旁腺功能亢进时，血管平滑肌细胞内 Ca^{2+} 水平升高，血管对升压性血管活性物质敏感性增强，增强血管收缩，增加血管阻力。

（7）醛固酮盐皮质激素受体通路：盐皮质激素受体除了可以活化醛固酮，作为类固醇受体家族的一员，还可以促进氧化应激、炎症反应、增生、细胞外基质的产生和迁移。盐皮质激素受体活化导致的血管危害：血管收缩、动脉粥样硬化、血管重塑及纤维化。

（8）不对称二甲基精氨酸（ADMA）：是蛋白质被精氨酸甲基转移酶甲基化时产生的精氨酸残余自然综合而成。这种交互作用的额外产物 L-单甲基精氨酸（L-NMMA），其生物学活性类似于 ADMA。随着蛋白质甲基化的水解，ADMA 和 L-NMMA 释放到细胞质中。在许多组织及血液循环中能够找到 ADMA 并分泌到尿液中。另外，由于肾脏的清除，ADMA 被二甲基精氨酸二甲基氨基水解酶广泛地水解而转换为瓜氨酸。ADMA 和 L-NMMA 竞争性抑制一氧化氮合成酶，导致血管收缩、内皮介导的血管舒张减弱、内皮黏附和高血压的发生。

四、肾实质性高血压

肾实质性高血压是由各种肾实质疾病引起的高血压，是最常见的继发性高血压，占全部高血压的 2.5%～5.0%，其发病率仅次于原发性高血压。病因主要是由各种急慢性肾小球肾炎、糖尿病肾病、慢性肾盂肾炎、结缔组织病、多囊肾、肾移植后等肾实质性疾病引起。一般来说，肾小球疾病及多囊肾的高血压发病率高于慢性间质性肾炎；而肾小球疾病中，病理呈增殖性和（或）硬化性病变者高血压发病率较高，临床上肾功能损害重者高血压发病率较高。同等水平的原发性高血压比较，肾实质性高血压的药物疗效较差。眼底病变更重，心血管并发症更多，更易进展成恶性高血压（高 1 倍），更容易造成心血管严重事故的发生。随着肾功能的恶化，动态血压的昼夜节律消失，高肾素型高血压的比例（56%）逐步下降，低肾素型的比例明显升高。所以，肾实质性高血压的预后比原发性高血压差。值得强调的是：肾实质性高血压又将反过来危害肾脏，明显加速肾实质损害的进展，形成恶性循环。肾实质性高血压发病机制如下。

肾实质性疾病尤其出现肾功能不全时，GFR 下降，易发生水钠潴留，增加血容量；而且还导致一系列神经体液因素失调，使血管阻力和（或）血容量增加，导致高血压（图3-16-6）。

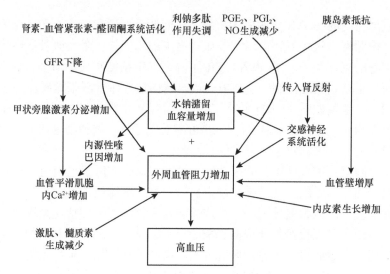

图 3-16-6　肾实质性高血压的发病机制

PGE$_2$：前列腺素 E$_2$，PGI$_2$：前列腺素 I$_2$

1. 细胞外液过多　随着患者 GFR 下降，开始出现显著的水钠潴留，细胞外液增加，从而出现高血压。多数患者从 CKD 3 期开始出现水钠潴留，至 CKD 5 期出现明显的水钠潴留，容量负荷过重，血压升高。多数维持性血液透析患者中细胞外液增多是引起高血压的主要原因。患者透析后达到干体重，并在透析间期体重不增加过多是维持性血液透析患者有效的降压方式。腹膜透析患者中常见容量负荷过重，系残余肾功能丧失、腹膜超滤失败及患者依从性差造成，这些患者由腹膜透析改为血液透析后，随着多余容量的清除，血压也会在 3 个月内显著下降。调整透析超滤量及控制膳食中钠的摄入量可以控制血压。

2. RAAS 活化　RAAS 和抗利尿激素构成了肾脏对血压的体液调节机制。肾素主要由肾小球旁器生成，肾素裂解血管紧张素原产生 Ang Ⅰ，也可以同受体结合，对心、血管、肾细胞的血管紧张素生成起直接作用，发挥收缩血管效应，导致血管阻力增加。Ang Ⅱ 刺激醛固酮分泌，拮抗心房钠尿肽，促进水盐的重吸收，也可以导致血容量增加，血压升高。CKD 患者抗利尿激素分泌增加，髓袢升支粗段氯化钠重吸收增加，自由水清除率下降，导致血容量负荷过重，血压升高。

3. 交感神经系统活化　肾脏疾病时交感神经通过传入神经肾反射活化，释放去甲肾上腺素等介质，该介质与血管壁上 α 肾上腺素受体结合，刺激血管收缩，增加血管阻力，并能与近端肾小管上皮细胞上 α 肾上腺素受体结合，增加钠重吸收，扩张血容量。

4. 血管活性物质

（1）内皮素：肾实质疾病时内皮素合成增加，内皮素通过旁分泌、自分泌及内分泌产生途径，与血管平滑肌细胞上的 ETA 受体结合，介导血管收缩，同时肾小球细胞产生的内皮素收缩入球小动脉及系膜细胞，降低肾血流量及 GFR，促进水钠潴留。

（2）一氧化氮：在正常状态下，血管内皮细胞可持续少量释放一氧化氮，以维持血管张力，并参与肾脏压力-排钠效应，减少肾小管钠的重吸收。肾实质疾病时一氧化氮生成减少，导致血管收缩及水钠潴留。

（3）内源性洋地黄物质：肾实质疾病时导致细胞外容积膨胀，反馈地刺激下丘脑、心脏分泌内源性洋地黄类物质，此物质抑制 Na$^+$-K$^+$-ATP 活性，增加细胞内 Ca^{2+}浓度，促进血管收缩，增加血管阻力，并抑制肾小管对钠的重吸收。

（4）甲状旁腺素：肾功能不全时肾小球磷滤过减少，高磷刺激甲状旁腺素分泌，以促进磷从肾小管排泌，严重时将形成甲状旁腺功能亢进。继发性甲状旁腺功能亢进时，血管平滑肌细胞内 Ca^{2+} 水平升高，血管对升压性血管活性物质敏感性增强，增强血管收缩，增加血管阻力。

（5）利尿钠肽：水钠潴留将刺激心房细胞分泌心房钠尿肽及心室细胞分泌脑钠肽，这些利尿钠肽将与它们在肾脏上表达的受体结合，发挥利钠作用。肾实质疾病时肾单位毁坏，利尿钠肽效应减弱，水钠潴留严重。

（6）其他：肾脏还能产生花生四烯酸、激肽及肾脏髓质素等扩血管物质。肾实质疾病时它们生成减少，拮抗血管收缩作用减弱，血管阻力增加。

（7）不同肾实质性疾病导致高血压的机制

1）肾炎性：肾小球滤过减少致水钠潴留，以容量依赖性高血压为主。

2）肾病性：多数与钠、水潴留有关，部分是由于血管内容量不足导致 RAAS 激活使血压升高。

3）肾衰竭：水钠潴留、RAAS 激活、交感神经兴奋性增加、内源性洋地黄物质增加、血管内皮功能异常、内皮素增高，以及促红素应用等均可导致和加重肾衰竭时高血压的发生。

4）肾移植后：原病肾过度分泌肾素-血管紧张素、激活交感神经系统；移植肾动脉狭窄、排异反应、移植肾肾小球肾炎复发或新发及抗免疫药物的应用等，都是肾移植高血压的重要原因。

五、肾血管性高血压

肾血管性高血压是继发高血压的第二位原因，肾脏病变及肾功能具有一定的可逆性，可以通过外科手术使血管病变有效治疗，从而使血压下降。其中肾动脉狭窄是肾血管性高血压的主要原因。肾动脉狭窄常见的病因包括肾动脉粥样硬化、纤维肌营养不良、大动脉炎。其中动脉粥样硬化是肾动脉狭窄的首要病因。

由于肾动脉严重狭窄造成血流动力学改变，GFR 下降，导致缺血性肾病。肾血管性高血压产生的主要病理生理基础为血管收缩及外周阻力增加。当肾素分泌过多时，Ang II 增加、小动脉收缩、外周血管阻力增加，血压升高。但当肾素水平较低、肾脏排泄水钠不足时，导致水钠潴留，血容量增加，从而引起动脉收缩，外周血管阻力增加。肾动脉狭窄到一定程度，肾脏血流量减少，RAAS 激活。当肾脏灌注压下降，球旁压力感受器激活，刺激球旁细胞分泌肾素，使血管紧张素原转化为 Ang I，在 ACE 的作用下生成 Ang II，后者与肾上腺皮质的 AT_1R 结合使皮质醇转化为醛固酮，醛固酮作用于远曲小管和集合管，促进水钠的重吸收。除了外周阻力的增加及水钠的重吸收，肾血管性高血压的患者交感神经活性也比较高，肾损伤或缺血后，肾脏的传入神经将损伤或缺血的信号传送至中枢神经，通过传出神经兴奋交感神经，进一步激活 RAAS 并促进水钠潴留，升高血压。此外，肾脏缺血时内皮素等缩血管物质增加，一氧化氮、前列腺素等扩血管物质减少，加重肾脏缺血，导致血压进一步恶化。总之，存在肾动脉狭窄时，长期血压升高常常是多种因素参与的结果，包括肾内交感神经的活化、RAAS 激活、一氧化氮产生的受损、内皮素的释放及高血压对非狭窄侧肾脏微血管损伤等。同时依单侧还是双侧肾动脉狭窄，参与的机制亦有所不同。

此外，部分肾实质疾病与肾血管狭窄相叠加，增加了发病机制的复杂性。

总之，高血压与 CKD 之间的相互影响是复杂的，CKD 的患者出现难治性高血压尤为显著，并且是增加远期心脑血管疾病的危险因素。CKD 与高血压相关的病理生理机制是多因素的，多种机制促进高血压的发生。这些病理生理机制包括水盐调节异常，交感神经系统活性增强及 RAAS 活化、血管活性物质的异常分泌等。治疗需要针对难治性高血压，同时排除假性难治性高血压及可治疗的继发因素。除了药物治疗外，生活习惯尤其是饮食上限盐，对控制血压也尤为重要。

六、指南对肾性高血压的建议

如果第一次就诊后，尽管推荐但患者并未进行诊室外血压测量，则可通过进行连续诊室血压测量，满足以下任意一项即可诊断为高血压：①在第二次就诊时，合并大血管靶器官损害、糖尿病或 CKD[eGFR<60ml/（min·1.73m^2）]患者的非主动化诊室血压测量（全部就诊时的血压均值）的收缩压≥140mmHg 和（或）舒张压≥90mmHg（D 级）；②在第三次就诊时，非 AOBP（全部就诊时的血压均值）的收缩压≥160mmHg 或舒张压≥100mmHg；③在第四次或第五次就诊时，非 AOBP（全部就诊时的血压均值）的收缩压≥140mmHg 或舒张压≥90mmHg。

肾血管性高血压的评估建议：

（1）具有 2 个或 2 个以上下述临床线索的患者，提示肾血管性高血压，应进一步检测（D 级）：①突然发作或恶化的高血压，且年龄>55 岁或<30 岁。②腹部出现杂音。③使用 3 种或 3 种以上降压药物，高血压仍难以控制。④与 ACEI 或 ARB 使用相关的血肌酐水平升高≥30%。⑤其他动脉粥样硬化性血管疾病，尤其是吸烟或合并血脂异常的患者；与血压突然升高相关的复发性肺水肿。

（2）有条件时，推荐进行下述检查有助于肾血管性疾病的常规筛查：卡托普利增强的放射性同位素肾脏扫描、超声、磁共振血管造影和计算机断层扫描血管造影（适于肾功能正常者）（B 级）。卡托普利增强的放射性同位素肾脏扫描不推荐用于 CKD 患者[eGFR<60ml/（min·1.73m^2）]（D 级）。

（3）具有至少 1 条下述临床线索的高血压患者应进行纤维肌性发育不良（fibromuscular dysplasia，FMD）相关的肾动脉狭窄的检测（D 级）：①年龄<30 岁，尤其是非肥胖女性；②使用≥3 种降压药物，高血压仍难以控制；③相差显著的（>1.5cm）、不能解释的肾脏大小不对称；④不伴有明显动脉粥样硬化病变的腹部杂音；⑤存在其他血管区域的 FMD；⑥FMD 阳性家族史。

（4）在已确诊肾动脉 FMD 的患者中（D 级）：①推荐进行头颈病变和颅内动脉瘤的筛查；②出现其他血管床分布区域的相关症状时，推荐对其他血管床进行 FMD 的筛查。

（5）推荐磁共振血管造影和计算机断层扫描血管造影用于肾动脉 FMD 的筛查（均具有相似的敏感性和特异性）（D 级）。

合并非糖尿病性 CKD 的高血压治疗建议：①对于合并非糖尿病性 CKD 的高血压患者，目标血压<140/90mmHg（B 级）。②对于合并蛋白尿性 CKD（尿蛋白>500mg/24h 或白蛋白/肌酐>30mg/mmol）的高血压患者，初始治疗应使用 ACEI（A 级）；如对 ACEI 不耐受，则使用 ARB（B 级）。③推荐噻嗪型/噻嗪样利尿剂作为一种辅助的降压治疗药物（D 级）。对于合并 CKD 或容量负荷过重的患者，袢利尿剂是一种可选的药物（D 级）。④在大多数情况下，为使血压达标可能需要与其他降压药物进行联合治疗（D 级）。⑤不推荐 ACEI 和 ARB 联合用于治疗非蛋白尿性 CKD 的患者（B 级）。

合并肾血管性疾病的高血压治疗建议：①由于肾动脉血管成形术和支架植入术不优于单独进行优化的药物治疗，动脉粥样硬化性肾动脉狭窄导致的高血压患者应首选药物治疗（B 级）。②对于合并最大可耐受剂量的药物治疗仍未能控制的高血压、进行性肾功能丢失和急性肺水肿的患者，可考虑采用肾动脉血管成形术和支架植入术治疗血流动力学明显异常的动脉粥样硬化性肾动脉狭窄（D 级）。③应将已确诊为肾动脉 FMD 的患者转给高血压专科医生（D 级）。④对于 FMD 相关的肾动脉狭窄导致高血压的患者，应考虑血运重建（D 级）。⑤推荐无支架植入的肾动脉血管成形术用于 FMD 相关的肾动脉狭窄的治疗。由于有发生围术期夹层的风险，除非有必要，否则不推荐支架植入。对于不易通过血管成形术治疗的复杂病变、与复杂动脉瘤相关的狭窄及经过 2 次不成功的血管成形术后出现再狭窄的患者，应考虑外科血管重建术（D 级）。

滕思远　王丽华　郑　丰（大连医科大学附属第二医院）

第三节　内分泌性高血压

内分泌性高血压是继发性高血压的主要原因之一。多种内分泌疾病的首发症状为高血压。在内分泌性高血压的病因中（表 3-16-3），以肾上腺疾病多见，本节重点介绍库欣综合征、原发性醛固酮增多症和嗜铬细胞瘤。

表 3-16-3　内分泌性高血压的常见原因

1. 肾上腺相关性
  （1）原发性醛固酮增多症
  （2）皮质醇增多症
  （3）嗜铬细胞瘤
  （4）脱氧皮质酮增多症：①先天性肾上腺增生症（包括 11β-羟化酶缺乏、17α-羟化酶缺乏）；②脱氧皮质酮瘤；③原发性皮质醇抵抗
2. 肾脏相关性
  （1）表观盐皮质激素增多症（11β-羟类固醇脱氢酶缺乏或活性降低）
  （2）Liddle 综合征
  （3）肾素瘤、肾动脉狭窄
3. 甲状腺相关性
  （1）甲状腺功能减退症
  （2）甲状腺功能亢进症
4. 甲状旁腺相关性
  甲状旁腺功能亢进症
5. 垂体相关性
  （1）肢端肥大症
  （2）皮质醇增多症
6. 其他
  阻塞性睡眠呼吸暂停

一、库欣综合征

库欣综合征（Cushing syndrome，CS）又称皮质醇增多症，是由各种原因导致的高皮质醇血症所产生的一组症候群，以向心性肥胖、高血压、糖代谢异常、低钾血症和骨质疏松为典型临床表现。其中，由肾上腺皮质分泌过多皮质醇导致的库欣综合征，称为内源性库欣综合征；而长期应用外源性糖皮质激素引起的类似库欣综合征表现，称为外源性、药源性或类库欣综合征。

欧洲数据显示库欣综合征的年发病率为(2～3)/100 万，男女比例约为 1∶3，国内尚缺乏大规模流行病学数据。在 2 型糖尿病、骨质疏松和肾上腺意外瘤等某些特殊人群中库欣综合征的比例较高。因库欣综合征极易合并高血压、糖尿病、骨质疏松和代谢综合征，其死亡率是正常人的 4 倍。

（一）病因和发病机制

1. 内源性库欣综合征

（1）ACTH 依赖性库欣综合征：以血浆 ACTH 水平增高为特征，其共同的致病机制为过多的 ACTH 刺激肾上腺皮质分泌过多的皮质醇。

1）库欣病（Cushing disease）：由于垂体分泌过多 ACTH，导致双侧肾上腺皮质增生，占库欣综合征的 60%～70%，绝大多数由单个 ACTH 分泌瘤引起。瘤体直径<1cm 称为垂体微腺瘤，最常见（占 80%）；而直径≥1cm 称垂体大腺瘤，有向鞍外扩展或浸润倾向。因 ACTH 瘤仍保留其正常的生理性反应，其 ACTH 分泌仍受外源性糖皮质激素的反馈抑制。

2）异位 ACTH 综合征：是指由垂体以外的肿瘤分泌 ACTH，刺激肾上腺皮质增生，分泌过量的皮质醇所致，占库欣综合征的 15%～20%。多种组织的肿瘤（通常是癌，也可为类癌）与异位 ACTH 综合征相关，多为肺部、胸腺或胰腺肿瘤，其中肺小细胞癌和燕麦细胞癌最为常见。分泌 ACTH 的胰腺和胸腺肿瘤同样也是起源于该组织神经内分泌细胞的类癌。大多数病例的 ACTH 分泌不受外源性糖皮质激素的反馈抑制。

3）异位 CRH 综合征：肿瘤分泌促肾上腺皮质激素释放激素（CRH）引起垂体促肾上腺皮质激素细胞增生并过度分泌，从而导致 ACTH 过度分泌、皮质醇水平升高及双侧肾上腺增生。

（2）ACTH 非依赖性库欣综合征：指肾上腺皮质肿瘤或增生分泌过量的糖皮质激素，反馈性抑制垂体 ACTH 的分泌，血浆 ACTH 水平下降。

1）肾上腺皮质腺瘤：占库欣综合征的 10%～20%，多为单侧。腺瘤呈圆形或椭圆形，直径大多为 2～4cm，包膜完整。由于肾上腺腺瘤可高效地生成皮质醇，使 ACTH 分泌受抑制，因此腺瘤以外同侧肾上腺及对侧肾上腺皮质萎缩。肾上腺腺瘤由束状带细胞组成，仅分泌过量的糖皮质激素，故临床表现中常缺少雄激素过多所致的体征。

2）肾上腺皮质癌：占库欣综合征的 2%～3%。瘤体积大，直径为 5～6cm 或更大，且生长快，呈浸润性，易早期转移。由于血去氢异雄酮及雄烯二酮水平升高，该病常有明显的女性男性化，并伴低血钾性碱中毒。

3）ACTH 非依赖的双侧小结节性增生：又称为原发性色素性结节性肾上腺皮质病（primary pigmented nodular adrenal disease，PPNAD），罕见。患者多为儿童或青年，存在散发性和家族性两种形式。家族性者为 Carney 综合征，常伴面、颈、躯干及口唇巩膜着色斑，还可伴皮肤、乳房、心房黏液瘤等。肾上腺体积正常或轻度增大，含许多结节，小者仅显微镜下可见，大者直径可达 5mm。结节多为棕色或黑色，也可为黄棕色、蓝黑色。

4）ACTH 非依赖的双侧大结节性增生：双侧肾上腺增大明显，含有多个直径在 5mm 以上的良性结节，一般为非色素性。其病因未明。

2. 外源性库欣综合征　又称药源性库欣综合征，由长期应用外源性 ACTH 或糖皮质激素等引起，其特点为双侧肾上腺皮质萎缩，血 ACTH 和皮质醇水平低下。临床上摄入用于治疗非内分泌疾病的糖皮质激素如泼尼松、地塞米松等最常见；其他口服、注射、局部应用和吸入性糖皮质激素，以及具有一些内在糖皮质激素生物活性的黄酮类化合物（如醋酸甲地孕酮）也可导致。

（二）临床表现

内源性库欣综合征主要因糖皮质激素长期过多分泌导致蛋白质、脂肪、糖、电解质代谢紊乱，可伴有其他激素分泌异常。典型病例表现为向心性肥胖、满月脸、水牛背、悬垂腹、四肢瘦小、多血质和紫纹，可伴有高血压、高血糖、继发性糖尿病、骨质疏松、水肿等。部分患者仅有实验室检查异常而无临床表现，称为亚临床库欣综合征。

1. 脂代谢障碍　皮质醇增多时脂肪的动员和合成显著增强，脂肪重新分布而形成向心性肥胖。患者呈满月脸，躯干部肥胖呈水牛背、悬垂腹，而四肢相对瘦小、肌肉萎缩。

2. 蛋白质代谢障碍　大量皮质醇促进蛋白质分解，抑制蛋白质合成。患者因皮肤弹性纤维断裂，可通过菲薄的皮肤透见毛细血管，在下腹、大腿内侧、臀部及腋窝形成紫纹。因皮肤菲薄易有瘀斑。肌肉软弱无力甚至萎缩，可伴骨质疏松（图 3-16-7）。若发生在儿童，其生长发育受抑制。

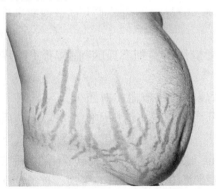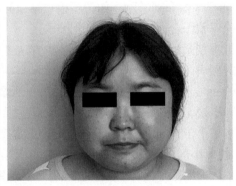

图 3-16-7　库欣综合征蛋白代谢障碍临床表现

3. 糖代谢障碍　大量皮质醇可拮抗胰岛素并促进糖异生和肝糖输出，导致糖耐量减低，甚至糖尿病。

4. 电解质紊乱　大量皮质醇储钠、排钾，引起低血钾。部分患者因钠潴留而有轻度水肿。肾上腺皮质癌和异位 ACTH 综合征时，可出现低钾性碱中毒。

5. 血液系统改变　皮质醇刺激骨髓，使红细胞和血红蛋白偏高，又因患者皮肤变薄，使面容呈多血质。白细胞总数及中性粒细胞增多，而淋巴细胞和嗜酸粒细胞减少。

6. 生殖系统改变　因大量皮质醇抑制垂体促性腺激素，女性月经减少、不规则甚至停经；男性性欲可减退，阴茎缩小，睾丸变软。女性因肾上腺雄激素产生过多而常见多毛、痤疮，甚至女性男性化（此时应警惕肾上腺癌）。

7. 对感染抵抗力减弱 长期大量皮质醇增多使细胞及体液免疫功能减弱，患者易患各种感染，如皮肤毛囊炎、牙周炎、泌尿系统感染、甲癣及体癣等。原有的已经稳定的结核病灶有可能活动。

8. 神经-精神障碍 可出现欣快感、失眠、注意力不集中、情绪不稳定等程度较轻的精神症状。少数患者会出现类似躁狂、忧郁或精神分裂症样的表现。

9. 其他 高血压常见。异位 ACTH 综合征患者 ACTH、阿片-促黑素细胞皮质素原水平显著增高，具有促黑素细胞活性的作用，故患者皮肤色素沉着。

（三）实验室及辅助检查

1. 肾上腺皮质激素及其代谢产物的测定

（1）血浆皮质醇测定：库欣综合征患者皮质醇升高，失去正常的昼夜节律。疑似患者需住院检测 8：00、16：00 和午夜 0：00 的皮质醇水平，最好通过静脉留置管采血以避免多次穿刺的刺激。患者血皮质醇浓度早晨高于正常值，午夜不明显低于早晨（表示正常的昼夜节律消失），应同时测定上述时间点的血浆 ACTH 水平。

（2）24h 尿游离皮质醇测定：测定尿中 24h 游离皮质醇总量，可反映肾上腺皮质激素日分泌量。皮质醇增多症时该指标升高。它不仅是肾上腺皮质功能的可靠判断指标，也是地塞米松抑制试验的良好观察指标。

（3）午夜唾液皮质醇测定：唾液中皮质醇均为游离状态，并与血中游离皮质醇浓度平行。患者咀嚼棉塞 1～2min 后采集唾液。唾液在室温或冷藏后仍能稳定数周。患者应在安静状态下采集唾液。午夜唾液皮质醇＞4nmol/L（145μg/dl）提示库欣综合征可能性大。

2. 地塞米松抑制试验 如初步检查结果异常，应进行小剂量或大剂量地塞米松抑制试验来明确库欣综合征的定性定位诊断。

（1）小剂量地塞米松抑制试验：本方法主要应用于鉴别下丘脑-垂体-肾上腺皮质轴功能正常的疾病，如单纯性肥胖症。

1）1mg 过夜地塞米松抑制试验：第 1 天清晨 8：00 取血（对照），于次日午夜 0：00 口服地塞米松 1mg，清晨 8：00 再次取血（服药后）测定血清皮质醇水平。服药后的血清皮质醇水平小于 50nmol/L（1.8μg/dl）为正常反应，大于 50nmol/L 考虑为库欣综合征。

2）经典小剂量地塞米松抑制试验：对于 1mg 过夜地塞米松抑制试验未能抑制的患者，行经典小剂量地塞米松抑制试验。患者口服地塞米松 0.5mg，每 6h 1 次，连续 2 天，第 3 天清晨 8：00 取血测定血清皮质醇水平。患者第 3 天血皮质醇不能被抑制到 50nmol/L 以下，应考虑库欣综合征。

（2）大剂量地塞米松抑制试验：在小剂量地塞米松抑制试验的基础上（呈不受抑制状），为进一步鉴定其病因和定位，可行大剂量地塞米松抑制试验。口服地塞米松 2mg，每 6h 1 次，连续 2 天；也可采用单次口服 8mg 地塞米松的过夜法，若血皮质醇水平被抑制为对照的 50%以下应考虑库欣病；若不受抑制则提示肾上腺有自主性腺瘤、癌或异位 ACTH 分泌综合征。

3. 去氨加压素（DDAVP）兴奋试验 主要用于库欣病与异位 ACTH 综合征的鉴别。垂体分泌 ACTH 受血管加压素（AVP）调节。DDAVP 是人工合成的 AVP 类似物，能够刺激库欣病患者分泌 ACTH，但对正常人和异位 ACTH 综合征者作用小。静脉注射 10μg

DDAVP，于用药前及用药后 15min、30min、45min、60min、120min 分别取血测定 ACTH 和皮质醇水平。应用 DDAVP 后，血皮质醇升高≥20%，血 ACTH 升高≥35%，则判断为阳性，应考虑库欣病。但 20%～50%的异位 ACTH 综合征患者也对 DDAVP 有反应。

4. 影像学检查

（1）鞍区磁共振显像（MRI）：推荐所有 ACTH 依赖性库欣综合征应行垂体增强 MRI 或垂体动态增强 MRI。

（2）肾上腺影像学检查：肾上腺 B 超、CT 或 MRI 有助于 ACTH 非依赖性库欣综合征的诊断。首选双侧肾上腺 CT 薄层增强扫描寻找肾上腺肿块。

（3）双侧岩下窦插管取血（bilateral inferior petrosal sinussampling，BIPSS）：是创伤性介入检查。ACTH 依赖性库欣综合征患者，如临床、生化、影像学检查结果不一致或难以鉴别库欣病或异位 ACTH 综合征时，可行 BIPSS 以鉴别 ACTH 的来源。经股静脉、下腔静脉插管至双侧岩下窦后采集血样，再静脉注射羊或人 CRH（1μg/kg 或 100μg），注射后 3min、5min 时（必要时可至 10min）在双侧岩下窦、外周静脉同时取血。岩下窦与外周血浆 ACTH 比值在基线状态≥2 和 CRH 刺激后>3 为库欣病；反之则为异位 ACTH 综合征。

（4）异位 ACTH 综合征病灶定位的特殊检查

1）胸部影像学检查：约 90%的异位 ACTH 肿瘤在肺或纵隔内，因此胸部 X 线、CT 扫描等影像学检查有助于发现异位 ACTH 综合征的胸部原发肿瘤。

2）生长抑素受体显像：异位 ACTH 综合征肿瘤可表达丰富的生长抑素受体，[111]In-奥曲肽生长抑素受体显像可用于异位 ACTH 综合征的肿瘤定位。其敏感性为 30%～80%。

3）正电子发射体层扫描（positron emission tomography，PET）：目前用于库欣综合征的研究较少，且存在争议。

（四）诊断与鉴别诊断

1. 筛查对象　对疑诊库欣综合征的患者，应仔细询问近期内有无使用肾上腺糖皮质激素病史，包括口服、直肠用、吸入、外用或注射剂，尤其是含有糖皮质激素的外用软膏、中药甘草和关节腔内或神经髓鞘内注射剂等，以除外药源性库欣综合征的可能。

对以下人群进行库欣综合征的筛查：

（1）年轻患者出现骨质疏松、高血压等与年龄不相称的临床表现。

（2）具有库欣综合征的临床表现，且进行性加重，特别是高血压伴有典型症状，如向心性肥胖、多血质、紫纹、瘀斑和皮肤变薄的患者。

（3）体重增加而身高的百分位下降，生长停滞的肥胖儿童。

（4）肾上腺意外瘤患者。

2. 定性与定位诊断

（1）库欣综合征的定性诊断

1）初步检查：对高度怀疑库欣综合征的患者，应同时进行血清皮质醇昼夜节律、24h 尿游离皮质醇和午夜唾液皮质醇测定中的两项试验。尿或唾液皮质醇水平应至少测定 2 次，以提高测定结果的可信度。

2）确诊检查：小剂量地塞米松抑制试验是库欣综合征的标准筛查试验。当 1mg 过夜地塞米松抑制试验未能抑制时，应进一步行经典小剂量地塞米松抑制试验。

（2）库欣综合征的定位诊断：当库欣综合征定性诊断确立后，需进行病因检查或定位诊断。测定 ACTH 可区分 ACTH 依赖性和非依赖性，若测定值＜10pg/ml 则为非 ACTH 依赖性（肾上腺性），应进一步行肾上腺的 B 超、CT 或 MRI 检查。若测定值＞20pg/ml 则为 ACTH 依赖性，进一步需做鞍区 MRI，大剂量地塞米松抑制试验、DDAVP 兴奋试验及双侧岩下窦插管取血可有助于库欣病与异位 ACTH 分泌综合征的鉴别。

3. 鉴别诊断

（1）肥胖症：患者可有高血压、糖耐量减低、月经少或闭经，腹部可有条纹（大多数为白色，有时为淡红色，但较细）。但尿游离皮质醇不高，小剂量地塞米松抑制试验不被抑制。

（2）酗酒兼有肝损害：患者可出现假性库欣综合征（包括临床症状），血、尿皮质醇分泌增高，可不被小剂量地塞米松抑制。但在戒酒 1 周后，生化异常即消失。

（3）抑郁症：患者血皮质醇、尿游离皮质醇可增高，也不能被地塞米松正常地抑制。但无库欣综合征的临床表现。

（五）治疗

治疗目标是尽可能恢复正常的血浆皮质醇水平，应根据不同的病因进行相应的治疗。同时应治疗高血压、糖尿病、骨质疏松等共病。外源性库欣综合征的治疗方法是停用糖皮质激素，但需逐步停用。

1. 手术治疗

（1）库欣病的治疗：首选由经验丰富的神经外科医师经蝶窦或颅手术切除垂体瘤或微腺瘤，并尽可能保留正常垂体组织。经蝶微腺瘤切除术后，缓解率为 65%～90%，复发率 5 年为 5%～10%，10 年为 10%～20%。大腺瘤术后，缓解率＜65%，复发率为 12%～45%。术后多数患者会出现一过性的垂体-肾上腺皮质功能减退，必要时可补充糖皮质激素直至垂体-肾上腺皮质功能恢复正常。术后复发者，结合垂体放疗、药物或肾上腺次全切除术，可使 80% 以上的患者获得满意的疗效。垂体放疗是术前术后的重要辅助治疗，疗效一般在半年后出现，有 50%～80% 的患者病情可获得控制。

（2）肾上腺腺瘤的治疗：手术摘除腺瘤应尽可能保留腺瘤外其他正常肾上腺组织，由于肾上腺皮质腺瘤常为单侧，故术后复发罕见。术后可能出现一过性的肾上腺皮质功能减退，需及时补充皮质激素。

（3）肾上腺皮质腺癌的治疗：争取早期诊断，早期手术切除。未转移者经切除肿瘤后预后尚好。若为已有远处转移者，手术切除原发肿瘤后应加以放疗和（或）化疗。血浆皮质醇水平仍高者，需配合阻滞肾上腺皮质激素合成的药物治疗。

（4）不依赖 ACTH 的小结节或大结节性双侧肾上腺增生：应行双侧肾上腺切除术，术后糖皮质激素替代治疗。

（5）异位 ACTH 综合征的治疗：应尽早发现原发性肿瘤，尽早根据病情行手术、放疗或化疗。若肿瘤能根治，本症也能获控制；若肿瘤未能根除，症状严重者，行双侧肾上腺切除或应用阻滞肾上腺皮质激素合成的药物，同时要积极纠正低血钾等生化紊乱。

2. 围术期肾上腺皮质功能减退的治疗

（1）肾上腺性库欣综合征：术中应静脉滴注氢化可的松 100～200mg/d，如遇血压下降或休克应立即增加剂量。术后常规静脉滴注氢化可的松 100～200mg/d，3～5 日，逐渐减量后改口服氢化可的松或可的松至维持量，半年左右可停药。注意部分皮质激素补充过多，可导致患者出现精神异常。

（2）ACTH 依赖性库欣综合征：术后 1 周内要测定血皮质醇或 24h 尿游离皮质醇，以评估肾上腺皮质功能。如遇功能低下，则应用糖皮质激素，待病情好转后逐渐停药。一般服药不超过 1 个月。

3. 预后　经有效治疗后，病情可望在数月后逐渐好转。腺瘤如早期切除，预后良好。癌的疗效取决于是否早期发现及能否完全切除。库欣病患者治疗后的疗效不一，应定期观察有无复发，或有无肾上腺皮质功能不足。

（龚莉琳　李启富）

二、原发性醛固酮增多症

原发性醛固酮增多症（primary aldosteronism，PA）简称原醛症，又称 Conn 综合征，是由于肾上腺皮质球状带分泌过量的醛固酮而导致 RAAS 受抑制，出现高醛固酮和低肾素血症，临床上以高血压伴（或不伴）低血钾为主要表现的临床综合征。超过一半的原醛症患者无低血钾。体内长期醛固酮过多，可导致心肌肥厚、心力衰竭和肾功能受损。与原发性高血压患者相比，原醛症患者心脏、肾脏等靶器官损害更为严重。

高血压患者中原醛症的患病率为 5%～10%，是最常见的内分泌性高血压。原醛症患病与高血压严重程度成正比，顽固性高血压患者中原醛症的患病率可达到 17%～23%。发病年龄高峰为 30～50 岁，女性较男性多见。

（一）病因

1. 醛固酮瘤　约占 35%，一般为单侧，直径为 1cm 左右。患者血浆醛固酮浓度与血浆 ACTH 的昼夜节律平行，而对血浆肾素的变化无明显反应。少数腺瘤患者站立位后血浆肾素、醛固酮明显增多，称为肾素反应性腺瘤。

2. 特发性醛固酮增多症（简称特醛症）　约占 60%。由双侧肾上腺皮质增生致醛固酮分泌过多。双侧肾上腺呈增生，甚至局限性"瘤样"结节改变，也可形态正常。少数（<2%）患者为单侧肾上腺增生，称为原发性肾上腺皮质增生。病因不清楚，可能与对 Ang Ⅱ 的敏感性增强有关。血管紧张素转换酶抑制剂可使患者醛固酮分泌减少，高血压、低血钾改善。

3. 家族性醛固酮增多症（familial hyperaldosteronism，FH）　现发现 FH 有三种类型，少见（＜1%）。糖皮质激素可抑制性醛固酮增多症（glucocorticoid-remediable aldosteronism,GRA）为 FH-Ⅰ型，多于青少年期起病，可呈家族性或散发性，家族性以常染色体显性方式遗传。肾上腺呈大、小结节性增生。其血浆醛固酮浓度与 ACTH 的昼夜节律平行，用生理量的糖皮质激素治疗数天后可使醛固酮分泌量减少，血压、血钾恢复正常。发病机制：正常时，醛固酮合成酶基因在肾上腺球状带表达，受 Ang Ⅱ 调控；11β-羟化酶在束状带表达，受 ACTH 调控。GRA 患者的 11β-羟化酶基因 5'端调控序列和醛固酮合成酶基因的编码序列融合形成一嵌合基因，此基因产物具有醛固酮合成酶活性，在束状带表达，受 ACTH 调控而不受 Ang Ⅱ 调控。可用分子生物学技术检测此嵌合基因。

4. 醛固酮癌　罕见，可分泌大量醛固酮，常伴有糖皮质激素和雄激素。肿瘤体积大，直径多＞5cm，易出血、坏死。

（二）病理与病理生理

1. 病理　肾上腺皮质肿瘤包括腺瘤和腺癌，前者最常见。腺瘤通常为单一肿块，直径为 1～5cm，圆形或椭圆形，界线清楚，包膜完整。切面实性，金黄色或棕黄色，局部区域可因含有色素呈现黑色，可发生出血、囊性改变。镜下肿瘤主要由富含脂质的亮细胞和胞质嗜酸性的暗细胞构成。亮细胞与正常肾上腺皮质细胞相似，胞质空亮、透明，细胞核小，核仁不明显；细胞可见多形性，但核分裂象少见。细胞排列成巢状、索状及腺管状；细胞间质血管丰富。镜下肿瘤可见完整纤维包膜。

2. 病理生理　过量醛固酮作用于肾远曲小管和集合管引起潴钠、排钾、细胞外液扩张，血容量增多，血管壁内及血液循环 Na^+ 浓度增加，血管对去甲肾上腺素的反应加强等原因引起高血压。细胞外液扩张，心钠肽分泌增多，肾近曲小管重吸收钠减少，从而使钠代谢达到近于平衡的状态。大量失钾引起一系列神经、肌肉、心脏及肾的功能障碍。细胞内 K^+ 丢失后，Na^+、H^+ 增加，细胞内 pH 下降，细胞外液 H^+ 减少，pH 上升呈碱血症。碱中毒时细胞外液游离钙减少，再加上醛固酮作用，促进尿镁排出，故可出现肢端麻木和手足搐搦。醛固酮还可直接作用于心血管系统，对心脏结构和功能产生不良影响。

（三）临床表现

典型临床表现为高血压伴低血钾。但过半数以上原醛症患者血钾正常，部分患者血钾轻度下降或呈间歇性低血钾或在某种诱因下（如用利尿药）出现低血钾。长期醛固酮过多可导致心脏、肾脏等靶器官损害，如心肌肥厚、心力衰竭和肾功能受损等。

1. 高血压　为最早且最常见的症状。随着病情进展，血压逐渐增高，常用降血压药的效果不佳，甚至部分患者呈难治性高血压。易发生心血管病变、脑卒中。

2. 神经肌肉功能障碍　表现为肌无力、肢端麻木、周期性瘫痪。多累及下肢，严重时可累及四肢，甚至出现呼吸及吞咽困难。病情轻重与血钾降低程度有关。常见诱因有劳累，服用氢氯噻嗪、呋塞米等。

3. 肾脏表现　可出现多尿（尤其夜尿多）、口渴、多饮，与慢性失钾致肾小管上皮细胞呈空泡变性、浓缩功能减退有关。易尿路感染，可出现尿蛋白增多，少数发生肾功能减退。

4. 心脏表现　心电图常呈低血钾图形，QT 间期延长，T 波增宽、降低或倒置，U 波明显，T、U 波相连呈驼峰状。部分患者出现心律失常，如阵发性室上性心动过速，重者时可发生心室颤动。

5. 其他表现　若儿童起病，有生长发育障碍，与长期低钾等代谢紊乱有关。缺钾时胰岛素的释放减少、作用减弱，可出现糖耐量减低。

（四）实验室及辅助检查

1. 血、尿生化检查

（1）低血钾：一般低于 3mmol/L，低血钾常呈持续性，也可为间歇性。但患者也可血钾正常。

（2）高血钠：血钠一般在正常高限或略高于正常。

（3）碱血症：血 pH 和 CO_2 结合力为正常高限或略高于正常。

（4）尿钾高：在低血钾条件下（<3.5mmol/L）尿钾仍>25mmol/24h。

2. 尿液检查　尿 pH 为中性或偏碱性；尿比重较为固定而减低，常为 1.010～1.018，少数患者呈低渗尿。

3. 醛固酮测定　原醛症患者血浆、尿醛固酮均增高。血浆醛固酮浓度（PAC）及尿醛固酮排出量受体位及钠摄入量等因素的影响，立位及低钠时升高。正常成人参考值：血浆醛固酮卧位时为 50～250pmol/L，立位时为 80～970pmol/L（血浆醛固酮 pmol/L 换算成 ng/dl 时除以 27.7）；尿醛固酮于钠摄入量正常时为 6.4～86nmol/d，低钠摄入时为 47～122nmol/d，高钠摄入时为 0～13.9nmol/d。低血钾可抑制醛固酮分泌，原醛症患者血、尿醛固酮增高可不太明显，但在补钾后，其醛固酮增多可变得明显。

4. 肾素测定　一般通过测定 PRA 来间接反映血浆肾素的多少。正常成人 PRA 的参考值为（0.55±0.09）pg/（ml·h）；晨起立位 2h 后，PRA 较基础值增加数倍，正常参考值为（3.48±0.52）pg/（ml·h）。近年来，采用化学发光法可直接测定血浆肾素浓度，该方法为全自动操作，灵敏性、重复性较好，易于标准化和推广（表 3-16-4），正常成人参考值为卧位 2.8～39.9μU/ml，立位 4.4～46.1μU/ml。

表 3-16-4　血浆肾素活性和肾素浓度检测优缺点比较

	血浆肾素活性	血浆肾素浓度
检测方法	放射免疫法（间接测定）	化学发光法（直接测定）
灵敏度	+	+++
复杂性	手工	自动
稳定性、重复性	++	+++
标准化	难	容易

5. 醛固酮/肾素值　血浆醛固酮高而肾素低为原醛症的特点。血浆醛固酮/肾素值测定前应注意的事项：①纠正低钾（尽量使血钾在 3.5mmol/L 以上）；②正常钠饮食；③减少药物影响，螺内酯、其他保钾利尿剂及甘草制剂停药至少 4 周，血管紧张素转换酶抑制剂、AngⅡ受体阻断剂、二氢吡啶类钙通道剂、β受体阻滞剂、非甾体抗炎药、性激素停药至少 2 周；④难以控制的严重高血压，宜换用 α 受体阻滞剂、非二氢吡啶类钙通道剂等对醛固酮/肾素值影响小的药物。

6. 影像学检查　可协助鉴别肾上腺腺瘤与增生，并可确定腺瘤的部位。肿瘤体积特大，直径达 5cm 或更大者，提示肾上腺癌。

（1）肾上腺 B 型超声检查：对直径在 1.3cm 以上的醛固酮瘤可显示出来，小腺瘤则难以与特发性增生相鉴别。

（2）肾上腺 CT 和 MRI：病因诊断的首选检查，同时还有助于排除大的肾上腺占位病变，如肾上腺癌（一般直径≥4cm）。CT 优于 MRI，有更高的空间分辨率。高分辨率的 CT 至少可检出直径为 5mm 的肿瘤，但较小的肿瘤如果完全被正常组织所包围，则检出较为困难。在 CT 扫描时表现为正常或双侧弥漫性增大，也可为局限性"瘤样"结节。因此，CT 扫描并不是区分醛固酮瘤和增生的精确方法。

（五）诊断与鉴别诊断

典型临床表现为高血压伴低血钾，血浆及尿醛固酮高，而血浆肾素活性或浓度降低。诊断流程分为三步：筛查试验、确诊试验和病因诊断。

1. 筛查试验

（1）原醛症的筛查人群，高血压患者伴有下列情况时：

1）持续性 BP＞160/100mmHg。

2）难治性高血压（联合使用 3 种降压药物治疗，BP 仍＞140/90mmHg）。

3）自发性或利尿剂所致的低钾血症。

4）肾上腺意外瘤。

5）早发性高血压家族史或早发脑血管意外（小于 40 岁）。

6）原醛症家族史。

（2）原醛症的筛查：一般应用晨起立位 2h ARR 值筛查原醛症。立位 PAC（ng/dl）/PRA[ng/（ml·h）]值大于 30 提示有原醛症可能。国际上推荐立位 PAC/PRC（ng/dl）/PRC（μU/ml）筛查原醛症的切点比值为 2.4～4.3，本团队的资料显示立位醛固酮/肾素值为 2.0（ng/dl）/（μU/ml）是原醛症初筛的最佳切点，同时醛固酮/肾素值受年龄影响较大（年龄小于 40 岁最佳切点为 1.0，40～60 岁为 2.0，大于 60 岁为 3.7）。

2. 确诊试验 筛查阳性的患者（立位 2h 醛固酮/肾素值增高），需接受至少一种确诊试验来明确诊断（包括静脉盐水负荷试验、卡托普利抑制试验、氟氢可的松抑制试验和口服钠负荷试验）。部分诊断困难的患者可给予螺内酯诊断性治疗，若能纠正电解质代谢紊乱并降低高血压，则诊断可成立。诊断确立后，须进一步明确病因，主要鉴别醛固酮瘤及特发性原醛症，也需考虑少见的病因。醛固酮瘤一般较特发性原醛症者为重，低血钾、碱中毒更为明显，血、尿醛固酮更高。

（1）静脉盐水负荷试验：平卧位静脉滴注 0.9% NaCl 溶液，4h 内共 2000ml，在输注前及输注后测血浆肾素、醛固酮水平。正常人滴注盐水后，血浆醛固酮水平下降 50% 以上。盐水负荷后血浆醛固酮大于 10ng/dl 可确立原醛症诊断；小于 5ng/dl 可排除原醛症，最佳切点为 8ng/dl。恶性高血压、心功能不全、严重低钾血症不宜进行此项试验。

（2）卡托普利抑制试验：取坐位，口服 50mg 卡托普利，服药前及服用后 2h 测定血浆肾素、醛固酮，正常人服药后血浆醛固酮水平下降至 8ng/dl 以下，而血浆醛固酮大于 13ng/dl 可确立原醛症诊断，最佳切点为 11ng/dl。

（3）氟氢可的松抑制试验：口服 0.1mg 氟氢可的松，每 6h 1 次，共 4 天，同时应用 KCl 缓释片（每 6h 1 次，尽量使血钾接近 4.0mmol/L，每日查血钾），应用缓释 NaCl（30mmol，约 1.8g NaCl，每日 3 次与餐同服）及保持足够的食盐摄取，以保证尿钠排泄率至少为 3mmol/kg 体重（留第 3 天 24h 尿查钠）。第 4 日 7：00 取血查皮质醇，10：00 坐位取血查醛固酮和皮质醇等。服药后第 4 日立位血浆醛固酮＞8ng/dl 可确诊原醛，同时 10：00 的皮质醇水平应低于 7：00，以除外 ACTH 的影响。

（4）口服钠负荷试验：在高血压、低血钾得到控制后，患者高钠饮食 3 天，如补充氯化钠片剂，需达到 5000mg 的钠摄入目标值（相当于 218mmol 的钠或 12.8g 氯化钠）。高钠饮食的第 3 天，搜集 24h 尿量测醛固酮、钠和肌酐水平。24h 尿钠排泄量应超过 200mmol，以保证足量的钠盐摄入。尿醛固酮排泄超过 12μg/24h 则提示有醛固酮的自主分泌。

3. 病因诊断 由于不能完全依靠 CT 结果区分醛固酮瘤与特发性原醛症，因此对于拟实施手术治疗的原醛症患者，术前宜行肾上腺静脉取血。原醛症患者 CT 上显示的肾上腺结节可能是无功能瘤或局部增生，并非真实病变部位；同样，CT 显示肾上腺"正常"，可能实为单侧小腺瘤或单侧增生性原醛症。这些情况，都需要肾上腺静脉采血（adrenal vein sample，AVS）来辅助诊断和指导治疗方案。AVS 为原醛症分型诊断的"金标准"，测定双侧肾上腺静脉中的血醛固酮/皮质醇比值，确定单侧或双侧肾上腺醛固酮分泌过多，前者一般为醛固酮瘤，后者为特发性原醛症（不宜手术治疗）。

AVS 的结果判断：皮质醇校正的醛固酮比值高低两侧之比＞4.0，确定为单侧优势分泌，提示醛固酮瘤或单侧增生（原发肾上腺增生）；比值＜3.0 提示双侧醛固酮高分泌，考虑特发性原醛症；比值在 3.0～4.0，是一个重叠区域，上述两种情况均可能。

4. 鉴别诊断 对于有高血压伴低血钾的患者，鉴别诊断十分重要，误诊将导致错误的治疗方案。需鉴别的疾病有：

（1）非醛固酮所致盐皮质激素过多综合征：患者呈高血压、低血钾。但 RAAS 受抑制，血、尿醛固酮不高，甚至降低。

1）真性盐皮质激素过多综合征：患者因合成肾上腺皮质激素酶系缺陷，导致产生大量具盐皮质激素活性的去氧皮质酮。

A. 17α-羟化酶缺陷：性激素（雄激素及雌激素）的合成受阻，女性（核型为 46，XX 者）发生性幼稚症，男性（核型为 46，XY 者）表现为假两性畸形。糖皮质激素合成受阻，血、尿皮质醇低，血 17α-羟孕酮低，血 ACTH 升高。盐皮质激素合成途径亢进，伴孕酮、去氧皮质酮、皮质酮升高，引起潴钠、排钾、高血压、高血容量，抑制 RAAS 活性，导致醛固酮合成减少。

B. 11β-羟化酶缺陷：血、尿皮质醇低，ACTH 高。雄激素过多，男性呈不完全性性早熟，伴生殖器增大；女性出现不同程度男性化，呈假两性畸形。11β-羟化酶阻滞部位前的类固醇：去氧皮质酮产生增多，造成高血压、低血钾。

2）表观盐皮质激素过多综合征（apparent mineralocorticoid excess，AME）：其病因为先天性 11β-羟类固醇脱氢酶（11β-HSD）缺陷。糖皮质激素受体与盐皮质激素受体的结构相近，皮质醇可与盐皮质激素受体结合，并使之激活，但在正常时，于肾小管上皮细胞处11β-HSD 使皮质醇转变为皮质素而失去活性。而 AME 患者的 11β-HSD 有缺陷，皮质醇得以作用于盐皮质激素受体，引起盐皮质激素过多的临床表现。临床表现为出生低体重、严重高血压、低血钾性碱中毒。多见于儿童和青年人。患者尿皮质醇/皮质素值增高，但血浆皮质醇和 ACTH 正常，这是由于皮质醇的灭活、清除减慢，每日分泌量减少所致。

（2）Liddle 综合征：为常染色体显性遗传疾病，由于肾小管上皮细胞钠通道基因突变，使该通道处于异常激活状态，导致钠重吸收过多及体液容量扩张，呈高血压、低血钾，但RAAS 受抑制，血浆醛固酮低，应用螺内酯无效。阻止肾小管上皮细胞重吸收钠并排泄钾的药物，如阿米洛利、氨苯蝶啶可纠正低血钾，降低血压。治疗可用阿米洛利 10mg，每日服 2～3 次，或氨苯蝶啶 100mg，每日服 2～3 次；待血钾、血压恢复正常后，减至维持量。

（3）伴高血压、低血钾的继发性醛固酮增多症：肾素活性过高所致继发性醛固酮增多症可伴高血压、低血钾，应与原醛症鉴别。肾素过多症又可分为原发性或继发性。原发性者由分泌肾素肿瘤所引起，继发性者因肾缺血所致。

1）分泌肾素的肿瘤：多见于青年人，高血压、低血钾皆较为严重，血浆肾素及醛固酮浓度增高。肿瘤包括肾小球旁细胞肿瘤、Wilm 瘤及卵巢肿瘤。

2）肾缺血所致继发性醛固酮增多：①恶性高血压，血浆肾素及醛固酮浓度增高，部分患者可呈低血钾，高血压进展快，常有氮质血症或尿毒症。②肾动脉狭窄，血浆肾素及醛固酮浓度增高，所致高血压进展快，典型患者在上腹中部或肋脊角区可闻及血管杂音。肾动脉造影或 CTA 可确诊。③一侧肾萎缩，也可引起严重高血压及低血钾。

（六）治疗

总体原则：①肾上腺单侧病变（腺瘤或增生）采用手术治疗；②双侧增生病变（特发性原醛症）、不愿或不能行手术治疗的单侧占位病变，采用盐皮质激素受体拮抗剂治疗；③GRA 采用地塞米松治疗；④难以确定为腺瘤或特发性增生，可先用药物治疗，继续观察，定期做影像学检查，有时原来未能发现的小腺瘤，在随访过程中可显现出来。

1. 手术治疗 以腹腔镜单侧肾上腺切除术为首选。不推荐仅切除醛固酮瘤，因部分腺瘤为多发，单纯腺瘤摘除可能术后复发。术前应纠正低血钾，控制高血压。一般术前准备时间为 2～4 周，可用螺内酯 120～240mg/d，分次口服。对于血压控制不理想者，可联合其他降压药物。术后第一天即可停用螺内酯，同时减少其他降压药剂量。术后前几周，由于对侧肾上腺抑制作用尚未解除，应提高钠盐摄入，若有明显低醛固酮血症表现，需暂时服用氟氢可的松行替代治疗。

2. 药物治疗 对于不能手术的肿瘤患者及特发性原醛症者，用螺内酯（安体舒通）治疗。起始剂量为 20mg/d，如病情需要，可逐渐增加至最大剂量 100mg/d。开始服药后可逐渐停止补钾，每周需监测血钾，根据血钾水平调整螺内酯剂量。必要时加用其他降血压药物。长期应用螺内酯可出现男子乳腺发育、阳痿，女子月经不调等不良反应，可换用依普利酮、氨苯蝶啶或阿米洛利。肾功能不全患者慎用，以避免高钾血症。

GRA 患者可用糖皮质激素治疗。通常成人地塞米松用量为每日 0.5～1mg，用药后 3～4 周症状缓解。一般血钾上升较快而高血压较难纠正，可加用其他降血压药治疗，如钙通道阻滞药等。儿童期，地塞米松的剂量为 0.05～0.1mg/（kg·d），也可用氢化可的松 12～15mg/m² 体表面积，分 3 次服用，后者对儿童生长发育的影响较小。

（杨淑敏 李启富）

三、嗜铬细胞瘤

嗜铬细胞瘤，指起源于肾上腺髓质的嗜铬细胞，为分泌儿茶酚胺的神经内分泌肿瘤。可引起高肾上腺素能发作，伴持续性或阵发性高血压或多个器官功能及代谢紊乱；部分表现为寂静型，肿瘤分泌激素无功能或无激素分泌。而位于交感神经节或头颈部位的嗜铬组织肿瘤，被称为副神经节瘤。

嗜铬细胞瘤好发年龄为 20～50 岁，男女患病无差别。自然人群发病率为（2～8）/100万，在门诊高血压人群中其占 0.2%～0.6%，在肾上腺意外瘤中可达 5%。

（一）病因和发病机制

病因尚不清楚，与遗传和高海拔、慢性阻塞性肺疾病等缺氧环境因素有关。

研究显示调节促血管生成的转录因子缺氧诱导因子（hypoxia inducible factor，HIF），可能通过上调血管内皮生长因子基因等的表达，参与嗜铬细胞瘤的发生、血管生成与代谢。氧张力正常时，细胞生成的 HIF 经羟化修饰后，可通过 VHL 依赖的泛素化途径降解，维持 HIF 蛋白水平的平衡；而细胞在缺氧时，该降解途径受阻，细胞 HIF 蛋白稳定、持续表达。一些伴基因突变（如琥珀酸脱氢酶 B、D 基因突变）的嗜铬细胞瘤，已被证实可引起肾上腺细胞缺氧，导致 HIF 异常活化，介导多种促血管生成因子的转录，参与肿瘤的发生。

另一种机制可能与激酶信号通路关系密切，尤其是 MAPK 信号，如原癌基因 RET、NF-1 突变，可激活 MAPK 通路，减少细胞凋亡，促进细胞增殖，从而引起肿瘤生成。

（二）病理与病理生理

嗜铬细胞瘤占嗜铬组织肿瘤的 80%～85%，以单侧多见；少数为双侧或一侧肾上腺瘤与另一侧肾上腺外瘤并存，多发性于儿童和遗传综合征多见。副神经节瘤好发于腹部，主要为腹主动脉旁（占 10%～15%），其他少见部位可见于肾门、肾上极、肝门区、肝及下腔静脉之间、近胰头部位、髂窝或近髂窝血管处（如卵巢内、膀胱内、直肠后）等。腹外者甚少见，可位于胸内（主要在后纵隔或脊柱旁，也可在心脏内）、颈部、颅内。副神经节瘤可为多中心的，局部复发的比例较高。

嗜铬细胞瘤的直径通常为 2～8cm，瘤体呈圆形或椭圆形，边界清楚，包膜完整。由于瘤体大、血管丰富，当生长快时易发生缺血，大体标本切面可见出血、坏死、囊性变和钙化。光镜下可见血供丰富，胞体较大，呈巢状或梁状排列。胞质丰富，嗜碱性或双色性，细胞核呈圆形或卵圆形，电镜下可见致密的嗜铬颗粒。嗜铬蛋白 A 是本病特征性免疫标志，可与肾上腺皮质肿瘤或转移性非神经内分泌癌鉴别。10%～15%肿瘤是恶性的，但组织病理上缺乏特异的指标，诊断主要根据在淋巴结、肝、肺和骨等没有嗜铬组织的区域出现转移灶。

肾上腺髓质的嗜铬细胞瘤可产生去甲肾上腺素和肾上腺素，以前者为主，极少数只分泌肾上腺素；家族性者可以肾上腺素为主，尤其在早期、肿瘤较小时。肾上腺外的副神经节瘤，除主动脉旁嗜铬体所致者外，只产生去甲肾上腺素，不能合成肾上腺素。这是因为将去甲肾上腺素转变为肾上腺素的苯乙醇胺-N-甲基转移酶的激活需要依靠高浓度的皮质醇，只有肾上腺髓质及主动脉旁嗜铬体才具备此条件。

（三）临床表现

临床表现以心血管症状为主，兼有其他系统的表现。

1. 高肾上腺素能症状发作　本症是由肿瘤大量释放儿茶酚胺所致。其临床表现多样，表现为以前额和双颞侧为主、轻重不一的搏动性头痛，伴大汗淋漓、心动过速，称为"三联征"。其他表现尚有面色苍白、恶心、呕吐、濒死感、心前区及上腹部疼痛、麻木感、心律失常、血压骤升、焦虑、视物模糊、复视等。重者可发生急性左心衰竭或脑血管意外等，即嗜铬细胞瘤危象。本症常突然发生，可有或无诱发因素。其诱发因素包括提取重物、弯腰、用力、创伤、解便、麻醉诱导和治疗药物（如组胺、胍乙啶、胰高糖素、甲氧氯普胺），以及临床检查（如灌肠、扪压腹部、肠镜）等。发作时间一般数分钟至数小时，通常在 40min 内。发作频率可数月一次，频繁者一日数次。随着病程延长，发作渐频，时间渐长，程度更重。

2. 高血压　约 80%患者有此症状，分为阵发性和持续性两型，持续性者亦可有阵发性加剧。部分患者可表现为高血压急症或顽固性高血压。

（1）阵发性高血压型：此为特征性表现。多数为持续性高血压伴血压不稳定，发作时血压骤升，收缩压往往达 200～300mmHg，舒张压亦明显升高，可达 130～180mmHg（以去甲肾上腺素释放为主者更甚）。20%～40%患者的高血压仅为阵发性发作，或伴高肾上腺素能发作症状。

（2）持续性高血压型：在持续性高血压患者中，如有以下情况者，应考虑嗜铬细胞瘤可能：①对常用降压药效果不佳，但对 α 受体阻滞剂、钙通道阻滞剂有效。②病情发展凶险，呈高血压急症表现：舒张压高于 130mmHg，眼底损害严重，短期内出现视神经萎缩、失明、氮质血症、心力衰竭或高血压脑病；需迅速用抗肾上腺素药控制病情；如上述情况见于儿童或青年人，则更提示本病可能。

3. 代谢紊乱

（1）基础代谢率增高：棕色脂肪激活，耗氧量增多，使患者代谢率增加。表现为怕热、出汗、体重下降等高代谢症群。

（2）糖代谢紊乱：肝糖原分解加速、胰岛素分泌受抑制、肝糖异生加强，可引起血糖升高，糖耐量减低。少数病例因嗜铬细胞分泌 ACTH、促肾上腺皮质激素释放激素、促生长激素释放激素的作用而导致继发性糖尿病的发生。

（3）脂代谢紊乱：脂肪分解加速使血游离脂肪酸增高。

（4）电解质代谢紊乱：少数患者可出现低钾血症，可能与儿茶酚胺促使 K^+ 进入细胞内及促进肾素、醛固酮分泌有关。也可出现高钙血症，可能为肿瘤分泌甲状旁腺激素相关蛋白所致。

4. 不典型临床表现

（1）肾上腺意外瘤：指因肾上腺以外的原因行影像学检查发现的肾上腺占位。其 5% 为嗜铬细胞瘤，可伴或不伴有高血压或发作性症状，易被误诊、误治。麻醉、手术可诱发嗜铬细胞瘤危象，威胁生命。

（2）低血压、休克：以直立性低血压多见，常提示本病。这与循环中儿茶酚胺过多导致血容量下降有关。此外，长期高儿茶酚胺亦可使体位反射防御机制受损，加之肿瘤骤然发生出血、坏死，以致停止释放儿茶酚胺；或肿瘤分泌多种舒张血管的物质，如舒血管肠肽、肾上腺髓质素等，常可出现低血压甚至休克；也可表现为高血压和低血压交替。该类患者还可发生急性腹痛、心前区痛、高热等，而被误诊为急腹症、急性心肌梗死或感染性休克。

（3）心脏表现：大量儿茶酚胺可引起心肌耗氧量增加、冠状动脉痉挛，导致应激性心肌病。表现为心绞痛样胸痛，心电图和心肌损伤标志物的变化与急性冠脉综合征类似；部分患者可出现心律失常，如期前收缩、阵发性心动过速，甚至心室颤动；心脏增大；心力衰竭的儿茶酚胺性心肌病。少数患者还可发生非心源性肺水肿。

（4）异位激素分泌：嗜铬细胞瘤可产生多种肽类激素，其中一部分可能引起嗜铬细胞瘤中一些不典型的表现，如库欣综合征（促肾上腺皮质激素、促肾上腺皮质激素释放激素）、肢端肥大症（生长激素、生长激素释放激素）、面部潮红（舒血管肠肽、P 物质）、便秘（鸦片肽、生长抑素）、腹泻（血管活性肠肽、血清素、胃动素）、面色苍白、血管收缩（神经肽 Y）等。此肿瘤还可释放嗜铬粒蛋白至血中，若在血中测得此物高浓度，可协助诊断。

（5）伴发其他疾病：嗜铬细胞瘤可伴发于一些因基因种系突变而致的遗传性疾病，如多发性内分泌腺瘤病 2 型（原癌基因 RET 突变）、多发性神经纤维瘤 1 型（抑癌基因 NF-1 突变）、斑痣性错构瘤病（抑瘤基因 VHL 突变）。遗传性嗜铬细胞瘤仅部分有症状，近一半患者血压正常，但常为多发性，手术治疗后易复发，应予以重视。

5. 其他临床表现

（1）消化系统：儿茶酚胺使肠蠕动及张力减弱，可引起便秘甚至肠扩张。儿茶酚胺可使胃肠壁内血管发生增殖性及闭塞性动脉内膜炎，可造成肠坏死、出血或穿孔。儿茶酚胺使胆囊收缩减弱、Oddi 括约肌张力增强，引起胆汁潴留，可致胆结石。

（2）腹部肿块：少数患者在左或右侧中上腹部可触及肿块，个别肿块可很大，扪及时应注意有可能诱发高血压。恶性嗜铬细胞瘤可转移到肝，引起肝大。

（3）泌尿系统：病程长、病情重者可发生肾功能减退。膀胱内嗜铬细胞瘤患者排尿时常引起高血压发作，可出现膀胱扩张，无痛性肉眼血尿。膀胱镜检查可做出诊断。

（4）血液系统：在大量肾上腺素作用下，血容量减少，血细胞重新分布，周围血中白细胞增多，有时红细胞也可增多。

（四）实验室及辅助检查

1. 血、尿儿茶酚胺及其代谢物测定　检测血、尿儿茶酚胺及其代谢物甲氧基肾上腺素（metanephrine，MN）和甲氧基去甲肾上腺素（normetanephrine，NMN）或尿香草基杏仁酸（vanillyl mandelic acid，VMA）有助于生化定性诊断。

本病常在正常高限的 2～3 倍及以上，其中 MN、NMN 因其在瘤体内代谢、不依赖症状发作而持续释放，故较其他定性指标的敏感性和特异性更高。一般采用液相色谱-电化学或质谱法测定 MN、NMN，应预先置管，空腹卧位取血更佳。当检测儿茶酚胺时，阵发性者平时可正常或轻度增高，而在发作后才显著高于正常，故需测定发作后血或尿儿茶酚胺、VMA。服用三环类抗抑郁药、利血平、左旋多巴、拉贝洛尔（柳胺苄心定）、安非他命等药物或突然停用可乐定、乙醇等，可导致假阳性结果。

2. 药理试验　既往使用的可乐定抑制试验，由于其敏感性和特异性均欠佳，并有潜在的危险性，目前基本不用于临床诊断。

3. 定位检查

（1）CT 扫描：由于空间和密度分辨率均高，行腹部和盆腔扫描，90%以上的肿瘤可准确定位。由于瘤体大、出血、坏死，CT 显示常呈不均质性、富血管、钙化和囊性变特征。静脉注射非离子造影剂是安全的，无须事先用 α 受体阻滞剂控制高血压。

（2）MRI：尤其适用于对注射 CT 造影剂过敏者、不适宜暴露放射线者（如儿童和孕妇）、转移性嗜铬细胞瘤者、颈部和颅底副神经节瘤者。

（3）B 型超声做肾上腺及肾上腺外（如心脏等处）肿瘤定位检查：受操作者技术影响较大，瘤体大时不易与周围组织区分，现已较少用于定位诊断。

（4）放射性核素标记的间碘苄胍：此物可被肾上腺素能囊泡浓集，故用其作闪烁扫描可显示儿茶酚胺的肿瘤，具有功能成像特征。特别适用于转移性、巨大肾上腺肿瘤，多发性、复发性或肾上腺外肿瘤。也可显示其他的神经内分泌瘤。

（5）^{18}F-脱氧葡萄糖（FDG）标记的 PET：^{18}F-FDG 可在恶性细胞中聚集，其相对摄入量可反映肿瘤细胞的侵袭性。因此 PET 有助于转移瘤诊断。

（6）放射性核素标记的生长抑素类似物奥曲肽闪烁显像：嗜铬细胞瘤及其他一些神经内分泌瘤细胞可有生长抑素受体表达，利用此物作闪烁显像，有助于定位诊断。

4. 基因检查　根据临床特征（伴或不伴肾上腺外、颅底和颈部、转移瘤，遗传综合征）筛查特定基因。综合征表现如多发性内分泌腺瘤病 2 型可筛查原癌基因 RET 突变。转移瘤可优先筛查琥珀酸脱氢酶 B 基因突变。

（五）诊断与鉴别诊断

1. 诊断 本病的早期、及时诊断甚为重要。当存在以下情况时应考虑本病可能：高肾上腺素能发作症状伴或不伴阵发性高血压；顽固性高血压；早发高血压（年龄＜20 岁）；药物、麻醉、分娩、手术等情况下诱发高血压危象或休克；高血压并不能解释的高血糖；肾上腺意外瘤；特发性扩张型心肌病；嗜铬细胞瘤家族史或易发分泌儿茶酚胺肿瘤的遗传综合征者。一旦怀疑本病，应完善上述儿茶酚胺及其代谢物检查。生化定性明确诊断后，可考虑影像学检查进一步定位诊断，注意还应完善基因检测和必要时进行家系调查。对于病理检查即使为"良性"的患者，亦应长期随访确认是否有恶性可能。

2. 鉴别诊断 本病临床表现复杂而又多样，易与多种疾病或状态混淆，应仔细鉴别。需要鉴别的其他亦可表现为交感肾上腺素能发作伴或不伴高血压加剧的疾病有惊恐发作、高通气综合征、低血糖、类癌综合征、围绝经期综合征、甲状腺毒症、假性嗜铬细胞瘤、不稳定性高血压、急性冠脉综合征、肾动脉狭窄、偏头痛、丛集性头痛、颅内肿瘤、癫痫、5-羟色胺综合征，以及突然停用可乐定或 β 受体阻滞剂等。

（六）治疗

1. 手术治疗 嗜铬细胞瘤切除术前须应用 α 受体阻滞剂至少 2 周以控制血压，减轻心脏负荷，恢复血容量。切除嗜铬细胞瘤有一定危险性，必须在经验丰富的外科医师和麻醉师的主持下进行。在麻醉诱导期和手术过程中，患者可出现急骤血压升高和心律失常。血压骤升者可采用速效 α 受体阻滞剂酚妥拉明静脉注射，继以静脉滴注。心律失常者可选用 β 受体阻滞剂或其他抗心律失常药物。良性嗜铬细胞瘤术后大多数可治愈，恶性嗜铬细胞瘤预后不良，5 年生存率＜5%。

2. 药物治疗

（1）α 受体阻滞剂

1）酚苄明：作用于节后 α 受体，防止或逆转内源性或外源性儿茶酚胺作用，使周围血管扩张，血流量增加。卧位时血压稍有下降，直立时可显著下降，由于血压降低，可反射性引起心率加快。起始口服剂量为 10mg，每日 2 次，隔日增加 10mg，取得疗效后再以 20～40mg，每日 2 次维持。常用于嗜铬细胞瘤术前准备或非手术治疗。主要不良反应为直立性低血压，偶有鼻塞、口干、瞳孔缩小、反射性心跳加快、神志模糊、倦怠等。

2）哌唑嗪：为选择性突触后 α₁ 受体阻滞剂，并不作用于 α₂ 受体。应用时易发生严重的直立性低血压。成人常用量 0.5～1.0mg，每日 3 次，逐渐按疗效调整为 6～15mg/d，分 2～3 次服。本品有使老年人体温过低的风险，老年人肾功能不全时剂量须相应减小。严重心脏病、精神病患者慎用；孕妇、儿童禁用。

3）多沙唑嗪：每日用量 2～8mg，控释剂每片 4mg，每日 1 次，1～2 片，必要时可加量。

（2）β 受体阻滞剂：常用普萘洛尔，能拮抗儿茶酚胺效应，使 β₁ 和 β₂ 受体均处于抑制状态。用于治疗嗜铬细胞瘤时，剂量为 10～50mg，一日 3～4 次口服，术前用 3 天，常与 α 受体阻滞药同用。一般应先用 α 受体阻滞药，待药效出现并稳定后再加用本品。否则会由于阻断 β 受体介导的舒血管效应而使血压升高甚至肺水肿。较常见的不良反应有眩晕或头昏（低血压所致）、心率过慢。本品可少量进入乳汁，故哺乳期妇女应用必须权衡利弊；老年人对本品代谢与排泄能力低，应适当调节剂量。下列情况应禁用：支气管哮喘、心源性休克、心传导阻滞（Ⅱ～Ⅲ度房室传导阻滞）、重度心力衰竭及窦性心动过缓。

龚莉琳 杨淑敏 李启富（重庆医科大学附属第一医院）

第四节 继发于心脏和血管疾病的高血压

因心脏和外周血压原因引起的继发性高血压很多，部分患者如主动脉缩窄在明确病因后可进行病因根治，从而完全治愈高血压，而其他原因患者在治疗高血压的同时还应进行病因控制，从而减少病因及高血压所引起的并发症，提高生活质量。

一、主动脉缩窄

主动脉缩窄指主动脉管腔局部缩窄，临床上比较少见，分为先天性和获得性两种类型，是继发性高血较常见的心血管原因。先天性主动脉缩窄好发于主动脉峡部原动脉导管开口附近，其他部位少见，表现为主动脉局限性狭窄或闭锁。获得性主动脉缩窄则主要由大动脉炎、动脉粥样硬化及主动脉夹层剥离等所致。通常只有发生在主动脉弓、降主动脉和腹主动脉上段的狭窄才能引起高血压，而肾动脉开口水平远端的腹主动脉狭窄一般不会发生高血压。

本病导致高血压发生的病理生理机制目前尚不清楚，推测可能与机械梗阻和 RAAS 介导的体液异常有关。机械梗阻机制认为主动脉缩窄使主动脉弹性储器功能受损，因而导致心脏搏出的血流在缩窄近段产生更高的压力，而体液异常机制认为主动脉缩窄引起缩窄远端血压下降和血流量减少，肾动脉灌注不足，进而激活 RAAS 并引发高血压；此外，中枢交感神经系统的激活可能也在其中发挥作用。

临床上常表现为缩窄部位以上血液供应增加的症状，如头痛、头晕、面色潮红、耳鸣、失眠等症状，而缩窄部位以下血液供应减少，呈下肢乏力、麻木、发凉、间歇性跛行等；体格检查发现上下肢血压不等，肱动脉血压高于腘动脉血压 20mmHg 以上，颈动脉、锁骨上动脉搏动增强，股动脉波动减弱，足背动脉搏动消失；由于侧支循环形成，可于肩胛间区、胸骨旁、腋窝、上腹部等处闻及连续性杂音，其中以肩胛间区最明显；此外，患者可出现心尖冲动增强、心界扩大，沿胸骨左缘至中上腹可闻及喷射样杂音。

依据临床表现、典型体征及相关辅助检查可较容易明确诊断。辅助检查中心电图常正常或呈左心室肥厚（LVH）表现；胸部 X 线可见心脏增大或大小正常、肋骨"切迹"、主动脉弓呈"3"字征或反"3"字征（食道钡餐）；超声心动图、MRI/MRA、CTA 和选择性心血管造影有助于进一步确诊及明确缩窄部位和程度。

主动脉缩窄一经确诊，如无手术禁忌，原则上首选手术治疗，而不是使用降压药物治疗。手术方法包括外科治疗和介入治疗。如狭窄部位局限，无重要的侧支血管，则首选介入治疗（图 3-16-8）。

二、多发性大动脉炎

多发性大动脉炎又称无脉症、Takayasu 病或缩窄性大动脉炎，由日本 Takayasu 教授首次报道，是一种慢性非特异性炎症性疾病，好发于育龄女性；病因和发病机制不清楚，可能与自身免疫、内分泌、感染等有关，但目前认为，该病主要由细胞免疫异常所致；该病导致高血压发生的病理生理机制与主动脉缩窄类似，可能与机械梗阻和 RAAS 激活有关。

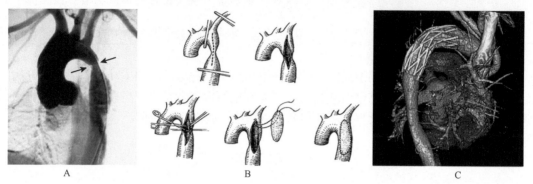

图 3-16-8　主动脉缩窄影像及相关治疗

A. 主动脉缩窄造影图；B. 主动脉缩窄外科补片成形术示意图；C. 主动脉缩窄支架术后 CT 成像图

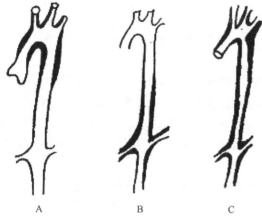

图 3-16-9　多发大动脉炎分型示意图

A. 头臂动脉型；B. 主、肾动脉型；C. 混合型

早期病理改变为单核淋巴细胞浸润，中膜平滑肌增生，胶原纤维及弹力纤维破坏；晚期纤维组织增生，管腔狭窄、闭塞，导致脏器缺血、高血压等并发症。病变常累及主动脉及其主要分支，如头臂干、颈动脉、肾动脉、冠状动脉等。根据病变部位，分 4 型：①头臂动脉型，累及主动脉弓及头臂动脉；②胸腹主动脉型，累及胸腹主动脉及其分支；③肾动脉型，累及肾动脉开口或其近端腹主动脉；④混合型，具有上述 3 型特征（图 3-16-9）。

诊断可通过临床表现、实验室检查和影像学检查得以明确。患者早期可出现发热、盗汗、肌痛、关节痛、腹痛、贫血等症状，可伴有类风湿关节炎、强直性脊柱炎等自身免疫性疾病。晚期表现主要取决于血管病变部位、血管狭窄及缺血程度、侧支循环情况、有无继发高血压等；可出现头痛、眩晕，四肢无力、间歇性跛行、脉搏减弱或消失，血尿、蛋白尿，顽固性高血压等症状。体格检查可于病变部位及附近闻及血管杂音。

实验室检查表现为炎症标志物升高、自身抗体阳性、类风湿因子阳性、补体异常等，其中血清抗主动脉抗体阳性率可高达 91.5%，有助于早期诊断。影像学检查包括血管造影、CTA、MRA、彩色多普勒超声、18-FDG-PET 等，近年来，作为金标准的血管造影渐被 CTA、MRA 和 18-FDG-PET 取代成为初始诊断方法。在病程早期血管尚未出现狭窄时，彩色多普勒超声的诊断价值可能高于血管造影，可检出血管运动减弱、管壁增厚、管腔狭窄；但彩色多普勒超声对肺动脉病变的检出能力较差。

多发性大动脉炎早期所致高血压难以药物控制，特别是合并使用糖皮质激素时，当炎症反应得以控制后，其高血压可用降压药治疗，必要时配合手术治疗。疾病早期主要以药物治疗为主，首选激素；如激素疗效不理想时，可加用免疫抑制剂，如环磷酰胺、甲氨蝶呤等；当激素和免疫抑制剂效果均不理想时，可考虑使用生物制剂，如 TNF-α 阻滞剂英夫利昔单抗、IL-6 受体单抗等；当怀疑为感染所致时，可行抗感染治疗，如抗结核治疗、抗病毒治疗等；当出现高血压、心力衰竭时，可行降压、强心、利尿等对症处理。手术治疗主要用于肾血管狭窄导致高血压、肢体跛行导致日常生活无法自理、冠状动脉受累导致心肌缺血等情况；可采用动脉内膜剥脱加自体静脉片修补术、血管重建术、旁路移植术等，一般在炎症的非活动期进行。

三、压力反射衰竭综合征

20 世纪 20 年代末，Hering 和 Koch 首次发现颈部按摩可引起反射性心率和血压改变；随后，研究发现颈动脉分叉处存在传入神经末梢，即压力感受器。这种压力感受器主要存在于颈动脉窦，也可存在于主动脉弓和其他大血管壁；其传入冲动经舌咽神经传至延髓孤束核，再经传出神经元（交感神经和副交感神经纤维）传递至心血管，形成闭合环路，调节外周血管收缩和心输出量，缓冲血压的突然变化，防止血压过升或过降。当压力反射通路发生功能障碍时，交感神经可持续激活，导致血压持续升高（图 3-16-10）。20 世纪 30 年代报道了 5 例舌咽神经痛患者经单侧舌咽神经切断术治疗后出现了血压急剧升高，这是首次压力感受器失神经引起高血压的报道。

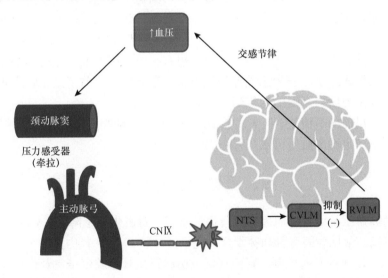

图 3-16-10　压力反射调节血压升高示意图

血压升高可刺激颈动脉窦和主动脉压力感受器，信号通过第Ⅸ脑神经（CNIX）、舌咽神经传递到孤束核（NTS）和延髓腹外侧区尾部（CVLM）髓质，通过抑制延髓腹外侧区头部（RVLM）引起交感神经活性下降，最终使血压反射性下降

压力反射衰竭综合征是由各种原因导致动脉压力反射环路异常，从而引起以血压调节障碍和血压升高为特征的综合征。常见病因包括颈动脉体肿瘤切除术、喉咽癌放疗及外科手术、颈动脉内膜切除术、颈部创伤、延髓孤束核缺血或神经退行性病变等；不同患者的临床表现差异大，可能与压力感受器失神经程度有关。根据血压波动情况和临床表现，分急性型和慢性型两种类型，急性型常见于外科手术或意外创伤导致舌咽神经或颈动脉窦神经功能突然丧失，患者常出现严重持续性高血压（收缩压一般超过 250mmHg）、心动过速、

血浆儿茶酚胺增加、头痛及相关并发症（如高血压脑病、高血压脑出血），数日或数周后，可逐渐衍变为慢性型；慢性型除了可由急性型衍变而来外，还可由颈部放疗照射引起，常见表现为不稳定性高血压、心动过速及阵发性的心悸、头痛、出汗、焦虑、情绪不稳等，罕见表现为睡眠期间低血压、心动过缓、乏力、立位头晕和晕厥，症状出现前可无明显诱因，也可由精神压力或运动、寒冷、性行为等物理刺激诱发。

该病的诊断主要依据既往颈部外伤史（包括医源性）。24h 动态血压常出现不稳定性高血压和低血压，自主神经功能评估表现为静脉注射升压药（如去氧肾上腺素）和降压药（如硝普钠）后无反射性心动过缓和心动过速出现；此外，心血管反射试验如瓦尔萨尔瓦（Valsalva）动作、站立试验、寒冷升压试验等有助于病变的定位及诊断。该病需与嗜铬细胞瘤、肾血管性高血压、类癌综合征、颅内病变、心理疾病等鉴别。

该病的治疗与其他形式高血压危象类似，降压治疗的主要目的为预防相关严重并发症，如高血压脑病、脑出血、心肌梗死、心力衰竭和高血压视网膜病变。急性期，要密切监测血流动力学变化，由于血压不稳定，故首选半衰期短的降压药，如硝普钠、酚妥拉明、拉贝洛尔；此外，充分的镇痛和镇静治疗可缓解创伤或手术带来的疼痛、焦虑、紧张等不适。慢性期，治疗的主要目的为降低血压和心率波动的频率和幅度，可选用 α 受体激动剂，如可乐定，该药具有抑制中枢去甲肾上腺素能神经元传导和镇静的作用，从而降低血压突然升高的频率和程度，如果患者能耐受，每日剂量可高达 2.4mg。病情稳定数月至数年后，可逐步减少可乐定用量，采用大剂量苯二氮䓬类药物替代，如地西泮；治疗期间，应避免使用增加神经元突触去甲肾上腺素浓度的药物，如三环类抗抑郁药、单氨氧化酶 α 抑制剂、含酪胺的食品和饮料等。以低血压表现为主的患者，可采用低剂量氟可的松和增加盐摄入进行治疗。装置植入或仿生压力感受器的压力反射激活疗法目前正处于临床研究阶段，有望在未来应用到压力反射衰竭的治疗当中。

该病的预后目前尚不清楚，但大多数情况下，血压波动幅度会随着时间的推移而降低；少数情况下，不稳定性高血压可永久存在。

四、肾血管性高血压

肾血管性高血压是由各种原因导致肾血管狭窄、肾脏供血下降、RAAS 过度激活，从而引起血压升高。常见病因有肾动脉粥样硬化、肾动脉 FMD、肾内血管炎等，占高血压人群的 1%～5%。该病的发病机制：肾血管病变引起肾血管管腔变窄，肾供血减少，导致肾近球细胞肾素分泌增加，进而引起 Ang Ⅱ 合成增多。Ang Ⅱ 一方面收缩外周动脉，引起血压升高；另一方面刺激肾上腺醛固酮分泌，促进肾脏对水钠的重吸收，增加血容量，从而使血压进一步升高。

该病以血压升高为主要表现，其中，肾血管炎所致者，还可出现发热、体重下降等症状。体格检查可于脐与下肋缘之间的腹部区域闻及低调隆隆样杂音，病变一侧杂音最响亮，可传递至侧腹部，收缩期和舒张期均可闻及。大多数患者为肾动脉粥样硬化所致，少数由肾动脉 FMD、肾内血管炎等引起。肾动脉粥样硬化好发于 50 岁以上男性，病变主要累及肾动脉起始端或近端 1/3，是肾动脉狭窄最常见病因；患者常伴有吸烟、糖尿病、高血脂等危险因素，多数患者同时合并冠心病。肾动脉 FMD 是一种累及肾动脉的非粥样硬化性、非炎症性疾病，是肾动脉狭窄第二个最常见的原因；好发于 15～50 岁的年轻女性，最常累及肾动脉中远端，肾内节段性分支也可受累；还可同时累及颈动脉、椎动脉、髂动脉等；与肾动脉粥样硬化相比，其肾脏微循环正常。肾内血管炎是血管炎累及肾血管所致，如微血管炎、韦氏（Wegener's）肉芽肿病、过敏性紫癜等，它可引起多种肾损伤，主要累及肾小球，导致肾小球肾炎和肾衰竭，从而引起血压升高；大血管炎，如巨细胞动脉炎和大动脉炎，虽然很少造成肾脏损伤，但会累及肾动脉或腹主动脉，引起肾脏缺血，进而导致血压升高。

由于肾血管性高血压发病率较低、患者临床表现多变，当出现下述表现时，应考虑肾血管性高血压可能：①重度、难治性高血压或稳定型高血压突然恶化；②全身动脉粥样硬化基础上出现的重度高血压；③早期发病的重度高血压伴血压昼夜节律消失；④肾病综合征、进行性或不明原因肾衰竭；⑤双侧肾脏大小不对称；⑥脐旁收缩期-舒张期杂音；⑦不明原因突发肺水肿；⑧ACEI 或 ARB 所致肾功能障碍。

对高度怀疑为肾血管性高血压患者，应进行相应辅助检查。选择性肾动脉造影是诊断的金标准，可发现肾动脉及其分支的解剖变异，但因其侵入性特征，现已被非侵入性的 MRA、CTA 和放射性同位素肾图所替代。

肾血管性高血压的治疗目标为恢复正常血压，防止肾功能恶化。治疗方式包括药物治疗、介入治疗和外科手术治疗。高血压容易控制和肾功能正常的老年患者，首选药物治疗，如 CCB 或联合其他降压药。急性肾血管炎所致肾血管性高血压，治疗首先考虑联用激素、免疫抑制剂（如环磷酰胺、麦考酚酯）和生物制剂（如利妥昔单抗、英利昔单抗）。介入治疗主要是指经皮腔内肾血管成形术和支架置入术，其中，肾动脉 FMD 患者首选经皮腔内肾血管成形术；此外，经皮腔内肾血管成形术也是治疗非口部动脉粥样硬化性肾动脉狭窄的有效方法。肾动脉支架置入术为经皮腔内肾血管成形术的重要辅助手段，尤其是对于口部或再狭窄性病变患者。外科手术治疗包括血管重建术和肾切除术，其目的是减轻梗阻和保护肾组织。虽然肾切除术容易进行，但除了严重肾萎缩、不可矫正的肾血管性病变或肾梗死患者外，很少进行。对于全身状况较差不适合外科手术的患者，可行腹腔镜肾切除治疗。血管重建术中，最常见为自体隐静脉或胃下动脉-肾移植，当缺乏自体移植物时，可使用合成聚四氟乙烯移植物。

五、主动脉瓣关闭不全

慢性主动脉瓣关闭不全可由各种病因引起，如风湿性心脏病、感染性心内膜炎、先天畸形等。该病所致高血压机制：主动脉瓣长期关闭不全时，左心室容量负荷增加，左心室舒张末期容积增加，左心室代偿性扩张和肥厚，最终导致左心室收缩增强、搏出量增加，从而导致高血压；另外，由于外周血管阻力下降及舒张期血液反流进入左心室，导致舒张压降低，脉压大。患者可出现毛细血管搏动征、枪击音、水冲脉等周围血管征，心脏听诊可闻及杂音（如主动脉瓣区叹气样杂音等）和心音强度改变（如第一心音减弱、主动脉瓣区第二心音减弱或消失）。

临床上，主要通过典型体征、超声心动图、X 线检查等诊断主动脉瓣关闭不全。治疗上，应积极治疗原发病，当血压升高时应使用降压药治疗，同时积极治疗主动脉瓣关闭不全引起的其余并发症或合并症，如心力衰竭、心绞痛、心律失常等。一般来说，无症状、心功能正常患者，密切随访，无须特殊治疗；左心室扩大但心功能正常患者，可使用血管扩张剂（如 ACEI）治疗；有明显症状伴或不伴心功能不全的重度主动脉瓣关闭不全患者、无症状伴心功能不全且持续左心室收缩末期容量增加或静息 EF 降低的重度主动脉瓣关闭不全患者需行人工瓣膜置换术或主动脉瓣修复术治疗。

六、动脉导管未闭

动脉导管未闭是一种常见的先天性心脏病，好发于女性，男女比例约为 1∶3；胎儿期，动脉导管连接肺动脉总干与降主动脉，是胎儿血液循环的主要渠道，随着机体的发育，一般于出生后数月内闭合，若 1 岁后仍未闭合，则为动脉导管未闭。临床上，根据主动脉造影结果可将动脉导管未闭分为五种形态，即管型、漏斗型、窗型、哑铃型和动脉瘤型。该病引起高血压的机制：由于整个心动周期中主动脉压总是高于肺动脉压，所以血流经过未闭的动脉导管由主动脉持续流入肺动脉，使肺循环血流量增加，进而使回流进入左心室的血流量增加，左心室容量负荷加重，左心室扩张和肥厚，引起左心室收缩增强、搏出量增加，最终导致收缩压增高；同时，舒张期主动脉血反流至肺动脉，使得外周动脉舒张压下降，脉压增大。患者可出现周围血管征、发绀、气促等表现。听诊可于胸骨左缘第 2 肋间及左锁骨下方闻及连续机械样杂音。该病诊断主要依据典型症状体征及相关辅助检查（如 X 线、超声心动图等）；一般认为，该病确诊后需立即治疗，目前的治疗手段主要为介入手术或外科手术治疗，大多数患者经治疗后可获痊愈。

七、体循环动静脉瘘

该病临床上比较罕见，是指体循环中存在动静脉之间的直接通路（瘘）。该病导致高血压的机制：血液经压力较高的动脉持续流入静脉，导致周围动脉阻力下降，回心血量增加，心搏出量增加，进而引起收缩压升高，舒张压下降，脉压增大。该病分为先天性动静脉瘘和后天性动静脉瘘。先天性动静脉瘘是由于胚胎在发育过程中，动静脉之间异常通道残留引起。后天性动静脉瘘主要由外伤引起，如贯通伤、挤压伤等；临床上主要通过动脉造影、彩色多普勒超声等手段确诊，治疗主要以手术为主，如动静脉瘘结扎闭合术、动静脉瘘切除术、介入手术等。

八、完全性房室传导阻滞

完全性房室传导阻滞即三度房室传导阻滞，其特点为心房冲动不能下传至心室，心房和心室各自独立，互不相关，心房率快于心室率；当心室起搏点位于阻滞部位稍下方，如希氏束及其近段时，心室率为 40～60 次/分；位于室内传导系统远段时，心室率可低于40 次/分。该病所致高血压的机制：由于心室率缓慢，心脏舒张期延长，心室充盈增加，心搏出量增加，进而导致收缩压升高，舒张压下降，脉压增大。临床上，患者常出现疲倦、乏力、头晕、晕厥、心绞痛等症状，严重时可出现阿-斯（Adams-Stokes）综合征，甚至发生猝死。查体可见患者第一心音强度发生改变，第二心音正常或反常分裂，可闻及"大炮音"，颈静脉可出现巨大 Q 波；诊断主要依据心电图表现，心内电生理检查可进一步明确阻滞部位；治疗上，完全性房室传导阻滞所致高血压，其药物治疗后，血压控制效果差，血压波动大，合并晕厥或晕厥前兆者明确诊断后应积极行临时性或永久性心脏起搏治疗。

刘　涛　方玉强（陆军军医大学大坪医院）

第五节　继发于颅脑病变的高血压

　　神经系统与血压调控密切相关。诸多中枢与外周神经系统的疾病可引发血压升高。其机制可能主要与颅内压增高及血管舒缩中枢功能障碍有关。任何原因引起颅内压升高可导致脑血流灌注降低，当颅内压升高至 35mmHg 以上时，脑血流量降低到正常水平 50% 以下，脑组织处于严重缺氧状态，脑血管的自动调节功能基本丧失。为保证中枢神经系统必需的血流量，机体通过兴奋交感神经、收缩机体外周血管、增加心搏出量以提高动脉收缩压，从而维持脑血流灌注。这种情况多见于急性颅脑损伤、出血性脑卒中等急性颅内压增高情况。目前认为杏仁核、下丘脑、中脑及延髓腹外侧部等构成的脑内防御系统的神经元活动在维持血管紧张性和正常血压水平起重要作用。无论是机械性因素（挤压、牵拉、损坏）还是生物因素（病原菌及其毒素）等损害累及上述部位，均可引起血压改变。表现为血压升高或血压下降，亦可交替出现。也有研究认为，脑干血管运动中枢血流受损（椎基底动脉粥样硬化引起管腔狭窄、血供减少）与某些高血压患者的血压升高有关（图 3-16-11）。

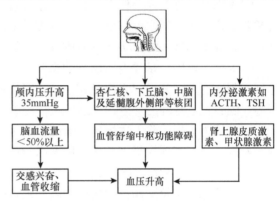

图 3-16-11　颅内病变引起高血压的机制

一、常见的颅内病变

　　1. 颅内占位性病变　包括各种原发性及转移性肿瘤、脓肿、肉芽肿、囊肿、脑寄生虫等。颅内肿瘤，尤其是后颅凹处肿瘤有可能引起高血压。部分颅内肿瘤患者引起的高血压可表现为阵发性，而且伴有儿茶酚胺增多的其他表现，临床容易与嗜铬细胞瘤混淆。生长激素分泌型垂体瘤还可通过水钠潴留引起血压升高。

　　2. 中重度颅脑外伤　如严重挫裂伤、广泛性颅骨骨折、颅脑火器伤、外伤性蛛网膜下腔出血等。

　　3. 颅内感染性疾病　如病毒、细菌、真菌等引起的脑膜炎、脑炎、脑脓肿等。

　　4. 脑血管疾病　包括脑出血、蛛网膜下腔出血、大面积脑血栓形成、脑栓塞和颅内静脉窦血栓形成等。

　　5. 先天性异常　如中脑导水管闭锁畸形、颅底凹陷和小脑扁桃体延髓下疝畸形等，可以导致脑脊液回流受阻而继发脑积水、颅内压增高。颅缝过早闭合引起的狭颅症，由于颅腔狭小不能适应脑的正常发育，也常发生颅内压增高。

　　6. 其他　各种原因引起的交通性和非交通性脑积水、良性颅内压增高及缺血缺氧代谢性脑病等。

二、临床表现

1. 血压增高相关的症状体征 如头晕、头痛、心悸、气短、疲倦、乏力等，随着病程延长，甚至出现高血压所致的心、脑、肾、眼等靶器官损害的表现。与其他继发性高血压一样，血压水平常较高，且对通常有效地药物治疗反应差。

2. 颅内压增高相关的症状体征

（1）头痛：与原发性高血压患者头痛症状不完全一样。头痛性质以胀痛、撕裂痛、搏动性为多见，常常是持续性的，伴有阵发性的加剧，当用力、咳嗽、弯腰或低头活动时常使头痛加重。部位多在额部、颞部及枕部，可从颈枕部向前方放射至眼眶。头痛程度随颅内压的增高而进行性加重。急性颅内压增高的患者，头痛常非常剧烈，伴烦躁不安，甚至进入昏迷状态。

（2）呕吐：是头痛的伴发症状，典型表现为喷射性呕吐，较易发生于进食后，因此患者常常拒食，可导致水电解质紊乱和体重减轻。脑干肿瘤起源于迷走神经核团附近者，呕吐有时是其早期唯一的症状，可造成诊断上的困难，有时可误诊为"功能性呕吐"。

（3）视盘水肿：是颅内压增高的重要客观体征之一，与颅内压增高发生发展的时间、速度和程度有关。其表现为视盘充血，边缘模糊不清，中央凹陷消失，视盘隆起，静脉怒张等。随着视盘水肿的加重，可继发视神经萎缩，常伴不可逆视力减退甚至失明。

（4）视力受损：除上述视神经萎缩引起视力下降外，颅内压增高可引起单侧或双侧展神经麻痹，早期表现为复视。颅内压增高持续较久的病例，眼球外展受限，甚至使眼球完全内斜。此外脑室积水、第三脑室扩大压迫视交叉后部可引起部分视野缺失。

（5）意识障碍及脑疝：颅内压增高导致全脑严重缺血缺氧和脑干网状结构功能受累，患者可出现谵妄、呆木、昏沉甚至昏迷等。颅内压持续升高，部分脑组织从高压区向低压区移位，被挤入生理性或非生理性孔道中，同时压迫附近的神经、血管和脑干，形成脑疝，临床常表现瞳孔改变、意识障碍、运动障碍及生命体征紊乱。

3. 颅内原发病变相关的症状体征 主要是与病变部位相关的神经功能刺激症状或局灶体征，如癫痫、失语、智能障碍、运动障碍、感觉障碍和自主神经功能障碍等。颅内感染还可出现寒战、持续高热等，垂体肿瘤可伴有相应激素（泌乳素、生长激素、ACTH、促甲状腺激素等）增高的表现。

4. 心血管舒缩中枢障碍症状体征 颅内病变引起的高血压多为常规治疗反应差的高血压，但由于心血管舒缩中枢调节功能失常，亦可表现为血压忽高忽低，最高可达220/140mmHg 以上，最低达 90/60mmHg 以下，并伴有心动过速、心动过缓或交替出现。有时易被误诊为嗜铬细胞瘤。

三、诊　　断

患者出现头痛、呕吐及视盘水肿等典型表现，临床诊断颅内压增高并不难。但在这之前通过全面而详细地询问病史和认真地神经系统检查，可发现许多颅内疾病在引起颅内压增高之前已有一些相应局灶性症状与体征，由此可做出初步诊断。若在颅内疾病或颅内高压基础上出现了血压升高，并可伴有脉搏变缓、呼吸缓慢等，则需要考虑颅内疾病继发高血压可能。应及时完善相关辅助检查，尽快做出病因诊断，才能从根本上解决颅内压增高及高血压问题。颅内病变常见以下几方面考虑。

1. 颅内肿瘤 包括原发性颅内肿瘤和转移性颅内肿瘤。不管何种肿瘤，颅内压增高一般呈慢性进行性增高。病程中症状可有起伏，但趋势是逐渐加重。少数患者颅内压可在短时间快速增高。根据肿瘤不同的发生部位可伴随不同的症状体征，如视力视野的改变、锥体束损害、癫痫发作、失语、感觉障碍、精神症状等。

2. 颅脑损伤 通常有明确的颅脑外伤史。急性重型颅脑损伤早期即可出现颅内压增高。少数患者可以较迟出现，如慢性硬膜下血肿等。患者病情进展迅速，很短时间即可呈昏迷状态。依受伤部位不同呈偏瘫、失语、抽搐发作等症状体征。

3. 颅内感染 指各种病原体包括指细菌、真菌、病毒、寄生虫、立克次体、螺旋体等侵犯脑、脑膜和颅内血管的炎症性疾病，以脑膜炎、脑炎和脑膜脑炎较为常见。起病时常有感染症状，如发热、全身不适、乏力等，由于颅内压增高较为迅速，多数患者较短时间出现明显的头痛、呕吐、意识障碍、精神错乱、癫痫等，重症者很快发展至深昏迷。感染病灶局限形成脓肿，上述症状可减轻，只表现为慢性颅内压增高，伴有或不伴有局灶性神经系统体征。

4. 良性颅内压增高 又名原发性颅内压增高症、假性脑瘤等，是一组病因不同的、以颅内压增高为特征的综合征，多见于肥胖者、青春期或年轻女性。临床表现为慢性颅内压增高的症状，严重者可有复视、眼球外展受限等展神经麻痹症状，无其他神经系统定位体征，多数预后良好。

5. 脑积水 是由于颅脑疾患使得脑脊液分泌过多和（或）循环、吸收障碍而致颅内脑脊液量增加，脑室系统扩大和（或）蛛网膜下腔扩大的一种病症。常见的有颅内炎症、脑血管畸形、脑外伤、各种内源性或外源性神经毒素、缺氧、水和电解质紊乱、酸中毒、肝肾功能衰竭等。成人慢性梗阻性脑积水常表现为间断性头痛、头胀、头沉、头晕、耳鸣耳堵、视力下降、下肢无力；婴幼儿梗阻性脑积水多见头颅增大、前囟紧张饱满、颅缝开裂、头皮静脉怒张、落日目、眼球震颤、斜视，可伴有语言、运动功能障碍，抽搐，智力低下。

四、辅 助 检 查

颅内病变并发高血压的病理基础在于颅内病变，发生机制主要在于颅内压增高与血管舒缩中枢功能障碍。所以辅助检查主要针对颅内的影像学、颅内压的监测及脑电图分析。影像学目前常用的有头颅 X 线片、CT、MRI 及数字减影血管造影（DSA）、颅内压监测（ICP）、脑电图等检查，主要明确病变的部位。CT 及 MRI 检查对定性诊断也有一定的帮助。

1. 头颅 X 线片 简单、经济，尤其适用于观察颅骨骨折、畸形等，慢性颅内高压患者头颅 X 线片可发现蝶鞍，尤其是鞍背及前、后床突骨质破坏或吸收；颅骨弥漫性稀疏变薄等。

2. CT 是一种无创而有效的检查方法，能清楚地显示出颅内占位、脑水肿、脑积水、感染、脑梗死及颅内出血等病变。CT 脑灌注成像获得脑组织血流灌注的定量信息可用于评价正常及病变组织血流灌注情况，常用于发现或显示脑缺血或脑肿瘤血供等。

3. MRI MRI 成像的分辨率及对比度均优于 CT，并能获得多个不同切面的信息。对后颅窝病变的诊断明显优于 CT，可以清楚地显示肿瘤、出血、梗死、感染、畸形等病变。

磁共振频谱技术还可无创性观察活体组织代谢及生化变化的技术,多用于颅内肿瘤的鉴别、胶质瘤恶性程度分级诊断、精神疾患辅助诊断等方面。

4. DSA 对脑血管病变如动脉瘤、动静脉畸形、肿瘤血供、脑血管狭窄闭塞情况等有重要的诊断价值。

5. ICP 是诊断颅内高压最迅速、客观和准确的方法,也是观察患者病情变化、早期诊断、判断手术时间、指导临床药物治疗、判断和改善预后的重要手段。

(1)腰椎穿刺:简便易行,操作方便,但仅能反映即时压力,通常不能进行连续监测。脑脊液循环障碍时亦不适用。此外,疑有严重颅内压增高或已出现脑疝迹象、处于休克、衰竭或濒危状态及局部皮肤有炎症、后颅窝占位性病变均属禁忌。

(2)有创监测:ICP 的金标准。通过外科手术将探头放置于颅内不同位置而测定脑室内、脑实质内、硬膜下或硬膜外压。有创监测直接客观、测压准确且可连续监测。缺点是可引起出血、脑实质损伤及感染等。

(3)无创 ICP 技术:目前临床使用的包括闪光视觉诱发电位、无创脑电阻抗监测、经颅多普勒超声等,可以实现连续 ICP,但均是间接地通过电生理的方法估算颅内压,准确性有待进一步研究。

6. 脑电图检查 在寻找颅内压增高的病因方面有一定帮助,对癫痫、脑炎及脑病的诊断价值较大。

五、治　疗

颅内原发疾病的治疗是控制颅内病变并发高血压的根本,降低颅内压治疗是降低血压的直接手段。针对颅内病变情况采取相应治疗策略,降低颅内压,多数情况下随着颅内压的下降,血压恢复或接近正常。当然,降低颅内压治疗应当是一个平衡的、逐步的过程。从简单的措施开始,降低颅内压治疗需同步监测颅内压和血压,以维持脑灌注压＞70mmHg。

1. 颅内原发疾病治疗 ①外科手术清除颅内肿瘤、血肿等颅内占位病变;②手术减压治疗,去骨瓣减压术降低颅内压及脑疝;③脑室穿刺引流或脑脊液分流,改善脑脊液循环;④介入手术取栓、局部溶栓术等。

2. 降低颅内压治疗

(1)高渗性脱水剂:是目前公认的、应用最为广泛的渗透性利尿剂,常用的有 20%甘露醇、10%的甘油果糖等快速静脉滴注给药。

(2)利尿剂脱水剂:如呋塞米、托拉塞米等静脉给药。

(3)肾上腺皮质激素:通常不作为降低颅内压的常规治疗,适用于脑肿瘤和脑脓肿引起的血管源性脑水肿,对细胞毒性脑水肿或脑梗死、脑出血、头颅外伤引起的占位效应引起脑水肿无效。常用地塞米松 20～40mg/d,甲泼尼龙 40～100mg/d。

(4)人血白蛋白:通过提高血浆胶体渗透压,使组织间水分向血管中转移,从而减轻脑水肿,降低颅内压,尤其适用于血容量不足、低蛋白血症的颅内高压、脑水肿患者。

(5)亚低温治疗:目前研究认为不管一般性颅内压增高还是难治性颅内压增高,亚低温治疗都是有效的,且全身降温比孤立的头部降温更有效。体温以 32～34℃为宜,一般持续 3～5 日即可停止物理降温,使患者自然复温。

3. 控制血压　颅内病变并发高血压时血压控制水平应考虑动脉压与颅内压和脑灌注压之间的关系。尤其是脑卒中急性期时的血压管理仍存在争议。一般认为脑卒中急性期通常定义为脑卒中发病 2 周内，而发病 24h 内的血压水平对治疗决策的影响较大。脑卒中发病 24h 内应密切监测血压，尽量消除血压波动的相关诱因和减少血压变异性；对自发性脑出血急性期收缩压超过 160mmHg 的患者，推荐使用静脉降压药物将血压快速控制在收缩压＜160mmHg 的水平，同时严密观察血压水平的变化；对蛛网膜下腔出血患者，应当将血压控制在收缩压＜160mmHg 的水平，同时应当注意保持脑灌注压；对缺血性脑卒中，若拟行血管再通治疗，推荐应用静脉注射药物（如乌拉地尔、尼卡地平等）将血压控制在 180/100mmHg 以下。若未进行血管再通治疗，而且血压不超过 200/110mmHg，不推荐早期过度积极的药物降压，建议在卒中病情稳定后再启动降压药物治疗。缺血性脑卒中后 24h 内血压升高的患者应谨慎处理，应先处理紧张、焦虑、疼痛、恶心、呕吐及颅内压升高等情况。血压持续升高，收缩压≥200mmHg 或舒张压≥110mmHg，或伴有严重心功能不全、主动脉夹层、高血压脑病的患者，可予降压治疗。选用拉贝洛尔、尼卡地平等静脉药物，避免使用引起血压急剧下降的药物。在降压治疗期间应可通过持续有创血压监测观察血压的变化，无创血压则每隔 5～15min 进行 1 次血压监测。

六、预　　后

颅内病变并发高血压的预后主要与原发颅内疾病有关，血压随着原发疾病的治疗而得以控制。持续严重的颅内高压可影响大脑、下丘脑、脑干等部位，出现应激性溃疡、神经源性肺水肿、脑性耗盐综合征、急性肾衰竭等并发症，严重时并发脑疝进而出现中枢性呼吸循环衰竭。

石伟彬（陆军军医大学大坪医院）

第六节　单基因高血压

单基因高血压是一些特殊类型的继发性高血压疾病，是指由单个基因突变引起的高血压，符合孟德尔遗传规律，发病年龄早（通常早于 35 岁），往往表现为恶性或难治性高血压，心脏、脑、肾脏等重要脏器的靶器官损害严重。传统诊断方法无法确诊，必须要依靠基因测序技术才能完成诊断。

随着医学研究和诊断检测技术的进展，我们对单基因高血压的认识有了很大的进步，目前已明确的单基因高血压有约 20 种，其中包含 40 余种亚型。根据受影响基因的功能，可将单基因高血压分为三大类：第一类是基因突变作用于远端肾单位[远曲小管和（或）集合管]离子通道及相关调节蛋白，最终增加水钠吸收，包括 Liddle 综合征、Gordon 综合征、AME 和妊娠加重型高血压；第二类是基因突变导致肾上腺类固醇合成异常，进而造成远端肾单位的盐皮质激素受体异常激活，远端肾小管钠转运失调，包括家族性醛固酮增多症、先天性肾上腺皮质增生症和家族性糖皮质激素抵抗综合征等；第三类是以嗜铬细胞瘤等为代表的各种神经内分泌肿瘤，在肿瘤综合征基础上合并了高血压表现，包括副神经节瘤/嗜铬细胞瘤、多发性内分泌腺瘤、von Hippel-Lindau（VHL）综合征、神经纤维瘤等。表 3-16-5 列举了常见的单基因高血压遗传基础、致病基因和检测方法。

表 3-16-5　各种常见单基因高血压的遗传基础及基因检测方法

作用途径	疾病种类	遗传模式	致病基因	染色体定位	检测方法
第一类：肾小管离子转运途径	Liddle 综合征	AD	SCNN1B	16p12.2	测序
		AD	SCNN1G	16p12.2	测序
	Gordon 综合征	AD	WNK1	12p12.3	测序
		AD	WNK4	17q21.2	测序
		AD	CUL3	2q36.2	测序
		AD/AR	KLHL3	5q31.2	测序
	AME	AR	HSD11B2	16q22.1	测序
	妊娠加重型高血压	AD	NR3C2	4q31.23	测序
第二类：肾上腺类固醇合成途径	FH- I 型（GRA）	AD	CYP11B2 与 CYP11B1 嵌合	8q24.3	Southern 杂交；长距离 PCR
	FH- II 型	AD	CLCN2	3q27.1	测序
	FH-III 型	AD	KCNJ5	8q24.3	测序
	FH-IV 型	AD	CACNA1H	16p13.3	测序
	CAH	AR	CYP11B1	8q24.3	测序
		AR	CYP17A1	10q24.3	测序
	FGR	AD/AR	NR3C1	5q31	测序
第三类：神经内分泌肿瘤途径	PGL/PCC	AD	SDHA	5p15.3	测序
		AD	SDHB	1p36.13	测序
		AD	SDHC	1q23.3	测序
		AD	SDHD	11q23.1	测序
		AD	SDHAF2	11q12.2	测序
		AD	TMEM127	2q11.2	测序
		AD	MAX	14q23.3	测序
	VHL 综合征	AD	VHL	3p25.3	测序
	MEN，2A 型	AD	RET	10q11.2	测序
	NF，1 型	AD	NF1	17q11.2	测序

注：AD. 常染色体显性遗传；AR. 常染色体隐性遗传；AME. 表观盐皮质激素过多综合征；FGR. 家族性糖皮质激素抵抗综合征；FH. 家族性醛固酮增多症；GRA. 糖皮质激素可抑制性醛固酮增多症；CAH. 先天性肾上腺皮质增生症；PGL/PCC. 副神经节瘤/嗜铬细胞瘤；MEN. 多发性内分泌瘤；NF. 神经纤维瘤。

　　下面分别讨论几种相对常见的单基因高血压。

　　1. Liddle 综合征　为常染色体显性遗传疾病，该病由 Liddle 等于 1963 年首次详细描述并命名。Liddle 综合征的典型临床表现为早发的中重度高血压、低血钾、代谢性碱中毒、低血浆肾素。其临床表型受基因外显率和环境的影响差异较大，部分患者存在高血压而血钾正常，另有患者血压正常而血钾偏低，亦有部分隐匿起病的患者血压及血钾水平均可正常。Liddle 综合征较普通原发高血压患者而言，常更易、更早出现脑卒中、心肌梗死、心力衰竭、肾衰竭等并发症。Liddle 综合征多为家族性，也存在家族史阴性的散发病例。

Liddle 综合征的发病机制为肾小管 ENaC 的 β、γ 亚单位基因发生突变。ENaC 为位于肾脏远曲小管、集合管上皮细胞膜上的阿米洛利敏感性 Na^+ 通道，负责将肾小管管腔液中的 Na^+ 顺电化学梯度吸收到上皮细胞，再由基底侧的 Na^+-K^+-ATP 酶泵入细胞间隙，进而吸收入血液中，并由此调控 Na^+ 的重吸收。ENaC 由 α、β 和 γ 三个亚基组成，分别由 SCNN1A、SCNN1B 和 SCNN1G 基因编码。其中 α 亚基为基本结构单位，发挥通道的基本作用；β 与 γ 亚基为活性调节单位，负责上调或下调通道的活性。β 与 γ 亚基胞质内的 C 端有一富含脯氨酸（P）的高度保守序列 PPPXY，该序列可以和 ENaC 的负性调节蛋白泛素连酶 Nedd4-1 及 Nedd4-2 结合，导致 ENaC 经网格蛋白有被小窝被胞饮分解代谢，从而失去钠重吸收功能。当编码 β、γ 亚基的 SCNN1B、SCNN1G 基因发生错义、无义或移码突变时，可导致 PPPXY 序列缺失或提前终止，由此 ENaC 不能与 Nedd4 结合，不能被胞饮降解，反而持续在上皮细胞管腔面表达（图 3-16-12），导致钠盐重吸收增加，血容量扩张，血压升高，肾素和醛固酮的分泌受到反馈抑制，钾重吸收减少，血钾降低，出现 Liddle 综合征的一系列临床症状。

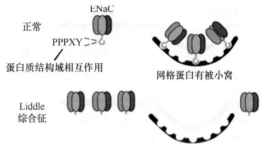

图 3-16-12 Liddle 综合征发病机制示意图

正常人中，远端 ENaC 的 PPPXY 序列正常，ENaC 可经网格蛋白有被小窝（clathrin-coated pit）被正常吞噬、清除。而在 Liddle 综合征患者中，PPPXY 序列丢失，正常吞噬、清除作用不能发生，导致 ENaC 过度表达，在肾小管上皮细胞表现出过度的钠重吸收能力，引起高血压、低血钾

Liddle 综合征的初步诊断需结合临床症状、实验室检查、低血钾、代谢性碱中毒、血浆肾素和醛固酮水平低、螺内酯治疗无效、家族史阳性等特征提示。明确诊断 Liddle 综合征依赖 SCNN1B 和 SCNN1G 基因筛查。Liddle 综合征与原发性醛固酮增多症的鉴别点在于：①醛固酮测定，多数 Liddle 综合征患者血浆醛固酮水平偏低，而原发性醛固酮增多症患者血浆醛固酮水平及 24h 尿醛固酮均明显升高；②影像学检查，部分原发性醛固酮增多症患者腹部 CT 或 MRI 检查可提示肾上腺腺瘤或增生；③螺内酯疗效，螺内酯治疗在原发性醛固酮增多症患者中多可显示效果，而对 Liddle 综合征患者无效；④家族史，大多数 Liddle 综合征患者家族史阳性，而原发性醛固酮增多症患者则多为散发。在临床实践中，Liddle 综合征与原发性醛固酮增多症仅靠临床表现难以鉴别，明确诊断主要依赖基因筛查。

本病需要严格限盐。在药物治疗上，ENaC 阻滞剂如氨苯蝶啶、阿米洛利可有效控制血压和纠正低血钾，此类药物可通过直接抑制 ENaC 而下调 Na^+ 重吸收。氨苯蝶啶使用剂量为 100～300mg/d，阿米洛利使用剂量为 5～20mg/d。不同个体对氨苯蝶啶、阿米洛利两种药物敏感性不同，故两种药物均可尝试，而配合药物治疗的限盐措施亦相当必要。治疗过程中，需要定期监测血压及血钾水平，根据血压及血钾情况来调整治疗方案和药物剂量。

2. Gordon 综合征 又称假性醛固酮减少症 Ⅱ 型（PHA Ⅱ）或家族性高钾性高血压，为常染色体显性遗传病，其特征表现为高血压、高血钾、高血氯、酸中毒、低肾素。1970 年，Gordon 等报道 1 例 10 岁女性患儿，身材发育矮小、门齿缺失、下肢乏力、智力障碍，其血压明显偏高，伴有高血钾、高血氯，血浆肾素活性极低，肾动脉造影、肾活检及尿浓缩功能均正常。Gordon 综合征也可出现脑卒中、心力衰竭、肾衰竭等高血压并发症。患者血钾水平多为 5.6～8.0mmol/L，当出现严重高血钾时，可出现相应心电图表现，也可表现为心律失常、肌无力或麻痹。

Wilson 等于 2001 年发现 Gordon 综合征是由丝氨酸/苏氨酸激酶家族（WNK 家族）中的 WNK1 和 WNK4 基因突变所致。WNK 家族蛋白位于远曲肾小管和集合管上皮细胞，调控细胞 K^+ 通道。WNK4 抑制位于远曲肾小管上皮细胞膜的噻嗪敏感性钠-氯共转运体（thiazide-sensitive Na^+-Cl^- cotransporter，TSC），WNK1 抑制 WNK4，亦即阻止 WNK4 对 TSC 的抑制作用，从而调控钾-氢交换及钠-氯吸收。在病理情况下，当 WNK1 基因发生突变使 WNK1 蛋白酶表达和功能增强，WNK4 功能下调，导致 TSC 及 ENaC 活性增强，钠-氯吸收增加，不能建立排泄 K^+ 和 H^+ 的电位差。因此，临床表现为高血钾（>5.3mmol/L）、代谢性酸中毒、低肾素活性（分泌受抑制），而血浆醛固酮升高或正常。诱发高血钾的机制包括两方面：①在集合管，ENaC 重吸收钠为排钾的 K^+ 通道提供动力，当远曲小管钠协同转运通道活性增强时，钠-氯重吸收增加，集合管的 ENaC 只能重吸收很少量的 Na^+，K^+ 通道排钾动力下降；②WNK4 和 WNK1 基因突变可增强抑制内流 K^+ 通道蛋白（ROM-K）的功能，导致排钾减少，并造成高血钾。近年发现，KLHL3、CUL3 亦可成为 Gordon 综合征的致病基因。

本病一般儿童发病，可见智力发育障碍，身材矮小，多伴严重高钾、代谢性酸中毒，可见齿发育异常（侧门齿缺失、发育不良、双尖牙缺如）。临床检查肾功能的指标如血肌酐、内生肌酐清除率正常。高血压患者合并高血钾是提示本病的重要线索，有必要多次化验血钾。患者血浆肾素活性明显降低，血浆醛固酮水平多为正常水平。注意实验室检查必须在未进行治疗前进行，用药的患者需停药 3～4 周。Gordon 综合征需注意与其他慢性高血钾疾病相鉴别，如慢性肾功能不全、艾迪生（Addison）病、假性醛固酮减低症等。在鉴别诊断时，尤其需要注意结合肾小球滤过率、血浆肾素及醛固酮水平等相关特征。Gordon 综合征的确证亦需依赖 WNK1、WNK4、KLHL3、CUL3 等基因致病突变的检出。

在治疗上，噻嗪类利尿剂对 Gordon 综合征通常效果良好，优于呋塞米，可使患者血压、血钾、肾素、醛固酮水平恢复正常，亦可使高血氯、酸中毒等得到纠正。不同的基因突变有不同的治疗反应性，WNK4 基因突变者对小剂量噻嗪类利尿剂的敏感有效性超过原发性高血压的 6 倍；WNK1 基因突变者则对噻嗪类利尿剂并不特别敏感。在治疗中，注意从小剂量开始使用，密切监测血压和血钾水平并依其调整治疗剂量，注意防止低血钾。限钠饮食有疗效，一般预后好。停药后容易反复，再用药后仍有效果。

3. AME 本病为常染色体隐性遗传疾病，是由于 16 号染色体编码 11β-羟化类固醇脱氢酶 Ⅱ 型（11β-HSD Ⅱ）的基因 HSD11B2 突变所致。11β-HSD Ⅱ 广泛分布于盐皮质类固醇激素靶组织，如肾皮质特别是远曲小管和集合管、直肠和乙状结肠、唾液腺和汗腺，在胎盘、肾上腺亦有存在。生理条件下，人体内糖皮质激素（皮质醇）和醛固酮对盐皮质激素受体具有同样的亲和性，循环中皮质醇比醛固酮高 1000 倍，但由于肾脏内存在 11β-HSD Ⅱ

可对皮质醇起灭活作用，将皮质醇转化生成不能激活盐皮质激素受体的皮质酮，因此盐皮质激素受体不被皮质醇激活，体内盐皮质激素受体几乎全部由醛固酮占据。而病理条件下，当编码该酶的基因 HSD11B2 发生突变时，可导致酶活性缺乏，皮质醇未能及时灭活，大量蓄积的皮质醇占据远端肾小管的盐皮质激素受体，激活转录因子及血清糖皮质类固醇激酶，使泛素连酶 Nedd4-2 磷酸化，磷酸化的 Nedd4-2 不能与 ENaC 结合进而灭活 ENaC，导致 ENaC 活性升高，钠重吸收增加，血容量增加，并出现高血压、低血钾等类似醛固酮增高的临床表现。

该病于 1977 年由 Ulic 等首次报道，以低肾素型高血压、低醛固酮、代谢性碱中毒、高钠血症、低钾血症为临床特征。迄今发现 30 多种 HSD11B2 基因突变，其对 11β-HSD Ⅱ 酶活性的影响程度与临床表现轻重程度密切相关。多数 HSD11B2 基因纯合突变导致先天性 11β-HSD Ⅱ 酶无活性，儿童时期即表现重度盐敏感高血压，烦渴多尿，低血钾性碱中毒和肌无力，此类称为 AME Ⅰ 型（儿童型），出生时可表现为体重低、发育迟缓，严重患者在幼年或青春期即死亡。当 HSD11B2 基因突变导致 11β-HSD Ⅱ 酶活性降低时，多在青年晚期或成年期发病，表现为轻度中度高血压，血钾多正常，此类称为 AME Ⅱ 型（成人型）。低钾性肾病可导致肾钙质沉积、多囊肾、肾源性糖尿病，该类患者的肾功能不全并不少见。严重的高血压可导致心室肥厚、视网膜病变。由于发生卒中、脑出血等而死亡的患者大于 10%。AME 患者无类库欣综合征表现，诊断主要依据血浆及尿中氢化可的松的代谢，确诊主要依据 HSD11B2 的基因诊断。

在治疗上，盐皮质激素受体阻滞剂可有效阻断皮质醇或醛固酮与盐皮质激素受体结合。此外，注意对症补钾和限盐饮食以改善病情。

4. 妊娠加重型高血压　本病是于 2000 年由 Geller 等首次报道的常染色体显性遗传病，为盐皮质激素受体突变。致病机制为编码盐皮质激素受体的基因（NR3C2）突变，盐皮质激素受体配体结合域发生改变，导致盐皮质激素受体活性增加，钠重吸收增加。而生理状态下的盐皮质激素受体阻滞剂如螺内酯和孕酮，非但不能拮抗反而可激活突变受体。怀孕后孕酮浓度会升高 100 倍以上，导致受体激活，使高血压加重，并且出现低血钾、高尿钙，严重者还可出现先兆子痫症状。此类突变携带者在孕期以外也会发生高血压，但是在怀孕时会显著加重。本病患者多在 20 岁前发病，血浆肾素活性和醛固酮水平低，血钾降低或者正常，很少发生蛋白尿、水肿和神经系统症状，可与子痫相鉴别。盐皮质激素受体阻滞剂对此类患者治疗无效，反而可加重高血压和低血钾情况。妊娠女性终止妊娠可缓解高血压。

NR3C2 基因不仅能够导致编码蛋白功能增加，而且有些突变也可导致盐皮质激素受体功能缺失，可以导致 Ⅰ 型假性低醛固酮血症，是一种常染色体显性遗传病，盐皮质激素受体突变后导致对醛固酮不敏感，因此即使体内醛固酮水平升高，患者也出现严重的水钠丢失。临床上可表现为患儿出生早期即出现水钠丢失、高钾和酸中毒，如不及时补充水钠，很难存活。

另外，NR3C2 基因的多个多态性位点的变异也与原发性高血压或妊娠高血压综合征相关，因此编码盐皮质激素受体的基因 NR3C2 与高血压密切相关，并且越来越引起研究者的重视。

5. FH 根据遗传基础可以分为 4 种类型（FH-Ⅰ、FH-Ⅱ、FH-Ⅲ 和 FH-Ⅳ），均表现为醛固酮合成增加。醛固酮升高导致醛固酮受体过度激活，从而使 NCC 和 ENaC 活性升高。

（1）FH-Ⅰ：为常染色体显性遗传病。正常情况下，在肾上腺皮质球状带，醛固酮合成酶受 AngⅡ 调控作用合成醛固酮，在束状带，11β-羟化酶受 ACTH 调控合成糖皮质激素。而 GRA 是由于在减数分裂期间，两条 8 号染色单体联会时配对不精确和不等交叉，造成 8 号染色体在醛固酮合成酶基因（CYP11B2）和 11β-羟化酶基因（CYP11B1）之间相互嵌合，形成一个新的"融合基因"，即由 CYP11B1 的启动子区（调控区和 CYP11B2）的编码区嵌合而成，该嵌合基因不受 AngⅡ 和血钾调控而受 ACTH 调控，在束状带合成具有醛固酮作用的蛋白质而致病（图 3-16-13）。该病临床特征为早发（确诊年龄多小于20 岁）、家族性、盐敏感性中重度高血压，血浆醛固酮水平可明显升高或正常，而血浆肾素活性受抑制，临床上常被疑诊为原发性醛固酮增多症。当有临床征象而 CT 等影像检查并未发现肾上腺皮质增生或肿瘤时应怀疑本病。本病的另一特征是早发脑血管意外，多为颅内血管瘤破裂的出血性脑卒中，死亡率较高。依据地塞米松抑制试验阳性及 24h 尿18-羟皮质醇＞正常上限的 2 倍或＞10nmol/L 可考虑本病。Southern 印迹法或长距离 PCR法检测 CYP11B1/CYP11B2 的嵌合基因可明确诊断本病。

在治疗上，可应用小剂量糖皮质激素，联合醛固酮受体阻滞剂（螺内酯、依普利酮）控制血压。

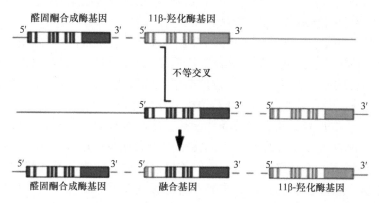

图 3-16-13　融合基因示意图

减数分裂期，两条 8 号染色体联会时发生不等交叉，11β-羟化酶基因的启动子
区域融合至醛固酮合成酶基因上游，调控醛固酮合成

（2）FH-Ⅱ：1992 年，M. Stowasser 等报道了一个 FH 家系，其高醛固酮不能被地塞米松抑制，有别于 FH-Ⅰ，遂将其命名为 FH-Ⅱ。2018 年已将 FH-Ⅱ 的致病基因确定为 CLCN2，是 Cl⁻通道的组成结构。FH-Ⅱ 激素及生化改变与 FH-Ⅰ 十分相似，但血压不能被地塞米松抑制，肾上腺切除可治愈或显著缓解高血压。多数患者出现肾上腺皮质增生或肾上腺瘤。

（3）FH-Ⅲ：该病是 2008 年新发现的家族性醛固酮增多症类型，是由编码内向整流 K⁺通道 Kir3.4 的基因（KCNJ5）突变导致。该基因突变导致 Kir3.4 的选择性丧失，钠电导增加，肾上腺皮质球状带细胞去极化，电压激活 Ca^{2+} 通道激活，Ca^{2+} 内流增加，胞内 Ca^{2+} 信号通路过度激活，导致醛固酮持续高合成及肾上腺增生。该基因突变的患者临床表现与 FH-Ⅱ 相似，遗传模式为常染色体显性遗传。患者常表现为顽固性高血压，对阿米洛利和螺内酯治疗反应性差，地塞米松试验后血压及醛固酮反常性升高，此类患者大部分在 7 岁之前即诊断为原发性醛固酮增多症。然而，近些年报道的 FH-Ⅲ家系存在症状较轻的病例，与家族携带突变的位点有关。

（4）FH-Ⅳ：FH-Ⅳ是近期新近被描述的 FH 种类，由一种编码 T 型 Ca^{2+}通道的基因 CACNA1H 发生功能获得性突变所致。该基因突变导致醛固酮合成细胞发生持续钙内流，由此上调醛固酮合成。

6. 先天性肾上腺皮质增生症　本病是一组由于肾上腺皮质激素合成过程中限速酶缺陷造成的常染色体隐性遗传病。编码肾上腺皮质激素合成过程中某种酶的基因突变导致糖/盐皮质激素减少，旁路途径活跃，导致相应的综合征。酶缺陷导致前体物质去氧皮质酮增加，去氧皮质酮通过激活盐皮质激素受体，导致高血压。糖皮质激素减少，促肾上腺皮质激素释放激素增加，ACTH 升高，导致肾上腺皮质增生。常见的酶缺陷包括 11β-羟化酶、17α-羟化酶、21-羟化酶等多种缺陷，而以高血压就诊的患者中主要是 11β-羟化酶、17α-羟化酶缺乏。

（1）11β-羟化酶缺乏症（11β-OHD）：是由 CYP11B1 基因突变所导致的，以低肾素性高血压、低血钾、高雄激素血症所致的男性性早熟和女性假两性畸形等为临床特征，它占先天性肾上腺皮质增生症的 5%～8%。11β-羟化酶缺乏导致去氧皮质酮堆积，雄激素分泌增多。11β-OHD 根据临床表型分为经典型和非经典型，其中经典型发病率较非经典型高，且患者病情更重。经典型 11β-OHD 的女性患者表现为假两性畸形，外生殖器不易辨认，因而女婴出生时常被误认为男婴，但内生殖器正常。男性和女性患者均表现为第二性征发育过早，儿童期身高增长快速但成年期身高偏矮，约 2/3 的患者存在高血压。与经典型不同，非经典型 11β-OHD 的女性通常外生殖器正常，但随着年龄增加，可能会出现多毛和月经失调。非经典型 11β-OHD 的男性除了身高偏矮通常无典型特征或症状。该病可通过对 CYP11B1 进行基因检测发现纯合致病突变或复合杂合突变可确诊。糖皮质激素是治疗 11β-OHD 的主要药物，剂量应维持在能充分抑制雄性激素、控制男性化症状、保持正常生长的最小剂量。

（2）17α-羟化酶缺乏症（17α-OHD）：由 CYP17A1 基因突变导致，17α-羟化酶缺乏后醛固酮、去氧皮质酮分泌增多，性激素分泌不足，血浆皮质醇水平下降，促性腺激素分泌增加，临床可见青春期第二性征发育不良，原发性闭经，无阴毛和腋毛生长，骨龄落后，早发高血压等。生化检查提示血肾素活性降低、低血钾。外源性糖皮质激素（氢化可的松 10～20mg，2 次/天）通过抑制过多的 ACTH 形成和去氧皮质酮形成可有效治疗皮质醇缺乏，使血压易于控制。限盐、小剂量螺内酯可纠正低钾，CCB 降压有效，ACEI 无效。

7. FGR　糖皮质激素由肾上腺皮质束状带细胞合成和分泌，正常人体肾上腺每日可分泌 15～25mg 皮质醇。不同个体对激素反应并不一致，有少数患者表现为对糖皮质激素反应性明显降低甚至全无反应，即为糖皮质激素抵抗。该疾病根据突变类型表现为常染色体显性或隐性遗传，由编码糖皮质激素受体的基因（NR3C1）突变所导致，缺陷的糖皮质激素受体对皮质醇的敏感性降低，通过下游反馈通路使得 ACTH 增多，增加皮质醇的合成，因而远端肾小管细胞的皮质醇增多，无法被 11β-HSD Ⅱ 完全降解，残留的胞内皮质醇参与激活盐皮质激素受体，同时 ACTH 增多导致具有盐皮质激素作用的前体物质（脱氧皮质酮、皮质酮）增多，激活盐皮质激素受体，导致高血压。

FGR 的明显临床特征是血浆皮质醇显著升高，但没有库欣综合征表现。本病患者雄激素增多，表现为女性男性化，男性假性早熟，并且常伴随有盐皮质激素过多所致的高血压、低钾血症、代谢性碱中毒等。小剂量地塞米松（0.75～1mg，1 次/天）治疗可通过抑制 ACTH 缓解症状。

8. 遗传性 PGL/PCC 本病以起源于神经内分泌组织的副神经节瘤和起源于肾上腺髓质的嗜铬细胞瘤为特征。其中，嗜铬细胞瘤及起源于肾上腺外嗜铬细胞的交感神经性副神经节瘤能够分泌一种或多种儿茶酚胺，包括肾上腺素、去甲肾上腺素和多巴胺；副交感神经性副神经节瘤通常为非分泌性，常位于颅底、颈部。与散发病例相比，遗传性 PGL/PCC 通常为多灶性疾病且起病较早。嗜铬细胞瘤也可见于其他综合征，如多发性内分泌腺瘤病 2 型、VHL 综合征、1 型神经纤维瘤病等。本病呈常染色体显性遗传，随年龄的增加其外显率也升高，并且肿瘤发生的部位、恶性风险与突变基因相关，如 SDHB 基因突变所致的副神经节瘤，其恶性风险可达 34%～97%。

95% 的颅底和颈部副神经节瘤为非分泌性，其表现主要为占位效应。颈动脉体副神经节瘤通常为无症状性的颈部肿块，部分患者可出现颅神经和交感神经压迫症状；迷走神经副神经节瘤可表现为颈部肿块、声音嘶哑、吞咽障碍、发音障碍、疼痛、咳嗽等；颈静脉鼓室副神经节瘤可出现搏动性耳鸣、听力丧失、低位颅神经异常等，耳镜检查可见鼓膜后蓝色搏动性肿块。肾上腺外交感神经副神经节瘤和嗜铬细胞瘤由于具有儿茶酚胺高分泌性，可表现为持续性或阵发性血压升高、头痛、心悸、苍白、大汗淋漓、焦虑等，也可出现恶心、呕吐、劳累、体重减轻等。

对于起病年龄早的多发性及复发性副神经节瘤、嗜铬细胞瘤患者，除结合病史、家族史外，可通过以下实验室检查进一步明确诊断。传统检查：生化检查主要包括肾上腺素、去甲肾上腺素、多巴胺和它们代谢产物的检测；CT、MRI、超声、DSA 等影像学检查可用于发现肿瘤，其中，CT 和 MRI 的敏感性分别为 90%～100% 和 70%～80%；DSA 对于小的副神经节瘤敏感性较高；^{123}I-间碘苄胍显像对肿瘤组织部位检测的特异性高于 CT 和 MRI，可用于检测肿瘤转移，但敏感性不及后者。基因检测：与该病相关的基因主要有 SDHAF2、SDHA、SDHB、SDHC、SDHD、TMEM127、MAX 等。

对于隐匿性嗜铬细胞瘤，应以肾上腺素阻滞剂治疗，不建议手术治疗。对于非分泌性的颅底、颈部副神经节瘤和嗜铬细胞瘤应进行早期切除，以改善预后。对于恶性风险较高、具有转移趋势的肿瘤，如 SDHB 基因突变所致、肾上腺外交感神经性副神经节瘤，发现后应立即行手术切除。

一般来说，当高血压患者出现以下临床特征的时候，需要警惕单基因高血压：①发病年龄较小，一般 20～40 岁时发病；②临床表现为难治性高血压，使用两三种甚至更多降压药仍效果欠佳；③高血压靶器官损害通常较严重；④家族聚集性发病，但部分患者可为散发性基因突变。常见各项临床生化检验指标只能作为辅助手段，最终的确诊均需依靠"金标准"——基因检测，并且基因检测已经从实验室走向临床。图 3-16-14 简要总结了常见单基因高血压的鉴别诊断流程。

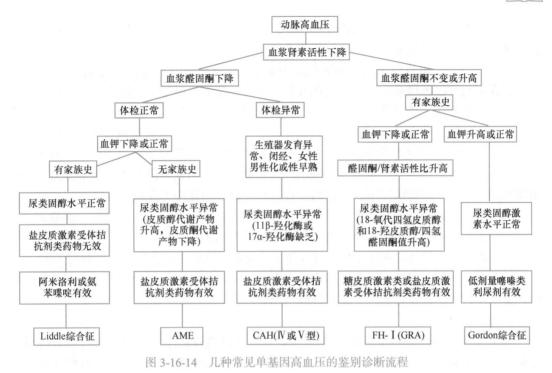

图 3-16-14 几种常见单基因高血压的鉴别诊断流程

AME. 表观盐皮质激素过多综合征；FH. 家族性醛固酮增多症；CAH. 先天性肾上腺皮质增生症；GRA. 糖皮质激素可治性
醛固酮增多症

刘 凯 宋 雷（中国医学科学院阜外医院）

第七节 其他原因引起的高血压

继发性高血压的病因除了前述肾实质性、肾血管性、内分泌性、颅内疾病结缔组织病等外，较少见的情况还包括血液系统的真性红细胞增多症、卟啉病等。此外，越来越多的药物也被证实通过不同机制使患者出现血压升高现象。

一、真性红细胞增多症

真性红细胞增多症是起源于造血干细胞的克隆性骨髓增殖性肿瘤，其年发病率为（0.4～2.8）/10 万。以中、老年患者居多，发病率也随年龄而增长，50～60 岁是发病的高峰，男性略高于女性。临床上以红细胞数量及容量显著增多，伴中性粒细胞及血小板增多为特征，出现多血质及高黏滞血症引起的一系列症状和体征，常伴脾大。真性红细胞增多症多起病隐袭，进展缓慢，晚期可发生各种转化。约半数以上患者发生高血压，一般以收缩压升高为主。患者的中位生存期约 14 年，年龄低于 60 岁的患者为 24 年。

真性红细胞增多症病因仍不清楚，目前多认为是一种克隆起源的造血干细胞疾病。临床上红系、粒系、巨核细胞三系同时增生，病程中可分别转化为急性或慢性髓性白血病、原发性血小板增多症，甚至慢性及急性淋巴细胞白血病，这提示真性红细胞增多症的病变在造血多能干细胞。

真性红细胞增多症由于骨髓异常增生导致红细胞异常增生，红细胞数量显著增加，一

般计数在 $6 \times 10^{12}/L$ 以上，血红蛋白浓度高于 180g/L，血细胞比容（HCT）在 50% 以上，患者血液黏滞度显著增加，进而外周阻力升高引起血压升高。

1. 临床表现 真性红细胞增多症常起病隐匿，部分病例因常规血常规检测而被发现。临床表现多与红细胞增多、血小板功能异常、血液黏滞度升高等引起的血栓、出血有关。

（1）血栓形成：患者可并发某一脏器或多个脏器的血栓形成或栓塞，以脑部受累最多见，表现为腔隙性脑梗死、短暂性脑缺血发作、脑梗死等，临床表现包括头痛、眩晕、肢体麻木、感觉障碍、视力下降、耳鸣，严重者有意识障碍。部分患者出现四肢动脉血栓形成或并发红斑性肢痛症，严重时发生肢端发绀、坏疽。亦可在肝静脉或下腔静脉血栓形成出现布加综合征。罕见情况下，心腔内血栓形成导致难治性心力衰竭及外周动脉栓塞。

（2）出血：常见有牙龈出血、鼻衄，也可出现皮肤瘀斑及胃肠道出血等，少数患者可并发颅内出血。不适当应用非甾体消炎镇痛药易诱发出血。

（3）高血压：约 3/4 的患者发生血压升高，大多为轻至中度，以收缩压升高为主。

（4）肝脾肿大：真性红细胞增多症患者出现肝大约占 24%，脾大约占 87%。肝脾通常为轻至中度肿大，并发骨髓纤维化时脾脏可明显肿大。

2. 辅助检查

（1）疑诊真性红细胞增多症患者实验室必检项目检查：①外周血细胞计数；②骨髓穿刺涂片和外周血涂片分类计数；③骨髓活检切片病理细胞学分析和网状纤维（嗜银）染色；④血清促红细胞生成素（EPO）水平测定；⑤JAK2 V617F 和 JAK2 第 12 外显子基因突变检测。

（2）肝脏、脾脏超声或 CT 检查。

（3）超声心动图检查，评估主动脉瓣或二尖瓣病变，如瓣膜增厚、赘生物等。

3. 诊断 根据《真性红细胞增多症诊断与治疗中国专家共识（2016 年版）》意见，采用 WHO（2008 年）标准。同时需要排除继发性及相对性红细胞增多症。继发性红细胞增多症常见于高原居住、右至左分流的先天性心脏病、慢性阻塞性肺病、氧亲和力过高或携氧能力减低的异常血红蛋白病，患者长期慢性缺氧致 EPO 升高，刺激骨髓红系过度反应致使红细胞增多。某些肾脏疾病如肾积水、肾囊肿、肾肿瘤等因压迫肾皮质使局部血流减少而刺激 EPO 产生过度，也可致红细胞生成增多。相对性红细胞增多症多见于持续呕吐、严重腹泻、大量出汗、大面积烧伤等造成的脱水或组织液减少，血液浓缩引起的暂时性红细胞增多。

主要标准：①男性 HGB＞185g/L，女性 HGB＞165g/L，或其他红细胞容积增高的证据 [HGB 或 HCT 大于按年龄、性别和居住地海拔测定方法特异参考范围百分度的第 99 位，或如果血红蛋白比在无缺铁情况下的基础值肯定且持续增高至少 20g/L 的前提下男性 HGB ＞170g/L，女性 HGB＞150g/L]；②有 JAK2 V617F 突变或其他功能相似的突变（如 JAK2 第 12 外显子突变）。

次要标准：①骨髓活检，按患者年龄来说为高度增生，以红系、粒系和巨核细胞增生为主；②血清 EPO 水平低于正常参考值水平；③骨髓细胞体外培养有内源性红系集落形成。

符合 2 条主要标准和 1 条次要标准或第 1 条主要标准和 2 条次要标准则可诊断为真性红细胞增多症。

4. 治疗 真性红细胞增多症的治疗目标是在不增加出血的前提下避免初发或复发的血栓形成、控制疾病相关症状、预防晚期骨髓纤维化和（或）急性白血病转化。依据患者年龄、既往是否发生过血栓事件及合并心血管危险因素等选择不同治疗方法。

（1）抗血小板治疗：真性红细胞增多症患者在排除禁忌证后均建议使用低剂量阿司匹林（100mg 每日 1 次）治疗，对于血小板明显增多的患者可使用阿那格雷。

（2）放血治疗：疗效迅速、简单安全。通过将血细胞容量控制在正常范围而降低血液黏滞度，使 HCT 降至推荐水平。现今推荐 PV 患者治疗目标为 HCT<45%。

（3）降细胞治疗：目前一线药物包括羟基脲、干扰素（IFN）-α，二线药物包括哌泊溴烷、白消安、放射性核素 ^{32}P 等，适用于羟基脲或 IFN-α 治疗失败的患者。此外，JAK 抑制剂磷酸芦可替尼是目前唯一被 FDA 批准的 JAK1/JAK2 抑制剂，适用于对羟基脲无应答或不能耐受的真性红细胞增多症及骨髓纤维化患者。

（4）降压治疗：通常真性红细胞增多症控制的高血压可以得到改善。血压升高时可使用血管扩张剂、CCB 及 ACEI 降压，但禁止使用利尿剂，以免血容量下降，血液黏滞度进一步升高导致血栓形成。

5. 预后　真性红细胞增多症大多虽然发展缓慢，但现阶段的治疗仍无法改变其自然病程。总的来说预后差，不治疗者平均生存时间约 18 个月。经各种治疗后，中数生存期可达 10～15 年。

二、药物性高血压

1. 概述　药物性高血压又称药源性高血压，是继发性高血压病因之一，是指由于某些药物的使用导致患者血压升高并超过正常范围，或者高血压患者在使用药物治疗的过程中使血压进一步升高，甚至出现高血压危象。药源性高血压是由于药物本身的药理作用、不良反应、药物相互作用或用药方法不当所致。引起药源性高血压的药物甚多，血压升高的机制也比较复杂。目前认为主要与以下机制有关：①交感神经系统活性亢进；②RAAS 激活；③肾性损害及水钠潴留；④细胞膜离子转运异常；⑤动脉弹性功能和结构改变。目前尚无引起药源性高血压的药物的统一的分类方法和标准。常见的药物主要包括：①非甾体类抗炎药物；②中枢神经类药物；③激素类药物；④中草药类；⑤其他药物。

（1）非甾体类抗炎药：具有抗炎、抗风湿、止痛、退热和抗凝血等作用，在临床上广泛用于骨关节炎、类风湿关节炎、多种发热和各种疼痛症状的缓解，是目前全球使用最多的药物之一。临床常用的有阿司匹林、对乙酰氨基酚、布洛芬、吲哚美辛、双氯芬酸、塞来昔布等。这类药物抑制环氧化酶活性，阻碍前列腺素的合成，抑制前列腺素直接扩张血管的作用；促进近端肾小管的钠重吸收引起水钠潴留、血容量增加从而引起血压升高。另外尚有拮抗 β 受体阻滞剂、利尿剂和 ACEI 的降压作用，导致高血压患者降压疗效变差。

（2）中枢神经类药物：抗抑郁药物中的单胺氧化酶抑制剂、三环类抗抑郁药和文拉法辛可导致药源性高血压。单胺氧化酶抑制剂抑制单胺氧化酶活性，升高突触间儿茶酚胺和 5-羟色胺的浓度，引起血压升高。三环类抗抑郁药物如丙米嗪、阿米替林和多塞平等，可兴奋末梢 α 受体和抑制胺泵功能，使去甲肾上腺素作用增强和延长，产生拟交感效应使血压升高。文拉法辛是一种新型抗抑郁药物，通过拮抗 5-羟色胺、去甲肾上腺素及多巴胺的再摄取，发挥抗抑郁作用，但这些血管活性药物可导致血压的升高。

（3）激素类

1）性激素类药物：临床常用的性激素类药物包括口服避孕药、雌激素（如雌二醇及炔雌醇）、孕激素（如孕酮及屈螺酮）和蛋白同化剂。口服避孕药是雌激素和孕激素复方制剂，其致高血压主要成分是雌激素。雌激素具有盐皮质激素样作用，能够直接降低肾小球滤过率和增强肾小管钠重吸收出现水钠潴留，使血管内液体向组织间隙转移，减少循环血量，兴奋交感神经，导致血压升高。此外雌激素还通过增加血浆肝源性和肾源性血管紧张素原浓度，提高 RAAS 活性，进一步升高血压。雄激素及蛋白同化剂通过诱发红细胞增多症、影响 K^+ 通道和雄激素受体的调节，导致钠、钾、磷的潴留和胰岛素抵抗进而引起血压升高。此外产科常用于促进宫缩的催产素、马来酸甲麦角新碱等通过血管平滑肌收缩引起血压升高。

2）肾上腺皮质激素类药物：肾上腺皮质激素分为糖皮质激素和盐皮质激素。临床常用的糖皮质激素包括泼尼松、甲泼尼松、倍他米松、丙酸倍氯米松、得宝松、泼尼松龙、氢化可的松、地塞米松等，糖皮质激素具有强大的抗炎、抗免疫、抗休克等作用，在免疫性疾病、慢性肾上腺皮质功能减退症等需要长期维持治疗。糖皮质激素类药物可增强 RAAS 的升压效应及末梢血管对儿茶酚胺的敏感性，引起水钠潴留，还能促进脂肪分解、升高血糖，引起高血压、高脂血症和动脉硬化等。盐皮质激素包括氟氢皮质素、醋酸脱氧皮质酮油剂、三甲基醋酸脱氧皮质酮等，常可用于慢性肾上腺皮质功能减退症患者的长期替代治疗。盐皮质激素作用于肾脏远曲小管和集合管，通过增加钠的重吸收和促进钾的排泄而对血压有升高作用。

3）拟肾上腺素类药物：临床常用的拟肾上腺素类药物主要包括硫酸沙丁胺醇、盐酸丙卡特罗、麻黄碱、伪麻黄碱等，常用于开展支气管哮喘治疗及缓解鼻塞流涕等。拟肾上腺素类药物通过直接激动肾上腺素受体和促使肾上腺素能神经末梢释放去甲肾上腺素而间接激动肾上腺素受体，使皮肤、黏膜和内脏血管收缩，增强心收缩力及增加心输出量而引起血压升高。

4）甲状腺素类：左甲状腺素钠通过兴奋交感神经系统而升高血压，尤其是收缩压。

（4）中草药类：中药甘草类止咳制剂是一种常用镇咳祛痰药品。甘草在体内的代谢产物氢琥珀酸甘草次酸，与人体肾上腺皮质产生的激素醛固酮有相似作用，可作用于肾远曲小管，表现为水钠潴留、血压升高、水肿或低血钾症，出现心律失常、肌肉无力等"假性醛固酮增多症"症状。甘草引起高血压临床特点为高血压伴低钾血症、低醛固酮水平和低肾素活性。

（5）其他药物

1）免疫抑制剂：常用的免疫抑制剂环孢素、左旋咪唑可能通过升高肾脏血管内皮素水平，降低肾小球滤过率，同时抑制前列腺素合成和释放，以及减少一氧化氮生成，促进血管收缩，升高血压。此外，环孢素 A 的直接肾毒性也参与了血压的进一步升高。而西罗莫司和马替酸麦考酚酯等对血压影响较小。

2）促红细胞生长素：主要用于治疗肾性贫血和恶性肿瘤相关贫血等难治性贫血。促红细胞生成素促进内皮素-1 释放、血栓烷素 2 合成增加，PGI_2 和血管内皮细胞一氧化氮合成下降，并使末梢血管异常反应性收缩，引起外周血管阻力增加，导致血压升高。此外红细胞生长过快、血黏度增加、致外周小血管阻力增大而引起血压进一步升高。

3）血管生成抑制剂：通过抑制肿瘤新生血管形成来治疗肿瘤。目前发现可引起血压升高的血管生成抑制剂主要有贝伐单抗、索拉菲尼、舒尼替尼等。目前认为血管生成抑制剂出现血压升高的机制：①降低微循环的毛细血管数目，导致微血管密度稀疏和灌注稀疏；

②阻断血管内皮生长因子介导的内皮细胞合成一氧化氮减少；③增加内皮素-1 的活性而导致血压升高。

4）其他引起血压升高的药物还包括苯妥英钠、东莨菪碱、纳洛酮、烷化剂、溴隐亭、氯氮平、奥利司他及某些抗感染药等，具体发生机制尚不完全清楚。

2. 临床诊断 药物性高血压临床症状一般较轻，停药后可逆转，偶可出现高血压急症、脑血管意外等严重并发症。一般来讲，依据以下几点不难做出药源性高血压的诊断：①无高血压的患者血压升至正常值范围（120～130/80～90mmHg）以上或已有高血压的患者血压显著升高、反跳，甚至出现高血压危象；②有头痛、头晕、心悸、失眠、乏力甚至伴有水肿等临床表现；③血压升高和临床症状与所用药物有合理的时间关系；④从该药药理作用推测有致高血压的可能；⑤国内、外有使用该药或该药与其他药物合用致高血压的报道；⑥停药后血压恢复至用药前水平，高血压临床症状消失；⑦进行药物激发试验，血压再次升高。当满足以上任意 3 项或具备⑥、⑦项中任意一项同时满足其他任意一项时，在排除原发性高血压和其他疾病原因后，可以高度怀疑为药源性高血压。

3. 治疗 患者诊断一旦考虑到药源性高血压，首先根据患者原疾病情况及高血压的症状体征尽快停用致病药物或将其逐渐减量，必要时给予促进药物及时排泄治疗措施；同时针对不同的致病机制给予合适的药物对症治疗；对于有并发症的药源性高血压患者，应积极处理并发症（如脑出血、脑水肿、心力衰竭等）。

4. 预防 药物性高血压多数情况下是可以预见的和防止的。首先，用药前应详细询问并记录患者有无高血压病史及高血压家族史，并同时注意心功能不全、肾功能不全、嗜铬细胞瘤等病史，如存在上述疾病应尽可能避免应用高危药物，可换用同类无此风险的药物治疗。其次，严格控制高危药物的联合使用、长期、大剂量使用等。最好从小剂量开始逐渐加量，在用药过程中应密切监测血压，根据患者相关症状及体征，如头痛、头晕，必要时合用降压药物（如利尿药、CCB 等）。

石伟彬（陆军军医大学大坪医院）

第四篇　高血压的治疗

第十七章　生活方式干预在高血压防控中的作用

高血压的治疗包括药物治疗及非药物治疗。其中，非药物治疗措施包括限盐、运动、戒烟、饮酒适量、控制体重、降低精神压力、维持良好睡眠等多个方面。在诊断高血压的同时，应全面评估与高血压相关的不良生活方式。积极的生活方式既是高血压预防的重要措施，同时也是高血压治疗的基石，适用于各种类型及危险分层的高血压。单纯的非药物治疗措施就能发挥一定的降压效应，其降压幅度甚至媲美单药的降压治疗。在药物治疗的同时进行生活方式干预，还可以减少降压药物的种类和剂量，提高降压的达标率。此外，良好的生活习惯还可以提高生活质量、减缓高血压的靶器官损害、降低其他心脑血管疾病事件及代谢综合征的风险，有利于改善高血压患者的远期预后。

（一）限盐

高盐摄入是高血压发生和发展最重要的饮食因素之一。2002年《中国居民营养与健康状况调查》结果显示我国居民膳食结构不尽合理，以高钠低钾为特点，日均盐摄入量大于12g，北方地区甚至高达12～18g，显著高于西方国家人群。农村居民盐摄入量亦高于城市，这与我国高血压患病农村高于城市的地区分布相吻合。与此对比的是，我国居民日均 K^+ 的摄入量仅有1.5～1.9g。

限盐之前需要对个体盐摄入量进行准确的评估。由于98%的 Na^+ 经由肾脏排泄，因此24h尿钠测定是评估个体盐摄入量的"金标准"。根据尿钠排泄量可以计算每日盐摄入量。每日盐摄入量（g）≈尿钠浓度（mmol/L）×24h 尿量（L）÷1000×58.5（g/mol）。但由于24h尿钠排泄量测定操作流程相对比较复杂，不便于大规模的人群筛查。对于成员固定的家庭可根据人均食盐消耗量粗略估计人均盐摄入量，但其他含盐的食物及调味品（泡菜、酱油、味精）等亦应纳入估算范围。

高钠摄入是高血压的重要危险因素，而适当的限盐可以产生一定的降压效果。1988年INTERSALT研究证实尿钠排泄每减少100mmol/d，收缩压及舒张压分别减少6.0mmHg及2.5mmHg（100mmol 钠相当于 5.85g 氯化钠）。基于家庭或办公室血压的高血压治疗（THOP-1）研究共纳入744例高血压前期的患者，低盐组每日盐摄入量低于3.5g，在18个月的观察期内，低盐组的24h尿钠排泄减少了44mmol，限盐带来的好处是低盐组的收缩压及舒张压分别降低2.1mmHg及1.2mmHg。行为干预降低血压（PREMIER）研究对810例1级高血压及高血压前期的患者进行积极的生活方式干预，结果表明积极的限盐措施后血压降低的幅度与单药降压治疗的效果类似，唯一的缺点是随着时间的推移，部分患者难以长期坚持积极的生活方式这一干预措施。而多项针对中国人群饮食及烹饪习惯进行限盐或盐替代措施临床研究的荟萃分析表明，限盐可以使24h尿钠排泄平均减少163mmol/L，收缩压随之降低约8.9mmHg，特别是高血压患者对盐分干预措施的降压反应要较正常血压者更明显。除对血压的影响外，限盐亦能减少高血压相关靶器官的损害。THOP 研究证实，长达 15 年的长期限盐措施可以使主要心血管事件的风险降低 25%。

对于大部分人群，适当的限盐可以降低血压及主要心血管事件的风险，但近几年一些研究提示过度严格的限盐可能有害。前瞻性城乡流行病学（PURE）研究共纳入 156 424 例患者，进行了平均长达 3.7 年的观察研究，其中 42%（101 945 例）的病例来自中国。研究测定了 24h 尿钠排泄与主要心血管事件的风险，结果表明 24h 尿钠排泄高于 7g 或低于 3g 的患者主要心血管事件的风险更高。而纳入了 PURE、雷米普利和罗格列酮前瞻性队列研究（EPIDREAM）、ONTARGET、替米沙坦治疗对 ACEI 不耐受心血管病患者的随机临床研究（TRANSCEND）研究的荟萃分析亦证实这种"U 形曲线"关系的存在，高血压患者 24h 尿钠排泄每增加 1g，收缩压平均增加 2.08mmHg，非高血压患者则为 1.22mmHg。24h 尿钠大于 7g 的人群患高血压的风险是 4～5g 人群的 1.23 倍，而 24h 尿钠低于 3g 的人群患高血压的风险是 4～5g 人群的 1.34 倍，同时该类人群主要心血管事件的风险亦更高。过度限盐的危害可能与钠盐的正常生理功能受损相关。Na^+ 作为体内主要的阳离子，在调控体液渗透压、维持细胞活性和神经兴奋性甚至局部细胞免疫反应等生理功能方面均发挥了重要的作用。而过度的严格限盐还可能通过激活 RAAS 系统、增加交感神经兴奋性、影响血管内皮功能等方面增加高血压及心脑血管事件的风险。但 PURE 研究在设计方案上存在一定的缺陷，首先，在方法学上研究者使用清晨第一次尿液估算 24h 尿钠排泄量或许不能真实反映患者钠摄入情况。其次，该研究为观察性研究，证实低尿钠排泄与死亡率相关，但该研究并没有证明采取严格的限盐干预措施能够导致死亡率的增加，因此低尿钠排泄与死亡率增加的因果关系不明确。鉴于大量的前瞻性干预性研究证实了限盐对血压及心血事件的益处，因此 PURE 研究中过度限盐有害的结论尚有待进一步随机对照干预研究证实。目前《中国居民膳食指南（2016）》推荐中国成人日均盐摄取量应低于 6g。对于非裔、老年人群及患慢性肾功能不全、心功能不全的患者限盐应更积极。鉴于中国人群普遍盐摄入量严重超标，因此对于大多数的中国高血压患者还是需要提倡严格的限盐。

与之相反的是，INTERSALT 研究发现尿钾排泄每减少 50mmol/d，收缩压及舒张压分别增加 3.4mmHg 及 1.9mmHg（100mmol 钠相当于 5.85g 氯化钠），而尿钾/尿钠值则与血压呈明显的负相关关系。尿钾排泄与死亡风险负相关的因果关系不明确，尿钾排泄高可能与 K^+ 的生理作用直接相关，亦可能与该类人群富含 K^+ 的健康膳食（水果、蔬菜）摄入量更高有一定的间接关系。天然食物（水果、蔬菜）中低钠高钾，而加工食品中则普遍高钠低钾，如 50g 的火腿中含有 32mmol 的钠，仅含有 4mmol 的钾，而一个橘子（约 100g）则含有 6mmol 的钾和几乎为零的钠。在钠盐和钾盐的交叉研究中发现，给予 3g/d 钠盐的补充后收缩压及舒张压分别升高 7.5mmHg 及 3.3mmHg，而同样的人群给予 3g/d 钾盐的补充则使收缩压及舒张压分别降低 3.9mmHg 及 1.6mmHg。对于合并有高钠摄入的人群，补充钾后降压的效果更明显。INTERSALT 研究中对 287 例高血压患者进行了 3.7g/d 钾的补充，补钾组患者的收缩压及舒张压分别下降了 1.9mmHg 及 0.6mmHg。补钾可选择无机钾（氯化钾、柠檬酸钾、碳酸氢钾），亦可选择有机钾（水果与蔬菜），但后者更佳。因新鲜果蔬除补充钾外，还可以提供丰富的维生素，如叶酸等，对降低同型半胱氨酸及脑卒中风险有一定的作用。此外，含钾低钠食盐（含钾 30%左右）亦可作为大众所接受的有效的补钾方法。但对于慢性肾功能不全、肾上腺皮质功能减退症、低肾素性低醛固酮血症、肾小管性酸中毒等疾病、肾脏排钾能力下降患者，或长期使用心脏病常用药如 RAAS 系统抑制剂及保钾性利尿药、肾脏排钾减少的高血压患者应注意监测肾功能及电解质，避免高钾的发生。

（二）运动

高血压患者由于年龄及生活习惯，通常运动频率及强度要低于正常人群。而规律的有氧运动在预防和治疗高血压，减少心脑血管事件的风险方面都有好处。同时，定期的有氧运动对于防治其他非高血压相关的慢性疾病，如控制体重、改善糖代谢及胰岛素敏感性、纠正血脂紊乱、提高心肺功能、减少肿瘤发生等方面亦产生重要的辅助作用。运动早期（1h内）可能因内皮舒张功能降低及交感神经激活等因素而使血压升高，但在 1～24h 后反复规律的运动刺激可以通过适应性调节、增加一氧化氮的释放、改善内皮舒张功能而发挥降压效应。此外，有良好运动习惯的高血压患者血浆中儿茶酚胺类激素、肾素水平及肾脏和肌肉交感神经活性均低于不常运动者。一项纳入 59 个研究的荟萃分析显示，每周 3～5 次，每次 30～60min 的中强度有氧运动可以使高血压患者的收缩压及舒张压分别降低 8.3mmHg 及 5.2mmHg，而正常血压人群仅降低 0.75mmHg 及 1.1mmHg。

低-中强度有氧运动发挥降低血压的效应尚需一定时间的积累，每周运动时间不低于 1h 方能对血压产生积极的效应。而过高强度的运动则可能产生运动损伤、炎症激活、氧化应激、肾上腺功能异常和免疫抑制而导致不良的效应。因此，高血压患者每日应进行不低于 30min 的中等强度的有氧运动，包括快走、慢跑、骑车、爬坡、游泳、跳舞及非竞技性划船等，每周至少持续 5 日。若患者因气候、运动设施、骨关节疾病等因素无法进行有氧运动，其他形式的无氧运动，包括阻抗运动，如举哑铃、拉长弹簧、负重下蹲、肌肉静态收缩等亦对血压有一定的益处。尽管有氧运动主要降低日间血压，但坚持规律的运动可以提高夜间睡眠的质量和延长夜间睡眠时间而改善夜间的血压。而对于无足够时间进行每日规律运动的年轻高血压患者，包含充分热身和放松运动时间的高强度间歇运动（如短跑、爬坡）亦能发挥同样的降压效果。对于合并有明显靶器官损害（如冠心病、肾功能不全、心力衰竭）的高血压患者，运动也是可行的。只是针对静息收缩压大于 200mmHg、舒张压大于 110mmHg，或运动后收缩压大于 250mmHg、舒张压大于 115mmHg 的高血压患者在血压控制达标前不建议立即给予运动处方。运动过程中需密切监测运动强度，可在运动过程中感知劳累程度或监测运动心率和血压来确定最适的运动强度。应该注意的是，部分服用抗高血压药物（α 受体阻滞剂、CCB、血管扩张剂）的患者及一些老年患者，可能会因运动后心脏后负荷的降低而发生运动后低血压，因此运动后不应马上休息，应有足够的放松运动时间。而服用 β 受体阻滞剂及利尿剂可能影响运动中的体温调节，因此在湿热环境中运动时需注意强度，并采取有效的补水及降温措施。运动的场所和时间亦是需考虑的重要因素，如空气污染的冬季雾天，可能因户外运动中吸入的 $PM_{2.5}$ 细颗粒物等污染物而兴奋交感神经、激活炎症反应而导致血压升高甚至诱发急性冠脉综合征的发生。虽然降低血压的最低运动量目前尚不清楚，哪种形式的锻炼（运动时间、频度、强度）最佳尚有一定争议，但运动对血压的影响总体是积极的。

（三）戒烟

目前中国男性吸烟现况仍十分突出。2015 年中国成人烟草调查结果显示：15 岁及以上成人的标化现在吸烟率为 27.7%，男性为 52.1%，女性为 2.7%，与 2010 年比较变化不大。但是受人口增长、老龄化等因素影响，按照 2014 年底全国人口数据进行推算，5 年间现在吸烟者人数增加了1500万，从2010年的3.01亿增长到2015年的3.16亿。2015年现在吸卷烟者日平均吸烟15.2支，较2010年增加了1支。尽管于20世纪60年代就已经发现长期吸烟的危害并提出了健康警告，但因各种因素导致控烟困难，特别是青少年、女性抽烟数量的增加让控烟形式更加严峻。

吸烟是高血压的重要危险因素，同时亦是其他多种慢性疾病（心脑血管疾病、恶性肿瘤、慢性阻塞性肺疾病等）重要的危险因素。被动吸烟亦显著增加高血压及其他疾病的风险。前瞻性研究显示吸烟和被动吸烟是中国成年人死亡的主要可预防危险因素。烟草中含有尼古丁、一氧化碳、焦油等4000余种化合物，烟草可以通过炎症激活、氧化应激、内皮损伤、促凝和抗凝失衡、糖脂代谢紊乱等机制影响机体功能。吸烟的急性效应是通过激活交感神经而导致心率增快、血压升高。而长期慢性吸烟对血压的影响目前尚存争议，即便戒烟后血压本身下降并不明显，但长期慢性吸烟可以通过独立于血压外的机制，如促进动脉硬化等，加重高血压相关的靶器官的损害（冠心病、脑卒中、慢性肾脏疾病），从而影响高血压患者的远期预后。此外，长期吸烟发生急进性高血压及肾血管性高血压的概率亦高于非吸烟者。因此，对于高血压患者，应积极建议于戒烟门诊咨询并进行药物、行为和心理的综合干预，必要时给予药物辅助戒烟（尼古丁替代治疗、安非他酮和伐尼克兰等），同时亦避免被动吸烟。而在中年以前就已戒烟的人群其预期寿命接近于从未吸烟者，因此早期戒烟，亡羊补牢为时未晚。

（四）饮酒适量

长期过量酗酒可呈剂量依赖性的升高血压，同时增加脑卒中、神经退行性疾病、抑郁、酒精性脂肪肝、酒精性心肌病、酒精性脑病、肝癌等多种疾病的风险，因此所有高血压患者均应控制饮酒量。但酒类中除含乙醇外，还包含有丰富的多酚类物质（如白芦藜醇等），这些多酚类物质在一些基础及临床研究中发现具有抗氧化应激、抗炎症、升高高密度脂蛋白、增强胰岛素敏感性、改善内皮功能等作用，因此少量的饮酒可能对身体有一定的益处。而少量饮酒对身体的获益存在的一定的性别差异，男性从中的获益要高于女性。

男性每日乙醇摄入量不应超过25g，女性不应超过15g。对于特定的高血压人群，如孕妇、青少年、慢性肝病患者及合并使用易致肝功异常药物的患者，应尽量戒酒。对于有饮酒相对禁忌的人群，如酒精过敏、偏头痛、系统性硬化的人群应注意可能加重病情。对于酗酒的患者应加大宣传，逐渐减量，酒瘾严重者可借助心理干预及药物辅助的方式戒酒。尽管少量的饮酒可能对改善机体有一定的益处，但不提倡无饮酒习惯的患者通过少量饮酒来达到预防心血管疾病的目的。对于具体哪种酒更佳，虽然目前仍有争议，但鉴于红酒、啤酒中多酚类物质要高于白酒，因此若需饮酒，更推荐前两者。

（五）控制体重

随着经济的高速发展和生活、出行方式的改变，超重（BMI为24～27.9kg/m²）和肥胖（BMI≥28kg/m²）的人数呈持续上升趋势。2010年中国慢性病监测项目表明中国成人超重率（30.6%）、肥胖率（12.0%）及向心性肥胖（男性腰围≥85cm，女性腰围≥80cm）率（40.7%）均较2002年显著增加。最有效的控制体重的措施包括限制能量摄入和增加体力活动。每个患者应根据个体的生理特点及营养需求，制订合理的膳食谱。限制能量摄入，碳水化合物提供的能量控制在总摄入能量的45%～55%，糖类提供的能量不超过10%。鼓励患者多食用新鲜水果及蔬菜，特别是富含叶酸的果蔬，如深色蔬菜、柑橘、坚果、全谷类等，可以补充中国人群中缺乏的叶酸，降低血同型半胱氨酸。而中等强度的有氧运动是控制体重的最佳方法。不推荐患者服用减肥药物控制体重，部分中枢性减肥药长期服用反而有升高血压的风险。肥胖，特别是向心性肥胖减轻后，可以减轻内脏脂肪对肾脏的压迫作用，抑制RAAS 的激活和交感神经系统的兴奋，从而达到降低血压的目的。对于运动及药物治疗效果不理想的严重肥胖高血压患者，胃肠转流手术对在改善肥胖、降低血压及胰岛素敏感性有一定的优势。

（六）降低精神压力、维持良好睡眠

长期的工作和生活压力诱发的心理应激，以及紧张、焦虑、愤怒、恐惧等情绪因素是导致高血压的重要心理因素。这些外界刺激通过交感神经系统激活、儿茶酚胺类激素的释放和糖皮质激素的分泌而发挥作用，导致血压升高。可通过将减少遭遇压力源的机会、放松自己、重新调整要求或期望值三者结合起来，在已有的正面压力、自发压力与过度的压力之间寻求一个平衡点来减轻精神压力。睡眠的质量和时间是影响血压的重要因素，失眠是夜间血压升高的原因之一，维持每日 6～8h 高质量的睡眠对于血压控制至关重要。此外，对于严重的阻塞性睡眠呼吸暂停综合征的患者，及早发现和积极处理，可以减少降压药物的使用及更容易血压达标。

值得注意的是，尽管以上任何一种单一的非药物治疗方式都可以发挥一定程度的降压效应，但若联合以上措施则可以发挥更大的降压效果。TONE 研究旨在评估限盐联合体重控制对血压的影响，在 15～36 个月的随访期后发现，收缩压及舒张压的降幅在单纯限盐组为 3.4mmHg 及 1.9mmHg，体重控制组为 4.0mmHg 及 1.1mmHg，而联合组的降幅则为5.3mmHg 及 3.4mmHg。随后的 DEW-IT 及 PREMIER 研究均证实综合应用限盐、饮食控制及运动等生活方式干预措施可以更大程度地降低血压水平。因此，对于每个高血压患者，在诊断高血压的同时，除了综合评估高血压的风险，还需要针对每个患者量身定制合理的非药物治疗干预处方并促使其长期坚持，进而最大限度地降低高血压及其相关并发症的风险。

李传伟（陆军军医大学大坪医院）

第十八章 高血压的药物治疗

第一节 常见降压药物的应用

（一）降压药应用基本原则

1. 起始剂量 一般患者采用常规剂量；老年人初始治疗时通常应采用较小的有效治疗剂量。根据需要，可考虑逐渐增加至足剂量。

2. 长效降压药物 优先使用长效降压药物以有效控制 24h 血压，更有效预防心脑血管并发症发生。如使用中、短效制剂，则需每日 2～3 次给药，以达到平稳控制血压的目的。

3. 联合治疗 对血压≥160/100mmHg、高于目标血压 20/10mmHg 的高危患者，或单药治疗未达标的高血压患者应联合降压治疗，包括自由联合或单片复方制剂。对血压≥140/90mmHg 患者，也可起始联合治疗。

4. 个体化治疗 根据患者合并症的不同和药物疗效及耐受性，以及其个人意愿或长期承受能力，选择适合其个体的降压药物。

（二）常用降压药物的种类和作用特点

常用降压药物包括 CCB、ACEI、ARB、利尿剂和 β 受体阻滞剂五类。五大类降压药物均可作为初始和维持用药的选择，应根据患者的危险因素、亚临床靶器官损害及合并临床疾病，合理使用药物。此外，α 受体阻滞剂或其他种类降压药有时亦可应用于某些高血压人群。

1. CCB 主要通过阻断血管平滑肌细胞上的 Ca^{2+} 通道发挥扩张血管降低血压的作用。根据与血管和心脏的亲和力可分为二氢吡啶类 CCB 与非二氢吡啶类 CCB。二氢吡啶类 CCB 主要作用于血管，而非二氢吡啶类 CCB 的血管选择性差，对心脏具有负性变时、负性传导及负性肌力作用。临床上多以二氢吡啶类 CCB 为降压用药。大量的大规模临床研究证实以二氢吡啶类 CCB 为基础的降压治疗方案可显著降低高血压患者脑卒中风险。二氢吡啶类 CCB 可与其他四类药物联合应用，尤其适用于老年高血压、单纯收缩期高血压及伴以冠脉痉挛为主的变异型心绞痛、冠状动脉或颈动脉粥样硬化及周围血管病的患者。常见不良反应包括反射性交感神经激活导致心跳加快、面部潮红、脚踝部水肿、牙龈增生等。二氢吡啶类 CCB 没有绝对禁忌证，但心动过速与心力衰竭患者应慎用。心力衰竭患者只有氨氯地平和非洛地平可用。

非二氢吡啶类 CCB 也可用于降压治疗，常见不良反应包括抑制心脏收缩功能和传导功能。Ⅱ～Ⅲ度房室传导阻滞，心力衰竭患者禁止使用。有时也会出现牙龈增生（表 4-18-1）。

表 4-18-1　常用的 CCB 类药物及其主要不良反应

药物	每日剂量（mg）（起始剂量至足量）	每日服药次数	主要不良反应
二氢吡啶类 CCB			踝部水肿，头痛，潮红
硝苯地平	10～30	2～3	
硝苯地平缓释片	10～80	2	

药物	每日剂量（mg）（起始剂量至足量）	每日服药次数	主要不良反应
硝苯地平控释片	30～60	1	
氨氯地平	2.5～10	1	
左旋氨氯地平	2.5～5	1	
非洛地平	2.5～10	2	
非洛地平缓释片	2.5～10	1	
拉西地平	4～8	1	
尼卡地平	40～80	2	
尼群地平	20～60	2～3	
贝尼地平	4～8	1	
乐卡地平	10～20	1	
马尼地平	5～20	1	
西尼地平	5～10	1	
巴尼地平	10～15	1	
非二氢吡啶类 CCB			房室传导阻滞，心功能减低
维拉帕米	80～480	2～3	
维拉帕米缓释片	120～480	1～2	
地尔硫草胶囊	90～360	1～2	

　　2. ACEI　通过抑制血管紧张素转换酶，阻断 Ang Ⅱ 的生成，从而消除或减轻 Ang Ⅱ 的心血管毒性作用。ACEI 可抑制激肽酶的降解，提高循环中缓解肽的水平，从而获得保护心血管系统的效益。大量的大规模临床研究结果显示，此类药物对于高血压患者具有良好的靶器官保护和心血管终点事件预防作用。ACEI 降压作用明确，对糖脂代谢无不良影响。限盐或加用利尿剂可增加 ACEI 的降压效应。尤其适用于伴慢性心力衰竭、心肌梗死后心功能不全、心房颤动预防、糖尿病肾病、非糖尿病肾病、代谢综合征、蛋白尿或微量白蛋白尿患者。最常见的不良反应为干咳，症状较轻者可坚持服药，不能耐受者可改用 ARB。其他不良反应有低血压、皮疹，偶见血管神经性水肿及味觉障碍。疑为血管神经性水肿者，应终生避免使用所有的 ACEI。长期应用本药可能导致血钾升高，应定期监测血钾和血肌酐水平。禁忌证为双侧肾动脉狭窄、高钾血症及妊娠（表 4-18-2）。

表 4-18-2　常用的 ACEI 类药物及其主要不良反应

口服降压药物	每日剂量（mg）（起始剂量至足量）	每日服药次数	主要不良反应
ACEI			咳嗽，高钾血症，血管神经性水肿
卡托普利	25～300	2～3	
依那普利	2.5～40	2	
贝那普利	5～40	1～2	
赖诺普利	2.5～40	1	
雷米普利	1.25～20	1	
福辛普利	10～40	1	
西拉普利	1.25～5	1	
培哚普利	4～8	1	
咪达普利	2.5～10	1	

3. ARB　通过阻断 AT_1R 而发挥降压作用，是继 ACEI 后对高血压及心血管病等具有良好疗效的作用于 RAAS 的一类降压药物。ARB 与 ACEI 虽然在降压和心血管保护作用方面有许多相似之处，但 ARB 作用于 Ang Ⅱ 受体水平，更充分、更直接阻断 RAAS，避免了"Ang Ⅱ 逃逸现象"，具有较好的降压效果；与 ACEI 比，有较少的干咳、血管神经性水肿等不良反应，患者治疗依从性更高。依据结构分类：二苯四咪唑类（或称联苯四唑类），如氯沙坦、厄贝沙坦、替米沙坦、坎地沙坦、阿利沙坦等；非二苯四咪唑类（或称非联苯四唑类），如伊贝沙坦；非杂环类，如缬沙坦等。大量较大规模的临床研究结果显示，ARB 可降低有心血管病史（冠心病、脑卒中、外周动脉病）患者心血管并发症的发生率和高血压患者心血管事件风险，降低糖尿病或肾病患者的蛋白尿及微量白蛋白尿。ARB 尤其适用于伴 LVH、心力衰竭、糖尿病肾病、冠心病、代谢综合征、微量白蛋白尿或蛋白尿患者及不能耐受 ACEI 的患者，并可预防心房颤动。不良反应少见，偶有腹泻，长期应用可使血钾升高，应注意监测血钾及血肌酐水平的变化。双侧肾动脉狭窄、高钾血症者及孕妇禁用。血肌酐水平 $\geqslant 265\mu mol/L$（3mg/dl）者，慎用 ARB（表 4-18-3）。

表 4-18-3　常用的 ARB 类药物及其主要不良反应

口服降压药物	每日剂量（mg）（起始剂量至足量）	每日服药次数	主要不良反应
ARB			高钾血症，血管神经性水肿（罕见）
氯沙坦	25～100	1	
缬沙坦	80～160	1	
厄贝沙坦	150～300	1	
替米沙坦	20～80	1	
坎地沙坦	4～12	1	
奥美沙坦	20～40	1	
阿利沙坦酯	240	1	

4. 利尿剂　主要通过利钠排尿、降低容量负荷而发挥降压作用。用于控制血压的利尿剂主要是噻嗪类利尿剂，分为噻嗪型和噻嗪样两种，前者包括氢氯噻嗪、苄氟噻嗪等，后者包括氯噻酮、吲达帕胺等。在我国，常用的噻嗪类利尿剂主要是氢氯噻嗪、吲达帕胺。中国抗高血压治疗脑血管患者研究（PATS）研究证实吲达帕胺可明显降低脑卒中再发风险。小剂量噻嗪类利尿剂（如氢氯噻嗪 6.25～25mg）对代谢影响很小，与其他降压药物（尤其 ACEI 或 ARB）合用可显著增加后者的降压效果。此类药物尤其适用于老年高血压、单纯收缩期高血压或伴心力衰竭的患者，也是难治性高血压的基础药物之一。其不良反应与剂量密切相关，故通常应采用小剂量。噻嗪类利尿剂可引起低血钾，长期应用者应定期监测血钾，并适量补钾，痛风患者禁用。对高尿酸血症及明显肾功能不全者慎用，后者如需使用利尿剂，应使用袢利尿剂，如呋塞米等。

保钾利尿剂如阿米洛利、醛固酮受体阻滞剂如螺内酯等也可用于控制难治性高血压。另外，螺内酯等醛固酮受体阻滞剂可以特异性拮抗醛固酮介导的水钠潴留效应，是治疗醛固酮增多症所致高血压患者的特效药物；阿米洛利等肾小管上皮 Na^+ 通道阻滞剂是 Liddle 综合征等遗传性 Na^+ 通道异常所致继发性高血压患者的特效药物，在利钠排尿的同时不增加钾的排出，与其他具有保钾作用的降压药物如 ACEI 或 ARB 合用时需注意发生高钾血症的危险。螺内酯长期应用有可能导致男性乳房发育等不良反应（表 4-18-4）。

表 4-18-4 常用利尿剂及其主要不良反应

药物	每日剂量（mg） （起始剂量至足量）	每日服药次数	主要不良反应
噻嗪类利尿剂			高钾血症、低钾血症、高尿酸血症
氢氯噻嗪	6.25～25	1	
氯噻酮	12.5～25	1	
吲哒帕胺	0.625～2.5	1	
吲哒帕胺缓释片	1.5	1	
袢利尿剂			低钾血症
呋塞米	20～80	1～2	
托拉塞米	5～10	1	
保钾利尿剂			高钾血症
阿米洛利	5～10	1～2	
氨苯蝶啶	25～100	1～2	
醛固酮受体阻滞剂			高钾血症，男性乳房发育
螺内酯	20～60	1～3	
依普利酮	50～100	1～2	

5. β 受体阻滞剂 主要通过抑制过度激活的交感神经活性、抑制心肌收缩力、减慢心率发挥降压作用。根据受体选择性的不同分为三类：非选择性 β 受体阻滞剂，同时竞争性阻断 $β_1$ 肾上腺素受体和 $β_2$ 肾上腺素受体，$β_2$ 肾上腺素受体的阻断会产生对糖脂代谢和气道的不良影响，并相对增强 $α_1$ 肾上腺素受体的缩血管效应，增加动脉血管阻力，如普萘洛尔，该类药物在心血管领域已较少应用；选择性 $β_1$ 受体阻滞剂，可选择性阻断 $β_1$ 肾上腺素受体，对 $β_2$ 肾上腺素受体的影响相对较小，前述不良反应相对减少，如比索洛尔和美托洛尔，是临床中常用的 $β_1$ 受体阻滞剂；有周围血管舒张功能的 β 受体阻滞剂，该类药物或兼有 α 肾上腺素受体阻断作用，通过阻断 $α_1$ 肾上腺素受体，产生周围血管舒张作用，如卡维地洛、阿罗洛尔、拉贝洛尔，或者通过激动 $β_3$ 肾上腺素受体而增强 NO 的释放，产生周围血管舒张作用，如奈必洛尔。$β_1$ 受体阻滞剂既可降低血压，也可保护靶器官、降低心血管事件风险。β 受体阻滞剂尤其适用于伴快速性心律失常、冠心病、慢性心力衰竭、交感神经活性增高及高动力状态的高血压患者。常见的不良反应有疲乏、肢体冷感、激动不安、胃肠不适等，还可能影响糖类、脂类代谢。Ⅱ～Ⅲ度房室传导阻滞、哮喘患者禁用。慢性阻塞性肺疾病、运动员、周围血管病或糖耐量异常者慎用。糖类、脂类代谢异常时一般不首选 β 受体阻滞剂，必要时也可慎重选用高选择性 β 受体阻滞剂。长期应用者突然停药可发生反跳现象，即原有的症状加重或出现新的症状，较常见的有血压反跳性升高，伴头痛、焦虑等，称为撤药综合征（表 4-18-5）。

表 4-18-5 常用的 β 受体阻滞剂及其主要不良反应

口服降压药物	每日剂量（mg） （起始剂量至足量）	每日服药次数	主要不良反应
β 受体阻滞剂			支气管痉挛，心功能抑制
比索洛尔	2.5～10	1	

续表

口服降压药物	每日剂量（mg） （起始剂量至足量）	每日服药次数	主要不良反应
美托洛尔片	50～100	2	
美托洛尔缓释片	47.5～190	1	
阿替洛尔	12.5～50	1～2	
普萘洛尔	20～90	2～3	
倍他洛尔	5～20	1	
α、β 受体阻滞剂			直立性低血压，支气管痉挛
拉贝洛尔	200～600	2	
卡维地洛	12.5～50	2	
阿罗洛尔	10～20	1～2	

6. α 受体阻滞剂　根据受体选择性的不同分为三类：①非选择性 α 受体阻滞剂，同时阻断 α_1 肾上腺素受体和 α_2 肾上腺素受体，如酚妥拉明、酚苄明、妥拉唑林等，目前除嗜铬细胞瘤患者外，此类药物已很少用于降压治疗。②选择性 α_1 受体阻滞剂，选择性阻断 α_1 肾上腺素受体，对 α_2 肾上腺素受体的影响相对较小，心动过速等不良反应相对减少，如哌唑嗪、特拉唑嗪、多沙唑嗪等，是目前临床中尚用于高血压治疗的主要 α 受体阻滞剂。③选择性 α_2 受体阻滞剂，选择性阻断 α_2 肾上腺素受体，如育亨宾，用于性功能障碍的治疗，较少应用于临床。α 受体阻滞剂不作为高血压治疗的首选用药，适用于高血压伴前列腺增生的患者，也用于难治性高血压患者。开始给药应在入睡前，以预防直立性低血压发生，使用中注意测量坐、立位血压，最好使用控释制剂。直立性低血压者禁用。心力衰竭者慎用（表 4-18-6）。

表 4-18-6　常用的 α 受体阻滞剂及其主要不良反应

口服降压药物	每日剂量（mg） （起始剂量至足量）	服药次数	主要不良反应
α 受体阻滞剂			直立性低血压
多沙唑嗪	1～16	1/日	
哌唑嗪	1～10	2～3/日	
特拉唑嗪	1～20	1～2/日	
中枢作用药物			
利血平	0.05～0.25	1/日	鼻充血，抑郁，心动过缓，消化性溃疡
可乐定	0.1～0.8	2～3/日	低血压，口干，嗜睡
可乐定贴片	0.25	1/周	皮肤过敏
甲基多巴	250～1 000	2～3/日	肝功能损害，免疫失调
直接血管扩张药			
米诺地尔[a]	5～100	1/日	多毛症
肼屈嗪[b]	25～100	2/日	狼疮综合征

注：a. 欧美国家上市，中国未上市；b. 中国已批准注册

（三）降压药物的联合应用

1. 联合用药的适应证　血压≥160/100mmHg 或高于目标血压 20/10mmHg 的高危人群，往往初始治疗即需要应用两种降压药物。如血压≥140/90mmHg，也可考虑初始联合降

压药物治疗。如仍不能达到目标血压，可在原药基础上加量，或可能需要三种以上降压药物。中国高血压综合防治研究（CHIEF）表明，初始联合治疗对中国人心血管中高危的中老年高血压患者降压作用良好，可明显提高血压控制率。

2. 我国临床上主要推荐的两药联合治疗方案 ①ACEI/ARB+噻嗪类利尿剂：ACEI 和 ARB 可使血钾水平略升高，可拮抗噻嗪类利尿剂长期应用所致的低血钾等不良反应。ACEI 或 ARB 与噻嗪类利尿剂合用有协同作用，有利于改善降压效果。②二氢吡啶类 CCB+ACEI/ARB：CCB 具有直接扩张动脉的作用，ACEI 或 ARB 既扩张动脉又扩张静脉，故两药合用有协同降压作用。二氢吡啶类 CCB 常见的不良反应为踝部水肿，可被 ACEI 或 ARB 减轻或抵消。此外，ACEI 或 ARB 也可部分阻断 CCB 所致反射性交感神经张力增加和心率加快的不良反应。③二氢吡啶类 CCB+噻嗪类利尿剂：降低高血压并发症研究（FEVER 研究）证实，二氢吡啶类 CCB+噻嗪类利尿剂治疗，可降低高血压患者脑卒中的发生风险。④二氢吡啶类 CCB+β 受体阻滞剂：CCB 具有扩张血管和轻度增加心率的作用，恰好抵消 β 受体阻滞剂的缩血管和减慢心率的作用。两药联合应用可减轻不良反应。

可以考虑使用的联合治疗方案：①利尿剂+β 受体阻滞剂；②α 受体阻滞剂+β 受体阻滞剂；③二氢吡啶类 CCB+保钾利尿剂；④噻嗪类利尿剂+保钾利尿剂。

不常规推荐但必要时可慎用的联合治疗方案：①ACEI+β 受体阻滞剂；②ARB+β 受体阻滞剂；③ACEI+ARB；④中枢作用药+β 受体阻滞剂。

3. 多种药物的联合应用 ①三药联合方案：在上述各种两药联合方式中加上另一种降压药物便构成三药联合方案，其中二氢吡啶类 CCB+ACEI/ARB+噻嗪类利尿剂组成的联合方案最为常用。②四药联合方案：主要适用于难治性高血压患者，可以在上述三药联合基础上加用第四种药物，如 β 受体阻滞剂、醛固酮受体阻滞剂、氨苯蝶啶、可乐定或 α 受体阻滞剂等。

4. 单片复方制剂 是常用的一组高血压联合治疗药物。通常由不同作用机制的两种或以上的降压药组成。与随机组方的降压联合治疗相比，其使用更为方便、可改善患者依从性及疗效，是联合治疗的新趋势。应用时注意其相应组成成分的禁忌证或可能的不良反应。

我国传统的单片复方制剂包括复方利血平（复方降压片）、复方利血平氨苯蝶啶片、珍菊降压片等，以当时常用的利血平、氢氯噻嗪、盐酸双屈嗪或可乐定为主要成分。此类复方制剂目前仍在基层广泛应用。

新型单片复方制剂：一般由不同作用机制的两种药物组成，多数每日口服 1 次，使用方便，患者依从性较好。目前我国上市的新型单片复方制剂主要包括 ACEI+噻嗪类利尿剂、ARB+噻嗪类利尿剂、二氢吡啶类 CCB+ARB、二氢吡啶类 CCB+ACEI、二氢吡啶类 CCB+β 受体阻滞剂及噻嗪类利尿剂+保钾利尿剂等（表 4-18-7）。

表 4-18-7 单片复方制剂及其主要不良反应

组分与剂量	每日服药片数	每日服药次数	主要不良反应
氯沙坦钾/氢氯噻嗪			偶见血管神经性水肿，血钾异常
（氯沙坦钾 50mg/氢氯噻嗪 12.5mg）	1	1	
（氯沙坦钾 100mg/氢氯噻嗪 12.5mg）	1	1	

续表

组分与剂量	每日服药片数	每日服药次数	主要不良反应
（氯沙坦钾 100mg/氢氯噻嗪 25mg）	1	1	
缬沙坦/氢氯噻嗪			偶见血管神经性水肿，血钾异常
（缬沙坦 80mg/氢氯噻嗪 12.5mg）	1～2	1	
厄贝沙坦/氢氯噻嗪			偶见血管神经性水肿，血钾异常
（厄贝沙坦 150mg/氢氯噻嗪 12.5mg）	1	1	
替米沙坦/氢氯噻嗪			偶见血管神经性水肿，血钾异常
（替米沙坦 40mg/氢氯噻嗪 12.5mg）	1	1	
（替米沙坦 80mg/氢氯噻嗪 12.5mg）	1	1	
奥美沙坦/氢氯噻嗪			偶见血管神经性水肿，血钾异常
（奥美沙坦 20mg/氢氯噻嗪 12.5mg）	1	1	
卡托普利/氢氯噻嗪			咳嗽，偶见血管神经性水肿，血钾异常
（卡托普利 10mg/氢氯噻嗪 6mg）	1～2	1～2	
赖诺普利/氢氯噻嗪片			咳嗽，偶见血管神经性水肿，血钾异常
（赖诺普利 10mg/氢氯噻嗪 12.5mg）	1	1	
复方依那普利片			咳嗽，偶见血管神经性水肿，血钾异常
（依那普利 5mg/氢氯噻嗪 12.5mg）	1	1	
贝那普利/氢氯噻嗪			咳嗽，偶见血管神经性水肿，血钾异常
（贝那普利 10mg/氢氯噻嗪 12.5mg）	1	1	
培哚普利/吲达帕胺			咳嗽，偶见血管神经性水肿，血钾异常
（培哚普利 4mg/吲达帕胺 1.25mg）	1	1	
培哚普利/氨氯地平			头晕，头痛，咳嗽
（精氨酸培哚普利 10mg/苯磺酸氨氯地平 5mg）	1	1	
氨氯地平/缬沙坦			头痛，踝部水肿，偶见血管神经性水肿
（氨氯地平 5mg/缬沙坦 80mg）	1	1	
氨氯地平/替米沙坦			头痛，踝部水肿，偶见血管神经性水肿
（氨氯地平 5mg/替米沙坦 80mg）	1	1	
氨氯地平/贝那普利			头痛，踝部水肿，偶见血管神经性水肿
（氨氯地平 5mg/贝那普利 10mg）	1	1	
（氨氯地平 2.5mg/贝那普利 10mg）	1	1	
复方阿米洛利			头痛，踝部水肿，偶见血管神经性水肿，血钾异常，血尿酸升高
（阿米洛利 2.5mg/氢氯噻嗪 25mg）	1	1	
尼群地平/阿替洛尔			头痛，踝部水肿，支气管痉挛，心动过缓
（尼群地平 10mg/阿替洛尔 20mg）	1	1～2	
（尼群地平 5mg/阿替洛尔 10mg）	1～2	1～2	
复方利血平片			消化性溃疡，困倦
（利血平 0.032mg/氢氯噻嗪 3.1mg/双肼屈嗪 4.2mg/异丙嗪 2.1mg）	1～3	2～3	
复方利血平氨苯蝶啶片			消化性溃疡，头痛
（利血平 0.1mg/氨苯蝶啶 12.5mg/氢氯噻嗪 12.5mg/双肼屈嗪 12.5mg）	1～2	1	
珍菊降压片			低血压，血钾异常
（可乐定 0.03mg/氢氯噻嗪 5mg）	1～3	2～3	
氨氯地平/阿托伐他汀			氨基转移酶升高
（氨氯地平 5mg/阿托伐他汀 10mg）	1	1	

注：降压药使用方法详见国家食品药品监督管理总局批准的有关药物的说明书

蔡军、刘小宁（中国医学科学院阜外医院）

第二节 降压复合制剂的优势

高血压人群选择药物治疗时，一般是首选单一药物控制血压，但当一种药物无法控制好血压时，就需要考虑使用两种或是多种药物进行联合控制。临床研究表明，70%以上的高血压患者需要两种以上的降压药物治疗才能使血压控制达标，因此小剂量、机制互补、药物联合的个体化治疗方案是目前高血压防治的基本共识。为此，单片复方制剂应运而生。单片复方制剂具有使用简便、经济实惠、患者依从性高等优点，越来越受到重视。

（一）指南地位

2017 年 ACC 和 AHA 制定的《2017 美国成人高血压预防、检测、评估和管理指南》正式颁布。该指南上指出 2 期高血压或血压超过目标值 20/10mmHg 者，首选两种一线药物（自由联合或单片复方制剂）治疗。其新的诊断标准（130/80mmHg）意味着当血压超过150/90mmHg 时应考虑启动两种降压药物联合治疗。换言之，该指南主张在更早期阶段更为积极地应用两种降压药物联合治疗。

2018 年欧洲高血压学会（ESH）/欧洲心脏病学会（ESC）制定的高血压管理指南指出，大多数患者均需要降压药物联合治疗才能控制血压，单药治疗往往疗效欠佳。该指南突出强调单片复方制剂（SPC）的使用，首选的联合用药为 RAAS 抑制剂（ACEI 或 ARB）联合 CCB 或利尿剂。起始联合治疗可提供快速、有效、耐受性良好、持续的血压控制效果，单片复方制剂则可大大改善患者的依从性。在日趋严格的血压控制要求下，新版指南推荐高血压的药物治疗遵循以下三个原则。①两种以上药物的起始联合治疗应常态化。除非患者为虚弱的老年患者（＞80 岁）、低危的 1 级高血压患者（尤其是收缩压＜150mmHg 的患者）。研究表明，高血压的起始联合治疗相对于推迟的联合治疗相比，可减少 11% 的心血管事件，显著降低患者心血管风险与全因死亡率。②治疗高血压的单片策略：药片的数量与患者的依从性直接相关。患者服药依从性低，也是血压控制率较低的主要原因。如今，单片复方制剂已经成了常用的起始两药联合治疗策略，必要时，可用于三药联合治疗。③简化药物治疗程序：ACEI/ARB+CCB 或噻嗪/噻嗪样利尿剂是常用的起始治疗方案。对于需要三药联合治疗的患者，应使用 ACEI/ARB+CCB+噻嗪/噻嗪样利尿剂。β 受体阻滞剂在需要的特定情况下仍可使用，如心绞痛、陈旧性心肌梗死、EF 减少的心力衰竭，或需要控制患者心率时。当前双联和三联方案均有可选择的单片复方制剂，这为改善血压控制率提供了良好的契机。近期发表在《新英格兰医学杂志》的心脏预后预防评价（HOPE）-3 研究也提示，起始联合、早期强化降压，能够给患者带来更大获益。

美国与欧洲高血压指南被视为国际高血压领域最具影响力的两大指南与风向标。两大指南对于降压目标值的下调与对联合用药、特别是单片复方制剂的突出重视，彰显了国际高血压领域更为严格控制血压、更为积极使用降压药物的信心与决心。单片复方制剂的药物组合符合降压作用相加、不良反应抵消的原则，有助于以最小的不良反应代价获取最佳的降压疗效及靶器官保护作用。

与此同时，单片复方制剂简化了治疗方案（更少的服药次数与片数），可以明显提高高血压患者的治疗依从性，这对于需要长期治疗的高血压患者至关重要。可以预测，在今后的降压治疗中单片复方制剂必将发挥越来越重要的作用，其应用范围亦将日渐广泛。

（二）单片复方制剂的特点

1. ACEI 联合 CCB CCB 具有直接扩张动脉的作用，反射性激活 RAAS，ACEI 可抑制激活的 RAAS。CCB 的利钠和轻度利尿作用能够增强 ACEI 的降压疗效，两者联合应用可提高降压疗效。另外，CCB 兼有扩张肾入球和出球小动脉作用，而 ACEI 主要扩张肾出球小动脉，两者联用对肾小球内压有良好效应，协同保护肾脏。此外，CCB 使毛细血管阻力增加，导致踝部水肿，而 ACEI 同时扩张动脉和静脉，可减少 CCB 所致水肿。因此，CCB 联合 ACEI 具有协同降压作用，能更好地保护靶器官，同时可减轻彼此的不良反应。尤其适用于高血压伴有多种危险因素、靶器官损害或临床疾患高危人群：冠心病、糖尿病、CKD、蛋白尿、LVH、老年高血压、脑卒中、肥胖、代谢综合征、外周血管病患者等。

CCB/ACEI 单片复方制剂于 1995 年由美国食品药品监督管理局批准上市，现已有多种组分和多种剂量配伍的 CCB/ACEI 单片复方制剂在国外广泛应用。我国目前已上市的 CCB/ACEI 为氨氯地平/贝那普利，主要有两种规格：2.5mg/10mg 和 5mg/10mg。已有多项大规模临床研究显示，CCB 与 ACEI 联合治疗能够改善高血压患者的长期临床预后，降低脑卒中、心力衰竭、冠状动脉事件和 CKD 的发生，减少心血管病死亡。一项有 18 个国家 194 个中心参与的多中心、随机、双盲、平行对照研究显示，使用氨氯地平/培哚普利单片复方制剂治疗 3 个月的降压疗效优于氨氯地平/缬沙坦单片复方制剂，血压分别降至（137.8±12.4）/（83.3±8.7）mmHg 和（139.7±13.3）/（84.8±9.0）mmHg，提示 CCB 与 ACEI 的联合是一种优化的联合。

2. ARB 联合利尿剂 ARB 主要通过有效阻断循环和组织中 SAAR 的 AT_1R，降低外周血管阻力，抑制反射性交感神经激活，抑制肾小管对水钠的重吸收而减少血容量，产生平稳而持久的降压效应，减少心血管及肾脏事件的发生。噻嗪类利尿剂可阻断在远段肾曲小管上的 Na^+-Cl^- 协同转运，减少氯化钠在该段重吸收，从而增加氯化钠的排泄，减少体内血容量和 Na^+。氢氯噻嗪是噻嗪类利尿剂的一种，口服后利尿作用在 2h 内发生，在第 4h 时利尿作用最强，且持续 6～12h。临床验证它可以和其他四类降压药物联合应用，特别是增强 SAAR 阻滞剂的治疗作用。应用 ARB 可有效抑制组织 SAAR 的活性，加用噻嗪类利尿剂有利于钠的排出。因此，两者联合使用即使在高钠负荷时对于组织 SAAR 的活性抑制同样有协同作用，从而改善阻力血管的收缩。降低钠的摄入也有助于降低醛固酮对心脏的促增殖作用，延缓 LVH 的发生。这两类药物均可改善血管顺应性和降低总外周阻力，在老年高血压患者中降压效应良好。此种联合模式有利于减轻甚至抵消相关不良反应。目前研究认为噻嗪类利尿剂相关的糖脂代谢异常与用药后导致的低血钾相关，而 ARB 通过阻断 SAAR 抑制醛固酮分泌，减少尿钾排出，可部分抵消噻嗪类利尿剂引起的血钾下降。因此噻嗪类利尿剂与 ARB 联用对老年高血压可起到良好降压和减少糖脂代谢不良反应的双重功效。

目前有针对 ARB+利尿剂的单片复方制剂用于临床，如氯沙坦钾氢氯噻嗪片 50mg/12.5mg，特别是对于老年患者，在保证疗效与安全性同时，可有效提高患者依从性，从而改善患者血压管理。而更大剂量 ARB 类药物的氯沙坦钾氢氯噻嗪片 100mg/12.5mg 已上市。日本一项研究表明，与氯沙坦单药 100mg 治疗相比，氯沙坦钾氢氯噻嗪片 100mg/12.5mg 治疗 2、4、8 周可分别使原发性高血压患者血压显著降低 7.1/3.5mmHg、8.4/3.8mmHg、9.2/5.1mmHg（$P<0.001$）。长期大规模的临床试验，如氯沙坦高血压患者生存研究（losartan intervention for endpoint reduction in hypertension study，LIFE）、缬沙坦长期抗高血压治疗评估研究（valsartan antihypertensive long-term use evaluation，VALUE）、老龄人群认知功能障碍与预后研究（study on cognition and prognosis in the elderly，SCOPE）等证明 ARB 联合氢氯噻嗪的联合治疗策略对于有效降低血压及心脑血管事件是有益的。

3. ARB 联合 CCB ARB 与 ACEI 相比，降压效果相当，但这类药物不影响激肽分解相关激肽酶Ⅱ活性，能够减少 ACEI 类药物所致的干咳和咽喉、呼吸道肺部等血管神经性水肿，其适应证同 ACEI，但耐药性和依从性更好。缬沙坦还能够有效改善机体的血流动力学，通过降低肾血管的阻力，从而减少蛋白尿，阻碍肾病的发展，在很大程度上降低心力衰竭住院率，避免脑卒中带来的风险。缬沙坦/氨氯地平联合使用具有协同效应，能够提高血浆 NO 的水平，降低内皮素水平，从而改善高血压患者内皮细胞功能。

大量的循证医学证据表明，缬沙坦通过阻断 RAAS 过度激活，减少氧化应激等，在预防心力衰竭、逆转心室肥厚、保护肾功能方面具有明确的优势；而氨氯地平则被证明可降低中心动脉压、预防脑卒中、延缓动脉粥样硬化进展。中国高血压控制现状调查（CHINASTATUS）是一项大规模、多中心、前瞻性、观察性的上市后研究，共纳入全国 29 个省、自治区、直辖市，以及 238 个临床中心的 11 422 例单药治疗血压未达标的成年高血压患者，旨在比较缬沙坦/氨氯地平 80mg/5mg 治疗 4 周和 8 周后，平均坐位收缩压和平均坐位舒张压较基线的变化值、血压达标率及不良事件发生率。研究结果显示，缬沙坦/氨氯地平能够有效降低患者血压，治疗 4 周后收缩压与舒张压较基线分别降低了 20.1mmHg 和 10.6mmHg，8 周后分别降低了 27.1mmHg 和 15.2mmHg，并有 76.8% 的患者血压降到 140/90mmHg 以下。综合近年多个高血压大型临床试验的结果显示，收缩压与舒张压分别降低 10～12mmHg 及 5～6mmHg，可在数年内使脑卒中风险下降 38%，冠心病风险下降 16%。因此，这种优越的降压能力一方面大幅降低了患者心血管事件的发生风险；另一方面也增加了高血压患者维持治疗的信心，改善治疗依从性。

4. 沙库巴曲缬沙坦钠片 本品商品名为诺欣妥（Entresto），是脑啡肽酶抑制剂沙库巴曲和血管紧张素受体阻滞剂缬沙坦的联合制剂，主要用于治疗 EF 降低的慢性心力衰竭[纽约心脏病协会（NYHA）分级为Ⅱ～Ⅳ级，左室射血分数（LVEF）≤40%]。沙库巴曲缬沙坦钠通过 LBQ657（前药沙库巴曲的活性代谢产物）抑制 NEP，同时通过缬沙坦阻断 AT_1R。通过 LBQ657 增加脑啡肽酶所降解的肽类水平（如利尿钠肽），同时通过缬沙坦抑制 AngⅡ作用，在心力衰竭患者中沙库巴曲缬沙坦钠可产生心血管和肾脏作用。缬沙坦可通过选择性阻断 AT_1R 抑制 AngⅡ作用，还可抑制 AngⅡ依赖性醛固酮释放，因此可用于高血压合并心力衰竭患者的降压治疗。然而，临床观察发现，许多心力衰竭患者对于诺欣妥的降压治疗表现出血压降低过多、对药物不耐受的情况。因此如果患者出现不耐受的情况（收缩压≤95mmHg、症状性低血压、高钾血症、肾功能损害），应及时调整合并用药，降低用药剂量。

一项针对亚洲人群的双盲随机对照临床研究，纳入了 588 例 65 岁以上的收缩期高血压患者，两组患者服用诺欣妥和奥美沙坦 10 周后，收缩压分别降低 22.71mmHg 和 16.11mmHg（$P<0.001$）。服用 14 周后，诺欣妥组的收缩压和脉压与基线水平相比降低更为显著。提示诺欣妥对亚洲的收缩期高血压患者的降压作用优于奥美沙坦。另一项多中心双盲随机对照临床研究比较了诺欣妥和奥美沙坦对高血压患者的心血管重塑作用。研究结果显示，在第 12 周时，与奥美沙坦组相比，诺欣妥组的左心室质量指数降低的程度更为显著（-2.32 vs.

$-6.36g/m^2$；P=0.039）。在第 52 周时，奥美沙坦组与诺欣妥组的左心室质量指数降低程度分别为（-3.55 vs. $-6.83g/m^2$；P=0.029）。左心室质量指数与心血管预后相关，诺欣妥对降低左心室质量指数的效果优于奥美沙坦，提示诺欣妥对改善高血压患者的预后效果较好。

5. 传统复方制剂 研制始于 20 世纪 60 年代，是以小剂量复方出现，通常由中枢性降压药利血平、血管扩张药肼屈达嗪、利尿剂氢氯噻嗪及少量镇静剂等组合而成。这类药物降压效果明显、价格低廉，曾在我国的高血压防治过程中发挥重要作用，诸如复方降压片、北京降压 0 号。

然而，大部分传统复方制剂成分多而复杂，很多成分都不具备靶器官保护功能，而且目前来说传统复方制剂临床应用相关方面的循证医学证据较少，因而传统复方制剂的应用受到了质疑。传统复方制剂多用于治疗轻、中度高血压，对重度高血压需与其他降压药合用。除了复方降压片、北京降压 0 号外，复方罗布麻片、珍菊降压片等也属于传统复方制剂的成员。值得注意是，该类制剂主要降压成分之一的利血平容易引起头晕、失眠、抑郁、肌肉颤抖、消化道出血、男性性功能障碍及血脂异常，单品制剂在我国已被列为第一批淘汰药品；而可乐定则可能影响大脑认知功能；肼屈嗪/双肼屈嗪及利尿剂久用可致 RAAS 激活，并且利尿剂容易引起低钾与诱发痛风。传统复方制剂应根据其所含不同成分的副作用选择性地避免使用到相关高血压人群。几乎所有的传统复方制剂都含有利尿剂，因此对于高血压伴血脂异常、高血糖、高尿酸血症及低钾患者要慎用。

（三）单片复方制剂存在的问题

单片复方制剂存在一定的局限性，最为突出的一点是其灵活性较差，调整剂量不方便。另外，如果不能准确地将单片复方制剂的信息提供给医生和患者，也可能造成患者在使用单片复方制剂的同时，不合理地加用单方复方制剂中的组分药物，如在使用含噻嗪类利尿剂复方的基础上进一步加用噻嗪类利尿剂，这样有可能因使用较大剂量的噻嗪类利尿剂出现较严重的不良反应。因此，在推广使用单片复方降压药物时，应提供准确、全面的信息，让医生和患者既了解单片复方制剂的组成药物，也了解这些组分药物的剂量。在基层推广使用这些药物时，应更加注意这一点。

田　野（哈尔滨医科大学附属第一医院）

第十九章 高血压的个体化治疗及典型案例分析

（一）概述

高血压导致的疾病负担并不一致，西欧国家的相关疾病负担近年来呈下降趋势，而东欧国家由于脑卒中死亡率上升，则呈整体上升趋势，在中国、日本、韩国等东亚地区，脑卒中死亡率显著高于心肌梗死，而在南亚、欧洲、美洲等地区，心肌梗死则是死亡的主要原因。

高血压所导致的组织和器官重塑过程可能损害心脏、动脉、肾脏及大脑的生理功能和解剖结构。因此，高血压患者出现靶器官并发症后将表现为不同的病理生理障碍，包括心脏舒张和收缩功能障碍、LVH、充血性心力衰竭、冠状动脉疾病、动脉粥样硬化进展加速、动脉瘤形成、脑卒中、肾小球硬化、肾衰竭。在未进行降压治疗或血压未控制达标的情况下，大约50%的高血压患者会出现高血压相关靶器官损害。另外，高血压也是心血管疾病最常见的可控制性危险因素，多个临床试验已经显示了抗高血压治疗的净效益，包括降低35%～40%的脑卒中风险、降低20%～25%的心肌梗死风险和50%的心力衰竭发病率。当收缩压降低10mmHg时，冠心病和脑卒中的发病率分别降低22%和41%，同时可减少46%的男性和41%女性的心血管疾病死亡率。但值得注意的是，在心肌梗死和脑卒中导致的死亡率下降的同时，心力衰竭和肾衰竭的发病率和患病率却在上升。这可能是由于当前药物治疗的靶点集中在高血压患者血管结构性改变所导致的动脉僵硬度上，而在合并糖尿病时血管结构改变更加显著。

过去十多年间，各国的专业学会制订并颁布了多个高血压管理指南，均基于血压值、是否存在其他心血管危险因素和器官损害情况，将高血压患者的心血管疾病风险分为了不同的等级。心血管病风险分层中，高危和极高危风险组的患者均需要强化心血管风险控制方案，尤其是强化药物降压治疗。然而，目前仍不清楚降压治疗是否能降低所有不同亚组患者的心血管疾病风险，尤其对于老年人、基础血压值偏低者或患有并发症的人群，什么样的降压方案才是最优，仍然存在一定争议。因此，尽管以药物为基石的现代降压治疗毫无疑问地具有降低大多数患者血压的能力，但降压治疗的最佳方案仍然有待明确。

除此之外，虽然高血压相关并发症的知晓率在广大医学工作者的不懈努力下有所增加，主要危险因素控制情况有所改善，降压效果良好的新型药物应用日益广泛，也根据大规模的随机对照试验（RCT）结果制订了一些比较有针对性的降压治疗方案，但从整个人群来看，血压控制达标率仍然很差。在接受治疗的患者中，仅有30%左右达到了140/90mmHg的目标血压值，与此同时，随着平均期望寿命的延长和人口老龄化，全人群中高血压的患病率增加了10%左右。意大利的一项研究对接受治疗的高血压患者进行了为期10年的大规模随访，结果显示在所有被调查高血压患者中，大约有60%接受了持续、规范的治疗，其中仅有33%的患者血压控制达标，其他国家的类似研究结果也基本与此接近，其主要原因是患者对降压治疗缺乏依从性和持续性，而这又限制了人群心血管风险的进一步降低。

在寻找降压治疗依从性不足的原因时，应当要考虑同一种治疗方案对于不同个体的效果是不同的，同时，个体对降压治疗相关的不良反应不仅是个体化的，往往还是难以预测的。尽管绝大多数不良反应不会导致生命危险，但不良反应给患者带来的恐慌和不适，往往成为患者放弃降压治疗的重要原因。在临床实践中，我们通常采取的是"试错"的方式，即在初始治疗选择的药物经过 2～4 周仍无法控制血压使其达标或出现不良反应后再加用/换用其他药物。这种方式主要基于 RCT 的数据，而 RCT 的研究方式本身就是"去个体化"的：在临床试验中，患者采用统一的入组标准，其本身隐含着一种简单化的假定，即所有进入试验的观察对象的表型（即血压升高）都是相同的，并可按照来自大样本研究的规则给予统一的治疗，而试验的结果通常表述为对于某种特定治疗选择肢（治疗方案）的中位血压值，在纳入这个选择肢中的患者也不再区分亚型。这种"一刀切"的方法在过去的几十年间为高血压治疗策略的制订做出了很大贡献，但并不完全适用于当前生物医学研究的需求，因为生物医学研究探索的是个体在疾病表现和治疗反应方面的差异，而现有的 RCT 研究范式可能过于简化了大多数疾病的复杂本质，从而使得对疾病的描述变得宽泛并缺乏对个体差异的关注，缺乏对病理生理学方面的异质性及症状潜在机制的探讨，因此很难对具有相同症状的不同疾病进行鉴别。

根据疾病病理、症状、体征和患者对治疗的反应采取个体化的治疗策略，可改善诊断和风险分层的准确性并发现新的病理生理路径。由于暴露外部危险因素的水平不同会导致疗效差异，疾病易感性相关基因的变异也会使机体对环境影响的反应不同，因此应根据患者依从性、个体适宜血压水平和靶器官损伤程度的差异对治疗方案进行调整。当前的各个临床指南均是以循证医学证据为导向的，基本都使用标准化的通用治疗方案，个体患者在病理生理方面的异质性并不是指南的关注重点。考虑到高血压患者可能有不同的遗传倾向，不同患者血压升高的内在机制也可能大相径庭，为了更好地诊断、评估、治疗及预防高血压，并提高患者对治疗的依从性，需要更加个体化和差异化的高血压治疗方案，预测哪一种药物在具有良好降压效果的同时具有较高的性价比，从而在抗高血压药物的疗效、适应证和禁忌证之间达到平衡。

本章将介绍以高血压为主的心血管疾病个体化治疗的基本原理，重点讨论这一新范式在高血压患者评估和治疗方面的应用前景，加深读者对当前新兴的各种"组学"生物医学研究领域的认识。

（二）个体化治疗的基本原理：现有的方法和新的机遇

从病理生理角度来看，原发性高血压是易感基因、生理系统和环境因素之间相互作用的结果，这些因素的影响随着年龄增加而增大。当前已针对高血压提出并研究了几种个体化治疗方法。以更好地识别疾病的易感性，从而实现疾病的个体化管理。

1. **基于肾素图谱的患者分层** PRA 在血压调节和对降压治疗反应中的作用在过去数十年间一直是热门领域，研究者在根据肾素、钠和血容量特点对患者进行分层方面进行了许多研究。与未考虑 PRA 的方案相比，基于 PRA 的治疗策略具有等效或更高的血压控制水平，基于肾素水平的方案（肾素图谱）也因此成为基于病理生理表型进行高血压个体化治疗的起点。

然而，肾素图谱的临床应用一直受到质疑，因为性别、种族、既往药物治疗和检测手段等混杂因素的影响都可能会降低 PRA 用于高血压患者分层的效能。目前，PRA 和醛固酮之间的比例主要用于诊断原发性醛固酮增多症，临床指南也不推荐在大规模人群高血压筛查中使用这种方法。

检测高血压患者的肾素图谱也可以预测盐敏感性对患者血压升高的贡献程度，低 PRA 水平可能是钠潴留的高度特异性的标志，该标志提示在降压治疗当中应当优先使用利尿剂，这在对利尿剂或 Ca^{2+} 通道阻滞剂更敏感的盐敏感性高血压治疗中尤其重要。在这方面，族群也可以用于个体化视角下的分层治疗。例如，研究显示 55 岁以下的高加索裔高血压患者中，RAAS 过度活跃导致血压增高的比例更大，因此使用 ACEI 或 ARB 往往可以获得更强的降压效果。

2. 单核苷酸多态性研究 多个 SNP 位点已被许多研究认为是降压药物疗效的潜在预测因子，特别是在继发于特定代谢通路受损的罕见单基因血压增高综合征。例如，在 Liddle 综合征（一种常染色体显性遗传病，血压升高同时伴有醛固酮和肾素水平减低）患者中，上皮细胞 Na^+ 通道基因的突变会导致 Na^+ 再吸收和容量增加，最终导致高血压。对于该类病例，上皮 Na^+ 通道的特异性抑制剂，如阿米洛利或氨苯蝶啶，可以有效降压。另一个例子是 1 型家族性醛固酮增多症，该病也是常染色体显性遗传综合征，其病理生理机制是在垂体 ACTH 的作用下醛固酮分泌反应性增加，并最终导致高血压，具有这种突变的个体通过使用小剂量糖皮质激素抑制垂体 ACTH 分泌可有效控制血压。需要注意的是，并非每一个代谢通路相关基因的 SNP 都可以导致临床表型改变，例如，为阐明 ACE 基因的一个位点的插入/删除多态性对降压治疗疗效及冠心病患病率的影响，进行了大规模人群研究，结果显示该位点的插入/删除多态性对降压治疗反应或冠心病无影响。

虽然目前已经有了大量的高血压 SNP 相关研究，但由于单个 SNP 对血压影响研究的可重复性和潜在偏倚一直存在争议，使得这种研究模式的临床意义很难得到临床医生的认可。随着高通量检测技术的逐渐进步，GWAS 研究日益热门，蛋白质组学、转录组和代谢组学技术也得到了长足发展，这些技术进步为从个体基因组和分子变异角度对高血压患者进行区分提供了实现的可能，也使得我们能够标记血压相关代谢通路中的特定缺陷，甚至在缺乏单个已知病因的原发性高血压研究上也有其一席之地。

3. 血管病防治的新范式——系统生物学 迄今为止，所有用于高血压或其靶器官并发症的检测、评价、预防和治疗手段都无法在所有患者身上得到同样的效果，而针对患者个体特征"量体裁衣"制订的治疗策略最具有吸引力的地方在于其可通过最大化每个患者疗效改善人群的总体健康状况。

为了充分理解精准医疗的基本原理及其应用前景，了解系统生物学的基本理念至关重要。系统生物学是通过对复杂的生物系统进行计算机模拟和数学建模，从而研究由生物组件（分子、细胞、有机体或整个物种）在不同水平上所构成的系统，也可以看成是研究生物系统复杂性的一种"整体观"，这一理念在生物学和医学的各个领域中正显现出日益增加的重要性。

每一个有机体是许多组件在多个水平上（基因、分子、细胞、器官、机体与外部环境）整合在一起的动态和复杂网络集合，换言之，一个活的有机体可以被认为是一个"网络的网络"。因此，试图通过分析某个组件功能来预测整体的行为是不可行的，而系统生物学将研究重点放在"网络集合在不同条件下的动态行为"，通过综合分析总结其生物学功能和动态变化的抽象规则。

与专注于单个系统、规模有限的传统研究范式不同，系统生物学得以发展的前提是基因组学、蛋白质组学、代谢组学、生物信息学和计算机建模等现代高通量技术的成熟。这些技术进步使得医学研究者可以了解系统内的代谢通路和网络互作，捕捉分子层面的实时变化，通过计算机模拟生物模型发现新的疾病标志物，测试网络扰动对实际临床症状发展的影响，最终使基于个体基因和分子水平的患者分类、分层得以实现。此外，系统生物学也有助于理解影响疗效的因素，提前鉴别哪些患者最可能受益于特定药物或更可能出现副作用，制订更加具体和个体化的治疗目标。个体化治疗可以看作是传统疾病研究和管理模式的扩展，它通过对基因、分子和环境暴露等变量进行整合，利用体外诊断或影像技术（如脑电图、心电图或影像诊断工具）开发准确、可靠的诊断工具和生物预测标志物，用于评估患者的个体特征。

因此，新的研究范式应该将对象从"平均水平"的细胞转为所有细胞中的一部分"具体的"细胞亚群，从总人口中"平均水平"的理想化患者转为对具体患者的特征进行评估。与传统的"试错"式治疗方案相比，精准医疗可以使诊断和决策过程更加简单、快捷，并获得更佳的疗效与预后。为了检测出病程早期出现的特异性标志物，并制订针对性的并发症预防方案，目前已经开发了大量以个体化风险分层为目标的筛查策略。例如，在癌症研究中，为了研发特异性的肿瘤治疗方法，在识别恶性细胞簇中的特定分子标记进行了大量研究。在当前的心脏病学临床实践中，心血管疾病的一级和二级预防也高度依赖于各种生物标志物、影像学和临床信息——尽管这些标志物目前还无法做到高度的个体化。另外，基因组检测和现代转录组学、蛋白质组学、代谢组学手段可获得个人与环境相互作用方面的信息，这种"分子指纹"对于心血管患者特别是高血压患者的个体化识别、指导和治疗决策是非常有价值的。

由于现代高通量技术生成的都是海量的大数据，数据挖掘自然成为系统生物学和精准医学的另一个重要领域。为了探索和解释导致表型差异的各种网络之间的复杂交互作用，有必要建设向公众开放的专业数据库，其前提是先进的计算机模拟和分析技术、可交互操作的设备、用于分析和存储"组学"大数据的信息系统。在这些技术的开发工作中，居于核心地位的应当是掌握数据挖掘技术的医务人员，这样才能用数据驱动医疗决策过程。在这个过程中，作为个体的患者也可以成为"利益相关方"，这种新的模式使得患者即便在院外也可以得到良好的监护和治疗，从而改善其生活方式和生活质量。基于"组学"技术的系统生物学有可能将医学从传统的"以症状为导向的诊断和治疗"转变为"以数据为驱动的预防、早期诊断和个体化治疗"。目前已经有一部分研究使用了来自心血管高危患者的全基因组高通量数据库。例如，Kodama 等通过对 130 个 2 型糖尿病的功能微阵列实验结果进行综合，确定了糖尿病的候选基因，其中 CD44 是权重最大的候选基因。Chen 等分析了包括 2510 个个体的 74 个亚组人群，确定了糖尿病的风险等位基因在不同人群中是呈非均匀分布的，在非洲人群中的分布概率最高。

总之，个体化治疗的决策是一个整合来自临床研究、系统生物学、实验室检查（即分子和"组学"数据）、影像学检查和电子健康档案的过程。在这一过程中，健康管理变得更加完整和动态化，个体化治疗的实现需要一个多专业人士构成的团队持续、共同努力，在科学和技术的各个领域整合各种创意和资源，从而改善心血管病患者的依从性和治疗预后。

4. 整合各种"组学"是高血压治疗的未来方向　目前，一些临床医生和研究者正在采用大规模的分子疾病分析方法，重点评估个体化的疾病易感性，从而使根据患者自己的基因背景和分子表型进行治疗成为可能。

全基因组测序（whole genome sequencing，WGS）和全外显子组测序（whole exome sequencing，WES）是对基因组/外显子组进行的单碱基水平分析，该技术正变得日益廉价、快捷，目前已在基因组研究中得到广泛应用。此外，新一代测序技术、蛋白质组学、代谢组学、转录组学和表观遗传学的成熟也激发了人们从个体和整体角度研究慢性病的兴趣。

通过对导致个体间生物学差异的遗传变异网络进行研究，我们可以从物理结构和生理功能上将网络中的不同组件（分子、细胞、有机体或整个物种）联系起来，从而产生高度个体化的疾病分类/分型系统。这种新的临床分析方法可以帮助识别组件之间相互作用导致的系统扰动，并发现特定的治疗靶点。通过调节综合网络中的关键靶点，我们可以更准确和安全地恢复整个网络和某个具体表型的稳态。

（1）基因组学和药物基因组学：分析基因组的构成有助于发现新的病理生理通路，与同一族群、年龄和世代的高危人群相比，评估个体患者的相对风险，并提出更加个体化的潜在治疗靶点。全基因组测序可揭示高外显率孟德尔疾病（基因变异具有较高概率导致表型改变的遗传性疾病）及包括高血压在内的复杂慢性病的基因变异。慢性疾病相关研究在WGS 和 WES 技术中已经获得了初步而显著的成果。最新的研究领域之一是在家族谱系背景下采用新一代 WGS 和计算基因组学，检测全人群的基因组分化趋势，即家族基因组学。家族基因组学是一种识别基因序列错误、致病性基因突变和个体间遗传关系的强大而精确的手段，已被应用于识别家族性血栓形成倾向、肥胖、银屑病等疾病的高危基因。目前，GWAS 研究报道了 7000 多个 SNP 与 700 多个复杂性状之间的联系，已报道的复杂性状包括癌症、糖尿病、高血压和心血管疾病在内的各种慢性疾病。针对不同类型的肿瘤，已经对大量癌症基因组进行了测序，这不仅有助于了解影响肿瘤易感性的遗传因素，也有利于制订更有效的治疗方案。而在心血管病领域，一部分研究已经对个体患者的遗传背景与疾病风险之间的联系进行了分析。例如，Ashley 等对健康受试者心血管疾病风险相关基因组分析后认为，心肌梗死和冠状动脉疾病风险增加的概率是可以通过对个体基因组研究预测的。而在有心血管疾病和早发性猝死家族史的患者中，Pushkarev 等也发现了与心脏相关疾病及药物反应相关的遗传变异。这些信息都有助于未来对心血管病患者的个体化一级和二级预防。Currie 和 Cooper-DeHoff 等通过 GWAS 研究发现了大约 63 个可影响高血压患者血压值的位点，而这些变异在普通人群中只影响不到 1% 的血压变化。Framingham 心脏研究也发现了一些可以导致严重高血压表型或对高血压有保护作用的基因变异，其中一部分与代谢通路有关并可作为降压治疗的靶点。多年的临床实践早已证实，由于个体遗传背景和生活习惯不同，同一种药物的疗效存在个体差异性，而基因多态性或许能在部分程度上解释药物疗效的个体差异。

药物基因组学是个体化治疗的另一个重要领域，专门关注与个体药物反应相关的基因特征的变化，并识别导致药动学和药效学差异的关键代谢酶，从而提出定制化降压治疗方案，减少副作用并最终降低医疗成本。

一些高血压相关研究已报道了基因与各种降压药物之间的联系，尤其是利尿剂和 β 受体阻滞剂。Padmanabhan 等通过 GWAS 研究发现，尿调节蛋白基因（UMOD）上游端的一个 SNP 与血压调控和高血压相关，UMOD 基因在肾脏髓袢较厚的升支侧表达，并可能与负责调控过滤后 Na^+ 再吸收的 NKCC2 通道存在相互作用。因此，在携带该突变的患者中，呋塞米作为 NKCC2 的抑制剂，应当作为一线治疗药物，但需要先进行基因检测，以确定高血压患者（尤其是血压未控制达标的患者）是否存在 UMOD 变异并可从袢利尿剂治疗中获益。

此外，NEDD4L 基因编码的 NEDD4 蛋白可调控 ENaC 和 NKCC2 等多个细胞膜 Na^+

转运体，该基因的突变（rs4149601 G＞A）与低 PRA 型高血压的 ENaC 表达降低、钠潴留有关。因此，数个临床研究都显示，噻嗪类利尿剂对携带该基因突变的患者的疗效更加显著。在药物基因组学评价抗高血压反应（PEAR）研究中，仅氢氯噻嗪对 GG 等位基因患者有更强的降压效果。而在北欧地尔硫䓬（NORDIL）研究中，与 AA 基因型患者相比，G 等位基因携带者对噻嗪类利尿剂/β 受体阻滞剂联合治疗具有更好的降压效果和更好的终点结局。在国际维拉帕米与群多普利研究（INVEST）中，未使用噻嗪类利尿剂治疗的 G 等位基因携带者心血管风险将会增加。另一项纳入 6 万多例对象的 GWAS 研究确定了参与编码 $β_1$ 肾上腺素能受体的 ADRB1 基因多态性与高血压风险和 β 受体阻滞剂疗效有关，Arg389 及 Ser49/Arg389 单倍型对 β 受体阻滞剂具有更显著的反应。值得一提的是，在前面提到的 INVEST 研究中，属于这些基因型的患者在单独使用维拉帕米治疗时心血管风险增加，而增加的风险又可以被 β 受体阻滞剂所抵消。然而，上述基因多态性的研究结果是否可以用于指导高血压治疗的临床决策，还需要在未来的研究中进一步明确。

表观遗传学的进步为识别可能从特定疗法获益的高血压亚组患者提供了另一种策略。例如，醛固酮可能导致 ENaC 1α 亚基（SCNN1A）发生表观修饰，目前已证实在部分高血压患者中存在该基因的启动子区 H3K79 位点甲基化。对于功能性基因组和表观遗传标志物的研究工作有望发现新的基于病理生理机制的遗传标志物，这对于高血压患者的个体化治疗尤为重要。

尽管目前已取得了上述进展，但目前仍没有理想的生物标志物能够准确地预测降压治疗的疗效，为了发现这样的生物标志物并明确基因组检测在改善预后等方面的临床应用前景，需要进行前瞻性随机研究。近期在我国一项大样本研究中，Zhang 等使用了 11 个生物标志物预测高血压的病程变化，其准确性得到了一定程度的验证。GENRES 随机安慰剂对照交叉试验也发现了肾病综合征基因（NPNS1）变异及其与 ARB 类药物氯沙坦疗效之间的潜在联系，同时还发现了编码蛋白激酶 Cα 的 PRKCA 基因变异和氢氯噻嗪降压效果之间的关联。

此外，Nerurkar 等在基础研究中发现，MAPK 抑制剂可降低高血压模型大鼠中的靶器官损伤、骨桥蛋白和纤溶酶原激活因子抑制剂 1 的相关标志物水平，并可改善靶器官功能。

需要看到，基因研究存在其局限性，多数此类研究仅分析了基因组的一小部分，同时，不同基因之间的互作在这些研究中很大程度上被忽略了。此外，单凭基因组信息通常不足以预测疾病的发生，环境等其他因素也会在病理生理过程中起到重要影响，在高血压的病程中尤为如此。

（2）可用于个体化治疗的其他"组学"技术：其他"组学"技术也可通过提供更加详细和个体化的高血压亚群分类方法促进个体化治疗的发展。蛋白质组学、转录组学和代谢组学可发现精确医学所必需的"生物指纹"和标志物，与单纯的基因组序列相比，综合的组学图谱是疾病表型分析更为精确和实时的指标。因此，收集并整合这些"组学"信息，可以更全面地监测高血压等多因素和复杂疾病患者的生理状态。

编码生物体中每一种蛋白质的信息都包含在 DNA 中，但并非每一种蛋白质都是同时产生或以相同数量产生的，蛋白质组学作为一种对生物体内的蛋白质进行表征和定量的学科方兴未艾。质谱分析的应用使得生物大分子蛋白质组学分析具备了很高的灵敏度和准确性，利用这项技术，可以对单个样本的多种、大量的蛋白质进行定量研究，同时检测人类蛋白质组中的变异突变表达和编辑事件，并分析蛋白质组磷酸化情况。

高通量测序技术也使全转录组（cDNA）测序成为可能，作为一种强大的疾病相关研究工具，cDNA 测序可以通过检测剪接体亚型来反映真实的基因表达活性。将这些信息与基因组信息结合起来可能对包括高血压在内的慢性病的治疗有价值。

代谢组学是对生物体液中的小分子进行全面、定量的分析，可以反映生物的新陈代谢及活体有机物的实时能量状态，为临床提供新的分析疾病机制的角度。尤其值得注意的是，高血压与代谢途径的改变关系密切，这为代谢组学在高血压个体化治疗中提供了广阔的前景。Wikoff 等的研究显示阿替洛尔相关代谢物的变化与种族和基因型有关，这或许有助于解释使用阿替洛尔后产生的代谢组学特征及 β 受体阻滞剂的疗效差异。

5. 挑战、机遇和未来的方向　个体化治疗是一个新兴的、仍在发展的领域，也是未来医学的重要发展方向，这门学科的发展有赖于系统生物学和高通量技术的成熟。对个体化"组学"数据认识和解读的不断深入，将增强我们对健康和疾病过程中各种生理事件的理解，促进个体化诊断和治疗。整合多种研究手段获得的数据，可以更有效地预防和治疗疾病、减少疾病负担。此外，个体化治疗还可以通过提高患者在正确时间点选择正确疗法的能力，降低医疗成本，预防不良事件的发生。

然而，与癌症这类遗传因素居于核心地位的疾病相比，个体化治疗在高血压中的应用要相对困难，因为降压治疗临床决策的过程需要整合生物学、非生物学和环境等各方面的因素。在高血压这样的多因素疾病中，生物网络的环境因素比遗传因素对疾病的贡献更大，而遗传因素对疾病发展的贡献更多地表现为概率形式而非确定性，高血压的基因/分子标志物不能与其他可控危险因素（吸烟、过度饮酒、睡眠呼吸暂停、肾动脉狭窄、肥胖、糖尿病和慢性肾病等合并症）割裂开来，个体之间血压水平的差异也可能对药物的疗效产生影响。最后，环境和个人选择也会影响患者的行为和治疗结果。

因此，未来高血压个体化治疗的研究应当更少关注 DNA 序列本身，而更多关注表观基因组学、代谢组学、蛋白质组学和转录组学等随着时间变化的动态变量，这些领域可能会产生大量对高血压个体化治疗有价值的数据，对这些数据的综合分析不仅可以确定个体患者的遗传易感性，还可以对其生理状态进行实时监测。

个体化治疗依赖于生物研究技术的不断发展，由于各种"组学"技术成本的迅速下降，生物研究日渐普及。在这样的背景下，如何对复杂的海量"组学"数据进行存储和分析将成为重要议题，生物学家、临床医生、生物信息学家和数据科学家的共同努力尤为关键。

然而，目前各种个体化治疗具体方法的临床意义仍有待检验，尽管现阶段还不要求必须有极高的证据质量，但是任何提出的新个体化方案都需要进行临床试验以证明其优于当前基于指南的治疗策略。除了传统类型的随机、交叉、双盲临床试验，其他几种用于 II 期临床试验的新型实验设计的应用也逐渐增多，"篮伞试验"（验证在一种或多种病理生理条件下，药物与不同基因变异之间的关联性）、单病例研究（N-of-1 trial，仅纳入一例对象，通过将两种治疗手段进行 A-B-A 等交错式干预，观察干预效果）等实验设计或能更好地识别不同患者之间的个体差异。

在"篮子试验"中，同时纳入测试的几种药物是基于其药理机制的共同环节，而研究对象的纳入标准则是具有共同的致病或保护因素，如异常的蛋白质表达或代谢通路异常。"雨伞试验"则采用了相反的策略：研究对象具有相同的临床诊断，但个体之间的遗传特征或其他危险因素可能不同，进行测试的药物也是根据个体的特征纳入的，因此在一个试验中，可能会对同一种疾病同时测试几种不同的药物，并且在试验进行期间，允许根据参与者的反应对试验方案中的干预措施进行修改。

"篮伞试验"仍然不是高度个体化的，单病例研究才是以个体为中心而不是以疗效平均值为中心的临床试验，已经成为罕见病研究的重要手段，在此类研究中，一名患者在一段时间内先后接受包括安慰剂在内的不同治疗干预，并评估其效果。单病例研究需要复杂的研究设计，而且结果可能不容易推广到其他患者，但它可以为某些亚组患者的治疗提供有用的信息。Antman 和 Loscalzo 最近对生物标志物相关的临床试验进行了详细的讨论，Schork也对新类型的临床试验设计进行了评述。通过个体化医疗突破经典临床模式目前正当其时，而这需要具备高通量系统生物学技术和数据存储、挖掘技术的专业研究中心，未来的医疗系统将整合、分析和呈现各种数据使治疗决策更加精准。

最后需要提到的是个体化治疗的经济性与投入-产出比。随着相关技术的发展和"大数据"成为现实，卫生经济学分析的重要性将逐渐凸显。到目前为止，我们尚处于个体化治疗的初级阶段，因此卫生经济学分析还基本建立在预测和理论的基础之上。考虑到当前心血管疾病带来的巨大经济负担，如果个体化治疗确实能做到在正确的时间为正确的患者提供正确的药物，那么未来的健康管理成本应当是逐渐降低的。高通量技术的单个患者成本在过去十余年间已经明显下降，因此在这个领域的投入正变得更加经济、可持续，并能通过改善一级和二级预防的效果，控制人群的心血管病风险，降低总体医疗成本。

总之，个体化医疗这种新模式需要医务人员和患者都成为一个协作网络中重要而活跃的参与者。为了充分发挥个体化医疗的巨大潜力，最终造福于广大人民群众，医患双方及其他领域的研究者都还需要进行不懈的努力。

附：典型病例分析一例

患者，女，14 岁。因体检发现血压为 160/100mmHg 而就诊。患者的哥哥 12 岁时被诊为高血压；母亲有原发性高血压，仅以氨苯蝶啶治疗有效；外祖父有原发性高血压，在行肾移植后才完全缓解。患者无其他疾病，系统回顾正常。

体格检查：体温 36.9℃，脉搏 68 次/分，血压 166/104mmHg，呼吸 16 次/分。一般情况：发育正常，营养状况好，外表与实际年龄相符，无痛苦面容。胸部：双肺呼吸音清。心脏：心前区无隆起，心尖冲动最强点位置正常，S1、S2 正常，未闻及 S3、S4，无杂音，无震颤，无颈静脉怒张。腹部：肠鸣音正常，肝脾未及。四肢：无水肿。皮肤：肤色及腋毛正常。泌尿生殖系统：Tanner Ⅴ级。

实验室检查：白细胞 $7.2×10^9$/L，分类正常，血细胞比容 42%。钠 131mmol/L，氯 105mmol/L，碳酸氢盐（HCO_3^-）22mmol/L，钾 3.1mmol/L，尿素氮 11mg/dl，肌酐 0.8mg/dl，血糖 100mg/dl。限钠后立位血浆醛固酮水平 236pmol/L（正常参考值 140～1110pmol/L）。尿 18-羟皮质类固醇及 18-氧皮质类固醇：正常。

结论：Liddle 综合征引起患者高血压。

讨论：由于有电解质紊乱及明确的家族史，推测该患者为 Liddle 综合征。原发性醛固酮增多症是该患者的另一个可能病因，但患者血清醛固酮水平和肾素水平低，18-羟皮质类固醇正常，不支持原发性醛固酮增多症的诊断。患者哥哥有类似情况，随后对其家族中有相似症状者进行了调查。在这个家庭中，三代人有早发性或顽固性高血压，其母亲的高血压仅以氨苯蝶啶（一种上皮 Na^+通道抑制剂，可抑制钠的重吸收）治疗有效，外祖父在肾移植后高血压被治愈。

经对 Liddle 综合征家族的连锁分析，Liddle 综合征的基因定位于第 16 号染色体。随后的研究发现，ENaC 由 3 个结构近似的亚单位构成，每个亚单位跨膜两次，N 端和 C 端均位于胞内。这 3 个亚单位由 3 个基因编码，β 亚单位和 γ 亚单位的基因定位于第 16 号染色体，该区域正是 Liddle 综合征基因所在位置。家族研究显示，β 亚单位或 γ 亚单位的基因突变都可产生相同的表型。首先发现的突变为这些亚单位的 C 端缺失 45～75 个氨基酸。体外表达研究表明，一个由 6 个氨基酸残基组成的关键序列，对正常 Na^+ 通过细胞膜是必需的。

对源于 Liddle 综合征的高血压家庭，可进行 DNA 检测。突变基因携带者的跨膜电位增加，在远曲小管有类似发现。但这种检测不能被广泛用于确定诊断。

Liddle 综合征的治疗主要为限盐和使用上皮 Na^+ 通道抑制剂。氨苯蝶啶和阿米洛利为常用药物。如不治疗，持续高血压可导致肾功能不可逆性改变而导致永久性高血压。该患者同样以氨苯蝶啶治疗有效。

胡远东　杨天伦（中南大学湘雅医院）

第二十章　难治性高血压

难治性高血压（resistant hypertension，RH）又称抵抗性高血压，是指在使用包括一种利尿剂在内的、足够剂量而且合理搭配的三种或三种以上抗高血压药物，诊室收缩压仍≥140mmHg 和（或）舒张压仍≥90mmHg，或者服用大于等于四种降压药才能将诊室血压控制在 140/90mmHg 以下；2017 年美国成人高血压评估、防治指南的诊断标准要求血压≤130/80mmHg。目前在高血压患者中难治性高血压的患病率不确切。根据 1990 年工业国家全民健康调查结果表明有 22%（加拿大）～55%（德国）的高血压患者可达到难治性高血压的诊断标准；2006～2007 年调查结果指出美国及英国难治性高血压患重病率分别是 29% 及 30%。在我国，难治性高血压的概念出现较晚，患病率不确切，估算为 5%～20%。

研究表明：难治性高血压造成缺血性心脏疾病的概率是非难治性高血压的 1.34 倍，造成充血性心力衰竭是非难治性高血压的 1.78 倍，造成慢性肾脏疾病的概率是非难治性高血压的 1.84 倍，可见难治性高血压的原因分析和控制是心血管病医生重要的课题。

（一）假性难治性高血压

血压受到多种可控因素的影响而导致"血压难治"，在积极干预这些因素后可达满意疗效，这种情况又定义为假性难治性高血压，分析原因如下所示。

1. 患者的因素

（1）饮食和生活方式因素的干扰，如肥胖（BMI≥30kg/m^2）、高钠摄入（尿钠排泄≥150mmol/d）、过量饮酒（男性饮酒的乙醇≥25g/d，女性减半量）和滥用药物（如减肥药）可导致假性难治性高血压。

1）肥胖：已有研究表明超过 40% 的血压难控的患者伴有肥胖，而且肥胖患者需要更大剂量降压药物，有时即便增加药量血压也不易控制在正常水平，肥胖造成高血压的机制非常复杂，包括钠排泄障碍、交感神经系统活跃、RAAS 活跃、诱导高胰岛素血症等。因此，高血压患者应该保持正常体重，BMI 应该控制在 18.5～24.9kg/m^2，且每减轻 10kg 体重，血压可下降 5～20mmHg。

2）高钠和低纤维素摄入：过量摄入食盐造成血压难治归因于高钠血症的直接升压的作用及降低降压药的敏感性两种机制。控制每日钠盐摄入（2.4g 钠或 6g 氯化钠），血压可平均下降 2～84mmHg。

3）饮酒：我国有项报道，每周大于 30 次饮酒的高血压患者，高血压所带来的各种风险从 12% 上升至 14%。男性饮酒频率每周应小于 2 次，女性应小于 1 次，血压可平均下降 2～4mmHg。

4）吸烟：吸烟在男性高血压患者中较普遍，女性高血压患者被动吸烟率较高，烟草中含有大量对人体有害的物质，可造成组织器官缺血缺氧、动脉壁内皮细胞破坏，并增加交感神经活性造成血压难降。

（2）对降压药物治疗缺乏依从性是导致血压难降的重要原因。一项回顾性研究表明：大约 40% 的新发高血压患者在病程第一年就中断了降压药物治疗。随访 5～10 年的病例当中，不到 40% 的患者坚持服药。研究表明，8%～40% 难治性高血压是因服药依从性差造成的。与就诊于基层医疗机构后接受降压药物治疗的患者相比，接受高血压专科医师指导用药的患者服药依从性相对较高。另一项来自高血压专科门诊的回顾性研究表明，因依从性差造成血压难降的患者占就诊患者的 16%。超过 50% 的血压难降患者，尽管反复就诊却不增加药量，一些没有临床症状的高血压患者，虽然服用药物治疗但因不能感受到疗效，加之医疗费用的负担和随访诊疗的麻烦最终导致患者放弃遵医嘱服用降压药。医师应该直接询问患者服药的具体情况，判断患者用药依从性，还应该特别追问患者是如何成功应对所服药物种类过多、剂量过大、频次过高、药物不良反应及高额药费等实际问题；在患者及其家人在场的情况下，询问患者家属可更客观地评价患者服药的依从性，并制订出针对难治性高血压的临床实践诊疗流程。简化治疗方案是改善依从性的有效措施，具体方法如下：①选用多种长效降压药每日单次口服以减少服药频次；②建议患者记录家庭血压后定期门诊随访；③需与护理、药理及营养专业人员协同指导患者综合治疗；④建议患者家属配合监督服药及改善生活模式治疗。

2. 医生的因素

（1）正确测量血压：诊室血压测量是诊断高血压的标准。正确的血压测量应该注意以下条件：情绪稳定，应在安静的室内休息 10～15min 以消除疲劳、紧张等对血压的影响；检查前 5min 内体位不要变动；室内温度应以 20℃ 左右为宜，太冷、太热对血压高低都有影响；检查血压前半小时内应避免进食，不吸烟、不饮酒，排空膀胱（解小便 1 次）。测压者应受过合格的培训，并根据患者选择合适的血压计及正确的测压步骤。坐位，非同日连续监测至少 3 日，血压未达标者需要同时测量双上肢血压，双上肢血压值相差 20mmHg 时，建议完善双下肢血压测量。

（2）误诊及治疗方案不合理或剂量、疗程不足：有些医师对于难治性高血压的概念不清，将先后使用超过三种的降压药物血压难以控制的患者误判为难治性高血压；有些医师虽然使用了多种药联合降压，但配伍不合理，甚至存在禁忌；有些医师没有为患者拟定个体化治疗方案，对于体重指数较大的患者，仍然使用常规剂量，或剂量已达足量但疗程不足就被诊断为难治性高血压。其实，部分难治性高血压患者仅仅需要调整方案，增加药物剂量或加用利尿剂后血压就可达标。

（3）其他药物的干扰：有一部分患者可能同时服用一些影响血压的药物，包括拟交感神经药（如麻黄、盐酸去氧肾上腺素、可卡因等）、类固醇激素、避孕药、红细胞生成素、免疫抑制剂（如环孢素等）、抗抑郁药（如三环类抗抑郁药物）、非甾体抗炎药、食欲抑制剂、中草药（如人参、甘草等）等，但它们可能导致难治性高血压的比例小于 2%，这些物质导致难治性高血压的机制主要是它们可以直接引起血压升高或者影响降压药物的疗效。

3. 心理、生理因素

（1）心理因素：精神压力可引起的血压过度反应，临床上常见于创伤后应激障碍、紧张、焦虑、愤怒等精神压力持久不消除。情绪变化可促进交感-肾上腺素能系统活性增加、心输出量增加、外周阻力升高，影响血压。鉴于情绪及精神因素对于难治性高血压的重要性，排除常见高血压病因，应该行焦虑抑郁量表测定。

（2）白大衣高血压：研究表明约有 1/4 高血压难治患者的 24h 动态血压水平低于 135/85mmHg，这一现象归为诊室或白大衣难治性高血压。重复自测血压或 24h 动态血压监测可以把此型和真正的难治性高血压区分开。

（3）老年人假性高血压：Framingham 研究表明，与小于 60 岁的高血压患者相比，年龄大于 75 岁的老年患者中只有 1/4 患者收缩压能被有效控制。一些表现为血压难治的老年患者，由于存在严重的动脉粥样硬化导致了血压测量不准确，一般可通过 Osers 试验及桡动脉穿刺血管内压测定辅助鉴别诊断。

（二）判断难治性高血压的病因——鉴别继发性高血压

在难治性高血压患者中，部分患者可明确继发性高血压病因，难治性高血压中各种继发性高血压具体患病率因对象和病种差异很大，缺乏大样本的翔实资料。

由于受到医疗检测水平及医师诊疗技术等多方面的限制，很多难治性高血压被误判为原发性高血压。继发性高血压的筛查是一项费时、费力、费钱的工作，临床医师应该在具备扎实的临床基础上认真分析患者的各项检查指标，从病史、体格检查、血尿常规、肾脏超声等最简单的信息中寻找继发性高血压患者。结合临床经验，总结继发性高血压的筛查应遵循以下步骤。

1. 收集临床基础资料

（1）问诊：包括如下内容。①患者的高血压病程、严重程度及发展过程；②药物治疗依从性；③初次用药的反应（包括毒副作用及不良反应）；④现服所有药物（包括中草药及非处方药物）；⑤合并的其他临床表现，如白天嗜睡、打鼾、阵发性血压升高、心慌、大汗及确切的外周或冠状动脉粥样硬化的证据等，这些资料可以引导医生排查难治性高血压的病因。

（2）体格检查：查体要注重患者体型、面容、皮肤黏膜有无皮疹及水肿、口唇是否发绀、咽腔是否狭小、是否有血管杂音、肾区是否有叩痛及四肢脉搏血压是否对称等。

（3）实验室检查及辅助检查应该有的放矢、循序渐进，按照从简单到复杂、从常见病到罕见病、从无创到有创的原则，经济合理地进行排查，具体如下所示。

1）初级检查：此类检查虽然简单、经济、易行，但能给临床医师提供很多继发性高血压的重要信息，包括血常规、尿常规、尿素氮、肌酐、尿酸、血脂、血糖、血流变、血尿电解质、动态血压、双肾及肾血流超声、肾上腺 CT 等。

2）次级检查：在初级检查有相应提示后可结合患者实际临床情况进一步追查继发性高血压病因，次级检查可能在基层医院无法开展，需要转往上级医院或高血压专科进行筛查。

A. 实验室检查常见包括：皮质醇节律、血浆肾素、醛固酮测定、血浆、尿液儿茶酚胺及其代谢产物测定、血清性激素测定等。需要强调的是分析上述指标前，应该首先分析有无干扰因素，如所服降压药物、测定时间、体位、女性生理周期等；若有阳性线索，建议安排临床诊断试验进一步确诊。特别是血浆醛固酮/肾素活性值作为原发性醛固酮增多症的初筛试验被广泛应用于临床，初筛试验阳性后可安排盐水负荷试验、卡托普利试验或氟氢可的松抑制试验进一步确诊。

B. 多导睡眠图（PSC）是诊断睡眠呼吸紊乱疾患的一项重要手段。通过对患者睡眠时的脑电、心电、肌电等指标的收集，并监测患者鼻气流、胸廓及腹部随呼吸起伏情况，综合分析后计算出睡眠呼吸指数并对睡眠呼吸暂停综合征做出诊断及分度，以及对中枢性或阻塞性睡眠呼吸暂停做出鉴别。此项检查可评估患者实际睡眠状态，以及其对血压的影响。

C. 双肾放射性核素显像（双肾 ECT）：此项方法简单、无创安全、价廉易得，可了解腹主动脉及双肾动脉的灌注情况，且能同时测量分肾功能。

D. 肾动脉多排螺旋 CT 三维血管成像（肾动脉 CTA）：此项检查具有无创、安全、方便、经济、直观的特点，在一定程度上已可以代替以往作为"金标准"的数字化减影血管造影术（DSA）。在继发性高血压筛检当中如果高度怀疑为肾血管性高血压可行肾动脉 CTA 初步筛检，如病变较严重需介入治疗可选择肾动脉造影术。

3）高级检查：高级检查往往是有创伤的，但对患者的确诊、分型、定侧及制订下一步治疗方案、评估治疗效果有重要意义。

A. 肾动脉造影术配合肾静脉取血术：能判断狭窄的部位、程度、范围、远端分支、侧支循环及胸腹主动脉等情况，是有创性检查，但仍是目前确诊肾动脉狭窄的"金标准"。

B. 肾脏穿刺并活检术：采用超声引导并与自动活检技术相结合，使难度较高的肾活检技术趋于完善、简化，并且更加安全。高血压与肾实质病变互为因果，有时只有通过肾脏穿刺活检病理检查才能有效鉴别。

C. 双侧肾上腺静脉采样检查（AVS）：此项检查被认为是诊断原发性醛固酮增多症分型定侧诊断的"金标准"，其主要缺点是操作技术难度大，易出现插管失败。

2. 判断　最终，综合患者的症状、体征、实验室检查及辅助检查结果后根据继发性高血压的临床特点鉴别诊断。

（1）睡眠呼吸暂停综合征：在难治性高血压患者中占 60%～70%，此病是由于睡眠时上气道狭窄或阻塞导致的反复发作的呼吸浅慢或暂停，继而出现夜间低氧血症或合并高碳酸血症，从而使患者睡眠时呼吸费力，夜间频繁憋醒，睡眠质量差，血压升高难以下降，可通过多导睡眠监测检查明确诊断。

（2）原发性醛固酮增高症：在难治性高血压中占 7%～20%，原发性醛固酮增多症是由于肾上腺的皮质肿瘤或增生，醛固酮分泌异常增多所致。在高血压合并糖尿病、高血压合并阻塞性睡眠呼吸暂停综合征患者中此病比例高，需要注意筛检。体内醛固酮水平异常增高可造成中重度高血压导致靶器官损害；造成血管的炎症、纤维化及硬化，更易导致动脉粥样硬化。原发性醛固酮增多症的临床诊断依据如下所示。①高血压、低血钾、碱中毒。如果患者的血钾≤3.5mmol/L 时尿钾≥25mmol/d，表明有尿失钾现象，支持本病的诊断，但大多数患者表现为正常血钾。②低肾素、高醛固酮血症，一般使用血浆醛固酮/肾素活性值评估，范围 20～100pg/dl。③内分泌功能试验，遵循原则：抑制醛固酮而不下降，刺激肾素而不升高。④分型定侧检查，包括体位刺激试验、肾上腺 B 超、CT 或 MRI，CT 的灵敏度大于 MRI，肾上腺静脉取血术是"金标准"。

（3）肾血管性高血压：在难治性高血压患者中比例为 2%～24%，肾血管性高血压是指各种原因引起的肾动脉或其主要分支的狭窄或闭塞性，引起肾血流量减少或缺血所致的高血压。引起肾血管性高血压的常见病因有大动脉炎、动脉粥样硬化性肾动脉疾病、系统性坏死性血管炎、肾动脉纤维性发育不良等疾病。高血压若伴以下表现时应高度考虑肾血管性高血压可能：①30 岁以下发生或 50 岁以上发生的高血压，特别是年轻而严重的高血压；②恶性高血压，伴有严重的眼底改变；③高血压突然发生或突然升高，而无明显的家族史；④进行性或药物难以控制的高血压；⑤高血压患者经 ACEI 治疗后肾功能恶化；⑥有吸烟史，伴有冠状动脉、颈动脉、脑动脉和周围动脉的粥样硬化病变；⑦严重高血压伴有低钾血症，血浆肾素明显升高，继发醛固酮升高；⑧反复发作性肺水肿；⑨上腹部和腰部有连续性收缩期或舒张期杂音；⑩影像学检查肾脏，双肾大小不等，其他检查如卡托普利试验、螺旋 CT 肾血管显影均为无创性检查，亦可用于筛选检查，双肾动脉 DSA 是有创性检查，仍是目前确诊肾血管性高血压的"金标准"。

（4）肾实质性高血压：占 1%～2%，由各种肾实质性疾病引起的高血压统称为肾实质性高血压，是导致多种肾脏疾病慢性进展、肾功能恶化的主要影响因素。肾实质性高血压除存在高血压的各种临床表现外，还具有某些特殊表现，其临床特点如下：①一般情况较差，多呈贫血貌；②眼底病变重，更易发生心血管并发症；③进展为急进性或恶性高血压的可能性为原发性高血压的 2 倍；④尿常规检查多有异常发现，如蛋白尿等，生化检查可有血肌酐升高等肾功能不全的表现；⑤预后比原发性高血压差。尿常规、血尿肾功、双肾超声、肾脏 ECT 等检查项目可对诊断有相应提示，肾脏穿刺活检术及病理检查可了解肾病类型并对治疗提供重要依据。

（5）皮质醇增多症：皮质醇症的诊断分如下三个方面。

1）确定疾病诊断主要依靠典型的临床症状和体征：食欲亢进、体重明显增加、夜间打鼾、性功能障碍、全身疲乏、向心性肥胖、紫纹、毛发增多、皮肤菲薄等。

2）定性诊断：通过皮质醇节律、午夜 1mg 地塞米松抑制试验、标准小剂量地塞米松抑制试验、大剂量地塞米松抑制试验、ACTH 等检查明确皮质醇增多症诊断。

3）定位诊断：对于 ACTH 依赖型，重点放在垂体及分泌 ACTH 的肿瘤上，对于非ACTH 依赖型，重点放在双侧肾上腺上。此外，对于育龄期女性患者，一定要与多囊卵巢综合征相鉴别。

（6）嗜铬细胞瘤：此病表现为阵发性或持续血压升高，典型病例伴有剧烈头痛、心悸、大汗的"三联征"，在发作期检测血、尿儿茶酚胺、尿香草苦杏仁酸对诊断有一定意义，但技术要求较高。如能测定 NMN、MN 则对嗜铬细胞瘤的诊断有更高的敏感性及特异性。CT 扫描对嗜铬细胞瘤的诊断准确率高，而且无创伤，有条件时应作为首选检查方法。近年来开展的 ^{131}I-间位碘苄胍（^{131}I-MIBG）造影，对嗜铬细胞瘤的诊断及定位提供了重要方法，具有安全、特异和准确率高的优点。

（7）此外，还有一些少见继发性高血压类型，包括甲状腺功能减退症、甲状旁腺亢进症、高钙血症、肢端肥大症、Liddle 综合征等由基因变异导致的难治性高血压等。

（三）难治性高血压的治疗

难治性高血压的治疗对于临床医师是个棘手的问题，如能筛检出继发性高血压的病因并对因治疗，预计能够获得较好的疗效。通过高血压专科筛检仍不能明确病因的难治性高血压，应考虑使用多种拮抗高血压机制的联合降压方案，包括减轻容量负荷、扩张血管、阻滞 RAAS、抑制交感神经活性、改善内皮功能等，必须注重个体化治疗原则。

1. 药物治疗

（1）降压药的选择：强调利尿剂的应用。

研究证实难治性高血压患者通常存在不同程度的容量负荷过重，由此可导致降压治疗的抵抗，部分患者血压难以控制是由于未使用利尿剂或利尿剂用量不足，因此为达到最大程度的血压控制，增加利尿剂的应用是非常必要的。故推荐在充分评估患者肾功能的前提下，对于血压控制不良的患者应该常规应用利尿剂、增加原有利尿剂的剂量或更换利尿剂力求降压达标。一线利尿剂包括噻嗪类利尿剂（氯噻酮、氢氯噻嗪等）、祥利尿剂（呋塞米、托拉塞米等）及保钾利尿剂（阿米洛利、氨苯蝶啶）。对于肾功能正常的患者可首选噻嗪类利尿剂，氯噻酮的降压反应及稳定性较氢氯噻嗪好，对于潜在有慢性肾脏疾病[肌酐清除率＜30ml/（min·1.73m²）]的患者，可选用袢利尿剂，长效的袢利尿剂可增加患者服药依从性。

（2）联合治疗：鼓励制订联合降压方案。

联合使用三种不同种类的降压药可有效控制血压，尤其是利尿剂，需要联合其他种类降压药物以达到控制血压的目的。目前有报道建议 ACEI/ARB 联合二氢吡啶类及非二氢吡啶类 CCB 降压疗效优于单用这两类药物。三联降压方案，如 ACEI/ARB+CCB+利尿剂，降压疗效及患者耐受性好，可以使用单片复方制剂，这样减少了药物种类，可提高服药依从性。需要特别强调的是联合三种及以上的降压药需要注意个体化原则，制订方案之前需明确以下几点：①患者首先想要解决的临床问题是什么；②既往病史有哪些；③存在多少危险因素；④是否合并慢性肾病及糖尿病；⑤患者的经济能力。只有通盘考虑上述情况，才能制订出适合患者的个体化降压方案。

（3）盐皮质激素受体阻滞剂的使用：研究表明难治性高血压中原发性醛固酮增多症的患病率较高，这为已联用多种降压药物后血压仍控制不良者加用盐皮质受体阻滞剂提供了临床参考。此外，阻塞性睡眠呼吸暂停的一项研究，入选者均平均服用包括利尿剂及 ACEI/ARR 的四种降压药后血压仍控制不良，加用螺内酯后收缩压及舒张压分别下降了 24mmHg 和 10mmHg。盐皮质激素受体阻滞剂较噻嗪类降压效果好主要是因其利尿效果更优于噻嗪类，但对于非容量负荷的高血压患者此药的降压疗效还未明确。男性患者服用螺内酯后常可见乳腺增生的不良反应。只要对服用此药的患者进行严密血钾水平监测，高钾血症并不常见。但对于老年患者、糖尿病患者、慢性肾病患者、正在服用 ARB/ACEI 或非甾体消炎药的患者应该警惕出现高钾血症。

（4）药物的口服方式：采用动态血压进行监测的横断面研究表明，高血压患者在临睡前服用一种降压药有利于控制 24h 平均血压，特别是可降低夜间收缩压及舒张压水平。而夜间血压值可能是心血管疾病的更好的预测因子。对于治疗难治性高血压，将非利尿剂分早晚两次服用可以更有效控制血压。但是这样做又会增加服药次数或增加费用而造成患者的服药依从性降低。

2. 有创介入治疗 由于交感神经与高血压密切相关，因此早在 20 世纪 40 年代就曾尝试通过去除交感神经来控制血压，研究者发现 76.3%的患者血压下降，同时能够降低心血管病变和肾功能不全的发生。但是由于交感神经节切除术的不良后果为手术创伤大，术后恢复时间长，可能出现胃肠道功能失调、呼吸困难、直立性低血压、勃起功能障碍等术后并发症，去交感神经节的方法在 20 世纪 70 年代逐渐停止使用。近年有几项小样本前瞻性研究（Symplicity HTN-1、Symplicity HTN-2）表明，难治性高血压患者进行肾动脉交感神经消融术（renal denervation，RDN）后，患者血压及心率有不同程度的下降而无明显的手术合并症，术后降压药物使用的数量有所减少。因此，提示 RDN 可作为难治性高血压患者的一种新的治疗方法。但更进一步的多中心、假手术对照的 Symplicity HTN-3 研究的结果认为 RDN 手术是安全的，而降压效果是不确定的。在此要特别强调的是手术对象的选择成为难点及焦点，在手术前需要排除包括肾血管性、肾实质性、肾上腺疾病、内分泌系统疾病等继发性高血压，筛选适于 RDN 治疗的患者，对于临床上明确判断为真性难治性高血压患者、无法耐受多种降压药物联合治疗或治疗依从性很差的高血压患者，在知情同意下可考虑行 RDN。但是，因其还处于研究阶段，需严格选择适应证，按操作规程慎重、有序地开展。

3. 推荐高血压专科就诊 与在社区医院诊治随访的患者相比，在高血压专科进行诊治及长期随访的患者较少出现临床并发症。新疆维吾尔自治区高血压诊断治疗研究中心对前来就诊的高血压患者进行继发性高血压的筛检发现，有大量患者并存有阻塞性睡眠呼吸暂停综合征，此种疾病造成的危害往往被医生及患者忽视，但基于特殊治疗后降压疗效显著。一项回顾在高血压专科随访诊治的难治性高血压患者发现：随访 1 年后血压下降18/9mmHg，控制率从 18%上升至 52%。如果发现难治性高血压患者存在继发性高血压的病因，应该建议患者在高血压专科就诊进一步查因。如果对于难治性高血压实施正规降压方案，半年后患者血压仍然不降，应该推荐患者去高血压专科就诊查因。

4. 展望 临床研究已经证明难治性高血压患者患心血管疾病的风险较高，但是对于此病的研究受到了很多限制，如不能安全撤药或不能使用统一的降压方案来控制血压，这就导致无法对难治性高血压分型及对病因进行探讨。难治性高血压常合并有糖尿病、慢性肾病、睡眠打鼾及动脉粥样硬化疾病，由于这些合并症的存在使得即便对难治性高血压给予优化的治疗方案其血压也很难得到控制，同时由于所服多种药物的干扰而无法解释其临床结果。此外，招募合适的入选者也遇到了很大的挑战，克服这一难题需要采取多中心的研究方法。目前，难治性高血压的确切患病率及预防措施还不明确，特别是难治性高血压基因学方面的机制还没有被广泛地探究。应该设计更多的临床研究评估联合降压方案的有效性。区别分析年轻与年老难治性高血压患者，鼓励从不同角度探究其病因以便开阔思路求得更有效的治疗措施（图 4-20-1）。

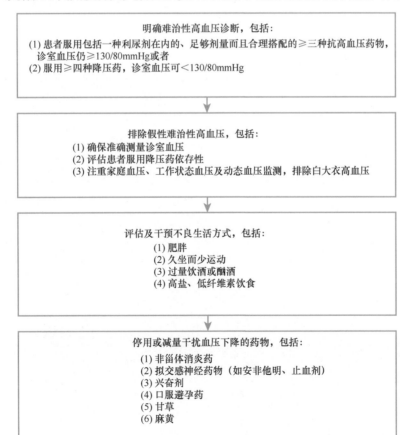

筛检难治性高血压的继发性病因，包括：
(1) 原发性醛固酮增多症(醛固酮/肾素值升高)
(2) 慢性肾脏病 [估算GFR <60 ml(min·1.73 m²)]
(3) 肾动脉狭窄(年轻女性或已知动脉粥样硬化性疾病、肾功能恶化)
(4) 嗜铬细胞瘤(发作性高血压、心悸、多汗、头痛)
(5) 阻塞性睡眠呼吸暂停(打鼾、呼吸暂停、日间嗜睡)

药物治疗原则，包括：
(1) 利尿剂剂量最大化
(2) 加用盐皮质激素受体阻滞剂
(3) 配伍其他不同降压机制的降压药
(4) CKD患者需要使用袢利尿剂
(5) 和(或)建议患者接受强力血管扩张剂(如米诺地尔)

推荐就诊于高血压专科，包括：
(1) 已明确或疑似存在继发性高血压病因
(2) 规范治疗，血压仍不达标

图 4-20-1　2017 年美国成人难治性高血压筛查、诊治流程推荐

王梦卉　李南方（新疆自治区人民医院）

第二十一章 介入或器械治疗高血压

第一节 肾动脉狭窄支架置入术

肾动脉狭窄是引起高血压和（或）肾功能不全的重要及常见原因之一，随着血管影像技术的普及，在心血管病临床实践中发现本病的也越来越多。但是因为肾动脉狭窄病因多样，临床表现缺乏特异性，治疗策略上仍有较大争议，特别是肾动脉的血运重建和（或）支架植入术能否使患者血压下降、肾功能改善，不同的研究有着不同的结论。

（一）病因

肾动脉狭窄病因一般分为两类：动脉粥样硬化性和非动脉粥样硬化性。大多数肾动脉狭窄由动脉粥样硬化所致，多见于有多种心血管危险因素的老年人。非动脉粥样硬化性肾动脉狭窄则包括大动脉炎、FMD、血栓、栓塞、主动脉夹层累及、外伤、先天性肾动脉发育异常、结节性多动脉炎、白塞病、放射治疗后瘢痕、周围组织肿瘤及束带压迫等，以大动脉炎最为常见（约90%），其次为FMD（约10%）。在西方发达国家病因以动脉粥样硬化为主。我国20世纪80年代的流行病学资料显示病因以大动脉炎为主，其次为FMD及动脉粥样硬化，至20世纪90年代后期开始，由于血管影像技术的逐步推广普及，接受血管影像检查的人群数量明显增加，动脉粥样硬化开始上升为首位。中国医学科学院阜外医院总结分析了该院1999～2014年连续2047例住院患者肾动脉狭窄病因：动脉粥样硬化性为第一位病因（1668例，81.5%），第二位为大动脉炎（259例，12.7%），第三位为FMD（86例，4.2%），其他病因只占1.6%（34例）。需要注意的是肾动脉狭窄病因的分布与年龄及性别有很大关系，在该项研究中年龄≤40岁的患者中大动脉炎占60.5%（319例），其次是FMD（24.8%）。而年龄＞40岁的患者中，首位病因是动脉粥样硬化（94.7%），其次是大动脉炎（3.8%）。年龄≤40岁的女性患者，肾动脉狭窄病因前三位分别是大动脉炎（68.4%）、FMD（27.9%）、动脉粥样硬化（1.4%）。年龄≤40岁的男性患者，肾动脉狭窄病因前三位分别是大动脉炎（44.2%）、动脉粥样硬化（26.9%）、FMD（18.3%）。对于年龄≥50岁的女性患者及年龄≥40岁的男性患者，动脉粥样硬化都是肾动脉狭窄首位的病因。该研究结果基本反映了我国当前肾动脉狭窄病因构成的特点。

（二）诊断

全面准确的诊断是合理治疗的前提和关键。肾动脉狭窄的诊断应该包括：①病因诊断；②解剖诊断；③病理生理诊断。

1. **病因诊断** 如前所述，肾动脉狭窄的主要的病因为冠状动脉粥样硬化、大动脉炎及FMD。基于我国的病因分布特点及临床实践，2017年《肾动脉狭窄的诊断和处理中国专家共识》推荐的诊断标准如下所示。

（1）动脉粥样硬化性肾动脉狭窄诊断标准：①至少具有1个动脉粥样硬化的危险因素（肥胖、糖尿病、高脂血症、年龄＞40岁、长期吸烟）。②至少具有2项动脉粥样硬化的影像学表现（肾动脉锥形狭窄或闭塞，偏心性狭窄，不规则斑块，钙化，主要累及肾动脉近段及开口；腹部其他血管动脉粥样硬化的表现）。

234

（2）大动脉炎性肾动脉狭窄诊断标准：①发病年龄＜40岁，女性多见。②具有血管受累部位的症状和（或）体征（受累器官供血不足、病变血管狭窄相关体征、急性期可出现受累血管疼痛和炎症指标明显升高）。③双功能超声检查（duplex ultrasonography，DUS）、CTA、MRA或者肾动脉造影发现特征性的病变影像，排除动脉粥样硬化、FMD、先天性动脉血管畸形、结缔组织病或其他血管炎等。④该标准需要满足以上3项，每项须符合其中至少1条的基础上，肾动脉狭窄程度超过50%，可诊断为大动脉炎性肾动脉狭窄。

（3）FMD肾动脉狭窄诊断标准：FMD系原发性、节段性、非动脉粥样硬化性、非炎症性的动脉壁肌性病变所导致的体循环中动脉狭窄，好发于肾动脉，也可累及颈内动脉、椎动脉、锁骨下动脉、肠系膜动脉、髂动脉等，一般于青少年时期开始出现症状，多见于育龄女性。肾动脉FMD病理上按动脉壁受累的范围分为中膜型、内膜型和全层型。影像上分为多灶型（串珠样）、单灶型（长度＜1cm）和管型（长度＞1cm）。病变大多位于肾动脉主干中远段，可累及一级分支。严重狭窄远端往往可见来自肾动脉主干近端或邻近的腰动脉的侧支血管。单灶型往往可见远端连接单发的动脉瘤或瘤样扩张。单纯的肾动脉瘤不属FMD范畴。因此，青年患者（多数＜40岁）发现上述肾动脉受累的影像学改变，排除动脉粥样硬化、肾动脉痉挛、大动脉炎或者其他血管炎等，可诊断为FMD肾动脉狭窄。

2. 解剖诊断　肾动脉狭窄解剖诊断意义在于明确肾动脉狭窄的解剖特征，为血管重建提供基础资料，利于治疗方式及策略的选择。肾动脉狭窄的解剖诊断方法主要有双功能超声、CTA、MRA和肾动脉造影。

（1）彩色多普勒超声可检测肾动脉及分支血流信号。一般推荐超声诊断肾动脉狭窄的标准：狭窄处收缩期峰值流速＞180cm/s，肾动脉与肾动脉水平处腹主动脉收缩期峰值流速比值≥3.5；狭窄后加速时间＞0.07s和收缩早期加速度＜300cm/s，肾动脉主干与段动脉阻力指数之差＞0.15。肾段动脉阻力指数可能有预测疗效的价值，介入术前阻力指数大于0.80时，术后肾功能改善及高血压控制可能性低。不足之处在于超声的准确性明显受操作水平、肥胖及腹胀等干扰因素影响。目前根据国内外的指南及专家共识，双功能超声仍推荐为肾动脉狭窄诊断及的筛选的一线方式。

（2）高分辨率的CTA（64排或以上）可清晰显示肾动脉主干及一、二级分支管腔、管壁、肾实质及肾动脉支架，也可显示动脉管壁钙化、夹层、斑块及出血，并根据肾实质显影时间及程度对肾功能进行大致评估。肾动脉CTA可作为无创评价肾动脉狭窄的"金标准"，其敏感性、特异性和准确性极高。不足之处在于放射线剂量较大，造影剂有肾毒性，钙化影响图像质量。

（3）MRA：包括应用对比剂增强MRA（contrast-enhanced MRA，CE-MRA）及非对比剂增强MRA。MRA无电离辐射，可测量肾动脉血流、肾脏灌注，大致评估肾功能，是较好的肾动脉狭窄无创检查方法。三维CE-MRA的血管成像效果更好，可与DSA相似。不足之处在于严重钙化和金属支架置入后有伪影，难以看清分支血管，易高估狭窄程度。

CTA与MRA相比，具有效率等同的敏感性（64%～100%和94%～97%）和特异性（92%～98%和85%～93%），对于临床上可疑的和（或）DUS筛选出的肾动脉狭窄可作为一线的诊断方式。

（4）经皮肾动脉造影：经皮肾动脉造影术仍是诊断肾动脉解剖狭窄的"金标准"，可多部位投照，能提供病变的分布、狭窄程度、解剖特征等直观的影像，对钙化病变、支架再狭窄、肾内分支动脉狭窄等均有较好的分辨率。不足之处在于有创、放射线剂量较大、对比剂有肾脏毒性，如果仅用于诊断，与 CTA、MRA 比较基本上无优势。因此主要用于计划同期行肾动脉介入的患者。

3. 病理生理诊断　一般认为当肾动脉主干和（或）其分支直径减少≥50%，狭窄两端收缩压差≥20mmHg 或平均压差≥10mmHg 时，才可能引起显著的肾血流量下降，并影响肾灌注压和肾小球滤过率，激活病理生理进程。病理生理诊断包括以下几个方面。

（1）RAAS 系统激活评估：检测方法主要包括外周血浆肾素活性测定、分肾静脉肾素活性测定、卡托普利激发同位素肾 γ 显像等，优点在可以评估体循环及患肾肾素释放水平，预测血管重建疗效，缺点在于影响因素多、预测肾血管性高血压的准确性低、对已发生肾功能不全患者不可靠。

（2）肾功能评估：主要包括血肌酐测定、尿液分析、估测肾小球滤过率、分肾肾小球滤过率测定、双功能超声检查、CTA/MRA。优点在于上述检查临床实践中方便，价格低廉，可初步反映肾小球和肾小管的损伤程度，可大致推测肾动脉流量、肾脏灌注等情况。缺点在于特异性差、影响因素多。

（3）血流动力学评估：肾动脉多普勒超声可以通过测定肾内段动脉舒张末流速/收缩期峰值流速计算出肾动脉阻力指数，检查无创，可反映肾小球血管阻力，但重复性差，预测血管重建疗效有限。

血流储备分数（fractional flow reserve，FFR）是通过压力导丝同时测跨狭窄收缩压得出的比值，可以准确地反映患肾血流储备情况，可较好预测血管重建疗效。但由于有创、花费高等原因在临床上实践中并不作为一线的选择。

（三）肾动脉狭窄的血管重建治疗

肾动脉狭窄的药物治疗前文已述，不在本节赘述。肾动脉狭窄血管重建的主要目标：改善高血压，预防高血压所致并发症，改善肾功能及治疗肾动脉狭窄严重的病理生理效应，包括慢性心力衰竭、反复发作的急性肺水肿和心绞痛，甚至有可能免于透析。次要目标：减少降压药，慢性心力衰竭或心肌病患者可更安全使用 ACEI。

目前一般推荐经皮介入治疗作为肾动脉血管重建的首选方法，血管外科直视手术仅适用于某些特殊情况：病变不适合介入治疗，病变肾动脉附近腹主动脉需要外科重建，介入治疗失败的补救措施，对比剂严重过敏，服用抗血小板药物有禁忌等。介入治疗方法包括经皮球囊成形术（percutaneous transluminal angioplasty，PTA）和支架置入术。因为肾动脉狭窄的病因不同，介入治疗的方式也有所不同。

1. 粥样硬化性肾动脉狭窄的介入治疗　目前在肾动脉介入治疗能否保护肾功能、有效降低血压和减少心血管事件等方面仍存较大争议。较大样本的随机临床研究及荟萃分析指出介入治疗与单纯药物治疗的结果差异并无统计学意义。但是也有最新的系统性回顾分析认为这些研究结果的证据强度低，主要研究对象集中在肾动脉狭窄并不严重的人群，并且这些随机临床研究存在诸多缺陷，如相当比例肾动脉狭窄病例没有达到显著血流动力学意义，也无恰当的功能意义评估，研究者还有意剔除那些明确能从肾动脉介入中获益的患者，部分术者操作经验不足等，这些混杂因素对研究结果有较大的影响，需要更有说服力的研究予以澄清。

由于粥样硬化性肾动脉狭窄者往往在长期原发性高血压基础上合并动脉粥样硬化，随后逐步发展为肾动脉狭窄，而肾动脉血管重建只解决了肾血管性高血压，因此治愈高血压少见，主要疗效为高血压减轻或易于控制。在部分患者甚至无效，这可能是长期高血压和肾缺血已经导致了肾实质损害，演变为肾实质性高血压。因此，为达到治疗目的，肾动脉狭窄的介入治疗必须严格地选择适应证。

但目前国内外尚无统一的适应证标准，推荐血管重建最小阈值为直径狭窄 50%。但对于肾动脉直径狭窄 50%～70%的患者，要有明确的血流动力学依据，一般以跨病变收缩压差>20mmHg 或平均压差>10mmHg 为准。直径狭窄>70%是比较有力的解剖学指征。而高血压持续 2～3 级（未服降压药物）是必须具备的临床基本指征，其他临床指征包括恶性高血压、难治性高血压、高血压恶化或药物治疗不耐受、单功能肾或双侧肾动脉狭窄合并肾功能不全、单功能肾或双侧肾动脉狭窄、肾功能恶化、一过性肺水肿、不稳定性心绞痛。相对禁忌证则包括：①患肾长径≤7cm；②尿液分析发现大量蛋白质（≥++）；③血肌酐≥3.0mg/dl；④患肾肾小球滤过率≤10ml/（min·1.73m^2）；⑤肾内动脉阻力指数≥0.8；⑥CTA 或 MRA 显示肾实质有大片无灌注区。以上情况如果具备 1 项或以上，提示肾脏功能严重受损，往往不可逆，肾动脉血管重建难以改善患肾功能。

介入治疗方法包括 PTA 和支架置入术。目前国内外指南仍建议粥样硬化性肾动脉狭窄要获得满意的血管重建和减少再狭窄率应常规使用支架置入，但对于小部分不适合支架置入的病变仍可采用球囊扩张术治疗。

2. 非粥样硬化性肾动脉狭窄的介入治疗　非粥样硬化性肾动脉狭窄患者（主要指 FMD 及大动脉炎），大多数发病年龄在 40 岁前，合并原发性高血压少见，如果肾动脉直径狭窄≥50%，伴有持续高血压 2 级或以上，依赖降压药，则单纯肾血管性高血压的诊断基本确立，应该接受肾动脉血管重建治疗，以免长期高血压的不良影响。一般首选 PTA，不提倡使用血管内支架，有两个原因：①单纯 PTA 治疗 FMD 及大动脉炎的疗效较好，再狭窄率明显低于动脉粥样硬化性病变；②此类病变放置支架的生物学效果及远期结果并不清楚。

如病因为大动脉炎，在炎症活动期不宜实施介入手术，一般要用糖皮质激素治疗使血沉降至正常范围后 2 个月方可考虑行 PTA。非活动病变或炎症已控制后，推荐首选 PTA 治疗，技术成功率为 70%～90%，高血压治愈率或改善率也可达 70%～90%。PTA 未成功患者包括球囊扩张后病变即刻发生弹性回缩或夹层，病变坚硬难以充分扩张，导致影像结果不满意。在这类患者中，选择性支架置入术或加用切割球囊扩张可能是备选的治疗方式之一。最近有较大样本的研究比较了选择性支架置入术与单纯球囊扩张术的中远期临床结果，显示单纯球囊扩张与选择性支架置入术相比，在血压控制、肾功能改善方面差异无统计学意义，但选择性支架置入术组 2 年初次通畅率更低，闭塞率及再次介入率更高。该研究也显示支架置入、残存狭窄率≥50%、女性及炎症活动期与介入后再狭窄显著相关。因此，大动脉炎所致肾动脉狭窄选择性支架置入应谨慎实施，严格把握手术指征。

3. 特殊情况的肾动脉狭窄血管重建治疗

（1）副肾动脉狭窄的血管重建治疗：副肾动脉一般供血不到该侧肾脏的 1/3，理论上严重狭窄可引起所供肾区的局部血流量减少，肾组织缺血，促进局部肾素合成和释放，引起肾血管性高血压，但由于所供肾区范围的限制几乎不可能显著影响肾功能。因此，对直径<4mm，供血范围较小的副肾动脉狭窄，并不建议行血管重建治疗。虽然也有副肾动脉狭窄介入治疗成功的个案或小样本报道，但目前尚未见关于副肾动脉狭窄血管重建治疗的系统性研究证明其临床价值，因此临床上是否对副肾动脉狭窄进行介入治疗需要基于病变血管的直径、供血范围、病理生理意义综合评估。

（2）移植肾肾动脉狭窄的血管重建治疗：移植肾肾动脉狭窄多发生于吻合口，相当于单功能肾肾动脉狭窄。如果狭窄有功能意义，且排除移植肾排异相关的肾功能减退和环孢素毒性相关的高血压，建议行介入治疗，首选 PTA，如果影像结果不满意或失败，可直接植入支架。

4. **介入方法** 肾动脉开口位于腹主动脉中段，透视下位于腰椎 1～2 水平，入路可以选择经桡动脉及股动脉入路。目前因血管并发症少、患者接受度高等优点，桡动脉入路成为肾动脉狭窄介入治疗的主流。研究表明，83.1%的肾动脉造影及 52%的肾支架置入术可由桡动脉入路完成，其中，导管长度不足、锁骨下动脉扭曲等原因是导管不能到达肾动脉开口的主要原因，部分患者可选择左侧桡动脉入路规避上述问题（图4-21-1～图 4-21-3）。

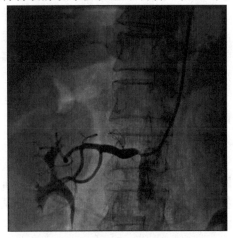

图 4-21-1　右侧桡动脉入路不能到达肾动脉开口，改左侧桡动脉入路到达肾动脉开口，造影示肾动脉开口狭窄

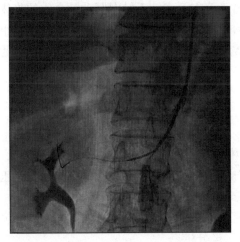

图 4-21-2　支架置入过程

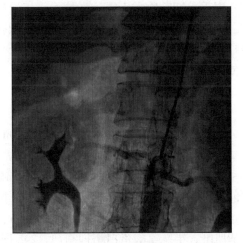

图 4-21-3　支架置入后

支架的置入过程及技术同冠状动脉支架置入术，指引导管及支架的选择要根据肾动脉直径，管径较小易致再狭窄的发生，管径较大易致血管并发症。肾动脉直径可通过 CTA 或 MRA 及肾动脉造影等影像结果估算，条件允许可通过血管内超声计算。术中是否应用血栓保护装置及血小板膜糖蛋白Ⅱb/Ⅲa受体阻滞剂目前尚有争议，部分研究提示术中应用血栓保护装置及血小板膜糖蛋白Ⅱb/Ⅲa受体阻滞剂并不能使患者获益，因此肾动脉支架置入术中不推荐常规使用血栓保护装置及血小板膜糖蛋白Ⅱb/Ⅲa受体阻滞剂。

5. **肾动脉狭窄介入并发症** 肾动脉介入术是一个相对安全的手术，与操作相关的肾动脉并发症少见，往往与术者经验有关，主要严重并发症有肾动脉破裂、穿孔、夹层、闭塞、胆固醇栓塞、急性肾衰竭等，发生率一般低于3%。并发症主要包括以下几种。

（1）肾动脉穿孔：主要为导丝操作不当所致。造影可见肾实质内造影剂潴留，肾囊大量积液。如破口小、出血程度轻，可用球囊反复堵塞肾动脉几次并注射鱼精蛋白中和肝素，往往有效。如此方法无效，可行超选择性动脉栓塞术。

（2）肾动脉栓塞：介入操作可能导致动脉斑块的破裂、脱落，如果斑块、胆固醇结晶栓塞较多分支，可引起肾功能损伤。表现为介入术后肾内血流明显减少，肾功能受损，目前尚无明确的诊断方法。临床上患者多仅为轻、中度肾功能受损，而严重者发生急性肾衰竭则需依赖透析疗法，而目前远端保护装置在肾动脉介入中预防栓塞的地位仍不明确。

（3）肾动脉主干夹层或闭塞：往往由于操作中球囊或支架直径过大或扩张加压过高所致，如发现操作部位有撕裂的内膜片，并明显限制血流，需留置导丝在远端真腔内予以支架治疗，使内膜贴壁，恢复血流。

（4）肾动脉破裂：往往由于操作中球囊或支架直径过大或扩张加压过高所致，如发现操作部位有造影剂大量外漏，患者腹痛明显，要立刻球囊压迫止血，反复几次并注射鱼精蛋白中和肝素。如无效，要尽快用覆膜支架堵住破口。无法用覆膜支架处理的破口需尽快由血管外科直视手术。

（5）对比剂肾病：研究表明虽然肾动脉介入与其他周围动脉介入对比剂肾病的风险并未显著增加，但直接向肾动脉注入对比剂，尤其是有肾功能异常的患者，有增加对比剂肾病的风险，需要严密防范。

围手术期药物方面需注意抗血小板治疗，由于该方面尚缺乏针对肾动脉介入的临床研究，因此目前临床上一般是基于冠状动脉介入治疗的经验和肾动脉狭窄病因实施抗血小板治疗。动脉粥样硬化性肾动脉狭窄支架术患者常规予以双联抗血小板治疗，抗血小板药物及使用时长参考冠状动脉支架置入术后患者。

6. 肾血管重建疗效判断

（1）PTA 后病变肾动脉直径残余狭窄<50%，或支架术后残余狭窄<30%。

（2）狭窄前后跨病变压差收缩压<20mmHg，平均压<10mmHg。

（3）血压改善（疗效至少维持 6 个月后才能做出临床评估）：①治愈，不用降压药，血压<140/90mmHg；②改善，需保持手术前的降压药，或减少降压药种类和剂量后，血压较术前下降>10%；③无效，血压无变化或下降但未达到上述目标。

（4）肾功能改善：肾小球滤过率提高、稳定或下降速度明显减慢，其他参考指标包括血清肌酐、半胱氨酸蛋白酶抑制剂、24h 尿蛋白定量分析。

（5）心血管结局标准：心脑血管事件风险下降。

7. 术后随访 通常根据患者的病情，术后 1～2 个月随诊 1 次，血压的改变、肾功能是随访的主要内容，肾动脉彩超检查可于术后 6～12 个月随访 1 次了解肾脏的大小及血流通畅情况。如术后血压先明显下降，随访中又回升至术前水平，则提示再狭窄，需血管造影复查。大动脉炎患者在此基础上还需要根据血沉和 C 反应蛋白水平，在维持其正常的情况下逐步减少免疫抑制剂用量，直至停药。

杨成明、陈鹏（陆军军医大学大坪医院）

第二节 射频消融、超声刀及化学消融在肾脏去交感术中的应用

人类在与自然和社会斗争中进化出较为完善的自主神经系统，以支撑剧烈搏击、长时间运动、食物和饮水缺乏、失血或低血容量等应激状态。肾作为参与应激调节的主要脏器

之一，可维持或升高血压、保证水钠平衡，通过感知低血容量、肾脏低灌注及缺血等机制进行神经与体液调节，调动中枢神经系统参与全身应激。相对于心血管系统的快速反应，肾脏的调节作用较慢但更持久。肾脏交感神经系统的过度激活成为高血压发生发展的重要原因之一。因此，有选择性的阻断部分肾交感神经，减少其过度激活是当前治疗高血压的一种有效方式。RDN 则是使用介入或者器械设备，以微创或无创技术破坏部分肾动脉周围交感神经，降低患者肾脏及全身交感神经活性，从而达到降低血压的目的，并且对于其他伴随高交感活性的疾病治疗也可能发挥积极作用。目前，用于消融的能量如射频、超声刀、微波、冷冻、激光及化学物质等被广泛研究以达到更好的治疗效果。其中，微创射频 RDN 治疗高血压曾被评为美国年度创新医疗技术之首。正当 RDN 作为一项极具前景的治疗方式准备进入临床实践中时，Symplicity HTN-3 和 WAVE Ⅳ 等备受瞩目的临床研究却未达到有效性目标，使这项技术的治疗效果受到质疑。研究者们开始对受试人群的类型、手术设备差异和手术策略等方面进行了深入的分析及探索，并且取得了积极的进展。近来公布的几项重要的病例对照研究：SPYRAL HTN-OFF MED，SPYRAL HTN-ON MED 及 RADIANCE-HTN SOLO 试验均在排除一些主要影响因素后证实 RDN 能够有效降低血压，为这项充满争议的技术带来了新的曙光。无论使用热消融、化学消融或机械损伤等方式，均是以减少肾动脉周围神经密度、降低肾脏及全身的交感兴奋，从而达到殊途同归的治疗效果。微创或无创，更好的疗效/损伤是该技术追求的目标。该领域出现器械创新百花齐放的局面，在通过动物实验及临床检验的历练之后，最终可能获得疗效满意、适用面广、患者欢迎的高血压治疗器械和技术。本文通过总结 RDN 相关器械研发进展，分析最新临床试验结果，以更加客观的视角重新评价 RDN 在高血压治疗中的实际作用，为 RDN 的发展方向提供新思路。

（一）微创 RDN 概念及早期临床验证

人体适度的交感神经系统活性对增加人体应激能力，维持生理平衡有着重要的作用。长期交感神经活性增加，可促进 RAAS 系统激活及儿茶酚胺分泌增加，肾血流量降低等效应。这些变化导致心血管疲劳和损伤、压力反射降低及氧化应激、血管痉挛和微循环障碍、体液潴留和电解质紊乱、体内炎症反应和代谢紊乱等病理过程，导致并且推进高血压的发生发展。肾神经功能和形态学重塑成为高血压的病理基础之一。因此，降低肾脏交感神经活性对血压的调控有着积极的作用。2009 年，Krum 及其同事首次报告使用血管内射频导管对顽固性高血压患者行 RDN 消融治疗，术后 1 年患者血压和去甲肾上腺素水平明显下降，并且未发现肾动脉瘤或者肾动脉狭窄发生。这一选择性消融肾交感神经的微创技术引起了人们的广泛关注。随后进行的 Symplicity HTN-1 和 Symplicity HTN-2 研究均表明 RDN 能够有效的降低血压。此外，对于高交感活性相关的疾病，如心律失常、心力衰竭、慢性肾脏疾病、糖尿病和睡眠呼吸暂停综合征等，RDN 表现出潜在的调节或治疗作用，同时还能够降低身体炎症反应。正当人们对 RDN 的发展前景满怀信心时，备受关注的 Symplicity HTN-3 临床研究结果却未能达到有效治疗目标。该研究首次设立假手术对照组，发现 RDN 组和假手术组的高血压患者在术后 6 个月收缩压降低的主要终点并无显著差异，这一结果使 RDN 的有效性备受质疑。动物模型组织学检测发现，71% 的肾动脉在射频消融术后 180 天可见消融位点处的神经再生，这一现象提示消融过程可能不彻底。相关文献报道 75% 的肾交感神经分布距离肾血管腔平均为 4.28mm，有小部分甚至可达 10mm，然而当时使用的消融导管平均消融深度不够，也会对 Symplicity HTN-3 的结果产生负面影响。因此，一些研究者把目光转移至其他类型的消融能量上，如超声、微波、冷冻、激光及化学消融等被积极的探索，同时，相关手术设备和器械被研发以实现更加高效安全的 RDN 治疗。

（二）实施 RDN 的主要技术方法

肾去交感技术是利用多种技术方法破坏肾动脉周围的相当部分神经纤维，降低肾脏及全身的交感神经活性，从而达成治疗目标。事实上当前使用的绝大多数技术不能达到完全"去除肾神经"的效果。RDN 只是这类技术方法的代名词，并非以毁损所有肾神经为终极目标，而是通过有控制的破坏部分肾交感神经，在实现血压降低的同时，保持一定的交感调节功能。目前探索的各项 RDN 技术分别在疗效、安全性、易操作性、技术成功率等方面进行博弈，通过临床试验和实践最终将检验出最优的治疗技术。

1. 射频导管消融技术　射频导管技术是将射频电极导管化，电极在肾动脉内发放射频电磁波，在与电极接触的内膜附近产生阻抗热，消融热量透过血管壁主要破坏位于肾动脉外膜的神经达成 RDN。由于射频消融在临床电生理实践已积累了丰富的经验和技术，经皮导管射频消融是发展较早且最常用的 RDN 手术方式。此项技术沿肾动脉各象限螺旋形选择位点并进行放电消融，目前已经有多种介入导管射频消融系统，如 Symplitiy Flex、Symplicity Spyral、EnligHTN™、Vessix、Oneshot 和 ThermoCool 等用于临床研究。Symplicity HTN-3 研究采用第一代单电极射频导管 Symplicity Flex 导管进行肾交感神经消融。这种导管因射频能量传递复杂且分布不均匀、消融范围及深度有限、对术者经验依赖大，易损伤血管内皮及不适用于肾动脉过细的患者等限制，难以实现一致有效的消融。随后第二代 Symplicity 系统导管：Symplicity Spyral 导管被研发。该导管有 4 个电极，呈形状记忆螺旋形分布，在肾动脉主干可同步消融 4 个象限，在肾动脉分支至少消融 2 个象限，从而使消融更加有效。此外，其他正在研发的射频 RDN 技术主要包括：Boston Scientific 公司的 Vessix 系统，该系统将两个垂直的射频消融双电极黏附于直径为 4～7mm 的球囊上，每个电极有温度传感器可以将温度控制在 68℃释放治疗能量。圣犹大公司的 EnligHTN™ 系统为网篮状 4 电极射频消融系统，可实现在 4 个象限同步消融，大大减少对操作者的依赖性。Maya medical 公司推出的 Oneshot 系统则将电极条呈螺旋形覆盖于可扩张水囊表面，高压液体自电极附近的通孔流出从而冷却电极条，避免过热损伤。Cordis 公司的 ThermoCool 系统外形类似于 Medtronic 的 Spyral 系统，但是其每个电极具有盐水灌注冷却，能够减少血栓形成和内膜损伤并增加消融能量的透入深度。这些射频导管的研发不仅推动了 RDN 治疗进程的发展，而且为患者提供了更多的选择空间，以获得更好的治疗效果（图 4-21-4）。

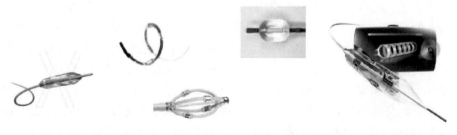

图 4-21-4　正在研发中的肾去交感消融导管

2. 超声导管消融技术　超声作为一种可在介质中传导的机械波，已经广泛应用于临床诊断及治疗。超声在组织中传播时，介质中的质点剧烈震荡，达到一定强度时质点摩擦和应力变化产生机械、热和空化等效应。超声可在实体组织、血液、体液中良好传播，其传播的深度取决于声波的频率，高频超声易于产生热效应而常用于临床消融。同时，不同的声参数选择可达到不同的治疗需要，因此可通过改变声强、频率、作用时间或传播模式等实现优化治疗。

随着超声工程技术的发展，微型化、导管化的微创超声治疗技术成为可能。目前，国际上用于 RDN 实验和临床研究的超声导管系统有 ReCor Medcal 公司的 Paradise 环周超声消融系统和 CardiSonic 公司的 TIVUS 平面超声消融系统。第一代 Paradise 系统是由低压水囊包绕的圆柱形换能器辐射状发射超声波，其优势是一次消融即可达成肾动脉环周一定深度的神经消融。劣势是辐射状超声声强随距离的 4 次方衰减，因此扩展深度较为困难。第二代 Paradise 系统则在此基础上进行了改进，冷却环境下热焦点能够定位至血管内膜下，消融深度达 1～6mm，可提供较理想的超声能量释放，显著缩短治疗时间并简化治疗过程，有助于实现精确有效消融（图 4-21-5）。TIVUS 系统则是采用平面状超声换能器，通过控制消融深度以实现线性消融。同时，系统能自动调节消融能量，减少对血管壁及周围组织的损伤。上述两种超声导管系统消融时换能器无须与血管壁直接接触，快速的肾动脉血流或冷却液对血管内膜有良好的冷却作用，积累的消融热量在血管外膜的主要神经分布区产生消融效应。因此，超声导管系统与射频导管系统相比较，能够更好地保护血管壁，更利于达到有效消融的目的。我国较早进行导管超声研发探索，率先报告及验证了超声影像和治疗一体化的原型机。针对目前 RDN 技术缺乏治疗靶标的问题，以超声影像观察肾神经深度和分布，根据神经解剖特征实施可视化、个体化 RDN 将是改进该技术的重要的探索方向之一。

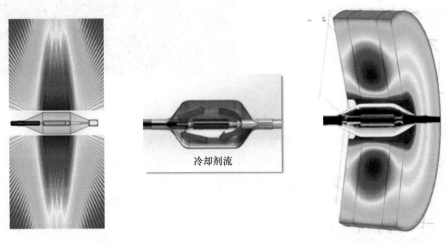

图 4-21-5　Paradise 超声消融导管以水囊内液体循环降低消融血管内膜温度

3. 体外聚焦超声技术　超声能量因能够达到较大的消融深度，不需要直接接触组织和血管，对血管壁损伤更小等优势而被用于肾交感神经消融。频率为 1MHz 左右的超声波兼有良好的方向性和组织穿透性，常用于体外聚焦超声系统。国际上较早应用的体外聚焦超声 RDN 系统主要是美国 Kona Medical 公司研发的 Surround Sound 系统。该系统致力于将聚焦超声的焦点能量投送到肾动脉周围，早期研究需要导管引导并且标记消融焦点的位置，后期经改进后利用多普勒血流跟踪技术及控制换能器移动来定位治疗靶点，无须使用导管介入定位，也不需要射线及造影剂，实现真正无创模式的 RDN 治疗。我国具有体外聚焦超声仪器研发和临床探索的先发优势，在重庆医科大学诞生了世界上第一台高强度聚焦超声治疗仪器并且广泛用于实体肿瘤的临床治疗。此外，其心血管专业团队进行大量的基础研究和深入的探索，在国际上分别首次报告利用无创聚焦超声进行 RDN 的动物实验及临床研究（图 4-21-6）。目前正致力于无创肾神经标测和治疗一体化的探索中，希望带来新的无创RDN 临床治疗技术。

当前，血管内超声 RDN 消融系统及体外超声 RDN 消融系统已经用于动物及临床实验中，并且取得一定的成果。然而，使用体外超声聚焦系统的 WAVE Ⅳ研究却得到阴性结果，这可能部分归因于聚焦能量到达靶点产生能量损耗。较深的靶点位置及较多的组织脂肪含量将显著影响焦点处的能量消融，使部分患者无法真正实现有效消融。事实上，超声是目前能够同时实现成像和消融功能的能源，定位靶点后立即进行消融，简化手术流程，避免电离辐射，具有良好的发展前景。但是如何更好个体化地操控超声能量，对体外超声能源的 RDN 系统有着更高的要求，需要进一步完善以实现安全有效的消融。

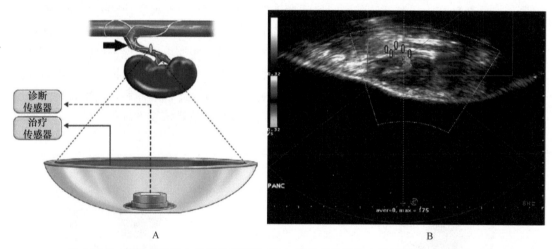

图 4-21-6　体外超声肾去交感示意图及（A）彩色多普勒超声引导消融靶实图（B）

4. 经导管化学消融技术　经导管化学消融技术主要基于微创肾血管穿刺技术将神经毒剂如无水乙醇、胍乙啶、长春新碱等药物注射到肾外膜，破坏肾神经髓鞘的完整性，进而达到消融神经的效果。早期探索的主要有 Mercator Med 公司研发的 Bullfrog 微针注射系统。该系统将微针折叠包裹于球囊中，当导管到达肾动脉时球囊充盈如蛙腹样将显露出的微针顶入肾动脉外膜注射药物。近期露面较多的是 Northwind 公司的 Peregrine 系统，其特征是治疗导管有三根隐藏的注射针，到达治疗靶部位，预成型的注射针伸出穿刺到肾外膜注射乙醇实现 RDN。实验表明使用 0.3～0.6ml 的乙醇剂量即可使 65%～92%的神经失活，作用深度可达 7～14mm。上述两套系统均已通过 CE 认证，临床试验在欧洲和美国进行。经导管化学消融的方式应被深入探索，由于此技术主要限于动物实验结果，临床研究纳入患者数量少，随访时间短，药物的毒性反应及其对周围组织的影响需要深入观察及评估。

5. 其他 RDN 治疗技术　随着对消融能量的探索及消融技术的不断更新,冷冻、激光、微波及经尿道射频消融技术也用于肾交感消融。冷冻技术是利用器械在治疗靶点部位释放制冷剂,通过冷凝和形成冰晶等形式破坏肾神经。Medtronic 公司的 Freezor Xtra 系统能够将温度降至−75℃,并且保持 4min 完成消融,可作为对射频无效患者的二线选择方案。我国葛均波院士等研发的 Cryofocus 系统具有环周消融能力,已经在动物实验中展现出良好的有效性和安全性,但是临床应用的效果及安全性还缺乏证据支持,需要进一步研究。此外,激光和微波作为可控能量也被应用于 RDN 治疗,相关动物实验发现使用 980nm 的激光可使肾神经形成深度大于 1.5mm 的消融灶,并且不损伤血管内膜,但是会对血管中膜及外膜造成损伤,其安全性有待加强。其他关于新型微波导管的体内和体外实验提示,经导管微波 RDN 似乎是可行的,并且在提供充分消融的同时保留肾血管内膜及中膜的完整性。上述各种消融能量均能够在一定程度上损伤肾神经。然而,对于能量的释放剂量、损伤范围、消融的安全性等方面还需要更多细致的研究。除了在能量方面的探索之外,消融技术方面也在不断改进。Verve Medical 公司使用专有的经尿道射频导管对肾盂附近的肾神经进行消融,虽然前期动物实验取得一定的效果,却缺乏临床数据的支持。新型消融技术的研发为 RDN 治疗提供新的思路,然而,其临床有效性及安全性还有待验证。

(三) 导致 RDN 治疗失败的因素

微创 RDN 技术兴起时,人们认为找到了一劳永逸的高血压治疗方法。但是 Symplicity HTN-3 失败的打击使人们开始重新评估什么样的人群更适合 RDN,以及如何进行安全、有效和可控的 RDN 治疗方案。

1. 适合 RDN 治疗的目标人群　RDN 技术的关键是干预人体自主神经系统。因此,具有长时间的高交感神经活性、交感系统的正性重塑和长期继发性交感兴奋者才可能是 RND 干预有效的目标人群。由于缺乏有效和一致认可的交感负荷评价方法,将研究人群分类和选择性 RDN 干预是目前研究的主要方法。有研究发现一些顽固性高血压患者具有肾交感神经重塑的证据;熊波等通过三维重建肾交感神经病理评价方法发现高血压模型犬和高血压患者存在交感系统重塑现象,为 RDN 治疗提供了病理解剖支持。此外,其他类型疾病的患者,如心力衰竭和 OSAHS 等均被大量证据证实与自主神经调节失衡有关,可能作为未来潜在的干预对象。

Symplicity HIN-3 的亚组分析表明年龄小于 65 岁的患者对 RDN 治疗降压反应更好,提示 RDN 可能对入选患者的类型有要求。心率增快和动态血压变异性增加常被认为是交感高活性的标志,这些人群具有更好 RDN 治疗反应性。同时,多项研究表明年龄较大的单纯收缩期高血压患者因血管壁重塑,血管顺应性降低,并不是理想的 RDN 施行人群。年龄和血管硬化程度可能成为是否对 RDN 有反应的预测指标。Symplicity HIN-3 的亚组分析中还发现 RDN 对非洲裔美国人无效。全球 Symplicity 注册研究韩国子研究 (GSR Korea) 也表明亚洲顽固性高血压患者在 RDN 术后 12 个月,血压下降程度明显优于白色人种,提示人种的差异可能也是影响 RDN 治疗效果的原因。因此,提前预测并筛选出可能对 RDN 有反应的高血压患者,为 RDN 患者筛选及实验策略的制定提供方向,可能有助于提升 RDN 的降压疗效。

2. RDN 的程度与疗效　RDN 的技术操作需要有效减损相当数量的交感神经才能达到显著降低血压的效应。关于 Symplicity HTN-3 手术方式的分析表明:消融点数量和操作者经验显著影响治疗效果。早期有限部位的射频点消融对相当多的患者不能达成充分的血压降低效应，后期的多电极点消融可取得更好的疗效。由于射频消融对神经损害的深度有限，了解肾交感神经的解剖分布并制定合理的消融策略至关重要。目前已经公布的关于肾交感神经解剖结构的报道，由于研究方式的差异性，具有代表性的二维组织切片可能来源于不同神经动脉段，获得的肾动脉周围交感神经分布信息并不完全一致。因此，基于肾动脉及交感神经这种特殊的解剖结构，科学家正在各种消融策略。有文献报道肾动脉主干及分支联合消融比单纯主干消融可更加有效地减少交感神经活性。然而，另有研究却表明消融肾动脉近端与单纯消融主干有着类似的降压效应，故考虑将近端消融作为治疗靶点。虽然上述研究结果并不完全统一，却暗示了传统的肾动脉主干消融或者随机消融模式并不是实现有效消融的方式。三维分析显示肾动脉远端及分叉处肾神经分布密度高且距离肾动脉内膜近，更适合射频消融。临床实验也证实了肾动脉远端消融比传统的主干消融能够更明显地降低 24 小时平均动态收缩压。Symplicity HTN-3 研究中使用第一代 Spyral 射频导管仅仅对肾动脉主干进行消融，可能也是造成患者"无反应"的原因之一。因此，后续的研究需要在充分了解肾交感神经分布的基础上，针对患者个体化因素，制定真正适合患者的消融策略。

3. 缺乏消融治疗靶标和达成评价指标　目前优选的消融方式是在肾动脉主干远端及分支附近进行多点消融，这种随机的经验性手术方式一方面无法确定最佳消融靶点，对神经密布的区域无法达到有效消融；另一方面对于神经分布稀少的动脉节段可能造成无效消融，从而影响远期安全性。因此，找到个体化和消融靶神经直接联系的方法是反应治疗效果的关键。交感神经电刺激后会诱发一系列心率增快、血流动力学改变等正交感反应。RDN术后这种反应会不同程度的减弱或消除，电刺激后也不能有效诱发，提示电神经刺激引起血流动力学改变可用来判断 RDN 的治疗效果。基于这一原理，有研究者先使用电刺激肾动脉结合血压的变化来标测肾神经的位置，再进行针对性消融。以色列的毕达哥拉斯公司研发的 ConfidenHT™ 系统，采用多通道刺激器及独立控制体系，发射电能量定位肾神经。早期结果显示该系统可沿肾动脉多个位点进行安全有效的肾交感神经刺激。尽管交感神经刺激可以在一定程度上为 RDN 的消融靶点予以提示，但该方式仍存在许多需要深思的问题：电刺激的能量是从血管到肾交感神经，其电流影响范围和消融范围是否一致；无法确定消融后肾交感神经的损伤程度及恢复情况。对于有动脉硬化、血管狭窄或者变异的患者，此种方式存在一定局限性。电刺激的整个过程需要与肾动脉造影结合，有创手术及电离辐射均不可避免。

肾神经分布有一定规律性，但是也存在明显的个体差异。由于缺乏靶标和达成指标，导致 RDN 治疗陷入"有力不敢用"的窘境。体外聚焦超声能够成功消融肾脏肿瘤，应当也能够达成有效的 RDN 治疗。然而，美国 Kona 公司治疗高血压的临床试验 WAVE Ⅳ 以失败告终，主要归因于非个体化的治疗方案。体外超声虽然有无创无射线的优势，但由于患者体型的显著差异导致皮肤到肾动脉外靶区平均距离差别较大，组织厚度及脂肪含量地增加将显著削弱靶区消融能量的强度。当无法知晓是否达成治疗需要的 RDN 时，在临床上如何补偿消融能量则无从谈起。本课题组自主研发了一款血管内超声影像用于观察肾神经分布位置和深度，有利于引导安全有效的 RDN 消融，为今后实施安全有效的 RDN 手术方式提供新思路。探索在治疗中即可评价的可靠的 RDN 方法是未来研究主要方向之一。

（四）安全性考虑

无论选用何种消融能量，均要透过血管壁或周围组织至肾神经以达到消融目的，这可能会对血管及周围组织造成不可避免的损伤。动物实验的组织学结果显示：射频 RDN 术后猪的肾血管壁在第 7 天时损伤最明显，第 180 天时逐渐恢复。Schmid 等使用 MRI 观察高血压患者行射频 RDN 术后中期血管的完整性，并未发现任何肾脏病理改变或者血管畸形。另一项研究使用磁共振血管造影发现仅有部分患者在 RDN 术后 12 个月出现新发生或者进展期的肾动脉狭窄，说明此技术的安全性良好。体外超声 RDN 术后的大体及组织学发现：消融点邻近的肾动脉管壁光滑完整，声通道上未出现明显损伤，术后 28 天无炎症细胞浸润、肾动脉增生或管腔狭窄。以上研究结果均提示 RDN 的安全性尚好。然而，射频消融 RDN 术后立即用光学相干断层扫描技术（OCT）观察可见消融位点有水肿及血栓形成，个别患者甚至出现肾血脉内膜增厚和严重的肾动脉狭窄，这与手术后观察的时间点、方式及患者的个体差异等有关。新的 Symplicity Spyral 导管消融能量更低，有利于提高治疗安全性，但由于在较细的分支肾动脉消融，消融灶密度显著增加，其远期安全性需要长期观察。超声波在血管和周围组织中有良好的传导性，消融时无须阻断血流或冷却循环，对血管和内膜有更好的保护作用，使以超声能量为基础的消融技术在未来更具发展前景。实施 RDN 技术除要考虑治疗相关的血管和周围组织损伤外，还应考虑远期是否存在自主神经失衡的问题。目前人们更多地关注 RDN 有效性问题，待其解决后过度的 RDN 治疗可能上升为新的难题，过度的 RDN 是否会导致远期直立性低血压和应激时血压调节障碍尚不得而知。因此达成适度的降低交感活性治疗，保持一定的交感应激能力将是今后需要探索的更高目标。

（五）RDN 的研究新进展

新近发表的 SPYRAL HTN-OFF MED、SPYRAL HTN-ON MED 和 RADIANCE-HTN SOLO 研究为充满争议的 RDN 技术带来曙光。经过层层剖析和总结先前研究的结果及经验后，上述研究在病例选择、手术设备、观察指标及消融策略上进行了改进，得到能够更加真实反应 RDN 治疗效果的结论。

1. SPYRAL HTN-OFF MED 和 SPYRAL HTN-ON MED 研究　为了充分了解降压药物对 RDN 治疗效果的影响，SPYRAL HTN-OFF MED 和 SPYRAL HTN-ON MED 研究分别对纳入的轻中度高血压患者进行药物洗脱或者稳定服药处理，设置了 RDN 组和假手术组，使用 Symplicity Spyral 导管，沿肾动脉主干及分支行圆周形消融。术后随访期间，两个研究中的 RDN 组患者诊室内收缩压及舒张压、24h 动态收缩压及舒张压均较对照组显著下降，无严重手术相关不良事件发生。这些结果在一定程度上证实了抗高血压药物对 RDN 降压作用并无明显干扰。同时，使用第二代 Symplicity 射频导管在肾动脉主干及分支完成多个象限的消融，扩大了消融范围，提高有效消融的概率。由于首次明确了降压药物的影响，探讨 RDN 在轻中度高血压人群中的使用价值，从而更加客观的证实了这一手术方式的有效性和安全性。然而，有关研究的局限性也是不容忽视的。新研发的 Spyral 导管因电极表面积较小，实际消融能量为 3～5W，限制了消融深度。每个电极贴靠状态的可操控性有待提高。研究纳入的患者均是轻中度高血压，对于顽固性高血压患者是否同样有效有待证实。扩大样本量、增加随访时间有利于更加深入全面了解 RDN 的降血压效应。

2. RADIANCE-HTN SOLO 研究　基于超声能量有更加良好的穿透力，RADIANCE-HTN SOLO 研究则首次设立假手术对照组，使用 Paradise 血管内超声系统对轻中度高血压患者进行 RDN 治疗。术前 4 周所有患者停止使用降压药物，以排除药物的影响。早期观察指标为意向性治疗人群在 RDN 术后 2 个月白天动态收缩压的改变。RDN 组患者白天动态收缩压下降程度明显高于比对照组，两组基线校正后的差异为 –6.3mmHg。这项临床研究设计的优势在于避免了降压药物对患者的影响，以 24h 动态血压特别是白天血压的变化作为参考，更加能够说明 RDN 的去交感化作用。同时，RADIANCE-HTN SOLO 研究在消融设备上进行了改进，使用第二代 Paradise 系统进行消融，可提供更理想的超声能量释放，显著缩短治疗程序时间及次数。RADIANCE-HTN SOLO 是一个里程碑式的研究，它不仅为 RDN 治疗高血压的有效性和安全性提供了证据，而且表明超声能源 RDN 消融有着广阔的临床应用和发展前景。此外，以 Paradise 血管内超声系统为基础的其他临床研究 RADIANCE-HTN TRIO 和 REQUIRE 正在进行中，期待未来能有更多突破性成果。

3. RADIOSOUND-HTN 研究 RADIOSOUND-HTN 研究是最新公布比较射频肾动脉主干消融、射频主干加分支消融和超声主干消融的多中心临床研究，也是第一个射频与超声导管消融 RDN 的头对头研究。120 个顽固性高血压患者被随机分入 3 组，主要终点观察消融 3 个月后日间动态收缩压变化。结果表明，射频主干消融降压效应显著劣于超声主干消融[（–6.5±10.3）mmHg vs.（–13.2±13.7）mmHg，平均差 –6.7 mmHg，P=0.043]；虽然射频主干加分支消融统计学上不劣于超声消融，但降压均值（–8.3mmHg）低于后者近 5mmHg，且放射时间更短，使用对比剂更少。提示超声消融具有更好的有效性和安全性（图 4-21-7）。

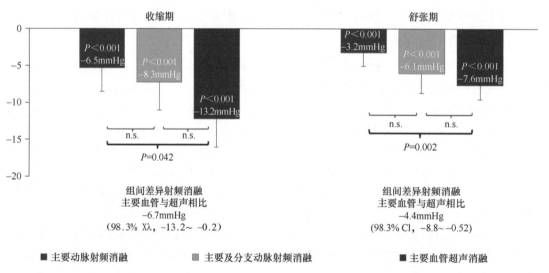

图 4-21-7 射频与超声导管消融 RDN 头对头临床疗效比较

（六）展望

RDN 作为减轻肾交感神经过度激活的一种手术方式，不仅为各种类型的高血压患者带来更多的希望，也为高交感活性相关疾病的治疗带来潜在的收益。尽管大样本临床研究未能得到结果，却促使研究者们对其有效性及安全性进行不断的探索。随着多种消融能量的应用、消融设备和技术的改进，使 RDN 的发展前景充满希望。近来发布的几项重要研究成果在排除相关影响因素后对 RDN 治疗高血压的有效性和安全性予以肯定，让人们对 RDN 治疗重拾信心。当然，我们应当意识到交感神经过度激活在高血压患者中存在个体差异，由于病因构成的程度不同，即使实施有效的 RDN 其疗效也不同。因此，对所有患者过度使用此技术可能弊大于利，需要认真斟酌。同时，此项技术还需要先进的医疗器械及治疗技术支持，通过对手术策略及评价指标进行优化，以期不久的将来该技术能够顺利进行临床应用。

黄　晶　郑小宁（重庆医科大学附属第二医院）

第三节　压力反射刺激法

高血压是常见的心血管疾病之一，同时还是高血压性心脏病、冠状动脉粥样硬化性心脏病、脑卒中等心脑血管疾病的重要危险因素。现在临床上高血压的治疗策略主要是控制血压、防止靶器官损伤，而实现上述目的的主要手段就是药物治疗。但有的高血压患者给予药物治疗后效果不佳，如顽固性高血压患者，往往需要使用三种以上的降压药（其中一种为利尿剂），甚至部分患者使用多种降压药物（包括静脉用药）仍不能有效控制血压，这就需要借助其他非药物治疗手段来控制血压。现有的非药物降压治疗手段除了肾动脉支架术和 RDN 外，还包括高血压的器械治疗。

动脉压力感受性反射（arterial baroreflex，ABR）是心血管系统重要的调节机制之一。动脉压力感受器位于颈动脉窦和主动脉弓，其中以颈动脉窦压力感受器的生理调节作用最为重要。正常情况下，当血压升高时，颈动脉窦和主动脉弓可以感受到血管的扩张，并将其转变为电信号沿窦神经和主动脉神经传入到延髓的孤束核、迷走神经背核和疑核等中枢，激活相关神经通路后，使得交感神经受抑制、迷走神经兴奋，进而使心率减慢、收缩力下降、心输出量减少、血管扩张、外周阻力降低，总体效应是血压下降。反之，当血压降低时，ABR 可使血压升高。但是，在病理状态下，如血压长期处于较高状态时，动脉感受器的感受阈值发生重调，其敏感性下降，ABR 功能降低，无法对血压进行负调控，促进高血压的发展。

利用颈动脉窦压力感受器的调节作用来控制高血压，特别是顽固性高血压的方法称为压力反射刺激法（baroreflex activation therapy，BAT）。在早期的研究中，Heusser K 等发现刺激高血压患者颈动脉窦压力感受器能使患者血压、心率、肌肉交感神经活性明显降低。Schmidli J 等在研究中通过急性刺激 11 例颈动脉内膜剥脱术患者（血压正常）的颈动脉窦压力感受器，使受试者收缩压和舒张压分别下降 18mmHg 和 8mmHg。在此基础上，美国 CVRx 公司首次设计并生产出第一代可植入性压力反射起搏器：Rheos Baroreflex Hypertension Therapy System，简称 Rheos 系统（图 4-21-8）。它由脉冲产生器（×2，类似起搏器）、电极（×2）、导线（×2）和体外遥控设备（×1）构成，可经手术植入到双侧颈动脉窦附近，持续电刺激颈动脉窦，激活压力反射。脉冲的幅度、频率等参数均可以根据患者的降压效应进行体外遥控设置。第一代设备体积较大，且需要双侧置入，随后，CVRx 公司改进并生产了性能更

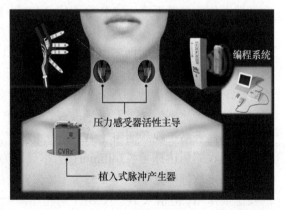

图 4-21-8　第一代 BAT（Rheos 系统）

优的第二代起搏器：Barostim neo 系统（图 4-21-9）。相比第一代而言，其体积更小，电池容量更大，并且电极减为 1 个，这样只需要将电极置入到单侧颈动脉窦附近，然后在锁骨下方开创一个类似于永久性心脏起搏器的"皮下口袋"用于固定脉冲产生器。与第一代治疗方法相比，其手术时间和住院时间更短，手术相关并发症也更少，目前尚无暂时性和永久性面部神经损伤的报道。

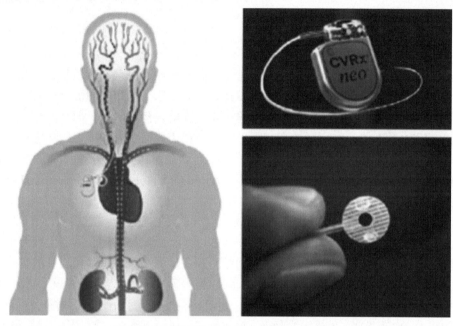

图 4-21-9　第二代 BAT（Barostim neo 系统）

2010 年公布的 BAT 治疗顽固性高血压的可行性和安全性研究（DEBuT-HT 研究）旨在评估第一代 BAT 治疗顽固性高血压的可行性与安全性。此研究纳入 45 例顽固性高血压患者，给予第一代 BAT 治疗，3 个月后受试者平均收缩压和舒张压分别降低 21mmHg 和12mmHg，2 年后平均收缩压和舒张压分别降低 33mmHg 和 22mmHg，并且受试者置入第一代 BAT 12 个月后，受试者 6min 步行距离也较治疗前显著增加（$P=0.01$），22 例受试者血清肌酐值有显著下降；安装第一代 BAT 后 1 年期、2 年期观察，约 90% 和 100% 的患者没有出现设备及手术相关的严重事件。Rheos Pivotal Trial 研究是第一代 BAT 的核心研究，该研究纳入 265 例顽固性高血压患者，按 2：1 的比例随机分为装置早激活组（置入后 1 个月激活）和装置晚激活组（置入后 6 个月激活）。随访至 6 个月时，早激活与晚激活组分别有 42% 和 24% 的患者收缩压降至 140mmHg。随访 30 日时，早激活组、晚激活组未发生不良事件的患者比例为 75%，低于客观性能标准 82%；随访 6 个月时，早激活组无不良事件患者比例显著高于晚激活组（91.7% vs. 87.6%，$P<0.001$）。随访 6 个月时，早激活组和晚激活组的收缩压达标（≤140mmHg）率分别为 42% 和 24%（$P=0.005$）；随访 12 个月时，两组收缩压达标率基本相当（53% vs. 51%，$P=0.70$）。尽管晚激活组在研究初期出现明显的安慰剂作用，但植入第一代 BAT 对持续降低顽固性高血压受试者的收缩压水平仍体现出显著性差异，同时，该研究出现了 4.4% 的暂时性面部神经损伤和 4.8% 的永久性面部神经损伤。此外，通过个体化装置编程，临床医生可以使 54% 受试者在接受 12 个月第一代

BAT 治疗后血压成功达标（收缩压＜140mmHg）。Beige 等对 7 名伴有顽固性高血压的终末期肾病患者进行了为期 1 年的第一代 BAT 治疗。患者的诊室平均动脉压从（194±28）mmHg 下降到（137±16）mmHg，随机血压从（167±30）mmHg 下降到（137±24）mmHg；并且患者服用的高血压药物种类也从 5 种减少到 3 种（P=0.01）；少数患者报告了颈部异物感或者吞咽困难的不良反应，这主要与治疗的强度和模式有关，通过调整仪器参数可以解决这些不良反应。上述结果表明，长期第一代 BAT 配合药物对控制顽固性高血压有良好的效果。

针对第二代 BAT，Wallbach M 等研究表明第二代 BAT 对慢性肾病[肾小球滤过率＜90ml/（min·1.73m^2）或蛋白尿]患者依然有效。随访 6 个月时，23 例应用了第二代 BAT 的慢性肾病受试者血压降低 17/9mmHg，而 21 例标准药物治疗的对照组患者降低 1/1mmHg。器械治疗组患者心率也较对照组降低了 5 次/分。一项对 42 例顽固性高血压患者置入第二代 BAT 的前瞻性研究对第二代 BAT 进行了有效性和安全性的评价。在第二代 BAT 治疗 6 个月后，诊室平均动脉压从（169±27）mmHg 下降到（148±29）mmHg（P＜0.001），治疗 1 年后下降到（145±24）mmHg（P＜0.001），患者服用的抗高血压药物种类也从（6.6±1.5）种下降到（5.6±1.8）种（P＜0.001）。几乎所有患者（97.6%）在装置激活后的 6 个月内均出现轻度的不良事件：设备相关的不良事件是最常见的，均可以通过优化设备参数来解决；大多数手术相关的不良事件与切口或麻醉程序直接相关。另外有 28.6% 的受试者发生了中度不良事件。上述研究证实了第二代 BAT 系统能显著降低顽固性高血压，并提供了足够的安全性。

另外，对于 BAT 的研究不仅局限于治疗高血压方向，BAT 导致中枢介导的交感神经流出减少和副交感神经活动增强，通过此作用，在治疗心力衰竭方面，科学家们也做了一些研究。Abraham WT 的团队对来自于北美和欧洲的 45 个中心的 146 名心力衰竭患者（其中治疗组 70 名，给予药物+BAT 治疗，对照组 76 名，给予药物治疗）进行了治疗观察，所有患者的 NYHA 心功能分级至少Ⅲ级，射血分数≤35%，经过 6 个月的治疗后发现，BAT 治疗组在 6min 步行距离、生活质量评分、NYHA 心功能分级等方面均高于对照组，并且其 NT-proBNP 和住院天数也明显下降，展现了 BAT 治疗心力衰竭的另一大作用。另一项研究对 7 例 EF≤40% 的心力衰竭患者给予 BAT 治疗后，进行长达（43.5±2.1）个月的随访，其左心室 EF 由 32.3%±2% 提高到 36.7%±3%（P＜0.05）。第 43.5 个月随访时，其住院率从 10.3%±2.5% 下降到 1.01%±1.4%（P＜0.02），并且没有增加明显副作用。

虽然 BAT 的有效性和安全性得到了一定研究的证实，但还有很多问题需要我们解决。我们需要衡量植入手术的风险、并发症、器械的成本与降压获益之间的关系。BAT 需要借助外科手术将仪器植入到颈动脉窦附近，会使一部分患者难以接受；目前脉冲的参数都是根据经验设置的，缺乏个体优化，还需要更多的证据来指导我们选择合适的药物组合、刺激模式及参数。虽然大多数的并发症出现在早期，但更长期的不良反应尚不清楚，也需要我们去探索。目前所有研究只以血压变化为终点，还需要更多心血管终点事件的循证医学证据。无论将来的研究结果如何，BAT 的出现确实为高血压，特别是顽固性高血压的治疗提供了一种全新的可能。

王红勇（陆军军医大学大坪医院）

第四节 其他方法

（一）减慢呼吸频率治疗仪

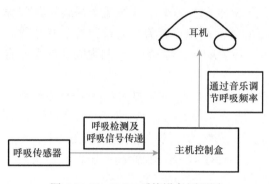

图 4-21-10　DGB 系统设备原理图

现有研究发现，在引起高血压的众多原因中，交感神经过度激活是高血压发生的重要原因之一。并且，早期的研究发现，抑制呼吸可以调节交感神经兴奋性，如果使呼吸频率<10 次/分，可明显增加潮气量，激活心肺机械感受器，降低交感神经张力、增加迷走神经活性，进而舒张血管，达到降低血压的目的。根据上述原理，人们发明了设备导向呼吸系统（device-guided breathing，DGB）以期望通过调节患者的呼吸频率来达到降低血压的作用。DGB 系统由一个呼吸传感器、一个包含微处理器的主机控制盒、一副耳机及数根弹力带组成（设备原理图见图 4-21-10）。其工作原理：传感器固定于人体体表，感知患者呼吸信号并将信号传递给控制盒，控制盒进行分析后产生与呼吸节律同步但与吸气相、呼气相节律不同的音乐，患者经耳机接收，当音乐节律与患者呼吸完全同步后，控制盒逐渐延长呼气相音乐时间，患者呼气随之反射性延长，从而达到降低呼吸频率的目的。该设备通常每日使用一次，每次 15min，以达到每周不少于 45min 深慢呼吸（<10 次/分）为宜。

Mahtani 等对 8 项应用 DGB 降压治疗的对照研究（494 例患者，最长使用了 9 周）的荟萃分析显示，DGB 能使受试者收缩压降低 3.67mmHg，舒张压降低 2.51mmHg，但是在进一步的分析发现，其中 5 项研究都涉及生产厂家的赞助，排除这些研究结果后，DGB 对血压的影响并不明显。我们并不否定 DGB 对降压的作用，但还需要更多长期、大样本、独立的研究来评估。

（二）髂动静脉吻合术

减少有效动脉血量并降低全身血管阻力可以起到降低血压的作用，为到达上述目的，人们探索了髂动静脉吻合术的可能。髂动静脉吻合术是在相邻的动脉和静脉间建立一个直径 4mm 的管道，从而达到减少血流量并降低血压的目的。目前典型的方式是将一种类似于镍钛合金支架的设备（ROX AV coupler）（图 4-21-11）置于髂动静脉之间。通过上述方法可以在保持一定流速

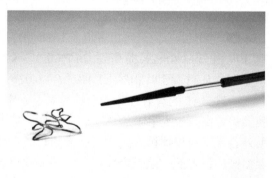

图 4-21-11　ROX AV coupler 和释放导管

的情况下将动脉血（0.8～1.0L/min）转移至相邻大容量静脉中，可能使因动脉硬化导致血管顺应性严重下降从而引起血压升高的患者获益。

最初关于髂动静脉吻合术的研究旨在提高慢性阻塞性肺疾病患者的运动耐量。J. P Foran 等对 24 例慢性阻塞性肺疾病伴中度高血压的患者进行髂动静脉吻合术后发现，在未调整药

物的情况下，1 年后诊室血压由 145/86mmHg 降至 132/67mmHg。ROX CONTROL HTN 研究作为髂动静脉吻合术的核心实验，将 83 例患者随机分入标准药物治疗组和标准药物治疗+动静脉吻合术组。6 个月时手术组患者的诊室血压和动态血压分别降低 27/20mmHg 和 14/14mmHg，而对照组的血压没有明显变化。两组间的基础药物无显著差异，最终 25% 的手术组患者降压药物用量减少，而 30% 的对照组患者降压药物用量增加。该研究提示，髂动静脉吻合术具有显著的降压作用，可能成为难治性高血压患者的联合治疗手段。

对于髂动静脉吻合术前景，一方面其远期疗效与安全性仍需更大规模且设计严谨的研究论证；另一方面该治疗的手术措施破坏了正常血管系统的生理结构，具有一定的潜在危害，其患侧静脉狭窄发生率达 29%。

（三）深部脑刺激

深部脑刺激（deep brain stimulation，DBS）装置最初是为有运动障碍的患者所设计的，然而，在近期的研究中的发现 DBS 可以作为潜在的治疗顽固性高血压的措施。动物实验已经证实，大脑某些特定的结构可以调节心血管反射的自主神经活动。给予慢性疼痛的患者植入 DBS 装置治疗的研究发现，腹侧中脑导水管周围灰质电刺激可以降低血压，而导水管周围灰质背侧电刺激引起血压上升。然而，在另一项研究中，丘脑底核刺激并不能改变血压，并且有一位患者因为电极的植入引起血压升高。对一个非常严重的顽固性高血压的患者（收缩压经常超过 270mmHg），给予腹侧中脑导水管周围灰质置入一个 DBS 针，结果发现，经过治疗其血压和交感神经活性明显下降。有报道发现在应用 DBS 靶向刺激因脑卒中引起半身中枢性疼痛综合征患者的中脑导水管周围灰质区或脑室周围灰质区，可以使难治性高血压患者血压下降 33/13mmHg。该疗法降压效果独立于镇痛疗效之外，即使数月后疼痛恢复至术前水平，降压效果仍持续存在。目前该技术仍然存在一些问题，如需要手术置入，有损伤邻近重要部位脑组织的高风险，以及高昂的费用，这些均限制其在临床的应用。

（四）迷走神经刺激

包括高血压及冠心病在内的心血管疾病均有自主神经失衡的表现，即交感神经过度激活，副交感神经活性异常低下。对自主神经进行刺激或抑制可使心血管系统产生不同的效应。Annoni EM 的研究显示，与对照组比较，迷走神经刺激术可改善 Dahl 盐敏感大鼠盐诱导的血压增高和心律失常，并且，单独刺激迷走神经并不会引起呼吸减慢和心动过缓，但是与 β 受体阻滞剂联合应用时会出现呼吸暂停。另有研究提示，刺激颈动脉内膜剥脱术后和冠状动脉搭桥术后患者的迷走神经可以使其收缩压降低、心率减慢，这种作用具有电流依赖性和频率依赖性。刺激电流过高或频率过快，将会导致房室传导阻滞和室性停搏，但这种反应是可逆的，停止刺激后反应即消失。由于关于迷走神经刺激的研究有限，对于迷走神经刺激术治疗顽固性高血压的适应证、禁忌证及获益尚不明确，需要更充分的临床研究证据支持。

王红勇（陆军军医大学大坪医院）

第五节 肾上腺切除对高血压的益处和争议

近年来，我国高血压患病率呈现明显的上升趋势，据推算高血压患病人数为 2.7 亿。

其中，继发性高血压占 5%～15%，肾上腺疾病是引发继发性高血压的重要病因，主要包括肾上腺肿瘤和增生两种病理类型。由于肾上腺肿瘤具有明显的临床表现、生化和激素指标异常及影像学特征，对其诊疗目前比较成熟。而对肾上腺增生，在诊疗方面存在一定困难。随着诊断技术的进步，尤其是高分辨率 CT 的广泛应用，肾上腺增生的检出率不断提高；但是，肾上腺增生是否与血压升高有关？与血压升高相关的肾上腺增生诊疗方案如何？是否行肾上腺增生切除及切除后效果如何？这些都是临床医生面临的难题。本文将从肾上腺增生的概念、肾上腺增生与高血压及相关疾病的诊治等方面进行系统性分析。

（一）肾上腺增生的概念

肾上腺左右各一，单侧重 4～5g，位于腹膜后隔肾之间，包于肾周筋膜和脂肪囊内。肾上腺由皮质和髓质组成，他们的组织结构和激素分泌功能是相对独立的。成人肾上腺皮质占 90%，髓质占 10%。因此，肾上腺增生包括肾上腺皮质增生、肾上腺髓质增生和肾上腺皮髓质增生。

1. 肾上腺皮质增生　肾上腺球状带、束状带及网状带细胞单纯增生或混合增生称为肾上腺皮质增生，最为常见，肾上腺皮质增生可引起皮质功能亢进。肾上腺皮质球状带增生时，分泌过多盐皮质激素，主要为醛固酮，调节水盐代谢，引起电解质代谢紊乱，即原发性醛固酮增多症；束状带增生时，糖皮质激素过多的分泌，主要为皮质醇，调节糖类、蛋白质和脂肪代谢，可导致皮质醇增多症。

先天性肾上腺皮质增生症是一组由肾上腺皮质类固醇合成通路各阶段各类催化酶的缺陷，引起以皮质类固醇合成障碍为主的常染色体隐性遗传性疾病。先天性肾上腺皮质增生症以 21-羟化酶缺陷症（21-hydroxylase deficiency，21-OHD）最常见，本症有发生致命的肾上腺失盐危象风险，高雄激素血症致生长和性腺轴紊乱。但本症有确定的药物治疗，我们这里不做重点讨论。

2. 肾上腺髓质增生　是一种包括正常细胞结构的增生，这有别于嗜铬细胞瘤的巢状不典型增生，所以影像学上很难发现特异性的瘤体。其以肾上腺髓质细胞有丝分裂能力增强为主要特点。吴阶平（1985 年）在长期的临床实践中，依据病理上的差异认为它既不是肾上腺嗜铬细胞瘤的前期病变，又可独立于人多发性内分泌肿瘤Ⅱ型的其他组分而单独存在，是一种独立的疾病。肾上腺髓质增生多为双侧性，但也可单侧发生。肾上腺髓质增生呈弥漫性或小结节样改变，没有包膜，其增生的髓质细胞可伸入到两翼及尾部使内髓/皮质发生根本变化，显微镜下增生的髓质细胞与正常的嗜铬细胞相似，没有特异性变化。

3. 肾上腺皮髓质增生　比较少见。肾上腺皮质起源于中胚层，髓质起源于外胚层，由于两者起源不同，肾上腺皮质、髓质病变通常独立发生。然而，近年研究发现两者之间在解剖和功能上联系紧密，皮质激素为髓质的产生创造条件，但其发病机制至今仍有争论。肾上腺皮质激素主要为糖皮质激素、盐皮质激素和性激素，髓质激素为儿茶酚胺。肾上腺皮质增生常引起皮质功能亢进，临床表现为皮质醇增多症或原发性醛固酮增多症；髓质增生引起髓质功能亢进，表现为儿茶酚胺增多症。

（二）肾上腺增生与高血压

高血压的发病机制复杂。血压升高可以是肾上腺增生导致功能亢进的临床表现之一，但与肾上腺增生这一形态学概念并无必然联系。所以，肾上腺增生性高血压的诊断必须建立在肾上腺相关激素增多的生化证据基础之上。

对于每一位肾上腺增生性高血压患者，均需要明确三个问题，做出三个不同层次的诊断：①临床诊断，是否存在肾上腺相关激素过量（功能亢进）及过量激素的类型，主要通过临床表现与生化检查结果判断；②形态学诊断，病变是否为肾上腺增生及哪一侧肾上腺增生，主要依靠影像学检查，尤其是薄层 CT 扫描；③功能性诊断，肾上腺皮质增生是原发性还是继发性的，主要利用下丘脑-垂体-肾上腺轴的调控特点，选择相应试验判断，如能找到原发灶，诊断确立。肾上腺增生性高血压的准确诊断和治疗是建立在对这三个问题的正确回答基础之上。

（三）肾上腺增生相关高血压的诊治

1. 肾上腺皮质增生的诊治

（1）原发性醛固酮增多症：指肾上腺皮质分泌过量醛固酮，导致体内潴钠排钾，血容量增多，RAAS 活性受抑。研究发现，醛固酮过多是导致心肌肥厚、心力衰竭和肾功能受损的重要危险因素，与原发性高血压患者相比，原发性醛固酮增多症患者心脏、肾脏等高血压靶器官损害更为严重。因此，早期诊断、早期治疗就显得至关重要。原发性醛固酮增多症分为五大类：醛固酮瘤、特发性醛固酮增多症、原发性肾上腺皮质增生、家族性醛固酮增多症、分泌醛固酮的肾上腺皮质癌及异位醛固酮分泌瘤或癌。

对原发性醛固酮增多症的诊断一般有以下步骤。①筛查：血浆醛固酮水平/肾素活性（ARR）对高血压患者和部分血压正常患者可进行原发性醛固酮增多症的筛查，若该值≥40，结合血浆醛固酮浓度>20ng/dl，可提高 ARR 对诊断的敏感性及特异性。ARR 是高血压患者中筛查原发性醛固酮增多症最可靠的方法。②确诊：高血压、低血钾、低肾素活性、血液醛固酮异常升高可为原发性醛固酮增多症的诊断提供线索；高盐饮食负荷试验、氢氟可的松抑制试验、生理盐水滴注试验、卡托普利抑制试验可用于原发性醛固酮增多症的定性诊断。③分型和定位诊断：原发性醛固酮增多症的分型诊断一直是临床上的难点，在很大程度上影响了治疗方案的选择。临床医师不能仅依靠影像学表现来判定病变的类型，更要结合生化指标及双侧肾上腺静脉采血（AVS）结果进行综合分析。影像学检查往往不能发现微小腺瘤，或者不能区分无功能瘤和醛固酮瘤，而 AVS 则是区分单侧或双侧分泌最可靠、最准确的方法。目前 AVS 的敏感性和特异性均可达到 90% 以上，要明显优于肾上腺 CT（78%和 75%），因此 AVS 被公认为原醛症分型诊断的"金标准"。如患者愿意手术治疗且手术可行，肾上腺 CT 提示有单侧或双侧肾上腺形态异常（包括增生或腺瘤），需进一步行双侧 AVS 以明确有无优势分泌。但 AVS 是一项有创检查，而且技术难度高，目前常规开展的医院少，一定程度上影响了原发性醛固酮增多症诊断和治疗的精确性。

治疗方案取决于原发性醛固酮增多症的病因和患者对药物的反应。原发性醛固酮增多症的治疗有手术和药物两种方法。醛固酮瘤及单侧肾上腺增生首选手术治疗，手术方式以腹腔镜下单侧肾上腺切除为主。几乎所有醛固酮瘤或原发性肾上腺皮质增生行单侧肾上腺切除后血钾水平均能恢复正常，血压下降或完全恢复正常比率也可达到 30%～60%。如患者不愿手术或不能手术，可予以药物治疗。特发性醛固酮增多症及糖皮质激素可抑制性醛固酮增多症首选药物治疗。

（2）皮质醇增多症：为机体组织长期暴露于异常增高的糖皮质激素引起的一系列临床症状和体征，也称库欣综合征，本病患者 74%～87%合并高血压。皮质醇增多症的临床诊断主要依靠实验室和影像学检查，前者主要了解下丘脑-垂体-肾上腺轴的功能状态，后者注重垂体和肾上腺形态学变化。分为定性诊断和病因分型，诊断检查开始前必须排除医源性皮质醇增多症。

治疗方式主要取决于病因，针对病因的手术是一线治疗方案。常见病因为垂体病变或者异位病变导致 ACTH 分泌过多，使双侧肾上腺皮质弥漫性增生（以束状带为主），也有部分为结节样增生。针对病因的手术是主要的治疗方法，切除垂体肿瘤及异位分泌 ACTH 肿瘤。对于垂体肿瘤手术无效或复发并不能耐受再次手术的患者，可行垂体放疗。ACTH 非依赖性肾上腺大结节增生是库欣综合征一种罕见病因类型，通常为双侧肾上腺大小不等结节样增生。腹腔镜肾上腺切除可快速缓解高皮质醇血症，而且安全可行。根据病因不同可选择腹腔镜下双侧肾上腺全切；腹腔镜下一侧肾上腺全切，对侧次全切；或者单侧肾上腺切除等术式。

2. 肾上腺髓质增生的诊治 出现类似嗜铬细胞瘤引起阵发性高血压的病史，并同时有血尿儿茶酚胺水平升高，则可高度怀疑肾上腺髓质增生或嗜铬细胞瘤。影像学检查可作为定位筛查。其中 ^{131}I-间碘苄胍目前被认为是肾上腺髓质增生较敏感的检查手段，敏感性和特异性都很高。对于诊断明确的肾上腺髓质增生，手术切除是最佳治疗手段，目前腹腔镜微创手术是治疗良性功能增强的肾上腺及肾上腺无功能瘤体的"金标准"。单侧肾上腺增生行患侧肾上腺全切，双侧肾上腺增生时则增生明显一侧的肾上腺全切除，对侧次全切。不宜或不愿手术的患者治疗上应继续药物治疗，控制血压，药物以 α 受体阻滞剂为主，也可以同时使用 α 受体阻滞剂和 β 受体阻滞剂，同时可给予 CCB 配合治疗。

3. 肾上腺皮髓质增生的诊治 本病比较少见，术前诊断困难，确诊依靠病理诊断。临床表现多样，常有儿茶酚胺增多症表现，易误诊为原发性高血压而长期采用药物治疗。肾上腺皮质髓质增生临床表现并不是简单的两者相加，既可表现为皮质、髓质功能联合亢进综合征，如皮质醇-儿茶酚胺增多症、醛固酮-儿茶酚胺增多症，也可表现为单独的皮质或髓质功能亢进综合征，还可以皮质髓质混合表现且以皮质或髓质表现为主，甚至无功能性病变者也可无明显临床表现。诊断上从定位和定性两方面来考虑，定位上通过 CT 和 MRI 等检查发现一侧或双侧肾上腺体积增大、变厚、结节或肾上腺内有肿瘤影像，但不具有特异性；而定性诊断在术前却很难明确，主要依靠术后病理学检查。首选治疗方法是手术切除患侧或明显病变侧肾上腺，并做好术后随访。

（四）结论

随着医疗技术的进步，肾上腺增生检出率不断提高，目前研究证实肾上腺增生与高血压有着密切关系，但将增生的肾上腺切除对高血压帮助有多大呢？首先，要确定高血压与肾上腺增生导致的功能亢进有关；其次，是疾病分型和定位功能诊断要精确，根据不同疾病不同病因选择最佳的治疗方式，而不是一味对增生的肾上腺进行切除。对于行肾上腺增生切除的患者，做好随访，总结经验，以便更好地回答"肾上腺增生切除对高血压帮助有多大"这个难题。总之，在肾上腺增生引起的高血压是否手术治疗及手术效果的预测上仍存在一定争议，有待更深入的研究。

张文才 赵洛沙（郑州大学第一附属医院）

第二十二章 合并靶器官损伤的高血压的防治

第一节 总 论

高血压是全球，也是我国的第一大慢性疾病，其心脑血管疾病并发症是我国居民首位死亡原因。大多数高血压患者存在无症状性靶器官损害，一旦发生亚临床型靶器官损害，发生心血管事件风险的概率将明显增加。靶器官损害（心、脑、肾、血管等）的识别，对患者降压策略至关重要，早期积极治疗可以延缓器官的进一步损伤。全面评估高血压患者的靶器官损害状况，采用合理的治疗策略，能使患者降压获益达到最大。

（一）亚临床型靶器官损伤是心血管疾病的危险因素

不同的高血压患者，发生心血管风险有所差异。目前《ESC 指南》将高血压发生心血管风险分为四层。在发生高血压到最终导致心血管事件的整个疾病进程中，亚临床靶器官损害是极其重要的中间环节（图 4-22-1）。脉搏波传导速度（pulse wave velocity，PWV）、颈动脉内膜中层厚度（intima media thickness，IMT）、冠状动脉钙化为非侵入性的血管损害和动脉粥样硬化的监测指标，与心血管事件密切相关。左心室肥厚（LVH）是高血压的继发性表现，心电图、超声心动图、磁共振诊断的 LVH 是发生心血管事件的独立预测因子。逆转 LVH 是指南唯一提出可以降低心血管事件的指标。单一靶器官损伤是高血压患者发生不良事件的独立预测因子，多

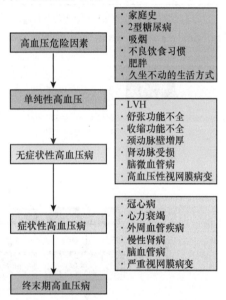

图 4-22-1　高血压的不同阶段的危险因素

种靶器官损伤可以使得患者发生心血管事件的风险大大增加。因此，《ESH/ESC 指南》推荐对高血压患者进行全面靶器官评估（表 4-22-1），有助于选择降压药物和降压目标值。

（二）高血压靶器官损害的识别

一旦患者被确诊为高血压，应进行初步的靶器官评估，检查包括：12 导联心电图、肾功能、尿蛋白和超声心动图。若上述检查异常或高度怀疑靶器官损伤，则需进一步行靶器官评估（图 4-22-2）。

1. 心脏

（1）左心室质量和几何构型：LVH 的诊断方法包括心电图、超声心动图、心脏磁共振成像等，这些诊断方法的敏感性、特异性不同，费用和可及性也存在差异，临床上应根据实际情况，个体化选择诊断方法。心电图检查可以发现 LVH、心肌缺血、心脏传导阻滞或心律失常。高血压合并 LVH 的诊断包括 3 个部分：①确诊高血压；②确诊 LVH；③排除导致 LVH 的其他原因。目前，采用心电图诊断 LVH 的主要参数标准有 Sokolow-Lyon 指数

（SV1+RV5-6）＞3.5mV 或 Cornell 电压时间乘积＞244mV/ms。

表 4-22-1　亚临床靶器官损伤

心	LVH	心电图（Sokolow-Lyon 指数＞3.5mV，Cornell 电压时间乘积＞244mV/ms） 超声心动图（向心性 LVH-RWTd≥0.43+左心室质量指数 [a] 增加；离心性 LVH-RWTd＜0.43+左心室质量指数 [a] 增加）
血管		·颈动脉壁增厚（IMT＞0.9mm）或斑块（IMT≥1.5mm 或局部增厚 0.5mm 或 50%的颈动脉壁 IMT） ·颈动脉-股动脉 PWV＞10m/s ·踝臂血压指数＜0.9
肾脏		·eGFR 30～60ml/（min·1.73m²） ·微白蛋白尿（30～300mg/24h），或尿白蛋白肌酐比值（30～300mg/g；3.4～34mg/mmol）（晨尿）
脑		脑微血管病（腔隙性脑梗死和头颅磁共振示白质高信号）
眼		高血压性视网膜病变（Ⅰ级和Ⅱ级）

a. 左心室质量指数/体表面积，男性＞115g/m²，女性＞95g/m²；或左心室质量/身高 2.7，男性＞50g/m 2.7，女性＞47g/m 2.7。

注：LVH. 左心室肥厚；RWTd. 相对室壁厚度；IMT. 颈动脉内膜中层厚度；PWV. 脉搏波传导速度；eGFR. 估计肾小球滤过率

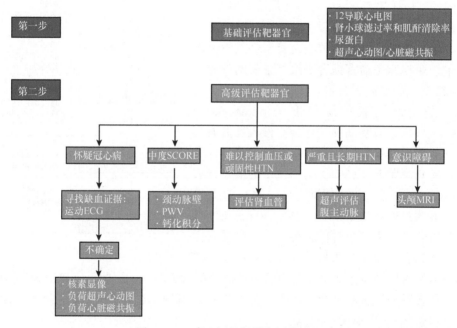

图 4-22-2　高血压的靶器官评估流程

超声心动图是检查心脏最常见的项目，安全性、准确性高，无创，可重复操作，能为临床治疗提供可靠依据，具有较高的临床应用价值。通过检查与计算，能够获得患者左心室后壁厚度、心腔直径、左心房大小、左心室收缩及舒张功能和左心室质量。超声心动图诊断 LVH 的主要标准是计算左心室质量指数（left ventricular mass index，LVMI）：LVMI≥125g/m²（男），LVMI≥120g/m²（女）。相对室壁厚度（相对室壁厚度=2×后壁厚度/左心室舒张末期容积）是室壁和心腔的比值。基于相对室壁厚度和左心室质量将高血压心脏形态重塑分为四型，即向心性肥厚、离心性肥厚、向心性重塑和正常构型，分别具有不同的心脏功能特征和预后价值。在 Framingham 研究中，LVH 增加 50g/m²，患者发生死亡的相对风险为 1.73（95%CI：1.9～2.52），且独立于血压水平。通过心电图诊断的 LVH 人群，最高四分位组的人群较最低四分位组的心血管事件增加 2 倍。在美国的一项健康心脏研究，对平均年龄为 58 岁的成人人群的队列进行随访，经超声心动图检测诊断的 LVH 患病率达 9.5%，而该类患者发生心血管病死率和总死亡的风险较无合并 LVH 人群分别增加 7 倍和 4 倍。

近年来，随着实时三维超声心动图成像技术的不断进步，左心室质量的评价更为准确。三维超声可以直接计算左心室质量，无须通过几何公式估算左心室体积，相比二维超声具有更好的重复性和准确性。至今已有多项研究建立了较大样本的多种族左心室质量正常参考值。由于其实用性和预后价值有限，目前美国超声心动图学会不推荐使用三维超声的左心室质量参考值。

（2）左心室舒张功能：高血压早期，LVH 发生之前，心脏受损可能表现为舒张功能不全。应用脉冲多普勒测量二尖瓣口血流是传统的评价左心室舒张功能不全（LV diastolic dysfunction，LVDD）的方法。早期左心室松弛性受损，左心室压力下降缓慢并且充盈量减少，舒张晚期充盈量相对增加，导致 E/A<1；随着时间延长和 LVH 的出现及进展，左室充盈压在出现左心衰竭之前对血压负荷进行代偿性增加，随后进展为射血分数保留型心力衰竭（HFpEF）。在上述情况下，单纯依靠二尖瓣环运动频谱并不能准确地评估患者舒张功能状态，需要联合 Valsalva 试验和多普勒参数综合评估左室充盈压。应用多普勒组织成像技术，通过测量二尖瓣环的运动速度评价 LVDD 是一种方便实用的方法。二尖瓣环运动频谱反映了左心室的机械运动，通过瓣环运动的位移、速度及时相的变化来反映 LVDD。然而反映左室充盈压的多普勒参数与年龄相关，对于老年患者，有时很难通过上述单一参数确定是否存在左室充盈压异常。根据 2016 年《ASE/EACVI（美国超声心动图学会/欧洲心血管影像学会）指南》，对于射血分数（ejection fraction，EF）正常的患者，当以下 50% 的指标超过正常范围可判断为存在左室充盈压增高：室间隔 e′流速<7cm/s、侧壁 e′流速<10cm/s，E/e′平均值>14，三尖瓣反流逆行速度>2.8m/s 和左心房体积指数>34ml/m²。已有研究表明多普勒参数与肺毛细血管楔压相关，能够独立预测心血管疾病不良事件发生。在盎格鲁-斯堪的那维亚心脏终点试验（ASCOT）研究中，E/e′被证实在校正临床危险因素、左心室质量和左心房大小后，仍是心血管事件独立预测因子。

（3）左心房大小：在通过评估舒张功能的多普勒参数无法对舒张功能障碍得出明确结论时，二维超声心动图的左心房体积指数能够提供重要的诊断信息。在高血压患者中，左心房体积指数>34ml/m² 通常被认为是由长期左室充盈压增高所致。根据心力衰竭指南，高血压患者出现尿钠素增高同时合并左心房增大，有助于诊断 HFpEF。

（4）左心室收缩功能：超声获得 EF 不能反映高血压患者心肌收缩功能的亚临床损害，具有一定的观察者内和观察者间变异性。二维斑点追踪成像技术能够发现单纯性高血压患者的心肌纵向、周向和径向应变及扭转运动的异常，具有较好的实用性和重复性。纵向应变（global longitudinal strain，GLS）是收缩和舒张末期左心室长度的相对变化值，其在正常人群中的绝对值往往大于 20%。对初次诊断高血压且无 LVH 的患者，在 EF 和其他应变参数正常的情况下，GLS 可以出现异常，证实它比 EF 能够更早发现亚临床收缩功能障碍。对于无症状的高血压患者，GLS 异常与心血管疾病不良事件密切相关，因此通过 GLS 可以对高血压患者进行危险分层。

（5）心肌缺血：《ESC 指南》指出，对高血压怀疑合并冠心病的患者应该进行心肌缺血的筛查。心电图运动试验和心肌核素显像诊断高血压患者的心肌缺血特异性较低。若心电图运动试验诊断模糊，推荐使用能够诱发心肌缺血的影像工具，包括负荷心肌核素显像、负荷超声心动图和负荷心脏磁共振。相比心肌核素显像，负荷超声心动图具有较好的特异性，但敏感性较低。事实上，负荷状态下室壁运动异常对发现冠状动脉狭窄具有较好的特异性，但冠状动脉正常合并微血管障碍的高血压患者出现心肌灌注缺损并不少见。当超声心动图图像质量不佳时，可以选择负荷心脏磁共振。

2. 血管 IMT 增加及斑块形成是高血压亚临床靶器官损害的表现之一。越来越多的研究证明 IMT 的增加是全身动脉粥样硬化的早期指标。通常认为 IMT≥1.5mm 或局部增厚0.5mm 或超过 50% 的 IMT 时存在斑块。然而 IMT 的定义和测量缺乏统一标准，其临床应用饱受争议。当 IMT>0.9mm 时，提示早期的血管病变，IMT 和粥样斑块可独立于血压水平预测脑卒中与心肌梗死。踝臂血压指数能有效筛查外周动脉疾病，同时也是评估全身动脉粥样硬化的重要指标，其结果异常提示发生心血管风险明显增高，特别是今后发生心绞痛、心肌梗死、心力衰竭、冠状动脉多支病变及需要血管再通治疗的风险明显增加。

血压升高与血管壁厚度、主动脉直径和胸腹主动脉的斑块程度相关。在高血压患者中，主动脉弓部扩张可以预测未来主动脉反流的风险较高。高血压可以导致腹主动脉瘤，且发生隐匿，80%在肾动脉下端的腹主动脉。对于严重且长期血压控制欠佳的患者，有必要筛查腹主动脉瘤。

3. 肾脏 对于高血压患者的肾脏评估应包括估算 eGFR 和尿白蛋白。核素显像能够用于评价肾功能，磁共振能够获得肾脏形态学和肾动脉相关信息，为肾交感神经去神经支配提供术前评估及判断是否存在肾动脉狭窄。核素现象和磁共振不常规推荐用于评估高血压患者亚临床损害。目前高血压患者的肾脏损害主要依据血清肌酐升高，eGFR 降低或尿白蛋白排出量增加。微量白蛋白尿（尿白蛋白肌酐比值 30～300mg/g，或 8h 尿白蛋白定量 20～200μg/min，或 24h 尿白蛋白排泄量 30～300mg）被认为是血管内皮损害的标志物，且证实是发生心血管事件的独立预测因素。高血压合并糖尿病的患者应定期检查 24h 尿白蛋白排泄量或晨尿白蛋白与肌酐比值。eGFR 是判断肾脏功能的简便而且敏感的指标，可采用肾脏病膳食改善试验公式。尽管 eGFR 降低与心血管事件发生之间存在强相关，作为筛查早期靶器官损害的标记物，尿白蛋白排泄量的检测更有价值。

4. 其他 目前关于眼底动脉及脑动脉的功能和结构检测研究对判断临床预后也有一定价值，视网膜动脉病变可反映小血管病变情况。常规眼底镜检查的高血压眼底改变，按Keith-Wagener 和 Backer 4 级分类法分类，只有 3 级或 4 级高血压眼底对判断预后有价值。头颅磁共振或血管断层成像有助于发现腔隙性病灶或脑血管狭窄、钙化和斑块病变。经颅多普勒超声对诊断脑血管痉挛、狭窄或闭塞有一定帮助。目前认知功能的筛查评估主要采用一些简易精神状态量表。

（三）高血压合并靶器官损伤的防治策略

1. 非药物干预 在非药物干预方面，指南强调了戒烟、减重、心脏健康饮食、限盐、增加钾的摄入、增加有计划的体力活动、控制饮酒量等方面的内容。

2. 药物干预 对于已经确诊高血压的患者，如果合并心血管疾病或 10 年 ASCVD≥10%，降压目标是 130/80mmHg；如果没有合并心血管疾病且 10 年 ASCVD 风险＜10%，把血压降至 130/80mmHg 以下也是合理的。稳定性冠心病、糖尿病、心力衰竭、慢性肾病和脑卒中（非急性期）的降压靶目标值全部为 130/80mmHg。对于自己有活动能力的≥65 岁老年人降压目标是 130mmHg，但有多种疾病并存及预期寿命有限的≥65 岁老年人，可根据临床情况决定降压治疗和目标值。

（1）高血压合并 LVH 的治疗

1）对明确诊断的高血压合并 LVH 优先推荐有循证医学证据的氯沙坦（ARB）50～100mg/d；血压不达标的患者可应用双倍剂量 ARB 加小剂量利尿剂，提倡单片固定复方制剂；没有 ARB 的医疗机构可考虑其他 ACEI，但证据强度较弱。

2）对有舒张或收缩功能不全迹象，心率偏快（心率>75 次/分）或者有心房颤动的高血压合并 LVH 患者可联合使用高度心脏选择性、亲脂性高的 β 受体阻滞剂；血压仍不能达标的患者可联合使用长效 CCB。

3）直接血管扩张剂（肼屈嗪）和短效 α 受体阻滞剂（哌唑嗪）慎用于高血压合并 LVH 患者。

（2）高血压合并稳定性缺血性心脏病

1）既往发生心肌梗死或稳定心绞痛的成年高血压患者（血压≥130/80mmHg）一线降压药物推荐 β 受体阻滞剂、ACEI 或 ARB，如未达标按需联合二氢吡啶类 CCB、噻嗪类利尿剂和（或）盐皮质激素受体阻滞剂。

2）对于存在心绞痛症状及长时间未控制高血压合并稳定性缺血性心脏病的成年患者，推荐联合使用二氢吡啶类 CCB 和 β 受体阻滞剂。

3）对于既往有心肌梗死或者急性冠脉综合征的患者，至少服用 β 受体阻滞剂超过 3 年用于高血压的长期治疗。

4）既往 3 年前有心肌梗死或者心绞痛，不伴有 EF 降低的患者，考虑使用 β 受体阻滞剂和（或）CCB 控制血压。

5）用于降低血压或者缓解心绞痛的 β 受体阻滞剂包括卡维地洛、酒石酸美托洛尔、琥珀酸美托洛尔、纳多洛尔、比索洛尔、普萘洛尔、噻吗洛尔。避免使用具有内在交感活性的 β 受体阻滞剂和阿替洛尔。

（3）高血压合并心力衰竭

1）对于伴 EF 下降患者高血压的治疗，应该逐步降至血压<130/80mmHg，且不推荐使用 CCB 类降压药。

2）对于 EF 保留的高血压合并心力衰竭患者，若出现容量负荷超载，推荐使用利尿剂控制血压，如果经过改善容量负荷超载后，血压仍未达标，建议给予 ACEI 或 ARB 及 β 受体阻滞剂降至收缩压<130mmHg。

（4）高血压合并 CKD

1）高血压合并 CKD 3 期或以上，1～2 期伴蛋白尿≥300mg/d，或晨尿 ACR≥300mg/g 的蛋白尿患者，推荐使用 ACEI 延缓慢性肾功能不全的进展，如果 ACEI 不耐受建议使用 ARB 类降压药。

2）对于肾移植后的高血压患者，血压目标值为<130/80mmHg，用药方面建议使用 CCB，这是基于其能够改善肾小球滤过率及移植肾的存活率。

（5）高血压合并脑卒中：对于急性脑出血患者，如患者收缩压大于 220mmHg，建议静脉输注降压药物治疗并密切监测血压，直至血压下降；收缩压在 150～220mmHg 的患者，6h 内降压至 140mmHg 不利于减少死亡或者严重致残，而且可能存在潜在的风险。对于急性缺血性脑卒中并且接受静脉溶栓治疗的患者，升高血压有助于激活静脉内的组织型纤维蛋白溶酶原，因此在开始溶栓之前，可以缓慢降低血压至＜185/110mmHg，且经过最初的药物治疗后，血压应维持在185/105mmHg以下。对于不接受静脉溶栓治疗或者血管内治疗，以及没有合并症需要紧急降压治疗的急性缺血性脑卒中患者，不管血压如何，48～72h以内启动或者重新启动降压治疗的益处是不确定的，但如果血压≥220/120mmHg，脑卒中开始以后的24h内可以合理降压15%。另外，血压大于140/90mmHg且神经症状稳定、既往有高血压的急性缺血性脑卒中患者，除非存在禁忌证，住院期间应启动或者重新启动降压治疗以改善长期血压控制。

脑卒中二级预防：既往接受降压治疗的高血压患者，经历脑卒中或者一过性脑缺血发作后，脑卒中发生后前几天重新启动降压能够减少再发卒中的风险和治疗其他血管事件，推荐应用利尿剂、ACEI、ARB或者噻嗪类利尿剂联合ACEI治疗。既往未接受降压治疗的高血压患者，经历脑卒中或者一过性脑缺血发作后血压≥140/90mmHg，脑卒中发生后前几天重新启动降压能够减少再发卒中的风险和治疗其他血管事件，应根据患者的合并症及药物药理特点选择具体的药物；对于患有脑卒中和一过性脑缺血发作的患者，收缩压目标值＜130/80mmHg是合理的；对于患有腔隙卒中的患者，血压目标值＜130mmHg是合理的；对于既往缺血性脑卒中或者一过性脑缺血发作后未经治疗的高血压患者，若血压＜140/90mmHg，重新启动降压治疗的益处未证实。

（6）高血压合并其他动脉疾病

1）高血压合并外周动脉疾病的成人患者高血压治疗推荐同高血压不伴有外周动脉疾病的患者。

2）推荐β受体阻滞剂作为高血压合并胸主动脉疾病患者的首选降压药。

万　珂　曾　智（四川大学华西医院）

第二节　高血压合并缺血性心脏病患者的临床特点与防治

高血压是缺血性心脏病的重要危险因素，心肌梗死的发生25%归因于高血压。我国的"心血管疾病关键治疗技术临床多中心研究信息平台——中国急性心肌梗死注册登记"（CAMI）研究显示：中国急性心肌梗死患者的心血管病危险因素中，吸烟、超重/肥胖和高血压位居前三。2013年北京市因高血压造成的缺血性心脏病死亡8411例，占总缺血性心脏病死亡人数的43%。

降压治疗对降低缺血性心脏病的心血管事件风险已被大量临床研究所证实。一项包括613 815名患者的荟萃分析显示：血压每下降10mmHg，冠心病的风险下降17%。最近的荟萃分析也提示：强化降压治疗组（平均血压133/76mmHg）与普通降压组（平均血压140/81mmHg）相比，心肌梗死的发生率降低13%。目前高血压合并缺血性心脏病降压治疗的目标值就是否存在J形曲线现象仍然存在争议。2017年《美国高血压指南》与2018年《欧洲高血压指南》均将高血压合并缺血性心脏病的降压目标值定为＜130/80mmHg，同时《欧洲高血压指南》也指出不建议将高血压合并缺血性心脏病患者血压降到＜120/70mmHg。我国2018高血压指南设置的冠心病患者降压目标值为＜140/90mmHg，如果能耐受可降至＜130/80mmHg。高血压合并缺血性心脏病患者降压药物选择中，β受体阻滞剂及ACEI/ARB

可以改善预后，应当作为一线药物使用，如血压控制不佳，利尿剂、二氢吡啶类 CCB、醛固酮受体阻滞剂可作为加用药物进一步控制血压。对于合并症状性心绞痛患者，β 受体阻滞剂及二氢吡啶类 CCB 有利于心绞痛症状的控制。不能耐受 β 受体阻滞剂的可以使用非二氢吡啶类 CCB（如维拉帕米、地尔硫䓬）替代，但应注意，β 受体阻滞剂与维拉帕米、地尔硫䓬合用，有可能增加严重心动过缓或心脏传导阻滞的危险性，应当尽量避免。

张海峰　李新立（江苏省人民医院）

第三节　高血压合并脑血管疾病的临床特点与防治

（一）概述

脑血管病（cerebral vascular disease，CVD）是我国首位致残和死亡原因，其具有高发病率、高死亡率、高致残率及高复发率的特点。CVD 主要包括缺血性卒中和出血性卒中（合称脑卒中），两者分别占约 70% 和 25%。根据国际脑卒中研究（INTERSTROKE 研究）结果，脑卒中发病风险中 90% 可归咎于已知的 10 个危险因素的作用，其中高血压是首位危险因素。2013 年一项关于脑卒中危险因素的荟萃分析结果显示高血压是中国脑卒中人群中最主要的危险因素，而且其与脑卒中的相关度显著高于西方国家人群。2014 年一项纳入 68 个随机对照研究（RCT）数据的荟萃分析结果显示，降压治疗可以降低约 36% 的脑卒中发生风险及不同程度的其他心血管事件（如心力衰竭）发生风险。

目前我国脑卒中高危人群的高血压控制情况堪忧。近期一项大型流行病学调查结果显示，中国大约有 3 亿成年人患有高血压，但仅有 24% 的患者知悉自身高血压的患病情况，而且充分接受降压药物治疗的比例不足 20%，接受高血压治疗的患者中血压达标率仅 32%。高血压显著增加 CVD 发病及死亡风险，给我国的卫生保健和社会经济带来了沉重的负担。

许多大型临床研究已充分证明，良好的血压管理对脑卒中的一级和二级预防有积极的影响。然而，对于脑卒中急性期降压治疗到底利大于弊还是弊大于利，血压该降到何种程度，如何降压等问题仍存有较大的争议。心内科医师普遍主张在一定范围内相对积极降压。然而，神经内科的医师则认为脑卒中急性期快速大幅降压可导致脑血流灌注量锐减，容易加重病情甚至导致死亡，因此主张慎重、适度降压。

（二）颅内血压的调节

1. **脑血流与血压调节的关系**　脑是人体代谢率最高的器官，正常成人的脑重为 1500g，占体重的 2%～3%，流经脑组织的血液为 750～1000ml/min，占每分心搏出量的 20%。脑组织耗氧量占全身耗氧量的 20%～30%，脑能量代谢来源主要依赖于糖的有氧代谢，几乎无能量储备，因此脑组织对缺血、缺氧性损害十分敏感。如果全脑组织的血供完全中断 6s，患者即出现意识丧失，中断 10s 自发脑电活动消失，中断 5min 最易损的特定神经元出现不可逆性损伤，中断 10～20min 大脑皮质出现广泛性的选择性神经元坏死。

脑血流可自身调节，与之相关的因素有脑灌注压、脑血管阻力、神经因素等。脑血流量与脑灌注压成正比，与脑血管阻力成反比。当平均动脉压波动于 60～160mmHg 时，脑血管平滑肌可随着血压的变化相应地收缩或舒张，维持脑血流量的稳定。当平均动脉压小于 60mmHg 时，脑小动脉舒张达最大程度，脑血管阻力不再继续降低，导致脑血流量减少。当平均动脉压大于 160mmHg 时，脑小动脉收缩达最大程度，脑灌注压随平均动脉压的升高而升高，导致脑水肿和血-脑脊液屏障功能破坏，最终发生高血压脑病、脑出血。

长期高血压患者脑灌注压长期处于高水平，在脑血流自动调节曲线上，保持正常的脑血流量所需的平均动脉压上限和下限的拐点比正常人群要高。当血压较低时，这些患者更容易出现脑缺血改变。

2. 脑卒中后血压波动的特点 脑卒中患者血压在急性期常常出现增高现象，而数日后随病情改善，血压又可有不同程度的下降。动态血压监测证实，脑卒中急性期血压有短时间的升高，大约一周后多数患者血压回落，但仍有 1/3 处于高水平。目前研究认为，脑血管自动调节机制受损在脑卒中急性期血压变动中起重要作用，并受到交感神经系统激活的影响。脑组织缺血水肿或出血灶的占位效应，造成颅内压增高，机体为了克服颅内压对脑供血的负面影响，以血压代偿性升高来保证足够的脑血流量，否则可能因脑灌流不足致脑缺血进一步加重。对于重症脑卒中患者，尤其是脑干功能障碍者，其脑血管自动调节机制严重受损甚至不复存在，脑血流量与血压的关系几乎变成线性关系，脑的血流量直接受制于血压的变化，此时血压的任何波动都直接对脑血流量产生明显的影响。随着患者对环境的适应，脑卒中病情本身的缓解，脑血管调节功能的恢复，血压又趋于正常。就脑卒中类型而言，脑出血引致的血压增高较脑梗死更加明显，因而脑出血后一过性血压增高持续的时间可能更长。

（三）脑卒中患者的临床特点与防治

1. 缺血性脑卒中临床特点与防治

（1）临床特点

1）一般特点：缺血性脑卒中（动脉粥样硬化性血栓性脑梗死）多见于中老年患者，常在安静或睡眠中发病，局灶性体征多在发病后 10 余小时或 1~2 日达到高峰，临床表现取决于梗死灶的部位和大小，患者一般意识清楚，当发生基底动脉血栓或大面积脑梗死时，可出现意识障碍，甚至危及生命。

2）不同脑血管闭塞的临床特点

A. 颈内动脉闭塞的表现：严重程度差异较大，主要取决于侧支循环情况。症状性闭塞可出现单眼一过性黑矇，偶见永久性失明或霍纳（Horner）综合征。远端大脑中动脉血液供应不良，可出现对侧偏瘫、偏身感觉障碍和同向性偏盲，优势半球受累可伴失语症，非优势半球受累可有体象障碍。

B. 大脑中动脉闭塞有如下表现。①主干闭塞：导致三偏综合征，即病灶对侧偏瘫（包括中枢性面舌瘫）、偏身感觉障碍及偏盲，优势半球受累可出现完全性失语症，非优势侧受累出现体象障碍，患者可以出现意识障碍。②皮质支闭塞：上部分支闭塞导致病灶对侧面部、上下肢瘫痪和感觉缺失，但下肢瘫痪较上肢轻，而且足部不受累，伴有运动性失语（优势半球）和体象障碍（非优势半球），通常不伴意识障碍；下半支闭塞较少单独出现，导致对侧同向性上 1/4 视野缺损，伴感觉性失语（优势侧），急性意识模糊状态（非优势侧），无偏瘫。③深穿支闭塞：表现为对侧均等性轻偏瘫，对侧偏身感觉障碍，可伴对侧同向性偏盲。

C. 大脑前动脉闭塞有如下表现。①分出前交通动脉前主干闭塞：可因对侧动脉的侧支循环代偿不出现症状，但当双侧动脉起源于同一个大脑前动脉主干时，会出现双侧大脑半球前内侧梗死，导致截瘫、二便失禁、意志缺失、运动性失语综合征和额叶受损导致的人格改变。②皮质支闭塞：导致对侧中枢性下肢瘫，可伴感觉障碍，对侧肢体短暂性共济失调、强握反射及精神症状。③深穿支闭塞：导致对侧中枢性面舌瘫、上肢近端轻瘫。

D. 大脑后动脉闭塞有如下表现。①单侧皮质支闭塞：引起对侧同向性偏盲，上部视野较下部视野受累常见，优势半球受累可出现失读、命名性失语、失认等。②双侧皮质支闭塞：可导致完全性皮质盲。③深穿支闭塞：丘脑穿支动脉闭塞产生红核丘脑综合征，表现为病灶侧舞蹈样不自主动作、意向性震颤、小脑性共济失调和对侧偏身感觉障碍。④丘脑膝状体动脉闭塞：可出现对侧深感觉障碍、自发性疼痛、感觉过度、轻偏瘫等。

E. 椎基底动脉闭塞的表现：血栓性闭塞多发生于基底动脉起始部和中部，栓塞性闭塞通常发生在基底动脉尖，基底动脉或双侧椎动脉闭塞是危及生命的严重脑血管事件，引起脑干梗死，出现眩晕、呕吐、四肢瘫痪、共济失调、肺水肿、消化道出血、昏迷和高热等。

3）辅助检查

A. 血液检查：包括血常规、血生化，这些检查有利于发现脑梗死的危险因素，对鉴别诊断也有价值。

B. 神经影像学：发病后尽快行 CT 检查，多数病例在发病 24h 后逐渐显示低密度梗死灶；MRI 可清晰显示早期缺血性梗死、脑干、小脑梗死、静脉窦血栓形成等；血管造影（DSA）、CTA 和 MRA 可以发现血管狭窄、闭塞及其他血管病变。

C. 腰椎穿刺检查：仅在无条件行 CT 检查，临床难以区别脑梗死和脑出血时进行。

D. 超声心动图检查：可以发现心脏附壁血栓、心房黏液瘤和二尖瓣脱垂，对脑梗死不同类型的鉴别有意义。

（2）防治

1）防治原则：超早期治疗、个体化治疗和整体化治疗。

2）急性期治疗

A. 一般治疗：主要为对症治疗，包括维持生命体征和处理并发症。

B. 特殊治疗：包括超早期溶栓治疗、抗血小板治疗、抗凝治疗、血管内治疗、细胞保护治疗和外科治疗等。

静脉溶栓：急性缺血性脑卒中发病后 4.5h 内的患者，应根据适应证和禁忌证严格筛选患者，尽快静脉给予重组组织型纤溶酶原激活剂（rt-PA）溶栓治疗，rt-PA 的使用方法：0.9mg/kg（最大剂量为 90mg）静脉滴注，维持 1h，其中 10% 在 1min 内静脉注射，用药期间及用药 24h 内应严密监护患者。发病 4.5h 内的急性缺血性脑卒中患者，如不能使用 rt-PA 可考虑给予尿激酶溶栓治疗，应根据适应证严格选择患者。使用方法：尿激酶 100 万～150 万 IU，溶于生理盐水 100～200ml，持续静脉滴注 30min，用药期间严密监护血压及意识情况。溶栓的并发症主要包括：梗死灶继发性出血或身体其他部位出血、再灌注损伤和脑水肿、溶栓后血管再闭塞。

动脉溶栓：大脑中动脉等大血管闭塞引起的严重脑卒中，如果发病在 6h 以内（椎基底动脉血栓可适当放宽治疗时间窗），经慎重选择后行动脉溶栓治疗。

抗血小板治疗：未行溶栓的急性脑梗死患者应在 48h 之内尽快服用阿司匹林（150～325mg），2 周后按二级预防方案选择抗栓治疗的药物和剂量；《中国急性缺血性脑卒中诊治指南 2014》推荐：对于轻型缺血性脑卒中患者应尽早给予阿司匹林联合氯吡格雷治疗 21 日，但应严密观察出血风险，此后可单用阿司匹林或氯吡格雷作为缺血性脑卒中的长期预防用药。

抗凝治疗：一般不推荐急性期应用抗凝药物来预防脑卒中复发、阻止病情恶化或改善预后。

紧急血管内治疗：静脉溶栓治疗是缺血性脑卒中血管再通的首选方法，然而能在时间窗内到达医院并具备溶栓适应证的患者非常有限，此外对于大血管闭塞性脑卒中在静脉溶栓后实现血管再通率偏低（13%~18%）。自 2014 年底开始，一系列相关研究相继公布较为一致的研究结果：在经过筛选的前循环大血管急性缺血性脑卒中患者中，以机械取栓为主的血管内治疗可带来明显获益。《急性缺血性卒中血管内治疗中国指南 2018》推荐意见如下所示。①对发病 6h 内患者，符合以下标准时，强烈推荐机械取栓治疗：脑卒中前 mRS 评分 0~1 分，缺血性卒中由颈内动脉或大脑中动脉 M1 段闭塞引起的，年龄≥18 岁，NIHSS 评分≥6 分，ASPECT 评分≥6 分。②有血管内治疗指征的患者应尽快实施治疗，当符合静脉 rt-PA 溶栓标准时，应接受静脉溶栓治疗，同时直接桥接机械取栓治疗。③静脉溶栓禁忌的患者，建议将机械取栓作为大血管闭塞的治疗方案。④距患者最后看起来正常的时间在 16~24h 的前循环大血管闭塞患者，当符合醒后卒中机械取栓（DAWN）研究入组标准时，推荐使用机械取栓治疗。⑤在机械取栓过程中，建议达到 mTICI 2b/3 级的血流再灌注，以提高临床良好预后率；推荐首选支架取栓装置进行机械取栓。围手术期主要并发症包括出血转化、血管穿孔、血管破裂和穿支撕裂、新发部位栓塞、血管再闭塞、高灌注综合征、血管痉挛、动脉夹层、应激性溃疡、心血管并发症、穿刺部分并发症等。

外科治疗：幕上大面积脑梗死伴严重脑水肿、占位效应和脑疝形成者，可行去骨瓣减压术。

康复治疗：应早期进行，并遵循个体化原则，制订短期和长期治疗计划，分阶段、因地制宜地选择治疗方法。

3）恢复期治疗：不同病情患者脑卒中急性期长短不同，通常规定脑卒中发病 2 周后即进入恢复期。对于病情稳定的急性卒中患者，应尽可能早期安全启动卒中的二级预防（包括强化他汀类药物治疗及抗血小板聚集治疗等）。卒中发病一年内有条件时应持续进行康复治疗。

（3）血压管理：大多数缺血性脑卒中是由于动脉粥样硬化血栓形成造成的，高血压是动脉粥样硬化性脑血栓形成的主要危险因素。在缺血性脑卒中发病的 24~48h 内，70%的患者血压增高，原因主要包括病前存在高血压、疼痛、恶心、呕吐、颅内压升高、意识模糊、焦虑、脑卒中后应激状态等。多数患者在脑卒中后 24h 内血压自发降低。缺血性脑卒中患者中低于 5%的患者出现收缩压低于 120mmHg 的情况。缺血性脑卒中由于脑的自动调节功能发生障碍，过于积极地降压会导致脑血流减少，梗死的面积进一步扩大。

关于脑卒中后早期是否应该立即降压、降压目标值、脑卒中后何时开始恢复原来使用的降压药和降压药物的选择等问题尚有争论。除非存在一些威胁生命的内科情况，如急性心肌梗死、高血压性脑病、主动脉夹层、急性心力衰竭和肾衰竭等，否则不建议早期过度积极的药物降压。2009 年的脑卒中后即刻控制高血压和低血压（CHHIPS）研究、2013 年的中国急性缺血性卒中的降压试验（CATIS）研究和 2015 年的急性卒中高血压控制（ENOS）研究的结果均提示缺血性脑卒中急性期药物降压治疗虽然相对安全，但并不能带来明显临床获益；2011 年发表的血管紧张素受体阻滞剂坎地沙坦治疗急性卒中（SCAST）研究结果还提示坎地沙坦降压组较安慰剂组急性期降压治疗不仅不会改善 6 个月的临床预后，反而可能增加急性卒中后 6 个月的全因死亡率，而且该研究的长期随访结果也未提示急性期降压治疗的临床获益；2015 年一项荟萃分析结果纳入 13 项 RCT 的 12 703 例研究对象的数据分析结果也提示缺血性脑卒中早期降压不能带来更好的临床预后。

《中国急性缺血性脑卒中指南 2014》推荐：缺血性脑卒中后 24h 内血压升高的患者应谨慎处理，应先处理紧张焦虑、疼痛、恶心、呕吐及颅内压增高等情况。血压持续升高，收缩压≥200mmHg 或舒张压≥110mmHg，或伴有严重心功能不全、主动脉夹层、高血压脑病的患者，可予谨慎降压治疗，并严密观察血压变化，必要时可静脉使用短效药物（如拉贝洛尔、尼卡地平等），避免血压急性下降。准备溶栓者，血压应控制在收缩压＜180mmHg、舒张压＜100mmHg。脑卒中后若病情稳定，血压持续≥140/90mmHg，无禁忌证，可于起病数日后恢复使用发病前服用的降压药物或开始启动降压治疗。脑卒中后低血压的患者少见，原因有主动脉夹层、血容量减少及心输出量减少等，应积极寻找和处理原因，必要时可采用扩容升压措施。

2018 年美国心脏协会/美国卒中协会（AHA/ASA）发表的关于急性缺血性脑卒中早期管理的指南推荐：对于急性缺血性脑卒中患者，如伴有其他合并症（如同时合并有急性冠状动脉事件、急性心力衰竭、主动脉夹层、溶栓后出血转化或先兆子痫/子痫），早期降压治疗是有指征的，初始血压降低 15% 可能是安全的；对于未接受静脉阿替普酶或血管内治疗的患者，如血压≥220/120mmHg，同时不伴有其他需要紧急降压治疗的合并症，在发病初期 48～72h 内启动或重新启动降压治疗的疗效是无法确定的，在脑卒中发作后最初 24h 内将血压降低 15% 可能是合理的；如患者住院期间神经功能稳定，但血压＞140/90mmHg，启动或重新启动降压治疗是安全的，除伴有禁忌证外，长期控制血压是合理的。

患者脑卒中前正在进行的降压治疗是否应该停止呢？脑卒中后持续式停止降压（CASSACS）研究是一项在英国进行的多中心前瞻性研究。入选发病 48h 之内的脑卒中患者，他们发病前都在服用降压药，随机分为 2 组，379 例患者继续用药，384 例患者停用降压药。这 2 组在两周时的死亡发生率、6 个月的心血管事件发生率、死亡率没有统计学差异。虽然继续用药组血压水平相对较低，但并不增加不良事件。

急性缺血性脑卒中静脉给予 rt-PA 溶栓治疗的患者血压应控制在收缩压＜180mmHg、舒张压＜100mmHg 以下。溶栓治疗前收缩压大于 185mmHg 或者舒张压大于 110mmHg，可以给予拉贝洛尔 10～20mg，静脉注射，1～2min 后可以重复一次。如果血压降不到理想水平，不能使用 rt-PA；给予尿激酶溶栓治疗的患者用药期间严密监护血压，前 2h 每 15min 测一次血压，随后每 30min 测一次血压，再后 16h 每小时测一次血压。如果舒张压大于 140mmHg，给予硝普钠 0.5μg/（kg·min），直至理想水平。若收缩压大于 220mmHg，舒张压大于 120mmHg，给予药物降压治疗，拉贝洛尔 10～20mg，静脉注射，1～2min 后，每 10min 可以重复或加倍剂量（最大剂量为 300mg）直至理想水平，降压幅度不超过 10%～15%，如果血压不能控制才考虑使用硝普钠。

《急性缺血性脑卒中血管内治疗中国指南 2018》推荐：机械取栓治疗前、取栓过程中及结束治疗后 24h 内，建议血压控制在 180/105mmHg 以下；取栓后血管恢复再灌注后，可以考虑将收缩压控制在 140mmHg 以下。

对于特殊类型的脑梗死，如分水岭脑梗死和多发颅内外血管狭窄的患者，需特别注意应慎重降压治疗，血压降得过低、过快，会导致脑组织灌注不足，进一步加重病情，诱发新的梗死。

2. 出血性脑卒中患者的特点

（1）临床一般特点：脑出血常见于 50 岁以上患者，男性稍多于女性，寒冷季节发病率较高，多有高血压病史。患者多在情绪激动或活动中突然发病，发病后病情常于数分钟或数小时内达到高峰。少数也可在安静状态下发病。前驱症状一般不明显。

高血压患者发病后多有血压明显升高状况。由于颅内压升高，常有头痛、呕吐和不同程度意识障碍，如嗜睡或昏迷等。

（2）局灶性定位特点：取决于出血量和出血部位。

1）基底核区出血

壳核出血：最常见，占高血压病例的 50%～60%，系豆纹动脉尤其是其外侧支破裂所致，常有病灶对侧偏瘫、偏身感觉缺失和同向性偏盲，还可出现双眼球向病灶同向凝视不能，优势半球受累可有失语。

丘脑出血：系丘脑膝状体动脉和丘脑穿支动脉破裂所致，常有对侧偏瘫、偏身感觉障碍，通常感觉障碍重于运动障碍。深浅感觉均受累，而深感觉障碍更明显。可有特征性眼征，如上视不能或凝视鼻尖等。小量丘脑出血可出现运动性震颤和帕金森病样表现；优势侧丘脑出血可出现丘脑性失语、精神障碍、认知障碍和人格改变等。

尾状核头部出血：较少见，多由高血压动脉硬化和血管畸形破裂所致，一般出血量不大，多经侧脑室前角破入脑室。常有头痛、呕吐、颈强直、精神症状，神经系统功能缺损症状常不多见，临床酷似蛛网膜下腔出血。

2）脑叶出血：占脑出血的 5%～10%，常由脑动静脉畸形、血管淀粉样病变、血液病等所致。出血以顶叶最常见，其次为颞叶、枕叶、额叶，如额叶出血可有偏瘫、大小便障碍、运动性失语、摸索和强握反射等；颞叶出血可有感觉性失语、精神症状、对侧上象限盲、癫痫；枕叶出血可有视野缺损；顶叶出血可有偏身感觉障碍、轻偏瘫、对侧下象限盲，非优势侧受累可有体象障碍。

3）脑干出血

脑桥出血：多由基底动脉脑桥支破裂所致，大量出血累及双侧被盖部和基底部，常破入第四脑室，患者迅速出现昏迷、双侧针尖样瞳孔、呕吐咖啡样胃内容物、中枢性高热、中枢性呼吸障碍、眼球浮动、四肢瘫痪和去大脑强直发作等。小量出血可无意识障碍，表现为交叉性瘫痪和共济失调性偏瘫，两眼向病灶侧凝视麻痹或核间性眼肌麻痹。

中脑出血：少见，常有头痛、呕吐和意识障碍，轻症表现为一侧或双侧动眼神经不全性麻痹、眼球不同轴、同侧肢体共济失调；重症表现为深昏迷、四周迟缓性瘫痪，可迅速死亡。

延髓出血：更为少见，临床表现为突然意识障碍，影响生命体征，如呼吸、心率、血压，继而死亡。轻症患者可表现为不典型的延髓背外侧综合征。

4）小脑出血：多由小脑上动脉分支破裂所致。常有头痛、呕吐、眩晕和共济失调明显，起病突然，可伴有枕部疼痛。出血量较少者主要表现为小脑受损症状，如患侧共济失调、眼震和小脑语言等，多无瘫痪；出血量较多者，尤其是小脑蚓部出血，病情迅速进展，发病时或病后 12～24h 内出现昏迷及脑干受压征象，双侧瞳孔缩小至针尖样、呼吸不规则等。

5）脑室出血：分为原发性和继发性脑室出血。原发性脑室出血多由脉络丛血管或室管膜下动脉破裂出血所致，继发性脑室出血是指脑实质出血破入脑室。常有头痛、呕吐，严重者出现意识障碍如深昏迷、脑膜刺激征、针尖样瞳孔、眼球分离斜视或浮动、四肢迟缓性瘫痪及去脑强直发作、高热、呼吸不规则等，临床容易误诊为蛛网膜下腔出血。

（3）辅助检查

1）CT 检查：颅脑 CT 扫描是诊断脑出血的首选方法，可清楚地显示出血部位、出血量大小、血肿形态、是否破入脑室及血肿周围有无低密度水肿带和占位效应等。

2）MRI 和 MRA 检查：对发现结构异常、明确脑出血的病因很有帮助。MRI 对检出脑干出血及小脑出血灶和监测脑出血的演进过程优于 CT 扫描，对急性脑出血诊断不及 CT。MRA 可发现脑血管畸形、血管瘤等病变。

3）脑脊液检查：脑出血患者一般无须行腰椎穿刺检查，以免诱发脑疝形成，如需排除颅内感染和蛛网膜下腔出血，可谨慎进行。

4）DSA：脑出血患者一般不需要行 DSA 检查，除非疑有血管畸形、血管炎或烟雾病又需外科手术或血管内介入治疗时才考虑进行。

3. 防治

（1）内科治疗

1）一般处理：一般应卧床休息 2～4 周，保持安静，避免情绪激动和血压升高。有意识障碍、消化道出血者宜禁食 24～48h，必要时应排空胃内容物。注意水电解质平衡、预防吸入性肺炎和早期积极控制感染。明显头痛、过度烦躁不安者可酌情给予镇静止痛剂。

2）降低颅内压：积极控制脑水肿、降低颅内压是脑出血急性期治疗的重要环节。不建议应用激素减轻脑水肿。

3）调整血压：降低血压首选以进行脱水治疗为基础，但如果血压过高，又会增加再出血的风险，因此需要调控血压。

4）止血治疗：止血药物对高血压动脉硬化性出血作用不大。如果凝血功能障碍可针对原因给予止血药物治疗；华法林治疗并发脑出血可用维生素 K 拮抗。

5）亚低温治疗：是脑出血的辅助治疗方法，可能有一定的效果。

（2）外科治疗：严重脑出血危及患者生命时内科治疗通常无效，外科治疗则有可能挽救生命；但如果患者预期幸存，外科治疗较内科治疗通常增加严重残疾风险。主要手术方法包括去骨瓣减压术、小骨窗开颅血肿清除术、钻孔血肿抽吸术和脑室穿刺引流术等。

（3）康复治疗：脑出血后，只要患者生命体征平稳，病情不再进展，宜尽早行康复治疗。早期分阶段综合康复治疗对恢复患者的神经功能、提高生活质量有益。

4. 血压管理　高血压是脑出血最常见的危险因素，高血压常导致脑底的小动脉发生如下三种病理性变化。①脑内小动脉痉挛、缺血、缺氧、代谢障碍，造成动脉管壁通透性增加，引起漏出性出血或细小动脉管壁破裂出血。②小动脉瘤或微动脉瘤破裂出血，其中豆纹动脉破裂最为多见，其他依次为丘脑穿通动脉、丘脑膝状动脉和脉络丛后内动脉等。③大脑中动脉与其所发出的深穿支呈直角，易受到高血压血流的冲击，在病变的基础上破裂出血。

脑出血后，血压常常升高。研究表明当平均动脉压（平均动脉压=舒张压+1/3 脉压）大于 140mmHg 或降颅内压后收缩压仍大于 180mmHg，舒张压大于 120mmHg 时，死亡率明显升高。在高血压脑出血的急性期，随着血压的升高，脑出血后血肿扩大的比例也逐渐增高。这是因为持续严重升高的血压可造成出血时间延长及再出血，导致血肿扩大加重病情。因此，对脑出血后血压急剧增高者，适当地降低血压对防止血肿扩大及病情进展至关重要。

关于出血性脑卒中急性期的血压管理，目前的证据支持严格控制自发性脑出血的急性期血压水平。2010 年发表的急性脑出血强化降压试验（INTERACT）研究结果表明脑出血的早期降压治疗是相对安全和可行的。随后 2013 年发表的以亚洲人群为主的 INTERACT-Ⅱ 的 RCT 结果进一步证实：自发性脑出血患者在发病 1h 内收缩压降至 140mmHg 以下的积极降压治疗组相对收缩压控制在 180mmHg 以下的标准降压治疗组可以显著改善 3 个月的总体临床预后。2013 年一项前瞻性多中心亚洲人群的观察性研究结果也提示自发性脑出血患者在发病 3h 内高水平收缩压与 3 月不良预后结局明显相关，同时结果还提示过度降低收缩压可能增加不良预后事件，且收缩压在 130mmHg 可能是减少不良预后事件的最佳收缩压水平。2014 年的脑内出血急性降压研究（ICH ADAPT 研究）的一项事后分析结果也提示脑出血的收缩压降至 150mmHg 不会引起血肿周围的水肿带扩大。但 2016 年的 ACACH-2 研究却因中期分析结果提示积极降压治疗（收缩压目标值 110～139mmHg）相对标准降压治疗（收缩压目标值 140～179mmHg）的无效性而提前中止，其未能证实 INTERACT-Ⅱ 结果中脑出血患者积极降压的有效性。值得注意的是，INTERACT-Ⅱ 研究的一项事后分析结果显示自发性脑出血病例的超急性期（发病 24h 内）及急性期（发病第 2～7 日）的收缩压变异性（标准差）均与 3 个月不良预后事件呈正性线性相关关系；其中超急性期的收缩压峰值及急性期的收缩压变异性是不良预后的最佳预测因素。这提示自发性脑出血患者不仅需要降低收缩压峰值水平，同时也需要密切监测血压以减少血压变异性和维持足够的脑灌注压。在脑出血急性期降压药物的选择上，临床经验表明可用静脉注射降压药物包括乌拉地尔、拉贝洛尔等，但应当避免使用硝普钠，因其可能具有升高颅内压和抑制血小板聚集的副作用。

在各个版本的脑出血相关指南中，对血压管理都做了推荐。2018 年《加拿大高血压教育计划指南》中指出，在脑出血患者的超急性期（发病 24h 内）应避免将收缩压降至＜140mmHg，因为无获益（与目标值＜180mmHg 相比）且提示有害。AHA/ASA 推荐根据患者的具体情况进行降压，包括患者的基础血压，脑出血的可能病因、年龄、颅内压升高情况。若因破裂的动脉瘤和动静脉畸形出血，持续出血和再出血风险高，可积极降压。《欧洲脑卒中组织（European Stroke Organization，ESO）指南》指出，既往有高血压病史或有慢性高血压征象者，由于适应较高的平均动脉压水平，为防止脑部低灌注，将其平均动脉压控制在 120mmHg，不应低于 84mmHg，避免降压幅度超过 20%。颅压升高的患者，其血压上限和控制目标应相应提高，保证脑灌注压至少在 60～70mmHg。

2018 年《中国高血压急性脑出血治疗指南》推荐意见：①应综合管理脑出血患者的血压，分析血压升高的原因，再根据血压情况决定是否进行降压治疗。②当急性脑出血患者收缩压＞220mmHg 时，应积极使用静脉降压药物降低血压；当患者收缩压＞180mmHg 时可使用静脉降压药物控制血压，根据患者临床表现调整降压速度，160/90mmHg 可作为参考的降压目标值。早期积极降压是安全的，其改善的有效性还有待进一步验证。③在降压治疗期间应严密观察血压水平的变化，每隔 5～15min 进行 1 次血压监测。

（四）脑卒中二级预防中的血压管理

高血压是脑卒中复发的重要独立危险因素，持续有效控制血压可以显著降低脑卒中事件的复发风险。一项包括 7 项 RCT 的系统荟萃纳入 15 527 例脑卒中的分析结果表明降压治疗可显著降低所有脑卒中事件和非致死性脑卒中事件的复发率，同时致死性脑卒中及血管性死亡事件的发生率也有下降趋势。1995 年中国 PATS 研究和 2006 年国际合作的降压治疗预防脑卒中再发研究（PROGRESS）的一项事后分析结果均表明降压治疗可明显降低国人的脑卒中复发风险。而且 PROGRESS 研究中的中国亚组的脑卒中病例随访 6 年后的数据显示降压治疗减少脑卒中复发风险的获益持续存在。

关于脑卒中二级预防降压药物的选择，药物疗效及安全性、患者的服药依从性和经济费用等因素是临床医师需要慎重考虑的内容。尽管脑卒中二级预防的最佳降压目标尚无统一意见，但目前已经有许多循证医学证据发布。2011 年纳入 20 330 例非心源性脑卒中病例随访 2.5 年后的事后分析结果显示收缩压水平过低（＜120mmHg）和过高（＞140mmHg）均与脑卒中复发风险增加显著相关。2014 年一项纳入 32 个 RCT 数据的荟萃分析结果支持降压至 140/90mmHg 以下可增加预防心脑血管疾病及死亡事件的临床获益，同时也提示更积极的降压目标（如 130/80mmHg 以下）可能进一步降低脑卒中发生风险，但对其他心血管事件等指标并无获益。2016 年两项关于最佳收缩压降压目标的荟萃分析更新结果则显示更积极降压目标（收缩压 130mmHg）可以显著降低脑卒中及其他主要心血管事件的发生风险，同期另一项发布于 *The Lancet* 的荟萃分析进一步支持了积极降压目标（收缩压 130mmHg）相对标准降压目标（收缩压 140mmHg）可以显著降低脑卒中、主要心血管病事件、蛋白尿和肾脏病变等风险。2014 年的另一项关于亚裔人群降压目标的荟萃分析结果则支持将 140/80mmHg 作为预防心血管病事件的降压目标。

目前多数国内外相关指南推荐血压≤140/90mmHg 作为标准目标值，而将血压≤130/80mmHg 作为理想目标值；2014 年《美国成人高血压指南》根据年龄将 60 岁以上人群的收缩压目标值定为 150mmHg，而降 60 岁以下合并糖尿病或慢性肾病人群的收缩压目标值定为 140mmHg，

《中国缺血性脑卒中和短暂性脑缺血发作二级预防指南 2014》建议：既往未接受降压治疗的缺血性脑卒中或短暂性脑缺血发作患者，发病数天后如果血压＞140/90mmHg，应启动降压治疗，对于血压＜140/90mmHg 的患者，其降压获益并不明确；既往有高血压长期接受降压药物治疗的缺性脑卒中或短暂性脑缺血发作患者，如果没有绝对的禁忌，发病数日后重新启动降压治疗；由于颅内大动脉粥样硬化性（狭窄率在 70%～99%）致缺性脑卒中或短暂性脑缺血发作患者，推荐收缩压降至 140mmHg 以下，舒张压降至 90mmHg 以下；由低血流动力学原因导致的脑卒中或短暂性脑缺血发作患者，应权衡降压速度与幅度对患者耐受性及血流动力学影响，降压药物种类和剂量的选择及降压目标值应个体化，应全面考虑药物、脑卒中的特点和患者三方面因素。2017 年发布的《中国脑卒中防治血压管理指导规范》建议：对于脑卒中患者，应长期持续性控制血压以降低脑卒中复发风险，在大多数情况下，推荐标准降压目标为≤140/90mmHg，可耐受情况下可降至≤130/80mmHg 的理想血压水平；降压治疗过程中应当避免降压过快和注意减少血压变异性；降压治疗的临床获益主要来自于降压作用本身，需要从用药依从性、药物不良反应和经济费用等因素综合考虑个体化的抗高血压药物。

关于脑卒中二级预防降压药物的选择，证据提示目前常用的五种降压药物：CCB（如硝苯地平）、ACEI（如依那普利）、ARB（如缬沙坦）、β 受体阻滞剂（如美托洛尔）、利尿剂（如氢氯噻嗪）均能通过降低血压使其达标发挥预防脑卒中复发的作用，而且尚无有力证据支持哪一种药物有显著优势。而对于患者的服药依从性问题，2013 年一项研究结果显示，固定剂量联合用药策略可以显著提高患者的长期服药依从性和心脑血管疾病危险因素

控制的实际效果，因而对于有多种危险因素或长期服用降压药物依从性差的病例可考虑此用药方法。

（五）特殊类型的脑卒中高危人群的血压管理

对于症状性颅内外大动脉严重狭窄病变的高血压患者，建议先进行重要脏器（脑、心和肾脏）血流灌注状态评估，其中不伴有明显脑灌注受损的患者，推荐收缩压降压目标为130mmHg；而明显脑灌注受损患者，建议收缩压降压目标为 140mmHg。合并糖尿病的脑卒中高危人群，收缩压降压目标推荐为 140mmHg，在可耐受的前提下，可进一步降至130mmHg。对合并慢性肾脏病的脑卒中高危人群，在可耐受的前提下，收缩压降压目标推荐为 130mmHg。对高龄老年人群（≥80 岁），在安全降压的前提下，建议降压目标为收缩压＜150mmHg，能够耐受可以继续降到＜140mmHg。

（六）脑卒中人群的血压综合管理策略

在有条件的医院，推荐建立专业化的高血压门诊以早期检出高血压及合理地管理血压，并建立脑卒中筛查及随访门诊，成立脑卒中小组利用移动及远程通信工具（如微信公众号、手机 APP 等平台）以系统化管理脑卒中高危人群的可控性危险因素（如高血压、糖尿病、高脂血症和颈动脉粥样硬化症等）和指导其形成健康合理的生活方式；推荐建立脑卒中临床研究数据库，以收集临床数据和数据分析，进行定期临床审核及质控反馈，实现临床研究向临床实践的应用转化。

脑卒中有多种病因、发病机制、病理生理过程、临床表现及预后转归，治疗也大不相同。实际临床工作中，要以指南为依据，结合患者的具体情况，综合评估，合理控制血压。

郝晨光　张健发　张源明（新疆医科大学第一附属医院）

第四节　心脏及大血管结构异常所致高血压

高血压及其并发症已成为危害公共健康的重要疾病。外周血管疾病（peripheral arterial disease，PAD）是高血压并发症之一。外周血管疾病是指除去冠状动脉和主动脉，主要包括下肢动脉、颈动脉、椎动脉、上肢动脉、肾动脉、肠系膜动脉病变，其中以动脉粥样硬化为主要病理特点。高血压尤其收缩压高被认为是仅次于吸烟的第二大外周血管疾病的危险因素，外周血管疾病可导致血管阻力增加，进而使血压恶化难以控制。外周血管疾病与高血压两者相互影响、恶性循环。Framingham 研究对 5209 名个体进行长达近 30 年的监测及随访，在调整年龄因素后，高血压患者无论男女，其发生间歇性跛行的危险性均增加，其中男性增加 2.5 倍，女性增加 3.9 倍。研究表明约 35% 的外周血管疾病患者合并高血压，且合并高血压的外周血管疾病患者有更高的心血管事件风险（OR=1.48）。由此可见，高血压合并外周动脉疾病发病率较高，且其心血管疾病风险大大增加。因此，早期识别、制订科学有效的治疗方案，对降低心血管风险及预后具有重要意义。本文将重点介绍外周血管疾病中的颈动脉、肾动脉和下肢血管动脉硬化性病变的临床特点与防治。

一、高血压合并颈动脉狭窄的治疗

颈动脉狭窄是缺血性卒中的重要危险因素之一，25%～30%的颈动脉狭窄与缺血性脑卒中有着密切的关系，多由动脉粥样硬化引起，好发部位是颈动脉分叉及颈内动脉起始，可导致相应供血区的组织缺血。高血压与颈动脉疾病风险增加有关，老年收缩期高血压研究（SHEP）通过治疗老年收缩期高血压，观察颈动脉狭窄的进展和消退率，结果发现与安慰剂相比，收缩期高血压的降压治疗可以延缓颈动脉狭窄的进展（14%∶31%），并促使斑块消退（32%∶0）。Boutouyrie 等提出长期降压治疗会引起局部颈动脉压下降，从而减少IMT。

高血压与动脉粥样硬化有关，通过不同机制影响血管，可直接作用于直径小于1mm的小动脉，使其发生透明样硬化，出现管腔狭窄，还可以通过机械性刺激，使损伤直径超过1mm的大、中动脉出现内弹力膜增厚，平滑肌肥厚，管壁顺应性下降，出现狭窄。中国卒中防治工程项目组分析了84 880名中国居民的颈动脉超声数据，发现中国≥40岁居民中有36.2%存在颈动脉粥样硬化，该研究排除了已接受颈动脉支架置入术、内膜切除术和既往有脑卒中或冠心病病史的人群，因此有可能低估颈动脉粥样硬化患病率，提醒医生应关注早期动脉粥样硬化，预防动脉粥样硬化性心血管病。

（一）定义

颈动脉狭窄指颅外颈动脉狭窄＞50%，狭窄程度根据北美症状性颈动脉内膜剥脱试验法（NASCET）估计。有症状性颈动脉狭窄是指症状发生在6个月以内，而无症状性颈动脉狭窄是指既往没有症状或症状发生在6个月之前。

（二）临床表现

颈动脉狭窄多发生于中老年人，大多数早期颈动脉狭窄患者无临床症状。颈内动脉系统的短暂性脑缺血发作临床症状一般多在1～2h内恢复，24h内不遗留神经系统缺损体征，且影像学检查没有急性脑梗死的证据。

大脑半球症状包括：①半侧感觉障碍（麻木，面部/臂/腿感觉异常）；②半侧运动障碍（面部/臂/腿无力，或肢体笨拙）；③高皮质功能障碍（吞咽困难/失语症，视觉空间问题）。大多数症状是"阴性"，即功能丧失，但偶尔会出现"摇晃"的TIA，其特征是由严重颈动脉狭窄或闭塞患者的血流动力学障碍引起的不自主肢体运动。

短暂性单眼失明是指单只眼睛的短暂损伤或视力丧失。由于视网膜梗死（类似于脑卒中），视力丧失可能是永久性的。眼部缺血综合征较少见，继发于眼部灌注不足，有进行性视力丧失、疼痛、扩张的结膜/巩膜外血管和视网膜动脉狭窄等一系列临床表现，若患者突然进入明亮的房间会引发短暂的视力丧失或视力"白化"，眼部缺血综合征几乎总是与严重的颈动脉狭窄/闭塞相关。

（三）体格检查

颈动脉狭窄患者可在双侧颈三角及锁骨上方区闻及血管杂音。一般来说，杂音的音调越高、时间越长，提示狭窄越严重，但部分轻度狭窄和完全闭塞的患者，可能由于血流速度变慢检测不到杂音。

（四）辅助检查

1. 超声检查　为无症状和症状性颈动脉狭窄患者首选推荐，可以检测颈动脉斑块性质、IMT和收缩期峰值流速等，评估颈动脉狭窄或闭塞的部位和程度。超声检查是一种无创性检查，可重复性好，但是有一定局限性，它不能够提供主动脉弓分型和大血管钙化程度。经颅多普勒超声（TCD）评估颅内 Willis 环与颈外动脉、眼动脉等血管的交通情况，监测发现自发栓塞，结合颈动脉超声和 TCD 检测能够更全面地评估颈动脉狭窄和脑血管血流储备情况。

2. MRA 在检测脑缺血方面更敏感，特别是在脑卒中后期。还可以识别患有同侧缺血性脑卒中风险较高的无症状狭窄患者，评估斑块形态学，如斑块性质、表面不规则和斑块内出血等情况。局限性在于其可高估颅外颈动脉狭窄程度，不能区分接近闭塞和完全闭塞的狭窄，以及不能显示血管钙化。

3. CTA 相对于超声检查的主要优点是能够同时对从主动脉弓到颅内的循环及脑实质进行成像，而且 CTA 还能广泛地用于区分缺血性和出血性脑卒中。CTA 检测颈动脉狭窄具有良好的敏感性和特异性，严重钙化可能会使其高估狭窄程度。

4. DSA 该检查是诊断颈动脉狭窄的金标准，由于是一种有创性检查，主要用于非侵入性影像学与颅内血管疾病结果不一致或行血管腔内治疗时，很少单独用于诊断。

5. 其他 超声心动图和 24～72h 动态心电图仍然适用于检测心脏栓塞的潜在来源，用于近期短暂性脑缺血发作或脑卒中伴有 50%～99% 的颈动脉狭窄患者。

（五）颈动脉狭窄的药物治疗

1. 抗高血压治疗 从小剂量开始，逐步增加剂量，优先选择长效制剂，联合应用及个体化用药。在颈动脉狭窄和脑血管病患者，CCB 作为首选药物。无症状颈动脉狭窄患者，推荐降压治疗的目标值在 140/90mmHg 以下；重度狭窄或有症状患者，初始降压目标值不低于 150/90mmHg。此外，收缩压＞180mmHg 是颈动脉内膜剥脱术（CEA）后脑卒中的独立预测因子，因此对术前血压＞180mmHg 的症状性患者应接受紧急抗高血压治疗，建议术前收缩压控制在 160mmHg 以下。术后积极治疗持续或恶化的高血压，以减少早期高灌注综合征和颅内出血风险。

纳入 13 项抗高血压治疗的荟萃分析显示，降压治疗可显著降低脑卒中患者的风险，脑卒中减少与收缩压降低成正比。欧洲动脉粥样硬化研究发现与阿替洛尔比较，拉西地平能够延缓颈动脉 IMT 进展和减少动脉粥样硬化斑块，提示其独立的抗动脉粥样硬化作用。尽管 ACEI 也获得了类似的结果，然而 CCB 比利尿剂、β 受体阻滞剂和 ACEI 更能降低 IMT 进展。

2. 抗血小板治疗 无症状颈动脉狭窄患者，建议服用阿司匹林 75～150mg/d 预防缺血性心脑血管事件，然而对于无症状患者的抗血小板治疗一直存在争议，担心不适当的治疗可能会增加大出血风险。目前多达 2/3 的无症状患者伴有亚临床冠状动脉疾病，Giannopoulos 等报告 11 391 例无症状性狭窄＞50% 的患者 5 年全因死亡率，其中 63% 的晚期死亡是心脏病，平均每年心脏相关死亡率为 2.9%。还要注意一小部分患者可能存在短暂性脑缺血发作，并非真正无症状。因此，阿司匹林单药治疗仍然是无症状患者的一线抗血小板药物，不耐受阿司匹林患者可以考虑氯吡格雷 75mg/d。

有症状颈动脉狭窄 50%～99% 的患者，建议抗血小板治疗，服用阿司匹林 75～150mg/d 或 75mg/d 氯吡格雷。如果不耐受阿司匹林或氯吡格雷，可考虑服用双嘧达莫。建议颈动脉内膜切除术的患者围手术期和长期接受抗血小板治疗。颈动脉支架置入术的患者应接受双联抗血小板治疗，其中阿司匹林 100mg/d 和氯吡格雷 75mg/d，氯吡格雷应在支架置入前至少 3 日开始服用，或紧急情况下作为单次 300mg 负荷剂量开始。支架置入术后至少 4 周继续阿司匹林和氯吡格雷双联抗血小板，之后长期抗血小板单药治疗。

3. 他汀类药物　可用于预防颈动脉狭窄患者脑卒中、心肌梗死或其他心血管事件。具有脑卒中高风险的颈动脉狭窄患者，建议高强度他汀类药物治疗，治疗目标低密度脂蛋白胆固醇为≤1.8mmol/L 或较治疗前下降 50%。

（六）颈动脉狭窄的血运重建

颈动脉狭窄的血运重建目的是防止致残性脑卒中并延长寿命，血运重建术包括颈动脉内膜剥脱术（CEA）和颈动脉支架成形术（CAS）。CEA 是治疗颈动脉狭窄的经典术式，同时也是预防卒中的有效方法，但手术局限于颈动脉颅外段，有一定的手术并发症和复发率，不容易被患者接受。CAS 由于创伤小，患者易于接受，因此心脏并发风险较高的患者建议选择 CAS，从而减少围手术期心肌梗死。CAS 也存在再狭窄、颈动脉夹层和内膜撕裂等并发症。

许多临床/影像学特征与患者的晚期卒中发生率增加相关，如年龄增长（特别是＞75岁）、14 日内症状、男性、脑半球症状、皮质脑卒中、不规则的狭窄、对侧闭塞、颅内串联狭窄和无颅内侧支循环形成。

1. CEA 适应证

（1）有症状性颈动脉狭窄

1）无创性成像或 DSA 发现颈动脉狭窄为 70%～99%，预期围手术期死亡率或卒中小于 6%。

2）无创检查性成像或 DSA 颈动脉狭窄度为 50%～69%，预期围手术期死亡率或卒中小于 6%。确定行 CEA 后，建议尽快进行有症状 50%～99%颈动脉狭窄的血运重建，最好在症状出现后 14 日内进行血运重建。

3）对于颈动脉狭窄＜50%的患者，不建议进行血运重建。

（2）无症状性颈动脉狭窄：颈动脉狭窄 60%～99%且临床/影像学特征发现可能晚期脑卒中发生率增加，预期围手术期死亡率或脑卒中小于＜3%，患者的预期寿命＞5 年。

2. CAS 适应证

（1）有症状性颈动脉狭窄

1）颈部解剖学高风险不适宜行 CEA 手术，预期围手术期死亡率或脑卒中小于 6%。

2）CEA 围手术期高风险的患者：年龄大于 80 岁、未治疗或控制不好的心律失常、心功能不全、近期心肌梗死病史、不稳定心绞痛、严重 COPD、对侧颈动脉闭塞、颈动脉夹层和假性动脉瘤等，预期围手术期死亡率或卒中小于 6%。

3）CEA 术后再狭窄的患者。

4）符合 CEA 治疗指征，但拒绝外科手术的患者可将 CAS 作为备选治疗。

（2）无症状性颈动脉狭窄：具有 CEA 高风险且临床/影像学特征发现可能晚期脑卒中发生率增加，颈动脉狭窄 60%～99%的患者，可以考虑 CAS，预期围手术期死亡率或卒中小于＜3%，患者的预期寿命＞5 年。

二、高血压合并肾动脉狭窄的治疗

（一）肾动脉狭窄与高血压

肾动脉狭窄是引起肾血管性高血压的重要原因之一。肾动脉狭窄的患病率随着年龄增长而增加，主要与动脉粥样硬化有关。老年人群心血管健康研究显示，在 9.1%男性和 5.5%女性中发现肾动脉狭窄率超过 60%。肾动脉狭窄在普通人群中占 5%～10%，但在继发性高血压人群中高达 20%。除了动脉粥样硬化之外，在年轻患者中，FMD 和大动脉炎较为常见，其中大动脉炎尤其在年轻女性高血压患者中常见。

肾动脉狭窄可促进高血压和心血管疾病的发展，而长期高血压和动脉粥样硬化又可加重肾动脉狭窄，形成恶性循环。大多数患者肾血管性高血压和缺血性肾病并存，缺血性肾病的滤过能力的丧失可能是由于血流灌注不足或复发性微栓塞所致，肾功能低灌注导致交感神经系统和 RAAS 激活，又进一步促进血压升高。对于单侧肾动脉狭窄，对侧肾脏增加钠排泄，并不会出现钠潴留或容量超负荷。严重双侧肾动脉狭窄或孤立肾动脉狭窄的患者，可发生肾衰竭和急性肺水肿。

（二）临床表现

肾动脉狭窄的临床表现包括高血压、不明原因的肾衰竭和肺水肿，特异性不强，容易导致漏诊误诊。因此当出现以下疑似的一项或多项临床情况时，应引起医生警惕，并做进一步检查：①30 岁以前的高血压发病；②55 岁之后突发加重的严重高血压；③高血压与腹部杂音；④原发性高血压持续性恶化；⑤难治性高血压，即联合应用 3 种以上足量降压药（包括利尿剂在内）仍然不能达到目标血压；⑥高血压危象，即急性肾衰竭、急性心力衰竭、高血压脑病或 3～4 级视网膜病变；⑦RAAS 阻断剂治疗后新出现的氮血症或肾功能恶化；⑧原因不明的萎缩性肾或双侧肾大小差异或不明原因的肾衰竭；⑨不明原因的一过性肺水肿。

（三）辅助检查

1. 超声检查　推荐首先选用肾脏彩超、肾血管彩色多普勒超声，该检查不受肾功能影响，具有可重复性，适用于筛选和随访。它可以评估肾动脉狭窄及其血流动力学情况，显示肾动脉的收缩期峰值和肾阻力指数（RRI），有助于识别严重的肾动脉狭窄，敏感性为 85%，特异性为 92%，但可能会高估狭窄程度。该检查存在一定的局限性，如不能完整地显示肾动脉，可能遗漏副肾动脉，肥胖体型、肠积气或操作者的经验容易干扰诊断的准确性。

2. CTA　能清楚显示肾动脉及肾实质影像，研究显示敏感性 59%～96%，特异性 82%～99%。缺点是使用较大量的造影剂，有可能引起造影剂肾病，建议血肌酐＞221μmol/L 或碘过敏者不宜使用。

3. MRA　钆增强 MRA 能很好地反映肾动脉、周围血管、肾实质和肾脏排泄功能，但是对远端肾动脉及其分支狭窄的显影差。其敏感性为 90%～100%，特异性为 76%～94%。考虑钆离子也会造成肾损害，一般建议 GFR＜30ml/（min·1.73m^2）不宜行 MRA 检查。

4. 肾 DSA　是诊断肾动脉狭窄的金标准，可以测量病变部位的压力梯度。结合患者有临床症状，而且测量的收缩压压力梯度＞20mmHg 或远端狭窄＜0.90 的静息压力比，可以诊断为明显狭窄，这对于中度狭窄患者特别有用。罂粟碱、多巴胺或乙酰胆碱诱导的最大充血期间测量的肾动脉分流量储备是另一种方法。由于侵入性手术存在潜在风险，当临床高度怀疑而无创检查又不能明确或需要行介入治疗评估时，才考虑肾 DSA。

（四）药物治疗

一旦明确了肾动脉狭窄，必须制订适当的治疗计划，不论哪种方法，目的都是保护肾功能，控制血压，尽可能避免血液透析。

1. 抗高血压药物 大多数抗高血压药物（如 ACEI、ARB、CCB、β 受体阻滞剂和利尿剂）均可有效治疗高血压，延缓肾脏疾病进展。ACEI 或 ARB 可用于单侧肾动脉狭窄，而孤立肾或双侧肾动脉狭窄禁用。在大型观察性研究中，ACEI 和 ARB 降低肾动脉狭窄患者的死亡率和发病率。然而，这些药物降低肾小球毛细血管静水压，引起肾小球滤过率的短暂下降导致血清肌酐升高，初始使用时需要密切监测患者血清肌酐水平。目前肾动脉狭窄患者的目标血压控制仍存在争议，据推测，严重的肾动脉狭窄可能需要更高的血压来维持足够的肾脏血流灌注。实际药物治疗的肾动脉狭窄患者中，进展性肾衰竭的发生率非常低，因此血压目标值的控制存在争议。

CCB 能有效降低血压，是治疗肾血管性高血压的首选药物，较少引起肾功能恶化，建议使用第三代 CCB；β 受体阻滞剂能减少肾素分泌，有一定的降压作用，可考虑使用；利尿剂激活 RAAS，一般不主张用于高肾素性高血压，但可用于高血压合并肺水肿或心力衰竭的患者。

2. 抗血小板和他汀类药物 规范的抗血小板和他汀类药物治疗可提高肾脏支架置入术后患者存活率并降低肾动脉再狭窄风险。如果肾动脉狭窄已经引起肾血管性高血压和（或）缺血性肾病，则属于极高危人群，建议强化降脂，延缓动脉粥样硬化进展，目标为 LDL-C≤1.80mmol/L。

（五）血运重建

动脉粥样硬化继发的肾动脉狭窄患者谨慎推荐肾脏血运重建术。CORAL 试验的心血管结果显示药物治疗组和介入治疗组的进展性肾衰竭的发生率分别是 18.9% 和 16.8%，两组间差别无统计学意义，其中，介入治疗组有 2.4% 患者出现肾动脉夹层。另外两项随机对照试验也有类似的发现，即使在高风险组中包括严重的肾脏缺血或肾功能损害，血运重建在降低心血管事件和死亡率方面没有优势。

因为血运重建的获益证据不足，目前在解剖学和功能上均有意义的肾动脉狭窄患者中才考虑肾脏血运重建，那肾动脉狭窄到何种程度才进行血运重建，目前尚无统一意见。一般建议狭窄需＞70%，且有明确的血流动力学异常的证据，如以病变处收缩压压力梯度＞20mmHg 或远端狭窄＜0.90 的静息压力比为准，同时还要考虑肾实质损害是否可逆。推荐首选球囊血管成形术，当球囊血管成形术失败的时候可以考虑支架置入术。

（1）与肾动脉纤维肌发育不良有关的高血压和（或）肾损害，可考虑肾动脉支架置入术。

（2）不明原因的一过性发作的 HFpEF 或突发性肺水肿的患者中，可考虑必要时支架置入术。

（3）一些少见的双侧肾动脉狭窄并没有明显肾萎缩的患者，如果合并急性缺氧缺血性肾衰竭，可以考虑血运重建。

（4）外科直视手术适应证：合并复杂血管瘤，复杂的血管解剖结构（动脉分叉或分支），血管内介入治疗失败，造影剂严重过敏等。

三、高血压合并下肢动脉病变的治疗

（一）高血压与下肢动脉病变的关系

下肢动脉病变是外周动脉疾病的一个组成成分，表现为下肢动脉的狭窄或闭塞。高血压是下肢动脉病变的主要危险因素，高血压可能同时引起外周动脉硬化疾病并对其病程产生影响。临床上血压未得到有效控制的患者容易诱发其他并发症，导致冠状动脉和卒中风险增加。Framingham 研究报道男性高血压人群中外周动脉粥样硬化疾病的患病率是非高血压人群的 2.5 倍，而女性是 3.9 倍。Framingham 后代研究发现高血压增加跛行的危险，且这种危险与高血压的严重程度呈正比。同样，Edinburgh 动脉研究证实收缩压升高与外周动脉疾病有相关性。林堡研究也发现舒张压升高与外周动脉疾病形成有关。

但是存在高血压并不意味着一定出现粥样硬化，下肢动脉粥样硬化还与吸烟、血糖、血脂水平和高同型半胱氨酸等因素相关。下肢动脉病变的患病率随着年龄的增长而增加，男性患病率相对高于同年龄女性。研究者认为本病各种危险因素最终都损伤动脉内膜，而粥样硬化病变的形成是动脉对内膜损伤做出的炎症-纤维增生性反应的结果，其发生发展受诸多因素的影响。

（二）下肢动脉病变的临床表现

大部分患者无明显症状或症状不典型，仅在体检时发现患肢脉搏减弱或局部杂音。当病情进一步发展导致肢体供血不足时可出现一系列症状，最早出现的症状是患肢发凉、麻木或间歇性跛行。

1. 间歇性跛行　最典型的临床症状，是指受累的肢体在运动时，尤其在行走时，出现疼痛、紧束、麻木或肢体无力感，休息时可缓解，重复相同负荷运动后症状可重复出现，这是可逆性肌肉缺血引起的。疼痛部位常常与最邻近的动脉狭窄部位相关，随着病情发展，患者能够行走的距离逐渐缩短。侧支循环的建立可在一定程度上缓解症状。

2. 静息痛　当病情进一步恶化时，以至于肢体在静息状态下也可以出现疼痛等症状，常常是肢体丧失运动功能的先兆。静息痛多在夜间肢体平放时出现，为持续性疼痛，通常表现为足或趾疼痛或感觉异常，足抬高症状可加重，将患足垂放在床边或站立可以缓解疼痛。机制可能与丧失了重力性血流灌注有关。

3. 急性肢体缺血　急性起病，病程在 2 周以内，肢体严重低灌注，其特征是疼痛、苍白、无脉搏、发热（冷）、感觉异常和麻痹，症状的严重程度常常取决于血管闭塞的位置和侧支代偿情况。疼痛是患者急诊就医的最常见症状。患者通常会主诉足部及小腿疼痛感。体检脉搏消失并可能出现患肢感觉减退。

4. 缺血性溃疡　动脉溃疡通常是疼痛的，常伴有局部溃疡、感染和炎症。当疼痛消失时，应考虑周围神经病变，更严重者患者可于足趾底部或两趾之间等行走时较易摩擦及受力处出现缺血性溃疡。

（三）体格检查

尽管体格检查的敏感性和重复性相对较差，但是详细的血管检查包括脉搏的触诊和动脉杂音的听诊还是必需的。脉搏减弱或消失可提供动脉狭窄的部位。例如，腘动脉搏动正常，而足背动脉和胫后动脉搏动消失，提示胫前和胫后动脉狭窄。由于在一部分健康体检者中，可以检测出足背脉搏消失，因此触诊胫后动脉脉搏诊断血管狭窄要优于足背动脉。血管杂音经常提示狭窄处血流速度增加和血流紊乱，一侧腹股沟区血管杂音则提示该侧股动脉狭窄。严重肢体缺血患者的两侧肢体皮温不同，患肢变凉、变冷，也可以表现为持续性青紫或苍白、瘀点，晚期可在足部易磨损的部位出现缺血性溃疡或组织坏疽。

（四）辅助检查

1. 踝臂指数（ABI）　已成为血管病变患者首选的筛查。该指数是指踝部（足背和胫后动脉）收缩压与臂部（肱动脉）收缩压的比值，正常值为 1.0～1.4，但是血压测量有变异性，ABI 低于 0.9 认为异常，经动脉造影证实的外周血管狭窄有 75% 的敏感性和 86% 的特异性。ABI 常用于评价血管病变的严重程度，有跛行症状的患者，其 ABI 常为 0.5～0.8，有严重肢体缺血的 ABI 低于 0.5。ABI 与行走距离和速度呈反比。ABI＞1.4 表明动脉重塑，不能被压迫，这在糖尿病和慢性肾脏病终末期患者中常见，可进一步行多普勒超声等检查来明确诊断。

2. 趾肱指数（TBI）　是指足趾动脉收缩压与肱动脉收缩压的比值，用于评估不可压缩动脉的血管病变，TBI＜0.7 即可诊断下肢缺血。对于血管钙化患者，如糖尿病和长期透析的慢性肾脏病患者，当 ABI＞1.4，应测量 TBI 来评估血管病变程度，因为这些患者趾端动脉通常钙化不严重。

3. 平板运动试验　能够评价动脉狭窄是否引起劳累性腿痛及提供患者行走能力的客观依据，同时可以进行运动康复随访。通常设置 3km/h 的速度和 10% 坡度，当患者由于疼痛而不能继续行走时，停止测试，确定最大步行距离。运动后踝部收缩压降低＞30mmHg 或运动后 ABI 下降＞20% 以上具有诊断意义。

4. 影像学检查　彩色多普勒超声、CTA 或 MRA 有助于诊断有症状患者的解剖位置和狭窄程度。对于 ABI/TBI 确认下肢血管狭窄并且考虑血运重建的有症状患者，建议进一步行彩色多普勒超声、CTA 或 MRA 检查，协助诊断血管狭窄部位，确定侵入性治疗的可行性和方式。这些非侵入性成像方法都具有良好的敏感性和特异性。彩色多普勒超声属于无创性检查，方便快捷，对肾功能无影响。CTA 能够完整显示血管路径，显示钙化、支架和伴随的动脉瘤，但存在一定风险，如放射性、肾毒性和过敏反应等。MRA 倾向于高估狭窄程度，不具有放射性，然而，MRA 检查经常使用钆对比剂，对于终末期肾功能不全的患者可能会引起肾源性系统性硬化的风险。因此需要根据患者的具体病情，个体化选择适合患者的影像学评估。

5. DSA　是诊断动脉血管病变的金标准，直接进行血管内血运重建，了解动脉的阻塞部位、范围和程度，以及侧支循环的情况，但具有一定的手术风险和放射性。如果非侵入性检查仍然无法明确诊断或需要行血运重建术，则需要行有创 DSA 显示解剖结构或介入治疗。

（五）药物治疗

目前对下肢动脉病变伴高血压的治疗目标是改变危险因素，积极控制血压和药物治疗，而重度肢体缺血的最佳治疗措施还包括血管内介入治疗或外科手术，从而减少跛行症状、消除静息痛及保持肢体的活力，降低心血管事件。

1. 控制血压　高血压合并下肢动脉病变患者应给予降压治疗，能够降低心肌梗死、脑卒中、心力衰竭和血管源性死亡的风险。降压治疗的药物选择和降压目标与目前公布的高血压管理指南一致。利尿剂、β 受体阻滞剂、CCB、ACEI 和 ARB 均可作为单药治疗或以不同组合进行抗高血压治疗。除外糖尿病患者，建议目标血压＜140/90mmHg，认为其舒张压≤85mmHg 是安全的。基于 INVEST 研究，在老年和体弱的患者中，耐受性良好且没有直立性低血压的情况下目标血压为 140/90mmHg。下肢血管病变患者应注意避免收缩压降至 120mmHg 以下。

有人担心抗高血压治疗可能会减少肢体灌注。然而，多项研究表明降压治疗包括使用 β 受体阻滞剂，不会加重跛行症状或损害下肢动脉病变患者的功能状态。INVEST 研究将阿替洛尔（含或不含氢氯噻嗪）与维拉帕米（含或不含培哚普利）进行比较，结果发现在有和没有下肢血管病变的患者中，两种药物治疗的心血管死亡事件没有显著差异。ACEI 或 ARB 可有效降低下肢血管病变患者的心血管缺血事件。HOPE 试验发现雷米普利使心肌梗死、脑卒中或心血管死亡的风险下降 25%，HOPE 试验中，44%的患者有下肢动脉病变的证据，表现为踝臂指数小于 0.9。ONTARGET 研究比较替米沙坦、雷米普利和联合治疗在糖尿病和（或）下肢血管病变患者中对心血管事件的影响，结果显示三个治疗组的心血管事件发生率相似，替米沙坦在 3468 例外周血管疾病患者中的疗效相似，联合治疗组的不良事件发生率较高（包括低血压、晕厥和肾衰竭）。基于这些试验，推荐 ACEI 或 ARB 用于高血压合并下肢动脉病变患者的二级预防。

2. 他汀类药物 下肢动脉病变患者均建议常规服用他汀类药物治疗，当初始 LDL-C 水平为 1.8～3.5mmol/L 时，建议 LDL-C 应降至＜1.8mmol/L 或较治疗前下降 50%。心脏保护研究显示下肢动脉病变患者服用辛伐他汀 40mg/d 可降低心血管死亡率 17%，非冠状动脉血运重建需求减少 16%。另外一项多中心的随机对照试验发现阿托伐他汀 80mg 治疗减轻肢体疼痛，还能够增加最大跛行距离。

3. 抗血小板和抗凝治疗 有症状的下肢动脉病变患者推荐单用阿司匹林 75～325mg/d 或氯吡格雷 75mg/d 治疗。大量证据支持抗血小板治疗降低动脉粥样硬化患者的不良心血管转归，低剂量阿司匹林（75～150mg/d）与高剂量的疗效相当。一项纳入 9214 例下肢动脉病变患者的荟萃分析发现，抗血小板治疗降低心肌梗死、脑卒中和血管性死亡风险达 22%。氯吡格雷与阿司匹林对缺血事件高危患者的疗效对照研究（CAPRIE）试验比较了氯吡格雷和阿司匹林在预防下肢动脉病变患者发生缺血性事件的有效性。总体上，与阿司匹林相比，氯吡格雷治疗组使不良心血管事件的相对危险下降了 8.7%。应用华法林抗凝并不能降低缺血性心脑血管事件的风险，联用华法林与阿司匹林未能改善支架再狭窄，反而使大出血发生率增加 2 倍。

（六）血运重建

血运重建适用于充分药物治疗情况下仍然跛行困难影响生活质量，以及有重度肢体缺血而希望缓解静息疼痛的患者。血运重建术方法包括血管内介入治疗与外科手术治疗，前者包括经皮球囊扩张术、支架成形术和激光血管成形术。外科手术包括人工血管和自体旁路移植术。

髂总动脉闭塞病变（直径＜5cm）优先选择血管内成形术，髂总动脉闭塞适合外科手术患者，可进行主股动脉旁路移植手术。髂动脉长段病变或双侧病变优先考虑血管内成形术，股腘动脉狭窄＜25cm 或闭塞病变首选血管内成形术，也可以考虑支架置入术，作为 Ⅱa 级推荐。对于股浅动脉闭塞病变＞25cm 且无高危手术风险的患者，可以考虑选择大隐静脉行旁路移植术，也可以考虑血管内成形术。

张云钗 欧阳欢 林金秀（福建医科大学附属第一医院）

第五节　高血压合并心力衰竭的临床特点与防治

心力衰竭是各种心脏病发展到终末阶段表现出的一种临床综合征，已成为21世纪最重要的心血管病症之一。大量的流行病学调查显示血压升高与心力衰竭和心血管疾病相关，Framingham研究证实高血压是心力衰竭发生的主要原因。

（一）高血压与心力衰竭

心力衰竭患者占全球人数的1%～2%，在美国心力衰竭人数约为650万，且每年以96万例增加。受到研究时间和人数影响，高血压患者合并心力衰竭的患病率尚无确切数字。联合治疗预防收缩期高血压心血管事件（ACCOMPLISH）研究显示在高危高血压患者中约2%在3年内出现心力衰竭，另外两项研究显示在4408例高血压患者中，11.2%患者10年后发生心力衰竭，校正年龄因素后，收缩压分为120～139mmHg、140～159mmHg和≥160mmHg三组，发生心力衰竭的风险分别为1.6倍、2.2倍和2.6倍。急性失代偿性心力衰竭国家登记（ADHERE）研究显示住院的心力衰竭患者中75%存在高血压，主要为收缩压大于140mmHg。

多数高血压患者的舒张功能障碍通过检查可以早期发现。高血压患者对血压负荷增加的心脏重塑表现为向心性肥厚，对肥胖、肾功能不全等所致容量负荷增加的心脏重塑则为离心性肥厚。当血压控制不佳，舒张功能进一步受损，向心性重塑的心脏功能失代偿，可以出现HFpEF。随着病情的进展，左心室不断扩大，离心性重塑的心脏功能失代偿，则可以出现射血分数下降心力衰竭（heart failure with reduced ejection fraction，HFrEF）。LVH合并心肌标志物升高提示高血压患者发生症状性心力衰竭风险增加，容易发生HFrEF。长期压力负荷和容量负荷可以进展至高血压终末期，表现为心脏扩大合并舒张和收缩功能障碍。根据病理改变将高血压的疾病进展可以分为四种阶段（图4-22-3），第一阶段是舒张功能不全但无LVH，第二阶段是舒张功能不全合并向心性肥厚及LVH，第三阶段是心功能不全（呼吸困难合并射血分数保留的肺水肿），第四阶段是左心室扩大、离心性肥厚合并射血分数下降。从以上四个阶段可以看出，长期血压控制不佳，舒张功能相比收缩功能更容易受损。

LVDD表现为左心室充盈减慢、舒张期僵硬度增加等；心室-血管耦联受损；心脏变时和储备功能不全；心肌能量储备减少，磷酸肌酸/三磷酸腺苷值降低；炎症和内皮功能受损；有时伴有一定程度的心脏收缩功能异常等。HFpEF患者出现LVH、冠状动脉狭窄、冠状动脉微血管减少和心肌纤维化。

高血压患者出现心力衰竭时多为HFpEF，目前HFpEF诊断要点：①心力衰竭的症状和体征；②LVEF保持在正常范围；③经超声心动图或心导管证实的LVDD。2014年中国HFpEF诊断标准：①有典型心力衰竭的症状和体征；②LVEF正常或轻度下降≥45%，且左心室不大；③有相关结构性心脏病存在

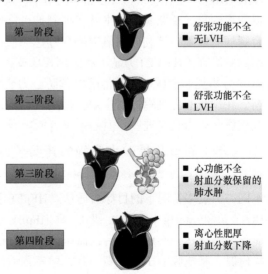

第一阶段	■ 舒张功能不全 ■ 无LVH
第二阶段	■ 舒张功能不全 ■ LVH
第三阶段	■ 心功能不全 ■ 射血分数保留的肺水肿
第四阶段	■ 离心性肥厚 ■ 射血分数下降

图4-22-3　高血压的阶段

的证据（如 LVH、左心房扩大）和（或）舒张功能不全；④超声心动图检查无心瓣膜病，并排除心包疾病、肥厚型心肌病、限制型（浸润性）心肌病等。

（二）高血压性心力衰竭的预防

1. 非药物预防 高血压性心力衰竭的非药物预防指南推荐心力衰竭预防需要生活方式的改变，包括戒烟、减少饮酒、停止不合理用药、规律体力活动、控制体重、合理饮食等。

2. 药物预防 回顾大量文献发现并非所有降压药物可以通过降压减少心力衰竭的发生率。β 受体阻滞剂是目前治疗心力衰竭的一线药物，β 受体阻滞剂可以降低窦性心律的 HFrEF 患者的死亡率和再次入院率。然而 β 受体阻滞剂预防高血压患者发生心力衰竭的效果并不如其他降压药物。一项荟萃分析纳入 122 177 例高血压患者，发现 β 受体阻滞剂组相比安慰剂能够降低 12.6/6.1mmHg，降低 23% 的心力衰竭发生（ $P=0.055$ ）；与其他降压药物相比，β 受体阻滞剂在降低全因死亡率、心血管相关死亡率和心肌梗死事件上并无获益，在老年患者有增加 19% 脑卒中风险。因此，β 受体阻滞剂不应作为高血压患者预防心力衰竭的一线药物。

在一项荟萃分析中，CCB 组比利尿剂组发生心力衰竭风险更高（RR 值为 1.37；95%CI 为 1.25～1.51）。尽管 CCB 减低卒中发生风险与 ACEI 相当，降低卒中和心肌梗死风险与 ARB 相当，然而 CCB 与 ACEI（RR 值为 1.16；95%CI 为 1.06～1.27）和 ARB（RR 值为 1.20；95%CI 为 1.06～1.36）相比可以增加心力衰竭风险。因此，CCB 也不能作为预防心力衰竭的首选降压药物。抗高血压和降脂治疗预防心肌梗死试验（ALLHAT），认为 α 受体阻滞剂多沙唑嗪组比氯噻酮组发生卒中和复合心血管事件更高，心力衰竭发生率高达两倍（RR 值为 2.04；95% CI 为 1.79～2.32；$P<0.001$ ），提示应避免使用 α 受体阻滞剂预防心力衰竭。ASCOT 认为多沙唑嗪可以作为三线减压药物，不会增加心力衰竭风险，且容易耐受。目前认为 ACEI 能够有效降压同时预防心力衰竭发生。ACEI 和 ARB 预防心力衰竭并无差异。现已证实 AngⅡ受体阻滞剂（沙库巴曲缬沙坦）不仅能够治疗心力衰竭还具有降压效果，且降低收缩压效果显著。一项荟萃分析显示沙库巴曲缬沙坦比 ARB 降压效果更好。PARADIGM 研究发现沙库巴曲缬沙坦能够明显降低 HFrEF 患者的心血管相关死亡率。值得注意的是，长期服用脑啡肽酶抑制剂可能使得淀粉样变物质降解减少，可能增加发生帕金森病的风险。祥利尿剂氯噻酮和吲达帕胺能够预防高血压患者发生心力衰竭。SHEP 和超高龄研究（HYVET）显示利尿剂相比安慰剂组能够有效降低心力衰竭发生，且对 10 项 RCT 分析提示利尿剂比其他药物预防心力衰竭效果更好。由于氢氯噻嗪缺乏相关的随访数据，在预防心力衰竭方面应避免使用。综上，大多数降压药物可以用作起始降压治疗，延缓疾病向心力衰竭进展，但是效果有所差异。

（三）高血压性心力衰竭的药物治疗

1. 高血压性心力衰竭血压目标值 在综合分析大量数据和试验后，近年国际上提出在不同心力衰竭情况下的目标血压值。HFpEF 目标血压宜低于单纯高血压患者的标准，即血压<130/80mmHg（Ⅰ类 A 级）。对 HFpEF 患者，荟萃分析显示，轻至中度左心室舒张功能障碍不全达到终点目标后，血压为 120/70mmHg 左右时，患者最佳获益；重度舒张功能障碍时，基线收缩压水平高一些，患者预后较好。限盐、运动训练、减少体质量等非药物治疗用于高血压合并心力衰竭患者，无论是 HFrEF 还是 HFpEF 都有获益。但不同类型的慢性心力衰竭的药物干预策略及临床预后有所不同，因此有必要临床上分类对待。

2. 高血压伴有 HFpEF 的治疗　在 HFpEF 患者的研究中，可参考的试验结果相对较少，包括 CHARM-reserved、VALIDD、EXCEED、IPRESERVE 等。这些试验组中，降压药可改善高血压和 HFpEF 患者的舒张功能，舒张功能的改善与血压降低的程度相关。《ACC/AHA 指南》推荐控制收缩压和舒张压、心房颤动的快心室率，肺淤血和外周水肿者使用利尿剂，ACEI、ARB、β 受体阻滞剂或 CCB 用于治疗高血压。2014 年《中国心力衰竭诊断和治疗指南》指出：①积极控制血压，目标血压宜低于单纯高血压患者的标准，即血压<130/80mmHg，5 大类降压药均可应用，优选 β 受体阻滞剂、ACEI 或 ARB；②应用利尿剂，消除液体潴留和水肿十分重要，可缓解肺淤血，改善心功能；但不宜过度利尿，以免前负荷过度降低而致低血压。

3. 高血压伴 HFrEF 的治疗　高血压伴 HFrEF 的治疗目标：①减少前负荷改善充血症状；②减少后负荷增加心输出量。利尿剂用于治疗容量负荷的增加。氢氯噻嗪利尿剂用于轻度心力衰竭，而袢利尿剂被用于严重的心力衰竭或肾功能损害。如没有低血压的症状和体征，肌酐清除率在男性<2.5mg/dl 或女性<2.0mg/dl，血清钾<5.0mg/dl，是醛固酮受体阻滞剂应用指征。对于 HFrEF 患者，给予低剂量 ACEI、ARB 和 β 受体阻滞剂。如在给予所有被推荐药物低剂量联合治疗后，患者血压仍未达标，应该给予静脉用药。注意，重度左心室收缩功能不全患者收缩压的控制不必太低。高血压和心力衰竭的发展有很密切的关系，高血压被控制后可看到心力衰竭的显著改善，通过减少受损心室的后负荷可引起心输出量的增加，这给 HFrEF 患者高血压降到正常甚至低于正常靶目标提供了理论依据。此外，神经激素类阻滞药对左心室收缩功能有明显的益处，包括 ACEI、ARB、β 受体阻滞剂和醛固酮受体阻滞剂。对不伴有高血压的心力衰竭患者，循证医学的证据表明神经激素类阻滞药亦能改善心力衰竭，降低患者的住院率和病死率。

万　珂　曾　智（四川大学华西医院）

第六节　高血压合并肾脏损伤的临床特点与防治

高血压作为一个全身性的病理生理现象，其主要的疾病特点就是对靶器官造成病理损害。高血压对肾脏组织结构的损伤根据血压高低、起病急缓不同，有着不同的临床病理改变和疾病预后，这一点是本节将重点介绍的内容。由于肾脏是机体血压调节的重要器官，因此，本节首先回顾一下肾脏对血压的调节机制，尤其是在肾功能不全以后的容量调节失衡对血压的影响。肾脏组织形态学改变，肾单位的异常导致水盐代谢失衡，是长时相血压调控异常的重要病理生理机制。这一点是多种慢性肾脏病（chronic kidney disease，CKD）患者出现高血压的主要病因，也是治疗靶点。

（一）肾脏病理改变与高血压的关系

生理状态下，机体主要通过交感神经系统、RAAS、血管加压素系统和肾脏体液调节机制，综合调控血压。动脉血压调节过程中有三种主要方式，分别是快速相动脉血压调节，中间相动脉血压调节和长时相动脉血压调节。肾脏是人体血压调节的重要器官。作为一个重要的排泄器官，肾脏调节着机体水盐代谢，这一点在长时相血压调节中有重要作用。

生理状态下，动脉血压的任何变化均会引起肾脏水盐排泄发生适应性的变化，而肾脏的这种变化会直接影响到细胞外液量和血容量，并通过容量负荷的变化反过来影响动脉血压。动脉血压和肾脏水盐排泄的这种关系，称为"压力-钠利尿"机制。与其他的血压调节机制相比，肾脏体液机制主要特点：①调节的范围广；②调节的过程慢，但持续时间长；③调节效率远高于其他调节机制。肾脏体液调节与快速相和中间相调节相辅相成，使血压既能长时间保持稳定，又能防止短时间的剧烈波动。

动脉血压、肾脏排水或排钠量及摄入量在一定程度上维持平衡状态。例如，当动脉血压升高时，由于压力-利尿作用，肾脏排出水和钠的量增加，此时血容量将减少。由于血容量减少，使心输出量减少，血压回落。如果肾功能不全，肾脏排出水和钠受到限制，则无法减少血容量，压力-利尿机制平衡点则被打破，这一点是导致后期持续高血压状态的一个重要原因。由此可见，影响压力-利尿作用的因素有很多。肾单位的主要功能是调节水、电解质和血压平衡。如果肾单位发生病理改变，组织形态学结构被破坏，必将导致血压调节的紊乱。直接影响压力-利尿机制的因素包括肾动脉压、肾单位组织病理改变和神经体液因素。肾脏血管发生病理性收缩的必要条件，会引起高血压的持续存在，而这时神经调节和RAAS 等激素水平调节难以纠正这种失代偿。当肾脏病出现时，肾功能受损，能够发挥排泄功能的肾单位数量减少，只能在更高血压的条件下排出多余的水盐，因此机体出现了新的平衡点。因此，高容量高血压的产生是在肾功能不全的前提下，血容量增加所引起的。因此，肾功能不全时，高容量性高血压的外周阻力升高，是血容量升高的自然结果，而不是产生高血压的原因。

（二）CKD 合并高血压的流行病学特征

在高血压的发生病因中，不仅是 CKD 进入慢性肾功能不全阶段，在一些急性肾炎综合征和急进性肾炎综合征中也可以出现高血压；相反，高血压可以导致肾脏损害。20 世纪 50 年代人们第一次证实了人类原发性高血压对肾脏的危害性，此后大规模人群血压分布及血压与肾脏病关系的流行病学和临床研究陆续被报道。在美国，除糖尿病外，高血压是第二位导致终末期肾病的病因。而 CKD 患者高血压的患病率可以高达 86.2%。2010 年的一项慢性肾功能不全队列（the chronic renal insufficiency cohort，CRIC）研究中，CKD 患者高血压的患病率为 85.7%。近年来，随着我国经济的发展，居民物质生活的改善，糖尿病肾病、高血压相关肾损害的发病率逐年增加（图 4-22-4）。2014 年一项国内研究报道，我国终末期肾病患者病因分析，原发性肾小球疾病居首位（31.23%），其次为糖尿病肾病（20.79%）和高血压肾病（12.63%）。

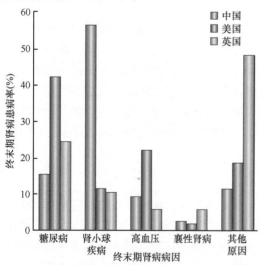

图 4-22-4　中国、美国和英国终末期肾病患者的病因比较

原发性高血压肾损害根据高血压和肾小动脉病理特征的不同分为良性肾小动脉硬化和恶性肾动脉硬化两类。这两类疾病的临床病理表现不尽相同。除了高血压为主要病因引起肾脏靶器官损害外，CKD 患者随着肾脏病变的进展，肾脏病理生理功能的异常、肾小球滤过率下降、水盐代谢障碍也会合并高血压出现。在不同种类的

CKD 患者中，高血压发生机制和治疗原则有所不同。

下面将分别介绍高血压导致的肾脏损害和 CKD 患者合并高血压的临床病理特点和治疗预后。

（三）良性高血压肾损害的临床病理特点及治疗

临床所见的绝大多数是良性肾小动脉硬化，病理以广泛肾小球入球小动脉透明样变和小叶间动脉平滑肌内膜增厚为特征，同时伴有肾小球及小管间质缺血的表现。其发病机制主要与高血压导致的肾脏血流动力学改变有关。该类疾病临床病程长，早期以夜尿增多等肾小管浓缩功能障碍表现为主，后期出现蛋白尿的肾小球损害表现，少数病例在短期内进展至终末期肾病。

1. **发病机制和病理特点** 大量的研究已经证实血压升高程度和持续时间与肾脏血流动力学异常及肾血管损伤密切相关。长期缓慢进展的原发性高血压导致血管适应性改变所形成的一系列病理改变是此类疾病最主要的病理生理学基础。随着高血压的持续发展，逐步出现肾小动脉的组织形态学改变，主要表现为肾脏小动脉透明样变和动脉及内膜增厚。组织病理镜下可见血管壁增厚、管腔狭窄（图 4-22-5）。

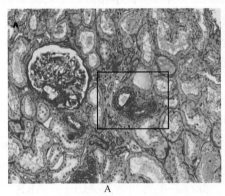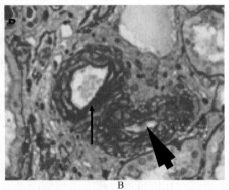

图 4-22-5　高血压肾小动脉透明样变性

A. 在良性高血压肾损害早期可以无肾小球硬化，间质慢性化病变较轻，部分肾小管萎缩也呈条索状与受累血管相伴行；

B. A 图中局部放大，可见血管透明样变性（细箭头）和管腔狭窄（粗箭头）

随着血管病变的进展，肾血管自身调节能力逐步降低，直至在出球小动脉最大限度收缩的情况下仍无法维持肾小球灌注压。长期的球内高压力、高灌注带来肾小球的塌陷和废弃。有研究证实，在高血压病理环境下，肾内血流存在重新分布，肾髓质循环并没有应对血流和压力变化的自身调节机制。高血压时，髓质的直小动脉毛细血管压和肾间质静水压随全身血压升高而增加，而皮质的小管周围毛细管压在肾小球的调节作用下却没有变化。直小动脉毛细血管压升高导致肾间质静水压增高使髓质小管水分重吸收减少，引起多尿的症状。因此，在此类疾病中，肾小管损伤往往先于肾小球，往往先出现尿液浓缩功能和重吸收功能障碍。

在神经-体液调节机制方面，RAAS 的研究已经非常深入。AngⅡ具有很强的肾小动脉收缩作用，导致肾血管阻力增加、肾血流量降低，而且以出球小动脉最为显著，以维持球内灌注压和滤过率。但是，这种长期持续的高肾素活性环境和肾小球动脉的收缩，导致了肾血管纤维化和肾小球纤维化。足细胞位于肾小球毛细血管袢最外侧，是肾小球最后一道滤过屏障。由于足细胞膜上存在丰富的 Ang Ⅱ 受体，因此球内 Ang Ⅱ 增加必然影响足细胞的结构和功能，这一点也是高血压肾损害患者出现肾小球源性蛋白尿的重要机制。虽然过去研究认为，Ang Ⅱ 可以导致足细胞钙/钙依赖磷酸酶（calcium/calcineurin）信号通路和足细胞损伤，但是具体的机制并不清楚。近来，研究发现，Ang Ⅱ 对足细胞的这种损伤作用可能通过 miR-30s 介导，该发现进一步解释了 Ang Ⅱ 在高血压肾损害足细胞损伤中的作用机制，也为今后治疗靶点研究提供理论依据。

除血流动力学作用外，还有一些非血流动力学因素在高血压环境下的作用导致肾脏损伤。①氧化应激：主要发生在血管内皮，引起的血管损害可进一步反馈放大，几乎所有的高血压模型中均可见氧化应激，氧化应激和高血压两者的关系是一种螺旋上升式的恶性循环关系。在代谢综合征患者中，高血压与氧化应激有关。中等强度的体育锻炼及抗氧化食物的供给，可以减轻这种反应，降低血压。②代谢综合征和糖尿病：近年来代谢综合征的发病率不断升高，如前面提到高胰岛素血症、肥胖等因素可以通过氧化应激反应导致高血压和肾脏损害，此外还可能通过诱发动脉粥样硬化、血管损伤导致高血压肾病的出现。

2. 良性高血压肾小动脉硬化的诊断 由于此类疾病早期可以无任何临床表现，尤其无肾脏损害的相关的临床表现，因此早期诊断困难。一般应有以下条件：①有确切和持续的高血压病史，且排除继发性高血压；②病程长，年龄越大发病率越高；③往往伴有高血压其他靶器官损害，如心室肥厚、眼底血管病变等；④以肾小管间质损害为主，夜尿增多，尿液重吸收和浓缩功能障碍；⑤肾脏病理出现球性废弃、肾间质动脉血管透明样变性、内膜增厚等特征性改变。

3. 良性高血压肾小动脉硬化的治疗 此类疾病的基本治疗原则以保护残存肾单位、延缓肾损害进展为主要目的。不论是欧美，还是中国的相关指南，均明确指出此类患者需要积极有效地控制血压，及早监测和预防肾损害；而且，对重度高血压患者必须控制血压，对 1～2 级高血压患者，甚至血压超过 130/80mmHg 患者也应积极治疗，才能较理想地防止良性肾小动脉硬化的进展。在降压达标的基础上推荐的主要用药为 ACEI 和 ARB 类。此类药物不仅可控制全身性高血压，而且更可选择性地扩张肾小球的出球小动脉，从而降低肾小球内的高压力、高灌注和高滤过状态，防止高血压造成的肾脏损害。在力争降压达标的基础上，推荐联合用药或者单药复方制剂，如 ARB 类药物和 CCB 联用，ARB 联合利尿剂使用，降低机体水钠负荷。

近来在肾脏再生医学研究领域还发现，ACEI 类药物的作用不仅仅表现在抑制 RAAS 的活化，控制血压，还具有促进肾小球足细胞再生的功能，有效降低实验动物足细胞损伤带来的蛋白尿。科学家通过细胞示踪技术发现，球旁器细胞可能在 ACEI 类药物的作用下向肾小球内迁移，表达壁层上皮细胞的标志物，并可能再生，以修复损伤的足细胞。但是这些研究尚停留在动物实验。虽然后续研究未能扩大 ACEI 类药物在肾脏再生领域的研究进展，但是提示此类药物不仅具有降血压作用，还可以参与不同形式下肾单位损伤的修复过程，以保护肾功能。

除了积极的抗高血压治疗外，前面提到氧化应激、代谢综合征均可介导血压对肾脏的损害作用。因此，抗氧化应激、治疗代谢综合征等措施对降低良性肾小动脉硬化的进展和改善预后均有意义。结合良性高血压肾损害患者普遍年龄偏大，在随访过程中需要监测血脂、胆固醇水平，使用降脂药物，防治动脉粥样硬化。监测患者的体重、血糖变化，以及避免高尿酸血症的发生。在防治肾脏慢性化病变和蛋白尿方面，可以考虑使用中药虫草制剂和大黄制剂，不建议使用激素类药物和免疫抑制剂。总之，良性高血压肾小动脉硬化的治疗以降压为主要治疗策略，同时需要综合考虑全身健康状况，强调个体化用药和随访。

（四）恶性高血压肾损害的临床病理特点及治疗

急进性/恶性高血压隶属高血压危象的范畴，可以出现心、脑、肾、眼底损害。原发性恶性肾小动脉硬化是指由原发性高血压发展为恶性高血压后导致的肾损害。病理上以小动脉纤维素样坏死为特征；临床起病急，病情凶险，可能起病即出现肾功能不全或者血栓性微血管病表现，多数患者有可能快速进展至终末期肾病。

1. 发病机制和病理特点　发生恶性高血压的原因有很多，如 RAAS 激活，血管中毒学说等。血管中毒学说源于该类疾病可见于吸烟者和口服避孕药女性。诱发因素有极度疲劳、神经过度紧张、寒冷刺激、围绝经期内分泌改变等。肾小动脉收缩是恶性高血压导致肾损害的中心环节。恶性高血压肾小动脉硬化的主要病理改变为广泛的肾小动脉内膜增生和纤维素样坏死，以及弓状动脉肌内膜高度增厚。血管内膜增生肥厚的同时伴有血管平滑肌肥大、中膜增厚，致使管腔与管壁的比例减小，以及管腔内径缩小。入球小动脉纤维素样坏死是恶性高血压肾小动脉硬化的特征性病理改变（图 4-22-6）。由于血管内皮的损伤，纤维素和其他血液成分渗入管壁，除了造成组织水肿、血管壁炎症反应外，还可能引发血栓性微血管病，造成溶血。

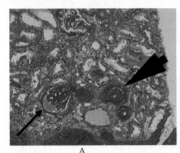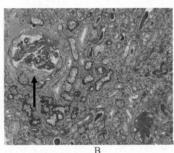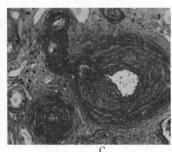

图 4-22-6　恶性高血压肾损害的病理特征

A. 肾小球缺血皱缩（细箭头），局部血管内膜增厚，管腔狭小（粗箭头）；B. 间质纤维化，球性废弃；肾小球系膜细胞增生，肾小球壁层上皮细胞增生甚至出现新月体（细箭头）；C. 间质小动脉内膜纤维素样增厚、分层，呈"葱皮"样改变，管腔狭窄、闭锁

2. 恶性高血压肾小动脉硬化的诊断和预后　恶性高血压肾小动脉硬化的进展非常迅速，临床在明确诊断恶性高血压，并且出现肌酐进行升高，可有蛋白尿、血尿情况，排除其他急进性肾炎综合征的情况下，需要考虑此类疾病。部分重症患者可能出现血栓性微血管病，即溶血尿毒综合征表现。部分严重患者可能出现肾皮质坏死，快速进展至少尿、无尿。同时，恶性高血压相关的视网膜病变一般也存在，也是诊断的条件之一。

此类疾病的治疗一般效果较差，少数患者肾功能在控制血压后可能有部分改善，多数患者短期内进展至慢性肾功能不全或终末期肾病。治疗需要注意以下问题：平稳降压，避免心、脑、肾缺血加重，注意急性肾功能不全阶段的水盐代谢平衡，做好肾脏替代治疗准备。

（五）CKD 合并高血压的临床病理特点及治疗

CKD 合并高血压，也可以被称为肾实质性高血压，主要由肾脏本身的病变引起血压升高，是常见的继发性高血压。在此，根据常见的病因，分别介绍几种容易出现高血压综合征的 CKD 病症。

1. 急性肾炎综合征合并高血压的临床病理特点及治疗　　急性肾炎综合征常见于急性链球菌感染后肾小球肾炎，非链球菌感染后肾炎的病因较多。此类病症突出的肾脏病理改变是肾小球毛细血管内细胞（内皮细胞）和系膜细胞增生，并伴有炎细胞浸润。由于毛细血管腔被细胞增殖浸润堵塞，导致水钠潴留、血容量增加，进而出现高血压。严重者可能出现急性左心衰竭和高血压脑病。

控制血压是该类综合征患者重要的治疗方案之一。经休息、限盐、利尿剂治疗而血压仍高者应给予降压药。可选用 CCB，也有指南推荐血管扩张剂。对于严重的水钠潴留、高血容量及高血压，有可能诱发急性心力衰竭，在利尿剂效果不好的情况下需尽早考虑血液超滤脱水。需要注意的是，如前文所述，当肾脏病出现时，肾功能受损，能够发挥排泄功能的肾单位数量减少，只能在更高血压的条件下排出多余的水盐，因此机体出现了新的平衡点。在血压得到控制后，需要密切关注肾功能变化，有可能由于血压下降，导致肾小球滤过率的进一步下降。

2. 新月体肾炎合并高血压的临床病理特点及治疗　　新月体肾炎临床表现为急进性肾炎综合征，一般出现尿检异常，可能合并有大量蛋白尿和（或）大量镜下血尿，可有肉眼血尿，起病初期即有肾功能损害，并且呈进行性恶化。新月体肾炎是肾脏病学的一类急症。新月体肾炎按照免疫病理可以分为三类，但是其主要的病理改变是鲍曼（Bowman）囊壁层上皮细胞增生伴单核-巨噬细胞浸润，新月体形成，使肾小球毛细血管袢受压，甚至消失。

据文献报道，60% 以上的新月体肾炎患者都有高血压。这类患者的治疗主要依靠糖皮质激素和免疫抑制剂。一般治疗中需注意血压问题。监测患者容量平衡、电解质酸碱平衡，严格控制血压。同样可早期应用利尿剂、CCB 和血管扩张剂。如肾功能进行性恶化，出现恶性高血压，需考虑肾脏替代治疗。

3. 急性肾损伤及急性肾小管间质病变合并高血压的临床病理特点及治疗　　目前对于急性肾损伤（AKI）的定义主要针对肾脏滤过功能指标，而肾实质的病理改变、病理生理特点并不十分清楚。AKI 患者短期内出现进行性肾功能减退，可以出现少尿性或非少尿性肾功能不全，而尿检蛋白、血尿往往很少。造成 AKI 的原因有 CKD 基础上合并 AKI 发生，也有机体严重的病症，在无 CKD 基础上发生。一般病理生理机制上与血容量不足和急性肾小管间质病变有关。

正是由于上述机制，肾实质内可能出现 RAAS 活性增高，血管平滑肌收缩增强，醛固酮水平升高，导致血压后期反射性升高。因此，针对此类患者，在需要肾脏替代治疗的过程中，仍可考虑 RAAS 抑制剂治疗，可以考虑联合 CCB，而利尿剂效果则不佳。

4. 终末期肾病合并高血压的临床病理特点及治疗　　不同种类的 CKD 患者肾实质病变逐步进展，出现广泛的肾单位纤维化，高血压发生率显著增高。当疾病进入终末期肾病阶段，伴随着严重的水钠潴留，增加了血容量，还因为一系列神经体液调节失调，导致外周血管阻力增加，共同引起了血压升高。与原发性高血压相比，此时更容易出现恶性高血压，可能合并高血压眼底病变和高血压心脏病变。反之，高血压会恶化肾小球内高压力、高灌注和高滤过（即"三高"）状态，进而加重了肾小球纤维化的进程。

由于终末期肾病患者近半数死因与心血管并发症有关，因此积极控制此阶段血压，防治心脑血管并发症，是基本治疗原则。目前已经清楚，CKD 患者，鉴于蛋白尿的控制，各种指南已经明确血压的控制标准应该在 130/80mmHg 以下，对于 CKD 进展过程中，合并蛋白尿大于 1g/24h 患者，血压要求在 125/75mmHg 以下。应用降压药物治疗时，每种药物应该从小剂量开始，逐步调整至血压控制满意为止。由于肾功能代偿能力有限，切勿造成血压短时间内大起大落。血压变化同时，需关注肾功能指标的变化，防止低血压导致的肾脏灌注不足，造成肾功能短期内恶化。在选择药物的时候，需考虑兼顾肾脏保护作用。在 CKD 2～4 期，均可谨慎使用 RAAS 抑制剂，用药过程中需严密监测肾功能变化。在单药控制不佳的情况下，可考虑联合用药，如 CCB、袢利尿剂和噻嗪类利尿剂。利尿剂的应用可以缓解水钠潴留带来的容量负荷因素。

张　炯　刘志红（东部战区总医院（原南京军区总医院））

第五篇 高血压的特殊亚型

第二十三章 盐敏感性高血压的诊断与治疗

原发性高血压是由遗传与环境因素长期相互作用所致的疾病，盐是重要的易患因素之一，而人群内个体间对盐负荷或限盐却呈现不同的血压反应，即存在盐敏感性（salt sensitivity，SS）问题。盐敏感性是连接盐与高血压的遗传基础，是原发性高血压的中间遗传表型。

一、盐敏感性的定义

盐敏感性的存在首先在动物实验中得到了肯定。20 世纪 50 年代，Meneely 等首先观察到给予 Sprague-Dawley 大鼠高盐负荷后，血压变化存在个体间差异；之后于 1962 年，Lewis KD 等在此基础上通过给予 8%高盐干预，并进行 3 代选择性培育将 Sprague-Dawley 大鼠分为 Dahl 盐敏感性大鼠和 Dahl 盐抵抗大鼠，提出两种大鼠间存在基因遗传学差异。1975 年，John PR 等将近交系理论引入 Dahl 盐敏感性大鼠模型的建立过程中，经至少连续 20 代的全同胞兄妹交配培育获得 100%纯种且能稳定遗传的 Dahl 盐敏感性大鼠和 Dahl 盐抵抗大鼠模型。此后，鉴于既往研究发现人群血压对高盐摄入的反应性存在的差异，Luft 和 Kawasaki 于 20 世纪 70 年代末分别采用急性和慢性盐负荷试验对正常受试者进行干预后提出血压盐敏感性的概念，它是指相对高盐摄入所呈现的一种血压升高反应。盐负荷后血压升高明显者称为盐敏感者，血压升高不明显甚或下降者称为盐不敏感者或盐抵抗者，与盐敏感者相关联的高血压称为盐敏感性高血压。

盐敏感性属于高血压的一种中间遗传表现型，即介于基因型与表现型之间的一些参与血压调控的生化及内分泌标志，实际上是细胞和亚细胞功能表现的中间遗传表现型又受特定的候选基因调控。盐敏感性表现为盐依赖性血压调控，即盐敏感者与盐不敏感者相比，血压反应在钠盐增加或减少时更明显。盐敏感者反映了机体细胞膜对 Na^+ 转运的能力及血管反应性的某种缺陷。盐敏感性具有明显的个体差异和遗传倾向，但在一部分人群，如糖尿病患者、高龄人群、肥胖者、嗜铬细胞瘤及肾血管性高血压患者中，其可能是获得性的。

二、盐敏感性高血压的病理生理特点

盐敏感者存在一系列涉及血压调节的内分泌及生化代谢异常，如肾脏、中枢神经和血管平滑肌的 Na^+ 转运与代谢的异常，交感神经系统调节缺陷，胰岛素抗性增加及血管内皮功能失调等。

1. 盐负荷后肾脏排钠反应延迟　与盐不敏感者相比，盐敏感者肾脏的压力-尿钠曲线右

移，斜率呈下降趋势，近曲小管重吸收钠增加，肾脏排钠延迟。

2. 胰岛素抵抗　研究发现，盐敏感性大鼠存在明显的高胰岛素血症、高甘油三酯血症及胰岛素抵抗；而胰岛素抵抗、高胰岛素血症、肾脏近端钠的重吸收增加是构成盐敏感性高血压血压升高的重要机制之一。

3. 交感神经系统活性增强，血压应激反应性提高　盐敏感者在盐负荷时血浆去甲肾上腺素的水平明显增高，冷加压试验时其前臂血管阻力较盐不敏感者明显增高。盐敏感大鼠在高盐负荷时其中枢神经系统的 NADPH 氧化酶活性增强，促使活性氧产生增多，引起氧化应激并激活交感神经系统。

4. 细胞膜 Na$^+$ 转运异常　主要表现为细胞膜钠/锂反转运速率增加、钠泵活性降低。我们对血压偏高及血压正常的青少年随访研究发现，红细胞膜钠/锂反转运速率明显增快者其血压随年龄的增幅更加明显。

5. 内皮功能受损　盐敏感者的肱动脉扩张性和血流变化率均显著低于盐不敏感者，存在血管内皮功能障碍；盐敏感者脉搏波传导速度增快，血管舒张反应及血压依赖性血管舒张反应减低，内源性 NOS 抑制剂合成增加。

6. 氧化应激水平增强，炎症激活。

三、盐敏感性高血压的临床特点

盐敏感性高血压患者除高血压的一般临床表现外，还具有以下临床特点。

1. 盐负荷后血压明显升高　盐敏感者在盐负荷后血压上升幅度较盐不敏感者明显增加，而给予低盐饮食、限制盐的摄入量或利尿缩容后血压可显著降低。

2. 血压变异性大　盐敏感性高血压患者短时血压变异增大，且血压的昼夜节律性改变，呈典型的"非构型"变化，即在高盐和低盐摄入时均表现为夜间血压不降，24h 血压波动曲线的夜间谷变浅或消失，甚至夜间血压高于白天。短时血压变异性分析显示，无论收缩压还是舒张压，盐敏感者血压变异性均大于盐不敏感者。进一步分析显示，盐敏感者的这种血压变异与心脏质量指数及尿微量白蛋白增加相关，尤其在盐负荷后进一步加重；与此同时，研究发现限盐干预或使用利尿剂可以减弱高盐所致的血压变异，这可能与盐敏感者尿排钠反应延迟及交感神经活性增强等有关。

3. 血压的应激反应增强　对盐敏感者进行精神激发试验和冷加压试验研究发现，其血压的增幅明显高于盐不敏感者，持续时间也较长。

4. 靶器官损害出现早　盐敏感性高血压更易出现心、脑、肾等靶器官损害，且进展较快，程度更严重。大量临床研究和流行病学调查显示，盐敏感者无论是高血压者还是血压正常者，尿微白蛋白排泄量、左心室重量均明显高于盐不敏感者，远期生存率也明显下降。

5. 存在胰岛素抵抗现象　盐敏感者往往伴有胰岛素抵抗表现，特别在盐负荷情况下盐敏感者的平均血浆胰岛素水平较盐不敏感者明显升高，胰岛素敏感性指数降低。

6. 血管内皮功能受损表现　盐敏感性高血压患者表现 NO 介导的血管舒张受损，且先于高血压，并随着年龄的增加和血压的升高这种损伤进一步加重。盐敏感者脉搏波传导速度增快，血流介导的肱动脉扩张性低于盐不敏感者。

四、盐敏感性高血压的诊断

目前，有关人群盐敏感性确定方法的报道较多，但尚无统一、规范的测量方法和判断标准，应用最多的是急性盐负荷试验（Weinberger 法）和慢性盐负荷试验（Weir 法）。

1. 急性盐负荷试验 急性盐负荷试验于 1997 年由 Luft 等首先报道，之后 Weinberger 等在此基础上进行了改进，故称为 Weinberger 法，具体方法如下所示。

第一天（盐水负荷期）：随意饮食下，晨起 8：00 测量血压 3 次，收集尿液，随之开始静脉滴注生理盐水 2000ml（滴速 500ml/h）；12：00 盐水滴完时，再次测量血压 3 次，并收集 8：00～12：00 全部尿液，作为盐水负荷期排钠量及尿量计算之用，血压取平均动脉压。

第二天（消减钠量期）：全天低钠饮食（含钠量 10mmol），于 10：00、14：00、18：00 分别口服呋塞米 40mg，收集期间尿液，测量 10：00 及 18：00 血压各 3 次，计算平均动脉压。

急性盐负荷试验时盐敏感者的判定标准：盐水负荷期末平均动脉压较试验前升高≥5mmHg，或消减钠量期末平均动脉压下降≥10mmHg 者称为盐敏感者；若盐负荷和（或）消减钠量期末平均动脉压升高和（或）降低<5mmHg 者称为盐不敏感者；若消减钠量期末平均动脉压下降<10mmHg 但>5mmHg 者则称为不确定型盐敏感者（indeterminate salt sensitivity，ISS）或中间型（表 5-23-1）。

表 5-23-1　急性盐负荷试验判断标准

盐敏感性	盐负荷末平均动脉压升高	消减钠量期末平均动脉压下降
盐敏感者	≥5mmHg	≥10mmHg
盐不敏感者	<5mmHg	<5mmHg
不确定型盐敏感者	<5mmHg	5～10mmHg

2. 慢性盐负荷试验 慢性盐负荷干预方法差异较大，目前最为广大学者接受的是 Weir 法。该试验分四期：导入期、高盐期、洗脱期及低盐期，受试者在完成低盐期→洗脱期→高盐期后，再按照高盐期→洗脱期→低盐期进行一次试验。导入期、洗脱期及低盐期口服安慰剂胶囊，高盐期口服含 Na^+ 160mmol/d 的胶囊（该 Na^+ 量为饮食含 Na^+ 量之外需额外增加的量），具体如下所示。

导入期：4 周，受试者停用降压药物，随意饮食。

高盐期：2 周，受试者每日饮食中含 Na^+ 200mmol。

洗脱期：1 周，随意饮食。

低盐期：2 周，受试者每日饮食中含 Na^+ 40mmol。

慢性盐负荷试验的判断标准：受试者平均动脉压从高盐期→低盐期，或低盐期→高盐期时增加或下降≥3mmHg 即判定为盐敏感者；平均动脉压改变不足此标准则判定为盐不敏感者。

五、盐负荷试验的临床应用

尽管各家采用的盐负荷量、判定标准及试验时间不一致，但盐敏感者的检出率却差异不大，不同方法之间在确定盐敏感性方面存在较好的一致性，且重复性良好。盐敏感者在血压正常人群中的检出率从 15%~42%不等，高血压人群为 28%~74%。我们课题组在我国北方地区人群的调查结果显示，原发性高血压患者盐敏感者占 58%，存在高血压家族史阳性青少年中约 40%为盐敏感者。在大型国际多中心流行病学调查项目 GenSalt（Genetic Epidemiology Network of Salt Sensitivity）中，我们对 1906 名 18 岁以上血压正常人群及农村 1 级高血压受试者采用国际标准方法进行慢性盐负荷试验，以平均动脉压上升 5%确定盐敏感者，发现人群中有高达 39%为盐敏感者，且女性（特别是 45 岁以上）中盐敏感者要多于男性。盐敏感性检出率还存在年龄、种族及地域差异，老年人群、非洲裔美国人检出率较高。

由于慢性盐负荷过程烦杂，干预时间较长，受试者依从性较差，且需停用治疗药物，不适用于人群筛查。寻找简便、易行的方法检测盐敏感性有利于高血压的人群防治及盐敏感性发生机制的探索。本实验室对一组健康志愿者及原发性高血压患者进行了急、慢性盐负荷试验的对比观察，结果显示两者负荷率为 100%，即较为方便的急性盐水负荷试验可替代慢性盐负荷试验，为临床研究盐敏感性高血压提供了诊断标准。

六、盐敏感性高血压的治疗

（一）非药物治疗措施

1. 限盐 正常情况下，人体对钠的生理需要量仅为 0.5g（1~2g 盐），但日常生活中人们的钠盐摄入量远高于生理需要量。2010 年全球钠盐摄入水平调查显示，全球平均钠摄入 3.95g/d（相当于钠盐 10.06g/d）；>99%的成人钠摄入量超过世界卫生组织推荐的 2g/d，51 个国家的摄入量是推荐量的 2 倍以上，而我国即属于高钠膳食国家之一。长期甚至终生限盐是防治盐敏感高血压最重要和最有效的措施（表 5-23-2）。2010 年美国一项钠盐摄入与高血压的分析指出，美国非洲裔高血压患者减少 1g 的钠盐摄入可使收缩压降低 1.8~3.0mmHg，钠盐摄入减少 3g 可使收缩压降低 5.4~9.1mmHg。提示限盐对不同种族的人群均有降压作用。美国限盐干预试验，即 TOHPⅠ及 TOHPⅡ研究结果提示，给予限盐干预并校正种族、年龄、性别等因素后，限盐组心血管事件风险较对照组下降 25%，进一步校正基线尿钠及体质量后，心血管风险下降 30%。将钠摄入量降低到 1.5~2.3g 仍能降低心血管风险。

表 5-23-2 中国及世界各国高血压指南有关盐摄入量的建议

指南（年）	目标人群	推荐目标（盐）
中国高血压防治指南（2018）	高血压者	低于 6g/d
WHO（2011）	成人	低于 5g/d
美国膳食指南（2018）	成人	低于 6g/d
	盐敏感人群（非洲裔美国人、高血压、糖尿病、慢性肾脏病、>51 岁）	低于 3.8g/d
ESH/ESC（2018）	高血压患者	低于 5g/d

2. 补钾 近年来的研究表明，增加膳食中钾的摄入，通过与 Na^+ 间的相互复合作用，促进钠的排泄，可以产生显著降压效应。因此，补钾和限盐一样是防治盐敏感性高血压的另一有效措施。流行病学研究证实，高血压与钾摄入量及尿钠/钾值存在密切关系，血压与

钾排泄量成反比，与尿钠/钾值成正比。对汉中市青少年及其家庭成员进行补钾补钙的高血压一级预防随机对照试验结果显示：经过两年干预，补钾补钙组血压较基线分别下降了5.9/2.8mmHg，限盐组下降了 5.8/1.0mmHg，对照组血压偏高青少年血压则上升了1.3/2.3mmHg，提示在家庭日常膳食中适量添加钾和钙盐，有助于降低血压偏高青少年的血压，且其效果与限制钠盐相当，是我国高血压一级预防的有效途径之一。目前我国人群尤其北方地区膳食结构特点是高钠低钾。调查显示，陕西省农民每日摄取钾约 35mmol，而每日钠摄入量约为 220mmol，饮食钾钠比仅为 0.14，与美国全国高血压教育项目委员会推荐的每日 120mmol 钾摄入量及饮食钾钠比达到 2.0 相距甚远，故积极改善膳食中钾摄入量及饮食钾钠比迫在眉睫。

（二）药物治疗

我国人群普遍存在盐摄入量过多，高血压患者中 60% 左右为盐敏感者，且这类高血压多数血浆肾素偏低，为容量依赖型。因此，我国高血压人群的降压治疗，尤其在无明显并发症的患者中应以利尿剂或 CCB 为最佳选择。

1. CCB 研究证明，盐敏感性高血压患者存在细胞内钠、钙及镁的代谢异常，应用CCB 有助于对抗钙盐介导的细胞内离子改变和升压反应；另外，CCB 增加肾血流量和肾小球滤过率，降低肾血管阻力，产生排钠、利尿作用。因此，CCB 对盐敏感性高血压具有良好降压效果。JNC 和《ESC 高血压指南》都将盐敏感性高血压作为 CCB 的首选适应证。老年收缩期高血压试验、中国高血压最佳治疗试验、降低高血压并发症研究（FEVER）、CHIEF等一系列在我国高血压人群中进行的临床试验也充分证明了 CCB 在降压和保护靶器官中卓越效果。我们的研究发现，盐敏感性高血压患者容易较早地发生肾损害，尿微量白蛋白排泄量增加。而给予 CCB 氨氯地平干预治疗，在降低血压的同时，能有效减少尿微量白蛋白，具有保护肾脏的作用。近年来的多项国际荟萃分析几乎一致地证明，CCB 在降低脑卒中风险方面显著优于其他任何一类降压药。CCB 可以部分进入血脑屏障，减少脑缺血后的钙超载现象，有利于脑细胞保护。此外，CCB 有抗颈动脉粥样硬化作用，尤其长效 CCB 平稳降压，减少血压波动，适用于脑血管病患者。因此，CCB 特别适用于有着高卒中风险的人群，如亚洲人及老年单纯收缩期高血压患者。

2. 利尿剂 利尿剂的利钠缩容机制对盐敏感性高血压具有良好效果，特别适用于盐敏感性高血压的控制。2014 年《日本高血压指南》特别指出利尿剂对盐敏感性高血压有明确的疗效。小剂量利尿剂作为在高盐摄入-盐敏感性高血压人群中证据最多效果最确切的药物，应得到广泛使用。尽管利尿剂在高血压治疗中的地位总是受到争议，但因其降压效果好，作用稳定，价格低廉，一直是世界各国高血压指南推荐的一线用药。值得强调的是，利尿剂的有效性和安全性与其剂量密切相关。一项入选 8 项随机对照临床试验（RCT）的荟萃分析显示，小剂量利尿剂能使冠心病风险降低 28%；另一项入选 11 项 RCT 的荟萃分析则表明，大剂量利尿剂能使冠心病风险升高 1%。小剂量利尿剂降低高血压患者心力衰竭和脑卒中风险的作用也得到肯定。在 PROGRESS 研究、PATS 研究中，利尿剂显著减少高血压患者再卒中风险的结果，确立了利尿剂在中国人群脑卒中二级预防中的地位。

但利尿剂长期治疗不可避免地会出现尿钾的丢失，诱发低钾血症。由于噻嗪类利尿剂阻滞了钠在远端肾小管的重吸收，使含更多钠的小管液到更远一些的肾小管进行钾和钠的交换。剂量越大，尿钾的丢失也越多。利尿剂诱发的低血钾可能与某些大规模临床试验中受试者猝死率比较高有一定关系。我国人群日常钾的摄入量较低，仅为西方国家人群的1/3～1/2，利尿剂更易导致低钾血症，造成不良后果。因此，长期单独使用利尿剂对中国人群可能并不合适，可行的策略是利尿剂与 RAAS 阻断剂（ACEI/ARB）联合使用。

3. RAAS 阻断剂　高盐、盐敏感性高血压患者多数血浆肾素偏低，单一使用 RAAS 阻断剂在这类高血压患者中疗效甚微。但高盐摄入可增加组织中 RAAS 的激活，Ang Ⅱ 水平升高。后者介导血管壁炎症和氧化应激，促进内皮功能障碍，加重血压升高并导致靶器管损害。在心脏它可使心肌肥厚、纤维化，结构重塑；在血管可使血管壁增生，增厚；在肾脏它可使肾组织增生，增高肾小球内压力；此外，组织 Ang Ⅱ 还参与中枢血压调控及脂肪组织的一些异常代谢。因此，充分阻断组织中 RAAS 活性，在高盐、盐敏感性高血压及其靶器官保护治疗中具有重要意义。

综上所述，对高盐、盐敏感性高血压最合理有效的治疗是利尿剂或 CCB 与 RAAS 阻断剂的联合使用。这一联合不仅增强降压疗效，有效保护靶器官，还可抵消或减轻各自的不良反应。目前，世界上大多数高血压指南都将利尿剂或 CCB 与 RAAS 阻断剂的联合列为优选联合方案。摄盐量较多或盐敏感性高血压患者、高血压伴容量负荷增加患者、老年或单纯收缩期高血压患者、高血压合并糖尿病患者、高血压合并肥胖患者、难治性高血压患者均为这一联合的受益人群。

牟建军（西安交通大学第一附属医院）

第二十四章 特殊人群的高血压的诊断与治疗

第一节 儿童和青少年高血压

儿童高血压由美国心肺血液研究院（NHLB）于 1977 年的报告中最早被提及。由于儿童与青少年一直处在生长发育过程中，其发生高血压时与成人高血压相比具有自身的特点。近年来儿童及青少年高血压的发病率正不断上升，而这部分高血压人群恰恰是我国比较忽略的一部分人群。我国 1991～2004 年儿童及青少年高血压患病率逐年上升，由 7.1% 上升到了 14.6%；随着超重儿童的增多和低体重出生儿存活率的增加，以及儿童及青少年高血压诊出率的上升，其发病率必将增加，将是高血压防治的一个不得不重视的特殊人群。

一、儿童血压的特点

1. 儿童血压有自然增长趋势

（1）研究资料显示：不同国家和地区中男童、女童血压平均水平随年龄增长而增长，且增长幅度表现为收缩压大于舒张压，男童＞女童。15 岁以后男童的血压水平上升速度更迅速，明显高于同龄女童。报道显示：当把儿童年龄按 7～11 岁分层以后，血压水平在两性间的差别消失。男童、女童血压的平均水平在不同年龄段上表现出一定程度的差异。青春期男童、女童的血压变化具有一定的差别。青春期前，男童的血压水平略低于同年龄组的女童，青春期以后，男童的血压增长速度一直高于女童，而且男女童的血压曲线交叉的年龄段与其身体形态发育的年龄大致相仿。同时，各个国家和地区儿童血压增长的趋势呈现出波浪式变化的特点，一般在 8～14 岁年龄段收缩压出现较迅速的增长。以上说明儿童血压的发展变化趋势与其身体发育之间存在着密切关系。

儿童血压随年龄发生变化是身体生长发育过程中的一种伴随现象，这种观点已经被国内外许多学者认同。胡继宏等对 2946 名 4～14 岁的儿童进行了 4 年的纵向研究，结果显示：在进行单因素分析时，如未消除体重、身高等生长发育指标对血压的影响，儿童的血压均随年龄的增长而增高；在进行多因素分析时，控制了体重、身高等因素的影响后，儿童血压的变化与年龄变化之间无相关性。

（2）儿童血压水平的分布存在种族与地域间的差异：不同民族的儿童血压水平存在差别，少数民族与当地汉族的儿童血压水平存在差别，不同地区同一少数民族之间的血压水平也存在差别。还有研究认为国内各地区之间儿童高血压存在一定差异，北方患病率高，南方患病率低，而且有从东北向西南逐渐降低趋势。

（3）儿童血压的轨迹现象：所谓"轨迹现象"即个体血压在一定时期内，其血压值仍然保持在原来血压百分位数位置上相对不变的现象，血压持续在高百分位数的儿童，超声心动图有类似于成人原发性高血压心脏改变。国外很多学者的研究成果也表明，儿童血压存在一定程度的轨迹现象，而且这种轨迹从婴幼儿开始，贯穿于少年时期，一直延伸到成年时期。与国内多数学者的报道基本一致。197 名 7～14 岁学龄儿童 3 年的纵向研究表明：收缩压相关系数为 0.30～0.57，舒张压相关系数为 0.22～0.41，收缩压的相关密切程度高于舒张压，无论是收缩压还是舒张压均具有随年龄增长而相关系数增加的趋势，女童血压的相关系数略高于男童，且年龄越小、时间跨度间隔越大，血压的相关系数越小。有研究表明，6 岁左右学龄期儿童血压对其 30 岁时血压有阳性预测意义，而学龄期儿童和青少年的血压可大致预测其 50 岁左右时的血压。因此，对儿童血压轨迹现象的研究，不仅可对成年后的血压水平进行预测，而且可借此进行高血压的早期预防。

目前，儿童血压的轨迹现象的强度的计量方法主要有两种：一是相关系数法，即采用同一个体两次不同时间所测得的血压值所计算的相关系数；二是百分位数法，当对某一儿童群体的血压值进行追踪观察时，对血压值处在某一百分位数以上的人群进行计数，以经过一定时间观察后，血压值仍处在这一百分位数以上人数占观察前这一水平上人数的百分率来表示。影响血压轨迹现象的因素是多方面的，必须在多次测量的基础上才能获得较稳定的轨迹状态，且测量次数越多轨迹状态就越稳定。总之，大量研究结果提示，儿童血压轨迹现象具有以下特点：①轨迹强度与成人相比相对较弱；②轨迹系数与追踪观察的时间长短有关，测量间隔时间越长，轨迹系数相对越小；③轨迹系数与初测年龄有关，初测年龄越小，轨迹系数相对越小；④收缩压的轨迹现象较舒张压明显；⑤轨迹系数与初测血压值的大小有关，陈会波等对 942 名 6～7 岁儿童进行了 4 年的追踪观察后发现，不论是收缩压还是舒张压，初测血压偏高组血压轨迹现象最明显，其次为血压正常组，血压偏低组最弱；⑥与新生儿出生体重有关，儿童的血压与新生儿出生体重呈负相关。

2. 儿童血压的影响因素

（1）遗传与环境因素：遗传因素对人类血压的影响目前已经被国内外学者广泛地接受，且多倾向于多基因遗传的观点。但是，国内外大量有关确定遗传因素对血压作用的研究资料显示遗传度的分析结果存在较大差异，这可能与研究对象及分析方法的差异有关，然而也不能排除其他因素（如环境因素）的影响。在高原环境下，儿童动脉血压在白天和夜晚均有所增加，夜晚的记录提示不论是收缩压还是舒张压均随海拔升高而上升。另外，儿童被动吸烟能使收缩压升高。这些均说明了环境因素对血压的影响是非常重要的。我国 13 个少数民族及同一地区汉族 7～17 岁的 59 390 名健康儿童的血压调查结果显示：血压平均水平及高血压患病率均以拉祜族、哈萨克族、蒙古族较高，以土家族、回族和维吾尔族较低；少数民族与同一地区汉族居民的血压水平普遍存在差异，不同地区同一少数民族居民之间也存在差异。这说明了遗传与环境因素同样都对儿童血压产生重要的影响。而且，高血压属多基因遗传，受到遗传和环境因素的双重影响。

（2）肥胖因素：肥胖作为心脑血管疾病的重要危险因素已经被各国学者普遍认同。同样，国内外大量的研究成果也表明，肥胖是引起儿童血压升高及儿童高血压的危险因素。无论是收缩压还是舒张压，其平均水平在肥胖组均显著高于非肥胖组；收缩压＞130mmHg 在肥胖组与对照组儿童中出现的频率分别为 8.3% 和 0.7%，舒张压＞90mmHg 在两组间分别为 0.7% 和 0；而且，在进行多元线性回归分析中，控制了年龄、性别、社会及行为因素的混杂影响后发现 BMI 与收缩压及舒张压之间均具有高度的相关性（$P<0.01$）。儿童肥胖引起血压增高的机制主要倾向于下面两种观点：①单纯肥胖儿童红细胞膜 Na^+-K^+-ATP 酶和 Ca^{2+}-ATP 酶活性显著降低，从而引起细胞内浓度升高，进一步引起血压升高；②肥胖儿童血压升高与血脂代谢紊乱有关。肥胖儿童的血脂代谢紊乱可能最终表现为血液中的高密度脂蛋白胆固醇降低，导致其不能有效地清除低密度脂蛋白转运的胆固醇，而使其在血管壁中沉积，造成动脉血管壁顺应性下降及大动脉的弹性储器作用减弱，引起血压升高。

（3）膳食与营养因素：研究结果显示，调整了年龄及肥胖程度的影响后，收缩压与出生体重呈负相关，说明新生儿的出生体重与儿童血压存在一定程度的关联，提示儿童血压与孕期的营养可能存在关联。另据报道：热量、脂肪、维生素 E 的摄入量与儿童血压呈正相关。多数学者研究表明，钠与高血压密切相关，血压偏高儿童中高盐味阈值高于正常儿童，且认为脂肪、胆固醇等的摄入量与血压有关。

（4）行为与心理因素：目前国内外有关行为与心理因素和儿童血压关系的研究相对较少，国内报道更少。据报道：血压偏高儿童倾向于内向型、稳定型个性。紧张度过高、睡眠时间偏少、质量欠佳等因素与儿童血压增高有关。在成人高血压的研究中，不良的行为习惯和心理特征对血压产生不利的影响已经被广泛认同。儿童肥胖的危险因素与不良饮食行为（如常吃油腻食物、喜好甜食、过多吃零食、食欲好、食量大、进食速度快）、每天看电视时间过长、不喜欢参加体育运动等因素有明显关系。这些均提示儿童的个性特征及行为特征在一定程度上可能影响着儿童血压。

（5）其他：Richard 等报道，婴儿血压与喂养方式有一定关联，母乳喂养的婴儿与人工喂养的婴儿相比，前者的收缩压较后者的收缩压低 0.8mmHg（0.1～1.5mmHg）。另外，儿童血压与新生儿的窒息程度有关。正常新生儿收缩压在出生后 1h、24h、第 2 天、第 3 天、第 5 天的数值与轻度窒息新生儿收缩压间无明显差异，在 24h、2 天时轻度窒息新生儿舒张压明显高于正常新生儿；重度窒息新生儿的收缩压明显低于正常新生儿，第 3 天的收缩压明显高于正常新生儿，第 3 天、第 5 天的舒张压均明显高于正常新生儿；正常新生儿、轻度及重度窒息新生儿血压均随日龄增大而增高。

二、儿童血压测量技术

儿童血压测量与评估具有特殊性，儿童测量坐位右上臂肱动脉血压。与成人不同，儿童根据不同年龄选择宽窄不同的袖带。选择合适袖带对于儿童血压的准确测量非常重要，理想袖带的气囊宽度应至少等于右上臂围的 40%，气囊长度至少包绕上臂围的 80%，气囊宽度与长度的比值至少为 1∶2。袖带过宽测得血压值偏低，造成漏诊；袖带过窄测得血压值偏高，造成误诊。

儿童血压数值读取柯氏（Korotokoff）音第 I 时相（K1）作为收缩压；第 IV 时相（K4）作为舒张压。成人以第 V 时相（K5）作为舒张压。考虑到我国儿科教学和临床一直采用 K4 为舒张压，以及在临床工作和流行病学调研中，相当比例的儿童柯氏音（K5）不消失的显示状况，建议实际测量中同时记录 K4 和 K5。

1. 示波仪 对婴儿和较小的儿童用普通听诊法测量血压十分困难。因此，推荐对这种年龄的儿童应用自动示波仪检测，这类仪器结果都很可靠。推荐 3 岁以后每年测量血压，3 岁以后的儿童应用示波仪测量血压仅仅是为了筛选，因为对于 3 岁以后的儿童而言，示波法的读数与听诊法结果不同，而听诊法是特别小组报告中用来规定正常血压百分位法的技术。对于应用示波法测量血压的儿童，如果其血压读数超过第 P_{90}，则应该应用标准血压计重新测量。

2. 袖带大小 应用大小适宜的血压袖带对确保精确测量是必需的，并且血压袖带的大小也已被标准化。大多数儿科袖带、标准的较大的成人袖带，以及股部袖带能够适应绝大多数儿童的需要。推荐应用袖带上制造商推荐的标志，或者所用袖带宽度大约为被检测者肩部到肘部长度的 2/3。总之，满足上述宽度要求的袖带还应该在长度上能够包绕上臂。

袖带大小选择不适宜将导致血压的假性升高，尤其是在袖带特别小的情况下。与此相反，袖带太大导致血压的假性降低。当大小两个袖带接近所测上臂宽度时，应该选择较大的袖带。虽然应用略大袖带很难测量出真正的高血压，但应用小袖带常会导致读数高于真实值。

3. 柯氏音 第 I 相柯氏音发生时的血压值定义为收缩压。所有儿童第 V 相柯氏音发生时血压为舒张压。

4. 自测血压 动态血压监测（ABPM）在儿科应用越来越多，但其对随机诊室检测的补充作用还未被正式提及。应用 ABPM 能够计算出清醒时、夜间睡眠时及 24h 平均血压，并能计算出正常血压上限，即血压负荷。应用 ABPM 有助于评估：①白大衣高血压；②高血压靶器官损害风险；③明显的抗药性，应用抗高血压药物后明显的低血压症状。建议只有那些对 ABPM 有一定经验并理解其内容的人才能应用。

三、儿童与青少年高血压

1. 儿童高血压流行病学现状和临床特点 儿童高血压既有原因不明的原发性高血压，也包括特定原因诱发的继发性高血压。原发性高血压临床表现为轻度、中度血压升高，通常没有自我感知，没有明显的头晕、头痛及恶心等临床症状，除非定期体检或因其他疾病到医院就诊，否则不易发现，病情进展缓慢，并较早出现靶器官损害。一项 20 年的队列研究显示，43% 的儿童高血压可于 20 年后发展成为成人高血压，而儿童血压正常人群中发展为成人高血压的比例仅 9.5%。

儿童高血压与肥胖密切相关，50% 以上的儿童高血压伴有肥胖。LVH 是儿童原发性高血压最突出的靶器官损害，占儿童高血压的 10%～40%。儿童继发性高血压以肾性高血压最为常见，占继发性高血压的 80%。随年龄增长，原发性高血压的比例逐渐升高，进入青春期的青少年高血压多为原发性。

2. 儿童与青少年继发性高血压的病因 儿童原发性高血压的病因一般都不太明确，而关于儿童及青少年继发性高血压，则主要与肾脏疾病有关，其他如内分泌系统疾病、心血管系统疾病、中枢神经系统疾病等也可能与之有关，详见表 5-24-1。

表 5-24-1 儿童继发性高血压常见病因

	常见病因	少见病因
肾脏疾病	急性肾炎，慢性肾炎，肾炎性肾病，慢性肾盂肾炎	肾衰竭，先天性多囊肾，肾盂积水，溶血性尿毒症综合征，结缔组织病肾损害，维生素 D 中毒，肾肿瘤，肾移植后
肾血管疾病	肾动脉狭窄（单纯的或继发于大动脉炎）	肾动脉炎，肾静脉炎，肾动脉钙化
心血管疾病	动脉导管未闭，原发性高血压（青少年常见）	主动脉缩窄，主动脉瓣关闭不全，心脏移植后
内分泌疾病	使用皮质激素药物	嗜铬细胞瘤，原发性醛固酮增多症，库欣综合征，肾上腺性征综合征，先天性肾上腺皮质增生症，糖尿病
中枢神经系统疾病	脑水肿	颅内肿瘤，脑炎，颅内出血
其他	高血钙，肥胖，阻塞性睡眠呼吸暂停，泌尿外科手术后短暂血压升高，固定术（如牵引）致高血压	重金属中毒，高钙血症神经纤维瘤，神经源性肿瘤，11-β-羟基化酶缺乏症，17-α-羟基化酶缺乏症

3. 儿童高血压评判标准 目前国际上统一采用 P_{90}、P_{95}、P_{99} 作为诊断标准：P_{90} 正常高值血压收缩压和（或）舒张压<P_{95}；≤P_{95} 高血压收缩压和（或）舒张压<P_{99}；严重高血压收缩压和（或）舒张压≥P_{99}。

表 5-24-2 为美国儿童青少年血压参照标准。诊断性评估：对个体而言，只有经过 3 次及以上不同时机测量的血压水平≥P_{95} 方可诊断为高血压。高血压程度的分级：高血压 1 级 P_{95}～P_{99}+5mmHg；高血压 2 级 P_{99}+5mmHg。

儿童中"白大衣高血压"现象较常见，可通过动态血压监测鉴别。

表 5-24-2 美国儿童青少年血压参照标准

年龄	正常	高血压前期	高血压 I 期	高血压 II 期
3～11 岁	<P_{90}	P_{90}～P_{95}	P_{95}～P_{99}+5mmHg	>P_{99}+5mmHg
12～17 岁	<P_{90}	P_{90}～P_{95}>120/80 mmHg	P_{95}～P_{99}+5mmHg	>P_{99}+5mmHg

对儿童高血压的评估包括以下 4 个方面：高血压的病因；血压水平的真实性；靶器官损害及程度；其他心血管疾病及并发症。在评估基础上，制订合理的治疗计划（图 5-24-1）。

4. 儿童高血压鉴别诊断 在临床上，发现儿童高血压后要明确高血压病因。诊断原发性高血压前，要除外继发性高血压。引起继发性高血压的原因很多：肾脏疾病（如肾实质病变），内分泌疾病（如皮质醇增多症、嗜铬细胞瘤和原发醛固酮增多症等），血管疾病（如肾血管疾病、主动脉缩窄及大动脉炎等），颅脑病变（如脑肿瘤、脑部炎症），其他疾病（如呼吸睡眠暂停综合征、药物等）。

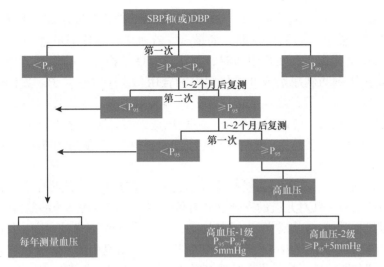

图 5-24-1　儿童青少年血压评价与诊断流程

四、儿童高血压的治疗

1. 非药物干预　在儿童高血压的治疗上，非药物治疗的基本措施包括节食、运动、减肥等（特别适用于肥胖儿童），营养教育、咨询、体育锻炼等综合治疗项目不仅可持续减重，而且可改善包括血压在内的其他心血管危险因素。最近一项青少年高血压防治计划（DASH）饮食计划可使受试者的血压成功降低。

2. 药物治疗

（1）用药基本原则及具体方案：为了逆转高血压儿童的靶器官的损害，我们需要更有效的治疗（如药物降压治疗）。目前对于儿童高血压不进行治疗的长期预后尚不清楚，且尚无长期应用抗高血压药物影响生长发育的研究报道，因此在开始药物治疗以前一定要明确适应证。儿童降压药物治疗的适应证有症状性高血压、继发性高血压、高血压合并靶器官损害、1 型和 2 型糖尿病并发高血压、非药物治疗的降压效果不理想。

根据 2004 年美国国家高血压教育项目工作组（NHBPEP）对儿童青少年高血压的诊断和治疗建议，对高血压前期患儿应着重生活方式调整，一般无须药物治疗，除非合并糖尿病或靶器官损害；对 1 级高血压患儿，如有上述药物治疗指征则应开始药物治疗；对 2 级高血压患儿，一经诊断即应开始药物治疗。药物治疗原则：无论是原发性还是继发性高血压，降压药物治疗的目标一般是将血压控制在正常范围，即同年龄儿童血压的 P_{95} 以下，但有合并症的患儿应将目标血压降至 P_{90} 以下。

尽管原则上成人用降压药物大多可用于儿童，但某些药物在儿童期的药效学和药动学资料尚未明确，因此儿童高血压药物治疗应当高度个体化，药物的选用很难有固定方案。选择降压药时应结合患儿的病情、病理生理变化、有无并发症或靶器官损害及降压药物的药理作用等进行综合考虑。一般原则：1 级高血压患儿从单药开始，2 级高血压患儿可能起始即需要一种以上的药物联合治疗。在以往报告中推荐作为首选治疗的利尿剂和 β 受体阻滞剂，其安全性和有效性在儿科高血压治疗中有多年的经验，适合儿科使用。此外，在临床试验中发现，一些新的药物，如 ACEI、ARB、CCB 等也是安全和有效的。在一些特殊情况下，应该注意降压药的选择，如糖尿病和蛋白尿儿童应用 ACEI 或者 ARB；偏头痛儿童应用 ARB 和 CCB。所有抗高血压药物都应该从最低推荐剂量开始，逐渐增加剂量，直到血压控制达满意程度。达到最高推荐剂量后，若血压控制依旧不理想，应酌情添加另外一种类型的降压药物。在联合用药时，要注意考虑药物的互补作用，如 ACEI 与利尿剂合用、血管扩张剂与利尿剂或 β 受体阻滞剂合用。血压水平在 P_{99} 以上的严重有症状的高血压可以发生在儿童，常常是患有肾脏疾病儿童，须紧急治疗。儿童高血压危象常伴随高血压脑病的症状，可以导致惊厥。高血压危象时，应该紧急静脉输注抗高血压药物进行治疗，目标是在就诊 8h 内使血压降低 25% 左右，在随后的 26～48h 内将血压降到正常。

（2）相关政策法案：儿童经常被排除在药物临床试验之外，故临床上儿科大多采用经验性用药，而往往缺乏针对儿童的安全性和有效性数据。美国食品药品监督管理局（FDA）推出了一个鼓励性政策：如果制药公司在儿童身上做了 FDA 要求的研究，公司可以获得额外 6 个月的市场专卖权，获得专卖权的不仅包括在儿科研究中的药物，还包括包含该要的所有制剂、剂型和适应证；若制药公司提交了儿科研究计划，可获得 6 个月的专利延长期，即使研究结果证实该药物不适合儿科患者。这些措施促进了儿科临床降压药物试验的开展，增加了有特殊儿科药品说明书的药物数量，为临床医生提供了有用的信息。最近欧洲医药局颁布了儿科规则，它强制要求制药公司对新药进行儿科研究，在药品被批准前，制药公司要提供相关的儿童安全性和有效性数据。

（3）临床药物试验：除了得到药品的有效性和安全性的信息，儿科降压药物的临床试验也产生了一些意想不到的研究成果。单中心氨氯地平药动学研究证实：儿童比老年患者对 CCB 的代谢更快，是儿童需要更高剂量药物（以 mg/kg 为基础）的理论依据。研究还发现不管患者是 1 天 1 次还是 2 次服药，血浆氨氯地平浓度是一样的，这与广泛的临床实践中儿童都使用 1 天 2 次的频率相抵触。与成年人临床试验得出的结果相同，儿科 CCB 和 β 受体阻滞剂的试验中也没有发现降压药物疗效的种族差异。有报道称福辛普利（在青少年和儿童高血压治疗中都有效的药物）在黑色人种儿童中的治疗效果比白色人种儿童差。

药物剂型方面：由于许多儿童不能吞服标准的片剂和胶囊，对儿科医生及其他关心儿童的人而言药物剂型是一个重要的问题。有一些儿科药物试验（特别是 ACEI 和至少一种 ARB）已将临用时配制的混悬液纳入研究设计中，该研究虽提供了有用的药物信息，但仍有一些尚未解决的问题，如混悬液的稳定性。

近来儿童高血压药物治疗的其他关注点有如何更好地改进试验设计以得到更有效的结果、欧洲医药评价署（EMEA）相关儿科条例的潜在影响。尽管成人的降压药物研究中有充足数据证明了某些药物的效用，但许多儿童降压药物的研究却未能证实药物的剂量效应，这些未得到理想结果的研究可能与 FDA 规定的儿科降压药物临床试验设计及药物剂量选择的范围有关。未来的试验将从这些早期的经验教训中受益，进而改进在儿童青少年中使用这些药物的药效信息。将来研究的方向将着重在证实：通过降压药物治疗，是否可以预防或改善青少年高血压的长期心血管并发症。

胡章雪（陆军军医大学大坪医院）

第二节　中青年高血压的临床特点与防治

随着社会经济的发展及生活方式的改变，高血压的发病呈年轻化趋势，中青年人群高血压的发病率逐年增加。中青年一般指 20～59 周岁人群，承担着主要的社会、家庭责任，对社会及家庭的重要性不言而喻。而中青年高血压人群的长期心血管病风险较老年患者更高，因其高血压持续时间更长及进行性的靶器官损害风险更高。因此，对于中青年高血压这一特殊的人群进行早期诊断、评估和治疗尤为重要。

一、中青年高血压人群的流行病学特点

近年来，高血压的发病呈现年轻化趋势。在我国，血压正常高值（120～139/80～89mmHg）人群是我国高血压患病率持续升高和患病人数剧增的主要来源，其中，中青年占总成年人群的比例不断增长。已经从 1991 年的 29% 增加到 2002 年的 34%。另外，国外的 Framingham 心脏研究结果显示血压正常高值（130～139/85～89mmHg）人群 4 年内发生高血压的风险为 40%，而该研究主要纳入中青年人群。中国居民营养与慢性病状况报告显示，2012 年 18～44 岁人群城市和农村高血压患病率分别为 11.3% 和 10.0%，45～59 岁人群城市和农村高血压患病率分别为 36.6% 和 34.7%。

中青年高血压患者多数无明显临床表现，且缺乏对于远期预后欠佳的警惕性，常常被忽视而未能得到有效的管理。故在高血压的"三率"（知晓率、治疗率和控制率）方面，中青年高血压人群的"三率"状况较老年人群更为严峻。老年患者（年龄＞60 岁）中，高血压的"三率"（知晓率、治疗率和控制率）分别为 53.7%、48.8% 和 16.1%；在中年患者中（年龄 45～59 岁）"三率"比例分别为 44.2%、38% 和 13.1%；在青年患者中（年龄 18～44 岁），"三率"比例则进一步下降为 22.0%、16.9% 和 6.3%。

二、年龄与血压关系

众所周知，随着年龄的增长高血压的患病率逐渐增加，而 2004～2009 年的 CKB 研究结果显示，人群收缩压随着年龄的增长呈线性升高，而舒张压与年龄呈非线性关系，55 岁之前舒张压随着年龄的增长呈线性升高，55 岁之后舒张压随着年龄的增长反而下降。

该研究也发现，在与高血压相关的心血管病死亡风险上，与未达标的高血压相关的心血管死亡的相对危险度在中青年患者中更高，其在 35～59 岁、60～69 岁和 70～79 岁年龄组分别为 4.13（95% CI 为 3.72～4.59），2.61（95% CI 为 2.33～2.85），1.89（95% CI 为 1.76～2.03）。

三、中青年高血压的早期检出及监测

由于中青年高血压的远期心血管风险高，早期治疗可显著改善其远期预后，故对该类人群高血压的早期检出从而进行有效的管理则至关重要。

《中国心血管病预防指南（2017 年）》指出：18 岁以上健康成人至少每 2 年监测 1 次血压，35 岁以上成人至少每 1 年监测 1 次血压；高血压易患人群（正常高值人群、超重或肥胖、高血压家族史、年龄≥55 岁、高盐饮食或过量饮酒）应每半年测量 1 次血压，心血管

门诊患者应常规接受血压测量,以提高高血压的检出率及知晓率。

高血压患者调整治疗期间每日至少测量 2 次血压,血压平稳后每周监测血压 2 次。鼓励患者进行家庭自测血压。

四、中青年高血压的病理生理特点

交感神经活性增高及 RAAS 激活是中青年高血压患者血压升高的主要机制。2011 年的一项纳入 100 例高血压患者的研究,结果显示 RAAS 激活程度主要与年龄和血压有相关性,在年龄≤50 岁、50～60 岁和>60 岁 3 组患者间血浆肾素活性、AngⅡ和醛固酮水平依次降低。这提示不同年龄的原发性高血压患者 RAAS 的整体活性状态不同,年龄越小,RAAS 活性越高。

五、中青年高血压的临床特点

中青年高血压临床上以舒张压升高为主,常表现为舒张期高血压或单纯舒张期高血压。在中青年人群中,冠心病事件风险与舒张压相关性较大,而老年人则与收缩压相关性更高。一项来源于瑞典的 120 万人群的观察性研究,通过招募新兵体检纳入目标人群,平均年龄为 18.4 岁,中位随访时间 24 年,结果显示收缩压与总死亡率之间呈 U 形关系,谷底在 130mmHg,但血压与心血管事件之间的关系却是正比例增长(血压越高风险越高)。在没有血管硬化和病变的青年男性中舒张压与总死亡率及心血管病死亡率的关系甚至比收缩压更为密切,阈值为 90mmHg 左右。这些青年男性近 20% 的总死亡率都可以由舒张压解释。中青年人群的高血压主要表现为单纯舒张期高血压为主,是脑卒中和冠心病等心血管疾病的独立危险因素,而舒张压的降低能够显著改善冠心病及卒中预后。

2018 年《ESH/ESC 高血压指南》指出部分年轻患者表现为单纯收缩期高血压,与老年人单纯收缩期高血压不同,这些年轻患者通常中心动脉收缩压正常,可能是因为在中心动脉压正常的情况下,外周收缩期动脉压波动的大幅扩大。2015 年发表的一项随访长达 31 年的研究表明中青年中,单纯收缩期高血压人群较正常血压人群心血管风险明显升高,这说明中青年的单纯收缩期高血压并非无害。但目前尚无证据显示这类人群能够从降压治疗中获益。基于目前的证据,中青年高血压患者需要改善生活习惯,尤其是戒烟,并且长期密切随访。

六、中青年高血压需要重视继发性原因

2018 年《ESH/ESC 高血压指南》指出年轻人存在更大继发性高血压的可能性,在<50 岁的高血压人群中继发性高血压患病率可能高达 10%,尤其在严重高血压患者中更为多见。以下线索常提示继发性高血压可能:青年患者(<40 岁)2 级高血压或儿童期高血压;既往稳定型高血压患者的近期恶化加重;顽固性高血压;严重(3 级)高血压或高血压急症;存在广泛的靶器官损害;临床或生化指标提示内分泌原因引起的高血压;慢性肾脏疾病;阻塞性睡眠呼吸暂停综合征的临床特征;嗜铬细胞瘤的临床表现或嗜铬细胞瘤家族史。

对于高度怀疑继发性高血压的患者,重要的是早期发现病因,继发性高血压可以通过

病因干预来治疗高血压，早期干预措施可能治愈高血压，因此对年轻患者尤为重要。例如，主动脉缩窄的矫正手术，肾动脉纤维肌发育不良的青年患者的肾血管成形术，高血压的内分泌原因的逆转（如通过切除肾上腺腺瘤），单基因疾病的治疗（如选择性地使用阿米洛利治疗 Liddle 综合征）。长期的血压升高将引起血管和器官损伤，进而导致血压持续升高，故晚期干预的获益将明显减少，但尽管病因的晚期干预常常不能达到治愈效果，但仍有助于血压控制及减少降压药物的用量。

七、中青年高血压的治疗

（1）需要及早强化降压：近期的指南进一步强调了早期强化降压，2017 年《美国心脏协会（AHA）指南》除将高血压诊断标准改为≥130/80mmHg 外，将降压目标均调整为<130/80mmHg，而 2018 年《ESH/ESC 高血压指南》指出若能耐受，大多数<65 岁的高血压患者，诊室舒张压应控制在 120～129mmHg，舒张压控制在 70～79mmHg。

从终身风险来看中青年患者心血管风险常常被短期预测所低估，从长期获益看早期干预早期治疗尤为重要，与老年人相比年轻人的长期获益更大。一项入选 425 325 例 20～107 岁、随访>300 万人/年的亚太地区人群队列研究发现，中青年(<60 岁)收缩压每降低 10mmHg，脑卒中和缺血性心脏病获益分别是高龄人群（≥70 岁）近 2 倍和 3 倍。TROPHY 研究提示高血压前期人群早期治疗可预防血压的进一步升高，避免发展为高血压，进而预防靶器官损害；而靶器官损害形成后，晚期干预往往不完全可逆。因此，及早强化控制血压可更多获益。目前对降压治疗更为积极，对即使单纯的 1 级高血压的青年患者，如果经过一段时间的生活方式干预后依然为高血压，建议降压药物治疗。

（2）生活方式干预：西班牙的一项调查研究提示，70%以上中青年高血压患者（18～55 岁）合并≥2 项心血管疾病危险因素。中青年高血压患者常伴不健康生活方式和多个心血管疾病危险因素，其中，超重、肥胖和精神紧张是中青年人相对于其他人群更重要的危险因素。

CHNS 监测 9 个省、自治区、直辖市的人群显示，2009 年超重率和肥胖率分别达到 27.5%和 8.7%，向心性肥胖[腰围≥85/80cm（男/女）]患病率达到 45.3%。《中国居民营养与慢性病状况报告（2015 年）》显示，2012 年 18 岁及以上成年人超重率为 30.1%、肥胖率为 11.9%。肥胖相关高血压的干预应将控制肥胖及相关代谢紊乱与降低血压并重，并体现个体化治疗，具体措施包括医学营养治疗、运动治疗、认知行为干预、药物治疗及手术治疗。其中，医学营养治疗和运动治疗是最主要的生活干预方式。目标体重：体重应在 6 个月内下降达 5%，严重肥胖者（BMI>35kg/m^2）减重应更严格，应使 BMI 减至 28kg/m^2 以下。

在当今社会转型期，竞争日益激烈，使得压力、焦虑普遍存在于中青年人群中。瑞典学者通过对包含 200 多万瑞典居民的健康数据的分析，评估并比较了高血压人群和一般人群中精神障碍（包括抑郁症、双相情感障碍、焦虑障碍和精神分裂症）的患病率。这一项迄今为止最大规模的队列研究显示，高血压患者常伴发抑郁症和焦虑障碍，其中以 19～64 岁人群的发生率最高。高血压人群伴发抑郁、焦虑障碍的情况更为普遍，与血压正常的人群相比，高血压人群伴发抑郁、焦虑障碍的情况更为普遍。而随年龄增加，该比例逐渐下降，即年轻人群尤其是年轻女性伴发抑郁、焦虑障碍的比例更高。

（3）降压药物的选择：中青年高血压降压治疗的基本原则及降压药物的应用同样应遵循以下4项原则，即小剂量开始、优先选择长效制剂、联合应用及个体化治疗。

交感神经系统活性增高、RAAS激活是中青年高血压患者血压升高的主要机制。肥胖、压力、糖尿病等也致使RAAS高激活。发现和干预中国高血压隐匿危险因素研究（EARLY研究）提示中青年使用ACEI或ARB的降压达标率优于老年患者。2011年《英国高血压指南》及2013年《美国高血压学会/国际高血压学会社区高血压指南》均推荐中青年高血压患者起始使用ACEI或ARB降压。

近年来，β受体阻滞剂在高血压人群特别是在老年单纯高血压患者中的使用争议不断。那么，中青年高血压患者是否需要使用及何时使用β受体阻滞剂？β受体阻滞剂在不同年龄患者中显示不同的疗效，145 811例高血压患者的荟萃分析显示：中青年患者使用β受体阻滞剂后心血管事件发生率与其他降压药物相似（RR为0.97，95% CI为0.88~1.07），但在老年人群中疗效劣于其他药物（RR为1.06，95%CI为1.01~1.10）。2013年《β受体阻滞剂在高血压应用中的专家指导建议》指出β受体阻滞剂优先推荐使用于高血压伴交感活性增高及心率偏快（静息心率≥75次/分）的中青年单纯高血压患者。可单用或与其他降压药物联用以控制血压。联合方案是β受体阻滞剂与利尿剂或长效二氢吡啶类CCB合用。CCB具有的扩张血管和轻度增加心率的作用，可抵消β受体阻滞剂的缩血管及减慢心率作用。不宜推荐β受体阻滞剂与ACEI或ARB联合用药在单纯高血压患者中应用。单纯高血压患者如能耐受β受体阻滞剂，心率应管理在60~75次/分。α受体阻滞剂通过阻断α受体扩张外周血管，改善周围组织胰岛素敏感性，抑制肝糖原输出，在降低血压的同时有益于糖脂代谢。因此，有血管扩张作用的α、β受体阻滞剂尤其适用于中青年高血压患者，特别是合并代谢异常的患者。

八、结　　论

中青年高血压患病率逐年上升，且常合并不良的生活方式等多种危险因素，其长期的心血管病风险高于老年高血压患者。而中青年人群在高血压的认识上甚至不如老年人，因此必须重视高血压的早期发现及治疗，同时排除继发性高血压。中青年高血压在临床上以舒张压升高为主，其血压升高的主要机制是RAAS及交感神经系统的激活。近两年的各大指南更强调了早期强化降压以取得长期获益，药物治疗原则同老年患者，但治疗上应更重视强化生活方式干预。

陈良龙（福建医科大学附属协和医院）

第三节　老年高血压的临床特点与防治

高血压是重要的心脑血管疾病危险因素，患病率随年龄增长而增高，是老年人群致死和致残的主要原因之一。我国"十二五"期间50万人高血压抽样调查结果显示，65岁以上人群高血压患病率为57.2%，知晓率为58.2%，治疗率为52.6%，控制率为17.9%，老年高血压的防控形势严峻。由于老年人高血压的发病机制、临床表现等具有特殊性，衰弱程度存在个体差异，更应重视群体特征和治疗措施的个体化。

一、老年高血压的定义及临床特点

老年高血压是指在年龄＞65 岁的老年人群中，血压持续或 3 次以上非同日坐位收缩压≥140mmHg 和（或）舒张压≥90mmHg；若收缩压≥140mmHg，舒张压＜90mmHg，定义为单纯收缩期高血压；高龄老年高血压是指年龄＞80 岁的老年高血压。随着年龄的增长，老年人出现全身脏器功能的减退，动脉硬化加重，血管弹性降低，水盐代谢能力减弱，血压调节能力减退。因此老年高血压表现为不同于中青年高血压的临床特点，具体表现如下。①收缩压升高，舒张压水平偏低，脉压增大，单纯收缩期高血压是老年高血压最常见的类型，占老年高血压 60%～80%，在大于 70 岁高血压人群中，可达 80%～90%。收缩压增高明显增加脑卒中、冠心病和终末肾病的风险。②血压波动大：高血压合并体位性血压变异和餐后低血压者增多。体位性血压变异包括直立性低血压和卧位高血压，血压波动大，影响治疗效果，可显著增加发生心血管事件的危险。③血压昼夜节律异常的发生率高：夜间低血压或夜间高血压多见，晨峰高血压现象显著。④白大衣高血压和假性高血压增多。⑤老年人常合并其他多种心血管危险因素（高脂血症、糖尿病等）、靶器官损害（LVH、动脉粥样硬化等）及临床疾病（冠心病、外周动脉粥样硬化性狭窄、其他系统疾病等），存在认知功能障碍及身体衰弱、合并用药多等情况，治疗依从性的问题更为突出。上述复杂情况相交织，进一步增加了老年高血压患者心脑血管疾病风险。高龄老年患者循证医学证据相对缺乏，加之身体情况个体差异大，也给降压治疗带来困难。

二、老年高血压的降压目标及治疗原则

降压治疗的获益主要来自血压控制本身，对于老年高血压患者亦是如此，合并多种疾病和衰弱症患者应进行综合评估，治疗上采取个体化与综合管理相结合的策略。

首先，非药物治疗是老年高血压防治的基石，应该贯穿于血压管理的全程，包括戒烟限酒、合理膳食、减少钠盐的摄入、适当补充钾和钙盐、增加膳食纤维摄入、减少脂肪摄入、规律的有氧体力活动、保持心理平衡等。

老年高血压降压目标则长存争议，过去倾向于较为宽松的目标值，2015 年 NIH 组织的美国收缩压干预试验研究（SPRINT）结果显示高血压高危患者强化降压（将收缩压降至＜120mmHg）较常规降压（将收缩压降至＜140mmHg）带来更大获益，亚组分析显示，对≥75 岁高血压患者（平均年龄 79.8 岁）强化收缩压控制（＜120mmHg）可以降低心血管事件和全因死亡率。研究采用自动电子血压计测定诊室血压。这一研究结果，直接导致 2017 年《ACC/AHA 指南》严格了老年高血压控制标准，推荐 60 岁以上老年高血压患者应接受积极的降压治疗并将收缩压降至 130/80mmHg 以下。2018 年《ESC 指南》对于＞65 岁老年高血压患者，建议应当以收缩压控制在 130～140mmHg，舒张压＜80mmHg 为目标。

我国老年高血压患者采用的降压目标值，一方面要考量降压带来更多获益；另一方面，强化降压给老年高血压患者带来的风险仍不容忽视，血压目标值要平衡治疗获益与风险两方面因素。结合我国老年高血压人群特点，推荐：老年高血压治疗的主要目标是收缩压达标，65～79 岁的老年高血压患者，血压≥150/90mmHg 时推荐开始药物治疗，血压≥140/90mmHg 时可考虑药物治疗；≥80 岁的高龄老年高血压患者，收缩压≥160mmHg 时

开始药物治疗。65～79 岁的老年高血压患者，首先应降至血压＜150/90mmHg；如能耐受，可进一步降至＜140/90mmHg。≥80 岁的老年人应降至＜150/90mmHg。

老年高血压以降低收缩压为主，避免过度的舒张压降低，治疗过程中注意根据患者衰弱状况优化药物选择，避免直立性低血压等不良事件的发生。为达到平稳、持续控制血压的目的，尽量选择长效制剂。双侧颈动脉狭窄程度＞75% 时，中枢血流灌注压下降，降压过度可能增加脑缺血风险，降压治疗应以避免脑缺血症状为原则，宜适当放宽血压目标值。衰弱的高龄老年人降压注意监测血压，降压速度不宜过快，降压水平不宜过低。老年高血压药物应用方法推荐利尿剂、CCB、ACEI 或 ARB，均可作为初始或联合药物治疗。应从小剂量开始，逐渐增加至最大剂量。无并存疾病的老年高血压患者不宜首选 β 受体阻滞剂。利尿剂可能降低糖耐量，诱发低血钾、高尿酸和血脂异常，需小剂量使用。α 受体阻滞剂可用作伴良性前列腺增生或难治性高血压患者的辅助用药，但高龄老年人及有体位血压变化的老年人使用时应当注意预防直立性低血压发生。

老年综合评估及管理是近年在老年医学领域倡导的新理念。老年高血压患者常合并心血管疾病的危险因素（如血脂异常、糖尿病等）及并发疾病（如脑卒中、冠心病、慢性肾功能不全等）。对老年高血压患者需综合评价个体心血管风险，强调结合患者具体临床情况，制订个体化的降压指标，控制血糖、血脂在合适范围，合理应用抗血小板、抗凝治疗等综合诊治策略，尽可能降低心血管风险。鉴于老年健康状况（衰弱程度）对降压治疗反应和获益程度的影响，还需将衰弱评估应用于老年高血压的管理中。目前国内外对于高龄、体质较弱的老年人血压管理中衰弱评估尚无统一模式，需要在临床实践中进一步探索。通过制订个性化营养支持方案、有氧运动与抗阻运动等运动处方。从而改善老年人的生活机能、提高生活质量。综合管理也应包含来自家庭社会的支持，如家庭成员、社区卫生医疗、医院及远程医疗等诸多方面。全面提高老年高血压患者的管理水平，提升老年高血压患者知晓率、治疗率、控制率，使中国老年高血压人群获益最大化。

党爱民（中国医学科学院阜外医院）

第四节　女性特殊类型高血压的临床特点与治疗

近现代以来，心血管疾病成为世界范围内人类的主要死亡原因之一，在包括美国在内的许多国家，心血管疾病相关的死亡率女性高于男性，其致死病例占女性所有疾病死因的近 1/3。高血压是心血管疾病的主要危险因素之一，女性由于其年龄、生育、生殖、内分泌、月经及特殊用药等因素影响，血压调控机制较男性更为复杂。临床常见的女性特殊的高血压类型包括妊娠期高血压疾病（hypertensive disorders of pregnancy，HDP）、多囊卵巢综合征（polycystic ovary syndrome，PCOS）相关高血压、月经前期紧张性高血压、围绝经期相关高血压、绝经后老年女性高血压和避孕药物相关高血压等。本节就其中与女性生殖功能及生理性内分泌变化相关的妊娠期高血压疾病、PCOS 相关高血压和围绝经期女性高血压加以阐述，介绍其发生特点、影响因素及在临床治疗中值得关注的重点内容。

一、妊娠期高血压疾病

妊娠期高血压疾病是妊娠期特有的疾病。发病率在我国为 9.4%～10.4%。在美国，妊娠期高血压发病率为 12%～22%，它也是 17.6% 孕产妇死亡的原因。本病命名强调生育年龄妇女发生高血压、蛋白尿等症状与妊娠之间的因果关系。多数病例在妊娠期出现一过性高血压、蛋白尿等症状，分娩后即随之消失。该病严重影响母婴健康，是孕产妇和围生儿发病率及死亡率的主要原因。迄今为止，该类疾病的命名和分类仍未明确，尚在不断变化和演进之中。多家学术机构曾发布妊娠期高血压疾病（妊娠期高血压、子痫前期与子痫）及多种相关并发症诊断与管理的指南，对慢性高血压则另外讨论，因前述三种情况与慢性高血压的发病机制及临床处理均不同，因此本部分重点阐述妊娠期高血压、子痫前期与子痫等疾病。

（一）疾病分类与临床表现

数十年来，本类疾病的命名与分类在国内外一直存在不同认识。"妊娠毒血症"、"妊娠中毒症"及"妊娠高血压综合征"等均曾作为命名出现于国内外文献和教材中。1996 年，美国妇产科医师协会（ACOG）提出了新的分类方法与诊断标准，被 NHBPEP 推荐应用。按照发病基础、脏器损害程度将妊娠期高血压疾病分为 5 类，即妊娠期高血压、子痫前期、子痫、慢性高血压伴发子痫前期、慢性高血压。2003 年，我国开始采纳 NHBPEP 的命名及分类方法，用"妊娠期高血压疾病"替代传统的"妊高征"。

中华医学会妇产科学分会妊娠期高血压疾病学组组织有关专家根据国内外的最新研究进展，参考美国、加拿大、英国、澳大利亚等国家和地区学术组织的最新相关指南，并结合我国国情和临床实践经验，在《妊娠期高血压疾病诊治指南（2012 年）》的基础上，经讨论修改，形成《妊娠期高血压疾病诊治指南（2015 年）》，对妊娠期高血压疾病进行如下分类。

表 5-24-3　妊娠期高血压疾病分类

分类	临床表现
妊娠期高血压	妊娠 20 周后出现高血压，收缩压≥140mmHg 和（或）舒张压≥90mmHg，并于产后 12 周恢复正常；尿蛋白（−）；少数患者可伴有上腹部不适或血小板减少。产后方可确诊
子痫前期	妊娠 20 周后出现高血压，收缩压≥140mmHg 和（或）舒张压≥90mmHg，伴有尿蛋白≥0.3g/24h，或随机尿蛋白（+） 或虽无尿蛋白，但合并以下任何一项者 ·血小板减少（血小板<100×10⁹/L） ·肝功能异常（血清转氨酶水平为正常值 2 倍以上） ·肾功能损害（血肌酐水平大于 1.1mg/dl 或为正常值 2 倍以上） ·肺水肿 ·新发生的中枢神经系统异常或视觉障碍
子痫	子痫前期基础上发生不能用其他原因解释的抽搐

续表

分类	临床表现
慢性高血压并发子痫前期	慢性高血压女性妊娠以前无尿蛋白，妊娠 20 周以后出现蛋白尿；或妊娠前有蛋白尿，妊娠后蛋白尿明显增加，或血压进一步升高，或出现血小板<100×10⁹/L，或出现其他肝肾功能损害、肺水肿、神经系统异常或视觉障碍等严重表现
妊娠合并慢性高血压	妊娠 20 周前收缩压≥140mmHg 和（或）舒张压≥90mmHg（除外滋养叶细胞疾病），妊娠期无明显加重；或妊娠 20 周后首次诊断高血压并持续到产后 12 周后

注：普遍认为<34 周发病者为早发型子痫前期

大量蛋白尿（24h 蛋白尿≥5g）既不作为评判子痫前期严重程度的标准，也不作为终止妊娠的指征，但需严密检测。

（二）子痫前期-子痫

子痫前期-子痫属妊娠特有疾病，在妊娠 20 周之后发生。本病是一种动态性疾病，病情可呈持续性进展，为疾病严重程度的延续性。"轻度"只代表诊断时的状态，任何程度的子痫前期都可能导致严重不良后果，因此现已不再诊断"轻度"子痫前期，而简化诊断为子痫前期，原有"子痫前期-重度"诊断为"重度子痫前期"，以引起临床重视。

表 5-24-4　重度子痫前期的诊断标准

· 子痫前期伴有以下任何一种表现
· 收缩压≥160～180mmHg 或舒张压≥110mmHg（卧床休息，两次测量间隔至少 4h）
· 血小板少于 100×10⁹/L
· 肝功能损害（血清氨基转移酶水平为正常值 2 倍以上），严重持续性右上腹或上腹疼痛，不能用其他疾病解释，或两者均存在
· 肾功能损害（血肌酐水平大于 1.1mg/dl 或无其他肾脏疾病时肌酐浓度为正常值 2 倍以上）
· 肺水肿
· 新发生的中枢系统异常或视觉障碍

1. 高危因素　大宗流行病学调查发现，子痫前期-子痫的高危因素主要包括初产妇、孕妇年龄过小或大于 35 岁、多胎妊娠、妊娠期高血压病史及家族史、慢性高血压、慢性肾炎、抗磷脂综合征、糖尿病、肥胖、营养不良、低社会经济状况等。

2. 病因　该类疾病病因至今尚未完全阐明，多数研究者认为可能存在如下原因。

（1）胎盘形成不良：从数十年来开展的大量研究结果来看，虽然研究者对妊娠期高血压疾病的发病机制进行了深入的探讨和分析，但依然无法彻底明确其发病原因。当前的实验研究大都集中在子痫前期和子痫的发病机制方面。一般观点认为子痫前期的发病存在两个阶段：第一阶段，在多基因的遗传背景下子痫前期易感性增加，多种原因导致早孕滋养细胞侵袭不足，胎盘浅着床、合体滋养层发育不良，为后期发病提供解剖病理基础；第二阶段为晚孕时胎盘低灌注、缺血缺氧、代谢障碍，胎盘源性不良因子释放增加，母体免疫耐受失调和血管内皮损伤，最终引发子痫前期。其中胎盘形成因素在子痫前期发病中占主导地位，而血管内皮的损伤是发病的终末通路和中心环节。从胎盘病理表现来看，子痫前期患者胎盘有不完整的滋养层细胞侵入子宫动脉，蜕膜血管与血管内滋养母细胞并存，子

宫螺旋动脉发生广泛性改变。这种改变包括血管内皮损伤，组成血管壁的原生质不足，肌内膜细胞增殖及脂类首先在肌内膜细胞，其次在巨噬细胞中积聚，最终发展成动脉粥样硬化。动脉粥样硬化将导致动脉瘤性扩张，使螺旋动脉不能适应常规功能，同时动脉粥样硬化导致螺旋动脉腔狭窄、闭锁，从而引起胎盘血流量灌注减少，引发妊娠期高血压疾病一系列症状。

（2）母胎免疫适应性不足：妊娠被认为是成功的自然同种异体移植。胎儿在妊娠期内不受排斥是因胎盘的免疫屏障作用、母体内免疫抑制细胞及免疫抑制物的作用。

HLA-G 是一种新发现的非经典 HLA-I 类分子抗原，能够与 NK 细胞抑制性受体结合，而 NK 细胞对胎儿有杀伤作用，两者的结合能够对 NK 细胞发挥发挥抑制作用。HLA-G 表达水平降低，将会破坏母胎界面的免疫耐受机制，造成螺旋动脉重铸失败，最终启动级联事件并表现出临床症状。研究发现子痫前期呈间接免疫，镜下确定胎盘母体面表现急性移植排斥，针对胎盘抗原性形成的封闭抗体下降。使胎盘局部免疫反应与滋养细胞表达的 TCX 抗原形成的保护性作用减弱；本病患者妊娠 12～24 周辅助性 T 细胞明显低于正常孕妇，血清 Th1/Th2 不平衡，Th2 呈高水平。从而使巨噬细胞被激活释放细胞因子如 TNF-α、IL-1，使血液中血小板源性生长因子、内皮素、纤溶酶原激活物抑制物-1 等含量增加，造成毛细血管高凝状态及毛细血管通透性增加；子痫前期孕妇组织相容性抗原 HLA-DR4 明显高于正常孕妇。

（3）血管内皮细胞受损：研究认为这些患者体内的不良炎性介质、毒性因子可能来源于胎盘及蜕膜。因此胎盘血管内皮损伤可能先于全身其他脏器。炎性介质如肿瘤坏死因子、IL-6、极低密度脂蛋白等可能促成氧化应激，导致了类脂过氧化物的持续生成，引发血管内皮损伤。当血管内皮细胞受损时血管舒张因子前列环素分泌减少，由血小板分泌的 TXA_2 增加，导致前列腺素与血栓素 A_2 比例下降，提高了 AngⅡ 的敏感性，使血压升高，从而导致一系列病理变化。

（4）遗传因素：妊娠期高血压疾病的家族多发性提示遗传因素与该病发生有关是毋庸置疑的。研究发现血管紧张素原基因变异 T235 妇女妊娠期高血压疾病及胎儿生长受限的发生率较高。也有发现妇女纯合子基因突变有异常滋养细胞浸润。遗传性血栓形成造成一些妇女发生子痫前期。单基因假设能够解释子痫前期的发生，但多基因遗传也不能排除。

（5）营养缺乏：已发现多种营养如以白蛋白减少为主的低蛋白血症，钙、镁、锌、硒等缺乏与先兆子痫发生发展有关。研究发现妊娠期高血压疾病患者细胞内 Ca^{2+} 升高，血清钙下降，导致血管平滑肌细胞收缩，血压上升。对有高危因素的孕妇自孕 20 周起每日补钙 2g 可降低妊娠期高血压疾病的发生率；硒可防止机体受脂质过氧化物的损害，提高机体的免疫功能，维持细胞膜的完整性，避免血管壁损伤。血硒下降可使前列环素合成减少，血栓素增加；锌在核酸和蛋白质的合成中有重要作用；维生素 E 和维生素 C 均为抗氧化剂，可抑制磷脂过氧化作用，减轻内皮细胞的损伤。若自孕 16 周开始每日补充维生素 E 400IU 和维生素 C 100mg 可使妊娠期高血压疾病的发生率下降 18%。

（6）凝血机制异常：处于妊娠期的女性机体血液系统表现为低纤溶和高凝等变化，而子痫前期患者因为体内的凝血纤溶系统的平衡被打破，发生弥散性血管内凝血与血栓的概率会高于正常血压的妊娠期女性。有研究发现，胎盘血栓形成和梗死会造成母胎血液循环障碍，导致胎盘形成不良和胎盘氧化应激。有实验证实，子痫前期患者凝血酶及内皮表面蛋白表达增加且早期子痫前期者更易出现凝血异常。

（7）胰岛素抵抗：近来研究发现妊娠期高血压疾病患者存在胰岛素抵抗，高胰岛素血症可导致 NO 合成下降及脂质代谢紊乱，影响 PGE_2 的合成，增加外周血管的阻力，升高血压。因此认为胰岛素抵抗与妊娠期高血压疾病的发生密切相关，但尚需进一步研究。其他因素如血清抗氧化剂活性、血浆高半胱氨酸浓度等的作用正在研究之中。

3. 病理生理变化　全身小血管痉挛，全身各系统各脏器灌流减少是本病的基本病理生理变化，危害母胎健康，甚至导致母胎死亡。

（1）子宫胎盘单位：血管痉挛导致胎盘灌流下降。滋养层细胞侵入异常使螺旋动脉的平均直径仅为正常孕妇螺旋动脉直径的 2/5，加之伴有内皮损害及胎盘血管急性动脉粥样硬化，使胎盘功能下降，胎儿生长受限，胎儿窘迫。若胎盘床血管破裂可致胎盘早剥，严重时致母儿死亡。

（2）肾脏：肾小球扩张，内皮细胞肿胀，纤维素沉积于内皮细胞。血浆蛋白自肾小球漏出形成蛋白尿，蛋白尿的多少标志着妊娠期高血压疾病的严重程度。由于血管痉挛，肾血流量及肾小球滤过量下降，导致血浆尿酸浓度升高，血浆肌酐上升约为正常的 2 倍。肾脏功能严重损害可致少尿及肾衰竭，病情严重时由于肾实质损害，血浆肌酐可达到正常妊娠的数倍，甚至超过 2～3mg/dl，若伴肾皮质坏死，肾功能损伤将无法逆转。

（3）心血管系统：血管痉挛，血压升高，外周阻力增加，心肌收缩力和射血阻力（即心脏后负荷）增加，心输出量明显减少，心血管系统处于低排高阻状态，心室功能处于高动力状态，加之内皮细胞活化使血管通透性增加，血管内液进入细胞间质，导致心肌缺血、间质水肿、心肌点状出血或坏死、肺水肿，严重时导致心力衰竭。

（4）血液：由于全身小动脉痉挛，血管壁渗透性增加，血液浓缩，大部分患者血容量在妊娠晚期不能像正常孕妇那样增加 1500ml 达到 5000ml，血细胞比容上升。当红细胞比容下降时多合并贫血或红细胞受损或溶血。妊娠期高血压疾病患者伴有一定量的凝血因子缺乏或变异所致的高凝血状态，特别是重症患者可发生微血管病性溶血，主要表现血小板减少，血小板小于 100 000/mm³，肝酶升高、溶血（即 HELLP 综合征），反映了凝血功能的严重损害及疾病的严重程度。子痫前期或子痫出现微血管病性溶血，可伴有红细胞破坏的表现，即碎片状溶血，其特征为溶血、裂红细胞、球形红细胞、网状红细胞增多、血红蛋白尿及血红蛋白症。

（5）神经系统：脑血管痉挛，通透性增加，脑水肿、充血、局部缺血、血栓形成及出血等。CT 检查脑皮质呈现低密度区，并有相应的局部缺血和点状出血，此病理改变与脑梗死区相关，并与昏迷及视力下降、失明相关。大范围脑水肿所致中枢神经系统症状主要表现为感觉迟钝、混乱。个别患者可出现昏迷，甚至发生脑疝。子痫前期脑血管阻力和脑灌注压均增加。子痫时脑血流可呈一侧灌注压正常，另一侧明显增加，高灌注压可致明显头痛。研究认为子痫与脑血管自身调节功能丧失相关。

（6）肝脏：子痫前期可出现肝功能异常，如磺溴酚酞分泌时间延长，各种氨基转移酶水平升高。血浆碱性磷酸酶升高。肝脏的特征性损伤是门静脉周围出血，严重时门静脉周围坏死。肝包膜下血肿形成，亦可发生肝破裂危及母儿生命。

（7）内分泌及代谢系统：由于血浆孕激素转换酶增加，妊娠晚期盐皮质激素、去氧皮质酮升高可致钠潴留，以蛋白尿为特征的上皮受损降低了血浆胶体渗透压，患者细胞外液可超过正常妊娠者，但水肿与妊娠期高血压疾病的严重程度及预后关系不大。通常电解质与正常妊娠无明显差异。子痫抽搐后，乳酸性酸中毒及呼吸代偿性的二氧化碳丢失可致血中碳酸盐浓度降低，患者酸中毒的严重程度与乳酸产生的量及其代谢率，以及呼出的二氧化碳有关。

4. 诊断

（1）病史：患者有本病的高危因素及上述临床表现，特别应注意有无头痛、视力改变、上腹不适等。

（2）高血压：高血压的定义是持续血压升高至收缩压≥140mmHg 或舒张压≥90mmHg。舒张压不随患者情绪变化而剧烈变化，是妊娠期高血压诊断和评估预后的一个重要指标。如果间隔 4h 或以上的两次测量，舒张压≥90mmHg，可诊断高血压。为确保测量的准确性，袖带应环绕上臂周长至少 3/4，否则测量值偏高；如果上臂直径超过 30cm，应使用加宽的袖带。

（3）尿蛋白：尿蛋白的定义是指 24h 内尿液中的蛋白质含量≥300mg 或在至少相隔 6h 的两次随机尿液检查中尿蛋白浓度为 30mg/L（定性+），由于蛋白尿在 24h 内有明显波动，应留取 24h 尿做定量检查。应避免阴道分泌物或羊水污染尿液、泌尿系感染、严重贫血、心力衰竭和难产时均可导致蛋白尿，导尿管损伤、血吸虫病和阴道流血污染标本可出现尿中有血等假阳性结果。

（4）水肿：体重异常增加是许多患者的首发症状，孕妇体重突然增加≥0.9kg/周，或 2.7kg/4 周是子痫前期的信号。

本病患者水肿的特点是自踝部逐渐向上延伸的凹陷性水肿，经休息后不缓解。水肿局限于膝以下为"+"，延及大腿为"++"，延及外阴及腹壁为"+++"，全身水肿或伴有腹水为"++++"。

（5）辅助检查

1）血液检查：包括全血细胞计数、血红蛋白含量、血细胞比容、血黏度、凝血功能，根据病情轻重可反复检查。

2）肝肾功能测定：肝细胞功能受损可致 ALT、AST 升高。患者可出现以白蛋白缺乏为主的低蛋白血症，白蛋白/球蛋白值倒置。肾功能受损时，血清肌酐、尿素氮、尿酸升高，肌酐升高与病情严重程度相平行。尿酸在慢性高血压患者中升高不明显，因此可用于本病与慢性高血压的鉴别诊断。重度子痫前期与子痫应测定电解质与二氧化碳结合力，以早期发现酸中毒并纠正。

3）尿液检查：应测尿比重、尿常规，当尿比重≥1.020 时说明尿液浓缩，尿蛋白（+）时尿蛋白含量 300mg/24h；当尿蛋白（++++）时尿蛋白含量 5g/24h。尿蛋白检查在重度妊娠期高血压疾病患者应每日一次。

4）眼底检查：视网膜小动脉的痉挛程度反映全身小血管痉挛程度，可反映本病的严重程度。通常眼底检查可见视网膜小动脉痉挛，视网膜水肿，絮状渗出或出血，严重时可发生视网膜剥离。患者可出现视物模糊或失明。

5）其他：心电图、超声心动图、胎盘功能、胎儿成熟度检查、脑血流图检查等，视病情而定。

5. 治疗　治疗的目的是控制病情、延长孕周、尽可能保障母儿安全。子痫前期患者可以门诊治疗，重度子痫前期患者应住院治疗，防止子痫及并发症发生。治疗原则为休息、镇静、解痉、降压、合理扩容和必要时利尿、密切监测母胎状态、适时终止妊娠。

（1）评估：子痫前期病情复杂、变化快，分娩和产后的生理变化及各种不良刺激均可能导致病情进展，发生子痫抽搐。因此，对病情进行密切评估和监测十分重要，以便及时合理干预，评估和检测的内容及频率需根据病情严重程度决定。

（2）一般处理：应注意适当休息，保证充足的蛋白质和热量，不建议限制食盐摄入，保证充足睡眠。

（3）镇静：适当镇静可消除患者的焦虑和精神紧张，达到降低血压、缓解症状及预防子痫发作的作用。

1）地西泮：具有较强的镇静、抗惊厥、肌肉松弛作用，对胎儿及新生儿的影响较小。用法：2.5～5mg 口服，每日 3 次；或 10mg 肌内注射或静脉缓慢推入（＞2min）。必要时间隔 15min 后重复给药；亦可直肠给药，20mg 加入生理盐水中保留灌肠。1h 内用药超过 30mg 可能发生呼吸抑制，24h 总量不超过 100mg。

2）冬眠药物：可广泛抑制神经系统，有助于解痉降压，控制子痫抽搐。用法：①哌替啶 50mg、异丙嗪 25mg 肌内注射，间隔 12h 可重复使用，若估计 6h 内分娩者应禁用。②哌替啶 100mg、氯丙嗪 50mg、异丙嗪 50mg 加入 10%葡萄糖 500ml 内静脉滴注；紧急情况下，可将 1/3 量加入 25%葡萄糖液 20ml 缓慢静脉推注（＞5min）。余 2/3 量加入 10%葡萄糖 250ml 静脉滴注。由于盐酸氯丙嗪可使血压急骤下降，导致肾及子宫胎盘血供减少，导致胎儿缺氧，且对母儿肝脏有一定的损害作用，现仅应用于硫酸镁治疗效果不佳者。

3）其他镇静药物：苯巴比妥、异戊巴比妥、吗啡等具有较好的抗惊厥、抗抽搐作用，可用于子痫发作时控制抽搐及产后预防或控制子痫发作。由于该药可致胎儿呼吸抑制，分娩 6h 前宜慎重。

（4）解痉：首选药物为硫酸镁。

1）作用机制：①Mg^{2+}抑制运动神经末梢释放乙酰胆碱，阻断神经肌肉接头间的信息传导，使骨骼肌松弛；②Mg^{2+}刺激血管内皮细胞合成前列环素，抑制内皮素合成，降低机体对 AngⅡ的反应，从而缓解血管痉挛状态；③Mg^{2+}通过阻断谷氨酸通道阻止 Ca^{2+}内流，从而解除血管痉挛、减少血管内皮损伤；④Mg^{2+}可提高孕妇和胎儿血红蛋白的亲和力，改善氧代谢。

2）用药指征：①控制子痫抽搐及防止再抽搐；②预防重度子痫前期发展成为子痫；③子痫前期临产前用药预防抽搐。

3）用药方案：静脉给药结合肌内注射。①静脉给药：首次负荷剂量 25%硫酸镁 20ml 加于 10%葡萄糖 20ml 中，缓慢静脉注入，5～10min 注射完成；继之 25%硫酸镁 60ml 加入 5%葡萄糖液 500ml 静脉滴注，滴速为 1～2g/h。根据血压情况，决定是否加用肌内注射，用法为 25%硫酸镁 20ml 加 2%利多卡因 2ml，臀肌深部注射，每日 1～2 次。每日总量为 25～30g，用药过程中可监测血清 Mg^{2+}浓度。

4）毒性反应：正常孕妇血清 Mg^{2+}浓度为 0.75～1mmol/L，治疗有效浓度为 2～3.5mmol//L，若血清 Mg^{2+}浓度超过 5mmol/L 即可发生镁中毒。首先表现为膝反射减弱或消失，继之出现全身肌张力减退、呼吸困难、复视、语言不清，严重者可出现呼吸肌麻痹，甚至呼吸、心搏停止，危及生命。

5）注意事项：用药前及用药过程中应注意以下事项，定时检查膝腱反射是否减弱或消失；呼吸不少于 16 次/分；尿量每小时不少于 25ml 或每 24h 不少于 600ml；硫酸镁治疗时需备钙剂，一旦出现中毒反应，立即静脉注射 10%葡萄糖酸钙 10ml，1g 葡萄糖酸钙静脉推注可以逆转轻至中度呼吸抑制。肾功能不全时应减量或停用硫酸镁；有条件时监测血镁浓度；产后 24～48h 停药。

（5）降压：降压的目的是为了延长孕周或改变围产期结局。对于血压≥160/110mmHg，或舒张压为≥110mmHg 或平均动脉压≥140mmHg 者，以及原发性高血压、妊娠前高血压已用降压药者，须应用降压药物。降压药物选择的原则：对胎儿无毒副作用，不影响心搏出量、肾血浆流量及子宫胎盘灌注量，不致血压急剧下降或下降过低。理想降压至收缩压为 140～155mmHg，舒张压为 90～105mmHg。

1）拉贝洛尔（labetolol）：α、β 能肾上腺素受体阻断剂，降低血压但不影响肾及胎盘血流量，并可对抗血小板凝集，促进胎儿肺成熟。该药显效快，不引起血压过低或反射性心动过速。用法：100mg 口服，2 次/日，最大量 240mg/d，或者盐酸拉贝洛尔 20mg 静脉注射，每 10min 后剂量加倍，最大单次剂量 80mg，直到血压被控制，每日最大总剂量 220mg。不良反应为头皮刺痛及呕吐。

2）硝苯地平（nifedipine）：可解除外周血管痉挛，使全身血管扩张，血压下降，由于其降压作用迅速，目前不主张舌下含化。用法：10mg 口服，每日 3 次，24h 总量不超过 60mg。其不良反应为心悸、头痛，与硫酸镁有协同作用。

3）尼莫地平（nimoldipine）：其优点在于可选择性的扩张脑血管。用法：20～60mg 口服，每日 2～3 次；或 20～40mg 加入 5%葡萄糖 250ml 中静脉滴注，每日 1 次，每日总量不超过 360mg，该药不良反应为头痛、恶心、心悸及颜面潮红。

4）甲基多巴（methyldopa）：可兴奋血管运动中枢的 α 受体，抑制外周交感神经而降低血压，妊娠期使用效果较好。用法：250mg 口服，每日 3 次。其副作用为嗜睡、便秘、口干、心动过缓。

5）硝普钠（sodium nitroprusside）：强有力的速效血管扩张剂，扩张周围血管使血压下降。由于药物能迅速通过胎盘进入胎儿体内，并保持较高浓度，其代谢产物（氰化物）对胎儿有毒性作用，不宜在妊娠期使用。分娩期或产后血压过高，应用其他降压药效果不佳时，方考虑使用。用法为 50mg 加于 5%葡萄糖液 1000ml 内，缓慢静脉滴注。用药不宜超过 72h。用药期间，应严密监测血压及心率。

6）肾素-血管紧张素类药物：可导致胎儿生长受限、胎儿畸形、新生儿呼吸窘迫综合征、新生儿早发性高血压，妊娠期应禁用。

7）硝酸甘油（nitroglycerin）：作用于氧化亚氮合酶，可同时扩张动静脉，降低前后负荷，主要用于合并心力衰竭和急性冠脉综合征时高血压急症的降压治疗。起始剂量 5～10μg/min 静脉滴注，每 5～10min 增加滴速至维持剂量 20～50μg/min。

（6）扩容：一般不主张应用扩容剂，仅用于严重的低蛋白血症、贫血，可选用人血白蛋白、血浆、全血等。

（7）利尿：一般不主张应用，仅用于全身性水肿、急性心力衰竭、肺水肿、血容量过多且伴有潜在性肺水肿者。常用利尿剂有呋塞米、甘露醇等。

（8）适时终止妊娠：终止妊娠是治疗妊娠期高血压疾病的有效措施。

1）终止妊娠的指征：①子痫前期患者经积极治疗24～48h仍无明显好转者；②子痫前期患者孕周已超过34周；③子痫前期患者孕龄不足34周，胎盘功能减退，胎儿已成熟者；④子痫前期患者，孕龄不足34周，胎盘功能减退，胎儿尚未成熟者，可用地塞米松促胎肺成熟后终止妊娠；⑤子痫控制后2h可考虑终止妊娠。

2）终止妊娠的方式

A. 引产：适用于病情控制后，宫颈条件成熟者。先行人工破膜，羊水清亮者，可给予缩宫素静脉滴注引产。第一产程应密切观察产程进展状况，保持产妇安静和充分休息。第二产程应以会阴后-侧切开术、胎头吸引或低位产钳助产缩短产程。第三产程应预防产后出血。产程中应加强母儿安危状况及血压监测，一旦出现头痛、眼花、恶心、呕吐等症状，病情加重，立即以剖宫产结束分娩。

B. 剖宫产：适用于有产科指征者，宫颈条件不成熟，不能在短时间内经阴道分娩，引产失败，胎盘功能明显减退，或已有胎儿窘迫征象者。

3）延长妊娠的指征：①孕龄不足32周经治疗症状好转，无器官功能障碍或胎儿情况恶化，可考虑延长孕周。②孕龄32～34周，然而24h尿蛋白定量小于5g；轻度胎儿生长受限、胎儿监测指标良好；羊水轻度过少，多普勒测量显示无舒张压脐动脉血反流；重度高血压患者经治疗后血压下降；无症状、仅有实验室检查提示胎儿缺氧经治疗后好转者。

产后子痫多发生于产后24h直至10日内，故产后不应放松子痫的预防。

6. 子痫的处理 子痫是妊娠期高血压疾病最严重的阶段，是妊娠期高血压疾病致母儿死亡的最主要原因，前驱症状短暂，表现为抽搐、面部充血、口吐白沫、深昏迷；随之深部肌肉僵硬，很快发展成典型的全身高张阵挛惊厥、有节律的肌肉收缩和紧张，持续1～1.5min，其间患者无呼吸动作；此后抽搐停止，呼吸恢复，最后意识恢复，但易激惹、烦躁。子痫也可发生于无血压升高或升高不显著，尿蛋白阴性的病例。通常产前子痫较多，产后48h约占25%。子痫抽搐进展迅速，应立即左侧卧位减少误吸，开放呼吸道，建立静脉通道。

（1）子痫处理原则：控制抽搐，纠正缺氧和酸中毒，控制血压，抽搐控制后终止妊娠。

1）控制抽搐：25%硫酸镁20ml加于25%葡萄糖液20ml静脉推注（>5min），继之用以2～3g/h静脉滴注，维持血药浓度，同时应用有效镇静药物，控制抽搐；②20%甘露醇250ml快速静脉滴注降低颅压。

2）血压过高时给予降压药。

3）纠正缺氧和酸中毒：面罩和气囊吸氧，根据二氧化碳结合力及尿素氮值给予适量的4%碳酸氢钠纠正酸中毒。

4）终止妊娠：抽搐控制后2h可考虑终止妊娠。对于早发性高血压治疗效果较好者，可适当延长孕周，但须严密监护孕妇和胎儿。

（2）护理：保持环境安静，避免声光刺激；吸氧，防止口舌咬伤；防止窒息；防止坠地受伤；密切观察体温、脉搏、呼吸、血压、神志、尿量（应保留导尿管监测）等。

（3）密切观察病情变化：及早发现心力衰竭、脑出血、肺水肿、HELLP综合征、肾衰竭、DIC等并发症，并积极处理。

7. 预测　子痫前期的预测对于早期预防和早期治疗，降低母婴死亡率存在重要意义。但目前尚无有效、可靠和经济的预测方法。首次产前检查应进行风险评估，主张联合多项指标综合评估预测，尤其联合高危因素。以下几种方法有一定预测价值，可在妊娠中期进行，预测为阳性者应密切随诊。

（1）平均动脉压（mean arterial pressure，MAP）测定：此法简单易行。计算公式为 MAP ＝（SBP+2×DBP）÷3。当平均动脉压≥85mmHg 表示有发生先兆子痫的倾向。当平均动脉压≥140mmHg 时，易发生脑血管意外，导致孕妇昏迷或死亡。

（2）翻身试验（roll over test，ROT）：有妊娠期高血压疾病发生倾向的孕妇，Ang Ⅱ 的敏感性增加，仰卧时妊娠子宫压迫腹主动脉，血压升高。测定方法为孕妇左侧卧位测血压直至血压稳定后，翻身仰卧 5min 再测血压，若仰卧位舒张压较左侧卧位≥20mmHg，提示有发生子痫前期倾向，其阳性预测值 33%。

（3）尿酸测定：孕 24 周血清尿酸值大于 5.9mg/L 是 33% 子痫前期患者的预测值。

（4）血液流变学实验：低血容量及血液黏度高是发生妊娠期高血压疾病的基础。当血细胞比容≥0.35，全血黏度＞3.6，血浆黏度＞1.6 时，提示有发生子痫前期倾向。

（5）尿钙测定：妊娠期高血压疾病患者尿钙排泄量明显降低。尿 Ca/Cr 值的降低早于妊娠期高血压疾病的发生，若≤0.04 有预测子痫前期的价值。

（6）生活指标：包括可溶性络氨酸激酶-1（sFlt-1）、胎盘生长因子（PLGF）、胎盘蛋白 13（PP13）、可溶性内皮因子（sEng）等。

8. 预防　对低危人群目前尚无有效的预防方法。对预测筛出的高危人群，可能有效的预防措施包括如下几种。

（1）妊娠期应适当锻炼，合理安排休息，以保持妊娠期身体健康。

（2）妊娠期不建议严格限制盐的摄入，也不推荐肥胖孕妇限制热量摄入。

（3）低钙摄入的孕妇（＜600mg/d）建议补钙，每日口服。

（4）阿司匹林：抗凝治疗主要针对有特定子痫前期高危因素者。可从妊娠 11～14 周，最晚不超过妊娠 20 周开始，每晚睡前口服低剂量阿司匹林 100～150mg 至 36 周，或者至终止妊娠前 5～10 日停用。

二、多囊卵巢综合征与高血压

多囊卵巢综合征（polycystic ovary syndrome，PCOS）是女性常见的生殖内分泌代谢性疾病，严重影响患者的生命质量、生育能力及远期健康。PCOS 的本质是一种生殖功能障碍与糖代谢异常并存的内分泌综合征，无排卵、雄激素过多和高胰岛素血症是其重要特征，临床表现为闭经、不孕、多毛和肥胖。PCOS 的发病率占育龄妇女的 5%～10%，而在无排卵性不孕症患者中的发病率为 30%～60%，目前已成为最常见的妇科内分泌疾病。PCOS 患者持续无排卵，因此极易发生雌激素依赖性肿瘤，如子宫内膜癌和乳腺癌。长期的 IR 和代偿性高胰岛素血症则加大发生代谢和心血管疾病及高血压的危险。因此，PCOS 被认为是代谢综合征的前期病变。

2006 年中华医学会妇产科分会内分泌学组初步制定了《多囊卵巢综合征诊治标准专家共识》。2018 年，在参考国外相关指南及共识的基础上，结合我国的患者情况、临床研究及诊疗经验，讨论发布了《多囊卵巢综合征中国诊疗指南》。其中，对重视 PCOS 远期并发症、为患者建立长期健康管理策略，预防远期发生心血管疾病及糖尿病、代谢综合征等内容均有所关注。

（一）PCOS 的内分泌特征与发病机制

PCOS 是多个致病因素所引起的共同最终表现，其主要内分泌特点如下所示。

（1）雄激素过量：以睾酮、雄烯二酮为主，有时肾上腺激素如脱氢表雄酮及其硫酸盐轻度升高。

（2）胰岛素过多：空腹及糖负荷后血胰岛素水平增高。

（3）雌酮异常：雌二醇（E_2）水平正常或稍升高，缺乏周期性改变，雌酮（E_1）水平上升，E_1/E_2 高于正常周期。

（4）促性腺激素比率（LH/FSH ratio）失常：垂体促黄体生成素（LH）水平升高，卵泡刺激素（FSH）值偏低，LH/FSH≥3。

1. 下丘脑-垂体-卵巢轴调节功能异常　研究显示，PCOS 患者下丘脑弓状核脉冲分泌 GnRH 幅度增加，垂体对 GnRH 敏感性增加，分泌过量 LH，刺激卵巢间质、卵泡膜细胞产生过量雄激素（主要是雄烯二酮和睾酮，尤其是游离睾酮）。GnRH-LH 脉冲分泌异常是否为 PCOS 发病的始动原因尚不清楚。卵巢内高雄激素抑制卵泡的发育和成熟，不能形成优势卵泡，但卵巢中的小卵泡仍能分泌相当于早卵泡期水平的雌激素（雌二醇），加之雄激素（雄烯二酮）在外周组织中芳香化酶作用下转化为雌激素（雌酮），形成高雌激素血症（主要为雌酮）。持续分泌的雌酮和一定水平的雌二醇作用于下丘脑及垂体，对 LH 的分泌呈正反馈，使 LH 分泌幅度及频率增加，呈持续高水平，无周期性、不形成月经中期 LH 峰，故无排卵发生；而对 FSH 的分泌则起负反馈作用，使 FSH 水平相对降低，LH/FSH 增高。LH 水平上升又促进卵巢分泌雄激素，进一步形成雄激素过多、持续无排卵的恶性循环。而低水平的 FSH 持续刺激使卵巢中小卵泡发育到一定时期，但无优势卵泡形成，导致卵巢多囊样改变，多数小卵泡形成而无排卵。

2. 肾上腺内分泌功能异常　肾上腺功能初现是指青春期时肾上腺雄激素开始分泌与分泌量不断增加的时期，其关键酶为肾上腺细胞色素 P450C17α 酶，尤其是 17，20-碳链酶活性增高。肾上腺功能初现发生在第二性征初现之前。脱氢表雄酮和脱氢表雄酮硫酸盐是两种最重要的肾上腺雄激素，其血浆浓度在儿童 6~8 岁时开始增多。50% PCOS 患者中存在脱氢表雄酮及脱氢表雄酮硫酸盐不同程度的升高，其调节机制尚不清楚。可能与 PCOS 患者肾上腺皮质网状带 P450c17α 酶活性增加，以及肾上腺细胞对促肾上腺皮质激素（ACTH）敏感性增加和功能亢进有关。目前认为肾上腺雄激素的分泌是肾上腺内源性和外源性信号的共同作用。肾上腺功能初现亢进引起高雄激素血症的儿童，其青春期后发生 PCOS 的风险增加。过量的肾上腺源性雄激素可以使性腺外雌酮的转化增加，导致 HPO 内分泌轴功能紊乱，LH 及 FSH 释放节律及幅度异常，继而引起卵巢源性雄激素生成增加。高雄激素血症引起卵巢外膜纤维化增厚、抑制卵巢的发育，最终表现为卵巢多囊样改变及持续无排卵。

3. 胰岛素抵抗和高胰岛素血症　研究证明，PCOS 患者存在以胰岛素抵抗为特征的内分泌代谢异常，50%～60% 的 PCOS 患者不同程度地存在胰岛素抵抗及代偿性高胰岛素血症。过量的胰岛素作用于垂体的胰岛素受体，增强 LH 释放并促进卵巢和肾上腺的雄激素分泌，成为 PCOS 雄激素过多的另一重要因素。循环中升高的胰岛素和雄激素可抑制肝脏产生性激素结合球蛋白（SHBG）的合成，使游离睾酮和游离雌二醇增加，增大雄激素和雌二醇作用。另外，PCOS 患者升高的 LH 也可促进卵巢内胰岛素样生长因子-I（IGF-I）活性增加，而 IGF-I 与卵巢内卵泡膜 IGF-I 受体结合是促进卵巢雄激素产生的又一条途径。胰岛素通过上调卵巢内 LH 受体和 IGF-I 受体数目放大胰岛素自身和 IGF-I 的促进卵巢产生雄激素的效应；胰岛素还可抑制卵巢和肝脏产生胰岛素样生长因子结合蛋白-I（IGFBP-I），从而进一步导致卵巢局部和循环中游离 IGF-I 进一步升高。这样，高胰岛素通过自身及 IGF-I 的作用而促进雄激素分泌。

近年有研究认为 PCOS 胰岛素受体丝氨酸残基过度磷酸化和酪氨酸磷酸化下降，导致胰岛素的信号传递障碍，是 PCOS 患者胰岛素抵抗的机制。而丝氨酸磷酸化过度也与 P450c17α 酶系统活性增加有关，后者是雄激素合成关键酶。P450c17α 酶系统和胰岛素受体的丝氨酸磷酸化提示 PCOS 高雄激素和胰岛素抵抗也可能是共同的基因源性病变。

4. 遗传与环境因素　PCOS 是一种发病机制复杂的异质性疾病，其发病过程可能是遗传背景与环境因素相互作用、协同促进所致。家系分析研究发现其存在常染色体显性和 X 染色体连锁显性等多种遗传方式。高雄激素血症和高胰岛素血症可能是 PCOS 家族患病的遗传表型。实验研究证实：PCOS 卵巢和肾上腺细胞色素 P450c17α 酶系统激活水平上调，胰岛素受体下游信号途径表达和激活异常，GnRH/LH 脉冲发生器对外周雌孕激素反馈敏感性下降等表型均存在遗传背景。PCOS 患者空腹 INS 水平和 BMI 均显著的受遗传因素影响，表明 PCOS 并非单一常染色体缺陷的结果。另有报道 PCOS 患者有 X 染色体长臂缺失、染色体数目异常、结构异常及嵌合体等现象。

环境因素也与 PCOS 的发病相关。有研究发现，宫内激素环境能够影响子代成年后的内分泌状态。孕期暴露于高雄激素的雌性大鼠，成年后会发生排卵障碍和卵巢增大、多囊样改变等表现。青春期有贪食等饮食障碍的女性常发生 PCOS。肥胖、多毛的 PCOS 女性卵巢雄激素分泌过高与出生时体重和母亲肥胖有关。

（二）PCOS 的临床表现

1. 月经失调　为 PCOS 患者的主要症状。由于长期慢性排卵障碍，可导致月经过少，稀发，闭经，少数表现为月经过多或不规则出血。闭经多为继发性，闭经前常有月经稀发或过少，也有初潮后即闭经者。

2. 不孕　生育期妇女因排卵障碍及月经失调而导致不孕。

3. 多毛、痤疮　是高雄激素血症的最常见表现。患者可出现不同程度的多毛，以性毛为主，如阴毛浓密，且呈男性型分布，延及肛周、腹股沟或腹中线，也有上唇细须或乳晕周围有长毛出现等。油脂性皮肤及痤疮也常见，与体内雄激素积聚刺激皮脂腺分泌有关。

4. 肥胖　50% 以上 PCOS 患者肥胖（BMI≥25），且常呈腹部肥胖型（腰围/臀围≥0.85）。肥胖的产生与雄激素过多、游离睾酮比例增加及瘦素抵抗有关。

5. 黑棘皮症 为胰岛素抵抗的标志。表现为阴唇、颈背部、腋下、乳房下和腹股沟等皮肤皱眼褶部位灰褐色色素沉着，呈对称性，皮肤增厚，质地柔软。以肥胖型黑棘皮症为多见。

（三）PCOS 的诊断

1. 病史 患者年龄、就诊的主要原因、月经情况，如有月经异常应仔细询问异常的类型（稀发、闭经、不规则出血），月经情况有无变化，月经异常的始发年龄等，婚姻状况、有无不孕病史和目前是否有生育要求。一般情况：体质量的改变（超重或肥胖患者应详细询问体质量改变情况）、饮食和生活习惯。既往史：既往就诊的情况、相关检查的结果、治疗措施及治疗效果。家族史：家族中糖尿病、肥胖、高血压、体毛过多的病史，以及女性亲属的月异常情况、生育状况、妇科肿瘤病史。

2. 体格检查 全身体格检查：身高、体质量、腰围、臀围、血压、乳房发育、有无挤压溢乳、体毛多少与分布、有无黑棘皮征、痤疮。妇科检查：阴毛分布及阴蒂大小。高雄激素的主要临床表现为多毛，特别是男性型黑粗毛，但需考虑种族差异，汉族人群常见于上唇、下腹部、大腿内侧等，乳晕、脐部周围可见粗毛也可诊断为多毛。相对于青春期痤疮，PCOS 患者痤疮为炎症性皮损，主要累及面颊下部、颈部、前胸和上背部等。

3. 超声检查 多囊卵巢（PCOM）是超声检查对卵巢形态的一种描述。PCOM 超声相的定义：一侧或双侧卵巢内直径 2～9mm 的卵泡数≥12 个，和（或）卵巢体积≥10ml（卵巢体积按 0.5×长径×横径×前后径计算）。超声检查前应停用性激素类药物至少 1 个月。稀发排卵患者若有卵泡直径>10mm 或有黄体出现，应在以后的月经周期进行复查。无性生活者，可选择经直肠超声检查或腹部超声检查，其他患者应选择经阴道超声检查。PCOM 并非 PCOS 患者所特有。正常育龄期妇女中 20%～30%可有 PCOM，也可见于口服避孕药后、闭经等情况时。

4. 实验室检查

（1）高雄激素血症：血清总睾酮水平正常或轻度升高，通常不超过正常范围上限的 2 倍；可伴有雄烯二酮水平升高，脱氢表雄酮、硫酸脱氢表雄酮水平正常或轻度升高。

（2）抗米勒管激素：PCOS 患者的血清抗米勒管激素水平较正常明显增高。

（3）其他生殖内分泌激素：非肥胖 PCOS 患者多伴有 LH/FSH≥2。20%～35%的 PCOS 患者可伴有血清催乳素（PRL）水平轻度增高。

（4）代谢指标的评估：口服葡萄糖耐量试验测定空腹血糖、服糖后 2h 血糖水平；空腹血脂指标测定；肝功能检查。

（5）其他内分泌激素：酌情选择甲状腺功能、胰岛素释放试验、皮质醇、ACTH、17-羟孕酮测定。

5. 诊断标准 根据 2011 年中国 PCOS 的诊断标准，采用以下诊断名称。

（1）疑似 PCOS：月经稀发或闭经或不规则子宫出血是诊断的必需条件。另外再符合下列 2 项中的 1 项：①高雄激素临床表现或高雄激素血症；②超声下表现为 PCOM。

（2）确诊 PCOS：具备上述疑似 PCOS 诊断条件后还必须逐一排除其他可能引起高雄激素的疾病和引起排卵异常的疾病才能确定 PCOS 的诊断。

（3）排除诊断

1）高雄激素血症或高雄激素症状的鉴别诊断：①库欣综合征；②非经典型先天性肾上

腺皮质增生；③卵巢或肾上腺分泌雄激素的肿瘤；④其他，药物性高雄激素血症须有服药史，特发性多毛有阳性家族史，血睾酮水平及卵巢超声检查均正常。

2）排卵障碍的鉴别诊断：①功能性下丘脑性闭经；②甲状腺疾病；③高泌乳素血症；④早发性卵巢功能不全。

（四）治疗

治疗的近期目标为调节月经周期、治疗多毛和痤疮、控制体重；远期目标为预防代谢综合征和子宫内膜癌、治疗不孕不育等。

1. 一般治疗 对肥胖的 PCOS 患者，采用控制饮食和增加运动的方式降低体重和腰围，可增加胰岛素敏感性，降低胰岛素、睾酮及 SHBG 水平，从而恢复排卵及生育功能。

2. 药物治疗

（1）调节月经周期：定期合理应用药物对抗雌激素作用并控制月经周期非常重要。

1）口服避孕药：为雌孕激素联合的周期疗法，其中孕激素可通过负反馈有效地抑制垂体 LH 的异常高分泌，减少卵巢产生雄激素，并可直接作用于子宫内膜抑制子宫内膜增生过长和调节月经周期。而雌激素成分可促进肝脏产生 SHBG，导致游离睾酮减少。常用口服短效避孕药，周期性服用，疗程一般为 3~6 个月，可重复使用。能有效抑制毛发生长和治疗痤疮。

2）孕激素后半周期疗法：可调节月经并保护子宫内膜。对 PCOS 的 LH 过高分泌同样有抑制作用。亦可达到恢复排卵效果。

（2）降低血雄激素水平

1）糖皮质类固醇：适用于 PCOS 雄激素过多为肾上腺来源或混合性来源者。常用药物为地塞米松，每晚 0.25mg 口服，可有效抑制脱氢表雄酮硫酸盐浓度。剂量不宜超过 0.5mg/d，以免过度抑制垂体-肾上腺轴功能。

2）醋酸环丙孕酮（CPA）：为 17-羟孕酮衍生物，可通过抑制细胞色素 P450 酶活性而抑制卵巢和肾上腺雄激素的产生，并可与睾酮和双氢睾酮竞争受体，以及诱导肝酶加速血浆雄激素的代谢廓清，从而降低雄激素的生物效应。含 CPA 的口服避孕药，不仅具有 CPA 的一般作用，而且对降低高雄激素血症和治疗高雄激素体征有良好效果。

3）螺内酯（spironolactone）：又名安体舒通，是人工合成的 17-螺内酯甾类化合物，具有抑制卵巢和肾上腺合成雄激素，并在毛囊竞争雄激素受体的作用。抗雄激素时剂量为每日 50~200mg，治疗多毛时需用药 6~9 个月。出现月经不规则者可与口服避孕药联合应用。

（3）改善 PCOS 的胰岛素抵抗：常用胰岛素增敏剂。二甲双胍为双胍类治疗非胰岛素依赖型糖尿病药，可抑制肝脏合成葡萄糖，增加外周组织对胰岛素的敏感性。通过降低血胰岛素，可纠正 PCOS 患者的高雄激素状态，改善卵巢排卵功能，提高促排卵治疗的效果。

（4）诱发排卵：由于 PCOS 患者诱发排卵时易发生卵巢过度刺激综合征，必须加强预防措施，主要包括：①HMG-HCG，不作为 PCOS 患者促排卵的首选方案；②多个卵泡达到成熟期或卵巢直径>6cm 时，不加用 HCG。

3. 手术治疗

（1）腹腔镜手术：适用于严重 PCOS 对促排卵药物治疗无效者。在腹腔镜下对多囊卵巢应用电凝或激光技术打孔，每侧卵巢打孔 4 个为宜，可获得 90% 的排卵率和 70% 的妊娠率，同时又能减少粘连形成。

（2）卵巢楔形切除术：剖腹探查后应先确定诊断，然后将双侧卵巢楔形切除 1/3，以降低雄激素水平，减轻多毛症状，提高妊娠率。

（五）PCOS 与高血压

1. PCOS 高血压的发生机制　目前认为，PCOS 患者发生高血压的机制可能主要是存在胰岛素抵抗和雄激素水平升高等因素。大量研究证实胰岛素抵抗或高胰岛素血症是原发性高血压发生发展的始动和中心因素，是高血压的一个独立危险因素。胰岛素抵抗主要影响胰岛素对葡萄糖的利用效应，继发性高胰岛素血症使肾脏水钠重吸收增强、交感神经系统活性亢进、动脉弹性减退，从而导致血压升高。因此，胰岛素抵抗是导致 PCOS 的重要环节。瘦素与胰岛素之间的相互影响已逐步得到公认，而瘦素是直接还是间接通过胰岛素参与 PCOS 的发病过程，目前还需深入探究。

此外，PCOS 患者激素的变化对动脉壁的完整性和功能有动态的影响。PCOS 患者青年时期时就有明显的高血压倾向。由于研究条件的不同，不同报道的 PCOS 患者高血压的患病率各不相同。在 1 项治疗时间为 20~30 年的 PCOS 患者的回顾性研究中发现，与体重相当的对照组比较，PCOS 患者高血压患病率明显增加，约为 40%。

2. PCOS 患者预防高血压

（1）饮食调节：营养在调节性激素代谢的过程中起着重要作用。有研究已经论证高脂和低纤维饮食与循环中雄激素水平增高有关，因此推测低纤维和高脂饮食对性激素的新陈代谢起消极作用，该作用通过增加雄激素的有效性、促进肥胖来实现。事实上，高脂低纤维饮食也是高血压等心血管疾病的危险因素，因此，良好的生活方式不仅有益于控制 PCOS，还可预防高血压。

（2）改善胰岛素抵抗：患者应参照 2 型糖尿病患者的饮食方式、运动治疗、戒烟、戒酒，将体重减至正常范围。处理危险因素，PCOS 患者若出现高血压、糖尿病、血脂异常等代谢综合征表现，除通过生活方式调整外，主要通过对症治疗来改善危险因素。

（3）药物控制：肥胖 PCOS 女性患者服用奥利司他联合能量限制饮食治疗可减轻体重、改善胰岛素抵抗、降低睾酮水平。控制 PCOS 临床常用的胰岛素增敏剂包括二甲双胍和噻唑烷二酮类。二甲双胍可有效改善代谢异常、促进排卵和调整月经周期，还可改善患者多毛症状。盐酸吡格列酮和罗格列酮也可降低 PCOS 患者雄激素水平，改善多毛症状并调节月经周期。

（4）PCOS 患者合并高血压的降压治疗：对于 PCOS 合并高血压患者首选 ACEI 治疗，不仅能有效降低血压和改善胰岛素抵抗，还能使血清雄激素水平下降。

内分泌失衡、炎症状态、遗传机制、生活方式等因素都对 PCOS 的发病及合并高血压的发生、发展起一定的作用，PCOS 患者发生高血压的风险明显增高，针对以上因素进行控制可以使 PCOS 患者获得更有效的治疗。对于年轻的肥胖或超重 PCOS 患者应该进行代谢综合征筛查，若没有发现代谢综合征，也应每 2~3 年进行筛查，以预防心血管疾病的发生。

三、围绝经期与高血压

围绝经期是指妇女从性成熟期逐渐进入老年期的过渡时期，即从卵巢功能开始衰退到完全停止的阶段。在此期间最突出的表现是绝经。一般是 40～60 岁，以往人们常习惯地称为更年期。1994 年世界卫生组织在日内瓦召开的专题会议上建议停用"更年期"这一名称，而改称为围绝经期，并再次就有关定义问题做出了建议：围绝经期，指绝经前一段时间，出现与绝经有关的内分泌、生物学改变及临床特征到绝经后 12 个月。绝经年龄个体差异较大，一般发生在 45～55 岁。我国城市妇女平均绝经年龄为 49.5 岁，农村妇女为 47.5 岁。绝经分为自然绝经和人工绝经两种。自然绝经是指卵巢功能丧失，月经永久停止来潮。人工绝经是指手术切除双侧卵巢（保留或切除子宫）或用其他停止卵巢功能的方法，如化疗或放疗等使月经停止。据其生理过程的改变可分如下几种。①绝经过渡期：指从月经周期开始变化到最后一次月经前的时间。②绝经：由于卵巢功能的丧失而使月经永远的停止。在临床上，要连续闭经 12 个月，同时没有明显的病理改变或其他的生理原因，才认为是绝经。③绝经后期：指最后一次月经后的时期。

围绝经期女性卵巢分泌雌激素的能力逐渐衰退，性器官也随之呈进行性萎缩。上述衰变集中表现为促性腺激素分泌增多及自主神经系统功能紊乱的综合征，如阵发性潮热、出汗、睡眠不好、头痛头晕、性情急躁等一系列临床症状，血压不稳特别是血压偏高的症状明显。已有证据表明，在 50 岁以前男性高血压的发病率高于女性，而女性人群 50 岁后高血压及心血管疾病患病率明显上升，70 岁后心血管疾病患病率超过男性，这种变化被认为与绝经所伴随的雌激素水平明显下降导致的心血管相关危险因素上升有关。由于围绝经期妇女体内生理变化的特殊性，以及围绝经期高血压妇女血压控制率不理想，导致其心脑血管病的发病率、病死率、致残率在绝经后急剧攀升，大量增加医疗花费，严重影响中老年女性的生活质量。围绝经期高血压包括进入围绝经期之前已存在的高血压、围绝经期这一时间段出现的高血压及围绝经期综合征性高血压。前两类高血压也会受围绝经期综合征的影响。围绝经期综合征性高血压患者，高血压仅为其主要症状之一，属症状性高血压。围绝经期女性由于自主神经功能失调和血管舒缩功能异常而出现血压升高，这种高血压可能是暂时的，到围绝经期结束后，血压也可能随之恢复正常。围绝经期高血压也可能是原发性高血压，因为该年龄段正好是原发性高血压的高发阶段，动态血压监测在原发性高血压和更年期综合征性高血压识别中有一定价值。

（一）围绝经期女性生理和病理变化

围绝经期最明显的变化是卵巢功能衰退和伴随而来的雌激素下降。卵巢功能低下致 FSH 明显上升，过度刺激卵泡出现绝经前雌二醇一过性升高，至卵泡停止发育时，雌激素急剧下降。这种内分泌的剧烈变化引起月经紊乱、自主神经紊乱症状和代谢障碍等。雌激素下降激活负反馈系统引起丘脑下部-垂体-卵巢轴发生变化，使丘脑下部呈持续亢进状态，也影响丘脑下部中存在的自主神经中枢，可导致自主神经紊乱症状。社会环境及衰老对个人的心理影响也是出现各种紊乱症状的重要原因。雌激素还通过其在生殖器以外的很多组织器官上的受体，在机体生理功能的维持上发挥重要作用。长期雌激素低落状态会出现这些器官和组织的特异性功能降低及异常，如骨吸收亢进、肝脏低密度脂蛋白胆固醇受体减少，脑血流量减少及记忆力低下、皮肤萎缩等，成为骨质疏松症、高脂血症、阿尔茨海默病（Alzheimer's disease，AD）、萎缩性阴道炎等绝经后期及老年期疾病的重要原因。

围绝经期内分泌有如下特征。

1. 雌激素 围绝经期由于卵巢功能衰退，雌激素分泌减少。但在不同的阶段，雌激素水平的变化有差异。绝经过渡期早期雌激素水平呈波动状态，其原因是因 FSH 升高对卵泡过度刺激引起雌二醇分泌过多，导致雌激素水平高于正常卵泡期水平。在整个绝经过渡期雌激素水平不呈逐渐下降趋势，而只是在卵泡停止生长发育时，雌激素水平才下降。绝经后卵巢不再分泌雌激素，妇女体内低水平的雌激素主要是由来自肾上腺皮质及来自卵巢的雄烯二酮经周围组织中芳香化酶转化的雌酮，转化的部位主要在肌肉和脂肪，肝、肾、脑等组织也可促使转化。雌酮在周围组织也与雌二醇互相转化，但与生育期妇女相反，雌酮（E_1）高于雌二醇（E_2），形成 $E_1/E_2 > 1$。

2. 孕激素 绝经过渡期卵巢尚有排卵功能，但因卵泡期延长，黄体功能不全，导致孕酮分泌减少。绝经后无孕酮分泌。

3. 雄激素 绝经后雄激素来源于卵巢间质细胞及肾上腺，总体雄激素水平下降。其中雄烯二酮主要来源于肾上腺，量约为绝经前的一半。卵巢主要产生睾酮，由于升高的 LH 对卵巢间质细胞的刺激增加，使睾酮水平较绝经前增高。

4. 促性腺激素 绝经过渡期 FSH 水平升高，呈波动型，LH 仍可在正常范围，但 FSH/LH 仍 <1。绝经后由于雌激素水平下降，诱导下丘脑分泌促性腺激素释放激素增加，进而刺激垂体释放 FSH 和 LH 增加；同时，由于卵泡产生抑制素减少，使 FSH 和 LH 水平升高，其中 FSH 升高较 LH 更显著，FSH/LH >1，绝经后 2~3 年达最高水平，约持续 10 年，然后下降。

5. 催乳激素 绝经过渡期由于雌激素具有肾上腺能耗竭剂的功能，可抑制下丘脑分泌催乳激素抑制因子（PIF），使催乳激素水平升高。绝经后由于雌激素水平下降，下丘脑分泌 PIF 增加，使催乳激素浓度降低。

6. GnRH 绝经后 GnRH 的分泌增加，与 LH 相平衡。

7. 抑制素 抑制素通过反馈抑制垂体 FSH 和 GnRH 对自身受体的升调节，使抑制素水平与 FSH 水平呈负相关。围绝经期妇女血抑制素浓度下降，较雌二醇下降早且明显，可能成为反映卵巢功能衰退敏感的指标。绝经后卵泡抑制素极低，而 FSH 升高。

（二）围绝经期女性高血压的高危因素

1. 体重增加 肥胖是闭经后血压上升的原因之一。围绝经期女性体脂逐渐增加及呈向心性肥胖。绝经后女性肥胖的发生率均增加。闭经后数年间，全身及腹部的脂肪均明显增加，而肌肉组织则明显减少，内脏脂肪随着闭经其增加尤著。此外，闭经后女性的腹部内脏脂肪量，与胰岛素抵抗性（与血压关系中重要的指标）之间存在独立的正相关关系。脂肪组织中大量肾素-血管紧张素分泌并激活，交感神经兴奋，胰岛素抵抗，多种炎性因子增加并高敏，存在高凝状态，这种综合因素是血压增高的可能原因。绝经后肥胖可能继发于中枢神经系统对于瘦素的抵抗，瘦素作用于中枢可抑制食欲，激活交感神经，增加能量代谢及 NO 生成，影响 NO 依赖和非依赖性的血管舒张及交感神经活性，而瘦素抵抗则带来不可避免的能量代谢和血流动力学改变及血压增高。体质量每增加 1kg 危险因素即增加 5%（$P<0.01$）。体质量增加 4～6kg 患高血压的危险性增加 1.25 倍，体质量增加超过 7kg 患高血压的机会增加 1.65 倍。

2. 糖脂代谢异常　由于雌激素水平的降低导致胰岛素敏感性下降，出现胰岛素抵抗。有研究显示，绝经后妇女高血糖的患病率为 50.3%，推测空腹血糖的异常是绝经后妇女最早出现的代谢异常之一。高脂血症总胆固醇与 LDL-C 在 50 岁前男性高于女性，50 岁后女性明显增高，甚至高于男性。

3. 精神心理因素　心理因素引起血压高的机制可能与自主神经功能、内分泌功能等变化有关。明显的焦虑情绪是原发性高血压发生发展的一个独立的预报因素并可影响降压药物的疗效，而通过心理干预缓解原发性高血压患者的焦虑情绪可有利于控制患者的血压并改善患者的预后。

4. 生活方式不良　绝经后妇女中，吸烟状态和冠心病及冠状动脉造影显示的冠状动脉狭窄明显相关。久坐中年女性中比例很高。久坐经常和抑郁同时发生，是重要的促进冠心病发生的因素。

5. 性激素水平变化　尽管雌激素通过许多环节影响血压，但有研究表明，在大多数情况下，激素替代治疗并不能降低绝经后高血压女性的血压，这提示绝经后女性激素的降低并不能完全解释高血压女性绝经后的血压上升，相对的，绝经后女性雄激素降解减少，也起到一定作用。雄激素通过 RAAS 使血压上升，RAAS 促进氧化应激的发生，使产生血管收缩物质，并减少 NO。近年来有研究发现，绝经前后的血压变化可能与体内女性激素变化带来的绝经前后女性盐敏感性变化有关。年轻的未使用口服避孕药的女性，对盐不敏感，而绝经后女性，盐敏感性明显增加。肾脏血流动力学调节与女性激素明显相关，同时钠的排泄也与女性激素有关。这一机制也可以解释为什么老年女性患者利尿剂效果较好。

（三）围绝经期女性高血压的治疗

迄今为止有关降压治疗的大规模试验都是以男性患者为主体。总体上不管男性还是女性高血压患者，都能从降压治疗中获益，有些研究证实降压治疗对女性高血压患者在预防脑卒中方面获益高于男性，而在预防冠心病方面男性高于女性。比较不同降压药在降压和预防心血管事件方面差异的研究不多，已有的研究证实对于某类的降压药，两性患者间确实存在性别差异。因为男性和女性高血压在发病机制方面确有差异，今后此方面还需要循证医学进一步证实。

1. 非药物治疗　改变生活方式对于女性高血压患者的获益劣于男性。女性患者控制体质量较男性患者困难，但是减盐获得的降压效果高于男性。

2. 药物治疗　目前报道的两性之间降压药物的降压效果差异可能是不同种类的降压药物造成的。例如，临床上使用相同剂量的 β 受体阻滞剂，女性心率与血压下降效果更好。同是 β 受体阻滞剂，也有完全相反的结果。ACEI 可能在女性高血压患者降压效果不如 CCB 和利尿剂，原因可能是因为与男性患者比较，RAAS 活性稍弱。利尿剂可能对女性患者更有效。ACEI 所致的干咳等更易发生在女性。目前认为，女性更年期高血压主要与绝经后体内雌激素水平低下有关，RAAS 参与了高血压的形成，且患者多存在胰岛素抵抗或高胰岛素血症。因此有效的调节体内激素水平，服用 β 受体阻滞剂和缓释维拉帕米可以改善交感神经兴奋性对高血压的影响。ACEI 或 ARB 可以改善低雌激素诱发的 RAAS 激活。ACEI 或 ARB 联合 CCB 的治疗有可能作为绝经期后高血压的主流治疗。β 受体阻滞剂及非二氢吡啶类 CCB 可改善更年期女性交感神经兴奋导致的危害，故在联合用药时可考虑选用。

韩　健　李　力（陆军军医大学大坪医院）

第二十五章 特殊类型高血压的治疗

第一节 单纯收缩期高血压的临床特点与防治

一、概　　述

1999 年世界卫生组织-国际高血压学会将单纯收缩期高血压（ISH）标准修订为收缩压≥140mmHg、舒张压＜90mmHg。多国高血压指南仍然继续沿用该标准。2018 年 ESH/ESC 公布的高血压分类见表 5-25-1。

表 5-25-1　2018 年 ESH/ESC 高血压分类

血压分类	收缩压（mmHg）		舒张压（mmHg）
理想血压	＜120	和	＜80
正常血压	100～129	和（或）	80～84
正常高值血压	130～139	和（或）	85～89
1 级高血压	140～159	和（或）	90～99
2 级高血压	160～179	和（或）	100～109
3 级高血压	≥180	和（或）	≥110
ISH	≥140	和	＜90

二、ISH 流行特点

美国流行病学数据显示，年龄≥18 岁成年人 ISH 患病率为 9.4%，其中非西班牙裔老年黑色人种 ISH 患病率最高，达到 40.8%。《中国居民营养与健康状况调查》显示，年龄≥18 岁成年人 ISH 标化患病率为 6.0%，尽管中国整体人群 ISH 患病率低于美国，但我国人口已达 14 亿，且人口老龄化速度进一步加快，因此我国目前和未来 ISH 患者数量庞大，这给我国高血压防治工作带来了严峻挑战。

受纳入人群特点（年龄、性别、种族）等影响，各国间 ISH 患病率存在差异，但其流行病学特征却存在许多相似，现分述如下。

（一）ISH 常见于老年人群

ISH 占老年高血压的 50%～70%。人类随着年龄增长，动脉管壁僵硬度增加导致血管弹性减退。自 30 岁之后，收缩压呈现持续升高趋势，而舒张压则在 60 岁之后开始下降，因此 ISH 是老年高血压最常见的亚型。年龄≥65 岁老年人，未来 20～25 年将有 90% 以上患 ISH。

（二）ISH 患病率随年龄增长而增加

各国调查资料均显示，随年龄增长 ISH 患病率增加，尤其年龄在 40 岁以后则更为明显。2000～2001 年，黄建凤等首次在全国范围内对 ISH 患病率进行了抽样调查。在全国 35～74 岁人群中应用四阶段抽样方法抽取样本 15 540 例，结果显示年龄≥35 岁之后，每增长 10 岁 ISH、收缩期/舒张期高血压（SDH）患病率均增长 1 倍。至年龄≥65 岁，ISH 患病率仍呈现快速上升（55～64 岁 ISH 患病率 12.7% vs. 65～74 岁 ISH 患病率 22.1%），而 SDH 患病率开始下降（55～64 岁 SDH 患病率 11.9% vs. 65～74 岁 ISH 患病率 9.7%）。

（三）不同种族间 ISH 患病率存在差异

国外数据显示，非西班牙裔老年黑色人种 ISH 患病率最高（40.8%）。我国也是多民族国家，如乌鲁木齐市为多民族混居的代表性的城市。2010～2012 年一项研究对乌鲁木齐市≥60 岁不同种族人群进行了 ISH 患病率调查，结果显示整体调查人群中 ISH 患病率为25.5%，与 2002 年《中国居民营养与健康状况调查》结果相似（25.1%）。按民族比较，汉族 ISH 患病率最高为 27.6%，维吾尔族次之为 25.0%，哈萨克族最低为 20.1%，3 个民族间差异存在统计学意义（x^2=11.01，$P<0.01$）。

（四）性别间 ISH 患病率存在差异

国内外数据均显示，年龄≤40～50 岁人群中，男性 ISH 患病明显高于女性，而≥50 岁之后，女性则高于男性。针对此现象，国内外研究一致认为与绝经后性激素水平及其代谢异常有关。生育、绝经年龄越低，未来患 ISH 的可能性越大。患妊娠期高血压综合征的女性，未来患 ISH 的风险越大[OR=2.60，95%CI 为 1/（11～6.08）]。

（五）ISH 患病率在地域间存在差异

流行病学资料显示，我国 ISH 患病率以华东区最高（6.67%），华北与中南地区次之（5.24% vs. 5.39%，$P>0.05$），西北地区最低（3.71%）。≤60 岁人群，农村人群中 ISH 患病率高于城市，而>60 岁的人群，则城市高于农村。

（六）ISH 患病率未见明显增加

国外数据均显示，整体人群中未治疗的 ISH 患病率未见明显增加。美国一项研究 1999～2010 年全国健康和营养调查（NHANES）对年龄≥18 岁人群数据进行分析，1999～2004 年与 2005～2010 年未治疗 ISH 患病率比较，ISH 患病率由 10.3%降至 8.5%（P=0.00248），而且在不同种族、年龄和性别人群未治疗 ISH 患病率均呈下降趋势。目前国内尚无类似数据，但 10 年间国内文献报道的老年人群 ISH 患病率比较相似，未见明显升高。

三、ISH 发病机制

ISH 常见于老年人，称为老年收缩期高血压（ISH of the elderly，ISHE）。ISHE 又分为两种，一种为新发 ISH，占大多数；另一种是由收缩期/舒张期高血压转变来的 ISH。目前 ISHE 发病机制比较清楚，主要是与年龄相关的血管功能、结构、神经内分泌改变和自主神经功能紊乱有关。

（一）ISHE 主要发病机制

1. 动脉硬化是 ISHE 的主要发病机制 随着年龄增加，动脉开始发生硬化。动脉硬化发生后，当心室收缩血液进入主动脉时，主动脉不能有效扩张，血压对管壁的缓冲降低，导致收缩压升高。同时由于管腔扩大，导致血流速度减慢，主动脉收缩期接纳心室射血动能扩张到舒张期释放的势能下降，舒张压下降，导致 ISH。另外，动脉硬发生化后，大动脉弹性降低，脉搏波速度增快，反射波抵达大动脉的时相从舒张期提前到收缩期，出现收缩期延迟压力波峰，从而导致 ISH。由 SDH 转变而来的 ISH，被认为是由于老年人大动脉硬化叠加在先前的高外周阻力的高血压小动脉基础上，"烧掉"（burned out）高舒张压而形成的。

导致动脉硬化常见原因如下所示。①随着年龄增长，血管壁弹力蛋白减少、钙含量增加、胶原物质沉积等因素导致大动脉管壁硬化，管腔增大，管壁增厚。②许多研究证实动脉硬化与一些酶类相关。MMPs 是能够降解细胞外基质、结构相似的蛋白酶的总称。所有 MMPs 活性均受酶原激活的调节。活化的 MMPs 几乎可降解除多糖以外的全部细胞外基质，从而使动脉内膜和基质增厚。同时 MMPs 表达增加，促进动脉硬化。有研究发现 ISHE 患者血清中，MMP-9、MMP-2 及血清弹性蛋白酶（SEA）升高，说明他们参与了动脉硬化和 ISH 的发生发展过程，其中 MMP-9 发挥的作用更为明显。③炎症因子超敏 C 反应蛋白、组织转谷氨酰胺酶 2（TG2）的 S-亚硝基化减少和三酰甘油活性的升高，均促进血管动脉硬化。④血浆 Hcy 促进血管硬化。有研究表明，Hcy 升高可损害血管内皮功能、促进弹力纤维的分解和胶原纤维的合成、促进血管平滑肌细胞增殖等作用导致动脉僵硬，《中国高血压防治指南（2010 年）》将血浆 Hcy≥10μmol/L 作为危险因素。⑤动脉内皮功能障碍。Wallace 等研究证实，血管内皮功能障碍破坏了自身调节系统平衡，使内皮素合成增多、NO 合成和释放减少，影响内皮素/NO 的平衡状态，导致血管张力调节紊乱，内皮依赖性舒张功能下降、收缩功能增强，血管壁结构改变，导致动脉僵硬。

2. 压力感受器调节异常是 ISHE 另一重要的发病机制之一 压力感受器反射主要调节收缩压水平。随年龄增长，位于颈动脉窦和主动脉弓的压力感受器敏感性降低，对于高收缩压缓冲能力下降。

3. RAAS RAAS 是调节血压和钠/水内环境稳定的一个重要途径。其中 Ang II 及醛固酮是主要效应激素，可调控血压、肾功能等多种生理反应。RAAS 过度激活可导致血管壁增厚、僵硬度增加。随年龄增长，RAAS 活性下降，因此 RAAS 出现了过度激活。而且，老年人 RAAS 释放易受其他因素影响，如食物中盐摄入量多，RAAS 释放则明显升高。

4. 遗传因素 City Heart 基因研究发现，具有某些 AGT 基因型的患者血浆中 AGT 浓度明显升高，其血压也升高，具有某些 AGT 基因型的女性患者更易患 ISH。中国一项研究也显示，汉族人群 ISH 患病与弹性蛋白（ELN）的基因明显相关。

（二）青年 ISH 发病机制

青年 ISH（ISHY）并不常见，患病率为 2.0%～2.7%。ISHY 发病机制尚不清楚。有研究认为 ISHY 患者主要由于交感神经兴奋，心率快，心输出量增加导致收缩压升高，舒张压不变甚至降低。另外也有研究发现，与 ISHE 比较，ISHY 大动脉弹性好，血管管径无明显扩大，脉搏波传导速度更慢，而外周血管阻抗增加。由于左心室收缩产生的压力波通过主动脉传向动脉树的分支，碰到高阻力的细动脉时，部分被反射回升主动脉。在动脉系统任何部位记录到的压力波系左心室射血产生的前行压力波和外周动脉反射波的叠加。反射波叠加效应的时相由波速及反射距离决定。外周动脉离反射点近，中心动脉离外周反射点远，反射波叠加移向中心动脉前向波的舒张期，收缩压叠加变弱。这样，从中心主动脉到外周动脉收缩压和脉压逐渐增高，即脉压放大现象。因此可以解释 ISHY 的两种表现，一种为中心动脉压低、外周收缩压升高；另一种则为中心动脉压和外周收缩压均升高。

四、ISH 对临床事件的评估价值

（一）ISHY 对临床事件的评估价值

ISHY 对心脑血管的危害一直存在争议。一些研究发现 ISHY 患者中心动脉压的高低影响心血管事件风险，中心动脉压升高预示心血管不良事件的发生率升高。中心动脉压正常者与正常血压人群的心血管事件风险差异无统计学意义。一项前瞻性研究也表明，ISHY 患者 24h 平均动脉压＞97mmHg 时，患心脑血管病风险是正常平均动脉压水平患者的 1.7 倍（95% CI：1.16～2.49）。

（二）ISHE 对临床事件的评估价值

在过去相当一段时间里，很多人认为收缩压升高是人类老龄化的一种生理改变。迄今已有大量研究表明，ISHE 是心血管事件、死亡、脑卒中及肾损害的独立危险因素。一项多中心研究观察了 3495 例未经治疗高血压患者及正常血压人群（包括 ISH、SDH），平均年龄 73 岁，随访 13 年。结果显示，ISH、SDH 及正常血压人群心力衰竭的发生率分别为 25%、22%和 11%，校正多种影响因素后 ISH、SDH 发生心力衰竭的风险是正常血压人群的 1.86倍（95% CI 为 1.51～2.30）、1.73 倍（95% CI 为 1.23～2.42）。ISH、SDH 及正常血压人群心血管死亡分别是 22%、24%和 9%，校正多种影响因素后 ISH、SDH 发生心血管死亡的风险是正常血压人群的 1.88 倍（95% CI 为 1.49～2.37）、2.3 倍（95% CI 为 1.64～3.24）。国内吴寿岭等采用前瞻性队列研究方法，以参加 2006～2007 年健康查体的开滦集团在职及离退休职工 101 510 人中年龄≥60 岁、符合《中国高血压防治指南（2010 年）》ISH 诊断标准者 5321 例为 ISH 组，正常血压 2226 例人群作为观察队列，平均随访 49.5 个月。结果显示在老年人群中，ISH 组总心脑血管事件、急性心肌梗死、脑梗死、脑出血和心脑血管病死亡的累积发生率均明显高于正常血压组（5.84% vs. 3.23%、1.32% vs. 0.49%、2.89% vs. 1.66%、0.66% vs. 0.27%和 1.50% vs. 1.21%，$P<0.05$），校正多种因素后 ISH 组发生心脑血管事件、急性心肌梗死和脑梗死的风险分别是正常血压组的 1.69 倍（95% CI 为 1.21～2.35）、2.30 倍（95% CI 为 1.02～5.23）和 1.64 倍（95% CI 为 1.03～2.61）。

五、ISHE 的临床特点

（一）脉压增大

脉压反映了血液循环的波动性，是衡量大动脉硬度的可靠指标。脉压升高是 ISHE 的显著特征，年龄≥60 岁，脉压和收缩压已经取代舒张压，成为预测心脑血管事件的独立预测因素。

（二）血压波动大

随着年龄增长，压力感受器敏感性降低，而动脉壁僵硬度增加，血管顺应性下降。因此，ISHE 患者血压更易受情绪、季节、体位的影响而出现明显波动。由于 ISHE 常合并心脑血管并发症，因此血压波动可显著增加心脑血管事件的发生。

（三）容易发生直立性低血压

ISHE 患者当体位发生改变，如蹲位、卧位快速坐起或直立时常发生血压下降，临床表现为头晕，甚至晕厥。当患者平卧位变成直立位的 3min 内，收缩压降低 ≥20mmHg，舒张压降低 >10mmHg，即可诊断为直立性低血压。其主要原因与压力感受器功能减退有关。另外也可能与入量不足、长期卧床或与应用某些降压药物有关。因此，ISHE 的患者不但需要测量坐位、卧位血压，也需要测量直立位血压。

（四）并发症多且严重

国内一项研究表明，平均病程 10.2 年的 ISH 患者，冠心病、心力衰竭、脑卒中、慢性肾病的患病率明显高于非 ISH 患者（25.1% vs. 12.9%，3.3% vs. 1.2%，10.4% vs. 3.8%，3.9% vs. 2.9%，$P<0.001$），而且年龄越大，ISH 患者发生冠心病、心力衰竭、脑卒中的风险也越高。有研究显示 ISHE 总死亡风险明显增加，是正常血压者的 1.4 倍，收缩压是总死亡和脑血管病死亡的独立预测因子。

（五）白大衣高血压多见

白大衣高血压是指患者仅在诊室测得血压升高，而诊室外血压正常的现象。ISHE 患者中约有 42% 人动态血压监测是正常的。老年人血管顺应性下降、紧张等应激因素引起收缩压反应性升高，并且血压波动增大也使压力感受器的敏感性下降，从而更易出现白大衣高血压现象。

（六）假性高血压多见

假性高血压（pseudohypertension，PHT）是指常规袖带测压法所测得的血压高于有创测得的血压，收缩压和（或）舒张压相差 10mmHg，即可诊断。老年人群中 PHT 检查率达到 50%。如果发现老年人血压高于正常，但无靶器官受累时，外周血管触诊缺乏弹性，应高度怀疑 PHT。

（七）治疗难度大

第一难：达标难。近期，林蓉金等利用"中国高血压控制现状调查 Ⅱ 研究"数据库中研究对象基线资料进行 ISH 和非 ISH 患者特征分析。调查结果显示在采用单药（包括 CCB、β 受体阻滞剂、ACEI、利尿剂、ARB 及其他）治疗的高血压，ISH 单药起始剂量达标率仅有 15.4%，而且单药控制不良 ISH 与年龄相关，患者多集中在 50～80 岁人群。单药加量后仍有 >10% 的 ISH 患者血压未能达标。一项"真实世界"大型网络数据回顾性分析纳入 ISH 患者 15 846 例，给予氯沙坦+氢氯噻嗪治疗 6 个月，治疗结束后，收缩压控制在 <140mmHg 者约占 60%。

第二难："两全"难。目前没有任何一种降压药物仅降低收缩压而不降低舒张压。因此在 ISHE 患者的降压过程中必须兼顾舒张压，要想做到收缩压降低而舒张压保留，会给治疗带来很大困难。Somse 等对 ISHE 的资料进行分析，发现舒张压与心脑血管事件存在 J 形曲线效应关系，而且还呈量效关系，即舒张压降至 70mmHg 时心血管事件已明显增加，降至 60mmHg 时增加更明显。越来越多的循证医学证据表明，对于合并冠心病的患者，在降压治疗中，舒张压确实存在 J 形曲线现象，不同的人群有不同的 J 点。因此，舒张压明显降低（低于各年龄段 J 点）时往往使冠心病患者不能耐受，导致心肌梗死发生率及死亡率增加。舒张压与脑卒中也存在 J 形曲线关系。国外研究发现在接受治疗的老年高血压患者中，与舒张压较高者相比，舒张压较低者脑卒中发生率增加（$P<0.05$）。

第三难，面面俱到难。由于老年人常为多病共存的个体，如糖尿病、高脂血症、前列腺增生及肾脏疾病等，而且 ISHE 患者常并发其他心脑血管疾病及肾脏疾病，这些疾病相互影响，使 ISHE 治疗变得更为复杂。

六、ISH 诊断中注意要点

（一）首次诊断 ISH 应慎重

首次诊断 ISH，第一，一定要先区分真假。首先排除因测量方法导致的 PHT。对高度怀疑 PHT 的老年患者、ISHY 患者推荐通过无创方法测量外周动脉压推算得到中心动脉压。该方法通过与有创测量比较，已经证明了这种数学转换函数的可靠性和准确性，甚至在频繁期前收缩或者心房颤动患者中也是如此。第二，可疑 ISH 的患者，应先除外白大衣高血压，采用动态血压监测方法可明确诊断。

（二）除外继发疾病导致 ISH

任何年龄新发 ISH，应除外其他继发性疾病导致，如 1 型糖尿病、骨质疏松导致的血管钙化、进展性慢性肾动脉硬化、外周血管疾病、甲状腺功能亢进、主动脉瓣关闭不全、动静脉瘘、主动脉缩窄修补术后等。

七、ISH 的治疗

（一）治疗目标

一项纳入了 8 项随机试验的临床荟萃结果显示，ISH 患者经过降压治疗能够减少全因死亡（13%）、心血管死亡（18%）、心血管事件（26%）、脑卒中（30%）和冠心病（23%）。年龄≥70 岁、合并心脑血管疾病、脉压增大的男性患者获益更为明显。对于 ISHY 患者，目前仍缺乏证据证明 ISHY 患者（<30 岁）的心血管病死亡及靶器官损害的风险高于正常血压人群，因此对于 ISHY 患者是否进行抗高血压药物治疗存在争议。中心动脉压可能有望成为 ISHY 患者是否进行药物治疗及评估预后的一项重要指标。由于目前缺乏对 ISHY 干预有利的证据，因此 2013 年《欧洲高血压指南》建议，通过改变生活方式降低血压，而无须使用降压药物。但 ISHY 患者需每年或每 2 年复查一次。

最近 SPRINT 研究公布的结果，使收缩压靶目标值究竟定到什么水平再度引起热议。SPRINT 共纳入了 9361 例高血压人群，平均年龄 68 岁，平均基线血压 140/78mmHg。将入选患者随机分为强化治疗组合普通治疗组。强化治疗组收缩压目标值<120mmHg，普通治疗组收缩压目标值<140mmHg。试验结果显示，在强化治疗组收缩压控制在 122mmHg，普通治疗组收缩压控制在 135mmHg。与普通治疗组比较，强化治疗组复合终点事件下降

25%（*P*＜0.001）、全因死亡下降 27%（*P*=0.003）。但该研究结论引起质疑的问题较多，如血压测量人员并非医务人员，而且并未考虑舒张压水平等。已有许多循证医学证据表明老年人舒张压和心血管病风险之间的关系呈 J 形，在任何给定的收缩压水平，心血管病风险随着舒张压的下降而增加。2014 年《老年高血压特点与临床诊治流程专家建议》综合考虑了 ISHE 特点，降低收缩压的同时也应兼顾了舒张压，推荐了 ISHE 的诊治流程，见图 5-25-1。也有研究者认为治疗 ISH，依据平均动脉压（MAP）估算 ISH 个体降压目标值更为合理。因为平均动脉压是维持脑、肾血流与肾小球滤过率的决定因素。收缩压和舒张压通过平均动脉压相互关联，又通过平均动脉压与脑、肾的血流自动调节功能相互关联。

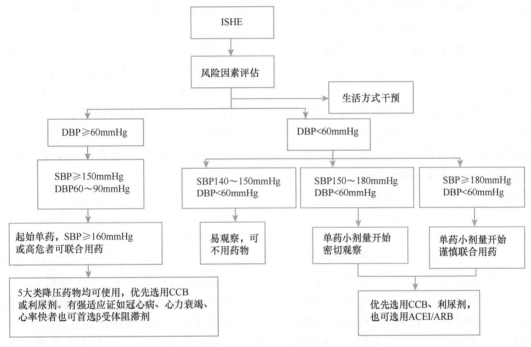

图 5-25-1　ISHE 诊治流程

注：ISHE. 老年收缩期高血压；SBP. 收缩压；DBP. 舒张压；CCB. 钙通道阻滞剂；ACEI/ARB：血管紧张素转换酶抑制剂/血管紧张素受体拮抗剂

（二）治疗策略

1. 生活方式改变　各指南均指出生活方式改变，包括控制体质量、戒烟、限酒、适当运动、减少钠盐摄入、增加钾盐摄入、减轻精神压力、保持心理平衡，可以降低血压。但对于 ISHE 患者而言，运动、减重等因受体力限制而多难以实现。因此往往从饮食上着手可能对 ISHE 更为可行、有效。方法之一，建议老年人的饮食中多增加些薯类、奶类及含钾、叶酸、维生素 B_{12} 丰富的食物。近期国内一项研究对≥60 岁人群进行了多阶段分层整体随机抽样，调查对象包括了中国 31 个省、自治区、直辖市的 150 个县的 14 791 人，调查结果发现饮食中摄入较多的薯类（≥43.34g/d）、奶类（＞0g/d）、较多含钾食物（≥1747.69mg/d）、叶酸（≥99.89μg/d）、维生素 B_{12}（≥1.48μg/d）与 ISH 呈负相关。方法之二，食用新型钠盐（含 65%氯化钠、30%氯化钾、5%钙盐和 12mg/kg 的叶酸），并且每日钠盐摄入量低于 55.0mmol/d。国外一项随机、双盲的临床研究，纳入 126 例高血压人群。

其中 52 例为 ISH,74 例为非 ISH。将入选患者随机分为正常饮食组和摄入盐量<55.0mmol/d（低盐）组，随访观察 6 个月。结果发现与正常饮食的 ISH 组比较，低盐组的 ISH 组患者收缩压水平较试验前下降了 10.18mmHg（$P=0.006$），而非 ISH 组患者尽管也经过限盐，但收缩压水平仅下降 5.10mmHg,与未限盐非 ISH 比较下降幅度未达到统计学意义（$P=0.158$）。该研究结果说明，ISH 患者进行限盐治疗更为有效。

2. ISH 单药治疗　目前共有 5 大类抗高血压药物，包括噻嗪类利尿剂、CCB、ACEI/ARB、β 受体阻滞剂和 α 受体阻滞剂。ISHE 患者中，体力和健康状况也大不相同，往往合并多种心脑血管疾病及其他疾病。因此用药时应针对个体病情予以评估，根据评估结果在 5 类抗高血压药物中选择 1 种或 2 种平稳降压、有效、安全、不良反应少、服药简单、依从性好的药物作为初始或长期维持用药。

（1）噻嗪类利尿剂：噻嗪类利尿剂通过两种机制发挥利尿降压作用。①作用于远曲小管，阻断 Na^+-Cl^-共同转运体，减少 Na^+、Cl^-重吸收，促进水排出；②抑制磷酸二酯酶活性，减少肾小管对脂肪酸的摄取和线粒体耗氧，从而抑制肾小管对 Na^+、Cl^-的主动重吸收。另外，噻嗪类利尿剂能通过减少 Na^+ 在血管平滑肌红的含量，导致细胞内 Ca^{2+}下降，从而减弱血管平滑肌对加压物质的反应，使外周血管阻力降低，血管扩张而发挥降压作用。小剂量噻嗪类利尿剂对 ISHE 不仅有较好的降低收缩压的效果，而且并未使舒张压明显下降，从而明显降低脉压，保证靶器官的保护作用。SHEP 是一项大规模、多中心、随机双盲（氯噻酮 vs. 安慰剂）对照研究。入选了 4736 名年龄≥60 岁的 ISHE 患者，平均随访 4.5 年，结果显示氯噻酮可显著降低 ISHE 患者脑卒中、非致死性心力衰竭和心肌梗死的发生率。而且，噻嗪类利尿剂在老年人群中同样适用。HYVET 研究结果显示在老年人群中，吲达帕胺与安慰剂比较，吲达帕胺能够使脑卒中风险降低 30%、心血管死亡风险降低 23% 及全因死亡风险降低 21%。因此，各国指南均推荐噻嗪类利尿作为 ISHE 的首选治疗药物。

噻嗪类利尿剂缺点在于可激活 RAAS,可出现低钾血症。但如果定期监测血钾，定期适当补充钾或与其他保钾药物联合使用可减少低钾血症发生。如患者出现反复顽固性低钾血症，建议停用。另外噻嗪类利尿剂可引起高尿酸血症，诱发痛风，所以伴有痛风的 ISHE 患者慎用。

（2）CCB：血管平滑肌收缩、舒张受细胞内 Ca^{2+}调控。CCB 能够选择性与血管平滑肌细胞处于失活状态的 Ca^{2+}通道蛋白结合，阻碍其恢复，抑制 Ca^{2+}从细胞外进入细胞内，使血管平滑肌处于舒张状态，导致血压下降。Sys-Eur、Sys-China 是 CCB 用于老年高血压人群里程碑式的研究。其主要的贡献在于证明 CCB 用于老年高血压人群安全有效，能减少脑卒中、心血管事件及全因死亡。另外，其重要的贡献在于证明 CCB 在亚洲人群中同样安全有效。

CCB 对糖脂代谢、RAAS 无影响，且降压作用不受高盐饮食影响。因此目前无论 ISH 还是非 ISH 患者，CCB 都作为医生处方的首选药物，其使用率占整体抗高血压药物的 50% 以上。CCB 主要的不良反应有踝部水肿、反射性心动过速、牙龈增生等，常于停药后消失。ISHE 患者如存在严重的房室传导阻滞、严重的心力衰竭则不建议选择 CCB 来控制血压。

（3）ACEI/ARB：ACEI、ARB 均为阻断 RAAS 的药物，ACEI 通过竞争性阻断 Ang I 转换为 Ang II，从而降低循环或组织中的 Ang II 水平，发挥降压作用。ARB 是通过阻断 Ang II 与 AT_1R 受体结合，完全阻断 Ang II 直接收缩血管的作用，减低外周血管阻力，发挥降压作用。适用于 ISHE 合并心力衰竭、心肌梗死、CKD 或蛋白尿的老年患者。在糖尿病人群中并不特殊推荐 ACEI/ARB 为首选。最近公布了一项荟萃分析也显示，与其他抗高血压比较，ACEI/ARB 在糖尿病人群中使用并无优势。

ACEI 主要不良反应有咳嗽，如咳嗽明显可选 ARB 替代。另外 ACEI/ARB 均可导致血钾、肌酐水平升高，因此 ISHE 使用 ACEI/ARB 初期应监测。另外，双侧肾动脉狭窄的高血压患者禁用 ACEI/ARB。

（4）β 受体阻滞剂：在治疗高血压领域一直具有争议，各指南也并未推荐其用于 ISH。一些学者甚至提出 ISH 患者应避免使用该类药物，主要基于以下几点原因：①其减慢心率的作用可代偿性增加每搏量，造成中心动脉压升高、脉压增大，而表现为假性外周血压正常；②荟萃分析显示其降压力度及对脑卒中的预防作用较其他降压药物弱；③其在糖脂代谢、睡眠紊乱、抑郁、慢性阻塞性肺病等方面存在不利影响，而老年患者常合并这些问题；④禁忌证相对其他类降压药物多。但如 ISH 患者合并冠心病时，仍可选用 β 受体阻滞剂作为冠心病的一级预防。

（5）α 受体阻滞剂：因可导致直立性低血压，故一般不作为 ISHE 的一线用药。有症状的前列腺增生的老年男性患者可选用。治疗时应从小剂量开始，建议睡前服用，根据患者对治疗的反应逐渐增加剂量。

3. ISH 的联合药物治疗 单药治疗 ISHE 往往很难达标，常常需要 2 种或 2 种以上的联合用药。因此 2013 年《ESH/ESC 指南》均推荐初始治疗采用联合用药，不仅能够产生立竿见影的降压效果，还能避免患者治疗依从性的降低（因初始单药治疗失败而换用其他多种治疗方法会降低患者治疗依从性）。在联合治疗方案，利尿剂+CCB 为治疗 ISHE 首选方案，其次为 CCB+ACEI/ARB、利尿剂+ACEI/ARB。

（1）利尿剂＋CCB：尽管利尿剂+CCB 联合应用为治疗 ISHE 的首选方案，但临床上此联合方案使用者并不常见。一项荟萃分析将利尿剂+CCB 联合方案与其他联合方案进行了分析，结果显示，与其他联合方案比较，利尿剂+CCB 联合能够降低 17%（95% CI：0.73～0.95）心肌梗死、23%（95%CI：0.64～0.92）脑卒中、11%（95% CI：0.75～1.06）全因死亡。该联合方案也被证实了安全，且耐受性良好。

（2）CCB+ACEI/ARB：该联合治疗方案被多个高血压指南推荐为高血压治疗的首选方案。ACCOMPLISH 研究比较了该联合治疗方案治疗 ISH 的研究，结果显示该联合治疗 ISH 患者，达标率达到 80%，是所有国际多中心临床试验血压达标率最高的研究。而且实现了对心脑、肾脏靶器官的保护作用。本联合方案尤适宜于高血压肾病、高血压冠心病、高血压伴动脉硬化的首选。

（3）利尿剂+ACEI/ARB：一方面，在应用 ACEI/ARB 的基础上加用小剂量噻嗪类利尿剂，降压效果可以达到甚至超过原有 ACEI/ARB 剂量翻倍的降压幅度；另一方面，利尿剂的不良反应是激活肾素-血管紧张素醛固酮系统，但与 ACEI/ARB 合用则可抵消此不利因素，同时 ACEI/ARB 还可使患者血钾水平略微上升，从而能够避免因噻嗪类利尿剂长期使用所致的低血钾等不良反应。一项回顾性分析纳入 ISH 患者 15 846 例，给予氯沙坦＋氢氯噻嗪治疗 6 个月，治疗前、治疗 1 个月和治疗 6 个月收缩压/舒张压分别为 156/78mmHg、140/72mmHg、134/72mmHg。治疗结束后收缩压控制在＜150mmHg 的患者约占 90%、收缩压控制在＜140mmHg 的患者占 60%，而且直立性低血压的发生率低。

利尿剂+ACEI/ARB 不良反应低于其他联合方案。肖玉光等纳入 ISH 患者 118 例，分别给予缬沙坦+氢氯噻嗪/非洛地平+氢氯噻嗪进行治疗，为期 12 周。结果发现两种治疗方法均能有效降低老年 ISH 患者的收缩压，并且在降压的同时有效地维持了重要器官的血流灌注量，缬沙坦+氢氯噻嗪组的不良反应发生率为 5.1%，非洛地平+氢氯噻嗪为 16.9%，两组比较差异达到了统计学意义（$P<0.05$）。

4. 其他药物

（1）硝酸酯类药物：在体内巯基的作用下可形成外源性 NO。NO 直接作用于外周的肌性动脉及静脉，这种作用不依赖于内皮，直接作用于血管平滑肌环鸟苷酸，通过激活鸟苷酸环化酶而产生血管舒张作用，减轻周围血管脉波反射，主要产生降收缩压和脉压的作用，而对舒张压影响较小。

（2）他汀类药物：近年来发现他汀类药物除调脂外，对血压也有改善作用。国外研究发现，使用阿托伐他汀 3 个月后，在改善血脂的同时，患者的平均动脉压下降 4mmHg，脉压亦有明显缩小。Borghi 等报道他汀类药物能增加 ACEI 和 CCB 的降压作用。张维忠等研究表明氟伐他汀通过改善小动脉弹性和外周压力波反射，达到缩小脉压的作用。

（3）叶酸：Hcy 是一种含硫氨基酸，由于酶基因缺陷和（或）代谢所需维生素 B 不足导致聚集，形成高同型半胱氨酸血症。同型半胱氨酸升高与动脉粥样硬化和高血压关系密切。我国成年高血压伴有高同型半胱氨酸血症约 75.5%，其中老年患者占 49.1%。国内一项病例进行对照研究，比较了年龄≥60 岁 ISH 患者与无高血压老年人群同型半胱氨酸水平，结果发现 ISH 患者同型半胱氨酸水平明显高于对照组（13.35μmol/L vs. 11.75μmol/L，$P<0.01$）。也有研究显示，老年 ISH 患者同型半胱氨酸水平只与收缩压呈正相关，而与舒张压无相关性。《中国高血压防治指南（2010 年）》建议血浆同型半胱氨酸≥10μmol/L，应补充叶酸治疗。

（4）RDN：近年来，RDN 为难治性高血压患者的治疗带来了新希望。其基本原理是通过插入肾动脉的射频导管释放能量，透过肾动脉的内、中膜选择性毁坏外膜的肾交感神经纤维，从而降低肾交感神经活性，阻断交感神经过度兴奋在高血压维持尤其是难治性高血压中的作用。Symplicity HIN-3 研究结果未达到预期的主要临床终点（难治性高血压患者术后 6 个月诊室 SBP 较基线的变化）令人震惊。近期一项研究对 RDN 治疗 ISH、IDH 患者降压疗效再次进行了分析，结果显示与假手术组比较，RDN 在 ISH、IDH 患者中均未显示更好的疗效。RDN 治疗后，与 ISH 组比较，IDH 患者收缩压下降水平更为明显（7.8mmHg，$P<0.001$）。因此，根据目前文献结果，ISH 患者行 RND 治疗时候应更慎重。

吴寿岭　邢爱军（开滦总医院）

第二节　非杓型高血压的临床特点和治疗

长期以来，诊室血压一直作为高血压的诊断与疗效监测的主要依据。诊室血压测定虽然简便易行，但人体血压随着机体内稳态与外界环境的变化持续波动，因此其难以准确反映人体血压的全貌。动态血压监测技术与家庭自测血压的广泛应用，为探讨血压昼夜波动特征提供了可能。与此同时，非杓型高血压这种特殊现象亦逐渐引起了更多关注。24h 动态血压监测可评估血压的昼夜变化节律，且大量临床研究发现血压昼夜节律与心血管事件的发生有一定的关联，非杓型高血压与心血管疾病的风险增加有关。与杓型高血压患者相比，非杓型高血压患者的心血管靶器官损害更显著；而通过给了特定降压药、采用时间治疗学，控制相关危险因素，可有效地改善非杓型状态，从而降低心血管风险及死亡率。2018年颁布的《欧洲高血压防治指南》及《中国高血压防治指南》均推荐应用动态血压监测评估夜间血压及杓型状态，评估心血管病发病率和死亡率风险及降压药对夜间血压的作用效果。在本节中，我们将围绕非杓型高血压的概念、诊断标准、流行病学特点、发病机制与相关危险因素、靶器官损害及相关治疗展开叙述。

一、非杓型高血压的概念及诊断标准

人体血压的昼夜节律性是血压的重要参数之一。生理状况下，人体血压呈现出以 24h 为周期的昼夜节律：在夜间睡眠时血压下降，2：00～3：00 血压降至最低，清晨起床后血压明显升高，8：00～10：00 出现一个血压高峰；此后下降，在 16：00～18：00 血压再次升高，以后缓慢下降。通常夜间睡眠状态下的血压比日间血压降低，呈现长柄"杓型"。24h、日间与夜间血压的平均值反映不同时段血压的总体水平，是目前采用 24h 动态血压检测诊断高血压的主要依据，其诊断标准包括：24h 血压≥130/80mmHg，日间血压≥135/85mmHg，夜间血压≥120/70mmHg。夜间血压下降率=（日间平均血压–夜间平均血压）/日间平均血压×100%，常用于评估血压昼夜节律的状况。根据夜间血压相对于日间血压水平降低的幅度，可将其昼夜节律分为如下 4 种类型（图 5-25-2）。①杓型：夜间血压较日间降低 10%～20%。②非杓型：夜间血压下降不足 10%。③超杓型：夜间血压降低超过 20%（夜间血压均值与日间血压均值的比值≤0.8）。④反杓型：夜间血压高于日间血压（夜间血压均值与日间血压均值的比值＞1）。健康人的血压昼夜节律多表现为杓型分布，但在某些病例生理状况下其昼夜节律特征可以发生改变。

已有越来越多的证据表明，与杓型高血压相比，非杓型高血压是靶器官损害、心血管事件、脑卒中及死亡的独立预测因素（图 5-25-3）。正确区分杓型高血压和非杓型高血压，对高血压的治疗及预后具有重要的指导意义。但非杓型高血压的诊断标准存在一定的争议，在不同研究中的描述并不完全一致，主要体现在以下几个方面。

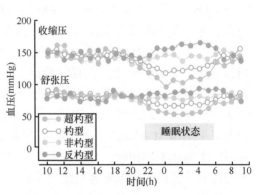

图 5-25-2　高血压患者血压的 4 种昼夜节律

（1）夜间血压下降率的切点值。有学者对高血压患者接受降压药物治疗的效果进行评估，结果发现夜间血压下降率切点值＜5%与切点值＜10%相比，能更好地预测心血管事件的发生。与夜间血压下降率为 5%～9.9%的患者相比，夜间血压下降率＜5%导致更多的心血管事件。同时，还发现夜间血压下降率 5%～9.9%与杓型节律患者的心血管事件发生率相似。然而，需要在不同的人群开展更多的临床研究来证实这一发现。

（2）动态血压参数的选择差异。非杓型高血压的分类取决于所选用的血压参数，如收缩压、舒张压、平均动脉压、收缩压联合舒张压，以上动态血压参数均与靶器官损害相关。对未经治疗的高血压患者的研究表明，与舒张压非杓型、收缩压联合舒张压非杓型相比，收缩压非杓型与高血压患者的左心室质量、动脉僵硬度和尿白蛋白水平的相关性更显著，该研究提示非杓型高血压患者的收缩压对靶器官损害有更好的预测作用。

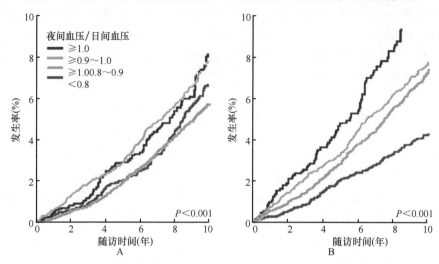

图 5-25-3　不同昼夜节律的高血压患者的心血管事件及全因死亡风险

A. 总死亡率；B. 心血管事件

（3）非杓型节律的重复性。多数学者认为，白天清醒状态下血压受各种环境因素的影响，而夜间血压相对稳定。除了夜间血压之外，门诊血压、家庭自测血压及动态血压均受季节变化的影响，夜间血压可能是所有血压测量值中具有重复性的生理性"真实"表型。有趣的是，35%～40%的杓型患者在治疗或不治疗的情况下能变成非杓型，反之亦然。同样，约60%的调查对象在首次ABPM记录时是杓型，但只有42%的调查对象可显示重复性。而在高血压合并糖尿病患者的ABPM研究中，非杓型节律显示出良好的可重复性。这些结果表明，除了ABPM操作技术之外，其他因素也影响非杓型节律的重复性。昼夜时段的划分可能是影响因素之一，有学者将6：00至22：00划分为日间时段，而20：00至次日6：00划分为夜间时段。日常活动、睡眠质量和睡眠持续时间影响ABPM记录，继而影响非杓型高血压的诊断。尤其是夜班工作人员，通常在夜间不会出现血压下降。通过指导患者记录ABPM期间的活动及睡眠情况来精确划分昼夜时段。此外，重复的ABPM测量在研究中描述不尽相同，有研究采用每次监测的数据作为非杓型高血压的诊断依据，也有研究将多次监测的数据整合后作为诊断依据，这些不同的分析方法也可能影响非杓型高血压的诊断。

2018年ESH发布了动态血压监测的操作指南，ABPM要求佩戴24h，每15～30min自动记录一次血压值的仪器。患者同时要求记录睡眠时间和活动情况，包括进食、锻炼等可能影响血压的因素，这样有助于分析ABPM读数。日间及夜间测量的血压值有效读数至少在设定读数的70%以上可作为有效监测，否则ABPM应该重新进行监测。一些研究报道指出ABPM的分析、杓型或非杓型血压的诊断，应综合各方面因素进行判定。

二、非杓型高血压的流行病学及发病机制

（一）非杓型高血压的流行病学

非杓型高血压临床较为常见。在未经治疗及接受治疗的高血压患者中，非杓型高血压的发生率分别为 40% 和 50%，而在高危及极高危的高血压患者中发生率为 42.1%~58.7%，在高血压合并 CKD 患者中的发生率高达 72.1%。即使血压正常的年轻人也存在非杓型节律（白色人种中 33%，黑色人种中 52%），与高血压患者中非杓型节律的发生率相似。另外，非杓型节律与高血压前期及高血压的病情发展呈正相关。

（二）非杓型高血压的发病机制

1. **交感神经系统过度激活**　众所周知，神经系统在昼夜节律血压调节中具有重要作用。交感神经系统过度激活导致了非杓型高血压。在对接受 ABPM 的健康人群个体的研究中，结果提示非杓型患者存在自主神经功能障碍，表现为心肌复极不稳定性增加和压力反射功能失调。在外周自主神经衰竭和卧位高血压患者中研究自主神经系统的作用，发现这些患者的交感神经活动非常低且保持恒定，其非杓型高血压的患病率高达 66%，交感神经受损可能是另外一个机制，与交感神经活性增强之间并不矛盾。研究发现，未经治疗的高血压患者交感神经激活与收缩压和舒张压的夜间降低呈负相关。这表明交感神经活性增强与高血压患者夜间血压下降的发生率降低有关，提示交感神经激活与非杓型高血压密切相关。在老年未治疗的高血压患者研究中，结果显示可能是中枢神经系统存在"缺陷"。在这项研究中，岛叶皮质萎缩与睡眠时段血压升高和夜间非杓型发病率增加有关。交感神经系统功能障碍导致在立位时下肢血容量增加。在夜间平卧位时，多余的血容量被移位，导致交感神经功能障碍引起的血压升高。

2. **水钠潴留、容量负荷增加**　盐敏感性高血压和 CKD 常表现为非杓型高血压，使正常生理状态下钠排泄以白天为主转为夜间钠排泄过多。盐敏感性高血压，严格限盐能将非杓型高血压逆转为杓型。钠盐排泄取决于肾小球滤过率，而肾功能受损可能导致夜间血压降低幅度减小。在血压正常的肾功能不全患者，在常规剂量钠盐饮食下，没有接受利尿剂等抗高血压药物治疗，夜间血压较高且持续时间较长，提示肾功能恶化。有学者认为，夜间血压升高的潜在机制是肾功能受损导致血压升高的持续时间延长，以排泄多余的钠。此外，非杓型高血压可能是高血压患者心血管疾病与肾脏疾病之间关联的重要因素。

3. **睡眠的影响**　阻塞性睡眠呼吸暂停综合征患者由于睡眠中频繁出现呼吸暂停、低氧血症和微觉醒，导致儿茶酚胺释放增加，交感或性增强，是非杓型高血压的病因之一。据报道，在白天过度嗜睡的患者中，舒张压非杓型高血压的患病率较高（在阻塞性睡眠呼吸暂停综合征患者中约占 20%）。也有学者认为非杓型可能与阻塞性睡眠呼吸暂停综合征无关，而是由于睡眠质量差引起。在 307 名中国高血压患者合并睡眠障碍的队列研究中，用问卷调查进行评估压力状态来预测非杓型高血压，发现睡眠障碍导致的非杓型高血压可能与交感神经系统的激活有关。通过匹兹堡睡眠质量指数评估的睡眠质量，在 133 名未经治疗的高血压患者的研究中表明睡眠障碍是非杓型高血压的独立预测因子。然而，另一项对 47 名女性高血压患者进行睡眠视觉模拟量表评分的研究结果显示，睡眠质量与非杓型高血压无显著相关性。该研究与其他研究结果不一致的可能原因是样本量偏小，且使用的睡眠质量评估方法并不是标准化的评估方法。

4. 遗传因素 非杓型高血压与遗传因素密切相关。在动物研究中，CLOCK、BMAL1 及 ROCK2 等昼夜节律相关基因突变或缺失导致血压的昼夜节律的改变。在原发性高血压患者的外周血单个核细胞研究中发现，心脏发育相关转录因子 Myocardin 和 GATA4 的表达水平与杓型血压节律呈负相关。有学者对杓型高血压进行 GWAS 研究，结果发现 BCL11B 基因 rs49055794 位点单核苷酸多态性与杓型血压节律具有相关性。我国台湾有一项关于高血压的遗传关联研究，通过分析昼夜节律基因与昼夜血压变异表型的相关性，发现了 5 个单核苷酸多态性位点（包括 NPAS2 基因 rs3888170 位点、PER2 基因 rs6431590 位点、RORβ 基因 rs1410225 位点、BMAL1 基因 rs3816358 位点与 RORα 基因 rs10519096 位点）与非杓型高血压表型显著相关。上述基因可能是高血压杓型或非杓型节律的潜在标志物，还需要进一步研究来确定这些易感基因的作用及环境因素对其表型的影响。

（三）非杓型高血压的影响因素

非杓型高血压往往与其他心血管危险因素共存。一般而言横断面研究不能证明其因果关系，其结果可能表明存在潜在的共同发病机制。来自 30 000 例西班牙高血压患者 ABPM 注册研究数据显示，非杓型高血压患者通常合并其他心血管危险因素，如肥胖、高龄、糖尿病、肾脏或心血管疾病。肥胖高血压患者夜间非杓型节律的比例增加，可能由于肥胖和非杓型高血压同时存在交感神经系统激活。与杓型高血压患者相比，非杓型高血压患者的高密度脂蛋白胆固醇水平较低，而三酰甘油水平及 BMI 较高。此外，通过测量高血压患者的颈总动脉内膜中层厚度、颈内动脉和分叉处动脉粥样斑块，结果显示非杓型高血压与早期动脉粥样硬化的发生有关，可能与血管内皮细胞昼夜血压负荷增加或多种非杓型相关的心血管危险因素并存有关。在对 1770 例非糖尿病高血压患者的研究中发现，非杓型高血压与代谢综合征（METS）相关，可能是肥胖和阻塞性睡眠呼吸暂停综合征所致。METS 合并高血压的非糖尿病患者与非 METS 的高血压患者相比，非杓型高血压的发生率更高。非杓型高血压还与 METS 的组分相关，如糖耐量受损、高三酰甘油和低高密度脂蛋白。因此，对于非杓型高血压合并 METS 的患者，可能具有潜在的心血管事件高风险，应早期进行多因素的综合管控，从而逆转这些代谢异常所导致的不良后果。

糖尿病患者中非杓型高血压的发生率高达 64.2%，后者与糖尿病患者的靶器官损害有关。夜间舒张压非杓型是糖尿病肾病进展的独立预测因子。在糖尿病合并非杓型高血压患者与糖尿病合并杓型高血压相比，肾损害所导致的死亡率明显增加。因此，应用 ABPM 将有助于识别糖尿病患者合并非杓型高血压和心血管事件风险预测。

动脉粥样硬化和动脉硬化引起血管壁的结构变化，导致动脉僵硬度增加。应用 24h ABPM 中的动态动脉硬化指数（AASI）或血压变异率可评估动脉僵硬度。有学者提出，AASI 不仅反映动脉硬化，而且反映血压变异性。AASI 的影响因素较多，包括杓型血压状态、心率和外周血管阻力等，会影响动脉僵硬度测量的准确性。有数据表明 AASI 与非杓型节律有关，无论在血压正常人群还是高血压患者，非杓型的 AASI 明显高于杓型节律。同样，在难治性高血压的研究中，通过检测主动脉脉搏波传导速度评估动脉硬化，发现非杓型高血压患者中有超过 72% 存在动脉硬化。此外，非杓型高血压与动脉硬化之间的关系还需要进一步研究，两者可能存在因果关系，动脉僵硬度可能是非杓型高血压与心血管风险增加之间联系的关键因素。

内皮功能障碍作为动脉粥样硬化的初始因素，可能是非杓型高血压患者心血管风险增加的重要机制之一。与杓型高血压相比，内皮功能紊乱在非杓型高血压患者中更为常见。勃起功能障碍（ED）为血管内皮功能障碍的表现，被认为是高血压的靶器官损伤，且与高血压持续时间和严重程度相关。在132例高血压患者接受抗高血压治疗至少6个月的研究中，与杓型相比，非杓型的ED患者勃起功能指数较高，推测非杓型高血压是ED的独立预测因子。但非杓型高血压和ED之间的关系及降压治疗的效应仍需要更多研究来证实。

非杓型高血压与其他心血管危险因素有关。PCOS患者通常有多种心血管危险因素，研究发现PCOS患者中非杓型高血压的患病率（43.4%）显著高于年龄匹配的健康女性（3.9%）。然而，非杓型高血压与PCOS共存导致心血管风险增加的程度是否比两者单独作用影响更大，尚需进一步研究证实。甲状旁腺激素、磷酸盐和维生素D通过激活RAAS，具有调节血压昼夜节律的潜在作用。非杓型高血压患者的血清磷酸盐浓度显著高于杓型、超杓型和反杓型。在原发性甲状旁腺功能亢进和甲状旁腺切除术的患者，研究显示高血压患者中非杓型的比例显著高于血压正常患者非杓型的比例，而且，血清钙水平与非杓型高血压相关。昼夜血压节律改变的机制可能与血钙升高、原发性甲状旁腺功能亢进症或非杓型高血压引起的肾损害有关。除此之外，非杓型高血压与患者的生活质量呈正相关，考虑与非杓型患者的靶器官损害发生率较高有关。在老年抑郁症患者的研究中，发现非杓型节律的患者比例显著升高。体力活动不足及认知功能低下与非杓型高血压有关，其可能的机制是体力活动不足引起日间血压下降，导致夜间血压下降幅度减小；也可能是高血压引起的微血管病变，导致体力活动和认知功能低下。

针对非杓型高血压相关生物标记物的研究将有助于早期识别非杓型高血压患者，进行有效防控，减少心血管事件。与非杓型高血压相关病因及影响因素见表5-25-2，尽管目前尚无有效的非杓型高血压特异性生物标记物。

表 5-25-2　非杓型高血压患者的病因及影响因素

非杓型高血压病因	非杓型高血压影响因素（共存因素或可能有共同机制）
交感神经系统功能紊乱	肥胖
盐敏感性高血压	高龄
CKD	糖尿病，糖耐量异常
阻塞性睡眠呼吸暂停综合征	代谢综合征
基因（Myocardin，GATA4 等）	脂质代谢异常（高三酰甘油血症、高密度脂蛋白降低）
	早发的动脉粥样硬化
	性功能障碍
	平均血小板容积增大
	动态动脉僵硬度指数
	内分泌疾病（PCOS，甲状旁腺功能亢进）
	生活质量低下
	压力感知下降
	抑郁症状
	体力活动不足
	认知能力减退

三、非杓型高血压对靶器官的损害

临床上正确识别非杓型高血压患者非常重要，它可能比单纯的血压值更好地预测心脑血管事件。对 1200 例高血压患者随访 15.2 年的研究发现，在夜间血压下降率 5% 的非杓型高血压患者中，心血管事件和脑卒中发生的危险比分别为 1.42 和 1.62。故与杓型高血压患者比较，非杓型高血压患者更易发生心、脑、肾等靶器官损害。总而言之，非杓型高血压是心脑血管疾病的独立预测因子。

已有大量文献报道，非杓型高血压与左心室重量指数呈正相关，更容易导致 LVH 和左心室舒张功能减退。对未治疗的高血压患者研究发现，非杓型高血压与左心房扩大及左心房收缩功能减退有关。对 23 项高血压与亚临床心脏损害的超声心动图检查指标的相关性研究进行荟萃分析发现，与杓型高血压患者相比，非杓型高血压患者的左心室重量指数（LVMI）、左心室壁相对厚度（RWT）及左心房直径均增加，而 E/A 值减小。

肾损害和尿白蛋白增多是非杓型高血压靶器官损害常见的临床特征。尿白蛋白排泄增多不仅与非杓型高血压有关，而且与其临床表现有关；当收缩压和舒张压均呈非杓型时，患者的尿白蛋白排泄率高于单独收缩压或舒张压非杓型，也高于杓型高血压患者。尿白蛋白排泄率增加的发病机制可能是较长时间的血压升高，而不是由非杓型所致。但其他因素如肾脏的结构变化是否增加尿蛋白排泄尚需要更多的研究来阐明。一项针对血清肌酐值正常的高血压患者的横断面研究发现，肾小球滤过率中度降低的患者出现非杓型高血压的风险增加。此外，在顽固性高血压患者的研究中发现，非杓型与高血压肾病和微量白蛋白尿相关。非杓型高血压还与肾脏损害的恶化进程相关。因此，肾损害可能是非杓型高血压发病的潜在机制，也可能是其靶器官损害结果，两者互为促进，导致心血管事件风险增加。

脑卒中是高血压患者最危险的靶器官损害。通过对缺血性脑卒中患者进行 24h 动态血压监测后发现，非杓型高血压的脑卒中发生率显著高于杓型高血压患者，且非杓型高血压患者的脉搏波传导速率、颈动脉中膜厚度均较杓型高血压患者增加。因此，非杓型高血压为缺血性脑卒中独立危险因素，可导致脑梗死风险增加，而夜间血压升高与缺血性脑卒中的发生有关。

临床上，不同的研究对非杓型高血压与靶器官损害的因果关系的研究结果并不完全一致，可能与研究人群（新诊断的高血压、治疗、未治疗、有无并发症）、非杓型节律的诊断方法（24h ABPM，48h ABPM，重复 ABPM）及靶器官损害评估方法的不同有关。

四、非杓型高血压的治疗

（一）非药物治疗

限盐可使非杓型和反杓型高血压的发生率显著降低，而杓型及超杓型的发生率增加。盐敏感性高血压患者限盐后，可以从非杓型节律转变为杓型节律。而在盐抵抗或血压正常者，限盐并不影响血压的昼夜节律。此外，非杓型高血压与夜间睡眠不佳、精神压力大有关，然而，服用药物唑吡坦改善睡眠质量、减轻精神压力后，只能使约 50% 的非杓型高血压转变为杓型节律，结果表明杓型与非杓型血压节律并非单纯地由睡眠质量决定。

适度的体力活动（如快走、慢跑、骑车等）有助于降低血压。非杓型高血压可能与日间活动量不足致日间血压降低有关。轻中度高血压患者经过 3 个月有氧运动训练后，杓型高血压患者的血压出现明显降低，而非构型高血压患者的血压未见明显变化。对84例轻度高血压且非构型节律的患者进行研究发现，通过6周规律的快走锻炼，患者的24h平均收缩压和平均舒张压均未见明显降低。对高血压患者的血压昼夜节律与夜间活动量的相关性研究发现，构型及非构型高血压与夜间活动量增加并无明显相关性。

（二）高血压药物时间治疗学

目前非构型高血压已成为判断高血压严重程度及预后的重要指标之一，可预测患者靶器官的损害程度。非构型高血压患者降低夜间血压，恢复构型节律，可以显著降低心血管病的风险和不良事件的发生。根据非构型高血压的血压波动生物学特性，可应用时间治疗学，通过选择合适的药物及给药时间，使降压药物的作用效应与高血压昼夜节律相一致，24h全程稳定地控制血压，从而减轻心血管病的风险和不良事件的发生。

将除利尿剂外的抗高血压药物的给药时间从早晨调为晚上，能使15%难治性高血压患者从非构型转变为构型状态。尽管此研究样本量偏小，由于没有改变降压药物剂量及种类，结果表明仅改变给药时间就能将非构型转变为构型节律。动态血压监测预测心血管事件（MAPEC）大规模研究显示，睡前服用一种或多种降压药能显著减少非构型节律，降低心血管事件的发生风险。时间治疗学的作用机制可能是夜间给药时药物在夜间发挥最大作用，能帮助调节非构型节律。此外，药物的药动学也可能受到胃肠道昼夜节律的影响。时间治疗学可能是非构型高血压的有效治疗措施，但需要更多的研究证实其疗效。

不同种类的降压药物在不同时间给药的疗效不同。氨氯地平与利尿药单片复方制剂在睡前给药与早晨给药相比，夜间血压及24h平均血压降低更显著，且能使更多的非构型节律转换为构型节律。睡前应慎重选择利尿剂，因为夜尿增多会打扰睡眠，进而导致非构型高血压。有研究发现夜间RAAS明显激活，提倡晚上应用ACEI或ARB治疗。在未经治疗的高血压患者，睡前给予螺普利与早晨给药相比，能明显降低夜间平均血压。高血压患者睡前服用氯沙坦联合氨氯地平，与早晨联合给药或早晚联合给药相比，夜间平均血压降低更显著。对于CKD等由于循环血容量增加导致的非构型高血压，建议使用利尿剂联合肾素-血管紧张素阻断剂，与肾素-血管紧张素阻断剂联合CCB类相比，能减少靶器官损害，具体机制有待进一步研究。表5-25-3列出了近年关于降压药物时间治疗学对血压模式的疗效观察研究结果。

表5-25-3　不同时间服用降压药物的疗效

作者	受试者	降压药物	服药时间分组	不同服药时间对24h血压模式的影响
Ayala 等，2013	难治性高血压患者	利尿剂+ACEI/ARB+CCB或α受体阻滞剂（平均服药3.5种）	776例（早晨服药391例/睡前服药385例）	睡前服药与早晨服药相比，非构型血压比例降低，心血管事件发生率降低
Farah 等，2013	血压控制未达标的高血压患者	CCB或ACEI或CCB与ACEI联合片剂	60例（早晨服药30例/晚上服药30例）	晚上服药与早晨服药相比，血压降低，尤其是夜间血压显著降低
Fujiwara 等，2017	高血压患者，已服ARB/CCB至少1个月	ARB与CCB联合片剂	23例（12例早晨服药8周继之晚上服药8周，11例晚上服药8周继之早晨服药8周）	早晨服药可降夜间肱动脉及中心收缩压/舒张压，睡前服药仅降低夜间中心舒张压

续表

作者	受试者	降压药物	服药时间分组	不同服药时间对24h血压模式的影响
Hermida 等，2013	难治性高血压患者	平均服药（3±1）种	2899 例（早晨服药 1084 例/晚上服药 1436 例/早晚服药 379 例）	睡前服药与早晨服药、早晚服药相比，显著减少非杓型及反杓型血压比例，降低心血管事件风险
Huangfu 等，2015	2～3 级高血压患者，近 2 周未接受治疗	利尿剂+ARB 两药联用	86 例（6：00～8：000 服用利尿剂+ARB 组 20 例，19：00～21：00 服利尿剂+ARB 组 21 例，早晨服利尿剂+晚上服 ARB 组 23 例，早晨服 ARB+晚上服利尿剂组 22 例）	晚上服用利尿剂+ARB 组显著降低晨峰血压，对杓型状态或 24h 平均血压无影响
Kario 等，2016	高血压合并阵发性房颤患者	ARB 与 CCB 联合片剂	81 例（早晨服药 41 例/晚上服药 40 例）	早晨及晚上服药均可降低 24h 平均血压及夜间血压，晚上服药可降低 hsTnT、NT-proBNP、尿白蛋白/肌酐值
Mori 等，2013	未治疗的 1～2 级高血压患者	ARB 或 ARB+CCB/BRB/利尿剂	188 例（早晨服药 96 例，晚上服药 92 例）	早晨及晚上服药均可减低门诊血压及早晨血压
Szauder 等，2015	2～3 级高血压患者	ACEI 或 ARB	164 例（20：00 服药 41 例，8：00、20：00 分剂量服药 124 例）	两种服药方式均可降低 24h 平均血压。晚上服药与早晚分服相比，非杓型血压的改善更明显
Ushijima 等，2015	高血压患者，且早晨服用缬沙坦 2 周以上	ARB+CCB/利尿剂/BRB	92 例（早晨服缬沙坦 52 例，晚上服缬沙坦 12 例，早晨服奥美沙坦 13 例，晚上服奥美沙坦 15 例）	与早晨服缬沙坦比较，晚上服缬沙坦可降低夜间收缩压、升高日间血压。早晨或晚上服奥美沙坦可降低夜间收缩压
Zappe 等，2015	高血压患者合并 1 个心血管危险因素	ACEI 或 ARB	1082 例（早晨服 ACEI 类 359 例，早晨服 ARB 或+利尿剂 367 例，晚上服 ARB 或+利尿剂 356 例）	各组患者 ABPM 检测的 24h 平均血压未见显著差异

（三）其他治疗方法

除了药物治疗之外，运用"互联网+"血压远程监测有利于非杓型高血压的控制。用家庭自测血压计数据远程监测提醒患者定时测量血压，患者的夜间非杓型和晨峰血压比无远程监测组降低更明显。当患者被提醒服用药物并定期测量血压时，提高了患者对药物治疗的依从性，其抗高血压药物的起效速度越快。如果该治疗方法能得到推广且应用于日常临床实践，将有助于医生和患者配合共同关注非杓型高血压及其重要性，降低心血管风险。如前所述，非杓型高血压患者伴其他合并症增加了心血管风险。因此，针对非杓型高血压的病因及合并症（如阻塞性睡眠呼吸暂停综合征、糖尿病、肥胖、脂质紊乱等）的治疗亦非常重要。

　　总而言之，血压的昼夜节律特征可能是独立于血压水平之外的重要危险因素，与高血压患者靶器官损害的风险密切相关。非杓型血压是高血压患者常见的昼夜节律，夜间血压持续在较高水平，对心血管病发生风险和靶器官损害的危险性显著增加。非杓型高血压的可能原因是自主神经系统功能障碍、肾功能障碍、盐敏感性高血压、阻塞性睡眠呼吸暂停及遗传背景。与非杓型高血压共存因素包括肥胖、血脂异常、代谢综合征、高龄、内分泌疾病如 COPS 及糖尿病。非杓型高血压可以通过药物的时间治疗学得到改善，应用远程监测血压也能有效改善非杓型节律。因此，对高血压患者不但要控制血压水平，还要恢复血压的正常昼夜节律，从而降低心血管风险和死亡率，在临床实践中我们亦应重视对非杓型高血压的检出与合理干预。关于非杓型高血压的干预尚存争议，虽然有研究显示不同类型的降压药物对于血压昼夜节律特征的影响可能有所不同，但现有研究结论尚不一致，仍有待大规模多中心随机化临床试验论证不同降压药物的疗效及纠正血压的异常节律是否可对预后产生有益影响。

范一帆　钟久昌（首都医科大学附属朝阳医院）

第三节　白大衣高血压与隐匿性高血压

　　白大衣高血压（WCH）与隐匿性高血压（MH）属于高血压特殊类型，随着诊室外血压测量技术在临床广泛应用，日益被人们所重视，尤其近三十年，高血压领域对其诊断标准、流行病学特点、发病机制、临床意义、治疗及转归等进行大量的研究报道。

　　早在 1983 年，Mancia G 等发现并进一步研究结果显示血压与心率均受在场身着白大衣的医师影响而波动。由此，国内外多部指南将诊室血压升高，达到或超过高血压诊断标准，而诊室外血压，如动态血压、家庭血压测量正常的一种现象定义为 WCH。相反，MH 表现为诊室血压正常，而诊室外血压升高。《欧洲高血压管理指南》中，又将 WCH 称为"单纯诊室高血压"；MH 又称为"单纯诊室外高血压"；诊室与诊室外血压均升高，称"持续性高血压"。WCH 与 MH 均是用来定义未治疗人群；而对于已进行药物治疗的高血压患者，诊室血压明显高于诊室外血压被称为"白大衣效应"；诊室血压正常，而诊室外血压升高，则被称为"隐匿性未控制高血压"（MUCH）。

一、白大衣高血压

（一）诊断标准

　　因各个国家或地区的参照指标、诊室与诊室外高血压的诊断标准不同，WCH 的诊断标准也大同小异（表 5-25-4）。有国家将 WCH 的诊断标准定为诊室血压升高，而动态血压中三个时段（24h、日间、夜间）的平均血压都正常；亦有将诊室血压升高，而 24h、日间动态平均血压正常作为诊断标准；还有一些国家，将诊室血压升高，仅日间动态平均血压或仅 24h 动态平均血压正常来定义 WCH，这些定义不同势必影响 WCH 的流行病学及心血管病预后评价的结果与结论。对于已治疗的高血压患者，"白大衣效应"除与 WCH 诊断相同外，另一个诊断标准为诊室血压明显高于日间动态平均血压，一般为＞20/10mmHg。

表 5-25-4 不同国家 WCH 的诊断标准

指南	诊室血压（mmHg）	动态血压（平均血压，mmHg）			家庭自测血压（mmHg）
		24h	日间	夜间	
中国	≥140/90	<130/80	<135/85	<120/70	<135/85
德国	≥140/90	<130/80	<135/85	<120/70	<135/85
加拿大	≥140/90	<130/80	<135/85		
美国	≥130/80，且<160/100		<130/80		
英国	≥140/90		<135/85		
澳大利亚	≥140/90		<135/85		
日本	≥140/90	<130/80			

（二）流行病学

WCH 的人群患病率的报道结果差异较大。低者不足 10%，高者可达 50% 以上。芬兰-家庭研究中，1540 例未经治疗的 44～75 岁受试者中有 233 例为 WCH，占 15.1%。在意大利进行的帕梅拉研究中（PAMELA），WCH 患病率为 15%～45%。WCH 患病率的影响原因之一，正如前所述，与诊断标准不同有关。基于社区的杰克逊心脏前瞻性队列研究，诊室收缩压≥140mmHg 或舒张压≥90mmHg，若仅依据日间动态血压<135/85mmHg，则 WCH 患病率为 29.6%；当依据日间、24h 平均值血压<130/80mmHg 时，WCH 的患病率为 21.1%；而依据日间、24h 及夜间血压<120/70mmHg 时，则 WCH 的患病率最低，为 10.6%。影响原因之二，与所观察的不同人群有关，如年龄、性别、职业及不同基础疾病均可能影响其患病率。有调研结果支持年龄大、女性、非吸烟者、体重较轻者、黑色人种，WCH 患病率相对较高。一项有 473 例患者参加的中国研究中，WCH 总体患病率为 7.36%，男性为 6.13%，女性为 8.88%，性别有显著差异（$P<0.05$）；但也有研究结果不一致。基础血压及某些疾病对 WCH 患病率的亦有影响。有报道糖尿病患者、女性、吸烟、饮酒，是 WCH 的独立危险因素。一般血压在正常高值的人群较正常血压者，更亦发生 WCH。

（三）发生机制

WCH 机制并不十分清楚。Mancia G 等研究认为 WCH 或 WCE 的发生与警觉反应有关。这种警觉反应的特点，是男性医生较女性护士更易触发患者的警觉反应；而不同性别的患者产生警觉反应的程度无显著差异，且不被短时间内的"适应"行为所弱化。Weber M 研究结果显示 WCH 患者与正常对照组比较，代谢异常及血压变异性较大，可能由交感神经系统和 RAAS 的活性增强所介导。国内研究也认为 WCH 发生可能与心理行为因素有关，因 WCH 患者多属于紧张 A 型行为者，具有焦虑和紧张特征。

（四）临床意义

迄今为止，对于 WCH 的临床意义及和心血管风险的关系仍存较大分歧。但有较多证据显示 WCH 患者较正常血压者未来更易发生持续性高血压、代谢异常、靶器官损害及不良心血管预后。PAMELA 研究中，在 1412 例未治疗的人群中，第一次检测，正常血压 758 例（54.1%）、WCH 225 例（16.1%）、持续性高血压 293 例（20.9%）；10 年后，第二次检查时，正常血压中有 136 例（18.2%）、WCH 中有 95 例（42.6%）变成持续性高血压。同样，也有较多证据支持 WCH 的心血管风险高于正常血压者，并界于正常血压与持续性高血压之间。WCH 与高血压患者具有相似的代谢异常的发生率，其肥胖、糖耐量异常或糖尿病、血清胰岛素水平或胰岛素抵抗的发生率都明显高于正常血压者。但也有一些人认为 WCH 是一种良性现象，与心血管风险不相关。杰克逊心脏研究的结果证实了 WCH 的定义应该包括所有 24h、日间和夜间的平均血压均正常。否则，单纯依据日间血压诊断的 WCH，其患者的左心室质量指数显著高于血压正常者[（80.6±22.1）g/m^2 vs.（72.7±17.9）g/m^2，$P = 0.003$]；而当 WCH 的诊断包括夜间和 24h 平均血压均正常，则与正常血压者的差异减小，无统计学意义[（80.6±22.1）g/m^2 vs.（76.0±14.1）g/m^2，$P = 0.400$]。若根据动态血压所有三个指标均正常而诊断出 WCH，其 LVH 患病率与正常组（7.0% vs. 4.8%，$P = 0.700$）相似，并低于仅按日间血压诊断的 WCH 组（10.2%）。在另一项研究中，Pierdomenico 等比较了正常血压（NT）和 WCH 患者的心血管风险，发现无论 NT 人群类型和随访时间如何，无统计学差异。PAMELA 报告说，在部分或 ABPM 或家庭血压监测中，血压异常的 WCH 患者，与 NT 对照组相比，致死事件的发生率增加 60%；然而，真正 WCH（即 ABPM 与家庭血压均正常），其心血管和全因死亡的风险与 NT 受试者无显著差异。所以，有学者认为，WCH 的心血管预后的评价之所以存在这些分歧，其重要原因是诊断方法不一致。若仅考虑到 ABPM 的日间平均血压水平，忽略 24h、夜间血压均须正常这一标准，所诊断的并非真正的 WCH，从而高估 WCH 风险。

（五）WCH 的治疗

WCH 是否需要进行高血压的药物治疗仍有争议。尽管有研究证实 WCH 较正常血压者伴有更多的心血管危险因素及具有发展为持续高血压的风险，但缺乏对于 WCH 患者启动降压药物治疗能给患者带来心血管获益的证据。因此，对于 WCH 患者，尤其伴有心血管危险因素，应强化治疗性生活方式的干预，控制所有可逆的危险因素，包括限盐、低脂、纠正不良嗜好、控制体重及代谢异常，鼓励患者家庭自测血压，定期复查动态血压，及时发现持续性高血压；对于伴有无症状的靶器官损害的 WCH 患者除采用上述治疗措施外，可以考虑适当提早启动药物治疗。

总之，临床要重视 WCH 或 WCE 的发现与诊断，其重要意义在于既要合理提高防治强度，又要避免过度治疗；尤其，在具有 WCE 的"假性"难治性高血压患者中，应强调合理、适度治疗，以最大限度降低其心血管风险，又避免过度治疗所带来血压过低的风险及医疗资源的浪费。

二、隐匿性高血压

（一）诊断标准

MH 的定义为诊室血压正常，而诊室外血压升高超过正常血压标准。MH 又称为"单纯动态高血压"或"单纯诊室外高血压"；对于已经进行药物治疗的 MH，称为 MUCH。欧洲及中国的 MH 的诊断标准为诊室血压＜140/90mmHg，日间动态平均血压≥135/85mmHg，或 24h 平均血压≥130/80mmHg 或夜间平均血压≥120/70mmHg；最新《ACC/AHA 指南》（2017 年）则为诊室血压＜130/80mmHg，日间动态平均血压≥130/80mmHg，或 24h 平均血压≥125/75mmHg 或夜间平均血压≥110/65mmHg。

（二）流行病学

根据不同诊断标准，MH 或 MUCH 流行病学结果不一致。基于人群研究发现，MH 的患病率为 10%～17%。如果根据欧美不同的诊断标准，其 MH 患病率可相差 2 倍以上。若以日间动态平均血压升高为标准，则 MH 患病率为 14%～15%。有报道青少年 MH 患病率，也在 7.0% 左右；我国香港地区的 1445 名在校的儿童队列研究，其 MH 的患病率为 11.9%。一项包括 10 个非洲人群研究的荟萃分析，MH 患病率为 11%（95% CI 为 4.7～19.3）。基于对黑色人种杰克逊心脏研究的结果显示，夜间 MH 更常见，其患病率为 48.2%，而日间 MH 的患病率为 28.2%。事实上，黑色人种 MH 的患病率更高。

（三）临床意义

作为高血压的一种特殊类型，发现与早期诊断 MH 或 MUCH，具有重要临床意义。调研结果显示，约有 1/3 诊室血压控制良好的高血压患者，诊室外血压测量，血压并未达标；而且，研究证实在 MH 中，夜间 MH 较日间 MH 更常见。MH 或 MUCH 还常常伴代谢异常及血压相关的靶器官损害，如 PAMELA 研究，在 1182 例基线无代谢综合征的受试者中，随访 10 年，当校正年龄、性别后，MH 与诊室及诊室外血压均正常的对照组人群比较，发生代谢综合征的风险明显增加（OR 为 2.58，95%CI 为 1.26～5.30）。达拉斯心脏研究的一项分析表明，在美国的多种族人群中，MH 与主动脉僵硬度增加、肾脏损伤和突发心脏事件独立相关。MH 还与 LVH、脉搏波速度增加、IMT 等无症状器官损害、糖尿病风险增加及持续高血压有关。荟萃分析的前瞻性研究表明，心血管事件的发生率较正常血压者增高两倍，与持续高血压的患病率相近。

（四）MH 的可能影响因素

诊室外血压相对高于诊室血压，其主要因素有年轻、男性、吸烟、饮酒、体育锻炼、运动后高血压、焦虑、工作压力、肥胖、糖尿病、慢性肾脏疾病（CKD）和有高血压家族史等，MH 患者的血压常常处于正常高值水平。

（五）MH 及 MUCH 的治疗

尽管 MH 较 WCH 具有更高心血管病危险因素及血压相关的器官损害，但仍没有充分证据证明 MH 提早启动抗高血压药物治疗，能带给患者更显著地心血管获益。

1. MH 的筛查与治疗　在未治疗的正常高值人群中，积极进行改善生活方式治疗，包括低盐、低脂、戒烟、限酒，加强运动，控制体重等 1～3 个月，血压仍为正常高值时，首选家庭自测血压或动态血压，如果为 MH，则在改善生活方式基础上启动药物治疗。

2. MUCH 的筛查与治疗　在已治疗的血压处于正常高值水平的高血压患者中，在强化改善生活方式基础上，血压无明显降低，或已伴有心血管病危险因素或靶器官损害者，应进行诊室外血压测量，首选家庭自测血压，如血压超正常血压标准，进一步行动态血压监测。对筛查出的 MUCH，则调整并强化药物治疗，使诊室外血压尽早达标。

3. 单纯夜间高血压　此类型高血压为非杓型甚至反杓型高血压。主要见于生活不规律、酗酒、高盐饮食、伴有阻塞性夜间睡眠呼吸暂停综合征、自主神经功能紊乱、心理障碍（焦虑及睡眠障碍）等。在改善生活方式基础上，积极查找病因，并针对病因进行有效治疗。

初少莉（上海交通大学医学院附属瑞金医院）

第四节　清晨高血压的临床特点

正常情况下，人体血压表现为昼高夜低型。夜间血压多维持在较低水平，从清晨觉醒前后开始，血压水平迅速上升。正常人体需要适度的清晨血压升高，但如果清晨血压升高过快或上升幅度过大，则可能带来心血管病发生风险。而有意义的是，心脑血管疾病的发生也呈明显的昼夜节律，心肌梗死、心源性猝死及脑卒中等都于清晨高发，而夜间发生率较低。这些现象说明，清晨血压急剧升高或者说异常血压晨峰现象，可能与心血管疾病的发生有密切的关系。目前血压管理已从传统关注降压的"量"逐渐转变为注重降压的"质"。清晨血压管理是进入血压管理时代的标志之一。

一、清晨高血压的概念和流行病学

清晨血压指清晨醒后 1h 内、服药前、早餐前的家庭血压测量结果或动态血压记录的起床后 2h 或 6：00～10：00 的血压。清晨血压在一定范围的升高属生理现象，但如果家庭血压监测或动态血压监测清晨血压≥135/85mmHg（8：00～10：00）即为清晨高血压。家庭血压测量、24h 动态血压及诊室血压测量都可用来对清晨血压进行监测和评估，但各有其优缺点。有机结合使用上述 3 种测量方法，可以在空间和时间两个维度更全面地了解清晨血压及 24h 血压的控制情况。诊室血压可用于筛查清晨高血压，如果升高应通过动态血压（优选）或家庭血压来诊断。

清晨血压最容易被忽视，因为患者就诊测量血压时，通常已错过了清晨时段。即使诊室血压得到良好控制的患者，约半数存在清晨高血压。西班牙用诊室血压监测控制血压（ACAMPA）研究纳入接受相同降压治疗至少 2 个月的 290 例患者，在清晨服药前测量诊室血压，同时进行 24h 动态血压监测。结果显示，诊室血压测量表明血压得到良好控制的患者中，有高达 62% 的患者清晨血压不达标。日本 Jichi 清晨高血压（J-MORE）研究中，共有 969 例接受稳定降压治疗的患者在清晨和夜间通过自测血压的方法监测血压。结果同样显示，61% 诊室血压＜140/90mmHg 的患者清晨血压并未达标。我国对初级保健诊所的老年高血压患者的一项研究表明，未控制的高血压患病率在清晨为 51.3%，夜晚为 42%。由于种族差异，亚洲人更容易出现清晨高血压，清晨血压升高幅度高于欧洲高血压人群且控制不佳。

清晨高血压不仅仅指正在接受降压治疗而清晨血压升高者，也包括未经降压治疗的隐匿性清晨高血压。《日本高血压学会高血压管理指南（2014）》将隐匿性清晨高血压定义为清晨动态血压或家庭血压升高（≥135/85mmHg）而诊室血压正常（＜140/90mmHg）。

二、清晨高血压的临床表现特点

清晨高血压多见于老年人、高钠摄入者、吸烟、饮酒、糖尿病/空腹血糖异常、代谢综合征和精神焦虑者。因此，凡合并上述危险因素的高血压患者，都应评估其清晨血压。清晨高血压还具有 24h 血压水平和心率整体偏高的特点。清晨高血压，尤其是与夜间高血压相关的清晨高血压，与较高的中心血压和动脉硬化程度增加有关。降压药物使用不足如使用短效或中效药物、药物剂量不够或联合降压治疗使用不足，可能是亚洲清晨高血压未被控制的主要原因。

1. 清晨高血压的分型　根据临床表现特点，可将清晨高血压分为晨峰型和反杓型/非杓型两种类型。晨峰型的特征是凌晨血压突然升高（高于夜间平均血压的 30%）。少数晨峰型患者的其他时段血压水平正常，是隐匿性高血压的一种情况。反杓型/非杓型的特征是在夜间和凌晨血压都持续升高。要区别这两种类型，需要依靠 ABPM 进行鉴别。

就中青年患者而言，白天工作安排紧凑、工作压力大，起床后心情紧张或精神焦虑，故清晨高血压以晨峰型多见；而老年患者常存在睡眠障碍，夜尿次数多，以反杓型/非杓型相对多见，清晨的血压升高多数是夜间血压升高延续而来，但在部分老年患者其清晨血压升高的幅度更大。同样是清晨高血压，临床上对于晨峰型和反杓型/非杓型两种类型的处理方法可能有所不同，因此对清晨高血压的分型十分重要。

2. 清晨高血压的心血管风险　清晨血压与动脉粥样硬化和 LVH 相关。清晨血压升高患者糖尿病肾病发生的风险明显高于非清晨血压升高患者，这与家庭测量的清晨收缩压相关，而与诊室收缩压无关。一项平均随访 32 个月的队列研究比较了家庭测量的清晨血压、家庭测量的夜间血压和诊室血压等与 CKD 患者肾功能恶化之间的关系，显示家庭测量的清晨血压对肾功能恶化的预测价值最大。

无论诊室血压水平如何，清晨高血压患者的心血管事件风险均显著升高。日本晨起家庭血压（J-HOP）研究显示，与清晨家庭血压已控制者相比，血压未控制者的脑卒中风险升高。在一项随访 6 年的糖尿病患者研究中，与清晨血压正常组相比，清晨血压增高组大血管并发症的风险增加 3.85 倍，死亡风险增加 4.87 倍，均具有显著的统计学差异。

目前尚不清楚晨峰型和反杓型/非杓型这两种类型的清晨高血压，对临床预后的影响是否存在差别。

三、清晨高血压的治疗策略

合理规范化使用降压药物是有效管理好清晨血压的关键。我国的《清晨血压临床管理的中国专家指导建议》推荐，使用半衰期 24h 及以上、真正长效的每日 1 次服药能够控制 24h 血压的药物，避免因治疗方案选择不当导致的医源性清晨血压控制不佳；使用安全可长期坚持使用并能控制每一个 24h 血压的药物，提高患者的治疗依从性；对于单纯清晨高血压者，也可调整服药时间。

关于清晨高血压患者服用降压药物的时间，目前意见不一。有专家建议，反杓型和非杓型的清晨高血压患者宜在睡前给药，而杓型清晨高血压患者宜在清晨锻炼前 30~60min 服药。如果服用多种药物，最好分为清晨和夜间两次。

睡前服用 α 受体阻滞剂或 α、β 受体阻滞剂对避免清晨血压明显升高可能是一个不错的选择。例如，Kario 等在 2003~2005 年组织了一个日本多中心随机研究，募集了 611 例清晨高血压患者，在原有降压方案基础上，随机对比 6 个月夜间不服用或服用多沙唑嗪 1~4mg。结果显示，夜间服用多沙唑嗪能有效控制患者的清晨及晚上血压，而且血压降低的获益表现在尿微量蛋白肌酐比值的显著降低。

与个体化管理模式相比，患者群体管理模式增加高血压患者随访频率。采用智能手机作为终端管理，有助于及时了解清晨血压控制情况，及时调整治疗方案，提高患者的治疗依从性。

陈鲁原（广东省人民医院）

第五节　体位性高血压与卧位性高血压

体位性高血压（orthostatic hypertension，OHT）或直立性低血压与卧位性高血压（supine hypertension，SP）均属于体位性血压波动。体位性高血压目前最常用的定义即体位由卧位转为直立后 3min 内收缩压升高≥20mmHg。卧位性高血压一般指有直立性低血压，且卧位时收缩压≥140mmHg 和（或）舒张压≥90mmHg。体位性血压波动在自主神经功能异常患者中常见，亦常常出现于老年人群，是机体血压调节能力下降的表现。

一、体位性血压波动的病理生理机制

体位变换过程中维持血压稳定的机制非常复杂，涉及心脏、血管、神经、肌肉、内分泌等器官和系统的协同反应。从仰卧位或坐位起立时，因重力作用静脉回流减少，300～800ml 血液滞留于下肢及腹腔，这种快速的血液再分配导致回心血量下降，左心室充盈减少，进而造成心脏每搏量的减少、血压下降。容量充足的健康人通常会发生收缩压适度下降（<10mmHg）、舒张压轻微升高（约 2.5mmHg）及心率适度增快（10～20 次/分）。人体适应直立姿势最重要的代偿是神经反射对外周血管阻力的调节，代偿性变化主要是由交感自主外周神经末梢的去甲肾上腺素释放增加所致。

血压调节过程中任何环节障碍，均可能造成体位性血压波动，最常见的是直立性低血压，也包括体位性高血压与卧位性高血压，体位性血压波动增加心血管事件发生率和死亡风险。体位性高血压发生机制包括体位变化造成的回心血量减少，导致心输出量降低过多，诱发机体过度的代偿反应，交感神经系统过度激活，交感神经的过度激活，导致神经体液因子如去甲肾上腺素和加压素水平升高，最终导致体位性高血压。在自主神经病变的直立性低血压患者中常见卧位性高血压，自主神经病变患者缺乏抵消高血压的正常血压缓冲机制，可能导致 RAAS 的慢性激活，导致卧位高血压发生，部分治疗直立性低血压药物也会导致卧位血压升高，如米多君。老年患者血压调节功能受损也是常见原因。

二、体位性高血压与卧位性高血压的治疗原则

体位性高血压是血压调节能力下降的表现之一，常发生于老年人群，可以合并或者不合并高血压。单纯体位性高血压降压治疗获益与否尚无定论，但需要引起临床关注。一般性体位性高血压不需要增加口服降压药物治疗，症状明显者，建议优先采取适当锻炼，改善自主神经功能，可加用改善神经功能药物。

卧位性高血压与直立性低血压，均属于体位性血压波动，治疗高血压要评价体位变换后血压波动情况，需要权衡卧位高血压相关的长期风险与直立性低血压的短期风险。自主神经系统功能障碍患者常伴有神经源性直立性低血压和卧位高血压，许多治疗神经源性直立性低血压的药物也可引起或加重卧位高血压。由于直立性低血压和卧位高血压具有相反的血流动力学，一方的改善可能使另一方恶化，何时或以何种强度治疗卧位高血压，在临

床上尚未达成一致，也无研究证据来形成指南。根据 2017 年美国自主神经科学学会和帕金森病基金会关于神经源性直立性低血压与卧位高血压治疗共识建议：卧位收缩压＞160mmHg 时应注意监测，一般不需要治疗，尤其是直立性低血压症状已有所改善时；卧位高血压的收缩压＞160mmHg 时需要干预，干预强度需要个体化，充分考虑直立性低血压引起的跌倒可造成多种并发症并导致死亡风险；发生重度卧位高血压（收缩压＞180mmHg 或舒张压＞110mmHg），则睡前可使用短效抗高血压药治疗，如卡托普利等。最严重的卧位高血压患者通常伴随严重直立性低血压，因此应充分告知这些患者对卧位高血压的治疗可能会导致直立性低血压恶化。不宜对卧位高血压治疗过于积极，避免使用利尿剂和长效抗高血压药物导致直立性低血压明显恶化。此外，建议此类患者在白天必须避免仰卧位，建议休息时采用头高斜卧体位。

党爱民（中国医学科学院阜外医院）

第二十六章 肿瘤与高血压

第一节 肿瘤与高血压：不同的疾病，共同的土壤

全球范围内，肿瘤和高血压及高血压并发症所导致的死亡均居高不下。随着肿瘤早期筛查和治疗技术的不断发展，肿瘤患者的生存质量和生存率有了明显提升。基于此，同时患有肿瘤和高血压的患者其生存状况逐渐受到人们的关注。肿瘤与高血压预防指南有很多相似之处。许多基础研究和临床实践也表明这两种疾病的发生可能共享相同的危险因素和机制，并且这两种疾病的治疗过程也会相互影响。梳理这些危险因素和发病机制，理清两种疾病治疗过程中的药物治疗原则，可以为这类患者的临床治疗提供全新的思路。

1. 肿瘤与高血压密切相关 近年来，随着分子靶向治疗药物及肿瘤免疫药物的开发使用，化疗与放疗新技术的应用及早期筛查和诊断技术的进步，肿瘤诊治水平取得了巨大的提升。因此，肿瘤幸存者的数量不断增加，他们的生存状况逐渐引起医学界和社会的普遍关注。调查表明，2014 年仅美国就存在近 1450 万肿瘤幸存者，预计到 2020 年这个数字将达到 1900 万。分析肿瘤患者的死亡原因发现，随着时间的推移，死于肿瘤复发性疾病的患者数量在减少，而死于其他非肿瘤原因的患者数量在增加，心血管系统疾病约占肿瘤患者非肿瘤原因死亡的 40%，居非肿瘤致死原因第一位，肿瘤患者的心血管系统疾病管控刻不容缓。因此，专家学者们建立了一门新的学科——肿瘤心脏病学来专门管理肿瘤患者的心血管系统疾病，其中就包括肿瘤患者的高血压管理。调查表明，高血压与肿瘤并存的现象随着时间推移和患者年龄的增长呈现出增加趋势。在美国 65 岁以上人群中，高血压和肿瘤的并存率由 2000 年的 7.9%上升到 2010 年的 10.7%。另外，高血压患者的肿瘤死亡率也远远高于同期肿瘤整体死亡率。以上事实进一步证明了肿瘤与高血压之间存在着紧密联系。

2. 肿瘤与高血压发病的共同土壤 通过梳理肿瘤和高血压的发生发展过程不难发现，两者之间共享许多危险因素和发病机制，我们称之为"共同土壤"。这些"共同土壤"的存在导致机体对肿瘤与高血压的易患性均大幅增加。其中，相同的危险因素有肥胖、饮酒、过量盐摄入等，两者的共同发病机制主要与代谢紊乱、炎症增加和表观遗传改变相关。

（1）肿瘤与高血压发病的共同危险因素

1）肥胖：肥胖和高血压的关联已被广泛证实，将肥胖与高血压联系起来的潜在机制包括饮食因素，代谢、内皮和血管功能障碍，神经内分泌失衡，钠潴留，肾小球滤过性增高，蛋白尿和炎症反应等。肥胖对肿瘤发病也有明确的影响，这些影响主要体现在运动、饮食习惯不良，氧化应激负荷升高，激素水平异常和慢性炎症增加四个方面。流行病调查数据表明，49%的子宫内膜癌，35%的食管癌，28%的胰腺癌和 24%的肾癌均与肥胖相关。

2）乙醇摄入：大量研究证实，过量饮酒与高血压发展之间存在确切联系。而中度饮酒与高血压之间的关系仍存在争议。高血压与饮酒之间的关联也与性别因素相关，这可能是因为性别差异导致乙醇代谢和饮酒模式的不同。全球大约 3.6%的肿瘤发生与长期乙醇摄入密切相关，主要肿瘤类型包括上消化道癌、肝癌、结肠直肠癌和乳腺癌。

3）过量钠盐摄入：众所周知，钠盐摄入与高血压发生的关系密切。目前大多数国家的健康教育建议是将盐摄入量从 9～12g/d 减少到 5～6g/d。无论是前瞻性队列研究还是动物模型均证明低盐摄入可以降低高血压的发病风险。同时，过量的盐摄入亦与胃癌风险有关。来自前瞻性研究的证据表明，高盐摄入或盐偏好亦会增加患胃癌的风险。

（2）肿瘤与高血压发病的共同机制

1）代谢紊乱：肥胖是肿瘤和心血管疾病的常见危险因素。肥胖者的瘦素水平普遍升高，有研究表明瘦素水平可能是两种疾病的共同致病土壤。瘦素蛋白由 167 个氨基酸组成，主要由白色脂肪组织分泌。瘦素作用于下丘脑，通过控制饮食行为，进而在维持身体的新陈代谢中起重要作用。循环中的瘦素水平增加和瘦素受体突变与前列腺癌发生的风险有关。由瘦素介导的特异性信号通路可以参与炎症过程，在乳腺癌中能够促进细胞有丝分裂并加速血管新生。另有研究表明，瘦素可以通过调节人端粒酶反转录酶促进肝癌细胞的增殖和迁移，继而调控恶性肝细胞癌的发生发展。

瘦素对血压的影响仍然存在争议。动物体内和体外研究结果似乎表明瘦素具有降血压作用，但也有研究表明，血浆瘦素水平的增加与高血压存在相关性。长期给予正常的非妊娠或孕大鼠瘦素注射已被证明可以升高血压。

2）炎症因子——CCL2/CCR2：CCL2 是一种 C-C 类趋化因子，是炎症的关键调节因子，能够在创伤愈合、感染和自身免疫性疾病过程中参与巨噬细胞的募集调控。CCL2/CCR2 对肿瘤和高血压均有重要影响。

CCL2/CCR2 在调控乳腺癌细胞存活和运动功能中起重要作用，同时也能够促进乳腺癌细胞的转移。人乳腺癌和其他转移性疾病的预后差也与 CCL2 的表达上调有关。在小鼠高血压模型中，用醋酸脱氧皮质酮（DOCA）/盐处理 21 天后小鼠收缩压明显升高，高血压小鼠的主动脉中 CCR2 的表达增加，使用 CCR2 拮抗剂 INCB3344 后小鼠的血压明显下降。进一步研究发现，这一降压效应是通过 INCB3344 下调 CCR2 的表达，进而逆转 DOCA/盐诱导的巨噬细胞内流得以实现的。

3）非编码 RNA（ncRNA）：除少数编码基因外，人类基因组中绝大多数基因并不具有编码蛋白的能力，既往被人们认为是无用的"基因沙漠"或"基因垃圾"，但近年来，越来越多的研究表明，ncRNA 同样具有强大的基因表达调控能力。ncRNA 对疾病的调节是一个复杂的网络，一种疾病可能同时被多个 ncRNA 调节，一个 ncRNA 也可能同时调控多种疾病。ncRNA 包含多种亚型，其中微小 RNA（miRNA）和长链非编码 RNA（lncRNA）近年来被广泛研究，在肿瘤和高血压的发生发展中均扮演着重要的角色。

miRNA 是在植物、动物和一些病毒中发现的小非编码 RNA 分子（含有约 22 个核苷酸），其在 RNA 沉默和基因表达的转录后调节中起作用。miRNA 表达水平的异常会导致包括肿瘤和高血压在内的多种疾病。

miRNA-21 在一系列肺癌细胞系（A549、HCC827、NCI-H282 和 95-D）中的表达显著高于正常人支气管上皮细胞（HBE）。B 细胞易位基因 2（BTG2）在 HBE 细胞中高度表达，而在肺癌细胞系中表达水平较低，表达模式与 miRNA-21 完全相反。进一步的研究表明，miRNA-21 可以通过与 BTG2 基因 3′ 非翻译区的直接结合抑制 BTG2 蛋白表达，进而促进肺癌细胞的增殖、侵袭，同时抑制细胞凋亡。在人肾上腺皮质细胞 H295R 中，miRNA-21 的表达水平受 Ang Ⅱ 的特异性调节，Ang Ⅱ 以时间依赖性增加 miRNA-21 的表达，而 miRNA-21 胞内表达水平的上调会通过促进肾上腺皮质细胞的增殖继而特异性地增加醛固酮的分泌，这与醛固酮异常分泌导致的高血压密切相关。

另一个典型例子是 miRNA-143，miRNA-143 能够通过下调波形蛋白同时上调 E-钙黏蛋白，进而降低肿瘤细胞侵袭和迁移能力，用 miRNA-143 抑制剂处理宫颈癌 HeLa 细胞后细胞增殖显著提高。提示宫颈癌中 miRNA-143 的低表达可能增强细胞的侵袭迁移能力。另外，ACE 水平与心血管疾病尤其是高血压的发病密切相关。体外试验表明，内皮细胞中，剪切应力这一高血压刺激因素可以通过腺苷酸激活蛋白激酶（AMPK）信号通路上调 miR-143/145 基因簇的表达水平；机制方面，miR-143/145 基因簇可以直接结合 ACE 基因的 3′非翻译区，降低 ACE 表达水平，进而升高血压。在高血压患者外周血中，miR-143/145 基因簇的表达显著下调；动物模型中，miR-143/145 双敲除小鼠较之野生型小鼠血压显著下降。这些证据均表明 miR-143/145 是潜在的高血压防治靶点。

除 miRNA 外，长度在 200 个核苷酸以上的 lncRNA 也被证明在肿瘤和高血压发病中均可发挥调控作用。

研究证实，宫颈癌细胞系中 lncRNA-H19 的表达升高。通过针对 H19 的过表达和敲除实验发现，H19 具有促进肿瘤细胞增殖和多细胞肿瘤球体形成的功能。这些发现表明 H19 能够促进宫颈癌细胞系的特异性和非依赖性生长，并且可以作为宫颈癌诊断和治疗的潜在靶标。同时，一项欧洲研究通过对 87 736 例高血压患者超过 50 000 个单核苷酸多态性位点的检测，发现 H19 基因座位与高血压的发生密切相关，并且这一发现进一步在 68 368 例高血压患者中得到了进一步验证，提示 H19 的基因多态性或许是高血压新的潜在的诊疗靶标。

近年来另一长链非编码 RNA-GAS5 在肿瘤及高血压中的作用也受到重视。研究发现，长链非编码 RNA-GAS5 在包括神经胶质瘤、乳腺癌、结直肠癌、前列腺癌等中呈低表达，表现为抑癌基因的功能，在肿瘤的发生发展中具有重要作用，可能作为肿瘤诊断、预后及药物敏感性的一种新的生物标记。GAS5 与胶质瘤组织病理类型密切相关，其高表达对胶质瘤有重要的抑制作用。在胶质瘤细胞中，GAS5 可以起到"分子海绵"样作用，过表达 GAS5 能减少 miR-222 的表达，从而增强肿瘤抑制因子 BMF 和 PlexinC1 的表达。此外，在裸鼠荷瘤模型中，过表达 GAS5 使裸鼠成瘤体积显著减少且生存期相对延长。

同时，GAS5 的表达量在高血压患者血浆中较正常对照组显著降低，在 SHR 中对其进行敲除也会进一步升高大鼠血压。细胞实验表明，GAS5 主要在内皮细胞和血管平滑肌细胞中表达，GAS5 可以通过与 β-catenin 的直接结合抑制血管内皮细胞的迁移、增殖；影响平滑肌细胞的增殖和表型转化，进而通过调控血管重塑进一步调控血压。

3. 基于肿瘤治疗的新发高血压　高血压是肿瘤治疗过程中容易出现的一类心血管事件，肿瘤患者在接受化疗和靶向治疗期间和之后可能会出现新发高血压或使原有高血压加重。此外，肿瘤辅助治疗药物也会引起高血压，预先存在心血管系统危险因素的肿瘤患者出现此类情况的概率更大。

能够诱发高血压的化疗药物主要包括五大类：抗酪氨酸激酶小分子、单克隆抗体、嘌呤类似物、天然药剂、激素。抗酪氨酸激酶小分子包括达沙替尼、伊马替尼、拉帕替尼、索拉非尼、舒尼替尼、帕唑帕尼；单克隆抗体包括贝伐单抗；嘌呤类似物包括氯法拉滨；天然药剂包括长春碱、长春新碱、紫杉醇、多西他赛；激素类包括泼尼松、醋酸阿比特龙（表 5-26-1）。

表 5-26-1　高血压相关抗肿瘤药物分类

药物种类	药物代表	诱发高血压方式
抗酪氨酸激酶小分子	达沙替尼、伊马替尼、拉帕替尼、索拉非尼、舒尼替尼、帕唑帕尼	抗血管内皮生长因子（VEGF），NO 合成减少
单克隆抗体	贝伐单抗	抗 VEGF，NO 合成减少
嘌呤类似物	氯法拉滨	—
天然药剂	长春碱、长春新碱、紫杉醇、顺铂、多西他赛	内皮素-1 激活，急性肾损伤导致肾素水平上升
激素	泼尼松、醋酸阿比特龙	交感激活、水钠潴留

（1）抗肿瘤药物诱发高血压的机制：机制方面，五大类药物中临床上应用较广，诱发高血压概率最高的是抗 VEGF 治疗的药物，主要有贝伐单抗和抗酪氨酸激酶小分子（TKI）药物。已有多篇报道称抗 VEGF 治疗能够诱发高血压，但其确切的分子机制尚未得到明确阐述，其中 NO 合成减少，抑制微血管密度（稀疏）、内皮素-1 和 VEGF 失衡，抗 VEGF 治疗相关肾小球损伤目前证据较多。

1）NO 合成减少：VEGF 有三种受体，VEGFR-1、VEGF-2 和 VEGF-3。其中，VEGFR-2 主要在内皮细胞膜上表达并介导血管生成。VEGF 通过激活 VEGFR-2 使 NO 合酶表达增加，进而使 NO 释放增加，增加血管通透性并舒张血管。因此，VEGFR 级联抑制导致的 NO 合成减少、血管收缩是抗 VEGF 药物诱导高血压的关键机制。

2）微血管密度稀疏：抗 VEGF 治疗引起高血压的另一种可能机制是由 VEGF 的降低导致了新生微血管密度下降，随后出现外周阻力增加，从而导致高血压发生，一项较新的临床数据统计也证实了在接受 VEGF 抑制剂治疗的患者中出现了微血管稀疏的情况。

3）内皮素-1 和 VEGF 失衡：VEGF 和内皮素-1 是调控血管张力的重要因素，研究发现它们的表达水平在动脉内皮细胞和血管平滑肌细胞中存在相互调控关系，表明这两种重要因素之间的平衡维持是血压调控的重要机制。Kappers 等发现舒尼替尼治疗后内皮素-1 表达增加，从而打破这一平衡。因此，VEGF 抑制剂可能导致内皮素-1 和 VEGF 水平失衡，促进高血压的发生。

4）抗 VEGF 治疗相关肾小球损伤：有研究报道，在接受 VEGF 抑制剂治疗且并发蛋白尿的患者中可出现血管内皮增生，血栓性微血管病变和毛细血管腔变窄等病理损伤，这可能与抑制足细胞-内皮细胞之间的 VEGF 信号传导相关。同时，在血压升高时发生的利尿排钠反应有部分依赖于 cGMP 途径，VEGF 靶向治疗可能抑制这一途径，进而通过抑制尿钠排泄永久性升高血压。临床研究进一步证实，在接受 VEGF 抑制剂治疗的患者中，白蛋白/肌酐比率升高，蛋白尿的发生率也高于未使用 VEGF 抑制剂的患者。

（2）肿瘤辅助治疗药物对血压的影响：除主要的肿瘤化疗药物和靶向治疗药物，一些肿瘤辅助用药亦可对高血压的发生和发展产生影响。人重组促红细胞生成素（recombinant human EPO，rHuEPO）会使红细胞数量增加，血液黏度增加，进而使外周血管阻力增加 33%～35%，发挥直接血管升压作用；非甾体抗炎药如吲哚美辛和萘普生可以通过抑制前列腺素的合成使平均动脉压分别升高 3.59mmHg 和 3.74mmHg；糖皮质激素的使用与 80% 的继发性高血压有关，主要机制为血液中皮质醇水平增高，导致水钠潴留。

4. 高血压治疗对肿瘤的影响　不同于肿瘤化疗药物仅有副作用，高血压治疗药物对肿瘤的影响是双向的，我们应当注意那些可能促进肿瘤发生的降压药，并采取相应临床措施预防肿瘤的发生和发展。

长期接受噻嗪类利尿药物的大鼠出现微小肾小球损伤，其特征在于肾小球周围纤维化，肾小球基膜起皱和增厚，这提示利尿剂使用会增加肾癌发生率。

研究发现，在乳腺癌细胞中，TRPC 和 Orai 蛋白家族是参与癌细胞迁移或侵袭的主要信号通路蛋白，这些信号通路可以通过钙离子及其他一些原始途径激活，所以细胞膜钙通道激活会促进乳腺癌细胞的迁移，因而钙通道阻滞剂作为一大类抗高血压药物，可以体现出一定的抑癌特性。但不能忽视的是，当非二氢吡啶类钙通道阻滞剂与 VEGF 抑制剂类抗肿瘤药物合用时，非二氢吡啶类钙通道阻滞剂是参与舒尼替尼和索拉非尼代谢的 CYP3A4 系统的抑制剂，故会增加血液中抗 VEGF 药物浓度，需酌情谨慎使用。

在胰腺中，Ang II 可以在 AT_1R 的介导下发挥促血管生成的作用。最近的研究表明，胰腺癌中局部 RAAS 异常激活，包括 AT_1R 和 ACE 的上调，从而增强 Ang II 的肿瘤诱导作用。大量的胰腺癌细胞和动物模型研究支持 RAAS 具有调节肿瘤生长和迁移、促进血管生成的作用，这提示 RAAS 阻滞剂（AT_1R 阻滞剂或 ACE 抑制剂）除了具有经典的抗高血压能力外，可能通过抑制胰腺癌血管新生而发挥抗肿瘤作用。

5. 肿瘤高血压患者的管理

（1）肿瘤患者高血压管理目标：对于高血压合并肿瘤的患者，血压应控制在 140/90mmHg 以下，在此基础上，若还合并了慢性肾脏疾病或糖尿病，则此类患者的血压应控制在 130/80mmHg 以下。尽早治疗肿瘤患者的高血压有助于预防心血管并发症和避免其他器官损害。

（2）肿瘤患者高血压用药选择：肿瘤化疗患者的新发高血压多由 VEGF 单抗和多重靶向酪氨酸激酶抑制剂治疗引起。目前高血压的一线用药均可用于治疗肿瘤患者的高血压，如利尿剂、β 受体阻滞剂、血管紧张素转换酶抑制剂、血管紧张素受体阻滞剂和钙通道阻滞剂，但最近的研究表明在选用这些药物时应该谨慎结合患者的化疗情况。

舒尼替尼和索拉非尼由 CYP3A4 系统代谢，在使用非二氢吡啶类钙通道阻滞剂（维拉帕米和地尔硫䓬）时会阻碍这些药物的代谢，增加血液中舒尼替尼和索拉非尼的浓度，因此在使用这些化疗药物的患者中应避免使用非二氢吡啶钙通道阻滞剂，但使用贝伐珠单抗的患者不存在这种影响，可以考虑使用非二氢吡啶类钙通道阻滞剂。与传统的 β-肾上腺素能受体拮抗剂相比，新的第三代 β-肾上腺素能受体拮抗剂如奈比洛尔，通过与内皮细胞 L-精氨酸/一氧化氮途径的相互作用来发挥血管的舒张作用，是针对抗 VEGF 化疗导致的高血压的一种合理药物。利尿剂的使用可能会导致电解质耗竭及随之而来的 QT 间期延长，因此对于化疗过程中容易发生脱水的患者，如接受酪氨酸激酶抑制剂治疗的患者需谨慎使用利尿剂。对于高血压同时合并心力衰竭和左心室功能障碍的肿瘤患者，高血压用药应在血管紧张素转换酶抑制剂、血管紧张素受体阻滞剂和二氢吡啶类钙通道阻滞剂中选择，但要注意这些药物本身的禁忌证和注意事项。此外，高血压肿瘤患者应定期监测血压，同时注意其肾功能情况（表 5-26-2）。

表 5-26-2　肿瘤患者高血压治疗药物选择

抗高血压药物种类	优（缺）点
ACEI/ARB、二氢吡啶类钙通道阻滞剂	舒张血管，副作用少。一线药物推荐使用
β 受体阻滞剂	加强一氧化氮信号传导，起到血管舒张作用。推荐使用
利尿剂	导致电解质耗竭和随之而来的 QT 间期延长的风险。需谨慎使用
非二氢吡啶类钙通道阻滞剂	CYP3A4 系统的抑制剂，增加血液中抗 VEGF 药物浓度。需分情况使用

（3）接受抗 VEGF 治疗的肿瘤患者管理：Kruzliak 等对接受抗 VEGF 治疗的患者提出一种分型管理的办法，区分 3 组患者。

1）血压正常的患者（<120/<80mmHg）：每两周进行血压测量，如果未发展成高血压，则测量间期可延长，不需要降压药物干预。

2）高血压前期患者（120～130/80～89mmHg）：每周进行血压测量，如无器官损伤，则无须开始药物治疗；酌情考虑，可以为患者提供 NO 供体药物。

3）高血压（>140/90mmHg）：每周进行血压测量，为患者提供 NO 供体药物，如果血压无法控制，则添加其他降压药物。

4）血管生成抑制剂是治疗肿瘤的有效药物，但会产生一些副作用，其中高血压是最常见的副作用。VEGF 抑制剂诱导 NO 合酶和 NO 产生的减少，这会导致血管收缩和血压升高。因此，NO 供体药物可以成为治疗与酪氨酸激酶抑制剂相关的高血压的首选药物。

6. 结论　随着肿瘤患者带瘤生存时间的延长，肿瘤患者合并高血压这一现象日趋严重。两种疾病具有大量共同的危险因素和发病机制，治疗过程亦存在相互影响。在肿瘤化学治疗药物中，抗 VEGF 药物的使用与肿瘤治疗期间血压水平升高关系密切，关键机制是抗 VEGF 药物导致 NO 合成的减少。另外，抗高血压药物与肿瘤风险之间的关系仍存在争论。我们通过梳理两种疾病的相互关联，既能够为预防两种疾病发生提供建议，也可以对肿瘤合并高血压患者的临床管理提供有价值的参考，最终达到改善此类患者生存质量的目的。

吴庚泽　曾春雨（陆军军医大学大坪医院）

第二节　肿瘤治疗药物诱导的高血压

随着生活方式的不断变化和人均寿命不断延长，肿瘤逐渐成为继心血管疾病后的又一全球公共卫生问题。在对肿瘤幸存者长期的临床观察发现，很多肿瘤幸存者并未死于肿瘤，而心血管疾病成为除肿瘤进展之外的主要死亡原因。抗癌治疗诱发心血管并发症已经是无法忽视的重要问题，而高血压是其中常见的不良反应之一。本章将探讨抗肿瘤药物导致的高血压的机制及临床管理策略。

随着人类基因组测序工作的完成及对肿瘤细胞生长、增殖和调控的分子生物学机制的不断了解和阐述，分子靶向疗法以其高选择性和低副作用等优势成为肿瘤治疗药物研发的热点，其中抗血管内皮生长因子信号通路（VSP）抑制剂在多种实体肿瘤中获得广泛应用，而高血压为该类药物共同及显著的不良反应。

VEGF 是受体酪氨酸激酶家族成员，是诱导血管生成、增加血管通透性的主要因素，包括 VEGF-A、VEGF-B、VEGF-C、VEGF-D 和胎盘生长因子等异构体。其受体 VEGFR 是 TK 跨膜蛋白，由胞外 7 个免疫球蛋白样结构域、胞内 TK 结合域和跨膜域组成。VEGFR 分为 VEGFR-1、VEGFR-2、VEGFR-3 三种亚型。VEGFR 与 VEGF 结合后发生二聚化、磷酸化，触发多种下游信号的级联反应，进而激活下游胞内信号通路，促进血管内皮细胞的生成，增加血管通透性，促进血管平滑肌舒张因子——NO 的释放，在内外环境变化时及压力状态下维持细胞存活。在肿瘤疾病中，VEGF 与受体的结合诱导肿瘤血管生成，促使肿瘤生长，参与肿瘤的转移和耐药机制的形成。

以 VEGF 及 VEGFR 作为抗肿瘤靶点，产生了一系列靶向治疗药物，广泛应用于结肠癌、非小细胞肺癌、乳腺癌、肾癌、卵巢癌等的治疗，这些药物可分为 VEGFA 单克隆抗体、VEGF trap、VEGFR2 单克隆抗体和酪氨酸激酶抑制剂等四类（表 5-26-3）。

表 5-26-3　VSP 抑制剂的分类及代表药物

VSP 抑制剂亚类	代表性药物
VEGFA 单克隆抗体	贝伐珠单抗
VEGF trap	阿柏西普
VEGFR2 单克隆抗体	雷莫芦单抗
酪氨酸激酶抑制剂	
FDA 批准的药物	阿帕替尼、阿西替尼、卡巴坦尼、利凡替尼、尼替达尼、培唑帕尼、雷格列尼、索拉非尼、舒尼替尼、凡德他尼
在研的药物	西地尼布、德立替尼

一、VSP 抑制剂相关高血压定义

VSP 抑制剂诱导高血压定义为由应用 VSP 抑制剂通过抑制 VEGF 信号途径所引起的以血压升高[收缩压≥140mmHg 和（或）舒张压≥90mmHg]为临床表现的抗肿瘤治疗相关药物毒性反应。其诱导高血压作为抗肿瘤治疗的不良反应可以按照常见不良反应事件评价标准（common terminology criteria for adverse events，CTCAE）进行分级（表 5-26-4），也可按照临床常用的高血压指南进行分级，两者互相参照，取长补短，可对高血压管理起到重要的指导作用。

表 5-26-4　CTCAE 高血压的分级

分级	表现
1 级	高血压前期（收缩压 120～139mmHg，舒张压 80～89mmHg）
2 级	第一阶段高血压（收缩压 140～159mmHg，舒张压 90～99mmHg）；需要医学干预；反复或持久的（≥24h），有症状的收缩压增加大于 20mmHg 或既往正常范围增加（大于 140/90mmHg）；需要单药治疗。儿科：反复或持久（≥24h）血压高于正常上限；需要单药治疗
3 级	第二阶段高血压（收缩压≥160mmHg，舒张压≥100mmHg）；需要医学干预，需要多种药物治疗；儿科：同成人
4 级	危及生命（如恶性高血压，一过性或持久性神经损伤，高血压危象）；需要紧急治疗；儿科：同成人
5 级	死亡

高血压为 VSP 抑制剂常见的毒副作用，几乎所有应用 VSP 抑制剂治疗的肿瘤患者均可出现血压升高。一项荟萃分析的结果显示，各种类型的 VSP 抑制剂所诱导的各个分级的

高血压发生率为 20%～91%，其中高级别高血压（CTCAE 3 级及以上）的发生率为 6%～58%。

有多项研究认为高血压为 VSP 抑制剂靶向用药所产生的应答结果，可作为 VSP 抑制剂抗瘤治疗反应的标志，有研究更提出 VSP 抑制剂诱导的高血压可以预测患者良好的预后。但也有小样本研究提出相反的结论，将高血压作为治疗反应的标志，需要未来更大规模前瞻性研究来证实。

二、VSP 抑制剂相关高血压的发生机制

VEGF 下游的信号转导途径错综复杂，多种不同机制参与了 VSP 抑制剂诱导高血压的发生，有四种理论解释 VSP 抑制剂相关高血压的发生。

1. 血管收缩和舒张失衡理论 在正常生理情况下，VEGF 与受体结合后，通过细胞内信号转导，起到了促进血管内皮细胞生存、增殖、迁移的作用，同时具有改变通透性，参与血管紧张度的调节作用。在肿瘤患者中，应用 VSP 抑制剂后，通过抗增殖、迁移起到抗肿瘤的作用，然而副作用之一就是通过内皮一氧化氮、前列环素通路，以及通过释放内皮素-1 打破了收缩与舒张的平衡，从而导致血压升高（图 5-26-1）。

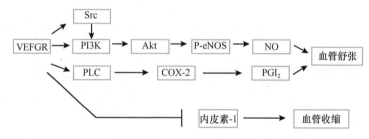

图 5-26-1　血管收缩和舒张失衡理论

Src，非受体酪氨酸激酶家族 Src 蛋白；PLC，磷脂酶 C；PI3K，磷脂酰肌醇-3 激酶；Akt，蛋白激酶 B；PGI₂，前列环素 2；
COX-2，环氧化酶-2；P-eNOS，磷酸化内皮型一氧化氮合酶；NO，一氧化氮

2. 周围血管抵抗理论 VSP 抑制剂阻断了 VEGF 信号，血管内皮细胞死亡增多，导致组织毛细血管密度减少，毛细血管网稀疏，最终引起血流动力学的后负荷增加，参与高血压的病理生理机制。

3. 肾损伤理论 VEGF 受体在肾组织中高表达，在肾小球系膜细胞及内皮细胞的增殖、分化及存活的过程中扮演着重要的角色。VSP 抑制剂可改变肾小球结构，损伤肾功能，导致肾滤过分数降低，从而介导高血压的发生。该机制也可能参与 VSP 抑制剂抗肿瘤治疗期间蛋白尿的发生，值得被关注（图 5-26-2）。

4. 子痫前期样理论 子痫前期样综合征经常用于描述 VSP 抑制剂治疗的患者。妊娠过程中由胎盘组织分泌的可溶性血管内皮生长因子受体 1 与 VEGF 及胎盘生长因子结合，这种结合阻碍了 VEGF 信号转导，与 VSP 抑制剂介导高血压临床症状相似。高血压及蛋白尿的患者经 VSP 抑制剂治疗后产生的肾组织活检显示呈微血管病的病理改变，该病理变化与严重子痫前期时病理变化相吻合，提示两者可能具有相似的机制。

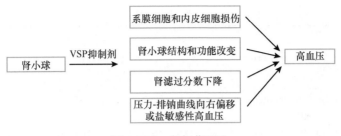

图 5-26-2 肾损伤理论

三、VSP 抑制剂导致蛋白尿的发生机制

多项临床观察均发现，VSP 抑制剂蛋白尿发生率高，且与高血压关系密切。蛋白尿常与高血压相伴出现，临床随机试验证实，经 VSP 抑制剂治疗的肿瘤患者，高血压为蛋白尿进展的重要因素。具有代表性的 VSP 抑制剂为贝伐珠单抗，该药引起的蛋白尿通常出现在高血压患者中（47.1% vs.16.9%）。一项 Meta 分析纳入 33 个临床随机对照试验，共 6882 例病例，研究结果显示所有级别及高级别（CTCAE 标准）的蛋白尿发生率分别为 18.7%及 2.4%。经贝伐珠单抗治疗的肿瘤患者，54%的 2～3 级高血压患者出现蛋白尿，而仅有 16%的 0～1 级高血压患者出现蛋白尿。提示蛋白尿的发生与高血压分级有关。

VSP 抑制剂引起蛋白尿的可能的机制如下：肾小球足细胞所分泌的 VEGF 是维持肾小球内皮细胞正常结构和功能所必需的，具体可能是通过上调抗凋亡基因如 Bcl-2 的表达、增加 NO 的生成、诱导衰变加速因子（decay accelerating factor，DAF）的表达等途径，对内皮细胞起到保护作用。当 VSP 抑制剂抑制了 VEGF 对内皮细胞的保护作用，下调紧密连接蛋白的表达，可致肾小球的滤过通透性增高，重吸收能力降低，最终形成蛋白尿。

四、VSP 抑制剂相关高血压的管理

1. VSP 抑制剂相关高血压的临床特点　VSP 抑制剂诱导的高血压普遍存在，血压升高是其主要临床特点，常伴有蛋白尿的形成。VSP 抑制剂诱导高血压与 VSP 药物种类、剂量有关，停药或降低剂量后血压可降低。当患者同时存在多种心血管危险因素时，VSP 抑制剂诱导高血压可增加肿瘤患者的心血管并发症的风险，不但会对患者的预后产生不利的影响，而且会干扰现有的抗肿瘤治疗方案。针对 VSP 抑制剂引起的高血压，合理的治疗和管理方案会使患者获益。

2. VSP 抑制剂相关高血压的危险因素评估　对 VSP 抑制剂诱导高血压危险因素的识别是正确评估和有效管理的基础。结合目前进展，美国国家癌症研究所（National Cancer Institute，NCI）及欧洲心脏病学会/欧洲高血压学会以初步评估、监测及管理为目的，对 VSP 抑制剂诱导高血压的危险因素进行了全面的归纳，给出了危险因素评估的建议。高血压危险因素的评估主要参照原发性高血压的危险因素定义标准，包括主要危险因素及次要危险因素，3 个次要危险因素等同于 1 个主要危险因素（表 5-26-5）。

表 5-26-5　VSP 抑制剂相关高血压的危险因素

主要危险因素：

收缩压≥160mmHg，舒张压≥100mmHg

糖尿病

确诊的心血管系统疾病的病史：缺血性卒中、脑出血、短暂性脑缺血发作；心肌梗死、心绞痛、冠脉血运重建或心力衰竭；视网膜出血、视盘水肿

确诊的肾脏疾病或亚临床肾脏疾病：尿微量蛋白或蛋白尿（＞30mg/24h）；血清肌酐：男性＞133μmol/L，女性＞124μmol/L；肾小球滤过率＜60ml/（min·1.73m^2）

亚临床器官损伤近期记录：ECG 或心脏彩超发现左心室肥厚；颈动脉彩超发现颈动脉内膜增厚或斑块形成

次要危险因素：

年龄和性别：男性＞55 岁，女性＞65 岁

吸烟

高脂血症：总胆固醇＞4.9mmol/L 或 LDL-C＞3.36mmol/L；HDL：男性＜1.03mmol/L，女性＜1.19mmol/L 或三酰甘油＞1.7mmol/L

餐后血糖＞9mmol/L

向心性肥胖：男性腰围＞102cm，女性腰围＞79cm（东亚血统，男性腰围＞79cm，女性腰围＞69cm）

3. VSP 抑制剂相关高血压管理流程　目前针对 VSP 抑制剂导致的高血压管理并无相关指南，经 VEGF 信号通路抑制治疗的肿瘤患者血压的初步评估、监测及管理推荐遵循 NCI 建议进行治疗前的评估及筛查。如果血压在 140/90mmHg 以内，则启动 VSP 抑制剂治疗，并在治疗期间监测每周血压，继而每 2～3 周监测 1 次。如果治疗期间出现高血压或基线就存在高血压，血压水平超过 140/90mmHg 则建议治疗高血压，血压得到控制后，再启动 VSP 抑制剂治疗。

4. 特殊情况下的药物选择　两项回顾性分析显示，合并或治疗过程中出现高血压的转移性肾癌患者应用 ACEI/ARB，尤其是与 VSP 抑制剂合用的情况下，不仅可控制血压，还可延长总生存期和无进展生存期。因此，针对转移性肾癌患者，如无禁忌，优先推荐应用 ACEI/ARB。针对舒尼替尼引起的高血压患者，慎用非二氢吡啶类 CCB，后者为细胞色素 P450 同工酶 CYP3A4 抑制剂，影响前者的血药浓度。针对 VSP 抑制剂引起的难治性高血压，可考虑选择长效硝酸酯类药物，其降压机制与 NO 的产生有关，可补充由 VSP 抑制剂引起的 NO 减少。针对联用顺铂或培美曲塞的患者，建议慎用 ACEI 或 ARB，因前者主要经肾脏排泄，后者可影响肾小球滤过率，在中度肾功能不全患者中影响前者血药浓度。应用凡德他尼、卡博替尼、舒尼替尼等明显延长 QT 间期的药物，慎用利尿剂，后者易引起离子紊乱或进一步延长 QT 间期。

针对 VSP 抑制剂引起的蛋白尿的管理，应于开始 VSP 抑制剂治疗后，每 3 个月监测 1 次蛋白尿情况，并参照基础水平。当尿分析结果显示蛋白尿≥1 个（＋）时，需要进行全面的检查。蛋白尿＞1g/24h 或伴随急性肾损伤出现时，需要肾病专科医师进一步评估和管理。出现蛋白尿时是否需要停用或减量 VSP 抑制剂目前还没有定论。一些抗肿瘤治疗过程中的患者，如果血压有效控制，肾小球滤过率稳定的情况下可耐受无症状性蛋白尿很长时间。VSP 抑制剂诱导的蛋白尿的评估、监测及管理方案有待于进一步研究。

针对 VSP 抑制剂相关高血压的管理，应结合具体临床情况实行个体化管理，建议较早

启动药物治疗及联合治疗，努力寻找控制血压与抗肿瘤药物剂量之间的平衡点。

五、其他抗肿瘤药物引起的高血压

除 VSP 抑制剂，其他类型治疗肿瘤的药物，如 EPO、皮质类固醇和非甾体抗炎药（NSAID）也可能导致血压升高。

EPO 是一种控制骨髓红细胞生成的糖蛋白激素。重组人 EPO（rHuEPO）通常用于患有慢性肾衰竭、获得性免疫缺陷综合征和（或）癌症的慢性肾病患者。贫血是癌症患者的常见并发症及常见的化疗副作用之一。大约 1/3 的患者应用 rHuEPO 后出现外周血管阻力增高，从而导致血压水平升高。考虑可能与以下原因有关：①红细胞增多，血液黏度增加；②应用 rHuEPO 后改变了内源性血管加压剂的生成和敏感性；③引起血管平滑肌离子环境的变化阻碍了血管舒张因子的反应；④rHuEPO 具有直接血管加压作用；⑤通过刺激血管细胞生长导致重塑。钙通道阻滞剂和 α-肾上腺素能受体阻滞剂具有较好的治疗效果。

NSAID 具有升高血压的作用，主要的病理生理机制可能是抑制前列腺素释放和导致肾素分泌减少。研究发现，在消化道肿瘤鼠模型及消化道肿瘤患者群体中，环氧化酶-2（COX-2）表达水平升高。COX-2 与肿瘤的增殖关系密切。应用 NSAID 通过抑制 COX-2 从而达到抑制消化道肿瘤的作用，然而 NSAID 可导致血压升高，尤其是在老年患者群体中更明显。有研究显示，NSAID 可使卧位血压升高 5mmHg。针对此类患者，应用钙通道阻滞剂和 Ang II 受体拮抗剂对 NSAID 的干扰较少。

糖皮质激素类药物应用于治疗血液系统疾病，如非霍奇金淋巴瘤。然而，长期使用糖皮质激素可导致各种心血管系统不良反应。长期使用糖皮质激素者也会诱发胰岛素抵抗、糖尿病和血脂异常，导致血压升高。针对此类患者，建议低盐、控制液体量、应用利尿剂，此外 ACEI/ARB、CCB 和中枢性降压药具有良好的效果。

张志仁（哈尔滨医科大学附属肿瘤医院）

第六篇　高血压诊疗中关注的问题

第二十七章　时钟基因与高血压（高血压时间治疗学在高血压中的应用）

高血压时间治疗学是根据高血压发生的时间生物学特点，通过调整投药时间和（或）剂量，或用特殊给药技术，调整血液或组织中的药物浓度，使降压药物作用效应与高血压发生的节律相一致，从而增加疗效，减轻靶器官损害，减少不良反应的发生。

血压与心血管风险呈近似对数直线正相关。在血压＞110/70mmHg 的很大范围内，每升高 10/5mmHg，脑卒中、心肌梗死、心力衰竭和肾功能不全等严重心脑血管并发症发生与死亡的总体相对风险约增加 30%。上述研究证据所提出的指导性建议在很大程度上建立在"通常血压"理论基础之上，即把血压看成一个不变的"常数"，而未充分考虑血压的变异性。24h 血压形态的昼夜节律和血压变异情况与靶组织的进行性损伤和心脑血管事件相关。因此，人们越来越关注每个个体的昼夜节律、血压变异情况。20 世纪 90 年代，Straka 等提出了高血压时间治疗学的观点。随着对人体血压昼夜节律现象及其时间生物学的认识不断加深，高血压的时间治疗学越发受到重视。

一、血压节律和血压变异性

血压节律的发现对高血压的治疗管理具有重要影响。生理状态下，血压呈节律性波动。血压节律周期大约为 24h，故称为昼夜节律或近日节律。血压昼夜节律主要受自主神经系统影响，多表现为夜低昼高。夜间交感神经张力下降，副交感神经张力增强，血压降低，昼间情况则相反。将 24h 血压的测量值进行描点连线，会形成一条血压的波动曲线。多数学者认为正常人 24h 血压节律呈双峰双谷，即 6：00～10：00 上升，14：00～15：00 下降，16：00～18：00 又上升，以后缓慢下降直至凌晨 2：00～3：00 时的最低谷值（血压通常在夜间下降 10%～20%）。这样描记形成的昼夜血压波动曲线状如长勺形，被称为构型血压。有临床实验证明，血压的这种昼夜节律适应机体活动变化，能有效保护心、脑、肾等重要脏器的结构和功能。一定时间内血压波动的程度即为血压变异性。用动态血压标准差与变异系数（动态血压标准差与平均值的比值）来表示血压随着时间的推移所发生的变异性。这种变异性无论减小或增大都将影响人体机能的自我调节，造成相应脏器损害，从而与许多疾病的发生有关。血压变异异常的情况比较常见，血压水平在夜间不会减少或减少很少，称为非构型血压，见于肾脏排钠功能异常或自主神经衰弱等。

（一）夜间血压

血压在夜间下降主要有两个原因，即平卧体位和交感神经系统兴奋性降低。平卧时人体血流再分布，外周血液主要是下肢血液向心性转移，使中央血流量增加，心脏前负荷增大，心房肽分泌随之增多。依据 Starling 机制，心房前负荷增加可引起心输出量增加，血压也随之增加，但在实际情况下并非如此。平卧体位时心输出量常常是降低的。这主要是因为心脏前负荷的增加使中央压力感受器所受到的刺激增强，交感神经系统兴奋性显著降低，心输出量、心率、血压也随之降低。这两种调节机制共同作用的净效应是动脉血压的下降，其血压的下降幅度可达 10% 以上。因此，平卧时人体血压的下降主要依赖于完整的中央感受器功能，而其前提则是卧位状态下中心血容量的增加。此外，睡眠过程中交感神经系统兴奋性降低，对夜间血压的下降也起到了一定的促进作用，这种作用可能独立于体位改变与中心血容量的增加。

（二）清晨血压

生理状态下，清晨从睡眠到觉醒的过渡期间，血压随之升高。清醒和睡眠时收缩压与舒张压之间的平均差异为 10%～20%，高血压患者通常具有相同的模式。但对于高血压患者，清晨高血压控制不良会增加心血管事件风险。血压晨峰的计算方法分为四种：①睡眠-谷晨峰，起床后 2h 平均收缩压与包括夜间最低收缩压在内的 1h 平均收缩压的差值；②觉醒前晨峰，起床后 2h 平均收缩压与起床前 2h 平均收缩压之间的差值，起床后 4h 平均血压之间的差值；③起床晨峰，起床时血压与起床前 30min 内最后一次卧位血压之间的差值；④清晨血压上升速率，4：00～10：00 血压的上升速率。

血压晨峰有局限性，目前尚无统一定义，无统一计算方法和正常值。其首次定义于2004 年，家庭血压或动态血压监测时，清晨血压≥135/85mmHg 即为清晨高血压。鉴于广义的清晨高血压人群更广，而且与靶器官损害和心脑血管事件关系更为密切，故主要采用广义清晨高血压概念达到清晨高血压诊断标准，无论其他时段的血压水平是否高于正常。

（三）非杓型血压对靶器官的损害

有证据表明，具有非杓型血压的人比杓型血压的人具有更高的靶器官损害风险，非杓型血压在黑种人中较为常见且具有多种原因，如白天活动水平高、睡眠质量差、交感神经系统高度活跃、糖皮质激素的使用及肾病的存在。因此，非杓型血压是黑种人心血管疾病风险高于其他种族或族裔群体的原因之一。

在合并糖尿病时，非杓型高血压与肾小球更厚的基膜和更大的系膜基质体积分数有关，所以非杓型血压可能是肾病的早期预测因子。CKD 患者可能具有更高的蛋白尿患病率，其原因是非杓型高血压患者昼夜血压波动节律减弱，夜间血压较高，肾脏于更长时间内处于高负荷状态，尿微量蛋白高于杓型高血压患者，证明非杓型高血压患者肾损伤出现较早、程度更重。

在老年患者中，杓型血压模式的患者高血压和动脉粥样硬化心血管并发症的患病率显著低于非杓型患者。使用连续动脉内血压监测的研究显示，即使在控制血压水平后，血压变异性是 7 年后左心室质量增加的独立预测因子。也有使用非侵入性动态血压监测的前瞻性研究表明，在控制已知与变异性相关的因素（如年龄、血压水平和糖尿病）后，白天血压变异性的增加会增加心血管事件的发生率。

二、药物时间治疗学

大部分长效降血压药物并不能 24h 平稳降血压，使得药物作用的最后几个小时血压控制不良，特别使夜间血压控制不良，晨冲现象得不到有效的控制，反而使一部分杓型高血压患者转变为非杓型高血压患者。时间治疗的方法主要有使用特殊释放技术的药物和择时服用常规降压药。

（一）特殊释放技术的药物

20 世纪 90 年代以来，药物剂型和制剂研究已进入药物释放系统时代。作为药物释放系统中的一类，药物控释技术对于高血压的时间治疗学较为重要。缓控释制剂包括定速、定时、定位释药。定速释放技术是指以一定速率在体内释放药物，基本符合零级释放动力学规律，口服后在一定的时间内能使药物释放和吸收速率与体内代谢速率相关，旨在实现均衡 24h 药理作用，从而减少血药波动，如美托洛尔控释片。定时释放技术又称为脉冲释放技术，渗透压控释定时给药系统是其中应用最多的一种。渗透压作为药物输送的驱动力，不受 pH、食物摄入量等影响，具有稳定的血药浓度曲线。

1996～2003 年 FDA 批准了 4 种高血压时间治疗学药物，其共同点主要有：①服用方法，睡前口服，1 次/天；②延迟药物释放约 4h；③在最开始几小时或清醒时达到 C_{max} 或接近 C_{max}；④维持 24h 血药浓度（表 6-27-1）。

COER 是 1996 年美国 FDA 批准的第一个用于高血压时间治疗的维拉帕米药物，其在服用后 4～5h 开始释放药物，而在夜间服用后最大药物作用时间发生于 6：00～10：00，从而有效地降低血压晨峰现象；最大作用时间将持续整个白天，在傍晚时药物浓度开始下降，使其对夜间血压影响较小。多中心的研究显示，COER 可有效地控制血压晨峰现象和 24h 的血压水平，对杓型和非杓型高血压患者均具有良好的治疗效果。Verelan PM™ 是另外一种维拉帕米时间治疗学制剂，CHRONO 研究显示 62.6% 的高血压患者用单一剂量可使血压得到有效的控制，其余患者在增加剂量后使血压得到控制。Cardizem LA 是地尔硫䓬时间治疗学药物，在睡前 22：00 服用该药后，其低浓度释放发生在 2：00，在 10：00 至中午其药物作用达到高峰，药物作用时间持续 24h。纳入 429 名高血压患者临床研究显示，睡前服用 Cardizem LA，其作用峰值发生在 6：00 至中午。Innopran XL™ 是 β 受体阻滞剂普萘洛尔时间治疗学制剂，其在睡前服用后其低浓度作用时间持续至 4：00，作用峰效应发生在 4：00～10：00，高浓度药物作用一直持续至下午和傍晚。

表 6-27-1　使用特殊释放技术的高血压时间治疗学药物

药物	缓释机制	FDA 批准时间（年）	推荐服用时间	公司
维拉帕米	控释缓释片	1996	睡前	Searle Pharmaceutical
维拉帕米	口服治疗药物吸收系统	1999	睡前	Schwarz Pharma
地尔硫䓬	分级释放长效作用机制	2003	睡前	Biovail Pharmaceuticals
普萘洛尔	控制释放	2003	睡前	Reliant Pharmaceuticals

（二）择时服用常规降压药

ACEI 类药物竞争性抑制血管紧张素转换酶，减少 Ang I 生成 Ang II ，使血压下降。Nishant 等研究显示，单次或多次服用依那普利，白昼用药易引起干咳；晚间服用能减少咳嗽次数和强度，耐受性较好。对非杓型高血压患者选用该药，有利于非杓型血压转变为杓型血压；而杓型高血压患者服用该药则有利于降低清晨血压高峰，减少心血管事件的发生率。

在 ARB 类药物中，睡前服用缬沙坦被认为可以使昼夜节律正常化并保护 CKD 患者的肾脏和心脏。缬沙坦与非杓型血压模式的 CKD 患者就寝时间给药具有更好的肾脏和心血管保护作用。抗高血压"时间疗法"可能对 CKD 患者的临床实践有用，患者 24h 蛋白尿和睡眠时间蛋白尿减少更多，估计肾小球滤过率延迟下降更多，并且与非杓型血压患者相比，更能预防心肌肥厚。缬沙坦与非杓型血压模式的 CKD 患者就寝时间给药具有更好的肾脏和心血管保护作用。

β 受体阻滞剂可抑制交感神经系统的功能，降低心率、心脏耗氧量，增加外周阻力。亲脂性 β 受体阻滞剂如普萘洛尔、布拉洛尔、氧烯洛尔等易积聚在肺、脑组织中；而亲水性的如索他洛尔、阿替洛尔等几乎不能通过血脑屏障，在心脏和肌肉组织中浓度较高。但无论是亲脂性或亲水性 β 受体阻滞剂，都不影响血压昼夜节律模式。

利尿剂不仅影响盐敏感性高血压患者血压杓型昼夜节律，且能使非杓型血压节律转变为杓型血压，从而降低患者的脏器损害。

在 CCB 类药物中，硝苯地平是一种短效钙通道阻滞剂，其主要通过被动扩散吸收，胃排空和胃肠道灌流量的昼夜差异导致药物昼夜吸收不同。通过改变药物释放技术，可配制成不同的口服制剂而控制药物在血液中浓度的时间变化。硝苯地平胃肠治疗系统提供速率控制释放（药物以恒定速率进入肠道）和每日一次给药，可以通过减少每日剂量的数量来增强患者的治疗依从性。有研究表明，睡前服用硝苯地平，约有 41.5% 的患者血压平稳下降，而心率保持不变。使用硝苯地平胃肠治疗系统的睡前给药比早晨给药更有效，同时还显著减少不良反应。苯磺酸氨氯地平有独特的 L/N 双通道阻滞结构，对 N 通道的阻滞能力强，可以进一步达到抑制清晨交感神经兴奋性增强的作用，对血压晨峰现象起到一定作用。维拉帕米控释剂综合应用缓释、控释工艺，使用药后 4h 血药浓度缓慢上升，10h 达峰值。经与氨氯地平进行的双盲试验证实，该疗法可使患者心肌缺血发作减少，并使患者心率、心率-收缩压乘积及血压-心率乘积等各项指标显著改善。同类药物地尔硫草缓释剂也可使血药浓度峰值在 10h 后出现，睡前用药可有效降低清晨血压。

α 受体阻滞剂中，多沙唑嗪胃肠治疗系统的治疗功效均显著依赖于药物施用的昼夜节律时间。夜间单剂量服多沙唑嗪可降低患者昼夜收缩压和舒张压，且对清晨血压降压作用较大。这是由于清晨时相交感神经系统功能亢进，此时阻断 α 肾上腺素受体，能够更加有效地减少外周血管阻力（表 6-27-2）。

（三）非杓型高血压的药物控制

对于非杓型高血压患者，在强调长效制剂平稳降压的同时，应考虑这类患者夜间血压升高的特点，调整给药时间，有效地控制夜间的血压水平。而晨间给药易导致夜间血药浓度降低，降压作用逐渐减弱，不利于控制非杓型高血压的夜间血压。与清晨服药相比，晚间给予缓慢释放的长效制剂，除了维持 24h 降压效果，使血压水平控制达标外，可能更有助于改善患者血压的昼夜节律特征，减少心脑血管事件的发生。

表 6-27-2　择时服用常规降压药的代表性研究

国家	主要设计	日间用药	夜晚用药	结论	作者/年
希腊	合并睡眠呼吸暂停综合征，早上与睡前服用比较	ARB 或 ARB +CCB 组合，早上服药	服药时间换为睡前	睡前给药呈现 61%构型血压，早上给药呈现 34%构型血压，睡前比早上给药使血压控制更好	Kasiakogias et al.2015
澳大利亚	合并睡眠呼吸暂停综合征的高血压，早上与睡前服用比较	ACEI 早上服药	ACEI 服药时间换为睡前	与普通高血压不同，日间服用降压药对于 OSAS 高血压患者更好	Serinel et al.2016
中国	合并慢性肾病非构型血压，早上与睡前服用比较	ARB 早上服药	服药时间换为睡前	睡前给药组的 24h 蛋白尿、睡前蛋白尿较少	Wang et al. 2013
西班牙	早上与睡前服用比较	ACEI/ARB/β 受体阻滞剂早上服药	服药时间换为睡前	睡前服用降压药改善血压，降低新发糖尿病风险	Hermida et al.2016
丹麦	1. 早上与睡前服用比较	早上服用 ACEI	睡前服用 ACEI	夜间服药对自主神经病变的非构型患者血压控制更佳	Hjortkjaer et al. 2016
	2. 合并 2 型糖尿病，早上与睡前服用比较	ACEI/ARB/CCB/β 受体阻滞剂/利尿剂早上给药	晚上给药	睡前服药组 24h 降压效果更佳	Rossen et al.2014
中国	Meta 分析			睡前服药组可逆转高血压性慢性肾脏病（CKD）患者的非构型血压	Wang et al. 2017

高血压是脑卒中发生最重要的危险因素，多项大型临床研究（HOPE、LIFE、SCOPE 等）提示平稳的达标血压可使脑卒中发生率明显下降。与此同时，肾脏损害与高血压联系紧密，肾功能减退是高血压的主要原因；同时，高血压是引发和促进肾功能进行性丧失的主要因素。非构型血压是慢性肾脏病潜在的独立危险因素，并且与死亡和心血管疾病风险增加有关。慢性肾脏病患者常出现非构型血压，具有非构型血压的患者与靶器官损害的患病率较高，长期存活率较低和肾脏形态学改变相关，并且随着构型血压的改变，住院率也增加。晚间给药方案治疗对慢性肾脏病高血压患者有效。

（四）结论

因为血压节律和变异性显著影响血压控制效果与靶器官损害，高血压时间治疗学的重要性不言而喻，但在实际临床工作中的重视程度仍然不够。临床医师应结合降压药物不同的药动学、药效学选择合适的药物、剂型及给药时间，使降压药物作用效应与高血压发生的节律相一致，减少心血管事件的发生，减少不良反应，达到个体化精准治疗。对于非构型高血压患者，在强调长效制剂平稳降压的同时，应调整给药时间，有效地控制夜间的血压水平。与清晨服药相比，晚间给予缓慢释放的长效制剂，除了维持 24h 的降压效果及使血压水平控制达标外可能更有助于改善患者血压的昼夜节律特征，从而减少心脑血管事件的发生。

王　伟　邹燕珂（陆军军医大学大坪医院）

第二十八章　减重手术与血压

肥胖已成为影响人类健康并引起全球关注的重要问题之一。近 10 年来，肥胖人群占总人口的比例已从 27.5% 上升至 35.8%。超重和肥胖是导致血压升高的重要原因之一。根据 Framingham 心脏研究的危险因素分析估测，原发性高血压的男性患者中 78% 合并肥胖，女性高血压患者中 65% 合并肥胖。流行病学调查显示，体脂含量、体脂分布与血压水平呈正相关。人群中 BMI 每增加 $3kg/m^2$，4 年内发生高血压的风险男性增加 50%，女性增加 57%。以腹部脂肪堆积为典型特征的向心性肥胖还会进一步增加高血压等心血管和代谢性疾病的风险。腹部脂肪聚集越多，血压水平就越高。腰围男性≥90cm 或女性≥85cm，发生高血压的风险是腰围正常者的 4 倍以上。众所周知，肥胖已成为高血压心血管风险的危险因素之一。并且，严重肥胖患者（根据美国定义为 $BMI>40kg/m^2$，或 $BMI>35kg/m^2$ 且合并严重的并发症如糖尿病、高血压、睡眠呼吸暂停综合征等）单纯依靠饮食控制和锻炼很难达到理想的减重效果，且其合并症也很难单纯通过药物治疗达到理想疗效。因此，对于高血压合并肥胖的患者而言，即使 2 种以上的降压药物联合治疗，仍很难达到降压的靶目标。因此，此类患者需要通过合适的减重手术纠正肥胖状态。

肥胖导致高血压的主要病理机制为内脏肥胖引起一系列神经体液调节机制的紊乱，进而影响血压、血糖、血脂的代谢，导致代谢综合征，如表 6-28-1 所示。肥胖增加脏器交感神经活性，增加肾脏钠的重吸收，增加颈动脉窦压力感受器敏感性，激活中枢及外周 RAAS，而且导致胰岛素抵抗增加，最终进展为高血压、糖尿病、高脂血症。越来越多的临床研究发现，合并肥胖的高血压患者在接受减重手术治疗后，高血压状态明显好转，甚至可停止降压药物治疗。2014 年美国一项关于减重手术对肥胖型高血压患者降压效果的荟萃分析提示了减重手术的显著降压效果。这项荟萃分析纳入了 57 个包含"高血压"及"减重手术"的临床研究（含前瞻性研究 31 项，回顾性研究 26 项），分析人群总数为 96 460 人，其中 52 151 名患者术前已确诊为高血压，随访时间从术后 1 周至术后 7 年不等。经过统计分析显示，其中 32 项研究的荟萃结果表明了 63.7% 的高血压患者获益于减重手术（OR 为 13.24；95%CI 为 7.73～22.68；$P<0.000\,01$）；46 项研究的荟萃结果提示，50% 的高血压患者经过减重手术后血压完全恢复正常（OR 值为 1.72；95%CI 为 1.13～2.62；$P<0.000\,01$）。

表 6-28-1　不同种类肥胖物种的血流动力学、神经体液及肾脏功能的改变（人类为肥胖患者，动物为经高脂饮食饲喂制造肥胖模型的实验动物）

参数	人类	犬	兔	大鼠	小鼠
动脉血压	↑	↑	↑	↑	↑
心率	↑	↑	↑	↑	↑
压力感受器敏感性	↓	↓	↓	↓	↓
心输出量	↑	↑	↑	↑	?
V_{O_2}[ml/（min·kg 体重）]	↓	↓	↓	↓	↓

续表

参数	人类	犬	兔	大鼠	小鼠
心肌肥厚					
离心性肥厚	↑	↑	↑	↑	↑
向心性肥厚	↑	↑	↑	↑	↑
心脏舒张功能	↓	↓	↓	↓	↓
静息状态肌肉血流量	↑	↑	↑	?	?
GFR	↑	↑	↑	↑	↑
肾血流量	↑	↑	↑	↑	?
肾-钠重吸收	↑	↑	↑	↑	↑
交感神经兴奋性					
肾脏	↑	↑	↑	?	?
心脏	↓	?	?	?	?
肌肉	↑	?	?	?	?
胰岛素水平	↑	↑	↑	↑	↑
胰岛素抵抗	↓	↓	↓	↓	↓
瘦素水平	↑	↑	↑	↑	↑

注：V_{O_2}，氧摄取量；GFR，肾小球滤过率

　　因为针对高血压合并肥胖的患者，减重手术降压疗效的前瞻性研究较少，且既往的研究人群主要为糖尿病或代谢综合征的肥胖患者，单纯高血压患者较少。SPRINT 研究小组设计了一项前瞻性单中心非盲研究，分析高血压合并肥胖患者减重手术治疗的降压效果——GATEWAY 研究，并于 2018 年在 Circulation 杂志上发表了相关研究结果。GATEWAY 研究入组了 100 例高血压（服用≥2 种降压药物达最大剂量，或服用＞2 种中等剂量的降压药物）合并肥胖（BMI 为 30.0～39.9kg/m² ）的患者，随机分为降压药物治疗联合减重手术治疗（Roux-en-Y 胃旁路术），或单纯药物治疗组；随访至少 12 个月；研究终点为血压达到靶目标（血压低于 140/90mmHg）时降压药物种类减少≥30%。该研究人群平均年龄为（43.8±9.2）岁，70%为女性患者，BMI 平均为（36.9±2.9）kg/m²，随访完成率为 96%。经过 1 年随访，减重手术联合药物治疗组中 83.7%的患者达到研究终点，而单纯药物治疗组中仅有 12.8%的患者达到研究终点（RR 值为 6.6%；95%CI 为 3.1～14.0；P＜0.001）。根据动态血压监测结果分析，1 年后减重手术联合药物治疗组中有 45.8%的患者停用降压药物治疗后血压仍能维持正常，而单纯药物治疗组的患者仍需持续药物治疗。此外，减重手术联合药物治疗组在腰围、BMI、空腹血糖、糖化血红蛋白、低密度脂蛋白胆固醇、三酰甘油、高敏 C 反应蛋白及 10 年 Framingham 危险评分等指标上均优于单纯药物治疗组。

　　由上述研究结果可见，对于合并肥胖的高血压患者来说，减重手术不仅可以协同降压治疗，而且可显著改善患者代谢紊乱的状态。因此，在 2014 年我国医师协会外科医师分会肥胖和糖尿病外科医师委员会制定了《中国肥胖和 2 型糖尿病外科治疗指南》。根据该指南，成人 BMI 分类如下：①健康，18.5～22.9kg/m²；②超重，23.0～24.9kg/m²；③1 度肥胖，BMI 为 25.0～29.9kg/m²；④2 度肥胖，30.0～34.9kg/m²；⑤3 度肥胖，BMI＞35.0kg/m²。

该指南严格定义了减重手术的首选人群为由单纯脂肪过剩引起的伴发病（代谢紊乱综合征）患者，手术适应证有以下①～③之一者，并同时具备④～⑦情况。

（1）确认出现与单纯脂肪过剩相关的代谢紊乱综合征，包括2型糖尿病、心血管疾病、脂肪肝、脂代谢紊乱、睡眠呼吸暂停综合征等，且预测减重可以有效治疗。

（2）腰围：男性≥90cm，女性≥80cm；血脂紊乱：甘油三酯≥1.70mmol/L 和（或）空腹血高密度脂蛋白胆固醇：男性<0.9mmol/L，女性<1.0mmol/L。

（3）连续5年以上稳定或稳定增加的体重，BMI≥32kg/m^2（应指患者正常情况下有确认记录的体重及当时的身高所计算的系数，而如妊娠后2年内等特殊情况不应作为挑选依据）。

（4）年龄为16～65岁。65岁以上者，由于肥胖相关的并发症顽固且复杂，应根据术前各项检查权衡手术利弊，再决定手术与否。16岁以下青少年患者要综合考虑肥胖程度、对学习和生活的影响，以及有无家族遗传性肥胖病史及是否本人意愿。

（5）经非手术治疗疗效不佳或不能耐受者。

（6）无乙醇或药物依赖性，无严重的精神障碍、智力障碍。

（7）患者了解减肥手术术式，理解和接受手术潜在的并发症风险；理解术后生活方式、饮食习惯改变对术后恢复的重要性并有承受能力，能积极配合术后随访。

目前，共有五种治疗病态性肥胖病的手术方法得到临床验证，即可调节胃绑带术（限制摄入）、胃短路术（限制摄入和减少吸收）、垂直绑带式胃减容术（限制摄入）、袖状胃切除术（限制摄入）和胆胰旷置术与十二指肠转位术（主要是减少吸收）（图6-28-1、图6-28-2）。因手术操作复杂程度及患者病情的异质性，到目前为止指南无明确的术式推荐。经验表明，可调节胃绑带术的操作简便及其具有可恢复性，因此该术式更适合于国人，尤其年轻患者；对于长期患2型糖尿病和高血压等慢性病患者，胃短路术可以达到有效的控制；对于极重度肥胖及合并其他严重肥胖并发症的高危患者，可以先行袖状胃切除术，此后根据患者术后减重情况决定是否需要二期手术。这些手术可以用常规开放的方法完成，也可以用腹腔镜手术来完成。与常规手术相比，腹腔镜手术的安全性和有效性与剖腹手术相同，且切口小、出血少、痛苦轻、恢复快、并发症少的优势更为明显。

可调节胃绑带术是所有减重手术中创伤最小的手术。该手术不损伤胃肠道的完整性，而且不改变胃肠道固有的生理状态，完全可逆。腹腔镜手术后2年大约可以减重超重部分的50%，减少术前BMI的25%。术后1个月开始首次注水，此后根据减重情况决定总注水量的增减，前期满意的减重指标是每周减轻0.5～1.0kg。该手术并发症发生率约为5%，围术期死亡率约为0.1%。特殊的并发症包括胃下垂、出口梗阻、食管和胃小囊的扩张、绑带对胃壁的侵蚀甚至胃壁坏死，以及一些有关注水泵的问题如注水泵失灵和植入物感染。

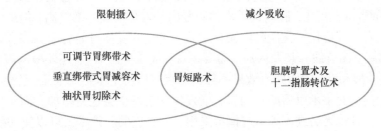

图 6-28-1　不同种类减重手术

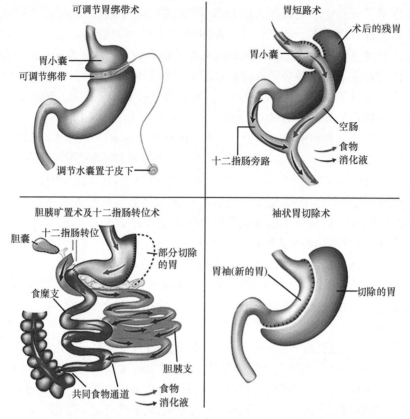

图 6-28-2   4 种临床常见减重手术示意图

　　垂直绑带式胃减容术可减重超重部分的 50%～60%，减少术前 BMI 的 25%～30%。减重在 2 年左右达到平台期，达到体重最低点后可能会有部分患者体重反弹。该手术围术期死亡率约为 0.1%，并发症发生率约为 5%。远期并发症可能会有呕吐，与患者的食团过大有关。有时可能会有药片或胶囊卡在出口限制环内，如果这种情况在 24h 内还不能解决，应使用内镜取出。由粘连或限制环扭曲所造成的出口梗阻须手术解除。此手术已逐渐被可调节胃绑带术所取代。

　　胃短路术的关键是限制胃容量在 12～25ml，是可逆的。标准的 75cm Roux 臂的胃短路术通常可以减重 50kg，是体重超重部分的 65%～70%，减少术前 BMI 的 35%。减重可在 1～2 年达到平台期，在达到减重最低点以后，可能会有约 10kg 的体重反弹。围术期（手术 30 天以内）病死率约为 0.5%。手术并发症（吻合口漏、出血、切口感染、肺栓塞等）发生率约为 5%。与剖腹手术相比，腹腔镜手术的腹腔内并发症的发生率略高，但患者的切口感染发生率低，患者恢复更快、住院时间明显缩短。远期并发症可能有倾倒综合征、吻合口狭窄、边缘性溃疡、闭合线开裂及内疝。需要终身补充维生素 B_{12}，还要根据需要补充铁、复合维生素 B、叶酸和钙。胃短路术效果不佳的患者可以再手术延长 Roux 肠袢。因国人胃部疾病发生率较高，此手术以后旷置的胃大囊发生病变的机会也将增加。而对胃大囊的检查受很多限制，如胃镜无法进入等，应慎重采用。经验表明，该术式可以使一些长期的 2 型糖尿病、高血压等慢性疾病得到更为有效的控制。相对于这些疾病对患者生存质量及存活期的影响，在综合考虑风险/收效比的情况下，该术式更适合于此类患者。

袖状胃切除术不改变胃肠道的生理状态，不产生营养物质的缺乏，适用于高危的和极重度肥胖患者。经过 6～12 个月可望减重超重部分的 30%～60%。该手术中胃的切除使用切割吻合器完成，需要预防的并发症为切缘的出血、渗漏及狭窄等。该手术切除的胃无法复原。对于极重度肥胖及合并其他严重肥胖并发症的高危患者，可以先行此手术，以采用相对安全的手段使患者的肥胖程度得到较快的控制，较早地消除相关高危因素。此后根据患者术后减重的情况及对减重效果的期盼决定是否需要二期手术。二期手术通常在一期手术后 6～18 个月进行。

胆胰旷置术和十二指肠转位术大约可以减重超重部分的 70%，减少术前 BMI 的 35%。减重效果可以长期维持，达到最低值后不会出现体重反弹。围术期病死率约为 1%，并发症发生率约为 5%。远期并发症可能有腹泻，维生素、矿物质、营养物质的缺乏，特别是蛋白质的缺乏。每日需要补充 75～80g 的蛋白质及维生素 B、钙和铁。行胆胰旷置术的患者可能还会产生倾倒综合征。该两种术式虽然减重效果好，但手术操作复杂，并发症发生率和病死率均较其他术式高，加之对营养代谢紊乱要定时严格监控、及时以正确途径补充，对国人暂不推荐推广。

无论接受何种减重手术，术后都需要进行饮食指导。饮食指导是保证手术治疗效果和避免远期并发症的至关重要的一环，其目的是形成新的饮食习惯来促进减重，措施是饮用足量的液体、进食足够的蛋白质、补充必需的维生素和矿物质。

方法如下：①避免过度饮食；②每日仅进食三餐；③缓慢进食，每餐 20～30min；④细嚼慢咽，吞咽的食物要接近液体水平；⑤首先进食富含蛋白质的食物，避免高热量的食物；⑥根据手术方式不同，有些需每日补充必需的维生素，根据指导补充矿物质；⑦饮用足量的液体，避免碳酸饮料；⑧坚持体育锻炼。

减重手术既能降低肥胖患者的体重，又能根治高血压，未来可成为高血压治疗的有效手段之一。但因减重手术为有创治疗，需注意围术期死亡风险及术后并发症，结合患者的具体病情，在指南指导下，严格把握手术适应证。对于严重肥胖合并原发性高血压的患者，在药物治疗效果欠佳的情况下可考虑接受减重手术。

董秋婷　李建军（中国医学科学院阜外医院）

第二十九章　微量白蛋白尿在高血压靶器官损伤评估中的应用

高血压病情判断的关键在于全面评估患者的总体心血管风险，临床医师将根据不同的总体心血管风险制定综合的降压治疗策略。评估总体心血管风险除了根据血压水平和传统的心血管危险因素外，心、肾和血管的亚临床靶器官损伤也是重要的评估指标。其中，微量白蛋白尿是反应肾脏早期损伤的指标，具有重要的心血管事件预测价值，且检验方便、价格低廉，临床上为高血压病情判断和降压策略制定提供了重要信息。

一、微量白蛋白尿的定义和流行情况

正常情况下，循环血液中的白蛋白可以通过肾小球滤过后再由肾近曲小管重吸收，因此正常尿液中可存在极少量的白蛋白（尿白蛋白的排泄量＜30mg/24h）。在某些病理条件下，尿液中白蛋白的排泄量将增加。当尿白蛋白排泄量少量且异常增加时，即24h尿白蛋白排泄量在30～300mg，或尿蛋白肌酐比值（UACR）在30～300mg/g，被定义为微量白蛋白尿。目前，测量24h尿液中白蛋白的排泄量是尿白蛋白检测的金标准。清晨点测尿白蛋白肌酐比，与24h尿液测量结果相关性好，且收集方便，也被作为尿白蛋白检测的常用方法。

微量白蛋白尿在普通人群中并不少见，国外的研究报道普通人群中微量白蛋白尿的患病率在2.2%～11.8%。我国的研究纳入47 204名普通成年人发现白蛋白尿（UACR＞30mg/g）患病率为9.4%。高血压和糖尿病是微量白蛋白尿发生的主要危险因素，因此在高血压和（或）糖尿病患者中微量白蛋白尿的患病率明显增加。研究发现，高血压的持续时间延长，血压的水平增高，24h收缩压变异性增大，高血压前期和非杓型高血压都是微量白蛋白发生的独立危险因素。孙宁玲等在我国5021名非糖尿病的高血压患者中发现白蛋白尿的患病率为28.8%，其中微量白蛋白尿的患病率为18.6%。心血管医师高血压患者微量白蛋白尿调查研究（i-SEARCH研究）旨在评价门诊就诊的高血压患者微量白蛋白尿的发生情况，发现在高危的高血压患者中微量白蛋白尿患病率可达58.4%。另外，中国基层糖尿病分级诊疗模式的探索与评价（ROADMAP研究）项目的亚组分析发现在高血压合并2型糖尿病的中国人群中微量白蛋白尿的患病率为42.9%。

二、微量白蛋白尿的临床意义及病理机制

微量白蛋白尿是肾脏损伤的早期指标，可以预测肾脏疾病的进展。研究发现，随着基线尿白蛋白排泄量增加，终末期肾脏疾病的发生率明显增加。2012年美国肾脏病学会将尿白蛋白排泄量和肾小球滤过率一同作为慢性肾脏病分期的生物学指标。此外，增加的尿白蛋白排泄量与心脏和血管功能或结构性损伤密切相关。研究发现，与尿白蛋白排泄量正常

的原发性高血压患者相比，合并微量白蛋白尿的患者亚临床靶器官损伤指标包括左心室质量指数、左心室肥厚患病率、颈动脉内膜中层厚度及大动脉僵硬度明显增加。研究还发现在原发性高血压患者中白蛋白排泄量更高，无症状脑血管病变的患病率也更高。进一步研究发现无论是在糖尿病患者和非糖尿病患者中，微量白蛋白尿都是心血管事件和死亡风险的独立预测指标。LIFE 研究共纳入 8206 名高血压且合并左心室肥厚的患者，主要复合终点是心血管死亡、冠心病和卒中，平均随访 4.7 年，发现基线尿白蛋白排泄量与主要复合终点风险呈线性相关。终末期肾脏和血管疾病预防（PREVEND 研究）共纳入 40 856 名普通人群，平均随访 961 天，在校正传统心血管危险因素后发现尿白蛋白排泄量每增加 2 倍，人群心血管死亡风险增加 29%，非心血管死亡风险增加 12%。另外，近期一项包含 21 个普通人群队列的荟萃分析也报道了相同结果，发现尿白蛋白的排泄量与全因死亡风险呈线性关系，进一步将 UACR 为 5mg/g 作为参考值，发现 UACR 为 10mg/g、30mg/g 和 300mg/g 的全因死亡率的相对风险分别为 1.20（1.15～1.26）、1.63（1.50～1.77）和 2.22（1.97～2.51）。综上所述，大量研究结果发现微量白蛋白尿与心肾不良结局密切相关，且检验方法简便，价格低廉，因此《国际高血压防治指南》和《中国高血压防治指南》均将其列为重要的高血压靶器官损伤指标，鼓励常规进行微量白蛋白尿检查，为高血压患者总体心血管风险评估及降压策略的制定提供重要信息。

微量白蛋白尿和心血管事件之间的病理生理机制还尚不明确。虽然微量白蛋白与传统的心血管危险因素和亚临床靶器官损伤指标密切相关，但回归分析控制所有危险因素后微量白蛋白尿仍与心血管事件相关，提示还有其他的病理生理机制参与。目前认为内皮功能损伤是微量白蛋白尿与心血管疾病之间互相关联的主要机制。内皮细胞损伤可以引起排列在管腔内皮表面的蛋白多糖凝胶样结构降解和丢失。该结构调节了内皮细胞的大多数功能，是阻止白蛋白滤过的屏障。当其丢失时，将导致白蛋白尿和随后的肾脏与血管的炎症反应。因此，微量白蛋白尿是全身血管内皮损伤的表现，常常提示动脉粥样硬化性心血管疾病的病理生理过程已经启动。

进一步的研究发现减少尿白蛋白可以带来高血压患者心血管事件获益。LIFE 研究纳入高血压合并左心室肥厚的患者进行降压治疗，旨在评价尿白蛋白的改变与心血管风险的相关性，研究发现基线 UACR 增高的患者，降压治疗 1 年后 UACR 降低者较 UACR 持续增高者主要复合终点事件发生率明显下降，研究结束时 UACR 较高者比 UACR 较低者心血管终点事件的风险增加 30%～40%。Savarese 等共纳入 32 个随机对照研究的 80 812 名高血压或糖尿病患者进行荟萃分析发现，每减少 10% 的 UACR，心肌梗死、脑卒中、复合终点事件风险分别降低 13%、29% 和 14%。最近 Viazzi 等的荟萃分析也发现减少 UACR 可以减少心血管事件风险。上述研究表明，积极干预微量白蛋白尿可以改善心血管的不良结局。

三、高血压合并微量白蛋白尿的降压策略

积极有效的降压治疗是高血压患者心脑肾等靶器官获益的根本保障。对于高血压伴微量白蛋白尿的患者，降压药物首选 RAAS 阻滞剂，包括 ACEI 或 ARB。因为高血压患者存在肾脏局部 RAAS 激活，而 RAAS 激活被认为是肾脏、心脏、血管损伤的重要机制，一方面其可以引起肾脏血流动力学紊乱，另一方面 Ang Ⅱ 可以通过上调细胞生长因子-1、血小板衍生生长因子和肿瘤坏死因子-α 等促进肾脏组织的免疫反应与纤维化。因此，RAAS 阻

滞剂即可以发挥降压作用，也具有肾脏保护作用。目前已有大量的证据支持 ACEI 和 ARB 可以有效减少尿白蛋白并起到心肾保护作用。例如，缬沙坦降低乙型糖尿病人尿蛋白（MARVAL）研究共纳入 332 名 2 型糖尿病合并微量白蛋白尿伴或不伴有高血压的患者，随机接受 24 周的 80mg/d 缬沙坦或 5mg/d 氨氯地平治疗，目标血压要求控制在 135/85mmHg，结果发现无论是在高血压人群、非高血压人群和总人群中，缬沙坦组 UARC 降低更明显，提示缬沙坦降低尿蛋白作用更明显且独立于血压降低。同样，缬量蛋白尿心血管和肾脏预后（MICRO-HOPE）研究纳入 3577 名曾发生过心血管事件或至少伴一个心血管危险因素的糖尿病患者，随机接受雷米普利 10mg/d 或安慰剂和维生素 E 或安慰剂 2×2 析因设计，发现在随访 4.5 年后雷米普利可以减少 25% 的主要复合终点风险，在校正血压的影响后，雷米普利仍然可以明显降低主要复合终点风险。

对于高血压合并微量白蛋白尿的患者，《中国高血压防治指南》推荐应积极控制血压，在患者能够耐受情况下，可将血压降至＜130/80mmHg。当 RAAS 阻滞剂单药治疗血压未达标时，可以在 RAAS 阻滞剂基础上联合钙通道阻滞剂和利尿剂，但不推荐 ACEI 和 ARB 类药物联合使用。微量蛋白尿中国专家共识指出对伴微量白蛋白的高血压患者，如血压高于目标血压 20/10mmHg 以上或心血管高危患者，起始即可采用以 ARB 或 ACEI 为基础，加用小剂量噻嗪类利尿剂或钙通道阻滞剂联合治疗的方案。2018 年《欧洲高血压防治指南》推荐 RAAS 阻滞剂较其他类降压药物减少白蛋白尿效果更有效，在慢性肾脏病患者中推荐 RAAS 阻滞剂联合钙通道阻滞剂或利尿剂作为初始治疗。中国微量白蛋白尿的专家共识指出对伴微量白蛋白尿的高血压和（或）糖尿病患者，除了强调血压和（或）血糖达标外，也要强调尿蛋白排泄量的达标，建议将尿白蛋白排泄量减少至正常水平。因此，为了最大程度的降低微量白蛋白尿，增加 RAAS 阻滞剂的剂量是最常用的策略。在降压达标且患者能够耐受的前提下，如果尿白蛋白排泄量减少不明显，可以在 3~4 周内增加用药剂量，以期获取最佳的治疗效果。

综上，高血压是微量白蛋白尿的主要危险因素，在高血压患者中微量白蛋白尿的发生率高于一般人群。微量白蛋白尿是重要的高血压肾脏靶器官损伤指标，与心脏和血管功能或结构性损伤密切相关，且可以预测心脏和肾脏不良结局，是高血压病情判断的重要指标。积极降低微量白蛋白尿可以改善心血管预后。RAAS 阻滞剂是高血压合并微量白蛋白尿的首选降压药物，单药治疗血压未达标时可以在 RAAS 阻滞剂基础上联合钙通道阻滞剂和利尿剂。高血压患者微量白蛋白尿患者血压应控制在 140/90mmHg 以下，在患者能够耐受情况下，可将血压降至 130/80mmHg 以下。

陈晓平（四川大学华西医院）

第三十章　中心动脉压

目前高血压的诊疗和管理过程中的主要依据是肱动脉压（brachial arterial pressure, BAP），但研究已经证实，从中心动脉到外周动脉，随着动脉僵硬程度的增加，收缩压（SBP）总是沿着动脉树不断上升，而舒张压（DBP）在整个动脉树中则基本保持不变。再者，有研究表明使用不同的降压药物进行降压治疗，在降低肱动脉压幅度即使相同或相似的情况下，它们降低中心动脉压的作用也有所不同。因此，有学者提出，肱动脉压既不能准确反映整个动脉系统的血压水平，也不能完全替代中心动脉压用以评价高血压药物的治疗效果。

本文就中心动脉压在高血压诊断和治疗方面的进展进行综述。

一、中心动脉压

（一）中心动脉压的概念

中心动脉即主动脉，中心动脉压（central blood pressure, CAP）是主动脉根部血管壁所承受血液的侧压力，它是左心室射血的压力负荷，中心动脉压分为中心动脉收缩压（CSBP）、中心动脉舒张压（CDBP）、脉压（PP）。一般所指的中心动脉压即中心动脉收缩压，它是以左心室射血及中心动脉脉搏波为基础，由血管充盈和外周阻力共同形成。中心动脉收缩压由两个部分组成，即左心室波动性射血产生的前向压力波和由外周动脉向中央大动脉与心脏回传的外周动脉反射波。左心室收缩射血时以一定的 PWV 通过动脉壁，从而形成了第一个峰值（P_1），而外周动脉向中央大动脉及心脏反射回来与前向压力波重合，则构成了第二个峰值（SBP）。第一峰值与第二峰值的差值则为反射波波幅，又称为中心动脉压增强压（AP，AP=SBP-P_1），增强压的大小可用增压指数（AI_X，AI_X=AP/PP，PP=SBP-DBP）来表示（图 6-30-1）。

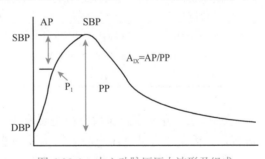

图 6-30-1　中心动脉压压力波形及组成

（二）中心动脉压的影响因素

中心动脉压主要受血管僵硬程度、反射点的位置、反射波幅度和心率的影响。脉搏波速度能够很好地反映大动脉僵硬程度，如果大动脉弹性明显减退，脉搏波速度增快，反射波重叠在收缩晚期，产生收缩期第二个压力高峰波，导致收缩压上升，舒张压下降，脉压增大。如果心率减慢，心动周期和左心室射血时间延长，也导致反射波重叠在收缩晚期，变化同上。由于受这些因素的影响，不同个体之间即使肱动脉收缩压相等，中心动脉收缩压也可能并不相同。有些药物，如硝酸酯类，由于减慢脉搏波速度，即使未降低肱动脉血压，也可见中心动脉收缩压降低。

（三）中心动脉压的测量方法

中心动脉压的测定分为有创和无创两大类，有创中心动脉压测定的方法是通过左心导管直接测量升主动脉根部压力，同时用压力转换器将压力转换为刻度数据，对中心动脉压波形进行连续记录，能准确地反映中心动脉压大小，是中心动脉压测量最准确的方法，但属于有创检查，成本高、操作难度高，临床广泛开展有一定的局限性。

无创测压的方法主要是通过检测颈动脉和桡动脉的压力波形，将周围动脉压力波形通过公式转换可获得中心动脉压波形，又经过数学方程转换则可得到 CSBP、CDBP、PP、AP（中心动脉压增强压）和 AI$_x$ 等指标。目前可通过以下几种设备来对中心动脉压进行采集，如 Sphymo Cor、HEM-9000AI、A-PULSE CASPro 动脉脉搏波采集设备、康普乐动脉硬化检测系统。但关于几种仪器的一致性、可靠性及准确性，目前尚未有统一定论。

二、中心动脉压的临床应用

（一）高血压靶器官损害的评估及心血管事件的预测

目前一些大样本的研究已经证实中心动脉压在反映靶器官损害上比肱动脉血压更准确。Anastasios Kollias 等的大样本荟萃分析对这些研究进行了系统的描述。采用了目前公认的有四个最适宜用于靶器官损伤的指标，包括：①左心室质量指数（LVMI）；②颈动脉内膜中层厚度（CIMT）；③脉搏波传导速度；④尿微量白蛋白（UAE）。结果表明，中心收缩压与靶器官损害的相关性比外周收缩压与靶器官损害的相关性更大（表 6-30-1）。

表 6-30-1　中心收缩压和外周收缩压与靶器官损害的相关性

与靶器官损伤的相关性 r（95% CI）	左心室质量指数（LVMI）	颈动脉内膜中层厚度（CIMT）	脉搏波传导速度（PWV）	尿微量白蛋白（UAE）
中心收缩压	0.3（0.23～0.37）	0.27（0.19～0.34）	0.42（0.37～0.47）	0.22（0.14～0.29）
外周收缩压	0.26（0.19～0.37）	0.23（0.16～0.30）	0.39（0.22～0.45）	0.22（0.12～0.32）
P 值	<0.01	<0.01	<0.01	>0.05

1. 心脏　左心室射血后负荷主要取决于中心收缩压，而冠状动脉供血主要取决于中心舒张压，因此中心动脉压与心脏结构及功能改变有着密切的联系，当中心收缩压增加，左心室射血后负荷增大，心肌细胞代偿性肥大，最终导致左心室肥厚；同时，有研究表明中心动脉压增高不仅可以导致左心室肥厚，与此同时左心室肥厚也可导致中心动脉压增高，但中心收缩压增加所导致的左心室肥厚与外周血压值无明确关系，因此中心动脉压较之外周血压值在反映左心室肥厚上有明显优势（校正 r 为 0.270，比 r 为 0.231；$P<0.05$），并且无创主动脉 24h 动态血压监测较肱动脉 24h 动态血压监测在对于左心室肥厚的预测上也有明显优势（ROC 曲线下面积为 0.737 vs. 0.696，$P=0.007$）。

中心舒张压降低或舒张期缩短可导致冠脉血流变化。相关研究已经证明，中心动脉收缩压分数（FSP，FSP = CDBP/平均动脉压）及中心动脉舒张压分数（FDP，FDP = CDBP/平均动脉压）是冠状动脉三支血管病变的独立预测因子，主动脉收缩压、脉压水平与冠心病的出现和严重程度呈明确的正相关。FSP 每增加 0.1，OR=1.164，95%CI 为 1.102～1.476；

PP 每增加 10mmHg, OR=1.185, 95%CI 为 1.151~1.237; FDP 每下降 0.1, OR=0.933, 95%CI 为 0.903~0.975; P 值均为 0.01。总之，大量的研究已经佐证，利用外周血压并不能代替中心动脉压用以反映心脏的血流动力学压力、左心室结构改变及冠脉的血流变化（表 6-30-1）。

2. 脑和肾脏　与全身其他脏器不同，脑和肾脏中的阻力血管较少，因此其对血压波动的调节能力较差，无论是在收缩期还是舒张期，脏器始终处于持续被动的血液灌注状态，灌注损伤主要取决于脉压。因此，主动脉压力的持续升高，可能导致微血管损伤。在一些脑卒中的研究中提到，脉压增大将增加血管壁所受牵张，从而使血管内膜局部氧化反应增加，内皮源性舒张因子（如一氧化氮）分泌减少，血管内膜功能失调，从而加速动脉粥样硬化和血栓性事件的发生。另外，在一些关于肾损害的研究中提到，持续升高的中心动脉压会导致肾小球内高跨膜压和高滤过压，肾小球囊内压增加成为肾损害的主要机制。临床研究也表明，通过对 CAP 的监测和管理，能够早期预防和减少脑、肾等脏器损害，而对外周血压监测则很难做到这一点。例如，Safar 等曾经对 180 例终末期肾病患者做过一个队列研究，研究证明肱动脉血压值对这些患者的死亡率没有预测价值，而中心动脉压则是这些患者的全因死亡率的强独立预测因子。

3. 心血管事件的预测　目前比较广泛接受的是与肱动脉相比，中心动脉压与心血管事件的关系更为密切。在已经发表的 11 项临床研究中，9 项认为中心动脉压与未来心血管事件独立相关。但澳大利亚高血压研究及 Framingham 心脏研究这两项研究中提到中心动脉压并不比肱动脉血压具有优势。在强心研究中提到在无病群体中，中心动脉压也是未来心血管事件的前预测因子，而肱动脉血压经校正后则不具有预测意义。而在 Asowski 等的研究中发现无论是在高血压患者中还是在心肌梗死幸存者中，或是在左心室功能不全的患者中，中心动脉压都是心血管疾病风险的独立预测因子。除此而外，还有一些研究表明，个体中心动脉压≥50mmHg，未来发生心血管事件的风险极高。还有一些研究表明，中心动脉压每增加 10mmHg，未来严重的冠脉事件发生风险增加 7%，心血管死亡风险增加 7%，总死亡风险增加 6%。

高血压疗效的评估及治疗方案的调整：由于中心动脉压受到多种因素的影响，而这些因素又相互影响，受到多系统的调节，所以不同的降压药物主要通过对心率、PWV、反射波增幅、交感神经系统、RAAS 等产生不同的影响而对中心动脉压产生不同的降压幅度。

大量的对照研究比较了多种抗高血压药物对于中心动脉压和外周动脉压的影响。但其中大多数研究并不具有大的样本量，只有少数几个研究比较了五种一线降压药对于中心动脉压及外周动脉压的影响。在 REASON 研究中，比较了 β 受体阻滞剂（阿替洛尔）及 ACEI（培哚普利）和利尿剂（吲达帕胺）的复合制剂，研究表示混合制剂对于中心动脉压及外周动脉压降压程度近似，但阿替洛尔仅对外周动脉压较敏感。在 ASCOT 研究中则指出与 CCB 类（氨氯地平）组相比，利尿剂（阿替洛尔）组尽管在外周动脉压相同的情况下，中心动脉压仍高于氨氯地平组 4.3mmHg。这两组研究结果均可以解释 ACEI 类或 CCB 类药物对于患者预后上均优于利尿剂。而在 EXPLOR 研究中显示，ARB 类药物（缬沙坦）连用 CCB 类（氨氯地平）组的中心动脉压较 β 受体阻滞剂（阿替洛尔）连用 CCB（氨氯地平）组低 4mmHg。研究表明，即便是连用 CCB 类药物，β 受体阻滞剂类药物仍不能有效降低中心动脉压和心血管事件的发生率（表 6-30-2）。

表 6-30-2 不同降压方案效果比较

		阿替洛尔	培哚普利/吲达帕胺	P^a 值	氨氯地平/缬沙坦	氨氯地平/阿替洛尔	P^b 值
CSBP（mmHg）	基线	150.7±17.1	155.2±17.1	<0.001	134±16	134±16	0.02
	降压值	−8.0±16.6	−22.5±17.0		−13.70±1.15	−9，70±1.09	
CDBP（mmHg）	基线	–	–	–	87±9	86±9	0.85
	降压值	–	–		−7.92±0.76	−8，11±0.73	
BSBP（mmHg）	基线	161.0±14.1	163.3±13.6	<0.001	145±16	144±16	0.47
	降压值	−16.2±16.0	−23.1±15.6		−12.90±1.44	−11.80±1.11	
BDBP（mmHg）	基线	98.6±6.9	98.8±7.0	0.715	107±11	107±11	0.65
	降压值	−12.9±9.6	−13.3±8.6		−10.10±0.94	−10.10±0.91	
PWV（m/s）	基线	12.27±2.79	12.28±2.94	0.258	12.50±3.00	11.9±10.8	0.92
	降压值	−0.99±2.05	−0.79±1.91		−0.98±0.18	−0.95±0.17	

CSBP，中心动脉收缩压；CDBP，中心动脉舒张压；BSBP，外周动脉收缩压；BDBP，外周动脉舒张压；PWV，脉搏波速度；P^a 为阿替洛尔与培哚普利/吲达帕胺组比较的 P 值；P^b 为氨氯地平/缬沙坦组与氨氯地平/阿替洛尔组比较的 P 值

通过上述研究，我们分析了各种类型降压药表现出差异的原因。利尿剂对 PWV 和反射波增幅无影响。因此，利尿剂在降低肱动脉和中心动脉收缩压的幅度上是相同的。钙通道阻滞剂可通过扩张阻力小动脉减慢 PWV，降低反射波增幅，从而使其降低中心动脉压的幅度大于肱动脉压。血管紧张素转换酶抑制剂和血管紧张素受体拮抗剂除了可扩张阻力小动脉、减慢 PWV、降低反射波增幅外，还可以改善血管重塑，抑制血管平滑肌增殖，改善动脉弹性，抑制 RAAS，从而使其降低中心动脉压的幅度大于外周动脉压。β 受体阻滞剂引起的心率变缓和心室射血时间延长可能使反射波重叠在收缩晚期，从而对中心动脉压的降压效果比外周动脉压效果减弱。

上述研究这样一种假设，疗效的好坏可能与是否降低了足够的中心动脉压相关，而在未来更多的、更大样本的研究需要去证明在降低同样数值的外周动脉压的前提下，能够降低更多中心动脉压的药物将取得更好的预后。

而在对高血压患者的管理中，中心动脉压相关的一系列指标如 CSBP、CDBP、PWV、PP、AP 和 AI_x，增加了高血压及降压疗效的评估参数，也加深了我们对血流动力学的认识，表明 CAP 有望成为高血压治疗的新靶标。

三、结　论

中心动脉压在高血压的诊疗中有着重要地位，它不仅是高血压靶器官损害评估的一个较为敏感的指标，也是高血压降压治疗的新靶标，同时还是其他心血管事件风险的独立预测因子。然而，目前对于中心动脉压的测量，有创测压法仍是目前认为最准确的方法，是

金标准，但测量不方便，也在很大程度上限制了这一指标的广泛应用。目前以无创代替有创的测压方式的准确性尚存在争议，而且不同无创测压方式的结果一致性仍需要提高，因此无创测压的方式方法仍需要改进。临床上关于不同人群的中心动脉压参考值尚不明确，因此未来在不断优化测压方式的同时仍需要在不同人群中进行大样本的研究以探讨中心动脉压的正常参考值。

王　露　黄　玮（重庆医科大学附属第一医院）

第三十一章 降压治疗中的 J 形曲线

血压的升高与心血管事件的发生呈正相关，特别是大量的流行病学调查及相关研究显示，高血压患者控制血压使血压达标可达到降低心脑血管事件的发生率和死亡率。荟萃分析发现，收缩压降低 10~12mmHg 或舒张压降低 5~6mmHg，脑卒中发生率下降 35%~40%、心肌梗死下降 20%~25%、心力衰竭下降 50%。早年的大型研究多种危险因子干预试验（MRFIT）也显示，血压下降，尤其是舒张压的下降使冠状动脉粥样硬化性心脏病患者病死率下降，而且收缩压＞110mmHg 和舒张压＞70mmHg 都与冠心病病死率增加相关。1991 年公布的 TOMHS 研究得出了血压越低越好的结论。他们的试验对象是轻度高血压患者，平均血压为 140/91mmHg，治疗后血压降到 124/80mmHg，而安慰剂组为 132/82mmHg，药物治疗组心血管事件为 11.1%，比安慰剂组 16.2%减少 31%，P=0.03。这都引领了降压"越低越好"的理念。但是从高血压的治疗所完成的研究中也发现，当血压降至某一特定值时其心血管事件发生率随之下降，但进一步降压后心血管事件发生率反而增加，将这种现象称为"J 形曲线"现象。

一、心血管疾病降压中的 J 形曲线

早在 1979 年，Stewart 就提出，血压的下降，尤其是舒张压的下降，会导致心血管并发症的增加。他对 169 例无并发症的原发性高血压患者进行了为期 6.25 年的治疗与随访，发现治疗后舒张压＜90mmHg 的患者，相比舒张压在 100~109mmHg 的患者，前者发生心肌梗死的风险是后者的 5 倍之多。1987 年，Cruickshank 等首次提出 J 形曲线现象，他们通过一项回顾性研究，对 902 例接受阿替洛尔治疗的中重度高血压患者进行了 10 年的随访，统计分析发现，当患者治疗后的舒张压在 85~90mmHg 时，其发生致死性心肌梗死的危险性最低，高于或低于这个范围时，心肌梗死的死亡率均明显增高。

INVEST 研究对 22 576 例患者进行了平均 2.7 年的治疗随访，实验对象为 50 岁以上合并有冠心病的高血压患者，且与以往的研究相比，INVEST 研究中患者血压下降得更低，因此该研究资料被认为是分析 J 形曲线的最佳模型。研究结果表明，无论是收缩压还是舒张压，其与主要终点之间均存在 J 形曲线关系，两者的 J 点分别在 119.2mmHg 和 84.1mmHg。VALUE 研究入选了 15 245 例高血压患者，其中近一半合并冠心病，结果显示舒张压＞90mmHg 及舒张压＜70mmHg 均增加心肌梗死、心力衰竭等发生率，血压与心血管事件存在 J 形曲线。心肌梗死的舒张压 J 点为 76mmHg。Bangalore 对强化降脂对急性冠脉综合征获益研究（TNT 研究）的冠心病患者进行随访后发现，相比于收缩压＞130mmHg 和舒张压＞70mmHg 的血压水平，在收缩压＜110mmHg 时患者心血管事件增加了 3 倍，而在舒张压＜60mmHg 时患者心血管事件增加了 3.3 倍，TNT 研究中血压的 J 点为 140.6/79.8mmHg。

1998 年在《柳叶刀》杂志公布的理想血压计划（HOT）研究显示强化血压控制，将舒张压降到 82.6mmHg 可减少心血管事件，未发现明显 J 形曲线。在非随机观察数据的基础

上，HOT 研究人员不得不进行一项事后分析来调查血压的最低点，这一事后分析表明，收缩压为 138.5mmHg 和舒张压为 82.6mmHg 是主要心血管事件的最低点（图 6-31-1）。2003 年 Per Lund Johansen 对 HOT 数据分析后认为，在吸烟患者中，积极治疗组（舒张压≤80mmHg）与非积极治疗组（舒张压＜90mmHg）相比，前者所有心血管的风险均较后者增高。

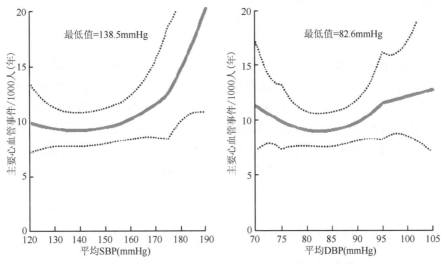

图 6-31-1　HOT 试验主要心血管事件血压最低水平的事后分析

高血压是心血管疾病最重要的危险因素之一，长期高血压将导致机体动脉粥样硬化的发生和发展。重要脏器，如冠状动脉、脑动脉、肾动脉出现的动脉粥样硬化使动脉内径变窄。在这种情况下，重要脏器的血供依赖于血压，特别是冠状动脉灌注依赖于舒张压。当舒张压降低到一定范围时，重要脏器血流灌注显著减少，导致重要器官缺血、损伤，最终会导致心脑血管事件增多，死亡率增加，出现血压与死亡率的 J 形曲线。

二、脑卒中降压中的 J 形曲线

王海军等对 1010 例患者进行回顾性研究发现，舒张压在 65～69mmHg 时脑卒中发生率最低，在血压小于 65mmHg 之后脑卒中发生率回升。来自美国路易斯安那州彭宁顿生物医学研究中心的 Zhao 等进行了一项研究。该研究在路易斯安那州立大学医院系统内的 17 536 例非裔美国人和 12 618 例白种人糖尿病患者中，前瞻性的调查基线血压不同水平在平均 6.7 年随访期间发生脑卒中风险的种族特异性关系。主要观察指标是 2013 年 5 月 31 日之前发生的脑卒中。该研究结果表明，在随访期间确定了 2949 例发生脑卒中的患者。按照基线收缩压/舒张压水平将患者分为 6 组：血压＜110/65mmHg 组、110～119/65～69mmHg 组、120～129/70～79mmHg 组（参照组）、130～139/80～89mmHg 组、140～159/90～99mmHg 组和≥160/100mmHg 组。以上 6 组相关的脑卒中多变量校正风险比（HR）在非裔美籍糖尿病患者中分别为 1.88，95%CI 为 1.38～2.56；1.05，95%CI 为 0.80～1.42；1.00（参照组）；1.05，95%CI 为 0.86～1.27；1.12，95%CI 为 0.94～1.34；1.47，95%CI：1.24～1.75。而在白种人糖尿病患者中分别为 1.42，95%CI 为 1.06～1.91；1.22，95%CI 为 0.95～1.57；1.00（参照组）；0.88，95%CI 为 0.72～1.06；1.02，95%CI 为 0.86～1.21；1.28，95%CI 为 1.07～1.54。在非裔美国人和白种人糖尿病患者中均存在拐点，研究发现积极控制血压＜

110/65mmHg 组较参照脑卒中风险进一步增加。

脑卒中降压中的 J 形曲线分析其原因是老年高血压患者多种危险因素并存，导致小动脉硬化，使冠状动脉血流和脑血流自动调节下限上移，脑及冠状动脉血流储备下降。当血压过低时易导致心脑血管事件的发生。

三、糖尿病降压中的 J 形曲线

针对合并糖尿病的高血压患者，目前各指南均推荐血压应控制在 130/80mmHg 以下。目前同样有部分研究发现糖尿病患者在降压治疗中同样存在 J 形曲线。2005 年厄贝沙坦糖尿病肾病研究（IDNT 研究）针对 1590 名合并糖尿病肾病患者降压的事后分析，发现收缩压在 120mmHg，舒张压在 85mmHg 能达到最优的心血管保护效益，低于这一血压值就伴随心血管事件增加。Zhao 的研究中有 12 618 例白种人糖尿病患者，平均随访 6.7 年，该研究发现在 2 型糖尿病患者中，积极控制血压<110/65mmHg 组较参照组糖尿病风险进一步增加。

四、老年高血压降压中的 J 形曲线

目前《中国高血压防治指南》推荐老年高血压患者控制在 150/90mmHg 以下。1996 年 Merlo 等进行的一项队列研究，共纳入 484 例老年高血压患者并随访 10 年，结果发现服用降压药物的患者缺血性心脏病的风险比不服药的高 2 倍，舒张压低于 90mmHg 的风险则高达 4 倍。老年收缩期高血压研究是一项针对老年高血压患者进行的降压研究，研究者发现若舒张压下降过多，冠心病及各种心血管疾病发生率反而增加，而且还呈量效关系，即舒张压降至 70mmHg 时心血管事件已明显增加，降至 60mmHg 时其增加更明显。舒张压下降会引起 PP 增加，PP 每增加 10mmHg，心力衰竭发生率增加 32%。

我国一项纳入了 323 例老年冠心病合并高血压患者的研究，按照收缩压水平分为 5 组：1 组 55 例，收缩压<120mmHg；2 组 64 例，收缩压 BP 为 120～129mmHg；3 组 79 例，收缩压为 130～139mmHg；4 组 67 例，收缩压为 140～149mmHg；5 组 58 例，收缩压≥150mmHg。研究结果显示，在校正了年龄、BMI 及收缩压之后，发现收缩压在 140mmHg 以上时，不良心脑血管事件发生率较高；收缩压在 120～130mmHg 时，发生主要心脑血管事件的发生风险最小；而收缩压<120mmHg 时，心脑血管事件发生率反而有所升高。

老年人由于存在生理性低舒张压现象，在降压过程中若出现舒张压低于 70mmHg，临床医师需谨慎对待。

五、与 J 形曲线相矛盾的证据

MRFIT 是一项多中心一级预防研究，随访 16 年。这项研究始于 1972 年，研究对象是 12 866 名先前患有心肌梗死的患者。它的设计目的是确定某些干预措施，如戒烟、降低胆固醇和控制高血压，是否会降低冠心病的死亡率，与当时的常规护理相比。在随访的前 2 年，观察到收缩压<120mmHg 和舒张压<70mmHg 患者全因死亡率升高；然而在接下来的 15 年的随访中，这组患者的高死亡率并没有出现。相反，在前面提到的那组中死亡率下降

了。因此，低舒张压似乎不是死亡的原因，因为不良事件的发生率逐年下降，而在头 2 年这种较高的发生率可能与合并症有关，低收缩压和舒张压与左心室功能障碍有关。因此，左心室功能障碍导致更高的发病率和死亡率，而不是低血压本身。

在医师健康研究和女性健康研究中观察到收缩压和舒张压与心血管事件的关系，其中 22 071 名男性和 39 876 名女性的随访中位数分别为 13 年和 6.2 年。两组均未观察到 J 形曲线现象，尤其是女性组（男性舒张压＜60mmHg 时出现轻微 J 形曲线）。

在抗高血压干预试验的个体数据分析中，研究了 4000 名高血压患者，随访 4 年。低血压患者发生事件的风险增加；然而，这种现象并不是由抗高血压治疗引起的，而是与潜在疾病相关的不良健康状况有关。

六、结　　论

目前 J 形曲线的存在仍有争论。如果存在这种 J 形曲线。那么 J 点是什么？不同的人群，如老年人，糖尿病、肾功能不全及脑卒中患者是否有不同的 J 点？这些都还待探讨。临床研究并未明确降压治疗的 J 点血压值，临床上仅是根据目前最新的高血压指南进行降压治疗，明确有无 J 形曲线及确定 J 点血压值以减少心脑血管事件的发生率和死亡率，这是值得我们进一步关注的问题。

徐新娟（新疆医科大学第一附属医院）

第三十二章　发作性高血压的临床特点与诊疗

一、概　　述

纵观国内外与高血压相关的指南或书籍，均未对发作性高血压进行过具体描述；在临床诊疗中，发作性高血压的发作时间、发作频率、发作时血压高度、持续时间、治疗方式等各异，导致无法给发作性高血压一个清晰的概念。从血压变异的角度来说，发作性高血压属于短时血压变异（数分钟或数小时内），因此目前临床上暂时倾向于如下定义：发作性高血压是指血压突发地、急剧地升高，超过机体调节能力，并伴随一系列临床症状，如头晕、头痛、胸痛、出汗、恶心、呕吐、心悸、乏力、烦躁不安、呼吸困难，甚至濒死感等；发作频繁者可导致靶器官损伤。其也称为阵发性高血压、一过性高血压、高血压风暴等。本身有高血压，突然出现血压急剧升高，仍属于发作性高血压。

二、发病原因与机制

（一）发病原因

发作性高血压属于短时血压变异，能引起血压变异的因素均可引起发作性高血压，血压变异大的人群容易发生发作性高血压。引起发作性高血压的原因可归为以下几类：

1. 机体内环境因素　①内分泌系统：嗜铬细胞瘤、副神经节瘤、库欣综合征、甲状腺功能亢进、类癌症，肥大细胞增生症、肾上腺髓质增生、低血糖症（胰岛素瘤诱发）、绝经期综合征；②心血管系统：缺血性心脏病、压力反射受损、直立性心动过速综合征、急性左心功能不全、阵发性室上性心动过速、不明原因的休克；③神经系统：脑血管痉挛、眩晕、偏头痛和丛集性头痛、脑卒中、癫痫、脑膜瘤；④呼吸系统：呼吸性酸中毒、重症支气管哮喘发作、阻塞性睡眠呼吸暂停综合征、咳嗽等；⑤其他：肾动脉狭窄、肾衰竭、肾绞痛、先兆子痫、急性间歇性卟啉病、颈椎病、便秘、尿潴留、痛风、复发性特发性速发型过敏反应等。

2. 外环境因素　①射线、强光、噪声、电击、中毒（铅和汞）、低氧、感染或创伤等；②药物使用：毒品（可卡因）、拟交感制剂、三环类抗抑郁药、氨苄西林、单胺氧化酶抑制剂、酚苄明、安非他明、磷酸肌酸钠、抗帕金森病药物、酒精戒断、可乐定突然撤药、抗焦虑药物减量或停用后表现。

3. 心理-社会环境因素　①生活紧张、职业竞争、工作压力、人际关系复杂、孤独、突发生活事件等；②精神心理：焦虑障碍、惊恐障碍、创伤后应激障碍、亚临床心理障碍、癔症、紧张、愤怒、抑郁症、应激状态、过度通气。

4. 睡眠持续时间减少/睡眠质量差　长期的睡眠质量差，就会产生发作性高血压和血压升高相关症状，特别是在下午和傍晚时间。睡眠质量差导致血压升高及血压突升至极高值，其机制与交感神经系统和RAAS的活动有关。很多时候，睡眠剥夺、失眠、下肢不宁综合征和阻塞性睡眠呼吸暂停综合征等睡眠疾病是共存的，妨碍了患者获得足够的睡眠，导致交感神经活动的增强。

（二）发病机制

1. 交感神经系统　首先，发作性高血压患者发作时，交感神经系统过度激活，短期内机体释放大量儿茶酚胺，交感神经反应性明显增加，β受体和α受体敏感性增高，产生"伪嗜铬细胞瘤"现象，血压升高；其次，交感神经系统兴奋促进血管平滑肌的生长，其结果是增加了血管阻力和对血管收缩刺激的反应，导致反复发作的一过性高血压；最后，交感活动的增强使血压升高对肾素释放的抑制减弱，肾素释放增多，RAAS活性增强。睡眠持续时间减少/睡眠质量差引起交感神经活动亢进，其作用机制影响了非快速动眼期的睡眠时间或慢波睡眠期的时间。

交感系统兴奋在既往血压正常的发作性高血压患者中起主导作用；在慢性高血压患者中，非交感神经系统因素（如RAAS，激肽-激肽释放酶系统，利尿钠肽分泌异常，胰岛素抵抗）也参与了发作性高血压的发生。

2. 精神心理应激　急性心理应激刺激作用于人体时，经中枢神经系统接受、整合，产生紧张、恐惧、忧郁和愤怒等情绪，并将这种信息传至下丘脑，引起自主神经功能紊乱，破坏内环境稳定性，引起血压一过性升高。其主要方式有：①下丘脑功能失调，血管收缩运动神经活动亢进，交感神经兴奋，肾上腺髓质分泌增加，心输出量增加，全身细小动脉痉挛，管腔变小，血流阻力增加，血压升高；②垂体-肾上腺皮质轴活动增加，类固醇激素增多，导致水钠潴留，小动脉收缩，血压升高；③神经递质失衡，去甲肾上腺素能和胆碱能系统被激活，而γ-氨基丁酸能系统被抑制，血压升高。

创伤后应激障碍患者在经历、回忆与灾难、战争等有关的场面时，也会出现交感神经系统的兴奋和血压升高。

3. 其他疾病因素　发作性高血压可由多种因素引起，其病因学复杂，发病时除"伪嗜铬细胞瘤"现象外，应考虑到一些继发因素，如原发性醛固酮增多症、库欣综合征、甲状腺疾病、肾脏疾病、神经系统疾病、妊娠期高血压疾病、结缔组织疾病、睡眠呼吸暂停低通气综合征、肿瘤等疾病所致的血压突然升高。相关因素去除后，血压通常恢复正常。

三、临 床 特 征

发作性高血压临床表现不尽相同，年轻患者血管弹性好，血压升高可能不明显，临床表现主要与交感神经系统兴奋有关，同时与神经、内分泌功能失调有关；老年患者血管弹性变差，神经、内分泌调节功能下降，血压升高时易出现并发症而忽略发作性高血压的诊断。这将使得诊断发作性高血压更加复杂，总结其特征，主要表现为以下三方面。

1. 临床发病率女性＞男性，常在无征兆情况下，突发性血压升高；发作频率从每天数次到每月1次、每年1次至数次，发作持续数分钟至数小时、数天，大多血压水平3级以上（收缩压＞200mmHg，舒张压＞110mmHg）。一般在原发病治疗得到缓解后血压恢复至正常范围。

2. 患者发作期间常伴与儿茶酚胺释放过多有关的症状，如头痛、心悸、出汗、烦躁、焦虑、胸痛、眩晕、乏力、恶心、呼吸急促、潮红或苍白、震颤、濒死感等或无症状，发作间歇期血压正常或轻度增高，无其他明显症状。心悸、头痛、出汗是典型的三联征。

3. 患病初期未诉惊恐和害怕。最初的描述涉及他们有一段情感创伤史，是他们不愿意提及的事件；许多人采用抗抑郁治疗、β受体阻滞剂及心理咨询来改善症状。

四、诊断及治疗原则

（一）诊断思路

目前对发作性高血压的诊断还没有一个世界公认、统一的标准。综合相关文献报道，诊断发作性高血压需要注意以下四方面。

1. 识别特殊类型高血压　随着人们对血压、高血压认识的逐渐深入，临床上对高血压的分类越来越细，近年来出现很多新的亚型，在诊断发作性高血压时需予以排除，如隐匿性高血压、白大衣高血压、逆白大衣高血压、假性高血压等。

2. 鉴别不稳定性高血压　不稳定性高血压包括发作性高血压，但通常无症状或症状较轻，通常由紧张性刺激诱发，患者通常伴有情感压抑，或认为血压升高与情感抑郁有关；而发作性高血压通常是突然出现的，患者伴有明显的症状，发作前无明显的情绪压抑。

不稳定性高血压往往给临床诊疗带来诸多困惑，如何从不稳定性高血压中识别发作性高血压，不仅依赖于医师的诊疗水平和经验，还需要患者的配合和准确描述发作时的临床表现。

3. 早期识别　重点关注血压变异性大的人群，血压变异大的人群易发生发作性高血压，可通过24h无创性动态血压监测进行早期筛查。

发作性高血压与不稳定性高血压及血压变异的关系见图6-32-1。

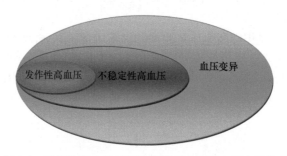

图 6-32-1　发作性高血压与不稳定性高血压及血压变异的关系

4. 辅助诊断工具　生活事件量表、状态-特质焦虑量表、卡式身心应激量表等相关量表有助于辅助诊断，可以帮助诊断急性心理应激所致的发作性高血压。

（二）发作性高血压的诊断

根据其发作特点，在排除了嗜铬细胞瘤后做出排除性诊断：①通常状态下，未服降压药，血压在正常范围，无特殊临床表现，发作时血压可达240/140mmHg，伴严重不适，甚至濒死感。本身有高血压，突然出现血压急剧升高，仍属于发作性高血压。②对于多数严重发作性高血压患者，应特别重视患者病史的询问，尤其警觉心理状态，大多数患者长期或近期有情绪或精神方面改变，如有受虐或严重心理创伤史、不良生活习惯等，这些诱因可导致发作性高血压。③积极寻找相关继发性因素，患者往往有器质性或非器质性疾病，一般相关疾病去除后血压可恢复正常。

（三）治疗原则

1. 急性期管理　按高血压急症或亚急症处理。阵发性高血压如伴有急性靶器官严重损害，如高血压脑病、脑出血、急性左心衰竭合并肺水肿、主动脉内膜剥离症、妊娠高血压综合征与子痫、不稳定型心绞痛、急性心肌梗死、眼底出血与渗出、视盘水肿等，需要在症状出现后 1h 内迅速将血压控制在安全范围，常需要静脉用药。

血压急剧升高或出现明显症状：静脉注射拉贝洛尔或硝普钠和（或）苯二氮䓬类药物，或观察不治疗，视临床情况而定。

轻度发作患者：给予中枢 α 受体激动剂（如可乐定）和（或）抗焦虑药，或口服 α+β 受体阻滞剂（如拉贝洛尔）。

2. 稳定期预防性管理

（1）轻度至中度复发性发作：α+β 受体阻滞剂，注意防止低血压风险。

（2）频繁、严重发作和（或）出现并发症：抗抑郁焦虑药物（帕罗西汀、西酞普兰等），视情况加用 α+β 受体阻滞剂。

抗抑郁、抗焦虑药物可试用于治疗发作性高血压，抗抑郁药在治疗恐慌症时，2 周内达到有效血药浓度，疗效显著，可用于预防发作性高血压，但停药后再次发作血压升高，且部分抗抑郁药的安全血药浓度较窄，应注意其不良反应。苯二氮䓬类药物（如阿普唑仑）起效较快，能快速阻断患者发作，可替代或联合可乐定等抗高血压药物。

（3）尽可能找到病因，去除诱发因素：发作性高血压可由其他疾病或诱因导致，发现有其他系统疾病者应积极治疗原发病，一般治疗原发病后或原发病被很好地控制后血压恢复正常。

（4）去除一般危险因素：高盐高脂饮食、吸烟、饮酒、肥胖等。

（5）心理、行为干预治疗：如行为治疗、生物反馈疗法、松弛疗法，心理咨询、环境治疗、运动治疗等可尝试用于心理应激所致发作性高血压患者的治疗。

（6）手术治疗：肾脏神经消融术、颈动脉压力感受器激活治疗可尝试用于反复发作的患者。

（7）社会支持。

徐八一　蚁楷宏　谭学瑞（汕头大学医学院第一附属医院）

第三十三章 老年人直立性低血压和餐后低血压研究进展

一、概　　述

直立性低血压（orthostatic hypotension，OH）又称为体位性低血压（postural hypotension，PH），是临床工作中常见的疾病，在患有心脏疾病、糖尿病、体质虚弱和合并多重用药的老年人群中发生率较高，是跌倒、晕厥、心血管事件的危险因素之一。餐后低血压（postprandial hypotension，PPH）也是一种临床常见却又被忽视的老年疾病，主要表现为餐后血压较餐前明显下降，急剧的血压下降可使患者出现头晕、晕厥等低血压症状，并诱发心血管事件、脑卒中，严重时会导致死亡。而随着年龄的增加，直立性低血压和餐后低血压的发生率也相应增加。因此，有效诊断、防治直立性低血压和餐后低血压对于降低老年患者心脑血管事件发生率和死亡率，延长人类寿命有着非常重要的临床意义。本文拟简要介绍近年来老年人直立性低血压和餐后低血压诊疗研究进展。

二、直立性低血压

（一）定义

目前通常采用 1996 年美国自主神经科学学会和美国神经病学会的诊断标准：从卧位转为立位 3min 以内，收缩压降低≥20mmHg 和（或）舒张压降低≥10mmHg，或在直立倾斜试验中至少倾斜 60°，于 3min 内出现上述血压变化，伴或不伴各种低灌注症状的临床综合征。也有学者提出，收缩压大于 160mmHg 的高血压患者直立时收缩压降低 30mmHg 及在血压低于正常血压下限的患者完全站立时收缩压＜90mmHg 时可以诊断为 OH。

（二）流行病学

OH 发病率与年龄呈正相关：50 岁以下人群 OH 发病率为 5%，65 岁以上人群 OH 的发病率为 30%，70 岁以上人群约有 1/3 患有 OH。因此，有学者提出，应每年对 70 岁以上老年人群进行常规 OH 筛查。此外，OH 发病率与神经性疾病明显相关，神经性疾病患者 OH 发病率较高：多系统萎缩的患者 OH 的发病率高达 80%，帕金森病患者 OH 发病率为 30%，单纯自主神经衰竭的患者中 OH 发病率为 100%。住院患者的 OH 发病率高达 70%，约有 1/3 的糖尿病、淀粉样变、脊髓损伤患者及低 BMI 患者出现 OH。

（三）发病机制

生理情况下，人体在站立时有 500～1000ml 血液淤积在下肢容量血管和内脏脉管系统，血管内压力增大、血浆外渗，从而导致静脉血回流减少，心输出量减少，平均血压降低。上述改变诱发血管压力自主调节反射支配的血液循环代偿反应，从而出现心率增快、周围血管收缩、外周阻力增加、回心血增加。这些自发性反应导致交感神经兴奋、副交感神经抑制，使 RAAS 抑制，抗利尿激素分泌，血浆动脉利尿钠肽减少，导致水钠潴留从而升高血压。在这过程中，为了保证重要器官能维持适当的灌注压，交感神经系统迅速做出反应，激发肾脏调节反应，在决定血压水平和调节循环血流分布过程中起着非常重要的作用。交感神经系统在调节血压水平和循环血流分布时主要受机械压力感受器作用调节，部分受化学感受器作用调节。人体站立时，颈动脉和主动脉弓内出现突然的血压降低会在数秒内激发压力感受器调节相关的代偿机制，导致心率增快、心脏收缩力增强、外周血管收缩；同时静脉-小动脉轴突反射被激发，使得肌肉、皮肤和脂肪组织中血流减少，从而使站立时肢体的血管阻力增加约 50%。正常情况下，直立时人体会出现一过性收缩压降低（降低 10~15mmHg），轻度舒张压增高（增高 5~10mmHg），以及代偿性心率增快 10~25 次/分。交感神经系统诱发的如上所述的一系列生理反应使得人体在站立后约 1min 血压达到平稳。在血压调节过程中，任何一个调节因素受损均可导致循环系统不能代偿早期或持续姿势改变导致的血压波动。例如，受血管压力反射调节的血管收缩能力受损，站立时心脏回心血流量减少，心输出量和周围阻力不成比例，血压降低程度增大就发展为早发型 OH。年龄相关的生理改变，包括压力感受器敏感性下降、肌肉泵活性降低及水液平衡失衡均可导致 OH。

（四）病因及分型

OH 既可被分为原发型 OH、继发性 OH，也可被分为早发型 OH（急性 OH）、迟发型 OH（慢性 OH）。OH 常见病因有神经变性疾病、周围自主神经损害、糖尿病自主神经功能损害、自身免疫性自主神经节病。此外，副肿瘤综合征、淀粉样变性及其他神经疾病（包括维生素缺乏、药物导致的神经性病变）也是常见的 OH 致病原因。早发型 OH 被定义为在站立 30s 的短时间内出现收缩压降低大于 40mmHg 或舒张压降低大于 20mmHg，主要是在突然主动站立时发生，但在被动站立时血压降低程度明显减少，甚至完全不会出现血压下降。此外，该种类型的 OH 经常合并晕厥，可能出现临床漏诊。因此，早发型 OH 只能通过主动站立时持续血压监测进行诊断。迟发型 OH 被定义为在站立 3~45min，患者出现缓慢的动脉血压下降（血压至少降低 20/10mmHg，或高血压患者血压至少降低 30/15mmHg）。该种临床表现可能预示着轻度或早期自主神经功能紊乱，与年龄相关的代偿调节机制受损有关，需要与反射性晕厥相鉴别。在临床中两者经常合并出现，但前者无心率变慢或窦性停搏。

基于病理基础，OH 也可被分为两大类，即 OH 可被大致分为神经源性 OH（nOH）和非神经源性 OH。nOH 是原发型神经退行性疾病（如单纯自主神经衰竭、多系统萎缩、帕金森病）的慢性自主神经功能衰竭的主要表现，也可继发于糖尿病周围神经病变、淀粉样变、晚期肾衰竭。nOH 是临床中最常见的类型，几乎所有没有确切病因的慢性 OH 都可归为 nOH。

（五）临床表现

OH 的症状包括反复发作的晕厥、眩晕、虚弱、恶心、头痛、震颤、头痛、站立时衣架样疼痛（颈部和肩部疼痛），这些症状可能因运动、炎热、脱水、饮酒等在清晨加重。即使患者既往无基础疾病，OH 也可导致心脑血管事件发病率、死亡率增加。OH 不仅与全因死亡存在明显相关性，还与慢性肾病、认知功能损害及血栓形成相关，也可导致严重残疾，使跌倒性损伤风险增高。

（六）诊断

直立倾斜试验、坐站试验、仰卧直立试验、仰卧坐立试验均可用于 OH 临床诊断。虽然坐站试验在临床上广泛运用，但其诊断的准确性尚不确定，而仰卧直立试验和仰卧坐立试验也存在同样的问题。OH 患者在早晨第一次起立时临床表现及血压下降最明显，也最严重，如果在下午做上述检查，结果可能会出现比实际情况轻。

血压测量是目前最常用的临床诊断检查方法。但在测量血压前，患者应保持平卧 5min。其中，间隙血压监测是一种广泛用于 OH 临床诊断的方法。但不同指南推荐的血压测量频率存在较大差异。人体在站立 1min 内，通常是 30s 时，血压下降至最低水平。因此，应在站立 30s、60s 及之后每分钟测量一次血压、心率，监测直立时血压 3min，如果考虑有迟发性 OH 应延长监测时间。监测血压时同时测量心率可能有助于鉴别神经源性 OH、非神经源性 OH 及其他疾病相关 OH，如姿势相关性心动过速综合征。直立后心率没有相应增加 10～15 次/分则提示神经源性 OH 可能性大。但需注意年龄、平卧试验持续时间和影响心率的药物产生的临床作用，如患者服用的 β 受体阻滞剂会影响监测到的心率。如果患者可以自行记录姿势变化及相应的临床症状，则可使用可移动血压仪来诊断 OH。但 ABPM 在 OH 中的应用主要是监测夜间血压、平卧血压和餐后血压。

（七）治疗

1. 非药物治疗　服用降压药的患者应避免白天长期平躺，夜间睡觉时也应取头高斜位，且所用降压药不应在睡前 4h 内服用，规律检测平卧位血压。缓慢站立有助于防止血压骤降。准备站立时，先将身体前倾可部分缓解 OH 症状，因为身体前倾可挤压腹部，从而增加回心血量，还可通过使头降低到心脏水平以增加脑血流。佩戴腹压带对下腹部施加 10mmHg 或 20～40mmHg 压力也可缓解神经源性 OH 症状，但是对腹部施加最大耐受压力却不能进一步缓解神经源性 OH 症状。于下腹部、大腿、小腿同时佩戴弹力带也可缓解 nOH。佩戴加压袜对踝部施压 40～60mmHg，对髋部施加 30～49mmHg 的压力也有助于提高血压、改善 OH 症状，但许多患者对该种治疗方法的耐受性差。夜间头高斜位睡姿可预防平卧位高血压并减少夜间水钠排泄。既往研究发现，每天 250mg 的咖啡因或每天 2 杯咖啡可抑制周围血管舒张，从而增加站立血压。虽然目前 250mg 剂量的咖啡因治疗 OH 的证据质量较低，但也可以作为今后治疗的一种候选方案。目前尚无足够证据支持饮食、运动、饮水治疗神经源性 OH 的有效性。

2. 药物治疗　研究显示，$α_1$ 受体激动剂米多君（midodrine）是一种短效血管收缩剂，可刺激动静脉肾上腺受体，其半衰期为 2～4h，可以明显升高多系统萎缩等患者的站立血压，进而缓解神经源性 OH，起始剂量为 2.5mg，每天 2 次或每天 3 次，可增加至 10mg，每天 3 次，在起床前、中午、半下午时服用，注意避免在睡前 4h 内服用以避免平卧高血压。基于以往的研究数据，可推荐神经源性 OH 患者使用米多君。但米多君副作用包括尿潴留、感觉异常、脱发、寒战、全身皮肤瘙痒等，用药时应注意有无平卧位高血压、尿潴留等。米多君不仅可单用，还可联合血清扩容剂（如氟氢可的松）治疗 OH。氟氢可的松是一种人工合成的盐皮质激素，可以增强血管压力感受器敏感性，增加循环血量。虽然在有的指南中氟氢可的松是治疗 OH 的一线用药，但考虑到其水钠潴留作用和较长的半衰期，氟氢可的松禁用于心力衰竭、肾衰竭、高血压患者。在大于 0.3mg 的使用剂量时，患者经常出现低血钾和水肿，临床获益很小。阿托西汀（常规使用剂量为 18mg/d），是一种去甲肾上腺素再摄取抑制剂。研究发现，相比米多君，阿托西汀更能增加站立时血压，改善 OH 症状，但其长期作用尚不清楚。

既往研究发现，作为肾上腺素前体药的屈昔多巴可提高血压、改善 OH 症状，且患者对该药的耐受性好，已在日本被用于治疗神经源性 OH 多年，最近该药在美国也通过药物审查用于治疗神经源性 OH。屈昔多巴的半衰期为 2～3h，起始剂量为 100mg，每天 3 次，可增加至 600mg，每天 3 次，但在上床 5h 内应避免服用以防止平卧高血压。然而，屈昔多巴在糖尿病合并神经源性 OH 的患者疗效尚不确切，其安全性和有效性仍有待验证。研究发现，双氢麦角胺联合咖啡因也可升高血压，改善自主神经衰竭患者的症状。因此，双氢麦角胺也可能考虑用于治疗无血管疾病基础患者的自主神经功能障碍。

三、餐后低血压

（一）定义

餐后低血压（PPH）通常指进食后 2h 内收缩压降低大于等于 20mmHg，或餐前收缩压大于等于 100mmHg，进食后 2h 内收缩压降低至 90mmHg 或更低。通常在餐后 15min 开始出现血压下降，在 30～60min 达到高峰并持续 2h。

（二）流行病学

年龄与 PPH 的发生呈正相关。然而，PPH 的发生率在不同的研究中差异很大，主要是因为受试者年龄、合并症及研究中所采用的血压测量手段不同。餐后血压降低大多发生于 65 岁及以上的老年人，也经常出现在 60 岁老年人进食后 60～120min，尤其是在进食高碳水化合物食物后。约 50% 的 PPH 患者合并有 OH。PPH 既可出现在高血压和非高血压患者中，也可能出现在停用降压药后的患者中。

（三）发病机制

交感神经反应性降低可能是 PPH 的发病机制。正常人群餐后血压最低值约出现在餐后 45min，但在自主神经功能衰竭的患者中，血压下降的最低值经常出现在餐后 15min 内，且血压降低幅度比正常人更大。餐后血压降低反映了外周及内脏血管舒张导致循环系统血管阻力下降，维持正常血压水平的内稳态能力减弱，机体不能产生代偿性心输出量增加。生理情况下，餐后人体交感神经活动增加 200% 以维持餐后血压平稳，PPH 患者肌肉交感神经活动减弱，血浆去甲肾上腺的增加减少。由于交感神经系统不能抵消餐后内脏血管充血产生的血压波动，PPH 患者进食以后出现急剧的血压下降还可导致原有的 OH 病情加重。老年人的交感神经反应能力较青年正常人群减弱，因此老年人 PPH 发病率明显高于青年人群。有研究发现，相对复合饮食（含碳水化合物、脂肪、蛋白质），高碳水化合物饮食更能引起老年患者和诊断为 PPH 的患者低血压反应，提示作为糖吸收主要器官的小肠可能在 PPH 发病中起重要作用，碳水化合物刺激远端小肠分泌的胰高血糖素样肽（GLP）-1、GLP-2 可能与 PPH 发病有关。避免一次性进食大量的高碳水化合物食物、戒酒及停用血管舒张剂可在一定程度上起到防治 PPH 或缓解 PPH 症状的作用。

（四）临床症状

PPH 的典型症状有眩晕、疲劳感、恶心、头痛、视觉障碍、跌倒、晕厥及生活质量降低。既往研究提示，PPH 可能会增加心血管病发病率、全因死亡率，也是动脉硬化、脑缺血性卒中的高危因素。同 OH 一样，PPH 也被认为是导致老年患者死亡的主要原因之一。但是，并非所有的 PPH 均表现出上述典型的临床症状，约半数的 PPH 患者有难以解释的晕厥及突发血管事件，如脑卒中、心绞痛，甚至死亡。由此可见，非典型 PPH 也可导致严重的临床后果。PPH 的症状不能用于预测死亡风险，非症状性 PPH 患者也可能有较高死亡风险。

（五）诊断

到目前为止尚无达成共识的诊断标准。餐后 2h 内出现晕厥、眩晕及眩晕导致的跌倒应考虑 PPH 可能。但也有专家建议，同时具备 PPH 症状和餐后血压降低的患者才能被诊断为 PPH。但在疗养院许多老年患者出现过餐后血压降低，却未达到诊断标准。PPH 的高危预测因素包括高龄、低体重指数、心脑血管病史（包括短暂性脑缺血发作、脑卒中及 MRI 发现的脑血管病变）、多系统萎缩、帕金森病和办公室高收缩压。当患者出现 PPH 相关症状并合并上述高危预测因素时，对这类患者（尤其是老年患者）可推荐使用家庭可移动血压仪对餐后 2h 多个固定时间点进行自动血压监测（餐后每 30min 测量 1 次血压，至少测量至餐后 90min），同时记录症状，该方法有助于 PPH 诊断。此外，动态监测有餐后症状患者的早餐和午餐血流动力学改变也有助于 PPH 诊断。有研究发现，PPH 患者经常合并 OH，且平卧休息大于 2h 可能会增加 PPH 风险。鉴于此，在评估 PPH 和 OH 时患者应采用标准姿势，推荐患者取坐位测量血压。

（六）治疗

1. 非药物治疗　研究发现，自主神经衰弱的患者餐前快速饮水（5min 内喝完 480ml 水）可显著降低餐后血压。同样，在对 5 名多系统萎缩患者的研究中发现，快速饮水（5min 内喝完 350ml 水）也可显著降低餐后血压。既往研究提示，咖啡作为一种阻止内脏甲基黄嘌呤敏感的腺苷受体的腺苷拮抗剂，可在一定程度上有效治疗 PPH。餐后咖啡因（200～250g/d 或每天 2 杯咖啡）可减少餐后症状并缓解血压降低程度，可能与其刺激交感神经兴奋有关。少食多餐也可降低餐后血压降低幅度并缓解餐后低血压症状，但对 OH 没有影响。

2. 药物治疗　餐前皮下注射奥曲肽（1μg/kg）有助于缓解餐后低血压，也被推荐用于治疗除糖尿病患者以外的 PPH。奥曲肽可能是能完全防治 PPH 的药物，其治疗机制可能与其抑制肠血管活性物质，并且直接或间接减少内脏血管舒张反应有关。因为奥曲肽可能造成糖尿病患者餐后高血糖，所以不推荐用奥曲肽治疗糖尿病自主神经功能障碍导致的 PPH 或糖尿病合并 PPH。但奥曲肽不仅价格昂贵，而且需每天注射，副作用发生率高，所以临床推广难度较大。患者对长效生长抑素类似物的耐受性比奥曲肽好，但目前尚无该类药物用于 PPH 的相关报道。

阿卡波糖可减少复杂碳水化合物分解，延迟肠内葡萄糖的吸收。既往研究提示，50～100mg 的阿卡波糖可缓解老年人、单纯自主神经功能衰竭、多系统萎缩合并 PPH 的患者（尤其是多系统萎缩患者）餐后收缩压降低。因此，阿卡波糖被推荐用于治疗餐后低血压。但这些试验研究的样本量较小，用药疗程较短，需更多数据支持该研究结果。

张婵娟　陶　军（中山大学附属第一医院）

第三十四章　免疫治疗在高血压中的应用

高血压的发生涉及复杂的病理生理机制。Ang Ⅱ和慢性应激等刺激因素作用于中枢神经系统，增加交感神经传出。脑室周围器官包括下穹隆器官、媒介视交叉前突起的终板血管器和最后区具有一个薄弱血脑屏障形成，对血液循环的 Ang Ⅱ和钠很敏感。这些刺激增加了脑室周围器官-血脑屏障产生活性氧，通过化学信号传入下丘脑中枢（包括室旁核），小神经胶质细胞被激活，增加冲动传入脑干中枢，包括腹侧髓质和孤束核。神经刺激信号可以引起血管张力增加，升高血压和增加血管损伤，经过蛋白质修饰形成新生抗原，树突状细胞将新生抗原提呈，激活免疫系统和炎症反应。同时，神经刺激信号也可以直接作用于淋巴器官（包括脾脏、淋巴结）。激活的炎症细胞可以迁移到肾脏或动脉血管，分泌炎症性细胞因子包括 IL-6、IL-17、转化生长因子-β，从而形成高血压的神经-体液-免疫发病机制，见图 6-34-1。

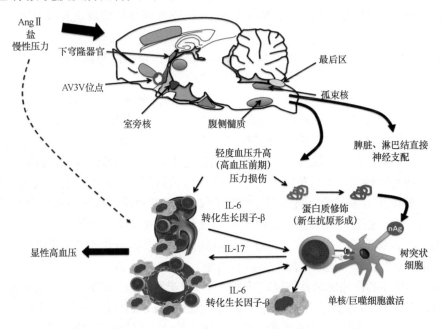

图 6-34-1　高血压的神经-体液-免疫发病机制

第一节　高血压的免疫发病机制

高血压发病主要涉及神经和内分泌系统，免疫系统也参与高血压发病。高血压发病机制涉及多种因素的协同作用，最近研究显示炎症和自身免疫反应可能是高血压发病机制之一。1994 年 M. L. Fu 发现恶性高血压患者抗 α_1 肾上腺素能受体（α_1 受体）自身抗体，1999年 Wallukat 等在先兆子痫患者中发现抗 AT_1R 自身抗体，2002 年廖玉华报道原发性高血压尤其是难治性高血压患者血清存在抗 α_1 受体抗体和抗 AT_1R 抗体；在高血压脑卒中患者 3.3

年随访研究中，抗 α_1 受体抗体和抗 AT_1R 抗体阳性患者的脑卒中复发率与死亡率显著升高。1996 年 Nicoletti 在两肾一夹高血压大鼠模型 1 个月时发现心肌内小动脉壁聚集大量炎症细胞。高血压发生发展过程中机体动脉血管壁炎症细胞浸润和自身抗体产生提示自身免疫应答参与了高血压进程。

一、自身抗体在高血压发生发展中的作用

在高血压体液免疫异常中，对自身抗体特别是抗 AT_1R 自身抗体和抗 α_1 肾上腺素受体自身抗体的研究较深入。

1. 抗 AT_1R 抗体 抗 AT_1R 抗体为 IgG 型免疫球蛋白，针对 AT_1R 的胞外第二肽段。Fu 等首先在恶性高血压患者中发现抗 AT_1R 抗体，该抗体阳性患者血 Ig 可使培养新生大鼠心肌细胞搏动频率增加，与 Ang Ⅱ 类似，该效应可被 AT_1R 拮抗剂氯沙坦抑制，而用 AT_1R 第二肽段抗原吸附该血清后无此效应；与 Ang Ⅱ 不同的是，该效应不随时间失敏，亦不能被洗脱，但在加入氯沙坦后被抵消，而正常人血清无此效应。进一步的研究发现，在妊娠高血压综合征、难治性高血压和脑卒中患者中也发现该抗体的存在，体外实验也证实该抗体可通过激动 AT_1R 导致血管收缩，提示抗 AT_1R 抗体在高血压的发生发展中可能发挥重要作用。

同时，抗 AT_1R 抗体可能引起靶器官损害。已发现在难治性高血压患者中抗 AT_1R 抗体阳性患者蛋白尿发生率高，提示抗 AT_1R 抗体在血管及肾脏损害中可能有一定作用。通过比较 592 例高血压患者心脏超声结果发现，抗 AT_1R 自身抗体与左心室肥厚相关。Lou 等用人工合成的具有抗原性的 AT_1R 第二肽段免疫大鼠 3 个月，获得高滴度的抗 AT_1R 抗体阳性大鼠模型，电镜下发现大鼠左心室心肌有明显的损害，提示抗 AT_1R 抗体对心脏有一定损害作用。但该实验未引起大鼠高血压，血管、肾脏等亦未发生改变，与 Fu 等研究基本一致。可能是由该研究时间较短（仅免疫 3 个月）、人工合成抗原免疫原性不强，或者是单一因素不能引起高血压而需多因素协同作用等原因所致。新近在肾移植排斥患者中也发现抗 AT_1R 自身抗体的存在，把这些自身抗体被动转输给肾移植大鼠模型，可诱导大鼠血管病变和高血压，提示在肾移植排斥患者中该自身抗体对高血压和血管病变的发生可能有重要作用。抗 AT_1R 抗体能否引起其他脏器的损害尚不清楚。

抗 AT_1R 抗体的作用机制及信号转导途径目前已进行了较多研究。在培养新生大鼠心肌细胞中已发现抗 AT_1R 抗体引起的搏动增加，由蛋白激酶 C（PKC）介导，并可激活 AP-1，诱导 c-jun 等原癌基因表达；而在血管平滑肌细胞，抗 AT_1R 抗体可增加胞内钙离子浓度，激活 ERK1/2，诱导 AP-1 和 NF-κB 表达，从而诱导血管平滑肌细胞的增殖及收缩等作用。在妊娠高血压综合征患者中，该抗 AT_1R 自身抗体的产生可能与胎盘缺血和 TNF-α 的刺激有关；但在高血压患者中，该抗体的产生机制尚不清楚，推测与血管损伤后抗原暴露有关。

2. 抗 α_1 受体抗体 抗 α_1 受体抗体为 IgM 或 IgG 型免疫球蛋白，主要针对 α_1 受体胞外第二肽段的 192～218 氨基酸序列，也有人认为抗 α_1 受体抗体阳性患者中，2/3 患者针对胞外第一环肽段，1/3 患者针对第三环肽段。已发现在恶性继发性高血压及原发性高血压患者中抗 α_1 受体抗体阳性率显著高于正常对照，表现为激动样活性，可增加自发性搏动心肌细胞的搏动频率，并呈现剂量依赖性，可被 α_1 受体拮抗剂哌唑嗪抑制；同时，该抗体表现为不随时间失敏的正性变时效应，α_{1a} 拮抗剂可阻断其 80% 的作用，而 α_{1b} 受体拮抗剂无效，

表明抗 $α_1$ 受体抗体主要针对 $α_{1a}$ 受体型肾上腺素受体。廖玉华等在难治性高血压和高血压脑卒中患者中也检出抗 $α_1$ 受体抗体，其阳性率显著高于非难治性高血压及正常对照，提示抗 $α_1$ 受体抗体在高血压发病中的重要作用。

抗 $α_1$ 受体抗体可能引起的靶器官损害。已发现抗 $α_1$ 受体抗体阳性高血压患者较该抗体阴性高血压患者肾功能明显变差，舒张压亦明显升高。Wallukat 报道，心室肥大患者抗 $α_1$ 受体抗体阳性率略高（55%）但无显著差异；而对 553 例高血压患者进行分析发现，抗 $α_1$ 受体抗体与左心室肥厚相关。通过用合成肽免疫大鼠建立抗 $α_1$ 受体抗体动物模型也证实，该抗体可引起血管损伤和心脏重塑，其机制可能与增加细胞胞内钙离子浓度和 c-jun 的表达相关。

二、炎性因子在高血压发展中的作用

高血压通过增加诸如细胞黏附因子、趋化因子、生长因子、心脏休克蛋白、内皮素-1 及 AngⅡ等因子的表达而引起前炎症状态，而这种前炎症反应亦有促进高血压的进展，加剧高血压心肌纤维化及高血压血管重塑，增加动脉粥样硬化的风险。Chae 等对 508 名健康成年男性的研究表明，在控制年龄和其他心脏危险因素的多元线性回归模型中，收缩压、脉压及平均动脉压的升高与血浆细胞间黏附分子（sICAM-1）及 IL-6 水平的升高明显相关。Bermudez 等亦证实在健康成年女性中收缩压的升高与血浆 IL-6、C 反应蛋白水平高度相关。

血压的升高通过对血管壁的剪切力及氧化应激等损伤血管内皮细胞，以时间和压力依赖方式增强 sICAM-1 的表达，导致大量单核细胞黏附至内皮，上调单核细胞趋化蛋白-1mRNA 的转录和表达，从而引起炎症反应，主要表现为细胞黏附因子、趋化因子、生长因子、内皮素及 AngⅡ等因子的表达，而这些因子通过一系列反应，最终导致血管和心脏重塑，参与高血压的进展。

三、免疫细胞在高血压发生发展中的作用

在自发性高血压大鼠、肾血管性高血压大鼠重塑的血管周围均观察到单核/巨噬细胞、T 淋巴细胞等炎症细胞的浸润，提示细胞免疫参与高血压的发展。David G. Harrison 通过 RAG-1–/–小鼠模型研究发现，在 AngⅡ灌注和去氧皮质酮（低 AngⅡ水平）下，这些缺乏 T、B 淋巴细胞的小鼠血压升高不显著，并且不发生血管损害，提示 RAG-1–/–小鼠对 AngⅡ的反应与 T、B 细胞的缺乏有关。通过被动传输 T、B 淋巴细胞发现，输注 T 淋巴细胞的 RAG-1–/–小鼠恢复对 AngⅡ的反应，发生血管损害和血压升高，而输注 B 淋巴细胞的 RAG-1–/–小鼠没有这些反应，提示 T 淋巴细胞可能参与血压升高及血管损伤。

廖玉华（华中科技大学附属协和医院）

第二节　高血压的免疫治疗策略

一、高血压免疫发病机制与针对性治疗

高血压人群调查发现抗 AT_1 抗体阳性与高血压难治性和脑卒中的增加有关。2003 年廖

玉华提出难治性高血压针对性降压治疗的新观点，基于此观点，进行了随机多中心临床试验（SOT-AT$_1$），结果显示抗 AT$_1$ 抗体阳性高血压患者，ARB 坎地沙坦治疗亚组降压效果优于 ACEI 咪达普利治疗亚组（坎地沙坦治疗亚组平均血压降幅 35.9/9.2mmHg，咪达普利治疗亚组平均血压降幅 29.9/9.2mmHg，P=0.000 1）。而在抗 AT$_1$ 抗体阴性高血压患者中，两组降压无明显差异（P=0.094）。ACEI 和 ARB 都是高血压治疗有效的药物，高血压患者血清抗 AT$_1$R 抗体的早期检测有助于指导降压药物的选择。SOT-AT$_1$ 研究证明，针对致高血压抗 AT$_1$R 抗体阳性患者，选择 ARB 治疗的降压疗效优于 ACEI，为高血压个体化治疗提供了新的理论依据和策略选择。

针对抗 α$_1$ 受体抗体和抗 AT$_1$R 抗体阳性的高血压患者，优先选择 α$_1$ 受体阻滞剂和 AT$_1$R 阻滞剂可以成功地治疗恶性高血压和难治性高血压患者，有效地阻止肾功能损害。但是，针对自身抗体的免疫学治疗还需要进行随机双盲临床试验。例如，《中国扩张型心肌病诊断和治疗指南》倡导的免疫学治疗是基于临床证据，应用地尔硫䓬阻滞抗钙通道抗体，应用 β 受体阻滞剂阻止抗 β$_1$ 受体抗体，临床试验证实能够降低扩张型心肌病患者的全因死亡率。

二、治疗性降压疫苗研究进展

治疗性疫苗作为一种新的生物技术用于慢性疾病的治疗，可能成为高血压未来防治的新策略。与传统的化学合成药物相比，高血压治疗性降压疫苗更具有优点：作用时间长，每间隔 1～3 个月给药一次能够保持长期平稳有效的降压，从而改善患者对于高血压治疗的依从性。目前已有的降压疫苗研究主要集中在 RAAS 上，包括肾素、Ang Ⅰ、Ang Ⅱ 及 AT$_1$R 等。

理想的降压疫苗需要满足以下几个重要的条件：①选择 RAAS 中合适的环节作为免疫靶向治疗的目标；②避免针对自身组织的免疫损伤；③诱导机体产生足够的抗体。肾素和 Ang Ⅰ 疫苗的研究，由于靶点选择不理想，目前已经放弃这两个靶点疫苗的研究，见表 6-34-1。

表 6-34-1　高血压治疗性疫苗研究现状

药物	作用机制	状态
Vaccines CYT006-AngQβ	抗 Ang Ⅱ 疫苗	Ⅱ 期
Ang Ⅱ -KLH	抗 Ang Ⅱ 疫苗	临床前期
pHAV-4Ang Ⅱ s	抗 Ang Ⅱ 疫苗	临床前期
ATRQβ-001	抗 Ang Ⅱ 1 型受体疫苗	临床前期
ATR12181	抗 Ang Ⅱ 1 型受体疫苗	临床前期

1. Ang Ⅱ 疫苗　2007 年瑞士 Cyto 公司研发的 CYT006-AngQβ Ang Ⅱ 降压疫苗已经完成 Ⅱa 期临床试验，证明 CYT006-AngQβ 疫苗用于高血压患者能够降低血压，安全性良好。该 Ⅱa 期临床试验共入选了 72 例患者，分为对照组、100μg 组和 300μg 组，在试验的 0 周、4 周、12 周进行免疫，在第 14 周进行动态血压监测，并对耐受性和安全性进行评价。结果显示，14 周时 300μg 组白天收缩压和舒张压较基线分别下降 9mmHg（P=0.015）和 4mmHg；而与对照组相比，300μg 组 8:00 收缩压和舒张压分别下降 25mmHg 和 13mmHg（P<0.05），

显示出较好的降压效果，且安全性良好，未发生严重事件，主要并发症与对照和其他疫苗相似；由于反馈激活肾素、增加 Ang Ⅱ 及其他原因，该疫苗没有继续研究。

2. AT_1R 疫苗　该疫苗的研究经过波折。1999 年 B. Zelezna 等就曾用 AT_1R 第 14～23 肽段主动免疫 SHR，在未成年组 SHR 中可以减轻高血压的发展，但对已经成年的 SHR 血压没有影响。抗 AT_1R 自身抗体也在高血压及一些相关的疾病中被检测到，如恶性高血压、难治性高血压、先兆子痫，并且研究发现该抗体能够与 AT_1R 的细胞外第二环肽结合发挥 Ang Ⅱ 样的激动性作用，参与疾病的发病机制。是否存在阻滞效应的抗 AT_1R 抗体，我们提出大胆的假设，应用 AT_1R 胞外不同氨基酸序列作为抗原免疫机体，产生相应的抗 AT_1R 抗体中可能存在阻滞性抗体，该抗体能够与 AT_1R 持续结合而无激动样作用，发挥阻断 Ang Ⅱ 与受体结合的作用，从而在 RAAS 终末环节进行阻断。由此，我们设计了 AT_1R 疫苗，通过实验筛选到 ATR12181 短肽疫苗（AT_1R 胞外 ATR12181 短肽偶联类毒素蛋白载体、加福氏佐剂）二次免疫 SHR 后就可以产生高滴度的抗体，该抗体能够与 AT_1R 特异性结合，多剂免疫后抗体滴度可以维持较长的时间，能够有效地降低 SHR 的收缩压，长达 64 周观察还发现该疫苗能够显著改善心脏、肾脏及肠系膜动脉高血压的病理改变。初步观察尚未发现免疫动物发生明显的自身免疫病理改变，超微病理 ATR12181 免疫组的 SHR 心脏与肾脏病变都较对照组轻，HE 染色及 Masson 三色染色显示心、肾、主动脉及肠系膜动脉没有见到明显的免疫病理损伤，显示出良好的安全性。2012 年日本学者 Azegami 证实 ATR12181-KLH 疫苗在 L-NAME 诱导 SHR 肾病模型中具有有效降压和保护肾脏功能的作用，验证了笔者发明的 ATR12181 疫苗的降压作用。2013 年笔者在国际著名杂志 *Hypertension* 上发表了 ATRQβ-001 疫苗治疗动物高血压的有效性和安全性，疫苗不反馈激活肾素和 Ang Ⅱ。后续研究发现，ATRQβ-001 疫苗具有 RAAS 双轴调节作用及保护糖尿病肾病的肾脏功能和抗动脉粥样硬化作用。

研发新型生物药治疗性降压疫苗将打破目前高血压治疗的格局，解决全球高血压治疗依从性差的难题，机遇与挑战并存。

廖玉华（华中科技大学附属协和医院）

第三十五章　精准医学在高血压中的应用与实践

遗传学与基因组学是构建精准医疗大厦的基石，不了解遗传与基因组医学，精准医疗无从谈起。尽管精准医疗还没有尽善尽美，且距离我们的需求还很远，但是心血管精准医疗已经发育成熟，已经到了收获的季节，应当把科学进步带给患者的希望送给患者。毋庸置疑，过去20年介入治疗与电生理引领心血管领域的发展，今后20年，精准医疗将承担起引领学科发展的重担，是心血管领域的下一个前言。

精准医疗在高血压中的应用分为3个方面：①单基因（寡基因）高血压的诊断与精准治疗；②基因组药理学，指导用药，提高疗效，减少副作用；③高血压遗传风险与靶器官损害的遗传因素挖掘。单基因高血压方面，精准医疗已经非常成熟，应当临床推广。药物基因组方面，缺乏大队列前瞻性研究，临床后果是否改进的数据，需要进一步研究。高血压遗传病因，人类GWAS的结果令人兴奋不起来，所找到的SNP只能解释不到10%的遗传度。高血压是一个增龄性疾病，随着年龄的增长，高血压患病率增加。既往GWAS研究队列中，对照组中肯定混有相当一部分未来的高血压患者，给寻找遗传因素的工作增加了困难。此外，1958年，我国高血压患病率为5.11%，目前高血压患病率达到20%～30%，肯定不是基因4倍突变了，而是环境改变了，因此环境因素可能通过表观遗传影响血压。也许我们需要改变研究策略。

遗传学研究特殊基因如何导致疾病，表型特征是如何一代代向下传递的；而基因组学研究整个基因组的结构与功能。双生子比较研究、收养儿童比较研究、家族与人群研究已经证明，高血压的遗传趋势非常明确，个体高血压风险的30%～50%归因于遗传因素。有高血压家族史的人，终身高血压风险4倍于没有高血压家族史的人。

孟德尔型高血压（本文称之为单基因高血压）：使用连锁分析与下一代测序技术，寻找致病基因与影响血压的主要基因。根据研究结果，已经阐明了部分血压形成与高血压的病理生理机制，提供了精准治疗的靶点。到目前为止，至少已经发现123个高血压相关基因，其中26个可以靶向治疗。根据血压相关基因，已经开发出13类降压药物，用于临床。GWAS找出与血压及高血压相关的遗传变异，用于调节降压药的药动学与药效学的遗传变异，产生了新的学科——药物基因组学。

但是，这些高血压相关基因，多半是单基因高血压的研究结果，致病基因多与肾脏或肾上腺功能失常相关。虽然GWAS研究已经找到43个SNP与高血压相关。但是，每个SNP只解释收缩压1.0mmHg，舒张压0.5mmHg。孟德尔遗传与全基因组筛查找到的高血压相关变异，总共只解释2%～3%的血压变异。多数SNP的功能目前还不是十分清楚。因此，最近的研究兴趣正在转向表观遗传修饰方面，探索环境因素如何通过表观遗传机制调控血压，如DNA甲基化、组蛋白修饰、非编码RNA。

在高血压相关基因研究领域，几个方面的工作已经取得程度不同的进展：单基因高血压，药物基因组学，靶器官损害相关的遗传变异，预测高血压靶器官损害，原发性高血压遗传病因与发病机制。以单基因高血压的成果最为成熟，已经可以应用于临床实践以指导高血压，特别是顽固性高血压的鉴别诊断与精准治疗。

与传统方法比较，药物基因组指导临床降压药选择，主要的障碍是缺乏大样本、前瞻性研究结果，大多数研究结果来自欧裔，跨种族的前瞻性研究结果比较少，药物基因组指导的药物选择是否会获得更好的临床效果、更低的费用、更少副作用，目前尚无可靠的答案。在高血压患者当中，90%的病例还没有成功阐明其遗传机制，尚需努力。本章旨在与临床医师共同学习和探索遗传与基因组学进展，能帮助临床医师处理高血压患者。

一、单基因高血压精准医疗

单基因高血压患病率没有确切的统计数字。估计原发性高血压中至少10%是单基因高血压，中国有2亿~3.5亿高血压患者，推测全国单基因高血压患者有2000万~3500万。这一组患者，如果诊断明确，可以采取靶向治疗，提高降压药的疗效，减少副作用。采取生育阻断措施，避免致病基因突变遗传给后代，避免终身用药。

目前明确的单基因高血压至少有18类。怀疑单基因高血压的临床线索：①顽固性高血压；②年轻（30岁以内）高血压；③存在一些提示继发性高血压的指征（如阵发性高血压、低血钾高血压、高血钾高血压）。

1. 原发性醛固酮增多症　是最常见的内分泌紊乱导致的高血压，估计普通人群患病率为5%~10%；顽固性高血压为20%以上。其临床特征：不依赖肾素与Ang Ⅱ的醛固酮增多。醛固酮自动分泌失调，不依赖肾素，盐皮质类固醇受体被过度激活，肾素抑制伴有醛固酮分泌增加，血管内容量与血压均升高，导致肾、血管、心脏并发症，增加死亡率。

并非所有原发性醛固酮增多症均表现为严重顽固性高血压，也有患者仅有轻-中度高血压表现，甚至血压正常。血醛固酮高但血压正常者，即使没有满足临床原发性醛固酮增多症的诊断标准，只要醛固酮自动分泌失调持续存在，就会造成心血管等靶器官损害，也可能进展为原发性醛固酮增多症，未来产生高血压的风险比较高。因此，我们严格定义原发性醛固酮增多症，仅仅聚焦于临床表现最明显的病例，而忽略比较轻的病例，会漏掉应当处理的轻型患者，造成心血管损害。

从全面控制心血管风险，减少未来心血管事件的角度出发，第一，既往专家建议"严格定义原发性醛固酮增多症"不一定恰当。要想确立真正的原发性醛固酮增多症患病率，应当包括醛固酮分泌调控紊乱、醛固酮分泌不适当的情况。第二，即便血压不高，只要盐皮质类固醇受体过度激活，即能显著增加心血管与代谢疾病风险，如糖尿病、代谢综合征、脑卒中、心肌梗死、左心室肥厚、心房颤动、心力衰竭、死亡。上述两点清晰地告诉我们：为了防止远期不良后果，尽可能早地认识与治疗原发性醛固酮增多症，不管是临床显性类型还是隐匿性类型，越早明确诊断，越早处理，后果越好。

原发性醛固酮增多症分为散发性原发性醛固酮增多症与家族性原发性醛固酮增多症两大类。家族性醛固酮增多症分为4型，均为常染色体显性遗传。

（1）家族性醛固酮增多症 Ⅰ 型（GRA，即糖皮质激素可以抑制的醛固酮增多症）：估计患病率在（1~5）/10 000；在全部原发性醛固酮增多症病例当中，1%是GRA；儿童高血压人群大约3%是GRA。

GRA发病机制：编码11β-羟化酶的基因CYP11B1（合成糖皮质激素）与编码醛固酮合成酶的基因CYP11B2（合成糖皮质类固醇，如醛固酮）嵌合突变，即醛固酮合成酶基因编码序列与糖皮质激素合成酶基因的调控序列交叉重组，醛固酮的合成受ACTH的调控，导致ACTH-依赖性醛固酮合成亢进。

临床表型：高血压，低血钾，低肾素，高醛固酮水平。小剂量糖皮质类固醇反馈性抑制 ACTH，从而抑制 ACTH 调控的醛固酮合成，可以使血压与血钾恢复正常。

提示 GRA 诊断的临床线索：早发高血压家族史和（或）早发脑卒中家族史。实验室检查：血与尿的生化表现支持原发性醛固酮增多症的诊断，如醛固酮/肾素值升高，醛固酮水平增加，血浆肾素活性降低（纠正血钾以后测定），合并低血钾或血钾不低。尿中 18-酮与 18-羟皮质醇升高。GRA 诊断的金标准：Southern 印迹法和（或）长片段聚合酶链反应，确定存在嵌合基因。

GRA 的处理：一旦确诊，即刻给予小剂量糖皮质激素，如地塞米松 0.125～0.250mg/d，或泼尼松 2.5～5mg/d，降低醛固酮产量。小剂量非常重要，维持昼夜皮质醇调节；完全抑制 ACTH 调控嵌合 11β-羟化酶-醛固酮合成酶基因产生醛固酮；一般 3～5 天后血压便可下降。严重病例：地塞米松+盐皮质类固醇受体拮抗剂（螺内酯或依普利酮）也可以联合使用其他降压药。因为激素有副作用，儿童 GRA 患者可给予依普利酮。

预后：已有的临床经验证明，治疗可以控制 GRA 患者的血压多年，心脏超声心动图指标可以维持正常。

（2）家族性醛固酮增多症Ⅱ型：致病基因尚未找到，遗传位点定位在 7 号染色体短臂 7p22.3—p22.1。成年早-中期发生的高血压经糖皮质激素治疗无效。除非同一家庭存在多个受累成员，否则很难与散发原发性醛固酮增多症鉴别。确诊需排除其他家族性原发性醛固酮增多症。治疗：给予盐皮质类固醇受体拮抗剂，如螺内酯或依普利酮。产生醛固酮的肾上腺腺瘤可以做单侧肾上腺切除。

（3）家族性醛固酮增多症Ⅲ型：表现为严重的原发性醛固酮增多症，两侧肾上腺增大，可达正常肾上腺的 6 倍，儿童期即可发生严重高血压，难以控制。虽然有轻症患者，但是多数患者常早期出现心脏、肾脏等靶器官损害。

家族性醛固酮增多症Ⅲ型的治疗：给予盐皮质类固醇受体拮抗剂（螺内酯或依普利酮），如果药物抵抗，多数患者需要两侧肾上腺切除。

致病基因：KCNJ5 基因变异。KCNJ5 编码内向整流钾通道 Kir3.4。突变靠近或位于钾通道的离子选择性滤器内，导致内向整流钾通道 Kir3.4 丧失对离子的选择性，钠进入细胞内，膜细胞除极，电压依赖性钙通道开放，细胞内钙浓度增加，增加醛固酮合成。找到钾通道基因 GIRK4（编码 KCNJ5）突变的体细胞是近 10 年产生醛固酮的腺瘤研究最主要的突破性进展。体细胞突变可以致病的事实告诉我们，如果周围血基因组 DNA 筛查没有发现致病遗传变异的患者，应当检查其肾上腺组织是否存在体细胞基因突变。有报道发现，超过 50% 的散发产生醛固酮的腺瘤，肾上腺细胞存在编码离子泵与离子通道的基因体细胞突变（KCNJ5、ATP1A1、ATP2B3、CACNA1D）。

（4）家族性醛固酮增多症Ⅳ型：致病基因 CACNA1H，编码 T 型钙通道。定位于 16 号染色体短臂 16p13.3。生殖细胞 CACNA1H 功能获得性突变导致 CACNA1HT 型钙通道持续激活，钙离子进入细胞内，增加醛固酮的产量。临床表现为家族性原发性醛固酮增多症。治疗：给予盐皮质类固醇受体拮抗剂（螺内酯或依普利酮）。

2. 散发性原发性醛固酮增多症 致病基因为 KCNJ5、ATP1A1、ATP2B3、CACNA1D。临床表现：散发性原发性醛固酮增多症的临床表现。治疗：肾上腺切除。

3. 产生醛固酮的细胞簇与轻型原发性醛固酮增多症 醛固酮合成相关基因的新发突变，呈现突变量负荷，虽然可能尚没有达到临床显性原发性醛固酮增多症的表型变化，但是足以导致隐匿或有亚临床型原发性醛固酮增多症的表现，增加心脑血管病风险。

利用醛固酮合成酶（CYP11B2）免疫组化与下一代基因测序技术，研究肾上腺组织，已经揭示，血压正常者的肾上腺常存在产生醛固酮的细胞簇，其中隐藏着醛固酮调控基因突变的体细胞，造成一定程度的原发性醛固酮增多症表型，可以没有高血压。过去十年来，随着在肾上腺皮质发现存在产生醛固酮的细胞簇，我们对原发性醛固酮增多症的遗传机制的理解发生了根本的变化。通过肾上腺组织 CYP11B2 抗体免疫组化发现，相当一部分形态学正常的肾上腺，存在产生醛固酮的细胞簇，呈现 CYP11B2 抗体染色阳性的非新生物灶，与邻近的产生醛固酮腺瘤并存，播散到肾上腺皮质束状带，常隐藏已知的醛固酮驱动基因突变的体细胞。多数强有力的证据提示，产生醛固酮的细胞簇现象是醛固酮分泌异常的原因之一。在正常肾上腺与正常血压者的肾上腺当中，可以发现产生醛固酮的细胞簇。产生醛固酮的细胞簇随着年龄的增长而增加。此可解释为何老年人原发性醛固酮增多症患病率高。产生醛固酮的细胞簇也可能是原发性醛固酮增多症的前驱表现，最终转变为临床醛固酮增多症。这可解释为何很多轻症原发性醛固酮增多症没有高血压，肾上腺没有新生物的影像学证据。产生醛固酮的细胞簇研究发现，支持原发性醛固酮增多症的发病机制尚包括产生醛固酮的细胞簇机制。

4. 原发性醛固酮增多症-抽搐-功能性神经异常　致病基因：CACNA1D 生殖突变，可以遗传给后代。临床表现：原发性醛固酮增多症的临床表现，复杂疾病，抽搐，功能性神经异常，类似脑瘫。目前尚无特别的治疗方法。

5. 表观盐皮质激素过多综合征　遗传模式：常染色体隐性遗传。致病基因：HSD11B2。染色体定位：16q22.1。发病机制：皮质醇是盐皮质类固醇受体的强激动剂；2 型 11β-羟类固醇脱氢酶（11β-HSDⅡ）把皮质醇转化成皮质酮，皮质酮不能与盐皮质类固醇受体结合。11β-HSDⅡ功能缺失突变，不能把皮质醇转变为皮质酮，大量皮质醇蓄积（可升高 100 倍以上），导致皮质醇依赖的盐皮质类固醇受体过度激活。临床表现：钠潴留，低血钾，代谢性碱中毒，低血浆肾素活性，低血浆醛固酮浓度，皮质醇/皮质酮值增加。甘草及甘草制剂抑制 11β-HSDⅡ酶的活性，大量摄入甘草及甘草制剂可造成获得性 11β-HSDⅡ缺乏。治疗：给予盐皮质类固醇受体拮抗剂。

6. 先天性肾上腺增生综合征　是由糖皮质类固醇合成酶的编码基因突变导致的一组疾病，特别是 CYP11B1（编码 11β-羟化酶）与 CYP17A1（编码 17α-羟化酶）基因突变，导致早发高血压、低血钾。由于缺乏皮质醇的负反馈，ACTH 升高诱发肾上腺增生，皮质醇前体蓄积（如 11-脱氧皮质酮）。11-脱氧皮质酮具有盐皮质类固醇活性，导致高血压、低血钾碱中毒。女性受累患者由于过多雄激素，出现女性男性化。伴有 CYP17A1 缺乏的受累男性，由于雄激素合成缺乏，表现假两性畸形。CYP11B1 缺乏导致的表型也可以见于 CYP11B2 与 CYP11B1 基因重组，产生 CYP11B2/B1 杂交基因所致。

7. 11β-羟化酶缺乏　常染色体隐性遗传，致病基因为 CYP11B1；染色体定位为 8q24.3；临床表现：女性男性化，个矮，低血浆肾素活性，低血浆醛固酮浓度，低血钾碱中毒。治疗：给予糖皮质类固醇，抑制 ACTH 驱动的肾上腺增生。

8. 17α-羟化酶缺乏　常染色体隐性遗传，致病基因为 CYP17A1，染色体定位为 10q24.3；临床表型：低血钾碱中毒，性成熟缺失，雄激素缺乏。治疗：给予糖皮质类固醇，抑制 ACTH 驱动的肾上腺增生。

9. 假性低醛固酮血症 2 型（Gordon 综合征或家族性高血钾高血压）　为常染色体显性遗传。致病基因：WNK1、WNK4、CUL3、KLHL3（呈显性/隐性）。发病机制：WNK1 功能获得性突变与 WNK4、KLHL3、CUL3 功能丧失突变的纯效应，过度激活

NCC 与上皮钠通道，抑制肾外髓质钾（ROMK）通道，增加钠的重吸收，减少钾的排泄。临床表型：高血压，高血钾，高血氯代谢性酸中毒，低血浆肾素活性，低或正常醛固酮浓度。治疗：根据分子发病机制，提出噻嗪利尿剂的靶向治疗，抑制 NCC，逆转高血钾，使血压恢复正常。近来证明糖皮质类固醇诱导的亮氨酸拉链蛋白（GILZ）调控肾脏钾稳态；GILZ 敲除小鼠出现高血钾，成为稳定的 Gordon 综合征动物模型。

10. Liddle 综合征　美国范德堡大学的内分泌学家 Grant Liddle（1921—1989 年）于 1963 年描述了 Liddle 综合征。临床表现：早发盐敏感高血压，低血钾，代谢性碱中毒，血醛固酮不高。患病率：罕见，全球患病率不明。致病基因：由上皮钠道编码 β 和 γ 亚单位的基因 SCNN1B 与 SCNN1G 点突变、缺失、插入所致。染色体定位：16p12.2；遗传模式：常染色体显性遗传。

Liddle 综合征与原发性醛固酮增多症的鉴别：①如果尿醛固酮不高或低，低钠饮食后仍然低，可排除原发性醛固酮增多症。②唾液与汗液中钠/钾值高，排除其他盐皮质类固醇过多或高分泌盐皮质类固醇的情况。唾液钠/钾值：原发性醛固酮增多症患者醛固酮产生速率高，肾小管降低了对醛固酮的保钠敏感性；尿钠排出不变，夜间钠排出多。但是，唾液、汗液、肠道腺体没有丧失对醛固酮的敏感性。因此，原发性醛固酮增多症患者唾液与汗液钠/钾比率降低。如果低于 0.25，强烈支持原发性醛固酮增多症的诊断。③螺内酯对 Liddle 综合征患者的电解质分泌与高血压无效，尿排泄糖皮质类固醇代谢产物正常。

我们小组在 2007 年报告 1 例高血压患者，年龄 22 岁，男性。患者 13 岁体格检查时发现高血压，2006 年来中国医学科学院阜外医院就诊，血压为 160/120mmHg，四种降压药无效。检验：血钾偏低，为 3.05mmol/L，相对于血钾，24h 尿钾偏高，为 37mmol（因为高醛固酮血症，血钾<3.5mmol/L 时，24h 尿钾>30mmol，即提示尿钾偏高），双肾上腺增强 CT 正常；双肾超声无异常；血浆肾素活性抑制：立位 Ang I 0.03ng/（ml·h）；血浆醛固酮不高，为 78.5pg/ml（参考值为 63.0～239.6pg/ml），24h 尿醛固酮不高，为 0.42μg（参考值为 1.0～8.0μg）。

患者对降压治疗的反应：螺内酯 160mg/d，两周，血压/血钾无反应。抽患者周围血，提取周围血白细胞基因组 DNA，筛查上皮钠通道基因突变，发现患者上皮钠通道 γ 亚单位基因携带移码突变，在 585 位引入一个新的终止密码子，导致 PY 模体缺失 65 个氨基酸。这是一个激活型突变，导致钠通道处于持续激活状态，为盐敏感高血压。精准靶向治疗：给予钠通道阻滞剂，如氨苯蝶啶与阿米洛利，两周后血压维持在 120～130/70～80mmHg，血钾达 4.0mmol/L 以上。每日给予阿米洛利 5～10mg，1 次/日，维持治疗。

Liddle 综合征治疗：药物治疗矫正高血压与低血钾表型。①低钠饮食（低盐）。②精准的靶向治疗，使用钠通道阻滞剂如阿米洛利（降低血压，纠正血钾非常有效），氨苯蝶啶有效；螺内酯无效。女性 Liddle 综合征患者妊娠，唯一安全用药为阿米洛利。③肾移植：能够完全缓解 Liddle 综合征。

Liddle 综合征患病率（上皮钠通道 β、γ 亚单位突变）：根据我们研究小组 2018 年报告，Liddle 综合征并不罕见。我们在 260 个年轻早发高血压国人中筛查 9 个基因突变：SCNN1B、SCNN1G、WNK1、WNK4、KLHL3、CUL3、核受体亚家族-3、NR3C2、HSD11B2；另外，在 560 个国人早发高血压患者中，筛查上皮钠通道编码 β-亚单位（SCNN1B）与 γ-亚单位（SCNN1G）的基因，发现国人年轻顽固性高血压患者中，Liddle 综合征患病率大约为 1.72%。

11. 多发性内分泌肿瘤 2A 型　常染色体显性遗传，致病基因 RET，临床表现为甲状腺髓样癌、甲状旁腺腺瘤、嗜铬细胞瘤。治疗：外科手术/α-肾上腺素受体阻滞剂（治疗嗜铬细胞瘤）。

12. 妊娠加重的高血压　盐类固醇受体突变 Ser810Leu，盐类固醇受体处于持续活化状态，且改变了盐皮质类固醇受体对配体的选择特异性，某些类固醇激素拮抗剂（孕酮与皮质酮，螺内酯-盐皮质类固醇受体拮抗剂）被突变的受体当作激动剂。遗传受累妇女妊娠期间，孕酮升高可达正常水平的 100 倍，导致妊娠加重的高血压、严重高血压、分娩以后血压改善。治疗：如同妊娠高血压，选择拉贝洛尔、硝苯地平、肼屈嗪。螺内酯系盐皮质类固醇受体拮抗剂，但是盐皮质类固醇受体错构突变，误把螺内酯认作激动剂，故这类患者给予螺内酯后血压会升高。男性也可罹患样皮质类固醇受体突变，与没有妊娠的女性患者相似，没有特异的治疗方法。

13. 嗜铬细胞瘤/副交感神经节瘤　嗜铬细胞瘤精准医疗是需要全面信息精准医疗的典型的例子。遗传模式：常染色体显性遗传。常见的致病基因：SDHA、SDHB、SDHC、SDHD、SDHAAF2、TMEM127、MAX。临床表型：副神经节瘤、嗜铬细胞瘤。治疗：外科手术或 α-肾上腺素受体阻滞剂。

嗜铬细胞瘤的临床诊断依据是头痛、高血压、心动过速、出汗、苍白、焦虑、惊恐发作。如果出现嗜铬细胞瘤三联征：心悸、头痛、大汗，则特异性可高达 90%。临床实际则是临床表现高度异质性，多数临床表现不特异，酷似其他临床情况。阵发性高血压常见，50%的患者没有阵发性高血压，也可表现为持续高血压，甚至血压正常，突然出现阵发性高血压。伴有其他阵发症状（多持续<1h）。高血压激发因素：外科手术、应激、运动、某些食物、某些药物、饮酒等。

生化检查可以根据实验室检查结果确定诊断。实验室检查发现：血浆、尿儿茶酚胺产生过多。血浆、尿儿茶酚胺包括肾上腺素、去甲肾上腺素、多巴胺；儿茶酚胺代谢产物包括变肾上腺素、变去甲肾上腺素。尽管在 50 多年前就已证明，血浆儿茶酚胺代谢产物如变肾上腺素与变去甲肾上腺素，在嗜铬细胞瘤细胞内生成后，持续释入血液循环中，不受儿茶酚胺激发因素的影响。但人们一直认为，循环中的变去甲肾上腺素与变肾上腺素是由血液去甲肾上腺素与去甲肾上腺素转化而来的。因此，对这些代谢产物在嗜铬细胞瘤的诊断中的重要价值没有引起足够的重视。

我们通过实验室检查发现，嗜铬细胞瘤患者 24h 尿中变去甲肾上腺素与变肾上腺素水平升高，升高的幅度与非嗜铬细胞瘤患者没有重叠，因此可以作为诊断的可靠指标。如果变肾上腺素与变去甲肾上腺素水平都不高，基本可以排除嗜铬细胞瘤。如果两者均显著升高（比参考值高 3～4 倍），基本可以诊断嗜铬细胞瘤。进一步做影像检查，确定肿瘤部位。如果变肾上腺素与变去甲肾上腺素边缘性升高，此是交感兴奋所致的假阳性，可以做可乐定抑制试验排除嗜铬细胞瘤诊断。

影像定位：CT、MRI 均可定位嗜铬细胞瘤，肾上腺以外的嗜铬细胞瘤可以用同位素标记的间碘苄胍或奥曲肽扫描，确定肿瘤部位。

基因检查：可以借助基因检查，判断嗜铬细胞瘤良恶性及预后。嗜铬细胞瘤与副神经节瘤是肾上腺、交感神经与副交感神经节罕见的神经内分泌肿瘤。正确诊断，手术治疗，90%的患者可以治愈。如果没有发现或不给予治疗，患者可因儿茶酚胺过多诱发的恶性高血压、心力衰竭、心肌梗死、脑卒中、室性心律失常或肿瘤转移而致命。

估计中国有嗜铬细胞瘤患者 12 万左右；年发病率为（2～4）/100 万（中国每年新添2800～5600 名新患者）。大约 35%嗜铬细胞瘤和神经节瘤与生殖细胞基因突变有关。目前文献报道，致病基因至少 25 个。常见的致病基因：RET、NF1；此外，VHL 综合征导致脑视网膜血管瘤病，即中枢神经系统血管网状细胞瘤合并肾脏或胰腺囊肿、嗜铬细胞瘤、肾癌及外皮囊腺瘤等疾病。编码琥珀酸脱氢酶（SDH）的基因突变，如 SDHA、SDHB、SDHC、SDHD 已被证明可导致嗜铬细胞瘤。新的致病基因包括 KIF1B-β、PHD2、SDHAF2。

嗜铬细胞瘤基因诊断对医师的帮助：①早期诊断，在症状发生之前即可确诊。筛查还没有临床症状的亲属是否携带致病基因。早确诊，早治疗：先给予 α 受体阻滞剂，随后给予 β 受体阻滞剂，手术切除。②复发监测，携带 RET、SDHB、SDHC、SDHD、VHL 基因突变的患者，嗜铬细胞瘤呈多发状态，恶性程度比较高，复发率高。SDHB 突变的患者，手术后复发率可达 70%；需要严密随访。③判断是否转移，嗜铬细胞瘤转移导致的临床后果与肿瘤转移的部位有关。如果转移到肝、肺或其他器官，治愈的机会渺茫；超过 50% 的患者确诊 5 年内死亡。某些基因突变所致的嗜铬细胞瘤预后差，如 SDHB、VHL、SDHA、SDHB、SDHC、SDHD、SDHAF2 基因突变，而 RET 与 NF1 基因突变和持续激活 RAS/RAF/MEK 及 PI3KT/AKT/mTOR 信号通路，预后不良。患者携带 VHL、RET 或 NF1 基因突变，导致临床综合征，如 VHL 综合征（视网膜、小脑、脊髓血管网状细胞瘤，肾细胞癌，胰腺肿瘤，嗜铬细胞瘤）、ⅡA 型多发性内分泌肿瘤（甲状腺髓样癌、甲状旁腺腺瘤、嗜铬细胞瘤）和神经纤维瘤-1 型（皮肤色素、神经纤维瘤病、脑肿瘤、嗜铬细胞瘤）。

嗜铬细胞瘤与副交感神经节瘤患者的一级亲属（共享 50% 的 DNA），应当常规筛查嗜铬细胞瘤致病基因。美国临床肿瘤学会（ASCO）指出，在临床实践中，所有遗传性副神经节瘤/嗜铬细胞瘤综合征患者均应考虑基因检查。因为至少 35% 患者携带生殖突变；特别是多发、复发及早发患者（年龄＜45 岁），更应进行基因检查。没有家族史，不是不做基因检查的理由。因为只有散发型嗜铬细胞瘤，在 50 岁以后发病的病例存在遗传基因突变的可能性比较小。

14. VHL 综合征　遗传模式：常染色体显性遗传；致病基因：VHL；染色体位点：3p25.5。临床表现：视网膜、小脑、脊柱成血管细胞瘤，肾细胞癌，嗜铬细胞瘤，胰腺肿瘤。治疗：外科手术/嗜铬细胞瘤-α 肾上腺素受体阻滞剂。

15. 神经纤维瘤-1 型　常染色体显性遗传，致病基因：NF1；染色体定位：17q11.2，临床表现：皮肤色素，皮肤神经纤维瘤与脑瘤，嗜铬细胞瘤。治疗：外科手术/嗜铬细胞瘤-α 肾上腺素受体阻滞剂。

为何单基因高血压精准医疗已经成熟？

（1）继发性高血压患者，特别是年轻顽固性高血压患者，排除一些其他激发原因，单基因变异导致的高血压患病率可以高达 20% 以上，如果能找到致病基因，可以寻求针对病因的靶向精准治疗。

（2）基因检查能对亚临床患者做出明确诊断：10% 的嗜铬细胞瘤患者无症状。即使生化检验结果正常，也不能完全排除嗜铬细胞瘤。因为大约 10% 的嗜铬细胞瘤或副神经节瘤患者若 SDH B 亚单位基因突变，生化检查可以正常。近来已经有报道，意外发现的肾上腺瘤，若是无症状的嗜铬细胞瘤，生化检查可能没有过高的儿茶酚胺。

（3）发现隐匿型病例：原发性醛固酮增多症，若没有肾上腺腺瘤，没有肾上腺增生，也会存在原发性醛固酮增多症的表现。例如，KCNJ5 突变，肾上腺皮质产生醛固酮的细胞簇内常见基因变异的累积效应。

（4）帮助判断病变的良恶性：VHL、RET、NF1 基因突变引起的嗜铬细胞瘤，往往伴发其他恶性肿瘤。早期诊断可以给肿瘤致命一击，改善预后，终身受益。

（5）生殖突变所致的嗜铬细胞瘤/副神经节瘤，易多发与复发，即使手术后，也要终身随访监测。

（6）分子筛查患者的亲属，弄清他们的遗传状态。没有携带遗传突变的亲属，没有必要进行长期随访，没必要接受昂贵的检查。

（7）复发判断与长期监测：散发嗜铬细胞瘤完全手术切除，疗效极好；复发与恶变机会很低。如果嗜铬细胞瘤遗传基因检查阴性，术后复发的可能性非常小。

二、高血压药物基因组学指导的降压药选择

尽管大多数心血管用药具有高水平证据支持，但是 61% 的高血压患者服用的降压药不合适。心血管病仍然是全世界死亡的首因，治疗效果悬殊非常大，理论上已经接受最佳治疗，不应死亡的患者，仍然会死亡，患者不得不面对药物导致的不良事件。药物基因组学是能够提高治疗成功率的个体治疗的基础。

长期以来，高血压处理基本遵照高血压指南。高血压指南的证据来自临床试验的结果。单个降压药的有效率在 50% 左右。所以，任何一种降压药，可能对一些患者有效，而对另一些患者无效。不同降压药在不同人群中降压的达标率与副作用不同。既往临床试验的设计原则，与目前强调的精准医疗的原则不符。传统临床试验入选患者，假定每一个人都有一种共同的表型，如血压升高，全部血压升高的患者均给予相似的降压药。药物选择并非依据不同亚组患者的特征。

现代生物医学研究：挖掘不同个体在疾病表现与治疗反应的差异。个体病生理与症状发生的机制呈多样性。不能把多数疾病的复杂属性简单化。不同疾病具有相似临床表现即拟表型，需要鉴别诊断。从出生开始，我们从父辈遗传到的 DNA，不断遭受各种各样的攻击，包括饮食及我们自身的"不消"机制（包括突变，染色体断裂、重排，染色体功能亢进或缺失，CpG 岛甲基化造成的不当基因沉默，端粒缩短加速）。这些 DNA 变异会影响我们对药物的反应。每个人遗传到的变异不同，因此对药物的反应就会不同。大约 50% 的人已经遗传到 DNA 变异，能够影响常用药物的处理。美国医学会杂志（*JAMA*）也指出，59% 药物被酶代谢，编码药物代谢酶的基因变异，影响药物代谢与疗效及副作用。

个体化医疗：根据个体患者特殊疾病的病理学、症状、体征、对治疗的反应，采取个体化的方法能够改善诊断与危险分层。考虑不同患者的血压水平，靶器官损害程度不同，每个人所暴露的环境因素不同，遗传变异导致每个人对环境变化的反应不同，故疾病易感性存在差异。每个高血压患者形成高血压的机制不一样。大多数临床试验虽然倡导循证医学，但是没有根据每一个患者的病理生理特征、个体化考虑，而是采取"放之四海而皆准"的方法。因此，理想的降压药选择需要个体化，不同作用机制的降压药需要仔细平衡降压疗效、指征与禁忌，借助个体环境因素与遗传因素，预测对某一个患者，哪一种降压药能够发挥最大效益，副作用最小。

高血压病理生理：高血压是易感基因、生理系统、环境因素共同作用的结果。因此，现代高血压精准医疗应当考虑使用新的诊断与筛查方法，找出每一个患者独特的分子或风险谱。基因组医学是精准医疗的基石，对高血压的临床实践带来了革命性变化，某些类型的高血压，可以找出遗传病因，针对病因进行靶向性治疗，提高疗效，减少副作用，如 Liddle 综合征。

药物基因组指导的 β 受体阻滞剂的临床应用：随机对照临床试验与荟萃分析发现，β 受体阻滞剂与安慰剂比较，显著降低高血压患者的脑卒中、心力衰竭与主要心血管事件

风险。β 受体阻滞剂与其他降压药比较，虽然预防心血管事件的效果与其他降压药相似，但是对脑卒中的预防作用略逊一筹。预防或逆转左心室肥厚、主动脉内膜中层厚度、主动脉僵硬度、小动脉重塑方面比较差。对没有左心室功能异常的心肌梗死患者，β 受体阻滞剂对死亡率的影响不确定。β 受体阻滞剂与利尿剂一样，增加糖尿病风险。这些因素导致近年一些高血压指南把 β 受体阻滞剂排除在一线降压药之外，列为条件降压药（存在一些高血压以外的临床情况，方作为一线降压药）。

β$_1$ 肾上腺受体基因（ADRB1）主要调控去甲肾上腺素生理反应，以及一定程度的肾上腺素生理反应。β$_1$ 肾上腺素受体是所有 β 受体阻滞剂的靶蛋白，抑制兴奋与激动剂引起的交感神经兴奋效应。ADRB1 基因型影响 β 受体阻滞剂治疗的临床后果。GWAS 研究发现，与使用钙通道阻滞剂比较，位于染色体 2p21 位点的 SNP rs11124945 G 等位基因携带者暴露于 β 受体阻滞剂（阿替洛尔），对新发糖尿病具有保护作用。荟萃分析 2p21 rs11124945：在所有 3 个种族（欧洲裔、非洲裔、西班牙裔）P 值均达到全基因组统计意义（荟萃分析 $P=5.33\times10^{-8}$）；[OR（95% CI）=0.38（0.24～0.60），$P=4.02\times10^{-5}$]，而 A/A 纯合子者暴露于 β 受体阻滞剂增加新发糖尿病风险 2 倍 [OR=2.02（1.39～2.92），$P=2.0\times10^{-4}$]；Logistic 回归模型矫正 BMI 没有改变显著意义。哈迪-温伯格平衡 rs11124945；2p21 位点功能支持调节基因表达，此位点内含有两个基因 PLEKHH2 与 THADA，与糖尿病及相关表型相关。

我们认为，β 受体阻滞剂的降压疗效与副作用并非 100% 出现在所有使用 β 受体阻滞剂的患者之中。患者对 β 受体阻滞剂的反应异质性可能由 β 受体阻滞剂代谢酶基因变异，影响 β 受体阻滞剂代谢，或是 β 受体基因变异，影响疗效所致。研究已经发现，ADRB1 存在 2 个多态导致编码氨基酸改变：rs1801252 人群等位基因频率为 0.13～0.20，导致 Ser49Gly（色氨酸 49 甘氨酸）变异。rs1801253 人群等位基因频率为 0.2～0.5；导致 Arg389Gly 多态（精氨酸 389 甘氨酸）。接近 90 000 例患者的研究显示，Arg389 等位基因与高血压相关。涉及 >60 000 个体 GWAS 研究显示，ADRB1 与高血压相关。ADRB1 基因中存在功能性变异，影响 β 受体阻滞剂的降压疗效与临床后果（其他心血管疾病风险）。

Arg389 等位基因与单体型 Ser49Arg389 与 β 受体阻滞剂高效有关。部分研究显示，Arg389 等位基因，特别是携带 Arg389Arg 基因型或 Ser49/Arg389 单倍型的患者，β 受体阻滞剂降压疗效比其他变异体携带者好。纯合子 Arg389 等位基因携带者对美托洛尔的降压效果比较好（比 Gly389 等位基因携带者 24h 舒张压低 6.5mmHg，P=0.001 8）。单倍型 Ser49Arg389/Ser49Arg389 携带者，对美托洛尔的降压反应比单倍型 Gly49Arg389/Ser49Gly389 携带者好（−14.7mmHg vs. −0.5mmHg，P = 0.006）。

影响临床后果：携带单倍型 Ser49/Arg389 的患者，明显增加维拉帕米-SR 治疗的死亡风险（HR 为 8.58，95% CI 为 2.06～35.8）；阿替洛尔可以抵消维拉帕米死亡风险增加（HR 为 2.31，95% CI 为 0.82～6.55）。与常见等位基因纯合子携带者比较，ADRB1 启动子区 SNP 携带者，接受 β 受体阻滞剂后，不良心血管事件风险高。心房颤动患者，Arg389 等位基因或单倍型 Ser49Arg389 的患者，β 受体阻滞剂治疗临床后果比较好。

三、高血压靶器官损害的早期识别展现希望：APOL1 危险等位基因

APOL1 基因变异已经被认为是非裔非糖尿病肾衰竭的主要遗传危险因素，包括人类免疫缺陷病毒（HIV）相关肾病，原发性非单基因局灶节段性肾小球硬化、高血压慢性肾病。APOL1 中的 2 个西非变异与非裔和西班牙裔中末期肾病相关。

HIV 相关的肾病与局灶性肾小球硬化（FSGS）仍然是 HIV 患者伴有慢性肾病最流行的病理诊断。在美国，几乎 90% 的 HIV 患者伴有慢性肾病是非裔美国人。里程碑似地发现 APOL1 基因变异与非裔晚期/非糖尿病慢性肾病相关，风险高 29 倍，原发性 FSGS 的风险高 17 倍。尽管 12% 的非裔美国人携带 APOL1 肾病相关变异，但是仅仅一部分人发生晚期慢性肾病。研究发现，APOL1 危险基因型也增加老年非裔的心血管病、白蛋白尿、亚临床动脉硬化、心肌梗死风险、死亡率。但是，目前的研究结果多限于对非裔美国人的研究结果，亚裔的情况研究较少。

四、顽固性高血压可能的新的干预靶点

顽固性高血压定义：3 个不同类别的降压药，包括 1 个利尿剂，治疗半年血压不达标，≥140/90mmHg，或需要给予 4 个或 4 个以上降压药，血压才达标（<140/90mmHg）。确定真正顽固性高血压，首先应当排除一些导致血压难以控制的因素（如血压测量方法存在问题，高盐饮食，使用某些升高血压的药物，睡眠呼吸暂停），其中找出单基因高血压、肾血管高血压、肾脏疾病、内分泌疾病导致的顽固性高血压患者，可以根据病因给予精准治疗，具有现实临床意义。有一些顽固性高血压患者目前难以确定其原因，医学科学界从基因组医学中寻找答案。尿调素可能是 GWAS 研究发现的一条新的血压调控通路，可能是降压药的一个新的靶点。

药物基因组指导顽固性高血压精准治疗：GWAS 研究发现 UMOD 基因可能是顽固性高血压的干预新靶点。尿调素功能与疾病的关系：①尿调素保护尿路免于感染与结石。②调节 NKCC2，肾外髓质钾（ROMK）通道的功能。③与高血压相关，转基因小鼠高表达 UMOD，出现盐敏感高血压。④人体研究，纯合子 UMOD 危险等位基因携带者，肾损害程度重；高表达 UMOD 出现年龄相关的肾损害；特别见于年龄>65 岁的老年人。⑤尿调素是家族性青少年高尿酸肾病（也称为肾髓质囊性肾病-2，MCKD2）的致病基因。连锁分析致病基因锁定在 16 号染色体短臂 16p12.3，为常染色体显性遗传。家族性青少年高尿酸肾病的临床特征：青少年发生少量蛋白尿，无血尿、高尿酸血症，痛风（尿酸排泄减少），慢性进行性肾衰竭（10 岁开始，到 40~70 岁到达终末期肾衰竭，家族成员之间，家族之间终末期肾病年龄变化大）。临床表现异质性很强。⑥研究发现 UMOD 基因敲除，降低收缩血压，抵抗盐诱发的血压变化。UMOD 过表达，肾排泄尿调素增加，血压升高。呋塞米显著增加敲除小鼠尿钠，降低血压。结果提示，患者增加尿调素排泄，可能促进对袢利尿剂反应。因此，尿调素通路可能是未来高血压治疗的新靶点。研究同时发现，携带活性高的纯合子 UMOD 等位基因的高血压患者，袢利尿剂（呋塞米）治疗明显促进利钠，降低血压（在转基因小鼠中验证）。初步人体试验结果显示，携带尿调素高活性等位基因的顽固性高血压患者，呋塞米疗效好。但是，目前报告的试验结果重复性差。高血压患者携带 UMOD 活性高的等位基因，对 NKCC2 阻滞剂（袢利尿剂，如呋塞米）反应好。由于容量负荷被认为是顽固性高血压的主要原因之一。因此，给予顽固性高血压携带 UMOD 活性高的等位基因患者袢利尿剂，会取得比较好的降压疗效。英国心脏学会已经发起临床试验，我们期待结果。

五、完全解析原发性高血压遗传原因，任重而道远

高血压领域仍然面临巨大的挑战。40 年没有新的降压药，60 年没有新的血压干预靶点。临床高血压界忙于临床试验，但是被临床试验的降压药，基本上是老药新包装。科学界没有提供新的干预靶点，目前至少有 23 类降压药，104 种降压药，新的降压药必须比原有降压药

疗效高，价格便宜，才能有市场。因此，制药企业担心上新的项目会没有市场。造成这种结局的根本原因是我们仍然对原发性高血压的遗传机制所知甚少。虽然估计高血压遗传度在30%～50%，GWAS 使用的遗传标记理论上能够覆盖80%的基因组区域；但是，这些 SNP 对血压的影响幅度很小。1 个 SNP 仅影响大约收缩压 1mmHg，舒张压 0.5mmHg。利用所发现的全部 43 个高血压相关 SNP，合并构建风险积分，在不同人群检验，具有预测高血压的作用，但是只能解释 2%～3%的血压变异，与我们估计的高血压遗传度（30%～50%）相距甚远。此风险积分也可预测脑卒中、冠心病风险，与左心室肥厚相关，但是与肾衰竭不相关。提示高血压与肾功能之间的关系比预期复杂。虽然在 20 万高血压患者的 GWAS 分析中得到了 43 个高血压相关遗传变异，但是很少有靠近调控血压相关的基因。未来靶向性的测序，应当努力发现相关序列，与新的病理生理变化相关的基因组序列具有成为新的治疗靶点的潜能。

中国 1958 年高血压患病率为 5.8%，目前高达 23%；60 年来如此高的高血压患病率差别提示，不可能全部是基因变异所致。因为，在如此短暂的历史时期，我们的基因不可能发生如此大的变异。而从 1958 年到现在，我们赖以生存的环境变化很大。比较合理的解释是，环境因素通过表观遗传机制影响血压。未来高血压个体化治疗的研究重点，应当更多地关注随着时间推移的社会环境变化，结合环境因素与遗传机制研究，而不要仅仅盯住 DNA 序列。

毋庸置疑，高血压精准医疗的成功还需要艰苦的努力，包括研究策略与研究方法的革新。对解决高血压个体化治疗具有引领作用的新的学科领域：表观基因组学、代谢组学、蛋白质组学、转录组学等新兴学科。综合这些学科研究所提供的信息，不但能够帮助决定个体的高血压遗传易感性，也能够实时监测人群的生理状态所暴露的环境变迁。生物技术的发展（复杂数据储存、分析），最终会降低花费。

成功需要广泛的合作。需要生物学家、医师、生物信息学家、数据科学家的合作，合作是精准医疗模式成功的关键，医疗单位与医师是竞争力的关键。

六、结　论

遗传与基因组医学从 4 个方面帮助医师处理高血压患者：①揭示高血压的病理生理学改变，发现致高血压因素，调控血压的网络与通路。②高血压诊断与鉴别诊断，揭示个体高血压发生的分子机制和高血压的分子定义。找出顽固性高血压患者的遗传基因变异，根据病因与发病机制进行靶向治疗，提高疗效，减少治疗的副作用。③预测靶器官损害与并发症，理解高血压与靶器官损害之间的联系，找出处于高血压高风险的患者。④预测与监测降压治疗反应，疗效与副作用，利用药物基因组知识指导药物选择。横在药物基因组前进道路上的障碍：缺乏精准医疗方面的专业指南，医师缺乏专业训练，解释药物基因组数据，证据不足以支持临床推广。因此，药物基因组在临床上开展不普遍。

完全解析原发性高血压遗传原因，任重而道远。

惠汝太（中国医学科学院阜外医院）

第三十六章 血压波动性评估与靶器官损害

一、概 述

生理情况下，血压在一天 24h 之内并非恒定不变，而是存在波动，血压波动可分为瞬时波动（数秒到数分钟）、短时波动（24h 内）、长时波动（数天到数周）及季节波动。这种变化即称为血压波动性或血压变异性（BPV）。人们在很早之前就发现了这种现象，但 BPV 概念的形成是在 20 世纪 80 年代初期。

大多数健康人每天血压呈现"双峰一谷"节律特点（图 6-36-1），即凌晨觉醒前血压开始缓慢上升，在早晨醒来后迅速上升，在接近中午时达到高峰，然后下降，下午两点左右又逐步上升，傍晚又达到高峰，第二个血压高峰数值低于第一个高峰，血压在第二个高峰后又逐渐下降，在夜间睡眠中到达谷底，一般情况下夜间收缩压较白天下降 10%～20%，而舒张压的下降幅度要小一些。生理情况下血压的这种节律变化受众多因素影响，包括环境因素（如温度、光线、噪声的周期性变化）和行为因素（如周期性摄入食物、水、盐或者有兴奋作用的制剂，以及心理/情绪应激、姿势变化和身体活动强度等），其他内源性的节律性因素如唤醒/睡眠、松果体褪黑激素合成、自主神经/中枢神经、下丘脑-垂体-肾上腺、下丘脑-垂体-甲状腺、RAAS、肾脏血流动力学、内皮功能、血管活性肽和阿片系统等也影响了血压的节律性。环境和行为周期比内源性的昼夜节律本身对血压的影响更大。毋庸置疑，血压的这种节律变化能够顺应机体活动，保证靶器官的血流供应，维持脏器的正常功能。

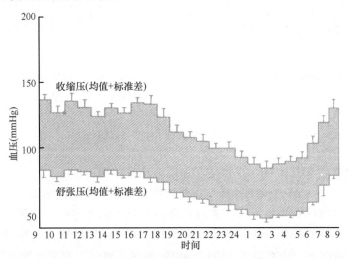

图 6-36-1 正常人群的血压节律特点

健康人群生理情况下 BPV 表现为上述杓型血压（图 6-36-2），夜间血压下降百分率[（白天平均值–夜间平均值）/白天平均值]在 10%～20%。部分高血压患者不仅血压水平异常升高，而且血压节律性也会改变，BPV 表现为非杓型，即夜间血压下降百分率<10%

（图 6-36-2），原发性高血压中大约 1/3 的患者为非杓型。另外，也有观点表明 BPV 可再细分为反杓型，即夜间血压不下降反而有上升趋势；超杓型，即夜间血压下降百分率超过 20%。高血压的这种节律性改变带来了独立于血压水平升高之外的靶器官损伤和心脑血管事件风险，临床应该加强评估、筛查和治疗。

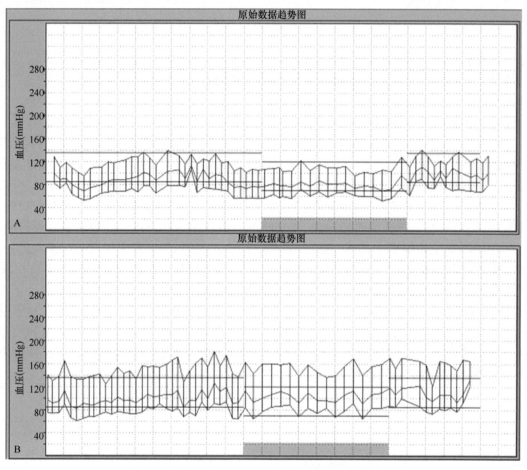

图 6-36-2　杓型血压（A）和非杓型血压（B）趋势图

二、血压波动性评估

BPV 的评估主要包括血压水平评估和血压节律评估两方面。

1. 血压水平评估　高血压患者日常主要依靠无创血压测量监测血压水平的变化，目前临床上主要有三种方法：诊室血压、家庭自测血压和无创动态血压监测，后两者也被称为诊室外血压，这三种方法各有优缺点，有机地结合起来使用才能更为准确地评价受检者的血压水平。一般情况下，诊室血压 140/90mmHg 水平，对应于家庭自测血压 135/85mmHg、24h 动态血压 130/80mmHg（白天 135/85mmHg、夜间 120/70mmHg）。

（1）诊室血压：由医疗人员测量获得，测量质量高，既往的大部分有关高血压的循证医学研究结果是基于诊室血压检测而来，但是诊室测量容易有白大衣效应，结果仅能提示瞬时血压，单次测量无法评价血压的波动性。目前有无人监视的诊室测量血压方法出现，有可能降低白大衣效应对于诊室血压的影响，但尚未在临床推广普及。

（2）家庭自测血压：测量方便，白大衣效应的影响小，可多次测量，能在一定程度上反映血压的节律变化，但是家庭自测血压系非医疗人员测量获得，测量质量无法保证，虽然临床上目前越来越重视家庭自测血压，但是怎样保证家庭自测血压的准确性尚缺乏研究和缺少克服手段。

（3）无创动态血压监测：能客观记录一天之内的血压变化，兼有诊室血压和家庭自测血压的优点。研究显示，无创动态血压监测对于心血管疾病的远期预后价值优于诊室血压，因此 2015 年美国预防服务工作组对成人高血压筛查建议推荐使用动态血压监测对初次诊室高血压进行确诊，该方法也逐渐成为目前临床上评价高血压的主要方法之一。无创动态血压能够获得一天的血压数据，因此能够准确体现血压的节律性特点，不仅有高血压的确诊价值，而且有助于识别白大衣高血压、隐匿性高血压、假性高血压、清晨高血压及低血压等临床情况，并能用于判断药物疗效和指导调整药物。另外，目前临床上通过无创动态血压监测提供的数据衍生出来一系列的指标，对血压节律的评价也起到一定的作用。2014 年《动态血压监测临床应用中国专家共识》的发表，也有助于临床医疗人员系统了解相关知识和指导临床如何规范使用动态血压监测。

2. 血压节律评估　血压的节律评估主要借助于上述测量方法获得，尤其是 24h 动态血压监测的数据不仅能够显示血压的节律性，而且还衍生出一系列指标来评价这种节律改变的临床价值。

（1）24h 血压、白天血压和夜间血压：24h 动态血压监测仪器定时读取血压数据，一般情况下白天每 20min 测量一次、夜间每 30min 测量一次血压，然后计算收缩压和舒张压的平均值。白天与夜间最好以动态血压监测日记卡所记录的起床与上床时间为准，如果未记录日常活动信息，也可根据固定时间段定义，白天 8：00～20：00 共 12h、夜间 23：00～5：00 共 6h，我国新疆的时区应该顺延 2h。通过这些指标的获得，计算夜间血压下降的幅度，即可明确血压的节律性变化。根据血压节律变化的特点可以分为杓型、非杓型、反杓型、超杓型，如前所述。

（2）清晨高血压：早晨血压升高是血压波动性的特点，但是清晨血压异常升高则是血压节律受损的重要表现，即清晨高血压，其定义为家庭自测血压或 24h 动态血压监测时清晨血压测量≥135/85mmHg，或者诊室血压测量≥140/90mmHg。诊室血压可以作为筛查手段，而家庭自测血压或 24h 动态血压监测则可作为诊断手段。清晨是指 6：00～10：00 的时间，中国有一个以上的时区，目前全国使用北京时间，因此清晨的定义应该根据时区有所调整，即中国东部为 5：00～9：00（提前 1h）和中国西部为 7：00～11：00 或 8：00～12：00（延后 1～2h）应该视为早晨。家庭自测血压时，清晨血压是指早上醒来之后 1h 内 2～3 次血压读数的平均值，注意测的是起床排尿后用早餐和服药前的坐位血压；24h 动态血压监测时，清晨血压是指早上醒来之后的 2h 内血压读数的平均值，如果无法记录早上睡醒时间，清晨血压通常指在 6：00～10：00 的血压读数的平均值，当然也要随时区做适当调整。

（3）动态血压衍生指标：主要反映不同时期血压波动的程度，常用于比较治疗前后的血压波动或不同时期血压变异幅度，包括血压变异标准差（standard deviation，SD）、血压变异系数（coefficient of variation，CV）、独立于均值的血压变异系数（variation independent of the mean，VIM）、实际变异均值（average real variability，ARV）、平均连续变异度（average successive variability，ASV）、加权标准差（weighted SD，WSD）等。这些指标多通过采集动态血压的读数利用公式计算而获取，对于衡量血压波动性的临床价值各有其特点，其中SD 和 CV 较为常用，但动态血压衍生指标在临床实践应用上尚未取得共识，一般限于临床观察研究。

三、血压波动性与靶器官损害

越来越多的证据表明，BPV 增高与高血压患者靶器官损害和心脑血管事件风险有关，这种变化独立于血压水平的绝对升高，而临床上衡量 BPV 的指标也正在逐步地用于高血压患者的预后评估。并且动物实验结果也已经表明 BPV 的增高与靶器官损害有关。当然，也有研究观察到 BPV 预测高血压靶器官损害的价值有限，提示未来需要有多中心大规模的人群研究结果来证明。

1. 24h 动态血压节律改变与靶器官损害

（1）血压波动性与肾脏损害：已有研究发现短时和长时 BPV 与肾功能损害相关，G. Parati 等综述了这方面的研究，既往绝大部分研究发现，夜间血压升高造成的非杓型或反杓型血压使患者微白蛋白尿或蛋白尿增加、肾小球滤过率（GFR）和（或）肌酐水平升高，这种作用独立于夜间血压的绝对升高，此提示夜间血压节律异常是肾功能下降（减少）的独立预测因子。Wang 等研究发现，即使在血压控制良好的老年高血压患者中，24h 收缩压变异性增大与估测肾小球滤过率呈负线性关系（$P<0.05$）。其他不少研究观察到衡量长时 BPV 的指标——访视 BPV 的增加与蛋白尿、大量蛋白尿或尿白蛋白排泄增加显著相关，这种作用也是独立于血压绝对升高之外的。这提示在高血压的治疗中除了降压达标外，也应考虑把改变 BPV 作为降压治疗的目标之一。

（2）血压波动性与左心室肥厚：Madden 等荟萃分析了短时 BPV 对左心室肥厚（LVH）影响的 12 项研究，其中大部分研究结果发现 BPV 与 LVH 明显相关，最后统计分析发现 LVH 与 24h 收缩压 SD，白天收缩压 SD、WSD 和 24h 收缩压 ARV 的相关系数分别为 0.22（95% CI 为 0.12～0.31）、0.19（95% CI 为 0.15～0.25）、0.23（95% CI 为 0.13～0.33）、0.37（95% CI 为 0.01～0.651），这说明 BPV 和 LVH 之间存在弱的正相关关系。也有一些小样本的研究未能观察到 BPV 与 LVH 或者舒张功能受损之间的关系。因此，未来需要较大规模的临床研究和合适的 BPV 指标来进一步明确这种关系。

（3）血压波动性与动脉粥样硬化：早期 E. I. Wittke 等小样本研究发现，在 BPV 增高的轻度高血压患者中，颈动脉硬化及眼底动脉硬化的发生风险分别是正常 BPV 的 3.2 倍和 2.5 倍。欧洲拉西地平治疗动脉粥样硬化研究（European Lacidipine Study on Atherosclerosis, ELSA）入选了 1663 例高血压患者，评估治疗后动态血压与颈动脉硬化的关系，结果发现颈动脉粥样硬化与 24h BPV 相关，并且这种作用独立于血压绝对水平，这在较大规模的人群中验证了动脉硬化与 BPV 的关系。其后不少研究也证实了这种关系。最近 Hisamatsu 等观察了 1033 例日本人群 BPV 与动脉硬化的关系，也发现收缩压 BPV 增高与颈动脉、主动脉和四肢动脉粥样硬化相关。

（4）血压波动性与心脑血管事件：既往很多研究发现 BPV 可以增加脑血管事件、急性心肌梗死、终末期肾病和死亡，并且不少研究发现这种作用独立于血压水平之外。2016 年 E.O Gosmanova 等在大规模群体中开展了 BPV 与心脑血管事件的研究，本研究在 3 285 684 例退伍军人中收集到 2 865 157 例军人至少 8 次以上的血压数据，分析访视 BPV 与心脑血管事件的关系，结果发现 SD 与全因死亡率、冠心病、脑卒中和终末期肾病有关。该研究说明无论血压高低，较高的收缩压 BPV 增加全因死亡率、冠心病、脑卒中和终末期肾病的风险。

2. 清晨高血压与靶器官损害 清晨高血压具体患病率不明，但在临床上并不少见，越来越受到临床的重视。Oh 等对 1070 例心血管风险较高的患者进行动态血压监测，清晨高血压患者尤其是合并夜间血压升高的患者的衡量动脉僵硬度的指标如脉搏波传导速度明显增加。Matsui 等通过家庭自测血压监测发现，清晨高血压患者发生 LVH 的风险明显增加（OR 为 6.5，95% CI 为 2.5～17.2；$P<001$）。Ishikawa 等也发现，清晨高血压与 LVH 患病率升高和 BNP 水平升高有关。

多个研究发现，清晨高血压患者无论其血压水平如何，心脑血管事件均增加。日本家庭自测血压清晨高血压研究发现，与无清晨高血压（收缩压<135mmHg，$n = 1958$）的患者相比，清晨高血压（收缩压≥135mmHg，$n = 2320$）的患者心脑血管事件风险明显升高，并随血压升高程度而增加（收缩压 135～144mmHg，145～154mmHg，155～164mmHg，≥165mmHg 组 HR 分别为 2.45，2.80，3.58，6.52）。在初始服用奥美沙坦患者家庭自测血压建立标准目标血压研究中，与清晨收缩压<125mmHg 组相比，清晨收缩压≥155mmHg 患者脑卒中风险明显增加（HR 为 6.01）、冠脉事件增加（HR 为 6.24），即使是收缩压控制在<130mmHg 的患者，清晨收缩压升高也能够明显地增加冠脉事件（≥145mmHg vs.<125mmHg，HR 为 2.47）。

四、结　　论

BPV 作为一种生理现象超出一定范围会带来一系列独立于血压之外的靶器官损害和心脑血管事件，既往的研究提示降压不仅要血压水平达标，也要关注 BPV 的逆转。同时及时发现 BPV 的改变非常重要，合理使用不同的血压测量方法尤其是动态血压监测以评价 BPV 的改变非常关键。

邹玉宝（中国医学科学院阜外医院）

第三十七章　高血压的内皮损伤评估

高血压是最常见的慢性非传染疾病，是导致心脑血管事件及其死亡的重要危险因素。目前我国心血管疾病患者达 2.9 亿，其中高血压患者达 2.7 亿；且高血压等心血管疾病已居我国城乡居民总死亡原因的首位（农村为 45.01%，城市为 42.61%），每 5 例死亡者中就有 2 例死于心血管疾病。高血压是以血压升高为主要临床表现，伴或不伴有多种心血管危险因素的综合征，并且是目前多种心、脑、血管疾病的重要病因和独立的危险因素。高血压引起的心、脑、肾等靶器官损伤严重影响其预后。在高血压病理状态下，全身细小动脉处于高应力状态，直接造成内皮细胞形态结构的改变和功能的失调。高血压状态下通过激活 RAAS 和 apelin/APJ 受体系统，促使内皮舒张因子及收缩因子的动态平衡遭到破坏，同时促进氧化应激、炎症免疫、活化血小板聚集等途径，导致血管内皮依赖性舒张功能障碍，最终加重血管结构功能损伤。

一、血管内皮功能

血管内皮是一层连续覆盖于整个血管表面的扁平细胞，是一层重要的功能性界面。血管内皮对血管具有重要的保护作用，它既起到了血管内壁和血流之间的屏障作用，又能够进行信号之间的传导，同时还具有重要的内分泌功能，是体内最大的内分泌和旁分泌器官。血管内皮通过内皮源性因子参与维持血管损伤的修复和免疫反应，维持血管收缩与舒张平衡、抑制血小板聚集、白细胞黏附、血管平滑肌增殖等（图 6-37-1）。此外，血管内皮还可以改变血管壁的通透性、控制炎症反应、抑制血栓的出现等，从而预防斑块的形成。其中，血管内皮活性因子，如 NO、TNF-α、IL-1、IL-6、IL-8、IL-10、ICAM-1、VEGF、白细胞分化抗原 14（SCD14）、核因子 NF-κB 等，参与介导血管的收缩和舒张功能。血管内皮具有如下功能：

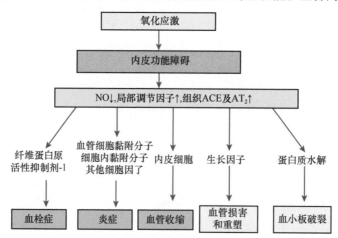

图 6-37-1　氧化应激引起内皮功能障碍

1. **选择性屏障功能**　血管内皮作为血流和血管壁之间的屏障，具有半透膜性质，能够选择性地允许血液中的一些物质进入血管壁。当其屏障作用减弱时，氧化型低密度脂蛋白就易渗入并沉积于血管壁中，炎性细胞、血小板易黏附于血管内皮下，促进动脉粥样硬化的形成和发展。

2. 接受与传递信息 血管内皮细胞上存在着一系列的感受器，能感受血流速度、血流压力等变化。血管内皮细胞的细胞膜上还存在着大量受体，能和血液中的生物活性物质特异地结合，参与血管的收缩、舒张，细胞的生长、分裂、迁移、坏死等。

3. 内分泌功能 血管内皮细胞是人体最大的且功能异常活跃的内分泌、旁分泌及代谢器官，可以产生和分泌几十种生物活性物质，并摄取、转化或灭活血液循环中或局部产生的多种活性递质。通过保持局部各种活性物质一定的浓度比，血管内皮细胞行使着重要的调节功能。内皮细胞分泌的血管活性物质和细胞因子如下：

（1）NO：Furchgott 等首先发现，乙酰胆碱引起兔主动脉血管平滑肌舒张依赖于血管内皮细胞的存在，进而提出乙酰胆碱引起血管舒张可能是通过一种与血管内皮细胞相关的未知物质介导的，而把这种物质命名为内皮衍生松弛因子（EDRF）。后人将 EDRF 与 NO 的药理学特性和生物学作用进行了全面的比较后认为，EDRF 本质就是 NO。现已明确，NO 是内皮细胞释放的重要舒血管物质，具有舒张血管、抑制血管平滑肌的增殖和炎症反应、抗血小板聚集的作用。在内皮功能正常情况下乙酰胆碱等物质或血管切应力能刺激内皮细胞表面的钙离子和钙调蛋白、eNOS 的激活。L-精氨酸在 eNOS 作用下转化为 NO；NO 作用于血管平滑肌细胞上的环氧化酶，使三磷酸鸟苷（GTP）转化为 cGMP，从而激活 cGMP 依赖性蛋白酶，使肌珠蛋白轻链去残酸化，并降低细胞内游离 Ca^{2+} 水平，使收缩蛋白与 Ca^{2+} 结合减少，导致平滑肌松弛、血管扩张。内皮功能损伤时通常可发现 NO 减少，是由 eNOS 活性降低和 NO 的生物利用度降低造成的。内皮功能障碍的特征是扩血管物质减少，特别是 NO 合成减少，导致血管内环境的改变，最终导致动脉粥样硬化的发展和心血管疾病的发生。各种影响 eNOS 基因的表达与活性及 NO 的生物利用度的因素均可引起内皮功能障碍。

（2）内皮素：内皮素是至今所知最强的缩血管物质之一，少量内皮素持续释放就足以维持血管张力。它造成的血管收缩可被大多数已知的舒血管物质尤其是 NO 所拮抗，这两种力量形成生理状态下调控基础血管张力的必要条件。

（3）前列环素和 TXA_2：前列环素是心脏和冠状动脉的花生四烯酸的主要产物，血管壁产生的前列环素至少 40% 来自内皮细胞。前列环素具有舒张血管和抑制血小板聚集的作用。同为花生四烯酸代谢产物的 TXA_2 来源于血小板，具有与前列环素相反的作用，引起血管收缩和血小板聚集。前列环素和 TXA_2 保持平衡，调控着血管的张力并抑制血栓的形成。

（4）RAAS：心脏、血管壁产生的 RAAS 是一个独立于肾脏以外的系统，这与传统概念不同。内皮细胞及血管平滑肌细胞均有 ACE 和 AT_1R 表达，ACE 可将 Ang I 转化为 Ang II，后者与 AT_1 结合发挥其作用。Ang II 除能直接收缩冠状血管外还能诱导产生氧自由基，加速 NO 的分解或通过降解缓激肽而减少 NO 的生成及促使 NO 与氧自由基结合生成 ONOO 而降低其舒血管作用。此外，Ang II 自身可增强内皮细胞与白细胞的相互黏附。总之，Ang II 与 NO 生成失衡可促进血管内皮结构功能损害的发生发展。ACE2 是人类 ACE 第一个同源酶，在心脏、肾脏、肾小管及血管内皮等组织均有表达。ACE2 与 ACE 具有 42% 的同源性，与 Ang II 的亲和力显著高于 Ang I，约为后者的 400 倍。在新的 RAAS 中，ACE2 可竞争性地作用于 Ang I，使之催化产生 Ang 1-9 并经 AT_2 受体发挥作用，Ang 1-9 经 ACE 或中性内肽酶催化进一步生成 Ang 1～7 ）；ACE2 还可特异性催化 Ang Ⅱ 转化为 Ang 1-7，后者可通过其特异性受体 Mas 负性调控 RAAS 的作用。RAAS 中的经典路径 ACE-Ang Ⅱ -AT$_1$ 轴可导致血管收缩、水钠潴留、炎症反应、氧化应激及内皮功能障碍形成，而 ACE2-Ang 1-7-Mas 轴通过对抗前一路径，具有血管舒张、抗炎症、抗氧化应激及抗内皮功能紊乱的功效。

（5）血管内皮生长因子：1989 年，Ferrara 等在牛垂体滤泡星形细胞体培养液中首先被纯化出来。虽然多种细胞可产生 VEGF，但其受体仅限于内皮细胞膜上。因此，VEGF 是特异性促内皮细胞有丝分裂原，具有促进内皮细胞增殖、增加微血管通透性、诱导血管生成及缓慢的剂量依赖性舒张冠状动脉作用。冠状动脉结扎、缺血、缺氧均可使 VEGF mRNA 表达上调，促进冠状动脉血管再生。因此，VEGF 对心肌侧支循环的建立起重要作用。当内皮结构与上述相对稳定功能遭到破坏时，可发生血管内皮功能障碍。血管内皮细胞处于易损的功能性界面，受各种损伤化刺激及危险因子的直接作用，导致其功能障碍，主要是血管舒张功能受损。血管内皮细胞是心脑血管疾病影响的重要靶点。当血管内皮功能发生障碍时，会进一步加重心血管疾病的发生和发展，而内皮功能的破坏亦被看作始动环节参与高血压发病，此为一项独立的心血管疾病预警指标。

二、高血压与内皮功能障碍

尽管目前在内皮功能障碍机制方面的研究比较深入，但高血压与内皮功能障碍的因果关系尚未完全阐明。高血压一旦形成会造成内皮功能障碍，但内皮功能障碍在血压升高之前亦可出现，表明内皮功能障碍可能是高血压致病的因素之一，两者更倾向于互相加重、互为因果的关系。

1. 血管内皮功能障碍参与高血压发生、发展过程　目前，内皮功能障碍被认为参与了高血压引起的血管老化、动脉粥样硬化、大血管及微血管损伤等病理生理过程，与高血压心脑血管事件及心脏、肾脏和眼等靶器官损害相关（图 6-37-2）。在高血压患者中血管内皮功能障碍也普遍存在，当内皮功能出现障碍时，NO 生物利用度下降会造成血管内皮保护性机制的减少，内皮细胞可触发纤维蛋白形成，血小板活化、聚集及黏附，其结果是内皮促血栓的表型形成，增加了血栓事件的风险。内皮功能障碍参与了高血压所致心脏左心室肥厚及纤维化的机制，而最终与心肌缺血相关。研究认为，它可以作为高血压左心室肥厚的预测因子之一。在脑循环的研究中发现，高血压导致的脑动脉结构和功能的改变会减少脑血流，特别是在发生脑缺血损伤及低动脉压力时，这一机制与高血压内皮依赖的血管舒张功能及其肌源性调节功能受损相关。在原发性高血压患者心肾综合征发生的亚临床阶段中，内皮功能障碍不仅参与了心脏和肾脏的直接损伤，还与冠状动脉及肾脏的微循环改变相关。早期已经发现，高血压肾脏损害的各阶段均可发现内皮损伤标志物的升高，微量蛋白尿的形成与内皮功能障碍相关，可作为肾脏血管内皮损伤的标志。Karaca 等发现，在高血压性视网膜病变患者中，血管性假血友病因子水平明显升高，反映了内皮损伤或功能障碍是眼底血管损伤的机制之一，促进了高血压性视网膜病变的发展。

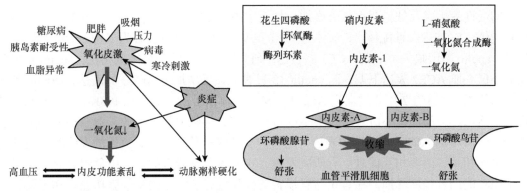

图 6-37-2　内皮功能障碍参与高血压的发生、发展

在不同的高血压动物的血管系统中，如 DOCA/盐型高血压大鼠（体积依赖性高血压模型）、自发性高血压大鼠（SHR，类似于人类的原发性高血压的遗传模型）、哇巴因诱导的高血压大鼠（依赖于血浆哇巴因浓度增加致高血压的内分泌模型）等，常可观察到两个主要的功能变化：对血管收缩因子的敏感性增强和（或）由剪切力或激动剂（如乙酰胆碱）诱导的内皮依赖性血管舒张能力的下降。在 SHR 和 DOCA/盐型高血压大鼠肠系膜动脉存在乙酰胆碱诱导的血管舒张反应受损。既往有研究表明，SHR 中由血流引起的骨骼肌小动脉血管舒张能力下降是由于 NO 介导的舒张损伤。此外，SHR 的主动脉在乙酰胆碱诱导下表现出内皮依赖性的血管舒张反应受损，源于 NADPH 氧化酶活化使超氧阴离子产量增加。此外，在 SHR 中还发现氧化应激先于高血压发展，其在胚胎发育时就已经发生。以上临床及基础动物实验均表明内皮功能障碍参与高血压的发生、发展进程。血管内皮细胞损伤后很多活性物质如凝血酶、二磷酸腺苷、三磷酸腺苷、5-羟色胺等舒血管物质释放异常，破坏了自身调节体系平衡，导致血管 ET 合成增多、NO 的合成和释放减少，影响 ET/NO 的协调状态，引发血管张力调节紊乱、内皮依赖性舒张功能下降、收缩功能增强，血管壁结构功能损伤，从而促使机体血压升高。

2. 高血压加重血管内皮功能损伤　高血压在刺激 EC 分泌的生理调节因素中，最重要的是切应力和搏动性血流。收缩压反映血流对血管壁的切应力，脉压反映血流对血管壁的切应力和搏动化血流的大小，从而参与调节 EC 的分泌，导致内皮功能紊乱。另外，高血压状态下血管痉挛收缩引起 EC 缺血、缺氧，进一步加重了内皮功能的损害，引发以内皮依赖性舒张、反应减弱为特征的变化。在高血压的刺激下，VEC 产生和释放一系列内皮因子，可导致血管平滑化细胞增生、肥大，血管内膜下胶原增加，血管壁增厚，外周血管阻力增加，使血压进一步升高，形成恶性循环。高血压和内皮细胞功能障碍之间密切相关，高血压是内皮损伤的始动因素之一。持续动脉压增高与夜间血压曲线异常是导致内皮功能障碍的主要因素。在高血压患者中，交感神经张力增高可引起 RAAS 激活，引起 Ang II 分泌增多，刺激醛固酮分泌，增加交感神经递质分泌，使血管收缩，阻力增大；Ang II 能够提高内皮氧化酶的活性，促使氧自由基生成增加，导致内皮功能与结构损害（图 6-37-3）。有趣的是，高血压小鼠心脏及主动脉组织的 ACE2 表达明显下调，伴有 NADPH 氧化酶活性显著增加，且伴比较明显的心血管重塑现象。重组人 ACE2 干预治疗后促进 Ang 1-7 水平增加，明显抑制了 Ang II 介导的促氧化作用，减轻了内皮损伤及血管重塑现象，抑制了心肌病理性肥大及舒张功能障碍等的发生。ACE2 基因缺失导致高血压主动脉组织 Ang II

介导的活性氧生成及细胞凋亡显著增加，加重了高血压引发的血管重塑。apelin 是 G 蛋白偶联受体 APJ 的内源性配体，其前体由 77 个氨基酸组成，可被裂解为多种 apelin 活性多肽片段，apelin 基因缺失可下调 ACE2 的表达。研究表明，与野生型小鼠相比，apelin 基因敲除的小鼠心肌 ACE2 表达下调；而 apelin-13 过表达显著增加了 ACE2 的表达，减轻心脏结构和功能损伤，ACE2 可通过促进 Ang 1-7-Mas 受体信号激活而增加 PI3K-Akt-eNOS 磷酸化表达增加，从而促进心血管组织中 NO 释放增多，导致血管舒张改善血管内皮功能，表明 apelin 可增加 ACE2 的活性和表达，逆转内皮功能紊乱现象。高血压的发病与内皮功能障碍密切相关，两者相互促进。有研究发现，在未累及靶器官的低、中危组高血压患者内皮细胞功能已有轻度受损，在有靶器官损害的极高危患者中，内皮细胞功能损伤更明显。内皮细胞功能障碍在高血压的发生发展中扮演了极其重要的角色，是内皮-高血压-心血管事件链的始动因子和载体。因而，RAAS 与 apelin/APJ 系统活性异常使活性氧生成及内皮功能障碍，并在高血压发生发展中起重要功效。

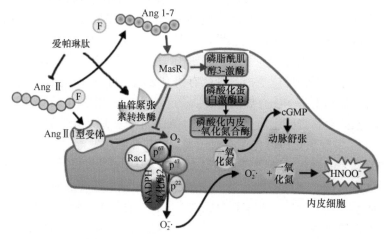

图 6-37-3　RAAS，apelin 与血管内皮功能

3. 血管内皮功能检测　进行内皮细胞功能的评估是预测心血管的危险因素和防止心血管并发症发生的预警指标。内皮功能的检测方法主要有以下几种：

（1）高分辨率超声评价血管内皮功能：高分辨率超声是通过测量相对表浅的动脉血管内径基础值及刺激后的血管内径和血流速度变化，间接了解内皮释放 NO 的功能，进而评估内皮功能。这种检测方法应用无创的肱动脉超声测量肱动脉血流介导的血管舒张功能（FMD）来评估血管内皮功能。检测方法：于前臂肱动脉远侧放一个血压袖带，袖带充气加压大于收缩压或加压至 200mmHg，持续 5min 后放气，形成反应性充血，血管内血流增加，剪切应力随之增加，促进内皮释放内源性 NO 增加，导致血管舒张。或者舌下含服硝酸甘油，增加外源性 NO 浓度，从而使血管舒张。同时使用二维平面高分辨率超声检测加压前后近端肱动脉直径变化，计算动脉直径的变化百分比，当内皮功能障碍时，FMD 会减小。该检查方法重复性很好，易于实施，而且经济无创，已广泛用于评估内皮功能。根据FMD 的原理，上臂加压充血，前臂用血压计袖带检测血压变化，衍生出新的检测方法，即封闭区域的 FMD（ezFMD），计算加压前后血压变化的百分比以评估内皮功能。心血管病患者的 ezFMD 明显低于正常健康对照，且 ezFMD 与 FMD 有较好的相关性。另外，czFMD的检测为自动化，操作较 FMD 更为简单方便。

（2）周围动脉压力测量法：无创血管内皮功能诊断系统（EndoPAT-2000）是一款革命性的无创诊断心血管内皮功能状态的检测设备，其通过无创测定外周动脉张力变化来评估血管内皮功能。EndoPAT 指数 1.67 作为临界值诊断冠状动脉内皮功能障碍的敏感度为 82%，特异度为 77%。2003 年，Matsuzawa 提出使用 EndoPAT 检测指尖静息状态下和反应性充血后的脉搏振幅来评价外周动脉内皮功能，该研究证明 PAT 方法有较好的重复性，且该方法操作简单，对操作者的要求低。

（3）血液循环中的内皮功能生物标志物：血液循环中存在一些与内皮功能损伤或修复相关的分子或微粒，通过检测这些分子或微粒可评估内皮功能。目前在临床研究中常用的内皮功能生物标志物有非对称二甲基精氨酸、可溶性 E 选择素、血栓素、血管性血友病因子、内皮微粒、循环内皮祖细胞等。同时有研究表明，在高血压患者或动物模型中，血清胱抑素 C、还原型谷胱甘肽、中叶素、可溶性细胞间黏附分子、血浆内皮素也与内皮功能有关。

（4）脉搏波传导速度（PWV）：反映的是某一动脉节段的弹性功能。左心室收缩产生的脉搏压力波沿血管壁传送至整个动脉系统，PWV 是通过测量两个部位间脉搏波传播距离除以传播时间计算出来的。动脉僵硬度随着 PWV 的增快而增高，与外周动脉相比，中央动脉僵硬度的检测与心血管事件的发生具有更高的相关性，颈动脉-股动脉 PWV（cf-PWV）是评估中央动脉僵硬度的金标准。然而，测量 cf-PWV 不仅要求操作人员具有高水平的技能，而且需要暴露患者腹股沟区域。因此，其适用范围主要限于研究机构。而肱动脉-踝动脉 PWV（ba-PWV）因其测量方法简单而被应用于临床。ba-PWV 不仅能反映弹性动脉和肌性动脉的僵硬度，同时研究发现其与主动脉 PWV 和 cf-PWV 也具有良好的相关性（图 6-37-4）。

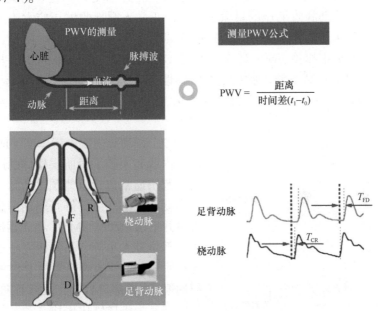

图 6-37-4　血管 PWV 检测

（5）心踝血管指数（CAVI）：是评估主动脉、股动脉和踝动脉等大动脉整体弹性功能的指标，与其他动脉硬化参数相比，它不易受血压波动的影响。CAVI 是在测定 PWV 的基础上，引入不依赖血压而变化的僵硬指数 β，通过对肱动脉脉搏波、踝动脉脉搏波、心音图及心电图等参数进行记录并计算得出来的。国内外研究结果一致表明，CAVI 与传统的造成动脉硬化的危险因素呈正相关，是判断动脉硬化程度和预测心脑血管事件风险的良好指标。Takaki 等研究发现，当按年龄分组进行比较时，CAVI 随年龄的增长而呈逐渐增高的趋势，进一步表明动脉僵硬度亦随年龄的增长而增加。因此，CAVI 不仅有利于早期发现血管病变，而且可以对高龄及危险人群进行筛查。

（6）反射波增强指数（AI）：是反映系统动脉弹性的相关指标。血液从心脏射出后血管腔内压力以压力波的方式沿血管壁流向外周，在动脉阻力突然增加的部位产生反射，形成反射波并迅速逆向传递，在收缩晚期或舒张早期与前向压力波发生融合，形成增强压。通过分析压力波形评估前向压力波和反射波，可以计算出 AI。中央动脉僵硬度增加，加快了压力波沿血管壁的传播速度，使反射波发生在收缩晚期，波幅增加，收缩期延长。此外，外周阻力增加也可增加反射波的波幅。反射波向前向压力波靠拢的移动可增加 AI。临床上通常用无创性检测方法测量颈动脉和桡动脉 AI，中心动脉压可以从这些记录中计算出来。从病理生理学方面来看，与外周动脉压相比，中央动脉压（主动脉和颈动脉）与心血管疾病的发病机制相关性更大，通过测量颈动脉压力波来计算中心动脉压已被证明是可靠的，但是否可以用肱动脉压力波计算中心动脉压仍处于争议中。

4. 血管内皮结构的检测

（1）踝臂指数（ABI）：主要反映下肢动脉狭窄或阻塞的情况，是诊断外周血管疾病（PAD）准确、无创的指标（图 6-37-5）。由于 PAD 是全身性动脉粥样硬化的一种表现形式，所以 ABI 作为动脉粥样硬化的一种测量手段，正逐渐受到研究者的关注。ABI 是指踝部动脉收缩压和肱动脉收缩压的最大值之比。正常人踝部收缩压应大于或等于上肢收缩压，当动脉狭窄达到临界水平并导致狭窄远端灌注压降低时，ABI 降低，其降低程度与病变的严重程度呈正相关。研究证实，当把 ABI 的阈值定义在 0.90 时，与血管造影这一金标准比较，ABI 诊断下肢动脉病变的敏感性为 95%，特异性为 100%。因此，ABI 是目前诊断 PAD 的简单有效的无创性检测指标，能够检出血管已有病变但无症状的 PAD 患者。

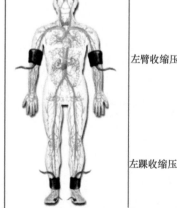

右臂收缩压　　左臂收缩压

右踝收缩压　　左踝收缩压

图 6-37-5　踝臂指数检测

（2）颈动脉内膜中层厚度（IMT）：是指颈动脉内膜和中膜平滑肌层整体的厚度，测定的血管范围通常包括双侧颈总动脉、颈动脉窦和颈内动脉近段。血管舒张期利用高频超声即可观察并记录颈动脉 IMT、有无粥样斑块及其性质、部位及大小等。不同研究报道的诊断标准各有所异。目前国内通常取 IMT≥1.0mm 作为阳性值，当局部 IMT≥1.5mm 且向管腔隆起时，就可定义为粥样硬化斑块。动脉粥样硬化的超声学改变主要表现在动脉 IMT 增厚和粥样斑块形成这两方面。因此，测量颈动脉 IMT 和斑块可以反映外周动脉硬化情况，其成为一种新的检查方法（图 6-37-6）。由于该方法具有方便、有效、无创、安全重复性好等特点，目前 IMT

已被广泛应用于临床和流行病学研究中。

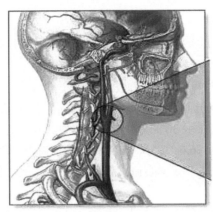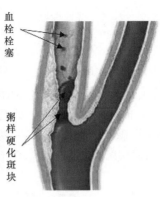

血栓栓塞

粥样硬化斑块

图 6-37-6　颈动脉内膜斑块示意图

（3）冠状动脉内注入血管活性物质的定量冠状动脉造影：是经导管向冠状动脉内注入乙酰胆碱等血管活性物质，引起内皮依赖的血管舒张，使用多普勒导丝测冠状动脉血流，从而评价冠状动脉循环的内皮功能。当心外膜动脉内皮功能受损时，由于乙酰胆碱对血管平滑肌的直接作用，可引起血管收缩。研究提示，在有粥样硬化的冠状动脉内注入硝酸甘油或腺苷，可发现粥样硬化的冠状动脉血管的内皮功能有损害。运用该方法发现，左心室向心性肥厚的高血压患者与无明显心室重塑的高血压患者相比，冠状动脉内皮功能受损明显。迄今为止，冠状动脉内注入血管活性物质的定量冠状动脉造影检查是目前评价心外膜冠状动脉内皮功能的金标准。由于该方法操作有创且价格昂贵，患者一般接受性差，且不宜重复检测，故当前关于该方法的研究及临床运用相对较少。

（4）激光散斑成像（LSCI）：该技术主要用于检测皮肤血流量，为一个快速获取局部组织血流速度的技术。该技术逐渐运用于临床试验中，已证明在高血压合并血脂代谢异常早发性冠状动脉性心脏病、高血压合并血管源性勃起功能障碍患者中皮肤微血管舒张反应显著降低。该方法是评价全身微血管反应性的有效非侵袭性技术。研究证实皮肤微血管内皮功能与多种心血管病疾有关，该方法可用于诊断及预测高血压等介导的血管内皮功能，具体方法是在电离子透入乙酰胆碱或阻塞引起反应性充血后，检测皮肤微循环血流变化来评价内皮功能，具有较好的重复性，且无创伤性。但目前关于该方法的临床研究较少，需进一步研究证明其临床意义。通过各种手段测定血管内皮结构和功能损伤可很好地为高血压防治提供新的策略。

血管内皮功能障碍是影响高血压预后的重要机制，与高血压微血管、大血管损伤、动脉粥样硬化的发生发展、血栓形成等心血管事件的产生及机体靶器官损害密切相关。随着新兴的内皮功能检测手段进步及治疗靶点与治疗方式的研发，该方法在逆转内皮功能障碍，改善高血压的临床预后，同时减轻高血压患者靶器官损伤，减少心血管事件发生方面具有极为重要的临床意义和社会价值。

张　茜　钟久昌　杨新春（首都医科大学附属朝阳医院）

第三十八章　高血压患者的心率控制

高血压患者常常心率增快，交感神经过度激活在高血压发生、进展和靶器官损害中起着重要作用。静息心率增快是交感神经激活的标志。流行病学数据证实，静息心率≥83 次/分的患者心血管死亡的风险显著增高。研究显示 30%以上的高血压患者静息心率≥80 次/分。2014 年我国高血压患者的静息平均心率为 76.6 次/分，单纯高血压患者中心率≥80 次/分者占 38.2%。对高血压患者加强心率管理有助于减少心血管事件发生率及死亡率。

一、高血压患者心率监测

关于心血管事件和死亡率的心率预后能力的大多数信息来自于在静息条件下测量心率的研究。然而，许多可变因素，包括物理因素、心理因素、环境因素和体位等，都可能会影响医护人员对心率的测量评估。因此，为了最大限度地减少这些混杂变量的影响，应严格标准化静息心率的测量。

1. 心率的测量方法　心率测量可通过触摸脉搏、心脏听诊、电子血压计、心电图、动态血压等进行。心律失常如室性期前收缩、心房颤动时，触摸脉搏、电子血压计、动态血压测量可能造成误差，推荐通过心脏听诊计数心率。

2. 心率测量方式　如前所述，静息心率是评估高血压心率的主要指标。心率测量前的注意事项见表 6-38-1。患者应在测量前至少放松 5min，以确保达到稳定的血流动力学。在具有强烈应激反应的患者中，可能需要更长时间的适应。在测量前的数小时内，应避免可能改变患者血流动力学的因素，如运动、饮酒、吸烟和饮用咖啡等。室温应舒适，应避免噪声。应指示患者尽可能地放松并且在测量期间不要说话。患者应该舒适地坐着，双腿不交叉。

表 6-38-1　静息心率测量的注意事项

- 测量前应避免运动、吸烟、饮酒及饮用咖啡
- 至少休息 5min
- 根据患者情况适当延长休息时间
- 避免噪声和交谈
- 室温适宜
- 首选坐姿，取舒适坐位，双腿不交叉
- 通过触摸脉搏计数心率时，时间不应短于 30s
- 每次测量完血压后应测量心率，至少测量 2 次心率并取平均值
- 通过心电图计数心率可以接受，但不推荐

心率测量可以采用诊室测量、家庭自测、动态心率监测等方法，但应注意诊室心率影响因素众多，即使按上述要求规范测量，仍难避免白大衣效应，从而高估静息心率。因此，诊室外的动态心率监测和家庭自测心率越来越多地被用于临床实践。但关于家庭自测心率

与心血管不良事件之间关系的报道很少。家庭自测心率的频次通常为每天测量 4 次，早上 2 次，晚上 2 次，取其平均值。研究提示，家庭自测心率低于诊室测量心率，如果是在清晨安静状态下进行家庭自测心率，或许能更好地显示静息心率。建议患者使用家庭自动血压计测量血压，同时报告心率。动态心率监测可以通过动态心电图或动态血压监测获得。动态心率比诊室心率更具可重复性，也可避免白大衣效应。在 24h 期间记录的心率可能更能代表动脉和心脏的总体血流动力学负荷，因为它更好地反映了心脏血流动力负荷、动脉壁的机械张力对动脉壁的累积损伤。这也证明了动态心率对靶器官损害的影响比诊室心率更大。研究表明，24h 平均心率＞75 次/分，心血管死亡率和全因死亡率均增加。但动态心率监测的价格偏高，不作常规推荐，可在必要时采纳。

在动态心率中，平均夜间心率对心血管事件和死亡率的预测价值高于白天心率。夜间心率过快通常反映夜间交感神经活性增强，而清晨血压升高和心率增快可能增加心脑血管事件发生率，且多见于老年人。

二、心率增快是预测因子还是危险因素

大量证据表明，过快心率被认为是动脉粥样硬化的重要决定因素，也是心血管和非心血管病死亡的强预测因子。然而，由于与其他危险因素的复杂相互作用，目前尚不清楚心率是否应被视为心血管疾病的真正危险因素，或仅仅是自主神经失调的标志。大量研究表明，过快心率与动脉粥样硬化和心血管事件的许多其他危险因素相关，包括高血压、血脂异常、高胰岛素血症、高血糖、肥胖和血细胞比容增加。在许多研究中，心率对死亡率的预测能力高于胆固醇和（或）血压。心率可用于在不同的临床环境中建立独立的风险关系，包括一般人群，但高血压、糖尿病、冠状动脉疾病和充血性心力衰竭者的高血压证据尤其强烈。有令人信服的证据表明，心率是心血管疾病的重要危险因素，建议在高血压患者的评估中常规包括心率测量。

三、高血压患者心率增快的原因和机制

1. 生理性 生理性窦性心动过速较常见，其他原因如体位改变、情绪激动、妊娠、饮酒、饮咖啡、饮茶等也可使心率增快。

2. 药物性 多种药物可影响神经系统、循环系统或心肌，导致心动过速。例如，肾上腺素受体激动剂，吩噻嗪类、抗胆碱药（如阿托品）；甲状腺素；血管扩张剂，如肼屈嗪、硝苯地平；乙酰胆碱酯酶抑制剂，如卡托普利；硝酸盐类，如硝酸甘油；α 肾上腺素受体拮抗剂，如酚妥拉明；以及 β 肾上腺素支气管扩张剂，如沙丁胺醇。

3. 病理性 全身性疾病如贫血、感染、高热、甲状腺功能亢进、疼痛等均可引起心动过速。

4. 心血管疾病 急性心肌梗死、心力衰竭、低血压、休克、心肌炎、心包炎、心肌病及各种器质性心脏病均可导致窦性心动过速。高血压患者心率增快较为常见。高血压患者需注意排除心率增快的继发原因，再对静息心率增快进行有效干预。

5. 心率增快与心血管事件相关的病理机制 心率增快反映机体交感神经系统持续兴奋。心率增快可能通过神经体液因素导致高血压的发病、进展及不良事件发生率增加。交

感神经系统兴奋一方面通过增加心输出量、激活 RAAS 等一系列改变导致血压升高，使高血压发病率增加；另一方面会缩短心脏舒张时间，减少心肌供血，引起心肌损伤，导致多种内源性神经内分泌细胞生长因子被激活。而这种长期、慢性的激活会促进心肌重塑的发生，加重心功能恶化，进而引起高血压患者心力衰竭、心律失常等心血管事件发生率及病死率增加。

四、高血压患者心率增快的危害

心率增快与高血压发生率及靶器官损害呈正相关。对血压正常的普通人群，心率快者发生高血压的概率较大。1945 年 Levy 等指出，一过性心动过速组高血压发生率较正常心率、正常血压组高 2～3 倍，有一过性高血压合并一过性心动过速者发展成持续性高血压的概率更大，而在一过性高血压研究对象中，心率正常者发展为持续性高血压的概率相对较小。同样，近年研究对血压正常的对象随访结果显示，有 250 例研究对象在随访过程中发展为原发性高血压，其概率随心率增快而增加。综上所述，心率增快是高血压患者发病的独立危险因素。还有研究显示，基线心率增快可加重高血压患者的主动脉僵硬程度或增加微量白蛋白尿。这些纵向队列研究结果表明，心率增快伴随着血压升高和靶器官损害。

迄今为止，已有许多研究在高血压患者中评价了静息心率与心血管事件或死亡率的关系，绝大部分研究显示心率与不利后果呈阳性相关。高血压患者心率每增加 40 次/分，其全因死亡率男性增加 118%，女性增加 114%；心血管病死亡率男性和女性分别增加 68% 和70%。特别需要指出的是，大多数研究所显示的心率增快与不利后果的相关关系，在校正传统危险因素、体力状况及肺功能指标后仍然存在。

交感神经系统和 RAAS 激活是高血压发生、进展的重要机制。同时，交感神经过度激活还会作用于心脏和肾脏的 β 受体，通过促进动脉粥样硬化，增加心输出量，增加心肌耗氧量，促进水钠潴留等一系列机制引起冠状动脉性心脏病、高血压、心力衰竭等心血管疾病的发生。

五、高血压患者心率控制范围

目前高血压患者心率管理方案仍缺乏循证医学的证据。传统上正常窦性心率的定义为60～100 次/分。但多项临床研究显示，在此范围内，较快心率患者心血管死亡的风险显著增高。因此，以静息心率＜100 次/分作为高血压患者心率干预的靶目标显然是不合适的。在多项队列研究和临床试验中，心率增快的定义为＞80 次/分。我国一项高血压社区管理研究结果显示，高血压患者的平均收缩压和舒张压水平均随着心率的增快而升高，而心率为60～79 次/分的患者平均血压水平最低且血压达标率最高。法国一项研究对普通人群进行了调查，在校正相关因素后，与血压正常人群相比，未治疗的高血压患者更可能处于较高的静息心率级别，这在心率≥85 次/分的患者中尤为显著。还有报道显示，当心率＞84 次/分时，男女心血管病的病死危险性均增加。Okin 等对高血压患者的研究表明，心率≥84 次/分者心血管事件的发生率及全因病死率显著增加。以上研究均提示，对于高血压患者，心率＞85 次/分是其发生心血管事件的危险因素。ESH 专家组认为，根据现有的流行病学数据，高血压患者和普通人群的心率干预切入点为 80～85 次/分。我国 2017 年发布的专家共识综合分析现有的循证医学证据，参考 ESH 的意见，建议将我国高血压患者心率干预的切点定义为静息心率＞80 次/分，24h 动态心率＞75 次/分。

六、高血压心率管理的干预方法

正如上文所述，心率被证明是高血压心血管或全因死亡率的有力预测指标，与其他公认的心血管疾病危险因素一样强。因此，有一大部分高血压人群可以从能够降低高心率的治疗中受益。然而，即使在心率升高的患者中，β 受体阻滞剂，特别是阿替洛尔作为治疗高血压的一线疗法的作用最近也受到质疑。Bangalore 等最近的荟萃分析更具挑战性，来自 9 项大型 β 受体阻滞剂试验表明，与其他抗高血压药物或安慰剂相比，β 受体阻滞所导致的心率降低与全因死亡率，心血管死亡率，心肌梗死、脑卒中和心力衰竭的发生率增加有关。然而在 ASCOT、INVEST 和 LIFE 三项大型研究中获得的结论是相反的，治疗后达到的低心率实际上对心血管事件结局有利。因此，高血压患者的心率仍需要进行控制以改善心血管事件预后。

1. 首先排查引起高血压患者心率增快的诱因和病理原因　引起心率增快的诱因与病理原因包括生理性、药物性及一些相关疾病（见前述），对此应针对影响因素及原发疾病予以纠正和治疗。

2. 对单纯高血压伴心率增快，推荐非药物干预　研究表明，静坐生活方式与肥胖、代谢综合征的发生密切相关。而高血压伴肥胖或代谢综合征患者，因具有共同的病理基础，即交感神经兴奋、胰岛素抵抗，常伴有心率增快。因研究已提示较快的静息心率与不良的心血管预后有关，因此对于静坐生活方式者、超重及肥胖或代谢综合征的高血压患者应首选改善生活方式，要有计划、渐进性地增加体育锻炼和有氧运动，控制体重，提高身体素质和运动耐力。如此可改善胰岛素抵抗，降低交感神经活性；同时能增加迷走神经张力，控制增快的静息心率。吸烟、酗酒及大量饮用咖啡也可促进交感神经兴奋，使心率增快。因此，对于心率较快者应予以劝诫。

3. 高血压伴心率增快的药物治疗　目前控制心率的药物主要包括 β 受体阻滞剂、地高辛、伊伐布雷定、非二氢吡啶类钙通道阻滞剂。其中，地高辛适应证较为特殊，不作为心率控制的常规用药。伊伐布雷定目前尚无对高血压患者预后影响的研究。非二氢吡啶类钙通道阻滞剂有一定减慢心率、扩张冠状动脉的心血管保护作用。可用于高血压或伴冠心病的患者，但不宜用于伴心力衰竭或左心收缩功能降低的患者。

高血压患者心率管理首选兼有减慢心率作用的抗高血压药物如 β 受体阻滞剂。β 受体阻滞剂可有效抑制交感神经活性亢进，通过抑制窦房结的 $β_1$ 受体减慢心率，并有降低心肌收缩力和心输出量，阻断 RAAS 的作用。β 受体阻滞剂主要分为三类：第一类，非选择性 β（$β_1$+$β_2$）受体阻滞剂，代表药物有普萘洛尔，因阻断 $β_2$ 受体，不良反应多且系短效药，已很少用于高血压的治疗。第二类，选择性 $β_1$ 受体阻滞剂，主要代表药物有美托洛尔、阿替洛尔及比索洛尔。既往基于阿替洛尔的临床研究证实了其心血管保护作用较弱，故高血压伴心率增快患者的治疗首先推荐有高血压相关亚组分析结果的选择性 $β_1$ 受体阻滞剂，如美托洛尔和比索洛尔。第三类，同时作用于 β 和 $α_1$ 受体的阻滞剂，主要代表药物有卡维地洛、阿罗洛尔及拉贝洛尔。拉贝洛尔为短效降压药，每天需口服 2～3 次，因其对胎儿生长发育的不良影响极小，故常用于治疗妊娠期高血压。

七、高血压合并特殊疾病的心率管理

1. 高血压合并心力衰竭 积极降压达标能够降低高血压心脏病和心力衰竭的发生、发展。高血压所致心力衰竭的早期表现为左心室 HFpEF，在晚期或合并冠心病时可以表现为左心室 HFrEF。对于慢性 HFrEF 的患者，在血压能够耐受的情况下，建议将静息窦性心率控制于＜70 次/分，首选 β 受体阻滞剂，无法达到靶心率的患者或不能耐受 β 受体阻滞剂的患者，推荐选用伊伐布雷定。

2. 高血压合并心房颤动 高血压心脏病合并慢性心房颤动应遵循相应指南治疗，建议将快速心房颤动的心室率控制在＜110 次/分。

3. 高血压合并冠心病 建议将急性冠状动脉综合征（心肌梗死和不稳定型心绞痛）患者静息窦性心率维持在 50～60 次/分。慢性稳定性冠心病患者静息心率控制在 55～60 次/分。心率控制在此范围有助于降低心肌耗氧量，改善心肌缺血，稳定动脉粥样硬化斑块。推荐使用无内在拟交感活性的高选择性 $β_1$ 受体阻滞剂。对不能耐受 β 受体阻滞剂的患者或存在 β 受体阻滞剂禁忌证的患者，可以选择非二氢吡啶类 CCB（无该类药物禁忌证时）。劳力性心绞痛患者经 β 受体阻滞剂或非二氢吡啶类 CCB 治疗后心率仍然无法控制时，可以考虑使用伊伐布雷定。

4. 高血压合并急性主动脉夹层 积极控制血压和降低心室收缩力，在防止夹层假腔扩张和撕裂的前提下，尽可能保证组织器官灌注。急性期尽快将收缩压控制在 100～120mmHg，心率控制在 50～60 次/分。治疗药物首选 $β_1$ 受体阻滞剂，联合应用乌拉地尔、硝普钠等血管扩张剂。对于不同类型的主动脉夹层应注意差异化和个体化治疗。

综上所述，心率增快是高血压患者心血管事件的重要预测因素和预后不良的因子。对于高血压患者静息心率＞80 次/分，24h 动态心率＞75 次/分即应启动控制心率治疗，首选药物为 β 受体阻滞剂，对于合并冠心病、心力衰竭的患者，心率控制目标应当更加严格。

田　　刚（西安交通大学第一附属医院）

第七篇 我国高血压的研究亮点

第三十九章 多巴胺受体与高血压

人体血压受神经、体液、自身调节等多因素调控，并通过相应受体发挥作用，其中多巴胺受体起着重要作用。过去 20～30 年，多巴胺受体在调节血压方面的作用已逐渐开始为人们所认识。大量研究表明，高血压患者及动物模型均存在不同程度的多巴胺受体功能异常。因此，多巴胺受体在高血压发生、发展过程中具有重要作用，对血压调控意义重大。

一、多巴胺受体的分类及分布

多巴胺受体为一种 G 蛋白偶联受体，属于视紫红质类家族，具有 7 个跨膜位点，由 α、β 和 γ 3 个亚基组成。根据多巴胺受体的结构和药理学特性不同，将多巴胺受体分为 D_1 类（D_1、D_5）和 D_2 类（D_2、D_3、D_4）两大类型。D_1 类受体与激活型 Ga 偶联，形成 Gas，可刺激腺苷酸环化酶（cAMP）的产生；D_2 类受体与抑制型 Ga 偶联（Gai），抑制 cAMP 的活性。血压的重要调节器官如肾脏和血管均有多巴胺受体的表达。D_2、D_3 和 D_4 受体分布于肾动脉的外膜、外膜中层及节前神经内，D_1、D_3 和 D_5 受体在中膜内表达丰富。虽然目前还无多巴胺受体在肾动脉内皮层表达的报道，但在大鼠肠系膜动脉的内皮层却发现有丰富的 D_1 和 D_3 受体存在。肾近曲小管中存在 D_1、D_3、D_4 和 D_5 受体；亨氏环的髓部升支有 D_1、D_3 和 D_5 受体存在；D_1、D_3、D_4 和 D_5 受体均存在于肾皮质和髓质部的集合管中；致密斑中有 D_1 受体表达，而肾球旁细胞中有 D_1 和 D_3 受体存在。不同的种属之间各受体的表达可能存在一定的差异，如 D_1 受体，在大鼠肾球旁细胞表达明显，但在人肾旁细胞内却无阳性发现。

二、外周多巴胺受体的生理作用

（一）多巴胺受体对肾脏水钠调节的影响

肾脏多巴胺受体的主要作用是促进尿钠排泄，当体内钠负荷超载时，肾脏的多巴胺 D_1 受体负责超过 50% 的钠排泄。这一作用首先引起人们注意的是临床服用多巴胺前体药物后可促进尿钠排泄。在 D_1 样受体家族中，D_1 受体促进 cAMP 生成的能力明显高于 D_5 受体，说明多巴胺的利尿作用主要是由 D_1 受体完成的。作为多巴胺受体的重要组成部分，D_2 受体的作用尚不完全明了，实验证实 D_2 受体在 D_1 受体协同作用下，可增加尿钠排泄；此外，还发现刺激 D_3 受体可产生排钠利尿作用，由于 D_3 受体为 D_2 受体家族中的主要成员，推测 D_1 和 D_2 受体间的协同作用可能经由 D_1 和 D_3 受体完成。多巴胺可在肾脏的多个位点通过抑制多个钠转运体达到抑制钠重吸收的目的，这些转运体包括 NHE1（Na^+-H^+转运体 1）、NHE3

（Na^+-H^+转运体 3）、Na^+-K^+-ATP 酶及 Na^+/Pi 等。多巴胺对 Na^+-K^+-ATP 酶的抑制作用受细胞内 Na^+ 与 Ca^{2+} 浓度的影响，当细胞内 Na^+ 浓度增高（＞20nmol/L）或细胞内 Ca^{2+} 浓度降低（＜150nmol/L）时，多巴胺抑制 Na^+-K^+-ATP 酶的活性作用明显。

（二）多巴胺受体对阻力血管的影响

多巴胺 D_1 受体对血管的作用已得到人们的共识，小剂量的多巴胺可以通过刺激 D_1 受体发挥舒血管作用，但对 D_2 受体的研究结果却不尽一致，既有收缩血管，也有舒张血管的作用，分析原因可能与血管的基础张力、血管部位的不同有关。以肠系膜动脉为研究对象，采用 D_1 受体、D_3 受体分别孵育血管条，结果发现刺激 D_3 或 D_1 受体均可使预先收缩的血管产生舒张作用，同时刺激 D_1 和 D_3 受体可产生舒张作用的叠加，但无 D_1/D_3 受体的协同作用，说明两者可能通过不同的作用机制发挥作用。进一步研究显示，D_1 和 D_3 受体的舒血管作用与减少细胞内 Ca^{2+} 浓度有关，而 D_3 受体的舒张作用还与钾离子通道开放有关。

（三）多巴胺受体功能障碍与高血压

1. 多巴胺信号转导途径发生障碍　在原发性高血压患者及高血压动物模型中，多巴胺受体介导的排钠、利尿作用受损。其原因可能与以下两个环节有关：①肾合成多巴胺能力降低；②多巴胺信号转导途径发生障碍。某些特殊的原发性高血压人群，肾多巴胺合成的减少可能是其血压升高的原因之一，但对于大部分的原发性高血压患者，肾脏多巴胺的合成变化并不能解释血压升高的原因，因为这部分患者肾脏多巴胺的合成不但没有减少，反而明显升高。生理条件下，多巴胺受体可通过 cAMP/蛋白激酶 A 和磷脂酶 C/蛋白激酶 C（PKC）途径使底物磷酸化，达到抑制 NHE、Na^+-K^+-ATP 酶活性的目的。而高血压状态下，多巴胺 D_1 受体磷酸化增强，引起 G 蛋白与 D_1 受体的偶联明显障碍，导致对 NHE、Na^+-K^+-ATP 酶等钠泵的抑制作用下降，引发水钠潴留，血压升高。多巴胺受体属于 G 蛋白偶联受体（GPCR），其磷酸化主要受 GRK 的调控，进一步通过脱敏、内在化等途径，在受体水平调节 GPCR 介导的生物学效应。GRK 有 7 种亚型，其中 GRK2 和 GRK4 在肾脏组织中表达丰富，在 D_1 受体调控肾脏钠排泄和血压中发挥重要作用。在众多高血压动物模型中如原发性高血压、肥胖型高血压、盐敏感性高血压及老年性高血压等，均发现其肾脏多巴胺 D_1 受体介导的排钠利尿作用显著受损，发生的原因与 GRK2 或 GRK4 表达及活性增强，引起 D_1 受体的磷酸化水平增加，导致 D_1 受体与 G 蛋白之间失偶联，从而使 D_1 受体对 NHE3、Na^+-K^+-ATP 酶等钠泵的抑制作用丧失有关。最近研究还发现，肾脏 D_1 受体功能障碍还参与了孕期不良因素致子代高血压的发生机制。孕期炎症刺激可引起子代氧化应激激活，促进 GRK4 表达及活性上调，导致肾脏 D_1 受体磷酸化增强，从而使 D_1 受体功能障碍（排钠利尿作用降低），引起血压升高。除此之外，孕期糖尿病可引起子代血压升高，其发生机制与氧化应激/PKC/GRK2/D_1 受体磷酸化通路的激活，导致肾脏 D_1 受体介导的尿钠排泄功能受损有关。基于 D_1 受体的研究成果，已开发出 D_1 受体激动剂非诺多泮，并在临床上作为降血压的急救静脉用药被广泛应用。

2. 多巴胺受体与其他血压调节系统的交互作用

（1）与 RAAS 的作用：多巴胺和 AngⅡ在调节肾脏水钠排泄与血管的舒张方面发挥相反的作用，多巴胺通过 D_1 受体促进肾脏尿钠的排泄和血管的舒张，从而下调血压，而 AngⅡ刺激 AT_1R 促进血管收缩及肾脏的尿钠重吸收，上调血压。刺激多巴胺 D_1、D_3、D_4 及 D_5

受体可减少 AT_1R 的蛋白质表达，减少 AngⅡ 的结合位点，从而减少 AngⅡ 的合成，或阻断 AT_1R 的作用可增强 D_1 受体介导的利尿、利钠作用，D_1 受体激动剂能够减弱 AngⅡ 的缩肾血管作用。D_1 受体促进肾素的合成，而 D_3 受体抑制肾素的排泄。此外，多巴胺还对醛固酮分泌产生影响，激动多巴胺 D_2 受体可抑制原发性高血压患者在盐负荷不足的情况下醛固酮的分泌，而 D_2 受体拮抗剂可增加基础状态的醛固酮分泌量，同时可增加高盐饮食情况下 AngⅡ 诱发的醛固酮分泌量。

（2）与交感神经系统的相互作用：与 D_1 受体和 AT_1R 间相互作用相似，D_1 受体和肾上腺素能受体间也存在交互作用。激活多巴胺受体，特别是多巴胺 D_1 或 D_3 受体，可以显著地抑制 α 肾上腺素能受体介导的血管平滑肌增殖，同时还可以抑制 α 肾上腺素能受体介导的血管收缩，而 α 肾上腺素能受体拮抗剂可加强多巴胺对近段肾小管磷酸钠盐转运体的调节作用。除此之外，刺激多巴胺 D_1 类受体之后，不但可以抑制血浆中儿茶酚胺的产生，研究还发现，可明显促进儿茶酚胺的降解，其降解作用主要是通过促进肾胺酶活性而发挥效应。而在多巴胺受体敲除小鼠中，如敲除多巴胺受体 D_2 或 D_5，其基因敲除小鼠的血压明显增高，其重要原因与血浆中儿茶酚胺含量明显增多、交感神经系统活性明显增强有关。

（3）与内皮素受体的相互作用：多巴胺受体和内皮素受体的相互作用在调节血压与肾脏功能方面发挥着重要作用。D_2 受体基因敲除小鼠血压升高，其中 ETB 受体表达也显著增强，给予 ETB 受体拮抗剂，可显著降低该小鼠血压，该研究表明 ETB 受体至少部分参与了 D_2 受体基因敲除小鼠血压升高的病理生理过程。除此之外，刺激多巴胺 D_3 受体可下调肾脏 ETB 受体的表达，促进排钠利尿作用，而该作用可被 ETB 受体拮抗剂所阻断；而刺激 ETB 受体介导的排钠利尿作用可进一步被多巴胺 D_3 受体拮抗剂阻断，说明多巴胺 D_3 受体与 ETB 受体间存在相互作用，该相互作用的异常可能参与了高血压的发生、发展过程。

（4）与前列腺素的相互作用：前列腺素 2 合成于肾集合管，具有显著的排钠利尿作用，其机制与抑制肾脏 Na^+-K^+-ATP 酶等钠转运体的活性有关。在小鼠肾髓质内层集合管细胞中，多巴胺可通过 D_2 受体增加前列腺素 2 的合成，其中磷脂酶 A_2 参与了这一信号转导途径。

（5）与精氨酸加压素的相互作用：血管加压素可促进肾集合管对水的重吸收，而多巴胺可部分减弱加压素的水重吸收作用。在大鼠皮质集合管中，低浓度的多巴胺可通过 D_1 受体抑制加压素的分泌，而 D_2 受体激动剂可显著抑制加压素介导的水钠转运和通透性利尿作用。

（6）其他：既往研究发现胃、十二指肠处 G 细胞分泌的胃泌素在肾脏具有相应的受体，激活该受体可促进肾脏排钠利尿作用，而该作用可以被肾脏多巴胺受体阻滞剂所阻断，同样多巴胺受体的利尿作用也被胃泌素受体阻滞剂所阻断，说明胃肠激素和肾脏受体之间存在交互作用，二者缺一不可。肾脏多巴胺受体与胰岛素受体也存在交互作用，刺激多巴胺 D_1、D_3、D_4 受体可下调肾脏及血管平滑肌细胞胰岛素受体的表达。除此之外，多巴胺受体不同亚型间如 D_1 与 D_3、D_3 与 D_5 也存在交互作用，其交互作用的异常与高血压的发生、发展密切相关。

3. 多巴胺受体基因敲除对血压的影响　既往研究发现，无论敲除多巴胺的哪个受体亚型，均可使敲除小鼠的血压明显升高。D_1 受体基因敲除小鼠由基因定位突变得到，其 D_1 受体及其信号转导途径的障碍导致排钠利尿作用减弱，是其血压升高的重要原因。D_2 受体基因敲除小鼠如前所述，其血压升高，可能与交感神经和 ETB 受体活性增强有关。D_3 受体基因敲除小鼠肾脏肾素活性和 AT_1R 表达明显升高，伴有尿钠排泄障碍。D_4 受体基因敲除小鼠血压显著高于野生型小鼠，分析发现肾脏及外周血中肾素的含量在 D_4 受体基因敲除小鼠和野生型小鼠间无差异，但在大脑和肾脏的 AT_1R 表达中，D_4 受体基因敲除小鼠明显升高，提示 AT_1R 表达异常可能是 D_4 受体基因敲除小鼠血压升高的重要原因。D_5 受体基因敲除小鼠在高盐饮食条件下，其血压可进一步升高，说明肾脏排钠利尿功能障碍是血压升高的机制之一，其肾脏功能障碍的原因可能与肾脏氧化应激及与 AT_1R 相互作用异常有关。除此之外，刺激 D_5 受体可抑制嗜铬细胞儿茶酚胺的分泌，推测交感神经可能在 D_5 受体基因敲除小鼠的血压升高过程中发挥一定作用。

（四）多巴胺受体基因多态性

D_1 受体基因定位于 5 号染色体 q35.1，5′非翻译区长为 248bp 的 A-48G 多态性与日本人原发性高血压有关，但与高加索人原发性高血压无相关性。目前尚无 D_1 受体编码区多态性与原发性高血压有关的报道。D_2 受体的多态性与原发性高血压形成有关，其可降低 D_2 受体的表达量。有研究将正常大鼠的第 8 号染色体上的 D_2 受体基因片段转运至原发性高血压大鼠中，结果显示其大鼠血压明显降低。虽然目前并没有发现 D_3 受体基因多态性（–707G/C、Ser9Gly、Ala17Ala）与原发性高血压的直接关系，但 D_3 受体基因（3q13.3）定位与人类原发性高血压的关联已得到公认。D_4 受体基因（11p15.5）附近的位点被认为与原发性高血压有关。D_4 受体多态性是位于外显子 3 的 48bp 重复序列，这个变异体定位在 D_4 受体蛋白的第 3 个细胞内环，此区域通过与 G 蛋白作用而影响细胞内的 cAMP 水平。D_5 受体基因定位在染色体 4p15.1—p16.1，这个区域与原发性高血压密切相联。D_5 受体基因还具有多态性，后者编码的受体与 cAMP 异常偶联。

（五）结论

高血压是基因与环境等多因素相互作用发生的结果，因此明确高血压发生机制对于防治高血压发挥着重要的作用，肾脏多巴胺受体功能的异常参与了高血压的发病机制，是否可针对改善其受体功能开发相应的药物而作用于临床高血压患者还有待于进一步研究。

罗　浩（陆军军医大学大坪医院）

第四十章 GRK4 与高血压

机体的血压稳态维持受到多种组织器官的调节。中枢及外周神经系统、心脏、血管系统及肾脏均参与了对血压的长效调节。各种神经-体液因素通过作用于组织器官上的相应受体，发挥了升压或降压的作用。众多的受体中，GPCR 家族由于成员众多，分布广泛，被认为在血压调节中作用最为强大。通过分别与升压或降压作用的神经体液因子结合，G 蛋白偶联受体亦可分为升压受体或降压受体：前者的激活表现为血管收缩增加，外周循环阻力增大，水钠重吸收和潴留增加，血压升高；而降压神经体液因子与相应 GPCR 结合，通过提高血管舒张反应性和尿钠排泄，发挥降低血压的作用。生理状态下，升压受体或降压受体的作用平衡，维持了血压稳态；而降压受体的功能异常下降，或升压受体的功能异常上升，造成血压稳态的平衡打破，血压升高，高血压发生。因此，GPCR 的功能调节是正常血压维持及高血压发生的重要生理和病理生理机制。

GPCR 的功能受到多种因素的调节。磷酸化是 GPCR 功能调节的重要化学修饰。磷酸化介导了受体的内化失敏过程，位于细胞膜的 GPCR 磷酸化后，由胞膜向胞质内转移，GPCR 在细胞膜分布的数量和密度减少。GRK 是调节 GPCR 磷酸化修饰的重要蛋白质，通过磷酸化水平调节，GRK 在血压调控和高血压发生中发挥了重要的作用。

一、GRK 家 族

GRK 家族为一类丝氨酸/苏氨酸蛋白激酶，包含 7 个成员，即 GRK 1~7（表 7-40-1）。GRK 家族成员的结构类似，均包含一个高度保守的中心蛋白激酶结构域，通过调节 GPCR 序列中的 G 蛋白信号同源结构域，发挥激酶活性。GRK 家族成员蛋白序列的 N 端较为保守，但 C 端各有不同，依据 C 端的功能结构差异，可将 GRK 分为三种亚型：①GRK1 亚家族（即视紫红质激酶家族）包括 GRK1 和 GRK7，C 端肽段可发生异戊二烯化；②GRK2 亚家族（即 β 肾上腺素能受体激酶家族）包含 GRK2 和 GRK3，血小板-白细胞 C 激酶底物同源序列，并与 $G_{\beta\gamma}$ 蛋白结合；③GRK4 亚家族包含 GRK4、GRK5 和 GRK6，这一家族成员 C 端含有螺旋/棕榈酰化位点。GRK 家族成员的分布各不相同，GRK1 家族成员仅在视网膜表达，而 GRK2、GRK3、GRK5 和 GRK6 分布广泛，GRK4 分布较为局限，特异性在肾脏、血管、心脏、脑、小肠和睾丸等组织器官中表达。

GRK 家族调节了机体的多种生理功能，广泛地参与了血压调节和高血压的发病。高血压患者和自发性高血压大鼠的淋巴细胞和血管平滑肌细胞均表现出 GRK 活性升高及 GRK2 的表达增加，而在血管平滑肌细胞过表达 GRK2 可降低肾上腺素 β 受体介导的血管舒张反应，提高了静息状态下转基因小鼠的血压；敲除 GRK2，增加 NO 的生物利用率，降低 AngⅡ 对血压的升高作用。此外，GRK5 的血管平滑肌过表达小鼠也表现出了高血压表型。而 GRK3 和 GRK6 的组织水平也在高血压状态下发生了相应变化。较之其他 GRK 家族成员，GRK4 由于表达较为局限，其表达活性改变早于血压的升高，被认为在血压调节和高血压发生中的作用更为重要。

表 7-40-1　GRK 激酶家族的特点

GRK 亚型	组织分布	高血压中 GRK 的变化	高血压中对 GPCR 的影响
视紫红质激酶家族			
GRK1	视网膜视杆细胞	未见报道	未见报道
GRK7	视网膜视锥细胞	未见报道	未见报道
β 肾上腺素能受体激酶家族			
GRK2	普遍表达	淋巴细胞和血管平滑肌细胞 GRK2 的表达增加；敲除 GRK2 降低 Ang Ⅱ 升压作用	损伤肾脏 D_1 受体功能；过表达 GRK2 可降低血管平滑肌肾上腺素 β 受体介导的舒张反应
GRK3	普遍表达	淋巴细胞 GRK3 mRNA 表达与血压呈负相关	影响肾上腺素 $β_2$ 受体
GRK4 亚家族			
GRK4	特异性表达于心肌、肾脏、血管平滑肌、睾丸	高血压状态下，在肾小管上皮细胞和血管平滑肌细胞上表达活性增加	损伤肾脏多巴胺 D_1 受体、胃泌素受体及脂联素受体等的功能；增加 AT_1R、ETB 受体等的功能，抑制尿钠排泄 增加血管 AT_1R 功能，增加动脉的收缩反应性
GRK5	普遍表达	Ang Ⅱ 诱导的高血压增加血管平滑肌上 GRK5 的表达及活性	过表达血管平滑肌 GRK5 导致高血压。雄性转基因小鼠血管对 β 肾上腺素受体拮抗剂存在收缩反应，对 α 肾上腺素受体拮抗剂收缩反应增强；雌性转基因小鼠对 β 肾上腺素受体拮抗剂舒张反应丧失，对 Ang Ⅱ 收缩反应增强
GRK6	普遍表达	损伤空肠 D_1 受体功能	过表达 GRK6 导致小鼠大脑纹状体 D_2 受体活性增加

二、GRK4 在高血压发生中的作用

（一）GRK4 的特性

1. GRK4 的剪切变异亚型　由于 GRK4 与 $Gα_S$ 和 $G_{α13}$ 结合，使其存在固有活性，其对 GPCR 的磷酸化维持不依赖于配体或激动剂对受体的刺激。现有研究表明，在人、大鼠等不同哺乳动物上，GRK4 分别存在不同的剪切变异亚型。由于蛋白质结构的细微差别，各亚型的功能略有不同。基于外显子 6、7 及 14 的存在与否，大鼠 GRK4 存在 5 个剪切变异亚型，分别为 GRK4A～GRK4E。其中，GRK4A 为全长；GRK4B 缺失第 6 外显子的 31 个氨基酸；GRK4C 缺失第 6 和 7 外显子共计 157 个氨基酸，丢失了催化亚基；GRK4D 缺失了第 14 外显子；GRK4E 缺失了第 6 和第 14 外显子。

在人体上，GRK4 存在 4 种剪切变异体，分别为 GRK4α、GRK4β、GRK4γ 和 GRK4δ，其差别在于是否缺失第 2 和第 15 外显子：GRK4α 为全长，包含 16 个外显子，其与大鼠全长的 GRK4A 具有 76% 的同源性；GRK4β 缺失第 2 外显子，丢失了一个磷脂酰肌醇二磷酸盐的结合结构域；GRK4γ 缺失了靠近 C 端的第 15 外显子；GRK4δ 同时缺失了第 2 和第 15 外显子（图 7-40-1）。GRK4 基因在人类染色体上的定位为 4p16.3，这一位置被认为与高血压密切相关。GRK4 在血管、肾脏等血压调节关键器官组织中特异性表达。肾脏和血管 GRK4

对血压的调节也日渐被阐明。

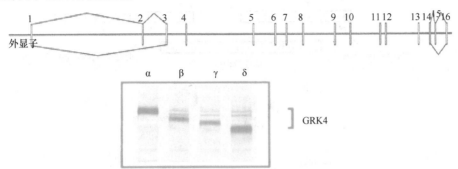

图 7-40-1　GRK4 16 个外显子的分布示意图及 GRK4 不同剪切变异体免疫印迹结果显示

2. GRK4 的肾脏和血管分布及变化　研究表明，GRK4 在大鼠肾脏皮质中表达，主要分布于肾脏近端小管上皮细胞、髓袢升支粗端和肾动脉，而在肾小球上几乎没有表达。人的肾脏近端小管上皮细胞具有丰富的 GRK4 表达，主要分布于细胞膜表面，在刺激多巴胺 D_1 受体的情况下，GRK4 可发生内化，由细胞膜向细胞质转移。

另外，通过对 SD 大鼠和 C57BL/6J 小鼠的研究发现，GRK4 在颈动脉、胸主动脉、肠系膜动脉及肾动脉等大、小动脉上均有表达，定位于中膜层和外膜层。当去掉血管外膜后，并不影响 Ang II 介导的血管收缩反应性，提示血管外膜的 GRK4 并没有参与 Ang II 介导的血管收缩。同时，进一步的激光共聚焦观察也发现了 GRK4 主要位于血管平滑肌细胞内。

（二）GRK4 对血压调节的机制

现有研究表明，GRK4 对血压的调节作用主要依赖对肾脏或血管多巴胺 D_1 受体和血管紧张素 AT_1R 的调节（图 7-40-2）。GRK4 通过 D_1 受体参与了水钠排泄和血压的调节。相比于 GRK2，GRK4 对 D_1 类受体激动剂刺激的内化作用更强，提示了在人类 RPT 细胞上 GRK4 对于 D_1 受体的内化作用更强。在高血压状态下，GRK4 活性增加导致了 D_1 受体的功能受损。在基础状态下，SHR 的 GRK4 和 D_1 受体的磷酸化水平均显著高于 WKY 大鼠。用 siRNA 的方法敲低肾皮质 GRK4 后，SHR 的尿量和尿钠排泄均增加并显著降低血压，但这并不影响 WKY 大鼠。离体细胞实验也同样证实了上述结果。在没有外界刺激的情况下，GRK4 固有磷酸化 D_1 受体，而敲除 GRK4 减少 D_1 受体的内化失敏。更进一步的研究发现，GRK4 的活性增加与其存在变异体有关，变异体的作用不依赖于 GRK4 的表达改变。

AT_1R 同样受到 GRK4 的调节。笔者的前期研究证实，增加 GRK4 活性可增加肾脏和动脉的 AT_1R 表达及活性。老年大鼠的肾脏 GRK4 表达增加也增加了肾脏 AT_1R 的表达和功能。有趣的是，选择性敲低 SHR 肾脏 AT_1R 表达并不能降低血压，其原因在于肾素-血管紧张素负反馈环导致了循环肾素和 Ang II 的显著增加。然而，同时敲低肾脏 GRK4 和 AT_1R 不但可以显著降低血压，也降低了血清肾素活性和 Ang II 水平，这部分解释了 GRK4 调节水钠排泄和血压的机制。

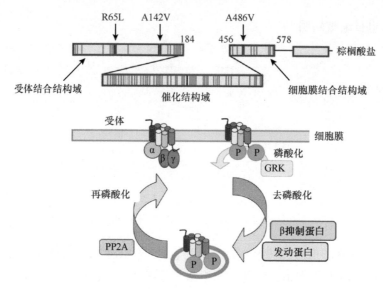

图 7-40-2　GRK4 对 D_1 受体及 AT_1R 等 GPCR 的调节作用机制

此外，近年来的研究也逐步发现了 GRK4 参与了对多种 GPCR 的调节，从而影响了水钠代谢和血压水平。笔者的研究发现，胃泌素、脂联素等多种激素通过与其肾脏的受体结合，发挥了促进尿钠排泄和维持正常血压稳态的作用；而在高血压状态下，GRK4 的表达活性异常增加，损伤了胃泌素受体和脂联素受体的功能，发挥了对多巴胺 D_1 受体类似的作用，造成了尿钠排泄功能的异常和高血压的发生。

（三）GRK4 及其变异体与原发性高血压的关系

基于队列研究，人类多个 GRK4 SNP 位点得到了证实，高频位点包括了 R65L、A142V、A486V、V247I、A253T 和 G562D 等。不同人种中不同变异体出现频率具有较大差别。其中，GRK4 65L 和 142V 在黑种人中出现频率显著高于黄种人和白种人，而 GRK4 486V 在中国人和日本人中出现频率较高。高血压人群研究发现 R65L（第 448 核苷酸，CGT→CTT，65R＞L，rs2960306）、A142V（第 679 核苷酸，GCC→GTC，142A＞V，rs1024323）和 A486V（第 1711 核苷酸，GCG→GTG，486A＞V，rs1801058）与高血压的发病关系最为密切。GRK4 486V 与澳大利亚白种人及意大利人的高血压发生和收缩压升高密切相关。基于中国北方汉族人群的研究发现，GRK4 R65L、A142V 和 A486V 单倍型使高血压的发生风险增加 6 倍。我们纳入 4 篇文献，共计 1770 例正常血压和高血压对象，通过 Meta 分析了 GRK4 R65L、A142V 和 A486V 与高血压发病风险的关系，结果发现，A486V 与高血压关系密切（OR=1.5，95% CI：1.2～1.9，图 7-40-3）。

单个 SNP 与高血压的发生风险密切相关。此外，GRK4 SNP 与高血压风险也呈剂量相关性。来自日本人的研究表明，高血压人群的尿钠排泄能力与存在 GRK4 SNP 的数量有关；而 3 个 GRK4 变异体存在的同时也损伤了多巴胺能药物的利尿作用，这一作用在正常血压者中亦存在。GRK4 变异体影响盐敏感性。日本一项有关盐敏感和盐抵抗人群的研究证实，3 个变异体均与盐敏感性密切相关，在均存在的情况下，对盐敏感的预测正确率为 94%；单位点模型显示，GRK4 A142V 的预测率为 78.4%；GRK4 A142V 联合 CYP11B2 C344T 可实现对低肾素高血压的诊断，成功率为 77.8%。

```
Review:      A486V
Comparison:  01 A486V
Outcome:     01 A486V
```

Study or sub-category	Cases n/N	Controls n/N	OR (random) 95% CI	Weight %	OR (random) 95% CI
Bengra et al	61/120	44/120		21.93	1.79 [1.07, 2.99]
Speirs et al	144/290	204/496		68.93	1.41 [1.05, 1.89]
Williams et al	29/248	9/102		9.44	1.37 [0.62, 3.00]
Total (95% CI)	658	718		100.00	1.48 [1.16, 1.89]

Total events: 234 (Cases), 257 (Controls)
Test for heterogeneity: Chi^2 = 0.65, df = 2 (P = .072), I^2 = 0%
Test for overall effect: Z = 3.19 (P = 0.001)

0.1 0.2 0.5 1 2 5 10

Favors Controls　　　Favors Cases

图 7-40-3　GRK4 多态性 A486V 与高血压相关性的 Meta 分析

一项以美国黑种人和白种人双生子人群为对象的研究显示，GRK4 变异体与血压有关，单位点分析发现 R65L 与收缩压增高有关，并受到年龄的影响；GRK4 SNP 纯合子存在的情况下，收缩压随年龄每年上升 1.05mmHg。对于存在 GRK4 65L 的黑种人青少年，精神压力可导致血压升高和尿钠排泄减少。

GRK4 变异位点与高血压的危险度密切。为研究其机制，构建了 GRK4 各种变异体的转基因小鼠。其中，GRK4 142V 转基因小鼠为自发性高血压，486V 和 65L 为盐敏感性高血压（图 7-40-4）。各种突变位点造成了 GRK4 的活性异常增加，通过影响各种 GPCR 的功能，造成了血压的增加和高血压的发生。

研究发现，使用 D$_1$ 类受体激动剂非诺多泮对小鼠进行全身灌注，野生型小鼠尿量和尿钠均增加，而对 142V 转基因小鼠并无作用。进一步的研究显示，142V 转基因小鼠的血压升高与基因拷贝数无关，其原因在于 GRK4 142V 对 D$_1$ 受体的调节。体外实验同样证实了上述结果，在中国仓鼠卵巢（CHO）细胞中的研究发现，转染 GRK4 142V 增加了 GRK 活性，导致 D$_1$ 受体磷酸化增加，受体敏感性显著降低。这一结果同样在人肾小管上皮细胞及 HEK293 细胞中得到证实。同时，我们也观察到转染 GRK4 142V 的人肾小管上皮细胞上的 D$_3$ 受体功能受损。

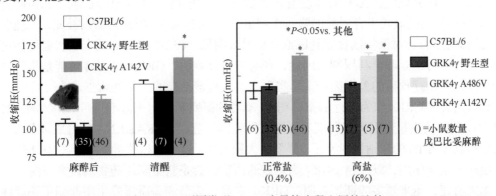

图 7-40-4　不同类型 GRK4 变异体小鼠血压的比较

GRK4 142V 转基因小鼠的高血压同样与肾脏和血管 AT$_1$R 表达和功能增高有关。Ang II 灌注显著增加了 142V 转基因小鼠的血压，这一增高作用可以被 Ang II 受体拮抗剂阻断。特异性敲除 GRK4 142V 转基因小鼠的 AT$_1$R 后，其血压恢复正常。此外，GRK4 142V 转基因小鼠 AT$_1$R 的表达及 AT$_1$R 介导的血管收缩均显著增高，坎地沙坦对血压的降低作用亦强于野生型小鼠。

GRK4 486V 转基因小鼠肾脏 AT$_1$R 表达同样升高，高盐饮食可导致此小鼠血压升高。不同于 142V、486V 和 65L 将盐抵抗表型转变为盐敏感高血压表型。基于 CHO 细胞的离体实验显示，单独转染（486V 或 65L）或双转（486V-65L）GRK4 变异体增高了 D$_1$ 受体的磷酸化水平，损伤了 D$_1$ 受体介导的 cAMP 生成。但其造成盐敏感高血压发生的原因并不清楚。

三、GRK4 对高血压治疗的指导意义

GRK4 作为调节血压水平和参与高血压发生的重要激酶，越来越多地受到研究者和临床医生的关注，其在高血压诊治中的作用也正在逐步实现转化。

盐敏感性高血压是我国高血压患者的主要类型，约60%的高血压患者呈盐敏感。但现有诊断方法存在时间长、可操作性差，患者痛苦、依从性差等不利因素，难于在我国广泛开展。基于对 GRK4 的研究，笔者研发了 GRK4 变异体和收缩压变化与尿钠排泄率比值联合应用诊断盐敏感性高血压的方法：通过检测 GRK4 变异体的情况，并测定收缩压变化与尿钠排泄率比值（ΔSBP/UNa$^+$），对高血压患者的盐敏感性情况进行分型。该方法优于静脉盐水负荷法，敏感性高，特异性好，患者依从性好，为临床判断盐敏感性提供了新的标志物和方法。

此外，GRK4 也是指导个性化降压治疗的重要分子。现有的降压药物主要为以下四大类：①钙通道阻滞剂；②RAAS 拮抗剂，包括血管紧张素转换酶抑制剂、血管紧张素受体拮抗剂（ARB）及直接肾素抑制剂；③利尿剂，包括噻嗪类和袢利尿剂；④交感神经系统药物，包括 β 受体阻滞剂、α 受体阻滞剂、直接舒张血管药物等。现有证据显示，是否存在 GRK4 变异体与选择不同的降压策略密切相关。非裔美国人肾脏病和高血压研究显示，含有 GRK4 142V 位点的男性黑种人对于 β$_1$ 受体阻滞剂美托洛尔的作用明显，降压效果迅速，但美托洛尔对 65L 变异体黑种人男性的降压效果较差。来自美国的另一项研究也发现，含有 GRK4 142V，486V 和 65L 位点的欧裔高血压患者对 β$_1$ 受体阻滞剂阿替洛尔的反应较差。而 ARB 的降压作用在含 GRK4 142V 的日本高血压患者中更为明显。基于南非高血压人群的研究证实，无 GRK4 变异体或含有一个变异体（指 65L 或 142V，该研究没有包含 486V）的高血压患者限盐的降压作用更明显。日本的一项研究做出补充，发现含有 486V 的高血压患者对低盐饮食和利尿剂降压效果明显。65L 和 142V 纯合子患者可能更需要联合治疗，特别是联合利尿剂。因此，现有的研究表明，GRK4 变异体可能是指导高血压治疗和判断治疗预后的关键因子，是实现高血压精准治疗的一个切入点。

亦有研究将GRK4作为治疗的重要靶点。笔者的研究利用超声微泡携带 GRK4 的 siRNA 注射 SHR，并使用超声探头在肾脏对微泡进行破碎，造成 GRK4 siRNA 在肾脏局部释放，有效地提高了 SHR 的尿钠排泄水平，降低了大鼠血压。这一尝试明确了抑制 GRK4 在抗高血压治疗的重要作用，以控制 GRK4 为靶点的药物将会是新型降压药物的研究方向。

综上所述，越来越多的证据表明，GRK4 在血压调节和高血压发生中起到了关键性的作用。GRK4 变异体 142V、486V 和 65L 增加了高血压发生的风险，其机制在于 GRK4 活性异常增高，损伤多巴胺受体功能，异常激活 AT$_1$R 功能，参与高血压的发病。GRK4 变异体可能是抗高血压治疗的重要个体化指标和药物干预重要靶点。

陈　垦（西部战区总医院）

第四十一章　胃-肾尿钠排泄轴

高血压是世界范围内最常见、最重要的健康问题之一。据估计，到2025年高血压患者将占世界成年人口的29%，即15.6亿人。高血压的流行及其不良后果将给来自高、中、低收入国家的高血压患者带来沉重负担。现在有很多关于高血压单一病因的报道，然而确定原发性高血压的病因一直比较困难，因为其发病机制复杂，涉及遗传、表观遗传和环境等多种因素。在众多的环境因素中，钠的摄入量被认为是一个重要因素。

钠对细胞内稳态和体液平衡至关重要。然而，饮食中钠摄入量增加和（或）排泄减少使体内存在过多的钠，此是导致血压升高最常见的危险因素。大量证据表明，膳食中钠过高会增加患高血压风险，并导致心血管疾病临床结局更差。过量钠摄入也会减弱许多抗高血压药物（如 RAAS 的阻滞剂）的疗效。适量减少盐摄入可有效降低高血压患者和正常人的血压水平。因此，低钠饮食是高血压的主要预防和治疗措施。

肾脏在调节钠平衡和血压方面起着至关重要的作用。但是，胃肠道是第一个接触到食物成分的器官，其具有味觉感受器和电解质传感器（如钠、钾、磷酸盐等）。因此，除肾脏外，胃肠道在调节钠平衡及血压水平方面的重要性也得到了越来越多的认识。例如，胃肠道产生的激素和肽类可以调节肾脏激素的自分泌功能，进而影响包括钠排泄在内的肾脏功能。胃肠道来源的激素之一胃泌素能够和肾脏的多巴胺受体协同作用，共同调节尿钠排泄。本章节主要针对胃肠道介导的血压调节进行阐述，并强调了预防和治疗高血压的潜在策略，并尝试展望未来。

一、肾脏对钠稳态的调节

肾脏通过调节钠稳态在长期的血压控制中发挥着重要作用，这一概念已被人体和肾移植动物实验的研究证实。例如，成年易卒中自发性高血压大鼠（SPSHR）的肾移植到正常血压 WKY 大鼠中引起高血压，这直接提示了肾脏在高血压中的重要作用。多巴胺 D_5 受体（D_5R）敲除会导致盐敏感高血压的发生。野生型小鼠与移植同类肾脏的小鼠血压类似，而移植 D_5R 敲除小鼠肾脏的野生型小鼠的血压则高于野生型小鼠，这也说明了肾脏在高血压发生发展中的作用。包括肾脏近曲小管、髓质 Henle 袢上升支粗段等在内的所有肾单位节段均参与了血压调节。肾脏近曲小管承担了65%～70%的钠过滤及正常情况下水的重吸收。研究表明，原发性高血压与肾脏近曲小管中钠含量增加有关。高血压患者的钠潴留是由肾脏本身对钠运输增强，以及在钠摄入量增加时对钠运输减少的信号没有做出适当的反应造成的。

肾脏 RPT 中钠的重吸收通过诸多离子转运蛋白/交换器/泵来实现，如钠葡萄糖转运蛋白、钠氨基酸共转运体、氢钠交换器、2 型钠磷共转运体、钠碳酸氢盐共转运体、Na^+-K^+-ATP 酶等。这些钠转运蛋白/交换器/泵受到许多神经、激素和体液等因素的调节。根据对钠排泄的作用，上述神经、激素和体液因子可分为两种类型：一类可导致钠尿排泄，而另一类则是抑制尿钠排泄。这两类神经、激素和体液因子使体内的钠水平始终保持相对平衡，最终使血压在正常范围内。其中，肾脏多巴胺和 Ang Ⅱ 通过多巴胺受体或 AT_1R 发挥的效应就是促进或抑制尿钠排泄的典型例子。一般来说，肾脏多巴胺受体的激活会导致利尿和尿钠排泄，而肾脏 AT_1R 的激活则将导致抗利尿和抗尿钠排泄。在一些高血压状态下，多巴胺受体介导的尿钠减少，AT_1R 介导的抗尿钠排泄增强将最终导致水钠潴留及高血压的发生。

二、胃肠道中的盐敏感和吸收

盐感受是一种复杂的生理反应，其目的是保持钠平衡在正常范围内。事实上，盐感受发生在身体的许多器官，包括胃肠道的舌头、胃、小肠和大肠等。消化道是第一个接触钠的器官。在盐耗尽的情况下，舌头和胃对钠需求的感知将促使人体摄入更多的盐；此外，还会使胃肠道分泌一些激素，从而增加身体不同器官（包括肾脏）对钠的吸收或重吸收。反之，在盐过量的状态下，摄入的盐将减少，同时胃肠道将会触发引起利钠和利尿的相应机制。多数研究显示，口服钠的排泄速度远高于静脉注射。阴性的研究也不应否定"胃-肾反射"的存在，因为在胃肠道和肾脏外，如血管平滑肌，就存在指导肾脏减少钠转运的钠感受器。因此，在人体不同部位包括胃肠道在内的钠离子感受器可能是抗高血压治疗的潜在新靶点。

如上所述，消化道负责了食物和营养的消化与吸收。同时，胃肠道的另一个基本功能则是调节电解质、矿物质和液体的分泌与吸收。在健康成年人体内，每天消化道可有 8～10L 分泌液，而且还有 1.5～2L 液体从摄入的食物中额外获得。大部分电解质和液体被小肠（95%）和大肠（4%）吸收。胃肠道上皮细胞通过主动转运 Na^+ 和 Cl^- 吸收液体；NaCl 的吸收可存在于小肠到远端结肠。健康成人每天摄入 250～300mmol 钠。但粪便中钠含量却不足 4mmol，这提示几乎所有 NaCl 都被消化道吸收。研究也发现，高血压患者和健康对照组及 Dahl 盐敏感大鼠和盐抵抗大鼠对钠的吸收并没有差异。因此，肠道对钠的吸收增强与大多数高血压患者的发病机制并不相关。然而，食用果糖会增加小肠中的钠的吸收。老年人肠道钠的吸收增加与血压升高也有关。NHE 活性在 6～9 周的 SHR 的空肠和回肠明显升高，但是在更老一点的 12 周的 SHR 空肠和回肠却没有改变。NHE2、NHE3 和 NHE8 在小肠上皮刷状边缘膜均被发现。在 NHE2 敲除小鼠和 NHE3 敲除小鼠中的研究提示，NHE3 负责了小肠大部分中性 NaCl 的吸收。仅仅抑制胃肠道的 NHE3 活性即可降低尿钠排泄，但增加粪便中类似数量的钠排泄。与大鼠相比，人类的上述变化幅度较小（20～50mmol/d）。血管紧张素转换酶雷米普利加上肠道 NHE3 抑制可以引发累加的血压降低效应。在结肠中，钠的吸收是由 ENaC 介导的；高盐饮食将降低 ENaC 的表达。上述均提示阻断肠道 NHE3 和 ENaC 可能是治疗高血压的新策略。内脏分泌的激素、对盐传感器的反应、调节肾脏钠的排泄、肠道肠 NHE3 和 ENaC 可能是治疗高血压的新策略。

三、针对盐感受器反应的胃肠道来源激素调节肾脏尿钠排泄

支撑胃肠道介导的促尿钠排泄信号的理论目前仍然只是部分解决问题。然而，目前已清楚的是，胃肠道来源的激素和肽类在调节肾钠转运和血压水平中起着重要作用。胃肠道来源的激素可分为三类，其分别为胃肠道激素、胰腺激素和胃肠道神经肽。根据其调节尿

钠排泄的能力，将这些激素和神经肽分为两类：一类是增加尿钠排泄；另一类则是减少钠的排泄。

在高血压状态，血浆胃肠道激素水平改变。例如，高血压患者血浆中胰淀素、胰高血糖素和胰岛素水平较高，而循环中的胃饥饿素水平却明显低于血压正常者。盐敏感和盐抵抗型高血压患者的血糖和胰岛素水平并没有差异。然而，与盐抵抗患者相比，盐敏感者口服葡萄糖可在更大程度上增加血浆胰岛素水平。空腹状态下，正常血压者和高血压患者的血清胃泌素水平相似；但是，混合食物餐摄入之后，高血压患者的血浆胃泌素水平升高幅度高于对照的正常血压组。如果 SHR 中的研究可以推论到人类高血压患者的话，我们就可以推测高血压患者体内血浆胃泌素水平更高程度的增加可能是对胃泌素利钠效应受损的一种代偿性反应。此外，抗高血压药物也会改变循环胃肠道激素的浓度。目前还不清楚在正常血压状态和高血压状态下产生不同胃肠道激素水平的机制。但最近的研究表明，WKY大鼠和 SHR 胃肠道结构的内在差异可能导致了肠道激素水平的变化。SHR 近端结肠的平均稳态系数几乎是 WKY 大鼠结肠的 3 倍，这与 SHR 中血管平滑肌细胞层的增加和肠壁胶原沉积有关。此外，SHR 的血压升高也与肠道病理有关，如肠道通透性增加、紧密连接蛋白减少等。这些与肠道激素变化和高血压有关的原因尚不清楚。然而，高血压患者的肠道病理改变与肠道菌群的改变有关，研究发现肠道菌群在调节肠道或肾脏激素/肽类方面起着重要作用。

高血压和血压正常状态下，肾脏中的胃肠道激素水平及其受体表达和功能也不相同。例如，高血压患者和 SHR 中，肾脏胰淀素受体表达增加，而肾脏 GLP-1 受体表达减少。WKY 和 SHR 的胰岛素受体的肾脏表达则没有明显差异，但高盐饮食可以降低 WKY 大鼠中肾脏胰岛素受体的表达，而对 SHR 则没有作用。值得注意的是，胰岛素抵抗大鼠的肾脏胰岛素表达水平也降低。WKY 和 SHR 的 RPT 细胞中胃泌素受体 B 受体的细胞膜表达水平并无差异。然而，胃泌素的输注会导致 WKY 大鼠尿钠排泄增多和利尿，而对 SHR 则无该效应。胃泌素抑制 WKY 大鼠 RPT 细胞 Na^+-K^+-ATP 酶活性，而对 SHR 无作用。然而，肾血管性高血压大鼠和 SHR 胃中含胃泌素的细胞数量均增加。接下来，我们分别以胃泌素和 GLP-1 为例，简要阐述其对肾脏尿钠代谢和血压调节的效应。

（一）GLP-1

GLP-1 是由小肠 L 细胞分泌。正常状态下，GLP-1 快速被二肽基肽酶-4 降解。循环中的 GLP-1 水平在较年轻（5 周龄）的 WHY 和 SHR 中并没有差异。然而，与成年 WKY 大鼠相比，成年（20 周龄）SHR 血浆中的总 GLP-1 水平具有非统计学意义的降低趋势，这可能是由于与同龄的 WKY 大鼠相比，SHR 具有更高的 GLP-1 血浆水平及更高的二肽基肽酶-4。GLP-1 的作用主要由其受体 GLP-1 受体介导，后者广泛分布于全身，包括肾脏。GLP-1 受体表达于 RPT 的刷状缘。在啮齿类动物中，刺激 GLP-1R 后可以抑制 RPT 中的钠转运，诱导尿钠排泄，这也得益于 GLP 介导的肾小球滤过率的增加。GLP-1R 是可以内源性激活的，其理由是静脉注射 GLP-1 受体拮抗剂 exendin-9 能够有效降低雄性 Wistar 大鼠的肾小球滤过率、锂清除率、尿流和尿钠排泄。GLP-1 是通过蛋白激酶 A 依赖机制抑制 NHE3 活性，从而抑制 RPT 中的钠转运。GLP-1 受体在 SHR 和高血压患者肾动脉中的表达降低。GLP-1 受体拮抗剂在 WKY 大鼠中可抑制 GLP-1 受体介导的血管舒张效应，但是该效应在 SHR 血管中显著降低。GLP-1 具有的抗高血压作用则可能与啮齿动物钠排泄增加和血管舒张作用有关。

与啮齿类动物类似，GLP-1 在正常人和胰岛素抵抗的肥胖男性中能够诱导尿钠排泄效应。GLP-1 介导的人体中的尿钠排泄可能与抑制肾脏近曲小管中的钠转运有关。然而，与啮齿类动物相比，GLP-1 的利钠作用与肾脏血流量或肾小球滤过率的增加无关。GLP-1 对人体的利钠效应也与血浆 Ang Ⅱ 水平的降低有关，但与血浆肾素、醛固酮或尿中血管紧张素原的排泄无关。在盐敏感型的肥胖 db/db 小鼠中，GLP-1 激动剂 exendin-4 的利钠和降压作用也与肾脏中 Ang Ⅱ 浓度降低有关。exendin-4 还能预防非糖尿病小鼠中 Ang Ⅱ 诱导的高血压。在啮齿类动物中还发现 GLP-1 和心房钠尿肽之间具有协同作用，但在人类中没有发现。一项 23 个中心进行的为期 24 周的双盲、安慰剂对照研究发现，GLP-1 激动剂降低了收缩压和舒张压，在动态血压方面也发现类似结果。临床试验的荟萃分析显示，GLP-1 受体激动剂治疗可降低 2 型糖尿病患者的收缩压和舒张压，同时还提示出 GLP-1 受体激动剂对主要心血管的有益作用。

上述研究提示 GLP-1 可能具有抗高血压效应。事实上，在人类和动物实验中发现，GLP-1 确实有抗高血压的作用。但是，有的研究报道 GLP-1 注射后在短期内增加血压水平。其原因可能是 GLP-1 也能够急性增加心率、心输出量和激活自主管理的神经元。血浆 GLP-1 水平也被证实与清醒或睡眠期的健康人的血压密切关联。GLP-1 和血压的关系与胰岛素及血糖水平无关，但是却与胰岛素抵抗有关。

降低的 GLP-1 水平和 GLP-1 受体表达可能与高血压的病理发生密切关联。如前所述，GLP-1 受体在高血压大鼠和高血压患者肾动脉中的表达降低，在高血压大鼠中，GLP-1 介导的肾动脉舒张效应受损。血清 GLP-1 水平、GLP-1 受体表达在 L-NAME 诱导的高血压大鼠模型中降低。二肽基肽酶-4 抑制剂西他列汀可以通过增加血清 GLP-1 浓度及上调 GLP-1 受体的表达水平，从而保护 L-NAME 诱导的高血压肾病。

（二）胆囊收缩素和胃泌素

胃泌素主要在胃窦黏膜的 G 细胞中合成，少量产生于空肠黏膜和胃肠道外，如少量中枢和外周神经元、脑垂体和精母细胞等。与胃泌素不同，胆囊收缩素（CCK）由上段小肠的 I 细胞合成，但它们有相同的受体，即 CCKA 型受体（CCKAR）和 CCKB 型受体（CCKBR）。CCKAR 对 CCK 的亲和力高，对胃泌素的亲和力低；相反，CCKBR 对两种激素都有相似的亲和力。由于血浆胃泌素水平远高于 CCK，CCKBR 也被认为是胃泌素受体。CCKBR 表达于特定的肾节段，包括近端小管、远端小管和集合管等。CCKBR mRNA 在人 RPT 细胞中表达，但没有 CCKAR 表达。在离体灌注的大鼠肾脏中，是 CCKBR 而不是 CCKAR 介导了胃泌素-17 输注引起的钠增加和钾排泄减少。

CCK 和胃泌素均可引起利钠与利尿效应。CCK 可能不会增加肾小球滤过率，但是却可以增加肾血流量，后者在有肥胖倾向或高血压大鼠中是降低的。虽然 CCK 和胃泌素在肾脏中的作用相似，但循环中的胃泌素水平比 CCK 高 10~20 倍。胃扩张或十二指肠生理盐水灌注不能或仅暂时性增加循环 CCK 水平。此外，循环中的 CCK 迅速被氨基肽酶降解。在所有的肠道激素中，胃泌素是 RPT 最大限度吸收的种类之一。食物（含 Na^+）可增加血清胃泌素水平，而口服 Na^+，即使没有食物，也会增加血清胃泌素水平。因此，至少在钠平衡方面，胃泌素可能比 CCK 更适合作为胃-肾反射的效应物。

胃泌素在调节尿钠排泄和血压方面的重要性也得到了胃泌素基因（Gast）缺陷小鼠

（Gast$^{-/-}$）试验的支持。Gast$^{-/-}$小鼠在摄入钠后钠的排泄量没有增加，也没有发展为盐敏感性高血压。胃泌素在大鼠和人体内的利尿和利钠效应均有大量报道。这可能与胃泌素抑制 RPT 细胞 Na$^+$-K$^+$-ATP 酶和 NHE3 活性的能力有关。而且，胃泌素对肾脏钠转运的抑制效应可能具有组织特异性，其理由是胃泌素在胃壁细胞中则是增强了 Na$^+$-K$^+$-ATP 酶活性。在 SHR 中，胃泌素的利尿排钠作用及对 Na$^+$-K$^+$-ATP 酶活性的抑制作用均丧失，提示胃泌素对钠尿排泄的异常调节可能在高血压的发病机制中发挥作用。正常血压者和成人高血压患者的空腹血清胃泌素水平相似；但混合餐后，高血压患者的血清胃泌素水平升高明显高于正常血压者。

四、胃肠道激素与肾脏激素在血压调节中的相互作用

依赖于钠平衡的不同状态，口服 NaCl 可能比同样数量的静脉输注可诱发更为严重的利钠和利尿效应。如前所述，即使是阴性结果的研究不应该质疑"胃-肾轴"的存在，因为在胃肠道和肾脏外（如血管平滑肌、心脏和神经系统等）也有钠和氯传感器，"指导"肾脏减少钠的运输。

（一）胃肠道激素与肾脏多巴胺的相互作用

多巴胺是神经组织中的一种神经递质，同时也可以作为包括肾脏在内的非神经组织中的自分泌/旁分泌物质。多巴胺产生于肾脏，通过直接作用于肾脏和肠上皮离子运输，并与其他受体相互作用以调节激素/体液因子的分泌，从而调节血压和钠平衡。多巴胺受体分为 D$_1$ 类受体（D$_1$R 和 D$_5$R）亚型和 D$_2$ 类受体（D$_2$R、D$_3$R 和 D$_4$R）亚型。所有 5 种多巴胺受体亚型都在肾脏中表达。小鼠体内任何一种多巴胺受体基因敲除均会导致高血压的发生。在高血压状态下，多巴胺受体介导的利尿排钠效应受损。多巴胺对肾脏水钠代谢的影响可通过与胃肠道激素的相互作用来实现。

1. CCK/胃泌激素和多巴胺的相互作用 胃泌素是 RPT 细胞吸收的主要胃肠道激素。小鼠 CCKBR 敲除将引起高血压的发生和钠排泄减少。有研究发现，胃泌素可与肾 D$_1$ 类受体协同作用，增加正常血压 WKY 大鼠的水钠排泄，但是在 SHR 中却未发生。在 WKY 大鼠和 BALB/c 小鼠中，胃泌素与肾脏多巴胺的相互作用发生在受体水平，因为阻断 D$_1$ 样受体或 CCKBR 可消除胃泌素或 D$_1$ 样受体激动剂非诺多泮诱导的排钠利尿效应。胃泌素/ D$_1$ 样受体在 RPT 细胞也可发生相互作用。在 WKY 而非 SHR 的 RPT 细胞中，刺激 D$_1$ 样受体或 CCKBR 可抑制 Na$^+$- K$^+$-ATP 酶的活性，上述效应可被 D$_1$ 样受体或 CCKBR 拮抗剂所阻断。在 RPT 细胞中，CCKBR 与 D$_1$R 或 D$_5$R 可发生共定位和免疫共沉淀，且在 D$_1$ 样受体激动剂或胃泌素的刺激后相应增加。此外，刺激一个受体后可增加另一个受体的细胞膜表达水平，但该效应在 SHR 中并未见到。高盐饮食引起的尿钠排泄也可被 D$_1$ 样受体阻滞剂或 CCKBR 拮抗剂所阻断。这表明 CCKBR 与 D$_1$R 或 D$_5$R 之间存在协同作用以增加尿钠排泄。肾脏 CCKBR 和 D$_1$ 样受体间的异常作用可能在高血压的发病机制中发挥重要作用。

2. 胰岛素与肾多巴胺相互作用 胰岛素由胰腺 B 细胞分泌，通过受体发挥生理功能。胰岛素受体广泛分布于肾脏，并从多方面影响肾脏功能。除了对葡萄糖代谢的作用外，胰岛素对几乎所有的肾脏节段都有作用，并且与抗利钠效应有关。在肾脏中，胰岛素通过直接刺激肾小管节段中的特定钠转运体、交换器和转运通道等促进钠重吸收。胰岛素抵抗患者代偿性高胰岛素血症可增强 RPT 的钠盐吸收，导致盐过量和高血压的发生。另外，高钠

饮食又会加重胰岛素抵抗。

胰岛素和多巴胺对肾脏的钠转运具有拮抗调节的作用。胰岛素与多巴胺能系统在肾脏的两个不同水平相互作用。首先，胰岛素通过增加 RPT 中高亲和力转运位点的数量，正向调节儿茶酚胺（包括多巴胺）前体 L-二羟苯丙氨酸的摄取；其次，胰岛素可降低多巴胺受体在肾脏中的表达和功能。高胰岛素血症动物的 RPT 细胞和胰岛素处理的肾脏细胞经研究发现，D_1 受体数目减少，G 受体蛋白偶联缺陷，D_1 受体介导的抑制 Na^+-K^+-ATP 酶活性功能受损。此外，胰岛素抵抗导致肥胖 Zucker 大鼠的 D_1 受体磷酸化及其与 Gs 蛋白的解偶联增加；利用胰岛素增敏剂罗格列酮作用可以拮抗上述效应。

除了胰岛素和 D_1R 相互作用外，胰岛素还与 D_5 受体和 D_2 受体相互作用。胰岛素可增加 D_5 受体表达及增强其抑制 RPT 细胞的 Na^+-K^+-ATP 酶活性的功能，这可能是对抗胰岛素诱导肾小管钠重吸收增强的重要平衡机制。然而，在 SHR 的 RPT 细胞中，上述效应消失。反过来，多巴胺也可以调节胰岛素受体的表达和功能。D_1 样受体激动剂非诺多泮作用后可增加 RPT 细胞中胰岛素受体的表达。此外，D_1 受体可以与分选蛋白 5（SNX5）相互作用，对胰岛素受体表达和胰岛素信号进行正调控，增加对胰岛素的敏感性。此外，D_2 受体的激活也可以调节胰岛素的分泌。急性给予 D_2 受体激动剂能够通过 D_2 类依赖或非依赖方式有效抑制葡萄糖诱发的胰岛素分泌。D_2 受体敲除小鼠也表现出胰岛素分泌受损和葡萄糖不耐受。

（二）胃肠道激素和 RAAS 之间的相互作用

众所周知，RAAS 在高血压的发生发展中起着关键作用。局部 RAAS 存在于包括肾脏在内的不同器官中。通常认为 Ang Ⅱ 是 RAAS 的主要介质。肾小管和肾间质中的 Ang Ⅱ 含量远高于血浆。肾内产生的大部分 Ang Ⅱ 作为一种旁分泌激素。AT_1R 介导了 Ang Ⅱ 诱导的肾小管钠转运在内的绝大部分肾脏功能。RAAS 在高血压状态下被广泛激活，其中包括血浆中血管紧张素转换酶活性和 Ang Ⅱ 水平升高、肾脏 AT_1R 表达升高和肾内 Ang Ⅱ 的产生增强。内源性因素的对抗作用可能是治疗 RAAS 依赖性高血压的有效方法。越来越多证据表明，肾脏内的 RAAS 和胃肠道来源激素之间存在相互作用。

GLP-1 和 RAAS GLP-1 可与 RAAS 相互作用。激动 GLP-1 受体可拮抗 Ang Ⅱ 的诱发高血压效应。对啮齿动物的研究显示，GLP-1 受体刺激可以改善由 Ang Ⅱ 引起的高血压。GLP-1 受体激动剂 exendin-4 不仅可减弱 Ang Ⅱ 诱导的高盐敏感性，也可降低 Ang Ⅱ 诱发的血压升高。另外一种 GLP-1 受体激动剂利拉鲁肽也可使 Ang Ⅱ 型诱发的高血压小鼠模型的收缩压和舒张压恢复到正常水平。exendin-4 还可以降低 Ang Ⅱ 诱导的小鼠 RPT 细胞中的 ERK1/2 磷酸化水平。

有证据表明 GLP-1 受体激动剂与 RAAS 抑制剂（如血管紧张素转换酶抑制剂和血管紧张素受体拮抗剂）的结合对肾脏有益。在被喂食高盐食物的 Dahl 盐敏感大鼠体内，一种名为 AC3174 的艾塞那肽类似物可以降低其血压；此外，血管紧张素转换酶抑制剂卡托普利亦可增强 AC3174 减轻肾脏损害的能力。将 Ang Ⅱ 受体阻滞剂（替米沙坦）和二肽基肽酶-4 抑制剂（利拉利汀）联合应用可降低糖尿病内皮一氧化氮合酶敲除小鼠的尿蛋白排泄和肾脏氧化应激，提示利拉利汀与 Ang Ⅱ 受体阻滞剂的联合应用可能是糖尿病肾病患者的一种新疗法。一项随机、双盲的交叉试验显示，在健康年轻男性中，GLP-1 的输注可降低 Ang Ⅱ 水平，但没有降低血浆肾素或醛固酮水平或尿中血管紧张素原的排泄。然而，静脉注射

GLP-1 可增加大鼠醛固酮的分泌。

五、结　　论

总而言之，越来越多的证据支持"胃-肾尿钠排泄轴"在尿钠排泄过程中的重要意义（图 7-41-1）。胃-肾尿钠排泄轴的异常可能参与了高血压的发病机制。进一步了解胃-肾尿钠排泄轴在调节肾脏功能中的作用可能会让我们重新认识高血压的发病机制，并提供高血压治疗的新策略。

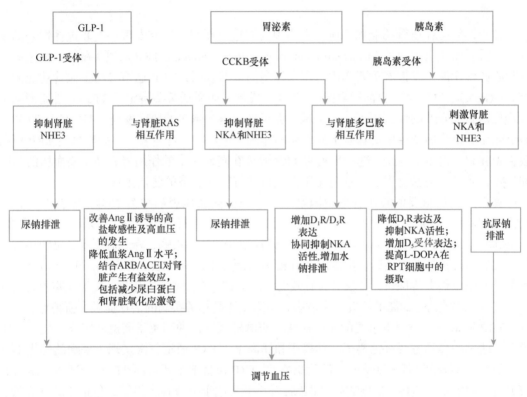

图 7-41-1　胃肠道来源的激素与肾脏激素或多肽的相互作用对尿钠代谢与血压的调控

杨　剑　刘　红（重庆医科大学附属第三医院）

第四十二章　TRP 通道在高血压中的作用及研究进展

一、概　　述

细胞钙稳态在血管功能和高血压发病中发挥重要作用。研究发现一类非选择性阳离子通道即瞬时受体电位通道（transient receptor potential channels，TRP 通道）在调控细胞钙信号和心血管功能中发挥着重要作用。越来越多的证据表明，TRP 通道参与了血管功能的调控。TRP 通道功能异常可导致高血压的发生、发展。而激活某些特定的 TRP 通道亚型则可改善代谢紊乱导致的血管损害和高血压。近年来，越来越多的研究发现，TRPV1、TRPC、TRPM 在心血管的调控中也具有十分重要的作用。膳食因子辣椒素、薄荷醇激活 TRP 可以改善肥胖和高血压。因此，进一步阐明 TRP 通道在高血压中的作用将有助于高血压的预防和治疗，尤其是为膳食因子干预高血压提供科学可行而经济的防治策略。

高血压是最重要的心血管危险因素之一，我国高血压患病率为 25%，患者人数高达 3 亿。由高血压引起的脑卒中、心肌梗死、心力衰竭及慢性肾病等并发症致残率、致死率高，给家庭和国家造成沉重负担。高血压又是可以控制和预防的疾病，降低血压水平可明显减少其并发症，改善患者的预后。虽然已经有较多的治疗手段和方法，但是由于其机制复杂，目前干预靶点仍有待探讨，寻求更为有效的治疗药物迫在眉睫。近年来，关于细胞膜表面受体及其下游相关信号通路的研究越来越多，给高血压及相关疾病的治疗提供了新靶点。

TRP 通道是一类非常重要的非选择性、非电压依赖性的阳离子通道超家族，位于细胞膜上，通过的离子主要有钙离子、钠离子和镁离子。TRP 通道首次发现于果蝇的感光细胞中，可以引起跨膜钙离子流从而激活磷脂酶 C。TRP 包括七个亚家族 TRPC、TRPV、TRPM、TRPP、TRPML、TRPA 和 TRPN。TRP 通道几乎表达于全身各个组织，包括心脏和血管，大多数都可以介导钙离子内流，从而作为细胞传感器发挥作用。Ca^{2+}是细胞内重要的信使物质之一，胞内的游离 Ca^{2+}浓度（$[Ca^{2+}]i$）的变化是促发细胞相关信号转导的始动因素，如增殖、基因表达和凋亡等，与心血管疾病的发生、发展密切相关。根据 TRP 通道在调控血管张力中功能的不同，可将其分为两个功能亚型，即参与血管收缩和血管舒张。鉴于 TRP 通道在血管功能调控中的重要作用，其在心血管疾病中的作用被广泛研究。此外，某些 TRP 通道还参与了血糖和脂质代谢的调控，参与了代谢性高血压的发生。因此，TRP 通道可能是高血压及其心血管损害的潜在干预靶点。

二、TRP 通道在调控血管生理功能中的作用

（一）TRPC 通道在调控血管生理功能中的作用

TRPC 通道有 7 个成员，分属 4 类，如 TRPC1、TRPC2、TRPC4/5 和 TRPC 3/6/7，其中 TRPC1、TRPC3、TRPC6 已经被明确在心血管疾病中发挥致病作用，在心血管疾病的模

型中，TRPC1、TRPC3、TRPC6 的表达常常是上调的，而抑制它们的表达能减轻相关的病理生理学改变。TRPC 通道被 Na^+ 和 Ca^{2+} 的跨膜流动激活，胞外钙内流触发的胞内钙离子池释放也可以激活此通道。TRPC3 和 TRPC6 这两个亚型在引起心血管系统病理生理变化信号通路中各自发挥作用。有研究表明，单独的机械刺激不能激活离子流动，却能增加共存的受体偶联通道的活性。二者共表达于心肌细胞、平滑肌细胞和内皮细胞，发挥血管功能调控作用。免疫共沉淀反应揭示了二者之间的内在关系，TRPC6 的下调会导致共表达的TRPC3 功能的抑制。然而，在敲除了 TRPC6 的小鼠身上却发现，TRPC3 的 mRNA 是上调的，提示 TRPC6 的表达水平可负调控 TRPC3，可能是影响 TRPC3 活性的重要调节分子。

已知，TRPC 通道在血管组织中有表达及功能，并参与血管生理功能的调控。血管平滑肌细胞 STIM/Orai 是调节钙库操纵钙内流途径（store-operated Ca^{2+} entry，SOCE）的经典信号分子。研究发现，某些 TRPC 亚型是 SOCE 途径的重要调节分子。TRPC1 参与了血管平滑肌细胞和内皮细胞 SOCE 的调控。TRPC3 在血管张力调控中起重要作用。TRPC3 可促进内皮来源超极化因子介导的血管舒张作用。TRPC3 还参与了脑动脉血管和血管平滑肌的收缩作用。主动脉内皮细胞 TRPC4 介导的 SOCE 可诱导内皮依赖性的舒张作用。鞘氨醇磷酸酯（sphingosine-1-phosphate）激活 TRPC5 可调控血管平滑肌细胞的运动活性。TRPC6是调控血管肌源性张力的重要分子之一。抑制 TRPC6 可显著抑制脑动脉血管平滑肌的去极化作用并抑制血管条的收缩。有趣的是，电生理研究发现 TRPC6 敲除的血管平滑肌细胞基础性阳离子内流显著增强，TRPC 介导的阳离子电流增加，膜电位去极化更加显著，其机制与 TRPC3 的表达上调有关，该研究结果提示 TRPC3 和 TRPC6 之间存在着某种相互作用。进一步研究发现，TRPC6 能够抑制 TRPC3/6 多聚体中 TRPC3 的基础活性，该多聚体在调节血管平滑肌张力中起重要的生理作用。内皮细胞 cGMP 依赖的蛋白激酶 I 信号途径紊乱也参与了 TRPC6 缺血导致的血管功能障碍。

（二）TRPV 通道在调控血管生理功能中的作用

TRPV1 在血管内皮广泛表达。激活 TRPV1 可促进辣椒素敏感神经释放降钙素基因相关肽（calcitonin gene-related peptide，CGRP）释放，增加内皮细胞 NO 的生物利用度，引起血管舒张。TRPV2 可被膜牵张和低渗透压刺激激活，在小鼠主动脉、肠系膜动脉和基底动脉肌细胞中表达。同时，机械应力激活 TRPV2 在维持心脏结构和功能中起重要作用。TRPV3 介导的钙内流参与脑实质小动脉内皮依赖性的舒张。TRPV4 介导的钙内流在血流诱导的血管舒张中起重要作用，TRPV4 敲除后剪切力诱导的血管舒张反应受损。

（三）TRPM 通道在调控血管生理功能中的作用

TRPM 通道是 TRP 通道超家族中最大的一个亚家族，有 8 个成员分为 4 个组：TRPM1/3、TRPM6/7、TRPM4/5、TRPM2/8，广泛分布于全身的兴奋细胞和非兴奋细胞，参与的生理功能涉及感受味觉、冷刺激、渗透压、氧化还原状态、pH、Mg^{2+} 稳态、细胞增殖和凋亡等。新近研究发现，TRPM 基因表达于血管平滑肌，而且 TRPM8 优势表达。已有相关实验证实，TRPM8 在大鼠主动脉、尾部动脉、股动脉和肠系膜动脉均有表达，免疫细胞化学的方法还表明 TRPM8 表达于细胞边缘。生理条件下，TRPM 能引起 Na^+ 和 Ca^{2+} 内流从而使细胞去极化，动脉平滑肌细胞上使电压门控的 Ca^{2+} 通道开放也可以使细胞去极化。TRPM4、TRPM5、TRPM7、TRPM8 介导的细胞内钙离子水平增高能引起磷脂酶 C 的激活，PIP2 的消耗和通道脱敏、磷脂酶 C 激活后，其下游信号通路会发生相应改变。TRPM8 也可以被外源性的 PIP2 直接活化，而且冷刺激、薄荷醇、膜的去极化能提高其与 PIP2 的亲和力。Gq/11 偶联受体的激活能抑制 TRPM8。钙离子池的释放能够活化 TRPM3/8。

薄荷醇是 TRPM8 的受体激动剂。体内外实验中，薄荷醇诱导的瞬时钙离子内流由一个起始相和之后的持续相组成，起始阶段可以看作血管局部的微收缩引起的不同步机械振动和细胞内不同步的钙离子波的共同体，并且两个时相对硝苯地平均有抵抗作用。TRPM8 受体激动剂薄荷醇依赖于胞外钙离子和硝苯地平抵抗，也说明了其在肺动脉和循环系统中的作用。钙池释放可以激活 TRPM8，因此 TRPM8 可能是血管平滑肌细胞中 SOC 的组成部分之一，此通路包含非钙依赖性磷脂酶 A2 和磷脂（磷脂可激活 TRPM8），故 TRPM8 可能参与动脉粥样硬化，有待于进一步研究。

近期研究发现，TRPM4 在脑动脉肌源性收缩中有重要作用。激活 TRPM4 介导的离子内流会引起脑动脉肌源性收缩，使用反义寡核苷酸抑制 TRPM4 则显著抑制压力诱导的血管平滑肌细胞去极化。TRPM4 可能是调节大脑血流的重要分子。

（四）TRPA 通道在调控血管生理功能中的作用

TRPA1 属非选择性阳离子通道，是机体氧化应激的感受器，多种氧化应激代谢产物均可激活 TRPA1。研究显示，TRPA1 在血管系统中发挥调控血管功能作用。研究发现在内皮细胞中表达 TRPA1，其参与了脑动脉内皮依赖性血管舒张作用，利用烯丙基氰酸盐激活 TRPA1 通道，通过内皮细胞钙激活性钾通道和平滑肌细胞内向整流钾离子通道导致细胞膜超极化，使血管平滑肌细胞内 Ca^{2+} 水平降低，介导脑动脉舒张，上述作用在去除内皮后显著减弱，提示激活 TRPA1 诱导的脑血管舒张作用至少部分为内皮依赖性。

三、TRP 通道在高血压中的作用

TRP 通道在血管生理功能的调控中具有重要作用。尽管尚未发现 TRP 通道基因突变与高血压的发病有关，但在人和动物高血压研究中均发现 TRP 通道明显异常。目前还很难区分这些改变是原发性还是继发性，但存在高血压发病危险因素的情况下，TRP 通道可出现功能异常参与高血压的发生。

（一）TRPC 通道在高血压中的作用

在原发性高血压患者和动物高血压模型的研究中发现，TRPC 通道表达或功能有显著改变和异常。前期研究发现，TRPC3 和 TRPC5 蛋白表达水平及钙内流在高血压患者和动物的血管平滑肌及单核细胞中均显著升高。Ang Ⅱ 或去甲肾上腺素处理可显著增加 SHR 肠系膜动脉 TRPC1、TRPC3 和 TRPC5 的蛋白质表达丰度。TRPC6 基因敲除后，小鼠血压明显升高，血管收缩能力增强，血管平滑肌细胞膜电位去极化更显著，机制与 TRPC6 基因敲除后的 TRPC3 通道激活有关。提示 TRPC 通道和血管功能异常可能是高血压危险因素导致的继发性改变。某些特定亚型的 TRP 通道功能异常可导致血管功能障碍。

（二）TRPV 通道在高血压中的作用

TRPV1 是所有 TRP 通道中研究最多的亚型之一，其在血管内皮广泛表达并发挥重要生理功能。最近研究发现，TRPV1 还在糖脂代谢的调控中有重要作用。激活 TRPV1 可增加内皮 NO 的生物利用度，改善内皮依赖性的舒张功能，从而改善 SHR 和高盐饮食诱导小鼠的血压水平。长期膳食辣椒素激活 TRPV1 可促进卒中倾向 SHR 脑动脉 eNOS 的表达并改善血管功能，从而延缓卒中的发生。膳食补充辣椒素还可改善高盐喂养小鼠心肌线粒体功能，减轻心肌肥厚。高盐处理会减弱皮质集合管 TRPV1 的功能，膳食补充辣椒素能慢性激活 TRPV1 抑制集合管 ENaC 的活性，减少尿钠重吸收，促进尿钠排泄，改善高盐诱导的血压升高。TRPV4 与盐敏感性高血压的发生密切相关。高盐摄入可通过增加 TRPV4 的表达拮抗高盐诱导的血管功能障碍和盐敏感性高血压。

（三）TRPM 通道在高血压中的作用

近期研究发现，TRPM4 在心血管系统病理生理作用中有重要作用。脑动脉 TRPM4 参与了压力诱导的血管收缩和脑血流调控。TRPM4 基因敲除小鼠血压明显升高有发展为高血压的趋势，机制还与嗜铬细胞儿茶酚胺释放增加有关。此外，还发现 TRPM4 基因多态性与心脏传导异常有关联。TRPM7 主要对 Mg^{2+} 通透负责跨细胞间的 Mg^{2+} 转运，其功能障碍可导致 SHR 血管平滑肌细胞 Mg^{2+} 稳态失衡和功能异常。研究证实 TRPM8 在疼痛和温度敏感的感觉神经元中表达，哺乳动物感觉神经元的 TRPM8 在 $-25℃$ 能被激活，TRPM8 也能被一些天然的物质所激活，如薄荷。近年研究证实，寒冷应激导致高血压的发生，促使大量儿茶酚胺释放，激活肾上腺素 α_1 受体（α_1-AR），促进 IL-6、TNF-α 炎症因子释放，增加活性氧产生，与激活 ERK 及 NAD（P）H 氧化酶有关。激活 α_1-AR 可抑制 TRPM8 活性与 G 蛋白/PKA 有关。体外实验发现，薄荷醇激活血管平滑肌细胞 TRPM8 可抑制肌浆网钙库钙释放和 RhoA/ROCK 活性，诱导血管舒张；而长期膳食补充薄荷醇慢性激活 TRPM8 可显著改善高血压动物和高血压前期志愿者的血压水平。

（四）TRPA 通道在高血压中的作用

已知低温环境可使血管收缩，导致寒冷引起高血压的发生。低温（$<17℃$）可激活 TRPA1，在寒冷引起高血压发生的不同阶段中作用不同。研究发现，TRPA1 参与低温介导的血管张力变化，在寒冷最初诱导血管收缩中，TRPA1 通过氧化应激及介导 Rho 通路、α_2 肾上腺受体等激活促使血管收缩，而在之后的血管舒张中，TRPA1 通过促进神经源性舒张因子 CGRP 和 NO 释放而参与了血管舒张过程。有关 TRPA 通道在高血压中的作用有待进一步探讨。

四、干预 TRP 通道对高血压的改善作用

（一）牛磺酸抑制 TRPC3 改善高血压的作用

近年来研究发现 H_2S 在高血压发病中起重要作用，在心血管组织中 H_2S 的合成主要依赖胱硫醚-γ-裂解酶（CSE）。他人研究证实，原发性高血压中 CSE 的活性及表达被抑制，血浆 H_2S 含量降低，其机制尚不清楚。我们在前期研究中发现，高血压前期人群给予外源性牛磺酸干预可上调 CSE 增加血浆 H_2S 的生成，改善血管功能，降低血压。有研究发现，血管平滑肌细胞的 CSE 在钙信号的介导下可以进入线粒体发挥作用。我们研究发现，通过补充牛磺酸促进血管组织 H_2S 的合成可以改善血管平滑肌的线粒体呼吸功能，抑制活性氧的产生。同时我们也发现，TRPC3 与 CSE 在血管平滑肌中共表达，且 CSE/H_2S 通路受细胞内钙调控，SHR 主动脉 TRPC3 表达增强介导细胞内$[Ca^{2+}]i$ 增加，

可抑制 CSE 表达，活性氧生成增多；与同窝野生型 WT 小鼠相比时血管组织 TRPC3 激活与 CSE 调控活性氧有关。高血压时 TRPC3 激活介导平滑肌细胞钙异常与 TRPC3 有关的通路有关。牛磺酸干预能降低血压和改善血管功能，其机制与抑制血管 TRPC3 介导的 Ca^{2+} 内流有关。

（二）膳食辣椒素激活 TRPV1 改善高血压的作用

辣椒在饮食文化中占有举足轻重的地位，被用作调味品和药物也有着悠久的历史。在世界范围内，辣椒的食用也越来越广泛。辣椒素是辣椒中的辛辣刺激成分，是不可或缺的日常调味品和营养素。大量基础研究和人群研究结果已经证实辣椒素有益于身体健康。

新出现的研究结果发现，TRP 通道还在调控细胞生长、矿物质吸收、体液平衡、胃肠道运动和心血管功能中起重要作用。TRPV1 是 TRP 通道家族中被研究的最广泛的亚型之一。辣椒素的特异性受体是 TRPV1。TRPV1 属于瞬时受体电位通道家族。除了在神经系统的经典作用外，TRPV1 还在维持生理功能稳态中发挥重要作用。辣椒素在胃肠道的被动吸收率高于 80%，被吸收后通过白蛋白在血液中转运；因此，辣椒素可能具有广泛激活各组织器官 TRPV1 的作用并启动一系列的生物学效应。TRPV1 与高血压和高血压相关的靶器官功能障碍有关，其机制仍有待深入研究。研究显示，辣椒素激活 TRPV1 的抗高血压效应与辣椒素敏感神经促进降钙素基因相关肽（CGRP）和内皮细胞一氧化氮释放有关。急性辣椒素处理可短暂地升高血浆中 CGRP 的浓度，并伴有血压下降。膳食辣椒素激活 TRPV1 上调血管组织蛋白激酶 A 和 eNOS 的磷酸化，增加内皮 NO 的生物利用度。长期辣椒素干预可促进遗传性高血压大鼠内皮依赖性的舒张功能并降低血压。而 CGRP 在慢性辣椒素干预降血压中的作用较弱。近期研究发现，抑制血管平滑肌细胞 L 型钙通道是辣椒素诱导血管舒张的机制之一。Dahl 盐抵抗大鼠可抵抗高盐诱导的血压升高，其背后机制涉及 TRPV1 的激活。TRPV1 的表达及功能在 Dahl 盐敏感大鼠中受损，导致其对盐负荷敏感性增加。慢性膳食辣椒素可改善高盐喂养小鼠的血管功能及夜间血压升高，机制与激活 TRPV1 抑制血管氧化应激有关，该效应在 TRPV1 基因敲除小鼠中缺失。与单纯高盐喂养小鼠相比，高盐加辣椒素喂养小鼠尿钠排泄更高，血压水平也更低，提示辣椒素可改善高盐导致的血压升高。此外，TRPV1 激活还可诱导对高盐的厌恶行为，从而减少盐的摄入。

（三）激活 TRPM8 改善寒冷性高血压的作用

薄荷醇激活 TRPM8 能抑制 α_1-AR 介导的血管收缩。激活 DAG/PKC 信号通路对 TRPM8 也有抑制作用，研究提示寒冷应激引起交感激活与抑制 TRPM8 有关。激活血管组织 TRPM8 能抑制血管收缩反应性。近年我们开展了薄荷醇胶囊干预高血压前期人群（45～65 岁）随机双盲的临床研究。我们的研究显示，薄荷醇胶囊干预 8 周能显著降低高血压前期受试者的血压及改善血管舒张功能，且对心率也有明显降低。重要的是，我们发现薄荷醇胶囊干预 8 周后，高血压前期受试者血浆 CRP 及 TNF-α 也显著下降。在离体实验中我们也证实薄荷抑制血管的收缩反应，减少 TRPM8 介导的 Ca^{2+} 内流与抑制 RhoA/ROCK 信号通路有关，且与维持线粒体钙稳态，抑制 Ang Ⅱ 介导的线粒体呼吸功能障碍及活性氧导致的钙内流有关。

（四）激活 TRPA1 改善高血压的作用

TRPA1 能被多种食材成分激活，如大蒜素、桂皮醛和芥末等。研究发现，大蒜素和桂皮醛能激活 TRPA1 舒张肠系膜动脉及脑动脉和改善糖尿病诱导的高血压。我们研究发现，长期高盐摄入可抑制 WT 小鼠肾近曲小管 TRPA1 表达，且近曲小管顶端膜 NHE3 和基侧膜 Na^+-K^+-ATP 酶表达明显增高，高盐加桂皮醛可增加近曲小管 TRPA1 的表达，抑制顶端膜 NHE3 和基侧膜 Na^+-K^+-ATP 酶，显著促进尿 Na^+ 排泄，而桂皮醛对高盐干预的 $TRPA1^{-/-}$ 小鼠无作用。

综上所述，TRP 通道家族在高血压的发生发展过程中发挥重要作用，可以通过调节血管平滑肌细胞而调节血压，从而对整个循环系统产生影响，通过调节细胞内 Ca^{2+} 水平，使相关的信号通路发生变化，从而触发一系列生理变化，这些均为临床治疗高血压相关疾病提供了新的切入点，进一步对 TRP 进行转化研究可能为高血压的治疗提供新的治疗手段。

闫振成　熊诗强（陆军军医大学大坪医院）

第四十三章　肾素原受体与高血压

RAAS 迄今已有一百多年的研究历史，主要包括肾素、AGT、Ang I 、ACE、Ang II 等。肾素由肾小球旁器分泌，100 年前由 Tigerstedt 和 Bergman 发现，是 RAAS 的限速酶。传统意义上的 RAAS 是指肾脏分泌的肾素裂解肝脏合成的 AGT 产生 Ang I ，Ang I 由肺部分泌的 ACE 转化为 Ang II ，Ang II 再通过与其受体 AT_1R 或 AT_2R 相结合，发挥基因调节和细胞反应等生物学活性，从而影响交感神经活性、动脉血管收缩、水钠的再吸收和潴留及其他生理过程，在调节电解质平衡与血容量及血压中发挥着至关重要的作用。RAAS 在血压调节中的作用已经被大量研究所证实，RAAS 对血压的调节失衡是高血压发生的重要病理机制，尤其是 RAAS 抑制剂已经成为一线抗高血压药物。不仅如此，RAAS 抑制剂也广泛用于治疗肾脏病与心血管疾病，这些器官保护作用可能与其降压作用无关。随着研究的深入，近年来人们发现在心脏、大脑、肾脏、血管等组织内部存在着 RAAS 的所有组成成分，而且其含量远远高于血循环中的 RAAS 的含量，提示这些组织存在独立的局部 RAAS。局部组织性 RAAS 在细胞中通过自分泌、旁分泌的方式各自在其组织细胞中发挥作用。

PRR 作为 RAAS 系统的新成员，首次由 Nguyen 等于 2002 年从人类肾小球系膜细胞中克隆出来，并发现它能够通过与肾素原相结合引起肾素原构象变化而活化，也可与肾素结合而增强肾素活性，除此之外，也可以激活细胞内信号通路，引起氧化应激反应及组织纤维化。PRR 可被 furin/ADAM19 切割而产生一种可溶性的 PRR（ soluble PRR，sPRR ），释放入血浆、尿液及细胞培养基中，或滞留在细胞内，在许多疾病如妊娠子痫、糖尿病、肾脏病等中，血液中的 sPRR 会升高。PRR 在肾脏内表达的主要部位有远端肾小管、肾小球系膜区、肾血管的平滑肌细胞、髓袢及集合管闰细胞。近年来，PRR 受到研究者的广泛关注，与其他 RAAS 组分不同的是，PRR 是一种组织特异性基因，不直接通过循环系统发挥作用，PRR 的表达并不完全与 RAAS 系统血流动力学功能相关，被认为是一种调节局部 RAAS 的关键分子，在高血压、肾脏病及其他心血管疾病的发病机制中起着重要作用（图 7-43-1 ）。

一、PRR 对 Na^+ 代谢的调节作用

Na^+ 是细胞外液中主要的渗透活性阳离子，对维持细胞外液容量、调节酸碱平衡、维持正常渗透压和细胞生理功能有重要意义。正常情况下，总体钠含量变化与细胞外液容量改变一致。总体钠含量受饮食钠和肾排钠之间的平衡调节，这种平衡状态很大程度上依赖于机体对尿液中 Na^+ 排泄的微观调控作用。RAAS 是肾脏钠排泄的主要调节系统，受激素调控的 Na^+ 重吸收主要发生在远端肾单位。ENaC 在肾脏中主要分布在远端肾小管处，是小管上皮顶膜上一个重要的 Na^+ 重吸收通道蛋白，其活性是 Na^+ 重吸收的限速步骤。

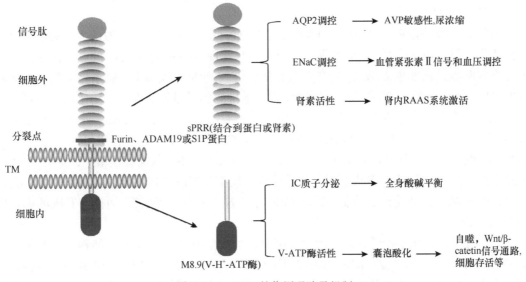

图 7-43-1 PRR 的作用通路及机制

ENaC 是由 α、β 和 γ 三种亚基组成的异聚体蛋白，可调控肾脏 Na^+ 重吸收速率。醛固酮是上皮 Na^+ 转运的主要调节剂，通过作用于上皮钠通道发挥保钠作用，是维持哺乳动物细胞外液体积和血压的关键因素。当 ENaC 基因发生功能性突变时，ENaC 蛋白过度表达，则使 Na^+ 重吸收增加，并反向偶联 K^+ 的过度排泄，从而引起低钾高钠血症，并形成高血压，此症状即为 Liddle 综合征。临床上使用一种选择性的 ENaC 阻滞剂阿米洛利（商品名为蒙达清）来治疗该疾病。因此，ENaC 是治疗体液容积扩增和高血压的一个重要靶标。大量的体外证据表明，血清糖皮质激素诱导激酶 1（SGK1）是醛固酮诱导 ENaC 激活的关键因素。一般认为醛固酮主要通过 SGK-1/Nedd4-2 信号通路对 ENaC 进行调节，SGK1 通过细胞信号转导降低 Nedd4-2 的表达，进而增加细胞表面 ENaC 的表达和活性。然而，将小鼠体内 SGK1 敲除以后并未发现其对 Na^+ 平衡和 ENaC 的表达及活性有明显的影响，因此公认的醛固酮依赖 SGK-1/Nedd4-2 对 ENaC 进行调节的观点并未得到证实。

越来越多的研究证据支持肾素/肾素原受体是肾脏集合管 ENaC 的重要调节者。有研究报道发现，在低盐或 Ang II 处理的模型中，PRR 可通过 SGK-1/Nedd4-2 信号调节 ENaC 的表达，敲除肾脏 PRR 后 α-ENaC 的表达降低。另外，Burckle 等发现血管平滑肌细胞过表达人 PRR 的转基因小鼠的血浆醛固酮含量显著升高。通过电生理学研究手段，采用生长在 Transwell 板中的 mpkCCD 细胞株（一种皮质集合管细胞系），检测了给予肾素原或肾素处理激活 PRR 后对 ENaC 所调节的 Na^+ 转运的影响。研究发现，10nmol/L 肾素原可以快速地激活 ENaC 通道，但同样浓度甚至更高浓度的肾素对 ENaC 的活性均无影响。肾素原对 ENaC 的快速激活作用可被 PRO20（PRR 的竞争性抑制肽）完全阻断，这表明该作用依赖于 PRR 的激活。此外，相关实验也证明了与肾素相比，肾素原与 PRR 有着更高的亲和力。这些研究结果提示肾素原而非肾素才是 PRR 的生理性配体。那么 PRR 对 Na^+ 的调节作用是否是通过激活经典的 RAAS 来实现的呢？研究发现，肾素原对 ENaC 的激活并不能被 AT_1R 的抑制剂氯沙坦阻断，可见该调控过程并不依赖于 AT_1R。同样，使用肾素抑制剂阿利吉仑也无法阻断肾素原的作用，这说明 PRR 是通过 RAAS 非依赖的方式直接调节

ENaC 的活性的。

后续的研究证据进一步支持了 PRR 作为 ENaC 调节者的推论。一般认为 ENaC 主要调节皮质集合管（CCD）Na^+ 的重吸收。然而，研究发现，PRR 对 ENaC 的调节作用似乎只发生在肾脏髓质而非皮质部位。特异性敲除集合管的 PRR 可以减少基础条件下和 Ang Ⅱ 灌注时肾脏内髓 α-ENaC 的表达量，同时伴有尿钠排泄相对增加的表型。相比之下，肾脏皮质 α-ENaC 的表达量保持不变，与 Ang Ⅱ 的处理无关。此外，其他的 ENaC 亚型并不受 Ang Ⅱ 处理或 PRR 敲除的影响。因此，PRR 对 ENaC 的调节作用具有肾脏区域和 α-亚型的特异性。此外，高盐处理的动物可最终诱导血压的增加，在高盐动物模型中，肾脏 PRR 的表达上升，然而在某些病理状态下，如慢性肾炎模型和肾脏缺血再灌注模型中，给予高盐饮食，PRR 的表达却受到了抑制，提示 PRR 对于 Na^+ 重吸收的调控还可能与肾脏的病理生理状态有关。

除了 ENaC，在果糖诱导的盐敏感性高血压的大鼠模型中，PRR 也能作用于其他 Na^+ 通道，如 NHE3 和 NKCC2。NHE3 作用于近端小管重吸收尿样中 60%～70% 的 Na^+，NKCC2 则作用在髓袢升支粗段重新收 25%～30% 的 Na^+。研究表明，近端小管 NHE3 活性的增强及 NKCC2 表达量增加参与 Ang Ⅱ 所诱导的高血压。那么 PRR 是否是通过影响肾内 RAAS 和肾 Na^+ 转运体从而促进了果糖诱发的盐敏感性高血压的发展呢？研究发现将含有 20% 的果糖的饮用水与安慰剂或 PRO20 结合使用，并通过无线电遥测技术评估盐的敏感性。如预期所料，单独果糖或高摄入盐本身并不会引起高血压，但这两种方法联合使用则导致平均动脉压持续增加约 10mmHg，且该作用可被 PRO20 阻断。果糖摄入可增加肾内 NHE3 和 NKCC2 的蛋白质丰度及呋塞米敏感的 NKCC2 活性，且均能被 PRO20 抑制。以上结果表明，PRR 通过作用于 NHE3 和 NKCC2，从而增加了果糖摄入引起的盐敏感性。此外，后续研究进一步发现，使用别嘌呤醇抑制果糖代谢引起的肾脏内源性尿酸的升高，完全阻断了果糖对肾脏 NHE3 和 NKCC2 蛋白及 mRNA 的表达水平，以及大鼠对呋塞米的反应刺激作用，并且完全阻断了高果糖诱导的盐敏感性高血压。这说明果糖是通过其代谢产物尿酸进而激活了肾脏 PRR。以上的相关研究都直接或间接证明了 PRR 在肾脏钠平衡中的重要作用。

二、PRR 对 K^+ 代谢的调节作用

K^+ 是维持细胞生理活动的主要阳离子，细胞内的 K^+ 对细胞功能具有重要的作用，如细胞的蛋白质合成、细胞容积的调节等，尤其对细胞的膜电位，K^+ 起决定作用，调节着细胞的收缩及离子转运。研究表明，钾摄入不足与很多疾病相关，包括心血管疾病、肾结石和骨质疏松症。饮食中补充钾可降低血压、减少脑卒中、改善骨骼健康、减少肾结石的风险。《美国居民膳食指南（2015—2020）》提出钾是一个极为重要的矿物质，钾摄入应引起公共卫生的关注。

细胞外 K^+ 池相对于每日推荐钾摄入量（120mmol）非常小，为 70mmol，因此 K^+ 排泄平衡受到严格的控制。日常饮食每日钾摄入量约为 5g，其中 90% 从尿液排出，10% 从粪便排出，因此肾脏在调节 K^+ 稳态中起着关键性的作用。K^+ 分泌过程主要受醛固酮调节。当血钾升高时，一方面通过刺激肾上腺产生醛固酮，进而促进肾脏对 K^+ 的排泄。另一方面高血钾直接抑制远曲小管 NCC 的表达，使 Na^+ 在远曲小管重吸收减少，进而在集合管刺激 ENaC

促进 Na^+ 重吸收，集合管 Na^+ 重吸收依赖于 K^+ 的排泄，因此尿钾分泌增多，从而恢复血钾浓度到正常水平。为了支持肾上腺源性醛固酮的经典内分泌功能，低醛固酮血症的艾迪生病表现为高钾血症，而醛固酮增多症的康涅狄格州的综合征患者表现为低血钾。然而，该模型不能解释循环醛固酮没有升高之前，高钾饮食所引起的快速滤钾反应。此外，肾上腺切除的动物肾 K^+ 排泄及集合管中 Na^+ 和 K^+ 电导对高钾负荷的反应仍保持完整性。

越来越多的研究表明，肾上腺外的组织能够合成并分泌醛固酮，包括内皮细胞和平滑肌细胞。主要负责醛固酮合成的类固醇生成酶在大鼠心脏中均有表达，包括皮质酮和醛固酮合成的终端酶，正常大鼠心脏体外灌注后能够分泌醛固酮和皮质酮，心脏中醛固酮的含量约为 16nmol/L，高于血浆中的醛固酮的量。脂肪组织产生的醛固酮通过盐皮质受体介导了肥胖相关的心血管疾病等并发症，脂肪组织中含有合成醛固酮的必要组分，其醛固酮产生的调节主要通过钙调神经磷酸酶/激活 T 细胞的核因子信号通路和活性氧依赖的信号通路。大脑组织中醛固酮的合成受脑内的局部 RAAS 调节，在盐敏感性高血压中，激活醛固酮依赖的神经调节通路包括激活交感神经兴奋，从而导致血压升高。研究发现，肾脏局部醛固酮的产生受盐、糖尿病和 Ang I 型受体调节。糖尿病中增加的肾脏醛固酮及醛固酮合成酶 CYP11B2 的表达参与肾脏炎症的发生、发展。然而，肾脏来源的醛固酮在 K^+ 平衡中的作用仍不清楚。

有文献报道，高表达人 PRR 基因促进醛固酮分泌，这提示肾脏 PRR 对 K^+ 平衡具有潜在的调节作用。最近，我们研究了在高钾负荷下肾 PRR 在调节 K^+ 稳态中的潜在作用。在高钾饮食喂养的 Sprague-Dawley 大鼠中，肾脏 PRR 表达升高，主要表现为肾脏 PRR 蛋白丰度增加和尿 PRR（sPRR）排泄增加。利用 PRR 的拮抗肽 PRO20 在高钾饮食大鼠中可降低尿液 K^+ 排泄，升高血浆 K^+ 水平，提示 PRR 在高钾负荷时具有促进 K^+ 分泌的重要作用。令我们惊讶的是，肾脏 PRR 的促排钾作用主要是通过增加肾内醛固酮水平实现的。在钾负荷模型中，大鼠进行肾上腺摘除后，给 PRO20 或螺内酯处理都能看到血钾的进一步升高。总之，我们在钾负荷模型中，肾脏 PRR 可以通过调节肾内醛固酮的产生调节 K^+ 平衡。最近研究发现，S1P（site-1 protease）酶是切割 PRR 产生 sPRR 的主要酶。在人近曲小管细胞上，S1P 抑制剂 PF429242 及使用 S1P siRNA 均可阻断 BSA 诱导 sPRR 的产生。用 S1P 抑制剂能够降低高钾负荷小鼠尿中的 K^+ 排泄，升高血浆中 K^+ 的水平，提示 S1P 在高钾负荷时可能通过切割产生 sPRR 促进 K^+ 分泌。高钾饮食能够激活肾内 RAAS，我们利用肾脏集合管肾素敲除的小鼠，高钾处理发现缺失集合管肾素蛋白能够降低尿中 K^+ 的排泄，升高血中 K^+ 的水平。因此，我们提出肾脏 PRR 通过切割产生的 sPRR 介导了肾内 RAAS 的激活，进而调节 K^+ 代谢。

三、PRR 对体液的调节作用

体内各种组织细胞直接生存在内环境中，细胞的正常生命活动需要一个相对稳定的环境条件，因此细胞外液的各种理化因素包括渗透压、温度、酸碱度、电解质及水都必须保持在一个适宜的相对稳定的水平。人体内各种组织细胞的生命活动都是在水溶液中进行的，正常情况下，每日水的总出入量是保持平衡的，若机体失水或饮水量减少，引起血浆晶体渗透压增高，同时尿液浓缩增强，尿量相应地减少，以维持机体内环境的稳定。尿液的浓缩功能主要由 AVP 作用于远端肾单位实现。抗利尿激素由下丘脑的视上神经核和室旁神经核形成，位于渴觉中枢的前方，彼此交错分布，是尿液浓缩与稀释的关键性调节激素。抗利尿激素形成后储存于垂体后叶的微血管基膜附近。当机体饮水不足或大量失水，体液减少，引起血浆渗透压升高，刺激下丘脑产生 AVP，随后被分泌进入血液循环中而发挥作用。

AVP 通过其受体发挥作用，分为 VR1a、VR1b、V2R。VR1a 表达在血管平滑肌细胞、肝细胞、大脑和其他组织；VR1b 主要表达在垂体前叶；V2R 受体是 G 蛋白偶联受体，主要表达在肾脏的集合管主细胞基膜和小管远端，AVP 作用于 V2R，激活 cAMP 和 PKA，促进 AQP2 转运到肾脏集合管主细胞的顶膜，升高集合管细胞对水的通透性，AVP 也可以通过 cAMP/PKA 通路促进 AQP2 基因的表达，最终促进尿液的浓缩，减少体液的丢失。

肾脏内肾小管升支粗段也表达 V2R，是 AVP 另一个重要的靶点。AVP 通过 cAMP/PKA 通路激活 NKCC2，促进肾小管对小管液 Na^+ 的重吸收，以及由于渗透梯度的形成，进一步促进水的重吸收。

最近一系列的研究报道表明，肾脏 PRR 在水平衡调节中发挥了重要作用。首先，肾脏集合管或肾单位 PRR 基因敲除的动物出现明显的多尿表型，伴随肾内 AQP2 和 NKCC2 表达的下调。其次，使用药理学 PRR 的特异性抑制剂 PRO20 抑制 PRR，能够损伤动物的尿液浓缩功能，产生多尿。体外实验中，使用 PRR 的配体肾素原激活内髓集合管细胞（IMCD）的 PRR，能够显著升高 AQP2 的表达；AVP 也可以直接刺激肾素原和促进 sPRR 的释放。

以上的实验结果证明肾脏内 PRR 的抗利尿作用可能是作为 AVP 信号通路中的一个调节因子而得以实现。

四、PRR 对血压的调控作用

RAAS 是控制血压的重要调节系统之一，大量的药理学及基因学手段已证实过度激活的 RAAS 在高血压的发生发展中发挥着极其重要的作用。Ang Ⅱ 为 RAAS 的主要效应激素，当其剂量达到一定程度时就会诱发高血压。Ang Ⅱ 诱导高血压的具体机制仍然不清楚，最近越来越多的证据表明肾内局部 RAAS 介导高血压的发生、发展。体外实验表明，PRR 能够与肾素结合而增强肾素的活性，与肾素原结合而通过构象改变来促进肾素原的非蛋白酶酶解活化，提高局部 Ang Ⅱ 生成的催化效率，从而增加局部 Ang Ⅱ 的生成，最终增加局部 RAAS 的活性。越来越多的证据支持 PRR 在调节肾内局部 RAAS 中发挥着重要作用。

最新的一系列研究提供了大量的实验证据来支持 PRR、肾内局部 RAAS 和高血压之间的关联性。在 Ang Ⅱ 诱导的高血压大鼠模型中，肾脏髓质和尿液的肾素活性是增加的，而血浆和肾脏皮质肾素活性是降低的，这说明了肾脏局部 RAAS 和全身系统 RAAS 是相互独立的。由于第一代 PRR 抑制剂 HRP 的作用备受争议，而小鼠组织特异性 PRR 敲除会致死，这为在体内模型中证实 PRR 能够调控肾素活性造成困难。为克服上述挑战，主要采取下列措施：①药理学手段上使用基于 HRP 改良的 PRR 抑制剂 PRO20；②遗传学手段上采用能够避免干预集合管发育的 AQP2 Cre 构建肾脏集合管特异性 PRR 敲除小鼠模型。实验发现，髓质内灌注 PRO20 或集合管 PRR 特异性敲除均能显著抑制 Ang Ⅱ 处理所诱导的肾脏髓质和尿液肾素活性增加及血压升高，这些结果一方面首次为 PRR 可以调节肾素活性提供了体内实验证据；另一方面表明肾脏 PRR 可能通过增加肾素活性来激活肾内局部 RAAS，从而参与 Ang Ⅱ 所诱导的高血压。此外，肾脏髓质灌注 PRO20 几乎能够完全抑制 Ang Ⅱ 所引起的高血压，而静脉注射 PRO20 仅仅表现出轻微的降低血压作用，这一差异性表明肾脏髓质 PRR 和肾内局部 RAAS 在 Ang Ⅱ诱导的高血压中发挥着更为重要的作用。随后，更深入的机制研究发现，Ang Ⅱ是通过激活 COX-2/PGE2/EP4 信号通路增加肾脏髓质 PRR 表达和肾素活性来诱导高血压的发生发展的。

五、结　　论

在远端肾单位，传统上钠、钾和水的转运分别受醛固酮和抗利尿激素调控。这一观念在过去几十年都没有改变。然而，最新的一些研究发现 PRR 是远端肾单位调节钠通道、钾通道及水通道的全新分子，并且在一些情况下如高果糖摄入时，PRR 不仅仅在远侧肾单位调控钠通道。

PRR 在基础生理状态下就具备调控 ENaC 和 AQP2 的作用。在肾脏集合管特异性 PRR 敲除小鼠中，基础生理状态下的 ENaC 表达与 AQP2 表达相较于野生型小鼠均显著下降。更进一步的机制研究揭示，肾素原可通过作用于 PRR 激活 NADPH 氧化酶/H_2O_2 途径调控 ENaC 表达；PRR 可通过介导 AVP/PGE2/EP4 信号通路的激活，参与 AVP 对 AQP2 的调控过程，从而影响肾脏尿液浓缩能力。同时，最新的研究中使用携带有组氨酸标签的重组 sPRR 蛋白（sPRR-His），已证实 sPRR-His 能通过激活位于集合管主细胞顶端膜的 Frizzled-8 受体激动 β-catenin 通路，参与 AQP2 的调控，影响尿液浓缩功能。

综上所述，一方面 PRR 可通过增加肾素活性激活肾内局部 RAAS 来介导 Ang Ⅱ等诱导的高血压；另一方面，PRR 具有非 RAAS 依赖性的一系列生理功能，包括激活肾脏集合管 ENaC 介导的钠重吸收和 AQP2 依赖的水重吸收来诱导高血压。PRR/sPRR 可作为用于治疗体液紊乱、电解质紊乱和高血压等疾病的有效防治干预靶点。

杨天新（中山大学中山医学院）

第四十四章 中枢神经系统与高血压

高血压是我国人群脑卒中及冠心病发病的主要危险因素，严重危害人群健康。根据最新的 Lancet 研究结果显示，在我国 35～75 岁的成年人中，近一半的人患有高血压，治疗率低于 1/3，控制率低于 1/12。ACC/AHA 联合公布的《2017 年美国高血压临床实践指南》中将高血压标准定义为血压≥130/80mmHg，取代以前 140/90mmHg 的高血压标准。如果按照美国新标准，我国高血压人群将急剧增加。我国的高血压防治工作并不令人满意，高血压发病率逐年升高，其心脑血管并发症一直未得到有效遏制，使高血压成为我国当今重大的公共卫生问题，其根本原因是高血压的发病机制较为复杂，具体机制尚不清楚，更缺乏有效的干预靶点。因此，如何提高对高血压的预防和治疗水平已成为迫切需要解决的重大医学和社会问题。近年来对于高血压机制的研究方向发生了重大转变，以往学者是从心脏、血管等外周角度研究高血压、心力衰竭等心血管疾病发生发展机制。随着研究的不断进步，学者逐渐将目光转向中枢调控机制的研究，有研究发现调节下丘脑室旁核区域神经元活动可明显改变外周交感神经活动，有学者把下丘脑室旁核作为新靶点进行了一系列研究，发现中枢神经激素激活会伴随着外周交感神经活动增强。

下丘脑室旁核在血压调控方面发挥着重要作用，高血压时经下丘脑室旁核慢性给予肿瘤坏死因子 α 阻滞剂己酮可可碱可抑制大鼠下丘脑室旁核 NF-κB p65 活性，抑制神经递质失平衡，抑制心肌重塑，引起炎性细胞因子降低、活性氧减少，并使血压降低；高血压时经室旁核慢性给予血管紧张素转换酶抑制剂赖诺普利添加可使大鼠延髓头端腹外侧区炎性细胞因子降低、活性氧减少，进而引起肾交感神经活动降低和血压下降；高血压时经室旁核慢性给予血管紧张素转换酶抑制剂依那普利可使大鼠室旁核炎性细胞因子降低、抗炎细胞因子增加、酪氨酸羟化酶表达减少、谷氨酸脱羧酶表达增加，进而引起肾交感神经活动降低和血压下降；高血压时经室旁核慢性给予活性氧清除剂四四基哌啶可使大鼠室旁核炎性细胞因子降低、活性氧簇减少、血管紧张素转换酶表达减少，进而引起肾交感神经活动降低和血压下降；运动训练可改善高血压时大鼠室旁核神经递质失平衡、改善炎性细胞因子与抗炎细胞因子的失平衡、抑制氧化应激，改善心肌肥厚和高血压。

交感神经活动增强是高血压发生发展的重要机制，脑内交感前神经元主要集中于下丘脑室旁核和延髓头端腹外侧区（RVLM），高血压时室旁核和延髓头端腹外侧区兴奋性和抑制性神经递质失平衡，并伴有外周交感神经活动增强、血压升高和血中炎性细胞因子水平升高；改善室旁核兴奋性和抑制性神经递质失平衡可使外周交感神经活动减弱、血压降低，血中炎性细胞因子水平降低表明室旁核和延髓头端腹外侧区中神经递质失平衡可引起交感神经活动增强，进而促进高血压的发生发展；高血压时室旁核炎性细胞因子增多和 RAAS 激活可引起室旁核神经递质失平衡；经双侧室旁核慢性给予 AT₁R 阻滞剂或 TNF-α 抑制剂可改善高血压大鼠室旁核神经递质失平衡，减弱交感神经活动，进而改善高血压；经双侧室旁核慢性给予活性氧清除剂可改善高血压大鼠室旁核神经递质失平衡，减弱交感神经活动，改善高血压；运动训练可通过抑制高血压大鼠室旁核 RAAS 和氧化应激，改善室旁核神经递质失平衡，减弱交感神经活动，进而改善高血压。揭示了高血压时室旁核和延髓头端腹外侧区兴奋性和抑制性神经递质的失平衡是中枢 RAAS 与炎性细胞因子引起交感神经活动增强的枢纽，改善中枢神经递质失平衡能有效降低高血压时交感神经兴奋。

　　长期过度的精神紧张和心理应激是高血压的致病因素之一，现代生活节奏加快和社会竞争激烈使应激性高血压的发病呈逐年增加与低龄化趋势。目前认为，长期精神紧张和心理应激使下丘脑-垂体-肾上腺皮质轴（hypothalamus-pituitary-adrenal，HPA）活动增强，中枢交感神经兴奋性增高，血管张力持续增加。改变不良生活方式和学习应激情绪管理可以在一定程度上降低生理性应激的产生，恢复自主神经功能的稳态，从而达到降低应激性高血压的目的。但是，这些都不能从根本上减少应激性高血压的产生。近期，我们和国内外一些研究团队的实验证据表明，HPA 轴、RAAS、室旁核炎性细胞因子及神经递质可能参与高血压的病理生理过程。高血压时室旁核和延髓头端腹外侧区兴奋性与抑制性神经递质的失平衡是中枢 RAAS 与炎性细胞因子引起交感神经活动增强的枢纽，改善中枢神经递质失平衡能有效降低高血压时交感神经兴奋，为高血压的基础研究和临床治疗提供新的思路。

　　高盐饮食和应激是高血压的重要危险因素。血管稳态失衡与重塑是高血压的主要病理基础。高盐饮食可引起大鼠室旁核活性肽 salusin β 表达增加、NLRP3 炎性小体激活、炎性细胞因子增加、神经递质失平衡、活性氧产生增多、交感神经活动增强，进而促进高血压的发生发展，为高血压的机制研究及临床治疗提供新思路。

　　（1）salusin β 是一种具有多种生物学效应的活性肽。高盐饮食可引起大鼠血压升高、心脏肥大和下丘脑室旁核生物活性肽 salusin β 增加，同时高盐可引起室旁核兴奋性神经递质和抑制性神经递质失平衡及炎性细胞因子与抗炎细胞因子失平衡；阻断中枢 salusin β 可减轻高盐诱导的高血压和心脏肥大，改善室旁核兴奋性神经递质和抑制性神经递质的失平衡及炎性细胞因子与抗炎细胞因子的失平衡。因此，脑内 salusin β 有望成为治疗高血压的新靶点。

　　（2）炎性小体是由多种蛋白质组成的复合体，NLRP3 炎性小体激活可促进胱冬肽酶-1（caspase-1）的活化，进而促进 IL-1β 产生；高盐饮食可引起大鼠室旁核 NF-κB 和 NLRP3 炎性小体激活、IL-1β 大量增多和氧化应激增强，引发外周交感神经活动增强，血浆 NE 增多和血压升高；经室旁核连续 6 周慢性给予 IL-1β 抑制剂格伐珠单抗或 NF-κB 抑制剂吡咯烷二硫代氨基甲酸盐（PDTC）后发现大鼠室旁核 NF-κB p65 活性降低、p-IKKβ 减少、NLRP3 炎性小体组分和胱冬肽酶-1 减少、IL-1β 表达降低，室旁核氧化应激减弱，血浆 NE 减少和血压降低，说明下丘脑室旁核 NF-κB 可能通过调节 NLRP3 炎性小体，进而影响室旁核炎性反应和氧化应激参与血压的中枢调控机制。

　　（3）高盐饮食可引起大鼠下丘脑室旁核 NAD（P）H 氧化酶依赖的活性氧产生增多，兴奋性神经递质和抑制性神经递质失平衡及炎性细胞因子与抗炎性细胞因子失平衡，RAAS 激活；连续 15 周灌胃给予辅酶 Q10 后发现 PVN 中活性氧产生明显减少，室旁核兴奋性神经递质和抑制性神经递质的失平衡及炎性细胞因子与抗炎细胞因子的失平衡得以改善，RAAS 组分血管紧张素转换酶和 AT₁R 降低。以上结果表明下丘脑室旁核活性氧可能通过与神经递质、炎性细胞因子和 RAAS 的相互作用参与高盐诱导的高血压的发生发展。

　　（4）α-硫辛酸是一种脂溶性与水溶性的万能抗氧化剂。高盐饮食可引起下丘脑室旁核活性氧产生增多、RAAS 激活及炎性细胞因子与抗炎性细胞因子失平衡；连续 9 周灌胃给予大鼠 α-硫辛酸后，室旁核活性氧产生减少，RAAS 组分血管紧张素转换酶和 AT₁R 降低，炎性细胞因子减少，抗炎细胞因子增加，外周交感神经活动减弱和血压降低，表明 α-硫辛酸穿过血脑屏障到达脑内后通过减弱室旁核氧化应激，降低血管紧张素转换酶和 AT₁R 含量及改善炎性细胞因子与抗炎细胞因子的失平衡，从而改善高盐诱导的高血压。

　　康玉明　李宏宝　于晓静　路宇馨　朱　彤　齐　杰（西安交通大学）

第四十五章　细胞色素 P450 表氧化酶、EET 与 sEH 代谢通路在血压调节中的作用

花生四烯酸（AA，20∶4n-6）是重要的多不饱和脂肪酸之一，它是细胞膜磷脂的重要组成成分之一。尽管花生四烯酸存在于人类的饮食中，但是由于在存储、烹调等过程中大多数被破坏或降解，所以外源性的供给不能够满足人类机体所需，鉴于此，我们的组织依赖于从其前体亚油酸（LA，18∶2n-6）内源性合成花生四烯酸。LA 和 α-亚麻酸（ALA，18∶3n-3）在人类的饮食中广泛存在，可供给机体用于合成花生四烯酸。细胞膜磷脂在磷脂酶 A2（PLA2）的水解作用下释放出花生四烯酸，花生四烯酸接下来在不同的代谢酶的作用下，生成不同的小分子活性物质进而发挥不同的生理和病理生理作用。

多种激素和生长因子通过 GPCR 激活 PLA2，水解细胞膜磷脂释放出花生四烯酸，接下来，花生四烯酸可被环氧化酶、脂氧化酶和细胞色素 P450 酶代谢形成相应的代谢产物，其中经 COX 代谢为前列腺素，经脂氧化酶（LOX）代谢为血栓素、白三烯等物质，针对 COX 和 LOX 信号途径研发的药物已成功应用于临床，目前主要用于治疗疼痛、炎症、哮喘与凝血等疾病。另外，经细胞色素 P450 酶代谢，可经由表氧化酶代谢为环氧-二十碳-三烯酸（EET），经由羟化酶代谢为羟基甘碳四烯酸（HETE）等物质，这些生物活性小分子物质作为第二信使，通过激活下游一系列信号转导通路，调节心脏、血管、肾脏、糖脂代谢及肿瘤生物学等生理和病理生理过程（图 7-45-1）。关于 COX 与 LOX 相关的抑制剂与高血压的关系已有广泛的论述。本章仅综述细胞色素 P450 表氧化酶、EET 和可溶性表氧化物水解酶 SEH 信号通路与血压调节的关系及研究进展。

花生四烯酸是生物体内最丰富的物质之一，细胞色素 P450（cytochrome P450，CYP）表氧化酶包括 2C 和 2J 两类，2C 基因在人类有 2 个克隆（2C8 与 2C9），在人体内分布广泛，尤其在肝脏中最丰富；2J 基因目前已知有 8 个克隆，其中在人类仅发现了 2J2，在大鼠为 2J3，在小鼠为 2J5。CYP2J2 主要在人类心脏、血管内皮细胞、胰腺和肾脏中丰富表达。细胞色素 P450 表氧化酶代谢 AA 产生四种不同的环氧-二十碳-三烯酸（分别为 5, 6-EET、8, 9-EET、11, 12-EET、14, 15-EET），在大多数情况下，被研究用来评估心血管和肾脏功能的 EET 主要为 11, 12-EET 和 14, 15-EET。EET 在 sEH 的作用下生成相应二羟基-二十碳-三烯酸（DHET）；EET 除作用于局部组织外，还分泌到血液和组织液中，经过循环到达其他部位发挥作用。目前研究发现 DHET 几乎无生物活性，细胞色素 P450 表氧化酶、EET 与 sEH 构成一个完整的系统而发挥生物学功能。

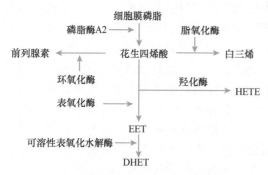

图 7-45-1　细胞色素 P450 表氧化酶、EET 与 sEH 系统组成和代谢通路

一、EET 维持血管稳态可能的作用机制

血管组织细胞均表达细胞色素 P450 表氧化酶、sEH，可以产生 EET，包括血管内皮细胞、血管平滑肌细胞和血管外膜的成纤维细胞等，在维持血管功能的稳态中发挥重要的作用。EET 除作用于局部组织外，还分泌到血液和组织液中，经过循环到其他部位发挥作用。目前研究发现，EET 具有非常广泛的生物学功能，包括保护血管内皮细胞、抑制血管平滑肌迁移、抗动脉粥样硬化和抗血管炎症损伤、肾脏保护和抗高血压作用等。关于 EET 的作用机制，在早期认识到其通过激活 Ca^{2+} 敏感的钾通道使平滑肌细胞产生超极化作用而舒张血管，因此 EET 被认为是内皮来源的超极化因子。另外，除了超极化作用外，EET 在不同的细胞和组织中还有其他不同的非超极化作用机制，包括在内皮细胞和前脂肪细胞经过过氧化物酶体增殖物激活受体，即 PPAR，在 U937 细胞经过激活 G 蛋白偶联受体产生效应等。最近的研究发现，G 蛋白偶联受体 40（GPR40）是血管组织细胞 EET 低亲和力的受体，其可能介导 EET 在维持血管稳态方面的作用，关于 EET 的作用机制尚需进一步研究。

高血压是一种常见的心血管综合征，其发病率逐年升高。我国 18 岁以上的成人高血压的患病率约为 30%，知晓率、治疗率和控制率均较低，被认为是导致心脑血管疾病的重要原因之一。目前研究发现，细胞色素 P450 表氧化酶、EET 与 sEH 系统在血压的调节、高血压的防治中具有重要的作用。

二、EET 在高血压发生中的作用

应用基因工程方法，抑制或敲除 CYP 表氧化酶的活性或表达，使其产生 EET 的能力下降，肾脏局部组织 EET 含量下降导致了水、电解质代谢紊乱，进而导致血压升高。肾脏集合管上皮细胞 CYP2C44 来源的 EET，尤其是 11，12-EET，通过激活 MAPK 信号通路抑制肾小管 ENaC 的活性，进而抑制 Na^+ 被肾小管上皮细胞重吸收，从而减少水钠潴留，抑制血压的升高。进一步研究发现，CYP2C44 基因敲除会加重高盐饮食诱导的高血压的发生，应用阿米洛利抑制 ENaC 通道的活性后，血压显著下降，进一步提示 CYP2C44 通过抑制 ENaC 的活性起到降低血压的作用；与此同时，EET 类似物通过直接扩张血管和抑制 ENaC 的活性，显著降低了自发性高血压大鼠和 Ang Ⅱ 诱导的大鼠的血压。另外，临床研究发现，内皮功能失调与动脉粥样硬化患者 sEH 活性增加和血液中 EET 的浓度下降有关；高血压患者冠状动脉中 EET 的生物活性和其扩张血管的功能显著降低；动物实验也发现肥胖 Zucker 大鼠和高脂饮食大鼠肾脏微血管 CYP2C11、CYP2C23 和 CYP2J 表达降低被认为是导致血压升高的原因，另外肥胖 Zucker 大鼠的 sEH 表达增加进一步降低了血管 EET 的水平。心血管疾病患者血管组织中 CYP 表氧化酶的活性和 EET 的产生显著下降；许多研究表明 EET 是内皮来源的超极化因子，是阻力型小动脉张力调节的关键因子，其机制是 EET 通过 cAMP/蛋白激酶 A 信号通路激活血管平滑肌细胞大电导钙激活钾通道。我们的前期研究发现 EET 通过激活 MAPK 和 PKC 信号通路上调内皮细胞 eNOS 的表达，进一步的研究发现，EET 通过激活 MAPK 和 PI3K/AKT 信号通路促进内皮细胞的增殖与新生血管的形成，这些研究结果说明 EET 显著改善了内皮细胞的功能。综上所述，肾脏和血管组织局部 EET 产生下降，通过增加 ENaC 通道的活性，进而减少肾小管钠离子的分泌，以及促进内皮功能失调、肾血流量下降等机制促进高血压的发生与发展（图 7-45-2）。

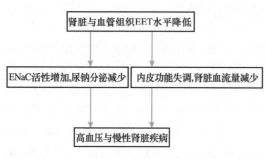

图 7-45-2　EET 在高血压发生中的作用

三、增加 EET 的水平降低多种高血压模式动物血压的研究进展

这些基础研究的结果提示增加 EET 的含量有助于血压的调节，进而降低高血压模式动物的血压，我们和其他研究小组发现，增加血浆中 EET 的含量能够显著降低多种模式动物的血压。我们以前的研究发现，重组腺相关病毒 8 介导的 CYP2J2 过表达显著降低了自发性高血压大鼠的血压，并且显著改善了大鼠的心功能，其可能的机制是 EET 通过激活表皮生长因子受体促进 ANP 的表达；接下来的研究发现，CYP2J3 过表达显著降低了果糖处理的大鼠的血压，同时改善了胰岛素抵抗，其可能的机制与增多的 EET 激活了胰岛素下游的信号通路和 AMPK/eNOS 信号通路有关。另外，内皮细胞特异性高表达 CYP2J2 或 CYP2C8 显著降低了高盐饮食和 AngⅡ诱导的高血压小鼠的血压，这些研究结果提示，过表达细胞色素 P450 表氧化酶，通过增加血浆中 EET 的含量，显著降低了多种高血压模式动物的血压，说明 EET 具有降低血压的作用，主要是通过直接或间接舒张血管，降低血管阻力起到降低血压的作用。

EET 在 sEH 的作用下降解为 DHET，DHET 几乎没有生物学活性，应用 sEH 的抑制剂抑制其生物活性或 sEH 基因敲除，结果是 EET 含量间接升高，进而发挥其生物学功能。目前研究发现，sEH 的抑制剂显著降低了高血压模式动物的血压，具有潜在的临床应用价值。在过去十几年中，sEH 抑制剂在体内应用和临床试验方面的研发过程中进展非常迅速。2000 年发表的一项具有里程碑意义的研究表明，给自发性高血压大鼠注射 sEH 抑制剂可以降低血压，接下来第一次研究发现，sEH 抑制剂 AUDA 长期慢性口服可以显著降低血管紧张素依赖的盐敏感高血压模式动物的血压；另一项突破是在 2005 年，当时发现口服 sEH 抑制剂 AUDA 可以降低血压并减缓肾脏损害的进展。针对 sEH 抑制剂小分子化合物不断进行改构与优化，均显示出良好的生物学效应，新型 sEH 抑制剂 c-AUCB 也显著降低了肾血管性高血压小鼠的血压。另外，选择性较强的 sEH 抑制剂 AR9281 在显著降低 AngⅡ诱导的高血压模式动物血压的同时，sEH 基因敲除显著降低了 DOCA/盐敏感高血压小鼠的血压，并抑制了该模型小鼠肾脏的炎症反应。此后的研究发现，sEH 抑制剂具有广泛的心血管疾病的治疗作用，并由此开展了相关的临床研究试图用来治疗高血压和糖尿病，结果均为阴性，原因比较复杂，尚需要进一步研究。

随着研究的不断深入，科学家逐渐合成了 EET 的类似物并不断应用于动物实验中，但是与 sEH 抑制剂的研发相比，EET 类似物的研发过程明显缓慢，主要原因是 EET 类似物缺乏明显的蛋白质靶点。最先合成的化合物主要是 11, 12-EET 和 14, 15-EET 的类似物，此后不断进行变构、更新和优化，到目前为止，EET 类似物已发展到了第三代。第三代 EET 类似物具有良好水溶性、口服生物利用度高的药理学特点，而且具有合理的血浆半衰期，允许慢性给药，目前主要应用于肾脏和心血管疾病的治疗研究中。最初的研究主要将 EET 类似物通过腹腔注射的方法用于研究其对高血压治疗的效应及其机制。第一个合成的 EET 类似物是 NUDSA，通过一次性注射后显著降低了 AngⅡ诱导的高血压模型的血压；接下来的研究发现，NUDSA 显著降低了自发性高血压大鼠的血压，另外还通过降低血压和抑制内皮细胞的功能失调改善了代谢综合征的表型。接下来,合成了 14, 15-EET 的类似物 EET-A 和 EET-B。进一步的研究发现,应用 EET-A 和 EET-B 两周后,其降低自发性高血压大鼠和 Ang Ⅱ 诱导的高血压模型血压的效应才得以显现,其降低血压的机制主要是通过血管扩张和抑制肾小管上皮细胞 ENaC 通道的活性,进而促进尿钠的分泌,重要的是这些 EET 类似物可将血压降至接近正常的水平,而且还可以抑制高血压所导致肾脏损害的进展。有趣的是,EET-A 显著降低了 Ang Ⅱ 诱导的恶性高血压模型的血压,同时其也显著降低了 CYP2C44 基因敲除小鼠盐敏感高血压模型的血压,进一步的研究表明,EET 类似物降低血压的机制除了直接扩张血管外,还通过抑制肾脏的炎症反应和促进肾脏对钠的排泄起到降低血压的作用。

四、细胞色素 P450 表氧化酶、EET 与 sEH 系统调节血压的展望

花生四烯酸细胞色素 P450 表氧化酶、EET 与 sEH 系统在血压的调节中具有重要的生理作用;基础研究发现针对该系统设计研发的 sEH 抑制剂和 EET 类似物在多种高血压的模式动物中均显示出良好的降低血压作用,其降低血压的作用与直接扩张血管、抑制肾小管 ENaC 通道,进而促进肾小管对钠的排泄、抑制炎症反应及改善血管内皮细胞的功能有关。另外,部分选择性 sEH 抑制剂已用于临床研究;然而,针对 sEH 抑制剂和 EET 类似物的药物研发仍面临巨大的挑战,但是未来十年,针对该花生四烯酸代谢通路的药物仍有希望用来治疗包括高血压在内的心血管疾病和肾脏疾病。

徐西振　汪道文(华中科技大学附属同济医院)

第四十六章 激肽-激肽释放酶系统在血压调节和高血压防治中的作用

一、高血压概述

高血压是缺血性心脏病、脑卒中和肾衰竭的危险因素之一；另外，高血压患者发生心肌缺血事件后其临床预后要比非高血压患者的预后差得多。近年来，虽然生活方式的调节和高血压药物治疗有了较大的进展，但是我国高血压的发病率仍然居高不下，其治疗率和控制率仍然较低。出现这种局面的根本原因是高血压的发病机制仍未完全阐明，高血压的治疗仍然面临巨大的挑战。

针对高血压的发病机制进行了大量的科学研究，目前已经提出了许多不同的理论来解释血压升高的机制，但是由于血压调节机制的复杂性，至今没有一种理论是令人完全满意的。环境因素和（或）遗传因素通过激活血管收缩系统，抑制血管舒张系统，进而导致血压的升高，血管的剪切应力也相应增加，最终导致血管的重塑，进一步加重血压的升高，形成恶性循环，血压进一步升高。

二、激肽-激肽释放酶系统概述

近年来的研究发现，激肽释放酶（hK）、激肽系统在血压的调节和高血压的防治中具有重要的作用。激肽-激肽释放酶系统包括激肽释放酶（激肽形成酶）、激肽原（底物）、激肽（血管活性肽）、激肽降解酶与激肽受体等；激肽释放酶分为组织型激肽释放酶和血浆型激肽释放酶，其中组织型激肽释放酶属于丝氨酸蛋白酶家族，目前发现了 15 种，分别为 hK1～hK15，只有 hK1 是一种激肽原酶，hK1 主要在心血管组织、肾脏、白细胞等部位表达；因此，hK1 可以催化激肽原生成缓激肽和赖氨酸-缓激肽。血浆中生成的激肽迅速被激肽酶降解，而组织中分布的激肽其半衰期明显延长；在心血管系统中，激肽主要被血管紧张素转换酶降解，而在肾脏组织中，激肽主要被中性内肽酶降解；激肽降解后的产物中缓激肽 1-5 和缓激肽 1-7 具有生物学活性（图 7-46-1）。另外，血浆型激肽释放酶最初被认为是一种凝血因子，参与凝血过程，目前研究发现，其主要诱导触发了纤维蛋白溶解的级联反应，激活了中性粒细胞和补体 C3 转换酶。

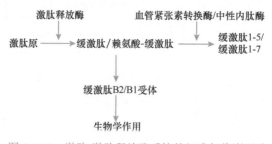

图 7-46-1 激肽-激肽释放酶系统的组成与代谢通路

激肽通过激活其受体 B1 和 B2 发挥生物学作用，其中 B1 受体为诱导型受体，B2 受体为组成型受体，B1 和 B2 受体均为 G 蛋白偶联受体。缓激肽和赖氨酸-缓激肽通过激活 B2 受体发挥作用，而[des-Arg9]-激肽通过激活 B1 受体发挥作用。B1、B2 受体激活后通过触发一系列下游的信号通路，包括 PKC、MAPK 和前列环素等信号通路发挥生物学作用，但是这两种受体作用的模式有所不同。

三、激肽-激肽释放酶系统对血压的调节作用

较早的研究发现，在轻度肾脏疾病的患者中，尿激肽释放酶的分泌是下降的，随着肾功能的逐渐恶化，尿激肽释放酶的分泌越来越少。hK1 失活性基因突变与自发性高血压大鼠的血压升高有关，肾脏 hK1 基因敲除导致了自发性高血压大鼠的血压升高。接下来的研究发现，低水平 hK1 的 Wistar 大鼠表现出血压升高、多饮、多尿、肾小球高滤过、肾脏尿钠分泌减少；这些实验结果提示激肽释放酶水平的变化参与了血压的调节。

增加激肽释放酶的表达或活性能否起到降低血压的作用呢？我们实验室和其他研究团队的研究发现，应用药理学的方法增强激肽-激肽释放酶系统已被证明能够用来治疗高血压相关的疾病，针对该系统的基因治疗也有利于高血压及其并发症的治疗。全身注射携带有 KLK1 基因的 cDNA 显著并长期降低了自发性高血压大鼠的血压，其降压效果与 DNA 的剂量、启动子的类型和注射途径有关。笔者研究也发现，通过尾静脉注射带有人 KLK1 基因的 cDNA 显著降低了果糖诱导的高血压大鼠的血压，其可能的机制与其抑制血管组织 AT_1 和 ETA 受体的表达有关。为进一步增强转染效率，增强 KLK1 的表达效率，后来的研究陆续应用了腺病毒作为载体，该载体系统采用 CMV 的启动子及 4F2 增强子，应用该系统携带 KLK1 基因过表达显著快速并持久地降低了 DOCA/盐、两肾一夹、5/6 肾切除及自发性高血压大鼠的血压。

在腺病毒的基础上，科学家又发现了腺相关病毒，其持久表达能力更强，我们实验室应用重组腺相关病毒（recombinant adeno-associated virus，rAAV）作为基因表达载体，该载体携带人 KLK1 基因过表达，分别从尾静脉和肌内注射病毒，均显著降低了多种模式动物的血压并抑制了高血压相关靶器官的损伤。将携带人 KLK1 基因的 rAAV（rAAV-KLK1）肌内注射入自发性高血压大鼠的体内，显著降低了大鼠的血压，同时明显抑制了高血压导致的心肌肥厚和肾脏损伤，其可能的机制与其抑制细胞凋亡有关。另外，rAAV-KLK1 尾静脉注射入大鼠的体内显著降低了高盐饮食诱导的高血压大鼠的血压。另一个研究也发现，rAAV-KLK1 尾静脉注射入大鼠的体内也显著降低了 5/6 肾切除大鼠的血压，同时抑制了肾功能的恶化。

进一步的研究发现，给予啮齿类动物静脉注射缓激肽会引起该实验动物血压急剧下降，进而会反射性导致交感神经兴奋；这种缓激肽诱发的血压下降反应主要由外周血管阻力降低导致，而非心输出量下降。综上所述，KLK1 基因过表达显著持久地降低了多种高血压模式动物的血压；缓激肽降低血压的机制除了直接扩张血管以外，还与利尿和促进尿钠的排泄有关。

四、激肽-激肽释放酶系统对高血压靶器官损害的抑制作用

高血压可引起脑卒中、心肌肥厚甚至心力衰竭、肾脏损害等靶器官损害，降低血压的

同时并延缓靶器官病变的进展显著降低了心脑血管疾病的发病率和死亡率。目前研究发现，激肽-激肽释放酶系统对高血压导致的相关靶器官损害具有显著地抑制作用。

在脑卒中方面，腺病毒介导的激肽释放酶（Ad.KLK1）过表达显著降低了卒中易感的自发性高血压大鼠的血压、卒中诱导的死亡率、主动脉肥厚及出血性脑卒中，提示激肽释放酶过表达抑制了高血压相关脑卒中的进展。KLK1 基因过表达显著抑制了缺血再灌注诱导的脑损伤，其可能的机制与其促进胶质细胞的迁移与存活及促进血管再生和神经再生有关。

在肾脏损害方面，KLK1 基因转染显著抑制了 Dahl 盐高血压大鼠的肾脏损害，其可能的机制与其抑制炎症反应、肾小球硬化、肾小管蛋白管型形成及单核/巨噬细胞的浸润有关。另外，病毒载体介导的 KLK1 基因过表达显著改善了自发性高血压大鼠、两肾一夹和 5/6 肾切除大鼠的肾功能，抑制了肾脏损害的进展。这些实验结果提示，KLK1 基因过表达显著抑制了高血压模式动物的肾脏损害。

在心肌肥厚方面，我们和其他研究团队发现，激肽释放酶基因过表达显著降低高血压模式动物血压水平的同时，明显抑制了心肌肥厚的进展，减轻了高血压动物的心肌纤维化，其可能的机制包括降低血压和对心肌局部的保护作用，这些均是通过激活 B2 受体介导的 cGMP 信号转导通路实现的。

另外，在组织器官缺血方面，缺血应激状态下的高血压模式动物血管新生反应明显受损，局部肌内注射 Ad.KLK1 显著改善了高血压模式动物的肢体缺血，其可能的机制与其促进毛细血管新生进而增强肢体的再灌注有关。局部心肌组织注射 Ad.KLK1 显著抑制了心肌缺血诱导的心肌重塑和接下来的心力衰竭，其可能的机制与激肽释放酶过表达促进侧支循环的建立和开放及抑制心肌细胞凋亡有关。激肽释放酶过表达促进缺血组织新生血管形成的机制是通过 B1 和 B2 受体介导的，进而通过激活 AKT/eNOS/FGF2 信号通路实现的。因此，利用"激肽"进行基因治疗可能是一种新的治疗由微血管病变所导致的心脏、肾脏和肢体缺血的方法。

综上所述，激肽-激肽释放酶系统在血压的调节中具有重要的作用，应用基因治疗的方法，过表达激肽释放酶显著降低了多种高血压模式动物的血压，并具有改善心肌肥厚、脑卒中、肾脏损害及器官或组织缺血等靶器官损害的保护作用，提示携带激肽释放酶基因过表达的基因治疗可能是未来高血压治疗的一个重要方向，但是仍然需要临床研究加以证实。

徐西振　汪道文（华中科技大学附属同济医院）

第四十七章　肠道菌群与高血压

高血压是遗传因素和环境因素共同作用的复杂疾病。生活方式和饮食方面的环境因素与肠道的微生物息息相关。成人胃肠黏膜表面积达到 300m², 大约有 100 万亿个微生物附着在肠道内壁表面的黏膜层上, 构成了一层由肠道菌群组成的屏障系统。近年来, 越来越多的研究证据表明肠道微生物结构和功能紊乱失调在高血压的发生发展中发挥着至关重要的作用, 靶向干预肠道菌群为防治高血压提供了崭新的方向（图 7-47-1）。

一、肠道菌群与高血压的相关性

既往研究指出, 在高血压实验动物模型和高血压疾病患者中, 肠道菌群与高血压之间具有直接的相互关联性。有学者证实无菌小鼠的血压高于常规小鼠约 20mmHg, 暗示肠道菌群可能具有

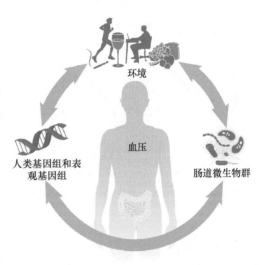

图 7-47-1　高血压是遗传因素、环境因素和肠道菌群等因素共同作用的复杂疾病

调节血压的作用。自发性高血压大鼠和 Ang Ⅱ 大鼠肠道菌群结构显著改变, 微生物总量、丰富性、均一性和多样性降低, 厚壁菌门与拟杆菌门比例增加。已有研究表明, 来源于下丘脑的室旁核的肠道-神经元通信增加, 与包括肠道通透性增加、紧密连接蛋白减少在内的肠道病理, 炎症状态增加及肠道菌群失调密切相关。这些高血压中的肠道病理改变与血压控制相关菌群的变化相关。也有学者发现, S24-7 菌科和韦荣球菌科在盐敏感大鼠中均高于盐抵抗大鼠, 证明了肠道菌群与血压之间可能具有相关性。此外, 研究发现, 将高脂饮食的阻塞性睡眠呼吸暂停大鼠的粪便移植给正常饮食的阻塞性睡眠呼吸暂停大鼠后, 其血压明显升高。并且, 孕妇妊娠早期血压升高与肠道菌群的组成及其产物丁酸盐的生成相关。

二、肠道菌群是高血压发病的重要诱因

（一）高血压患者肠道菌群紊乱失调

我国学者最新研究证实, 高血压前期人群和高血压患者的肠道菌群基因数目与多样性显著降低（图 7-47-2）。这一结果与在高血压动物模型中的发现十分吻合。此外, 高血压前期人群和高血压患者的肠型与结构组成显著区别于健康人, 其中普氏菌和克雷伯菌异常增多, 双歧杆菌、丁酸弧菌减少。约 200 个组内连锁基因群在高血压前期和高血压组中异常分布, 其中包括肠杆菌属、梭菌属等。分析菌群的代谢功能活性发现, 与多种疾病如糖尿病、肝硬化和风湿性关节炎等密切相关的异常功能在高血压前期与高血压组富集,

而与健康状态相关的功能如氨基酸合成和转运等则降低。

同时采集研究对象的血清样本进行代谢组学分析。研究结果表明，高血压前期人群和高血压患者的血清代谢产物均显著区别于健康对照组。其中，18 种血清代谢产物在高血压前期和高血压组减少，8 种内源性代谢产物在高血压前期和高血压组显著增加。这些代谢产物与高血压患者肠道中稳态失调的微生物密切相关。

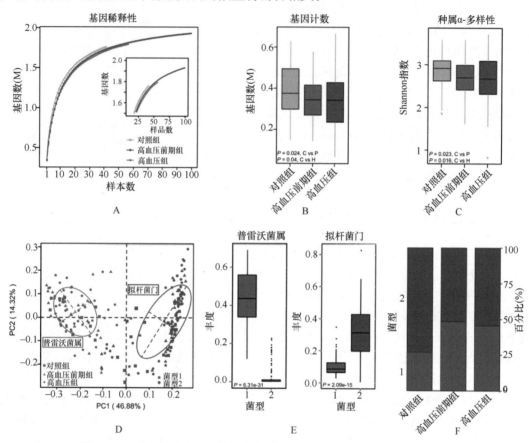

图 7-47-2　高血压和高血压前期患者肠道菌群生物多样性和肠型结构改变

（二）肠道菌群失调始发于高血压前期

更重要的是，高血压前期和高血压人群的肠道菌群生物多样性、肠型分布特点、群落结构组成、代谢功能和内源性代谢物特征高度相似。提示早在高血压前期肠道微生物已经开始发生紊乱失调，从而参与到高血压疾病的发生与发展过程中。这一研究发现与 SPRINT 研究团队的重要结论不谋而合，即将收缩压控制在 120mmHg 以下，较 140mmHg 以下更有利于降低患者死亡率及心血管事件的发生率。因此，针对高血压前期人群进行早期的预防和干预具有重要的临床意义。基于组间差异微生物、连锁基因群和组间差异内源代谢产物，建立了疾病诊断模型，能够将高血压前期人群和高血压患者与健康对照组人群精确区分。然而，这种诊断模型尚不能区分高血压前期和高血压患者。更加说明高血压前期和高血压人群的肠道菌群与代谢物特征的高度相似性。

（三）紊乱的肠道菌群直接导致血压升高

通过采用无菌小鼠动物模型，彻底排除了宿主体内微生物的干扰，进行粪菌移植实验。将高血压患者紊乱失调的肠道粪菌直接移植到无菌小鼠肠道中，肠道菌群定植后，研究者发现来源于高血压患者的肠道菌群能够直接诱发受体小鼠收缩压、舒张压显著升高。这一发现更加直接地阐明了肠道菌群是宿主高血压发病的重要诱导因素，揭示了人体肠道菌群的重要功能。

三、肠道菌群失调介导的高血压靶器官损害

（一）肠道菌群失调与急性心肌梗死

高血压患者的血管受到损伤，易形成粥样硬化斑块，进而出现心肌缺血、冠心病，最终导致心力衰竭。关于肠道菌群介导的高血压靶器官损害，我国学者深入揭示了肠道菌群在高血压引起的靶器官损害——急性心肌梗死中的作用，证实 ST 段抬高型心肌梗死患者血液中微生物的丰度和多样性显著增加，其中超过 12% 的微生物来源于肠道细菌。肠道通透性增加促使肠道细菌的代谢产物进入血液循环，激活机体的炎症反应，从而增加心肌梗死后心血管事件。在急性心肌梗死动物模型中，肠道缺血缺氧、紧密连接蛋白表达降低和肠道黏膜损伤，最终导致肠道通透性增加。应用抗生素抑制肠道菌群易位能够显著缓解心肌梗死后的炎症反应和心肌损伤（图 7-47-3）。

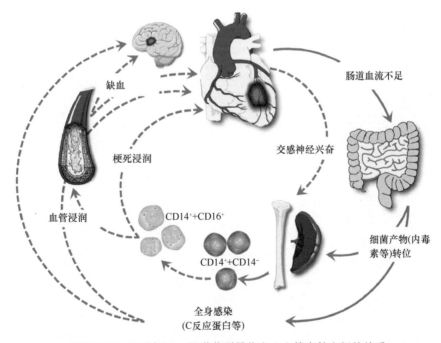

图 7-47-3　心肌梗死、肠道菌群易位和心血管事件之间的关系

（二）肠道菌群失调与慢性心力衰竭

心脏是高血压的重要靶器官。我国学者揭示了高血压心脏损害的终末阶段如慢性心力衰竭亦存在显著的肠道菌群紊乱。肠道菌群中参与保护性代谢物如丁酸盐代谢的细菌与参

与有害性代谢物如氧化三甲胺的细菌之间存在失衡。心血管有害性代谢物如 1-磷酸神经鞘氨醇增加，而心血管保护性代谢物如乳清酸减少，且该代谢组学改变与特定肠道细菌改变之间存在关联。普拉梭菌的减少及活泼胃瘤球菌的增加是慢性心力衰竭患者肠道菌群最重要的特征，而普拉梭菌在高血压前期及高血压患者的肠道菌群中同样显著减低，提示肠道菌群紊乱可能参与高血压由发病至心脏靶器官损害的全过程，以及对高血压的早期干预及全程管理具有重要意义。

四、未来研究方向

以上研究成果提示，肠道菌群紊乱是高血压发病的新的环境因素。对肠道微生物进行早期干预，可能作为防治高血压新的靶点。然而，在肠道菌群与高血压这一领域，尚存在诸多问题需要进一步深入探索研究。例如，哪些肠道微生物及其代谢产物可以作为高血压患者的生物标志物？以肠道微生物为直接靶点能否真正作为临床上防治高血压的手段？通过联合应用益生菌或抗生素与传统降压药能否进一步控制血压？肠道菌群调节血压水平的分子和细胞信号机制如何？这些问题是我们未来研究工作的主要方向，对这些科学问题的解答将有利于为高血压的防治提供新的方案。

蔡　军　李　晶（中国医学科学院阜外医院）

第八篇 创新基层高血压管理模式

第四十八章 "互联网+"在高血压管理中的应用

进入 21 世纪后互联网经济迅猛发展、移动终端技术日新月异和智能手机广泛普及，近年来移动互联网产业更是呈现出爆发式的发展。在 2015 年政府工作报告中，李克强总理首次提出制定"互联网+行动计划"，推动移动互联网、云计算、大数据、物联网等与现代制造业结合，促进电子商务、工业互联网和互联网金融健康发展，引导互联网企业拓展国际市场。这是以互联网为主的整套信息技术（包括移动互联网、云计算、大数据等技术）在社会、经济、生活的各部门扩散、应用的过程，其本质是传统产业数据化及在线化。而互联网时代的医疗最具发展前景及最吸引瞩目的就是移动医疗领域，即通过使用移动通信技术，如平板电脑、移动电话和卫星通信等移动设备来向患者提供医疗信息及服务。而移动医疗也被认为将成为辅助高血压、糖尿病等慢性病治疗及管理的重要手段。

高血压是全球范围内的重大公共卫生问题，已成为人类居主导地位的死亡风险因素。目前全世界约有超过 10 亿高血压患者，每年约 710 万例心血管病患者死于高血压的并发症，预计 2025 年其患病人数将激增到 15.6 亿。在我国，高血压患病率持续增长，最新调查数据显示每年新增高血压患者 1000 万，现患高血压人数已超过 2.7 亿。心脑血管病死亡居我国居民死亡原因首位，其中脑卒中为第一位的死亡原因，心脑血管病的发生和死亡一半以上（71%的脑卒中死亡和 53%的冠心病死亡）与高血压有关，高血压已经对我国社会造成了沉重的经济和社会负担，控制高血压是提升心脑血管病防治水平的关键。而互联网技术的蓬勃发展，为高血压的群防群治工程提供了重要的技术支持。最新发布的《国际高血压防治指南》和《中国高血压防治指南》均强调了互联网移动医疗及电子化设备医疗与传统模式结合的管理，可以明显提高高血压控制率。

2018 年 8 月中国互联网络信息中心（CNNIC）发布第 42 次《中国互联网络发展状况统计报告》显示，截至 2018 年 6 月 30 日，我国网民规模达 8.02 亿，互联网普及率为 57.7%，其中手机网民规模达 7.88 亿，网民通过手机接入互联网的比例高达 98.3%。随着智能手机及移动设备的普及和手机传感技术提高，手机的功能不仅限于短信和通话，移动 APP（第三方应用程序）已经成为智能移动设备的突出功能。目前，国内移动医疗已经有医护工具、问诊平台、单科领域、医药电商平台、医疗新媒体、健康监测等多个领域的 2000 多款应用。某些 APP 已经能够实时、动态地监护用户的体温、脉搏、心率、血压等生命体征，通过地理位置信息和运动传感器动态监测用户的坐卧时间、步行步数、跑步距离与速度、热量消耗、活动范围与场所等行为生活方式。APP 通过卫星通信技术和地面网络通信基站，实时传输、转存与分析信息，供医院、医药企业等服务提供方挖掘信息，同时为客户定制个性化的医疗服务处方，且客户能随时随地接受来自千里之外的医师诊断，并可在线查询、挂号到附近医院、卫生服务站等医疗机构接受治疗。

一、移动医疗在高血压中的应用

移动医疗技术在高血压领域的最新应用主要体现在传统的血压监测设备和大数据、云计算、物联网等移动互联网技术的创新融合上。通过无线或蓝牙将移动终端 APP 和血压监测设备连接的这种"软硬结合"的方式，把家庭自测血压通过网络上传到云端或大数据平台。医师可以通过数据平台随时掌握多名患者的动态健康数据，定期检测患者的血压是否得到满意的控制，从而评价治疗效果及修正治疗方案。此方式记录的血压数值更能真实地反映出患者的血压水平和波动状态，避免了白大衣高血压效应和血压控制的不稳定性。此外，在学术研究上移动医疗也具有重要的价值，对于大样本、多中心、跨地域的高血压人群研究的数据收集上提供了极大的便利，大数据平台的建立是医生们做科研的珍贵宝库。

移动互联网医疗在一些欧美发达国家应用较为普遍，商业化也较成熟，除提供信息化服务外，远程医疗技术也得以应用，利用手机、可穿戴式设备等移动智能终端设备通过WiFi、蓝牙等数据传输方式进行远程医疗的数量逐渐增多。与此同时，不少科学研究也发现在移动互联网的辅助下，高血压患者的血压得到了更好的监护和控制。

二、移动互联网与高血压的研究进展

对于移动互联网在大人群慢病防治和管理上的应用，研究者们也一直在寻求循证医学证据。早在 2015 年，一篇发表在国际著名期刊 *JAMA* 上的随机单盲平行组研究纳入了共710 名已明确诊断的冠心病患者，该人群平均年龄为（58±9.2）岁，包括82%的男性和53%的吸烟者。对 352 名干预组患者通过发送短信的形式进行干预，短信内容包括改善饮食，增加体力活动及鼓励戒烟等改善生活方式的激励，每周发送 4 条。而 358 名对照组患者仅常规管理。根据每名患者的基线资料特点（如吸烟否），从短信库选择合适的内容通过电脑信息管理系统自动发送。该系统为非交互式系统，仅为单方面发送健康指导信息。持续 24周后发现，与常规管理组相比，在干预组中主要终点低密度脂蛋白水平明显降低，而作为次级终点的收缩压和 BMI 均有小幅度下降，运动时间和戒烟率都显著提高。但是，这些效应的持续时间及是否改善临床结局在该研究中未能进一步显示。

另外一篇于2016年发表在 *Circulation* 上的随机单盲试验，也是通过短信形式进行日常行为方式的干预，该研究共纳入南非的 1372 名高血压患者（最终有效数据为1256人），随机分组为仅接收短信组（457 人）、交互式短信组（458 人）、常规管理组（457 人），前两组接收的信息是一样的内容，每周发送一次，均是关于高血压管理和健康生活方式的内容，不同的是交互式短信组可以选择免费的"请给我打电话"的请求，并且根据试验参与者的诸多选择从短信传送系统里自动生成一系列的回复内容和响应，包括取消或改变预约，或改变短信发送的定点时间和语言。12 个月后与常规管理组相比，仅接收短信组的平均收缩压下降 2.2mmHg（95%CI：-4.4～-0.04），交互式短信组的平均收缩压下降 1.6mmHg（95%CI：-3.7～0.6）。而对于次级终点血压控制的达标率（＜140/90mmHg），相比于常规管理组，仅接收短信组（OR：1.42，95%CI：1.03～1.95）和交互式短信组（OR：1.41，95%CI：1.02～1.95）分别提高了 42%和 41%。因此，该研究发现在常规管理的基础上，通过对院外的高血压患者发送健康管理相关短信，在 12 个月内可以再小幅度地降低收缩压，遗憾的是在交互式短信组没有见到进一步的血压降低效应。也许是该试验的短信系统的交互式设计还不够智能和针对性，实际的应用情况未见详细说明。因此，还有待更多的人群、更好的程序设计参与研究。

来自多个国家的多项研究均表明，短信服务已经成为疾病预防、治疗和管理的重要工具之一。随着智能手机在现代生活中的普及，移动互联网的干预模式也不再局限于短信发送系统了，越来越多的交互式设计的智能软件或 APP 涌现，并正逐渐改变着慢病患者的传统管理模式。

一项利用智能手机应用软件促进减肥管理的研究发现，作为次级终点的收缩压在 3 个月后和 6 个月后有小幅度下降。另外，一项针对心血管疾病高危人群的研究，包括 40 岁以上拥有冠心病、卒中、糖尿病病史，或者收缩压高于 160mmHg 的人群，也是利用手机软件重点干预改善两种药物的服用（降压药和阿司匹林）及两种生活方式（戒烟和限盐）。随访一年后发现干预组高血压患者的治疗率比对照组提高了 25.5%，而且两组的收缩压平均水平也有明显的差异。2016 年 J Hypertens 杂志上一篇荟萃分析纳入了 7 篇关于交互式电子干预研究（IDI）的试验，交互式的干预不同于类似短信这样单方面灌输式的干预，它的载体可以是家用或办公用台式电脑、智能手机、其他手持设备、智能可穿戴设备或各种在线电子设备，该类程序的设计根据参与者自身情况和反馈，为参与者量身定做干预指导模式，这也迎合了近年来倡导的精准医疗管理。该荟萃分析最终结果显示，在总体上与对照组相比，IDI 能同时降低收缩压和舒张压。

三、国内移动互联网应用于高血压管理现状

国内高血压防控工作面临着人群基数大、地域广阔、生活方式差异较大、自我防控意识薄弱、资源的严重不足及分配不均等问题。患者通常不测血压或很少测量血压，服用降压药物的慢性病患者，治疗依从性差或血压管理质量不高，而传统的患者-门诊-医师的常规模式难以应对高血压管理中的诸多问题。因此，针对高血压这种需要持续关注的慢性病，将智能移动医疗技术与传统高血压诊疗技术相结合，开发出自助式智慧健康管理服务系统，以移动设备或家庭血压测量仪为终端，软件和网络为纽带，为用户建立电子健康档案，定期给出高血压健康风险评估报告及科学合理的个性化用药指导，不仅能有效地提高人群的高血压知晓率和治疗率，还能督促患者培养用药依从性和改善不良生活方式，从而辅助常规降压模式更持续稳定地降低血压，提高控制率。此外，网络的方便快捷让患者和医师的沟通更加及时与畅通，提高了医师工作效率，降低了医疗成本，同时增强了患者自我健康管理意识，医患关系必然得到改善。

当然，国内移动医疗起步较晚，在摸索的过程中仍然存在诸多问题，相关法律法规并不完善甚至存在空白。虽然已有国家政策导向，但仍缺乏顶层设计规划及技术标准。此外，目前国内开发的一些医疗 APP 功能较单一，用户体验不佳，实用性和成熟度还比较欠缺，缺乏权威性和信誉度，下载量并不大。由于该领域诸多法律法规的空白，监管力度不够，准入门槛较低，APP 质量良莠不齐，较为混乱。而通过移动互联网的医疗数据能否完全保证稳定性、实时性、真实性、安全性和隐私性，以及如何避免技术因素造成的误诊和医疗差错都是亟待解决的问题。当然，用户及行业观念也需进一步转变，有人认为商业模式的

推广才能持久有效地运营下去，但是完全商业化的弊端在于利益化的导向会催生一些虚假医药广告误导用户的判断，这也是监管缺失的严重后果。这方面国内可以向西方成熟的监管模式借鉴学习，再结合目前国内实际开发出一条高血压等慢性病管理的创新之路。

总之，"互联网+"高血压等慢性病的管理是互联网时代发展的必然产物和创新结合，是传统高血压管理方法的补充和发展，在提升高血压管理效率、提高患者知晓率、依从性与控制率，降低再就诊率和缩短就诊时间等方面，有天然的优势。当然，"互联网+"高血压管理模式尚处于初级阶段，不仅需要政策的大力支持，也需要大量的科技企业和医疗专业人士深入合作以进一步地研究与探索。

目前我们团队正在进行"十三五"国家重点研发计划《我国社区高血压综合管理适宜技术研究及示范推广》，该项目采用以互联网为辅助的高血压管理新模式。该模式由移动医疗设备、APP 应用及前台管理系统组成，各部分之间通过互联网实现数据的互联互通。各部分具体功能简述如下：①移动医疗设备——一体机，可实现扫描身份证上传信息、血压的测量、显示、存储及传输，为村医或社区医师进行随访时使用，能够保证测量结果的真实性、准确性。②APP 端口，分为患者端、家属端及医师端。患者端：我们为每位入组患者提供了可以与 APP 蓝牙匹配的血压计作为患者家庭自测血压的工具，患者测量血压后，血压值可自动显示并上传至云端，患者可在平台上记录自己的服药情况、用药不良反应情况，可查询自己血压波动曲线、血压日志及血压报告，可设置用药提醒、查询治疗方案、查看高血压宣传知识及患教视频课程，还可紧急情况呼救、与管理医生互相交流、寻医问药等；家属端：可查看患者血压管理情况及用药情况并对患者进行服药提醒；医生端：APP 可自动读取身份证信息，医师可通过 APP 建立患者档案、对患者进行血压管理，查看患者家庭自测血压及血压动态分析，应用 APP 进行降压药物处方制定，APP 扫码记录患者用药信息直接传至云端，也可通过 APP 调查问卷、随访记录、答疑解惑，对患者进行风险评估及管理，可上传培训视频或推送文章，宣传高血压的危害及如何科学有效地防治高血压。③前台管理系统：村医、社区医师、上级医师及项目降压监督员等均有自己相应的管理范围的账号和权限，可采用手机或电脑登录网页，对自己管理的高血压患者信息一目了然，可查询自己管理范围内的高血压患者的血压情况并进行智能统计分析，如计算达标率、服药率，查询二级、三级等高危患者列表，同时可查看患者服药情况，用药不良反应情况等。

互联网管理新模式可简化数据搜集、汇总、整合、分析的过程，可实现医患之间互动管理，大大节省了工作量，提高了管理效率。

孙英贤（中国医科大学附属第一医院）

第四十九章 高血压医联体

一、产生的背景

随着人口老龄化进程加快、人群疾病谱的明显转变及居民健康需求的逐渐释放，高血压疾病负担逐渐加重，患者人数多，血压控制率低。2017年中国疾病预防控制中心公布了31省、自治区、直辖市高血压疾病负担调查，结果显示中国高血压患病人数约3亿，高血压控制率仅9.7%，有2.6亿患者血压未控制。根据中国医学科学院阜外医院王增武教授的最新研究数据，我国18岁以上成年人有2.45亿人患高血压，而高血压前期的比例更是达到41.3%，人数达到4.35亿。更严峻的是，高血压患者中只有不到一半的人知道自己有这个问题，而把血压控制好的患者更是只有15.3%。

高血压管理及防控体系面临着严峻的挑战。基层高血压综合防治能力不足，医疗资源配置不足，社区医院承担着基本医疗、预防免疫、妇幼保健等繁重的任务，无暇顾及慢病的管理，导致慢性病筛查、防治、管理工作薄弱，碎片化管理导致大部分高血压患者存在不规范、不连续治疗的情况。中国PEACE研究筛查了173万年龄为35~75岁的人群，高血压控制率为5.6%，全国3362家社区卫生服务中心（站）、乡镇卫生院和村卫生室的数据显示8%的基层医疗卫生机构没有任何降压药物，配备有四类降压药物的机构只占34%，33%的机构配备有指南推荐和价格较低的降压药物，但这类药物高血压门诊处方中的使用比例仅为11%，且基层继发性高血压的筛出率不足1%，诸多结果显示基层高血压诊疗能力严重不足。

2017年国务院办公厅印发《关于推进医疗联合体建设和发展的指导意见》（以下简称《意见》），全面启动多种形式的医疗联合体建设试点。《意见》提出，医联体建设与发展要以落实医疗机构功能定位、提升基层服务能力、理顺双向转诊流程为重点，根据不同区域医疗机构优势专科资源，以若干所医疗机构特色专科技术力量为支撑，充分发挥国家医学中心、国家临床医学研究中心及其协同网络的作用，以专科协作为纽带，组建区域间若干特色专科联盟，形成补位发展模式，重点提升重大疾病救治能力。

为响应国务院号召，在国家卫生健康委员会的指导下，各地区积极探索，以高血压专科为切入点，搭建专科联盟，以期实现区域医疗资源共享、提升基层医疗业务能力、改善高血压综合防控管理能力，因此高血压医联体模式应运而生。

二、建设高血压医联体的意义

高血压医联体的成立，一方面有助于推动全国高血压专科成立、规范化发展，提升疑难高血压诊治水平。在互联网医疗背景下，嵌入高血压辅助诊断及个体化用药指导、第三方检验等支撑系统，将显著提升医疗机构的高血压诊治能力和管理效率。另一方面，高血压医联体有助于提升基层高血压综合防控和管理能力。在医联体内搭建双向转诊平台，开展双向转诊、技术指导、人员培训等合作，完善住院和门诊检验检查绿色通道，创新远程会诊模式，以高血压为切入点，推进专全结合的基层慢病管理新模式。

三、取得的经验及存在的问题

（一）国际经验

国外较早地提出了整合医疗服务的理念，并开始了不同形式的实践。虽然没有专门针对高血压的整合体系，但是整合医疗服务体系在包括高血压在内的慢性病管理方面取得的经验值得我们思考借鉴。

美国：凯撒医疗集团是将预防、治疗和保健整合的一种医疗服务模式，它能够让慢性病患者在社区接受跨学科领域团队的服务，减少不必要的医院就诊。20世纪末，为了提升高血压控制率，凯撒医疗集团组织了一批医师、护士、药师、管理者、数据分析人员，在加利福尼亚州开始了一项血压防控项目。通过建立和维持一项覆盖健康管理系统的、电子化的高血压患者登记制度，跟踪高血压控制率，定期回馈给管理机构及管理者。并以循证医学为依据，制定并经常更新高血压治疗指南。采用标准化、易操作的用药方案，推广使用单片复方制剂。聘用医师助理对患者进行血压随访，必要时强化降压治疗。通过上述主要措施，地区内血压控制率明显提升，由44%（2001年）增加到90%（2013年）。

德国：21世纪初，德国引进疾病管理计划，旨在加强慢病管理中初级治疗与专科治疗、门诊治疗与住院治疗之间的协作，加强对慢病患者的早期健康干预与沟通，重视慢病患者的自我保健，以此提高对慢病患者的医疗质量。具体做法是通过支付方式对医疗机构进行激励，对初级医疗机构开展的特定的慢病管理给予固定的支付，以激励全科医师加强对社区居民的疾病预防，并给予协作治疗额外的奖励。数据管理平台（DMP）还要求医师按照基于循证医学的临床路径进行治疗，建立以质量和绩效为核心的考核机制，对成本和效果进行评估。

加拿大：在20世纪90年代早期，加拿大的高血压控制率仅有13%。为改善这一情况，加拿大制定了一项预防和控制高血压战略，并成立了一个由国家机构和志愿者组成的联盟，制订更详尽的实施计划。加拿大采取的主要措施包括三部分：高血压管理指南更新项目（将循证证据转化为指南，每年更新一次），综合的高血压知识转化项目（将指南转化为临床实践）和全面的成果评估项目（评估项目成果并提出改善措施）。近期又增加了一个面向公众及高血压患者的教育项目和减少膳食盐摄入项目。项目实施后，高血压控制率大幅提升，同时心血管疾病的发病率逐渐下降。

（二）国内高血压医联体建设进展及经验

吸取国外整合医疗实践及高血压管理经验，借鉴国内专科联盟发展模式，高血压专病医联体以承载优质医疗资源下沉基层、推动全国高血压专科化规范化发展、提升疑难高血压诊治水平为己任，在联盟内部开展双向转诊、远程会诊、人员培训、资源共享、质量控制与评价等合作，在构建统一的管理平台、统一的质量评价、统一的医师培训方案、统一的宣教内容等方面形成一定经验。截至2018年9月，已经成立省级中心33家，累计分中心机构数量超过1500家，纳入超过3700家医院，10 000家社区，医师总数超过1万人，并计划3～5年管理高血压患者数量达到5000万（表8-49-1、图8-49-1）。

表 8-49-1　高血压医联体建设分布情况

西安交通大学第一附属医院	兰州大学第二医院	青海大学附属医院	银川市第一人民医院
新疆医科大学第一附属医院	第三军医大学第三附属医院	四川大学华西医院	遵义医学院附属医院
云南省阜外心血管病医院	武警后勤学院附属医院	河北医科大学第一医院	山西省心血管病医院
包头医学院第二附属医院	郑州大学第一附属医院	中国医学科学院阜外医院	华中科技大学同济医院
中南大学湘雅三医院	汕头大学第二附属医院	广东省人民医院	中山大学附属第一医院
广西医科大学第一附属医院（待成立）	海南省人民医院（待成立）	中国医科大学附属第一医院	大连医科大学附属第一医院
吉林大学白求恩第一医院	哈尔滨医科大学附属第一医院	复旦大学附属中山医院	南京医科大学第一附属医院
浙江医院	宁波市第一医院	安徽医科大学第一附属医院	福建医科大学附属第一医院
南昌大学第二附属医院	山东大学齐鲁医院		

1. 统一的管理平台　通过使用统一的高血压管理 APP，逐步构建高血压医联体的网络及管理平台，实现数据传输和共享，与基层医院实时保持动态的紧密联系，摸索分级诊疗，完善双向转诊、远程会诊等，使医联体内的各级医院的医师真正融合为一个医师团队，更好地服务于患者。

2. 统一的医师培训方案　采取线上、线下培训相结合的方式，利用互联网平台（网页或 APP）开展系列视频讲座，培训视频在 APP 内可随时回放，便于基层医师灵活安排学习计划。培训课件由高血压医联体牵头单位统一制作，便于规范基层医师诊疗程序，提高基层医师的诊治水平。

3. 统一的质量评价　依托高血压医联体，建立高血压质量控制和评价指标体系，规范高血压专科建设，形成全国高血压的专项医疗质量评价报告，指导各医院有针对性地进行质量改进。建立中国高血压质量评价指标体系，将统一的标准、统一的管理模式推广到全国，提升高血压诊疗水平，促进高血压诊治技术的规范化、同质化。

4. 统一的宣教内容　充分利用高血压医联体内医师团队的技术优势，制定统一的宣传教育材料，为医联体内社区居民进行科普讲座、健康宣教和义诊活动，加强健康教育，为高血压患者防治管理营造良好氛围。

（三）存在的问题

高血压医联体模式运行以来形成了一定的经验，也暴露出一些问题。一是管理结构松散，联合体内的医疗机构仍保留着原单位各自的法人地位，四级医联体在机构与机构间、人与人之间尚未形成一一对应关系，资源的优化和医疗功能的调整十分有限。二是患者来源有限。基层医联体团队相对较少，需要进一步通过地市级以下分中心的建设完善。三是受医保和药品制度影响较大。配药受到医保报销药品目录限制，由于基本药物制度限制了用药种类，可能出现患者虽然下转到社区就诊，但是某些药品不允许在社区卫生服务机构使用，仍需去大医院就诊的情况。

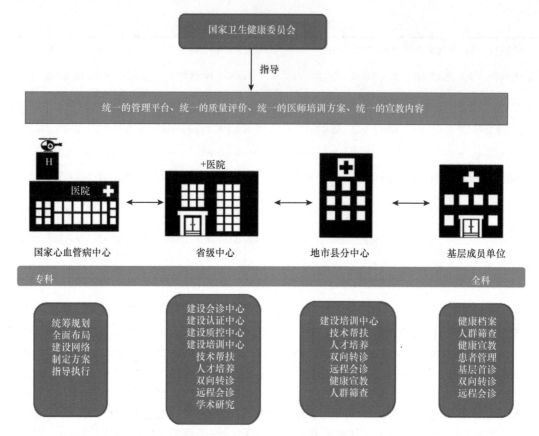

图 8-49-1　高血压医联体运行机制

四、展　望

高血压医联体是一项非常复杂的系统工程。全国各地政府部门、医疗机构、社会力量通力合作，理顺运行机制，完善区域医疗资源整合与共享机制，形成"管理共同体"；完善权责一致的引导机制，形成"责任共同体"；完善双向转诊机制，形成"服务共同体"；完善利益分配机制，形成"利益共同体"。深入基层、深入农村，加强基层社区医师培训和高血压患者的健康宣教，改善基层医疗服务水平，实现跨区域医疗资源共享，不断推动高血压专科建设，切实提升慢性病综合防控管理能力。

蔡　军　王　璐（中国医学科学院阜外医院）

附：国家心血管病中心高血压专病医联体简介

为改变高血压碎片化管理现状，积极响应《关于推进医疗联合体建设和发展的指导意见》的号召，落实《国家卫生计生委关于开展医疗联合体建设试点工作的指导意见》相关精神，在国家卫生健康委员会的领导下，由国家心血管病中心、国家心血管病质量控制与改进中心、中国医师协会高血压专业委员会和中国医学科学院阜外医院于 2017 年 11 月 25 日联合发起成立了"国家心血管病中心高血压专病医联体"。医联体将致力于建设全国高血压慢病管理综合平台和网络，充分利用互联网前沿技术，实现双向转诊、远程会诊、人工智能诊断、个体化用药指导和第三方检验等，统一高血压专科医师培训、患者健康宣教教材，探索高血压慢病防控模式，开展医疗政策研究、医疗质量评价、高血压专科认证等，提升全国高血压的诊治水平。高血压医联体以高血压为切入点，三高共管（高血压、高血糖、高脂血症），推进专全结合的慢病管理团队建设，最终实现利益、责任、服务、管理共同体。

高血压专病医联体截至2018年9月已经成立了33家省级中心，纳入超过3700家医院，10 000家社区，计划3～5年管理高血压患者数量要达到5000万。将这些被管理的高血压患者达标率提高到80%，则可将中国高血压达标率提升到20%以上。

第五十章 家庭医生

一、家庭医生的概念及其发展趋势

家庭医生（general practitioner，GP）又称为全科大夫，是以家庭医疗保健服务为主要任务，提供个性化的预防、保健、治疗、康复、健康教育服务和指导，使患者足不出户就能解决日常健康问题和保健需求，得到家庭治疗和家庭康复护理等服务。20 世纪末，美国家庭医师学会将家庭医生定义为家庭医生是经过家庭医疗这种范围宽广的医学专业教育训练的医生。家庭医生具有独特的态度、技能和知识，使其具有资格向家庭的每个成员提供连续性和综合性的医疗照顾、健康维持和预防服务，无论其性别、年龄或健康问题。我国的家庭医生制度是社区卫生服务建设的重要组成部分，是政府主导、社区参与、上级卫生机构领导，以基层卫生机构为依托，合理使用卫生资源和适宜技术，以健康为中心、家庭为单位、社区为范围、需求为导向，以妇女、儿童、老年人、慢性病患者、残疾人和脆弱人群为重点，以解决社区主要问题、满足社区基本卫生需求为目的，融预防、医疗、保健、康复、健康教育、计划生育技术指导为一体的，为家庭提供有效、经济、方便、综合、连续的基层医疗卫生服务。家庭医生服务在欧美发达国家兴起并得以发展，家庭医生制度在国外已经发展得很成熟。国外的经验已证实，家庭医生制服务的实施对改善居民的健康水平和控制医疗卫生总费用不合理增长具有十分重要的作用。早期我国的家庭医生队伍发展缓慢，主要在上海等经济发达城市出现了家庭医生队伍，主要的服务对象多集中在中高收入家庭。为尽快推进我国家庭医生的签约工作，2016 年国务院医改办等七部门专门印发《关于推进家庭医生签约服务的指导意见》，根据国家深化医药卫生体制改革的总体部署和要求，围绕推进健康中国建设、实现人人享有基本医疗卫生服务的目标，以维护人民群众健康为中心，促进医疗卫生工作重心下移、资源下沉，结合基层医疗卫生机构综合改革和全科医生制度建设，加快推进家庭医生签约服务。建立健全签约服务的内在激励与外部支撑机制，调动家庭医生开展签约服务的积极性；鼓励引导二级以上医院和非政府办医疗卫生机构参与，提高签约服务水平和覆盖面，促进基层首诊、分级诊疗，为群众提供综合、连续、协同的基本医疗卫生服务，增强人民群众获得感。并要求 2016 年在 200 个公立医院综合改革试点城市开展家庭医生签约服务，到 2017 年，家庭医生签约服务覆盖率达到 30%以上，重点人群签约服务覆盖率达到 60%以上。2018 年 4 月 2 日，国家卫生健康委员会再次通知要求，各地要建立家庭医生签约服务的考核评价机制，纳入基层医疗卫生机构综合绩效考核范围，力争到 2020 年将签约服务扩大到全人群，形成长期稳定的契约服务关系，基本实现家庭医生签约服务制度的全覆盖。

二、我国高血压流行病学及其管理现状

全球高血压的发生率持续增长，目前高血压患者人数已超过 10 亿，估计我国高血压患病人数已达 2.7 亿。包括脑卒中、冠心病、心力衰竭、肾脏疾病在内的高血压严重并发症

致残率和致死率高，已成为我国家庭和社会的沉重负担。然而，高血压可防可控，降压治疗可降低脑卒中风险 35%～40%，降低心肌梗死风险 20%～25%，降低心力衰竭风险超过50%。心脑血管并发症研究和中国脑卒中一级预防研究显示，我国高血压患者发生脑卒中与发生心肌梗死的比例为 5∶1；我国71%的脑卒中和54%的心肌梗死死亡与高血压有关。因此，预防和控制高血压是遏制我国心脑血管疾病流行的核心策略。高血压患者的健康管理旨在通过合理、有效的治疗，提高血压达标率，减少或延缓并发症的发生，以达到降低病死率、提高生活质量的最终目的。然而其知晓率、治疗率、控制率在全国范围内仍不容乐观。有文献报道，2001 年我国高血压疾病知晓率、治疗率、控制率分别为44.7%、28.2%和 8.1%。有文献报道的最高的知晓率是 2008 年的上海地区，其高血压知晓率为 85.5%，最高治疗率和控制率为 2008 年的成都地区，分别为94.17%和42.29%。因此，高血压的管理还有许多工作要做。

三、家庭医生在高血压防治中的地位

家庭医生制度在国外发达国家已经发展得比较成熟，英国是世界上第一个实行全民免费家庭医生制度的国家，被喻为福利医疗制度的先行者；美国的家庭医生是其国民健康最重要的"守门人"，由于其慢性病保健的新模式（chronic care model，CCM）不断发展和完善，强调患者和医生之间的互动，同时也强调社区和卫生保健系统组织结构的改革及利用护士和药师作为保健管理师来协助卫生保健服务的卫生保健团队的建设，现高血压控制率已达 50%。家庭医生首诊制度已成为国际公认的"低成本、高效益"的医生服务供给模式。目前，世界上已有 50 多个国家和地区制定了家庭医生相关政策，建立起家庭医生制度。我国也在 1997 年开启了社区服务平台建设工作，在《中共中央、国务院关于卫生改革与发展的决定》中明确提出要改革城市卫生服务体系，积极发展社区卫生服务。2009 年，国务院在新医改方案中再次要求健全基层医疗卫生服务体系、促进基本公共卫生服务逐步均等化。2011 年又出台了《国务院关于建立全科医生制度的指导意见》，明确指出要通过多渠道培养合格的全科医生，建立全科医生的激励机制，完善相关保障措施，实现积极稳妥地推进全科医生制度建设。2012 年国务院在《"十二五"期间深化医药卫生体制改革规划暨实施方案》中确立了家庭医生制度的战略地位、作用和发展方向。并在 2016 年国务院医改办、国家卫计委等机构联合印发了《关于推进家庭医生签约服务的指导意见》，针对加快推进家庭医生签约服务提出了若干意见。2013 年在全国最早开展了家庭医生制度的试点工作，经过数年实践已取得了较好的成果，但仍存在着一定的问题。据上海市卫健委提供的统计数据显示，截至 2017 年，上海市家庭医生对居民的签约覆盖率为 45%，尚未到半数；并且签约医生大部分集中在市区，尤其是第一批试点、发展较为成熟的区域，对于政策执行问题更突出、制度发展更为艰难的郊区，还面临不少的挑战。鉴于我国众多高血压患者，其家庭与基层医疗卫生机构（社区卫生服务中心、社区卫生服务站、乡镇卫生院、村卫生室）仍是高血压管理的"主战场"，其管理水平的高低将直接影响我国未来心脑血管疾病发展趋势。因此，如何提高患者在社区治疗的效果已成为社区全科医师亟待解决的难题。开展家庭医生服务模式建立了家庭医生与社区高血压患者固定式、契约式、伙伴式的医患关系，这种和谐的医患关系更有利于患者依从性的提高，有利于患者的健康管理。赵宗权等选取苏州姑苏区两个社区卫生服务中心对家庭医生服务模式下高血压患者健康管理效果进行了评价，以新发高血压患者并且自愿签订家庭医生服务协议的 562 例为研究对象，随机分为研究组与对照组各 281 例，对照组给予常规的社区高血压管理，研究组使用家庭医生服务模式下的社区综合干预措施，所有患者均随访 1 年。结果显示，经过一年的家庭医生服务模式下的社区高血压的综合管理，高血压患者的高血压知识的知晓率（98.9% vs. 92.5%）、控制率（85.8% vs. 69.8%）与自我管理能力（66.1% vs. 52.9%）均有明显的提高。说明家庭医生服务模式是社区高血压管理的有效可行的管理模式。何敏兰等对深圳市宝安区的家庭医生签约服务在社区高血压慢病管理中的应用价值进行了观察研究，选择 2017 年 2 月至 2018 年 2 月在笔者所在社区就诊的 90 例高血压患者作为研究对象，就诊患者随机分为试验组和对照组。对照组患者采用常规社区管理；试验组患者在常规社区护理基础上进行家庭医生签约服务。分别观察两组患病者在管理前后的舒张压、收缩压、空腹血糖、餐后 2h 血糖（2h PG）、总胆固醇（TC）、三酰甘油（TG）、低密度脂蛋白（LDL）、高密度脂蛋白（HDL）等指标，并采用自主设计的对慢性疾病了解表调查两组患者的知晓慢性疾病情况及遵医行为和满意度。最后对结果进行统计分析比较。结果表明，管理前，两组患者的舒张压、收缩压和血脂情况比较，差异均无统计学意义（$P>0.05$）；管理后，试验组患者上述指标均显著优于对照组，差异均有统计学意义（$P<0.05$）。管理后，试验组患者对慢性疾病了解情况、遵医行为、总满意度显著优于对照组，差异均有统计学意义（$P<0.05$）。刘翠玲在北京市海淀区开展了家庭医生签约式服务对社区高血压患者的健康管理及效果评价的研究，收治社区高血压患者 240 例，对所有患者给予家庭医生签约式服务，分析其管理效果。结果显示，经过健康管理后，患者的血压、BMI、TC、TG、LDL-C、HDL-C、MAU 水平均获得了明显改善（$P<0.05$）。

在完善 GP 服务模式方面，俞李萍等专家建议：①建立社区 GP 服务团队，充分发挥社区卫生服务机构的医疗、保健和健康教育职能，建立以 GP 为主体，公卫医生、社区护士共同参与的高血压诊疗及健康教育的团队。②制订个性健康计划和规范治疗方案，按照高血压患者的血压水平和心血管疾病危险因素等对患者进行危险分层，由 GP 制订个人健康计划表和个体化治疗方案，通过电话、预约门诊等形式完成就诊咨询、健康指导和随访跟踪。③GP 团队入户提供个性化健康指导，发放健康教育宣传资料，倡导健康生活方式，提高患者自我保健意识；成立高血压自我管理小组，定期组织患者交流，开展高血压防治知识问卷调查、知识竞赛等，普及健康知识，增强患者治愈信心。④定期评估，及时改变诊疗方案。GP 团队通过随访入户或门诊就诊，掌握患者生活方式改变、服药等依从性及病情变化等信息，掌握血压动态变化趋势，进行定期血压控制效果评估，根据效果及时改变或制定有效的诊疗方案。

四、家庭医生签约服务下的基层高血压防治模式的探索

1. 家庭医生签约式服务模式对社区原发性高血压患者的管理影响，家庭医生式服务以社区卫生服务团队为核心。在充分告知、自愿签约、自由选择、规范服务的原则下与服务家庭签订协议，为居民提供主动、连续、综合的健康责任制管理服务。按照自愿原则，患者与社区卫生服务团队签订协议书，社区卫生服务团队依据协议约定履行各项服务承诺，为签约患者进行健康评估，根据患者不同健康状况、血压水平和需求实施个体化健康管理。为社区患者建立电子健康档案，在采集基本信息时，登记建档对象的基础血压及建

档前 3 个月内的生化指标。每季度对签约的原发性高血压患者随访 1 次，共 4 次，面对面随访。指定专人对未按时随访的患者电话追踪，确定近期随访时间并填写随访记录。基本随访项目包括：①测量身高、体重、心率，计算 BMI；②询问患者疾病情况和生活方式，包括心脑血管疾病、糖尿病、吸烟、饮酒、运动、摄盐量及心理调整、遵医行为等；③测量血压、血糖；④询问患者服药情况。除基本项目外，每半年进行一次辅助检查，包括血脂、肾功能、尿常规、心电图等。曹丽华等报道，经过家庭医生签约式服务模式 12 个月的个体化管理，患者 BMI、空腹血糖、TG、TC、LDL-C 均较管理前明显下降；同时，血压管理后较管理前下降，达标率升高。进一步分析内生肌酐清除率、尿微量白蛋白，均明显改善。管理后吸烟、饮酒、运动、摄盐，尤其是服药依从性均明显改善。

2. 家庭医生签约服务模式下医护团队组合对社区高血压管理影响，该模式明确制定措施如下：①根据本街道分管居委情况，分成多个团队，每个团队由 1～2 名全科医生、1～2 名公卫医生和 1～2 名社区护士构成；②线下签约方式，即面对面签订服务协议，与全科医生约定高血压管理项目，享受精准个性化健康服务，以预约就诊、绿色转诊、医联体专家合作会诊、定期跟踪随访和咨询等服务了解患者的问题并制定适当的解决措施；③公卫医生和社区护士为患者及其家庭建立个性化电子档案，全科医生则根据患者的不同情况制定不同的随访策略及不同的高血压管理方案，患者可动态了解自己的高血压管理方案、就诊记录等；④针对签约人群，在社区内每月开办健康教育讲座，每年举行为期 6 周的慢病自我管理小组活动，由公卫医生和社区护士通过微信、手机及固定电话将活动传递给签约患者；⑤公卫医生和社区护士每月通过随访或门诊了解患者的信息，全科医生进行患者的血压控制评估，根据实际情况制定有效的治疗方案。家庭医生签约服务模式后，医护团队合作模式可实现慢性病患者的系统化管理，提高患者对社区卫生服务中心的信赖度，促进了医患和谐关系的发展。以此种模式展开的疾病管理可有效提高患者对疾病的认识，换被动治疗为主动医疗、合作医疗；能够有效控制血压水平；并且利用"家庭医生，防保医生与社区护士的团队互补优势"维持医护团队对患者的长期支持。崔明明等通过比较高血压患者开展家庭医生管理模式前后的效果，发现家庭医生服务能够有效控制社区高血压患者的血压和血脂水平，个体化治疗和综合性的健康教育活动能够有效提升高血压患者长期管理效果和依从性，有助于改善患者的长期预后。

3. 家庭医生责任制服务对高血压患者血压和血脂控制情况、治疗依从性、治疗费用及心脑血管疾病发生率等的影响。家庭医生签约管理包括首诊患者制定详细的长期治疗方案；同时签订服务契约，充分将患者管理落实到各个主诊团队。成立家庭医生服务小组，在家庭医生服务协议有效期内，由多名家庭医生主动为自己管理的社区高血压患者提供有效的、个性化的、连续性的诊疗服务和健康咨询服务。家庭医生对社区高血压患者进行健康教育，包括高血压的病因、危害、常规的治疗方法及高血压患者保持低盐饮食、进行适当运动、戒烟戒酒和按时服药的必要性。家庭医生对社区高血压患者进行用药指导，根据所管理的高血压患者的年龄、学历和用药方法等情况，对其进行有针对性的用药指导。进行用药指导的内容主要包括临床上常用降压药的种类、作用、用法、按时服用降压药的优点和在使用降压药后出现不良时的处理方法，同时督促社区高血压患者要坚持测量血压。家庭医生对社区高血压患者进行饮食指导和运动指导，其中饮食指导的内容主要包括高血压患者要保持健康的饮食习惯；运动指导的内容主要包括高血压患者应每天进行 50～60min 的慢跑、快走和做广播体操等有氧运动。随着家庭医生服务的开展，通过契约服务管理模式，患者和家属能够在长期治疗期间找到负责患者医疗管理的医生或团队成员，保证了治疗的一贯性。龚纪斌通过研究证实，家庭医生责任制服务除了能够有助于控制血压以外，还能够有助于降低血脂指标，减少心血管意外发生。

4. 家庭医生签约服务模式对社区老年高血压患者的管理效果，患者均采用家庭医生签约服务模式进行管理，制定管理措施如下：①自愿签约后建立家庭医生服务档案，评估其健康状况。②对患者的危险因素分层，限制患者摄入钠盐、动物油及动物食品，每日摄入新鲜水果、蔬菜均以量化管理，以确保营养均衡搭配；若患者伴有糖尿病，则有更为严格的食谱规定；同时戒烟戒酒。③督促患者坚持中等强度的有氧训练，包括快走、太极拳、慢跑等，每天 1～2 次，培养科学的运动习惯。④对家庭医生团队进行明确分工并配置工作手机，家庭医生负责调整患者的生活方式，护士负责定期随访，每日提醒患者服药，组织自我管理活动小组。⑤每 3 个月登门随访一次，通过面对面交流的方式帮助患者调整心态。⑥定期发放健康处方，举办健康讲座。⑦对行动不便的患者提供相应的入户服务，并可优先提供门诊预约治疗及检查。杨爱平通过上述管理患者 12 个月后发现，患者 BMI、收缩压、舒张压、空腹血糖、TG、TC、LDL-C、HDL-C 水平均低于管理前，自信心及服药依从性评分均高于管理前，证实家庭医生签约服务模式具有改善患者血压、空腹血糖等指标作用，有利于提高其自信心及服药依从性。杨廷旭等研究了家庭医生签约并微信平台指导在社区老年高血压患者健康管理中的应用，2015 年 1 月至 2016 年 1 月在酒泉市肃州区东南社区卫生服务中心确诊的高血压患者 343 例，随机分为观察组和对照组，对照组家庭医生常规管理高血压患者，干预后对高血压相关知识的知晓率观察组明显优于对照组（$P<0.01$）；经 1 年干预治疗后患者主动参与健康活动的情况、遵医复查情况、按时服药情况 3 个方面观察组明显优于对照组（$P<0.01$，$P<0.05$）。观察组加用手机微信开展高血压健康教育和医患互动，通过比较两组患者干预前后 1 年的高血压指标和疾病自我管理能力的变化，结果显示家庭医生结合微信管理老年高血压患者可有效地改善患者的高血压指标和疾病自我管理能力。

5. 家庭医生签约服务模式下农村社区高血压患者的管理，慢病管理实践发现，农村社区的高血压患者管理更具挑战；为了探索实施农村社区家庭医生的工作模式，陈斌等根据农村人口分布等特点，按照 1：2500 的比例施行全科医生签约服务模式，基本能够实现对辖区户籍人口的全覆盖。形成了若干个由（GP）、全科医生助理、护士及公共卫生人员等构成的工作团队，分片包干、团队合作、责任到人，直接与每个家庭中的高血压管理对象有效对接，真正实现社区卫生服务的"网底"功能与管理作用。家庭医生服务流程上可借助区域医生工作平台的手段，让居民预约到其签约的家庭医生 1 个月内的全科门诊，居民在预约的时间内进行慢性病随访，随到随诊、享受优先，责任医生可以及时有效地掌握该居民的当前健康状况，给予合理的指导意见，利用了有限的医疗资源的同时也节省了患者不必要的医疗支出费用。在这种家庭医生服务模式下，高血压患者的诊断、随访工作完全由全科医生来承担，患者的建档及诊断随访质量将得到全面提升。责任医生将根据患者的健康状况确定患者临床检查的必要性，提高患者的健康意识，并根据患者临床检查的数据制定出个性化、有针对性的治疗方案，控制血压，降低并发症发生的可能性。新的家庭医生服务模式建立后的实践发现，对于相对固定的服务人群，全科医生可以把安全、有效、方便、价廉的医疗卫生服务融入签约居民的生活当中，以居民健康需求为导向，使居民真正体会到"居民健康的守门人"的概念，提高了患者的依从性，构建了和谐的医患关系。

6. "互联网+"成为家庭医生服务的新手段，互联网的迅速发展使得其在医疗领域得到大量的运用，电子健康档案、在线疾病咨询、远程会诊及医疗信息查询等多种形式发展的互联网医疗成为互联网在医疗领域运用的重要例证。随着家庭医生制度的不断推进，越来越多的城市开展试点，探索互联网背景下的基层家庭医生服务的新模式。"互联网+医疗"能为家庭医生的诊断能力提供强大的临床决策辅助系统和技术性指导。借助互联网技术构建家庭医生服务平台不仅可大大提高服务质量，还可以促进医疗资源的下沉，促进资源的均等化分配，同时可以增加居民享受改革成果的获得感。医患信息交流系统是家庭医生与居民交流所有业务和业务全过程的信息管理系统，借助计算机和移动终端，实现家庭医生向居民或患者提供信息和数据，居民搜集、存储和处理信息。家庭医生团队服务管理信息系统建立的目的是提高管理效率。当今人工智能和计算机在医疗领域的广泛应用使得家庭医生与机器（人工智能）的耦合可极大地提升家庭医生的服务能力。人机协同理念认为，在未来，处理具体问题将是人与计算机的协同配合，人与计算机在处理问题时，就是工作搭档，两者之间形成的是伙伴关系。家庭医生的服务能力提升不仅是针对家庭医生个体的能力，而是要综合考虑家庭医生+数字技术和数字资源的整体协同后形成的服务能力。人工智能的发展，对家庭医生实现自身在分级诊疗体系建设中的职能需要具备的知识结构和技术能力提出了新的要求。宦华敏等研发的验证式慢性病管理系统依托常州市新北区基本公共卫生信息系统，分别随机选取高血压、糖尿病患者各100例，通过身份证读卡器获取身份信息，建立电子档案、慢性病专档，发放健康卡（卡号为条形码），通过扫描条形码将健康卡号与患者档案匹配。系统自动生成管理任务，将任务提醒推送至社区责任医生电脑端和智能手机端，责任医生预约患者携带身份证或健康卡到卫生室接受随访。随访时责任医生首先以个人身份和密码打开管理系统，在卫生室时，通过扫描枪扫描健康卡或身份证读卡；在上门或在其他非工作站场所提供服务时，通过联网智能手机扫描健康卡条形码。只有通过以上验证后方可进入患者随访表界面，完成随访信息的录入、上传工作。测试6个月后的结果为：①通过电话核实，面对面随访率为100%，信息真实性为95%；②完全实现了移动、无纸化管理，与既往采用纸质填写再录入系统的模式相比，效率明显提高；③实时性、稳定性为100%。初步显示出了人工智能在家庭医生服务模式下应用的广阔前景。

关怀敏（河南中医学院第一附属医院）

第五十一章　基层高血压指南解读与基层血压管理

根据我国最新"中国心血管报告"，目前，心血管病（CVD）死亡占城乡居民总死亡原因的首位，农村为 45.01%，城市为 42.61%。农村基层 CVD 死亡率从 2009 年起超过并持续高于城市水平。而高血压是心血管疾病最重要的危险因素，中国 18 岁以上居民高血压患病率为 25.2%，城市居民高血压患病率为 26.8%，农村为 23.5%，根据 2010 年第六次全国人口普查数据测算高血压患病人数为 2.7 亿。基层医疗卫生机构（社区卫生服务中心、社区卫生服务站、乡镇卫生院、村卫生室）是高血压管理的"主战场"，其管理水平的高低将直接影响我国未来心脑血管疾病发展趋势。根据国务院印发的《"健康中国 2030"规划纲要》，推进健康中国建设主要遵循的原则是以农村和基层为重点，推动健康领域基本公共服务的提高，逐步缩小城乡、地区、人群间基本健康服务和健康水平的差异，实现全民健康覆盖。因此，《中国高血压基层管理指南》及《国家基层高血压防治管理指南》即为适应高血压基层管理的新需求提供了技术支持。

第一节　高血压的诊断

一、高血压诊断概述

（1）正确的血压测量：高血压的检出是提高人群高血压知晓率、治疗率和控制率（三率）的第一步，而血压测量是高血压诊断的基本手段，血压值是诊断与治疗的主要依据，亦是疗效评估及基层医生工作考核的主要指标。因此，推广规范化的血压测量尤为重要。

血压计的选择：因汞会对环境造成污染，故推荐使用经国际标准认证合格的上臂式自动（电子）血压计，但应定期校对。袖带的大小适合患者上臂臂围，袖带气囊至少覆盖 80% 上臂周径，常规袖带长 22～26cm，宽 12cm，上臂臂围大或小者应换用相应规格袖带。

血压测量方法：规范测量"三要点"，安静放松、位置规范、读数精准。血压测量前应去除可能有影响的因素（测量前 30min 内禁止吸烟、饮咖啡或茶等，排空膀胱），安静休息至少 5min。测量时取坐位，双脚平放于地面，放松且身体保持不动，不说话。血压测量时上臂袖带中心与心脏（乳头水平）处于同一水平线上（水银柱血压计也应置于心脏水平）；袖带下缘应在肘窝上 2.5cm（约两横指）处，松紧合适，可插入 1～2 指为宜。台式水银柱血压计测量时，听诊器胸件置于肱动脉搏动最明显处，勿绑缚于袖带内。电子血压计直接读取记录所显示的收缩压和舒张压数值；水银柱血压计，放气过程中听到的第 1 音和消失音（若不消失，则取明显减弱的变调音）分别为收缩压和舒张压，眼睛平视水银柱液面，读取水银柱凸面顶端对应的偶数刻度值，即以 0、2、4、6、8 结尾，如 142/94mmHg。避免全部粗略读为尾数 0 或 5 的血压值。

（2）高血压的检出：健康成年人每 2 年至少测量 1 次血压，最好每年测量 1 次。充分利用各种机会性筛查，如单位健康查体、居民建立健康档案、用公共场所放置的公益性血压计等加强机会性血压筛查。医疗机构对 35 岁以上患者均应实行首诊血压测量制度。

高血压易患人群一般要求每半年测量血压 1 次。并建议家庭自测血压。高血压易患人群包括：①血压高值[收缩压 130～139mmHg 和（或）舒张压 85～89mmHg]；②超重（BMI为 24～27.9kg/m²）或肥胖（BMI≥28kg/m²）和（或）向心性肥胖：腰围男性≥90cm，女性≥85cm；③高血压家族史（一、二级亲属）；④长期膳食高盐；⑤长期过量饮酒[每日饮白酒≥100ml（2 两）]；⑥年龄≥55 岁。

（3）高血压的诊断

1）高血压的定义：目前仍以诊室血压作为高血压诊断的依据。在未用抗高血压药的情况下，非同日 3 次测量，收缩压≥140mmHg 和（或）舒张压≥90mmHg，可诊断为高血压。患者既往有高血压史，目前正在服用抗高血压药，血压虽低于 140/90mmHg，也应诊断为高血压。

2）高血压的分级：18 岁以上成人的血压按不同水平定义和分级，见表 8-51-1。

表 8-51-1　血压水平的定义和分级

血压级别	收缩压（mmHg）		舒张压（mmHg）
正常血压	<120	和	<80
正常高值血压	120～139	和（或）	80～89
高血压	≥140	和（或）	≥90
1 级高血压（轻度）	140～159	和（或）	90～99
2 级高血压（中度）	160～179	和（或）	100～109
3 级高血压（重度）	≥180	和（或）	≥110
单纯收缩期高血压	≥140	和	<90

（4）全面的血压评估：血压作为基本的生命体征，随时都在变化中，单纯的诊室血压测量并不能反映日常中的血压负荷和真实的血压波动，故 24h 动态血压监测和家庭自测血压就成为全面血压评估的重要手段。有条件的基层医疗卫生机构可采用动态血压测量，作为辅助诊断及调整药物治疗的依据。而家庭自测血压作为患者自我管理的主要手段，也可用于辅助诊断。诊室及诊室外高血压诊断标准见表 8-51-2。

表 8-51-2　诊室及诊室外高血压诊断标准

分类	收缩压（mmHg）		舒张压（mmHg）
诊室测量血压	≥140	和（或）	≥9
动态血压监测			
白天	≥135	和（或）	≥85
夜间	≥120	和（或）	≥70
24h	≥130	和（或）	≥80
家庭自测血压	≥135	和（或）	≥85

通过全面的血压评估会发现一些特殊类型的高血压：

1）白大衣高血压：反复出现的诊室血压升高，而诊室外的动态血压监测或家庭自测血压正常。

2）隐匿性高血压：反复测量诊室血压正常，而诊室外的动态血压监测或家庭自测血压升高，可能伴有高血压相关靶器官损害。

二、高血压的危险评估

由于高血压是伴随患者终身的、不断进展的心血管综合征，影响高血压患者预后的因素包括心血管病的危险因素、靶器官损害及并存的临床疾患，故评估是确定高血压治疗策略的基础。建议初诊时及以后每年评估 1 次。

通过病史采集、体格检查和实验室检查，对高血压患者是否伴有其他心血管危险因素、靶器官损害及相关临床疾患做出评估。

1. 病史采集

（1）病史：了解高血压初次发病时间（年龄），血压最高水平和一般水平及伴随症状，降压药使用情况及治疗反应，尤其注意有无继发性高血压症状。

（2）个人史：了解个人生活方式，包括饮食习惯（油脂、盐摄入）和嗜好（乙醇摄入量、吸烟情况），体力活动量，体重变化；女性已婚患者，注意询问月经及避孕药使用情况。

（3）既往史：了解有无冠状动脉粥样硬化性心脏病（冠心病）、心力衰竭、脑血管病、周围血管病、糖尿病、痛风、血脂异常、支气管痉挛、睡眠呼吸暂停综合征、肾脏疾病等病史。

（4）家族史：询问高血压、糖尿病、冠心病、脑卒中家族史及其发病年龄。

（5）社会心理因素：了解家庭、工作、个人心理及文化程度。

2. 体格检查

1）测量血压：建议初诊测双上臂血压，老年人测坐位、立位血压。

2）测量身高、体重及腰围，计算体重指数。

3）其他必要的体检：如心率、心律、大动脉搏动及大血管杂音等。

3. 实验室检查

（1）常规检查

1）尿常规：尿蛋白、尿糖和尿沉渣镜检。

2）血常规：血细胞计数和血红蛋白、血小板计数。

3）血生化：血钾、空腹血脂[总胆固醇、低密度脂蛋白胆固醇、高密度脂蛋白胆固醇、甘油三酯]、空腹血糖、血肌酐（建议估算 eGFR）、血尿酸、肝功能。

4）心电图。

（2）选择性检查：有条件的单位可做以下检查。24h 动态血压监测、超声心动图、颈动脉超声、尿白蛋白/尿肌酐、胸部 X 线、眼底、餐后血糖、血同型半胱氨酸、脉搏波传导速度等。

4. 评估有无靶器官损害 有以下症状和体征者提示可能有靶器官损害，需要做进一步的相应检查。

（1）心脏：心悸、胸痛、心脏杂音、下肢水肿。

（2）脑和眼：头晕、眩晕、视力下降、感觉和运动异常。

（3）肾脏：眼睑水肿、夜尿增多、血尿、泡沫尿、腹部肿块，腰部及腹部血管性杂音。

（4）周围血管：间歇性跛行、四肢血压不对称、脉搏异常、血管杂音、足背动脉搏动减弱。

高血压患者危险分层的检查评估指标见表 8-51-3。

通过对患者的全面询问病史、体格检查及各项辅助检查，找出影响预后的因素（表 8-51-4）。根据患者血压水平、现存的危险因素、靶器官损害、伴发临床疾患进行危险分层，将患者分为低危、中危、高危三层（表 8-51-5）。

表 8-51-3　高血压患者危险分层的检查评估指标

询问病史和简单体检（必做的基本检查项目）	实验室检查（尽可能检查的常规项目及异常标准）
测量血压，分为 1、2、3 级	空腹血糖≥7.0mmol/L
肥胖：体重指数≥28kg/m² 或向心性肥胖：腰围男性≥90cm，女性≥85cm	空腹血脂：TC≥5.7mmol/L，LDL-C≥3.3mmol/L，HDL-C ＜1.0mmol/L，TG≥1.7mmol/L
年龄：男性＞55 岁，女性＞65 岁	血肌酐：男性≥115μmol/L（1.3mg/dl）；女性≥107μmol/L（1.2mg/dl）
正在吸烟	尿蛋白≥300mg/24h
已知血脂异常	尿微量白蛋白 30～300mg/24h，或白蛋白/肌酐值男性≥22mg/g（2.5mg/mmol），女性≥31mg/g（3.5mg/mmol）
早发心血管病家族史（一级亲属，男性 55 岁、女性 65 岁以前发病）	心电图左心室肥厚
脑血管病（脑卒中、短暂脑缺血发作）病史	眼底视盘水肿、眼底出血
心脏病（冠状动脉粥样硬化性心脏病：心绞痛、心肌梗死、冠状动脉重建，心力衰竭）病史	胸部 X 线片左心室扩大
周围血管病病史	超声颈动脉内膜增厚或斑块
肾脏病病史	心脏超声左心室肥厚
糖尿病	动脉僵硬度：PWV≥12m/s

注：TC，血总胆固醇；LDL-C，低密度脂蛋白胆固醇；HDL-C，高密度脂蛋白胆固醇；TG，甘油三酯；PWV，脉搏波传导速度

表 8-51-4　简化危险分层项目内容

项目	内容
高血压分级	1 级：收缩压 140～159mmHg 或舒张压 90～99mmHg
	2 级：收缩压 160～179mmHg 或舒张压 100～109mmHg
	3 级：收缩压≥180mmHg 或舒张压≥110mmHg
危险因素	年龄，吸烟，血脂异常，早发心血管病家族史，肥胖或向心性肥胖
靶器官损害	左心室肥厚，颈动脉内膜增厚或斑块，血肌酐轻度升高
临床疾患	脑血管病，心脏病，肾脏病，周围血管病，视网膜病变，糖尿病

表 8-51-5　根据心血管总体危险量化估计预后危险度分层表

其他危险因素、靶器官损害和疾病史情况	高血压分级		
	1 级	2 级	3 级
无其他危险因素	低危	中危	高危
1～2 个危险因素	中危	中危	高危
≥3 个危险因素、靶器官损害、并存的临床疾患	高危	高危	高危

三、排除继发性高血压

5%～10%的高血压患者为继发性高血压。以下几种情况应警惕继发性高血压的可能，应及时转上级医院进一步检查确诊（表 8-51-6）。

表 8-51-6　临床特点与继发性高血压

1. 高血压发病年龄小于 30 岁

2. 重度高血压（高血压 3 级）

3. 降压效果差，血压不易控制

4. 血尿、蛋白尿或有肾脏疾病史，应警惕慢性肾脏病

5. 夜间睡眠时打鼾并出现呼吸暂停，应警惕睡眠呼吸暂停综合征

6. 血压升高伴肢体肌无力或麻痹，常呈周期性发作，或伴自发性低血钾，应警惕原发性醛固酮增多症

7. 阵发性高血压，发作时伴头痛、心悸、皮肤苍白及多汗等，应警惕嗜铬细胞瘤

8. 肥胖、满月脸、水牛背及痤疮，糖代谢异常等，应警惕皮质醇增多症

9. 下肢血压明显低于上肢，双侧上肢血压相差 20mmHg 以上，股动脉等搏动减弱或不能触及；应警惕肾动脉狭窄、大动脉病变等

10. 长期口服避孕药等，应警惕药物相关高血压

四、高血压的治疗

1. 治疗原则

（1）高血压治疗的基本目标：血压达标，以期最大限度地降低心脑血管病发病及死亡总危险。

（2）目标血压：一般高血压患者，血压降至 140/90mmHg 以下；合并糖尿病或慢性肾脏疾病的患者可在 140/90mmHg 的基础上再适当降低；年龄在 65～80 岁的患者血压降至 150/90mmHg 以下，如能耐受，可进一步降至 140/90mmHg 以下；80 岁以上患者降至 150/90mmHg 以下。

（3）血压达标的时间：对 1～2 级高血压，在患者能耐受的情况下，推荐治疗 2～4 周尽早使血压达标，并坚持长期达标。如未达标，及时调整用药方案。若患者治疗耐受性差或高龄老年人达标时间可适当延长。

（4）综合干预管理：选择降压药物时应综合考虑其伴随合并症情况。对于已患心血管疾病的患者及具有某些危险因素的患者，应考虑给予抗血小板及调脂治疗，以降低心血管疾病再发及死亡风险。

（5）启动药物治疗时机：一旦高血压诊断成立，均立即采取治疗性生活方式干预。高危患者应立即启动降压药治疗；中危、低危患者可分别随访 1～3 个月，多次测量血压仍≥140mmHg 和（或）≥90mmHg，推荐或考虑启动降压药治疗。

2. 高血压非药物治疗　"健康生活方式六部曲"——限盐减重多运动，戒烟限酒心态平。一些生活方式干预方法不但可明显降低血压，也可预防心血管疾病，如应大力提倡戒烟、减轻体重、适度运动等。各类生活方式干预目标及降压效果见表 8-51-7。

表 8-51-7 各类生活方式干预目标及降压效果

内容	目标	可获得的收缩压下降效果
减少钠盐摄入	每人每日食盐摄入量不超过 6g（1 啤酒瓶盖） 注意隐性盐的摄入（咸菜、鸡精、酱油等）	2～8mmHg
减轻体重	BMI<24kg/m^2；腰围<90cm（男性），腰围<85cm（女性）	5～20mmHg/减重 10kg
规律运动	中等强度运动每次 30min 每周 5～7 次	4～9mmHg
戒烟	科学戒烟，避免被动吸烟	/
限制饮酒	每日饮酒量限制：白酒<50ml（1 两） 葡萄酒<200ml，啤酒<500ml	/
心理平衡	减轻精神压力，保持心情愉悦	/

3. 高血压的药物治疗 药物应用的原则为尽量使用长效药物及证据明确、可改善预后的五大类降压药物。2 级以上高血压或高危患者、血压水平高于目标血压 20/10mmHg 的高危患者，要达到目标血压，常需要降压药联合治疗，可以采用初始小剂量 2 种或多种不同作用机制的降压药联合治疗，以获得降压效果增大而不增加不良反应。主要降压药种类选用的适应证和禁忌证见表 8-51-8，降压联合方案见表 8-51-9。

降压药物的应用是长期甚至是终身的，长期药物治疗应考虑患者的经济承受力，降压药选择的范围很宽，应根据病情、经济状况及患者意愿选择适合的治疗药物。已服药达标的患者出现偶尔的血压波动时应注意排除诱因，避免依据单次血压测量值频繁调整药物。

表 8-51-8 主要降压药种类选用的适应证和禁忌证

药物分类	推荐适应证	禁忌证及注意事项
CCB（C）	1. 降压作用强，对糖脂代谢无不良影响，适用于大多数类型的高血压 2. 尤其适用于老年高血压、单纯收缩期高血压、稳定型心绞痛、冠状动脉或颈动脉粥样硬化、周围血管病患者 3. 我国抗高血压临床试验的证据较多，均证实其可显著减少脑卒中事件，故推荐基层使用二氢吡啶类 CCB	对伴有心力衰竭或心动过速者应慎用二氢吡啶类 CCB，少数患者可有头痛、踝部水肿、牙龈增生等副作用
ACEI、ARB（A）	1. 降压作用明确，保护靶器官证据较多，对糖脂代谢无不良影响，适用于 1～2 级高血压 2. 尤其对高血压合并慢性心力衰竭、心肌梗死后、心功能不全、心房颤动预防、糖尿病肾病、非糖尿病肾病、代谢综合征、蛋白尿/微量白蛋白尿患者有益 3. ARB 也适用于 ACEI 引起的咳嗽而不能耐受者	1. 对双侧肾动脉狭窄、妊娠、高血钾者禁用 2. 注意 ACEI 咳嗽等副作用 3. 偶见血管神经性水肿等不良反应
噻嗪类利尿剂（D）	1. 降压作用明确，小剂量噻嗪类利尿剂适用于 1～2 级高血压 2. 是难治性高血压的基础药物之一 3. 用于脑卒中二级预防 4. 对老年高血压、心力衰竭患者尤其有益	1. 小剂量噻嗪类利尿剂基本不影响糖脂代谢。大剂量利尿剂对血钾、尿酸及糖代谢可能有一定影响，要注意定期检查血钾、血糖及尿酸 2. 痛风为禁忌证
β 受体阻滞剂（B）	1. 降压作用明确，小剂量适用于 1～2 级高血压 2. 尤其适用于高血压伴心肌梗死后、冠心病心绞痛、快速性心律失常、慢性心力衰竭或心率偏快（心率 80 次/分及以上）的 1～2 级高血压 3. 对心血管高危患者的猝死有预防作用	1. 对哮喘与二度、三度房室传导阻滞患者禁用 2. 慎用于慢性阻塞性肺气肿、糖耐量异常者或运动员

药物分类	推荐适应证	禁忌证及注意事项
		3. 大剂量长期使用要注意对糖脂代谢的影响，高选择性β受体阻滞剂对糖脂代谢影响不大
		4. 不要突然停药，以免发生撤药综合征
固定低剂量复方制剂	1. 常用的一类高血压治疗药物，其优点是使用方便，降压强效，可改善治疗的依从性	应用时注意其相应组成成分的禁忌证和副作用
	2. 我国传统固定复方制剂有明确的降压作用且价格低廉，可作为基层（尤其对经济欠发达的农村地区）降压药的一种选择	

表 8-51-9　降压药物联合方案

1. 优先推荐联合方案

　　二氢吡啶 CCB+ACEI

　　二氢吡啶 CCB+ARB

　　ACEI+小剂量噻嗪类利尿剂

　　ARB+小剂量噻嗪类利尿剂

　　二氢吡啶 CCB+小剂量噻嗪类利尿剂

　　二氢吡啶 CCB+小剂量 β 受体阻滞剂

2. 推荐 3 种降压药的联合方案：二氢吡啶 CCB+ACEI/ARB+小剂量噻嗪类利尿剂

3. 必要时也可用其他组合，包括 α 受体阻滞剂、中枢作用药（如 α_2 受体激动剂可乐定）、血管扩张剂组合

4. 一般不主张 ACEI 与 ARB 联合使用治疗普通高血压

5. 采取各药的按需剂量配比处方，其优点是可以根据临床需要调整品种和剂量

6. 采用固定配比复方制剂，其优点是使用方便，有利于提高患者的治疗依从性

4. 有合并症高血压药物治疗方案　一旦高血压合并脑血管病、冠心病、心力衰竭、慢性肾脏病、糖尿病、周围血管病等，且处于稳定期，即为心血管病发生的高危人群，应根据各自特点，积极稳妥地采取相应的治疗措施。选用合适的降压药，平稳有效地控制血压，同时处理并存的相关情况，以预防心脑血管事件的发生。有合并症高血压药物治疗方案见表 8-51-10。

表 8-51-10　有合并症高血压药物治疗方案

临床特征	第一步	第二步	第三步
高血压合并心肌梗死	A+B[1]	A+B+C[2] 或 A+B+D[3]	转诊或 A+B+C[2]+D
高血压合并心绞痛	B 或 A 或 C	B+C 或 B+A 或 A+C	B+C+A 或 B+C+D
高血压合并心力衰竭	A+B[1]B+C+	A+B+D[3]	转诊或 A+B+D[3]+C[2]
高血压合并脑卒中	C 或 A 或 D	C+A 或 C+D 或 A+D	C+A+D
高血压合并糖尿病或慢性肾病[4]	A	A+C 或 A+D	A+C+D
周围血管病	C		

1. A+B（ACEI/ARB）两药合用，应从最小剂量起始，避免出现低血压

2. C（二氢吡啶 CCB）类用于心肌梗死时，限长效药物。C 类用于心力衰竭时，仅限氨氯地平及非洛地平两种药

3. D（噻嗪类利尿剂）类用于心肌梗死时包括螺内酯，用于心力衰竭时包括袢利尿剂和螺内酯

4. 肌酐水平首次超出正常，降压治疗方案建议由上级医院决定

5. 综合干预管理 高血压患者选择降压药物时应综合考虑伴随的合并症，如上文所述。对于已患心血管疾病患者及具有某些危险因素的患者，应考虑给予阿司匹林及他汀等药物，以降低心血管疾病再发及死亡风险。高血压合并相关疾病或情况的调脂与抗血小板治疗见表 8-51-11。

表 8-51-11 高血压合并相关疾病或情况的调脂与抗血小板治疗

1. 抗血小板治疗
（1）已患冠心病、缺血性卒中、外周动脉粥样硬化病的高血压患者
（2）血压稳定控制在 150/90mmHg 以下
（3）建议服用：阿司匹林 75～100mg，每天 1 次
（4）活动性胃溃疡或消化道出血、过敏者禁用

2. 调脂治疗控制 LDL 目标值
（1）已患冠心病、缺血性卒中、外周动脉粥样硬化病的高血压患者应长期服用他汀类药物，必要时加用其他调脂药物
LDL-C 降至 1.8mmol/L（70mg/dl）以下
（2）高血压合并慢性肾病
　　LDL-C 降至 1.8mmol/L（70mg/dl）以下
（3）高血压合并糖尿病、严重高胆固醇血症[TC≥7.2mmol/L（278mg/dl）或 LDL-C≥4.9mmol/L（190mg/dl）]
高血压并具有 3 项危险因素中的 2 项[吸烟、HDL<1mmol/L（40mg/dl）、≥45 岁男性或≥55 岁女性]:
LDL-C 降至 2.6mmol/L（100mg/dl）以下
（4）高血压合并 LDL-C≥3.4mmol/L（130mg/dl）
LDL-C 降至 3.4mmol/L（130mg/dl）以下

3. 他汀治疗注意事项 他汀类药物总体耐受性好，但有导致肌病、横纹肌溶解、氨基转移酶升高等不良反应的可能，且随
　　剂量增加，风险升高
对初始用药的患者，6 周内应复查血脂、氨基转移酶和肌酸激酶，无不良反应且 LDL-C 达标后，可调整为 6～12 个月复查 1 次

陈源源（北京大学人民医院）

第二节 基层血压管理

一、高血压的分级管理

在基层高血压患者长期随访中，根据患者血压是否达标分为一、二级管理，见表 8-51-12。

表 8-51-12 高血压分级随访管理内容

项目	一级管理	二级管理
管理对象	血压已达标患者（<140/90mmHg）	血压未达标患者（≥140/90mmHg）
非药物治疗	长期坚持	强化生活方式干预并长期坚持
		加强教育，改善治疗依从性
随访频率	每 3 个月 1 次	2～4 周 1 次
药物治疗	维持药物治疗	1. 在 1 种药小剂量基础上，增加剂量至常规治疗目标量
	保持血压达标	2. 在 1 种药的基础上，增加另外一种降压药
		3. 开始 2 种药联合治疗或开始用复方制剂
随访内容	随访时应询问上次随访至今是否有新诊断的合并症，如冠心病、心力衰竭、脑卒中、糖尿病、慢性肾脏疾病或外周动脉粥样硬化病等	
	每次随访均应查体（检查血压、心率等，超重或肥胖者应监测体重及腰围）	
	生活方式评估及建议	
	了解服药依从性及不良反应情况，必要时调整治疗	

二、高血压患者自我管理

家庭自我测量血压是血压自我管理的核心内容，建议有条件的患者使用经过国际标准认证合格的上臂式自动血压计自测血压。

血压未达标者，建议每天早晚各测量血压 1 次，每次测量 2～3 遍，连续 7 天。

血压达标者，建议每周测量 1 天。

指导患者掌握测量技术，规范操作，至少安静休息 5～10min，取坐位，袖带绑缚于上臂，并放在桌子上。测压时要保持安静，不讲话、不活动，2 次血压之间间隔 1min。

如实记录血压测量结果，随访时提供给医务人员作为治疗参考。

三、双 向 转 诊

基层医疗需要转诊的人群主要包括起病急、症状重、怀疑继发性高血压，以及多种药物无法控制的难治性高血压患者。妊娠和哺乳期女性高血压患者不建议基层就诊。转诊后 2 周内基层医务人员应主动随访，了解患者在上级医院的诊断结果或治疗效果，如患者血压控制达标者恢复常规随访，预约下次随访时间。双向转诊指征见表 8-51-13。

表 8-51-13　双向转诊指征

社区初诊转诊	1. 血压显著升高≥180/110mmHg，经短期处理仍无法控制
	2. 怀疑新出现心、脑、肾并发症或其他严重临床情况
	3. 妊娠和哺乳期女性
	4. 发病年龄＜30 岁
	5. 伴蛋白尿或血尿
	6. 非利尿剂引起的低血钾
	7. 阵发性血压升高，伴头痛、心悸、多汗
	8. 双上肢收缩压差异＞20mmHg
	9. 因诊断需要到上级医院进一步检查
社区随访转诊	1. 至少三种降压药物足量使用，血压仍未达标
	2. 血压明显波动并难以控制
	3. 怀疑与降压药物相关且难以处理的不良反应
	4. 随访过程中发现严重临床疾病或心、脑、肾损害而难以处理
上级医院转回社区指征	1. 高血压诊断已明确
	2. 治疗方案已确定
	3. 血压及伴随临床情况已控制稳定

总之，《中国高血压基层管理指南》的要点如下：①加强血压测量，把高血压患者从人群中检测出来，提高高血压知晓率。②鼓励开展家庭自测血压，提倡患者积极配合高血压慢病管理。③对高血压患者进行综合评估，强调降压的同时，要干预其他危险因素。④长期坚持生活方式改善是高血压治疗的基石，合理使用降压药是血压达标的关键。⑤一般高血压治疗的血压目标是小于 140/90mmHg。⑥推荐使用长效降压药、联合治疗或复方制剂，有利于血压达标。⑦随访中根据血压是否达标决定随访频率，血压达标者每 3 个月随访 1 次，未达标者每 2～4 周随访 1 次。⑧对公众、高血压易患人群进行健康教育，预防高血压的发生；对高血压患者进行教育，提高治疗的依从性。⑨推进社区规范化管理。

陈源源（北京大学人民医院）

参 考 文 献

曹丽华，白惠芙，李乐，2017. 家庭医生签约式服务模式对社区高血压患者管理效果. 中国循证心血管医学杂志，9（6）：709-711.

陈伟伟，高润霖，刘力生，等，2018. 《中国心血管病报告2017》概要. 中国循环杂志，33（1）：58.

程玉文，张振洲，余俊贤，等，2017. ACE2/Apelin信号在心血管系统中的调控作用及相关靶向治疗药物. 药学进展，41（7）：483-489.

崔明明，刘紫凝，伍春燕，等，2017. 家庭医生签约服务模式下医护团队组合对社区高血压患者管理的效果评价. 哈尔滨医药，37（5）：463-464.

范贵娟，2016. 盐敏感性高血压的研究进展. 心血管病学进展，37（4）：364-368.

冯铭，卢琳，陆召麟，等，2016. 美国库欣综合征治疗指南（2015版）解读. 中华医学杂志，96（31）：2452-2453.

高晓津，杨进刚，杨跃进，等，2015. 中国急性心肌梗死患者心血管危险因素分析. 中国循环杂志，30：206-210.

高渊，牟建，2017. 《2017美国成人高血压预防、检测、评估和管理指南》解读. 中国医刊，52（12）：25-29.

巩欣媛，纪纪春，李建新，等，2018. 中国农村地区成年人体力活动与高血压发病的关系. 中华预防医学杂志，52（6）：615-621.

顾景范，2016. 中国居民营养与慢性病状况报告（2015）解读. 营养学报，38（6）：525-529.

国家基本公共卫生服务项目基层高血压管理办公室，2017. 国家基层高血压防治管理指南. 中国循环杂志，32（11）：1041-1048.

何敏兰，谢华全，王伟华，等，2018. 家庭医生签约服务在社区高血压慢病管理中的应用价值研究. 中外医学研究，16（22）：156-157.

胡明军，周孟孟，杨雨薇，等，2017. 2014—2015年安徽省沿江农村地区成人高血压现况及相关因素. 卫生研究，46（6）：913-917.

宦华敏，张友，樊玉琴，等，2017. 验证式慢性病管理系统的研究与设计. 中国全科医学，20（7）：796-799.

黄晴，周脉耕，刘世炜，等，2015. 2013年北京市高血压对缺血性心脏病死亡和期望寿命的影响. 中国慢性病预防与控制，23：746-748.

柯元南，2016. 关注难治性高血压. 中国医刊，51（12）：6.

李冠儒，李迪，2017. 我国高血压病流行病学特点及治疗展望. 黑龙江医药，30（5）：994-995.

李海明，张源波，渝斌，2017. 一氧化氮及相关特殊体液因子与高血压的相关性. 中国循证心血管医学杂志，12：1544-1548.

李建平，卢新政，霍勇，等，2016. H型高血压诊断与治疗专家共识. 中华高血压杂志，24（2）：123-127.

李南方，2014. 继发性高血压. 北京：人民卫生出版社.

李庆奎，周小梅，文湖钧，等，2017. 天津市城乡居民超重肥胖流行现状及其与血压的相关性. 中国慢性病预防与控制，（1）：17-20.

林果为，王吉耀，葛均波，2017. 实用内科学（第15版）. 北京：人民卫生出版社，（12）.

林蓉金，蔡晓琪，谢良地，2016. 单药治疗血压控制不良的单纯收缩期高血压患者的临床特征. 中华高血压杂志，24（4）：334-339.

刘翠玲，2018. 家庭医生签约式服务对社区高血压患者的健康管理及效果评价. 中国社区医师，34（20）：178-179.

柳桢，满青青，李裕倩，等，2018. 2010—2012年中国60岁及以上老年人群高血压与膳食因素相关性研究. 中华预防医学杂志，52（6）：622-628.

卢新政，2018. 从2017加拿大高血压指南看肾素血管紧张素醛固酮系统阻断剂+利尿剂固定复方制剂的临床优势. 中华高血压杂志，26（6）：510-513.

罗富健，黄建凤，2016. 低舒张压与心血管疾病关系的研究进展. 心血管病学进展，37（5）：486-489.

马斐，杨会萍，任骞，2017. 老年冠心病合并高血压患者收缩压J形曲线与不良心脑血管事件关系. 中国循证心血管医学杂志，9（2）：225-227.

牟建军，褚超，2016. 盐敏感性高血压研究进展与展望. 中华高血压杂志，24（8）：706-708.

阮承超，高平进，2017. 免疫与炎症参与高血压发生发展的机制探讨. 中华高血压杂志，（4）：319-321.

邵子月，史虓悦，陈磊，等，2017. 内皮素与高血压相关性的研究进展. 中国现代医药杂志，19（8）：92-94.

施仲伟，冯颖青，林金秀，等，2017. 高血压患者心率管理中国专家共识. 中国医学前沿杂志（电子版），9（8）：29-32.

孙刚，黄冠华，2016. 高血压合并心力衰竭的治疗策略. 心血管病学进展，37（2）：201-204.

孙宁玲，等，2016. 亚洲高血压合并左心室肥厚诊治专家共识. 中华高血压杂志，（7）：619-627.

孙英贤，2018. 中国医师协会关于我国高血压诊断标准及降压目标科学声明. 中国家用内科杂志，（2）：107-109.

王梦卉，李南方，张德莲，等，2016. 不同体位肾素活性变化值对原发性醛固酮增多症鉴别诊断的价值. 中华诊断学电子杂志，4（4）：257-261.

王庭槐，罗自强，沈霖霖，等，2018. 生理学（第9版）. 北京：人民卫生出版社.

王旭，2018. 基于霍恩—米特模型的上海市家庭医生政策执行问题研究. 华东师范大学，2：3.

杨爱平，2018. 家庭医生签约服务模式在社区老年高血压患者管理中的应用. 深圳中西医结合杂志，28（3）：196-197.

杨廷旭，薛丽英，魏娟，等，2018. 家庭医生签约并微信平台指导在社区老年高血压患者健康管理中的应用. 智慧健康，（2）：172-174.

姚登攀，2017. 互联网背景下城市家庭医生服务能力建设研究. 中国科学技术大学，77-79.

俞李萍，赵志勇，张金玲，等，2016. 上海社区家庭医生服务模式对高血压管理效果的影响. 吉林医学，37（3）：592-594.

张莹莹，梁蓉，麻仕利，等，2017. 5, 10-亚甲基四氢叶酸还原酶 C677T 基因多态性与老年单纯收缩期高血压的相关性研究. 中华老年心脑血管病杂志，19（8）：821-824.

张宇清，2012. 从高血压治疗重点的转移看高血压靶器官损害的检出及干预问题. 中华高血压杂志，20（8）：717-719.

张振洲，宋蓓，钟久昌，2016. ACE2/Apelin 信号与动脉粥样硬化. 上海交通大学学报（医学版），36（6）：917-920.

赵连友，冯颖青，2016. 钙拮抗剂/血管紧张素转换酶抑制剂单片复方制剂在高血压治疗中的应用中国专家建议. 中华高血压杂志，24（01）：19-25+7.

赵振平，王临虹，杨静，等，2017. 2013年中国育龄妇女高血压患病、知晓、治疗和控制情况分析. 中华预防医学杂志，51（12）：1086-1090.

赵宗权，吴贻红，汤振源，2018. 家庭医生服务模式下高血压患者健康管理效果评价. 世界最新医学信息文摘，18（59）：285-288.

中国垂体腺瘤协作组，刘小梅，2016. 中国库欣病诊治专家共识（2015）. 中华医学杂志，96（11）：835-840.

中国老年学和老年医学学会心脑血管病专业委员会，中国医师协会心血管内科医师分会，2017. 老年高血压的诊断与治疗中国专家共识（2017版）. 中华内科杂志，56（11）：885-893.

中国心血管病预防指南（2017）写作组，中华心血管病杂志编辑委员会，2018. 中国心血管病预防指南（2017）. 中华心血管病杂志，46（1）：10-25.

中国医疗保健国际交流促进会，血管疾病高血压分会专家共识起草组，2017. 肾动脉狭窄的诊断和处理中国专家共识. 中国循环杂志，32（9）：835-844.

中国卒中学会，中国卒中学会神经介入分会，中华预防医学会卒中预防与控制专业委员会介入学组，2018. 急性缺血性卒中血管内治疗中国指南2018. 中国卒中杂志，13（7）：706-729.

中华医学会儿科学分会内分泌遗传代谢学组，江澜，2016. 先天性肾上腺皮质增生症21-羟化酶缺陷诊治共识. 中华儿科杂志，54（8）：569-576.

中华医学会心血管病学分会，中国心肌炎心肌病协作组，2018. 中国扩张型心肌病诊断和治疗指南. 临床心血管病杂志，34（5）：421-434.

中华医学会心血管病学分会高血压学组，徐静，2016. 肥胖相关性高血压管理的中国专家共识. 中华心血管病杂志，44（3）：212-219.

中华医学会血液学分会白血病淋巴瘤学组，2016. 真性红细胞增多症诊断与治疗中国专家共识（2016年）. 中华血液学杂志（电子版），37（4）：852-857.

中华预防医学会妇女保健分会，更年期保健学组，2016. 更年期妇女保健指南（2015年）. 实用妇科内分泌杂志，3（2）：21-32.

钟久昌，2017. 血管紧张素转换酶2/apelin 信号与高血压靶器官损害. 中华高血压杂志，25（10）：913-916.

朱梅华，中华医学会内分泌学分会肾上腺学组，2016. 嗜铬细胞瘤和副神经节瘤诊断治疗的专家共识（2016）. 中华内分泌代谢杂志，32（3）：181-187.

朱梅华，中华医学会内分泌学分会肾上腺学组，2016. 原发性醛固酮增多症诊断治疗的专家共识. 中华内分泌代谢杂志，32（3）：188-195.

《中国高血压防治指南》修订委员会，2018. 中国高血压防治指南（2018年）. 中国实用乡村医生杂志，19（12）：1-15.

《中国糖尿病防控专家共识》专家组，吕相征，2017. 中国糖尿病防控专家共识. 中华预防医学杂志，51（1）：12.

Aboyans V, Ricco JB, Bartelink MEL, et al, 2018. 2017 ESC guidelines on the diagnosis and treatment of peripheral arterial diseases, in collaboration with the European Society for Vascular Surgery (ESVS). European Heart Journal, 39 (9): 763-816.

Ahn SY, Gupta C, 2017. Genetic programming of hypertension. Front Pediatr, 5: 285.

Al-Kindi SG, Oliveira GH, 2016. Prevalence of preexisting cardiovascular disease in patients with different types of cancer: the unmet need for onco-cardiology. Mayo Clin Proc, 91 (1): 81-83.

Antman, EM, Loscalzo J, 2016. Precision medicine in cardiology. Nat Rev Cardiol, 13 (10): 591-602.

Arkun Y, 2016. Dynamic Modeling and Analysis of the Cross-Talk between Insulin/AKT and MAPK/ERK Signaling Pathways. Plos One, 11 (3): e149684.

Baker J, Kimpinski K, 2017. Management of supine hypertension complicating neurogenic orthostatic hypotension. CNS Drugs, 31 (8): 653-663.

Bangalore S, Fakheri R, Toklu B, et al, 2016. Angiotensin-converting enzyme inhibitors or angiotensin receptor blockers in patients without heart failure? insights from 254, 301 patients from randomized trials. Mayo Clin Proc. 91 (1): 51-60.

Bangalore S, Fakheri R, Toklu B, et al, 2016. Diabetes mellitus as a compelling indication for use of renin angiotensin system blockers: systematic review and meta-analysis of randomized trials. BMJ, 352: i1525.

Bausch B, Tischier AS, Schmicl kw, et al, 2017. Max schottelius: pioneer in pheochromocytoma. J Endocr Soc, 1 (7): 957-964.

Beniamin EJ, BlahamJ, Chivve SE, et al, 2017. Heart disease and stroke statistics-2017 update: A report from the American heart association. Circulation, 135 (10): e146-e603.

Bobrow K, Farmer AJ, Springer D, et al, 2016. Mobile phone text messages to support treatment adherence in adults with high blood pressure (StAR): a single-blind, randomized trial. Circulation, 133 (6): 592-600.

Booth JN 3rd, Diaz KM, Seals SR, et al, 2016. Masked hypertension and cardiovascular disease events in a prospective cohort of blacks: the Jackson Heart Study. Hypertension, 68 (2): 501-510.

Bress AP, Tanner RM, Hess R, et al, 2016. Generalizability of results from the Systolic Blood Pressure Intervention Trial (SPRINT) to the US adult population. J Am Coll Cardiol, 67 (5): 463-472.

Brott TG, Howard G, Roubin GS, et al, 2016. Long-term results of stenting versus endarterectomy for carotid-artery stenosis. N Engl J Med, 374 (11): 1021-1031.

Bruggeman LA, O'Toole JF, Sedor J R, et al. 2019. APOL1 polymorphisms and kidney disease: loss-of-function or gain-of-function? Am J Physiol Renal Physiol, 316 (1): F1-F8.

Burrello J, Monticone S, Buffolo F, et al, 2017. Is there a role for genomics in the management of hypertension? Int J Mol Sci, 18 (6): pii: E1131.

Butalia S, Audibert F, Côté AM, et al. 2018. Hypertension Canada's 2018 guidelines for the management of hypertension in Pregnancy. Canadian Journal of Cardiology, 34 (5): 526-531.

Byrd JB, 2016. Personalized medicine and treatment approaches in hypertension: current perspectives. Integr Blood Press Control, 9: 59-67.

Cai L, Dong J, Cui WL, et al, 2017. Socioeconomic differences in prevalence, awareness, control and self-management of hypertension among four minority ethnic groups, Na Xi, Li Shu, Dai and Jing Po, in rural southwest China. Journal of Human Hypertension, 31 (6): 388-394.

Cai Y, Zhang B, Ke W, et al, 2016. Associations of short-term and long-term exposure to ambient air pollutants with hypertension. Hypertension, 68 (1): 62-70.

Carey RM, 2017. Update on angiotensin AT2 receptors. Curr Opin Nephrol Hypertens, 26 (2): 91-96.

Cars T, Lindhagen L, Malmström RE, et al, 2018. Effectiveness of drugs in routine care: A model for sequential monitoring of new medicines using dronedarone as example. Clin Pharmacol & Ther, 103 (3): 493-501.

Casper M, Kramer MR, Quick H, et al, 2016. Changes in the geographic patterns of heart disease mortality in the United States 1973 to 2010. Circulation, 133 (12): 1171-1180.

Chappell MC, 2015. Biochemical evaluation of the renin-angiotensin system: the good, bad, and absolute? Am J Physiol Heart Circ Physiol, 310 (2): H137-152.

Charles L, Triscott J, Dobbs B, 2017. Secondary hypertension: discovering the underlying cause. American Family Physician, 96 (7): 453-461.

Cheezum MK, Lettieri CJ, 2010. Obstructive sleep apnea presenting as pseudopheochromocytoma. Journal of Clinical Sleep Medicine, 6（2）: 190-191.

Chen C, Yuan Z, 2018. Prevalence and risk factors for prehypertension and hypertension among adults in Central China from 2000-2011. Clinical and Experimental Hypertension, 40（8）: 734-743.

Chen P, Li H, Zeng C, et al, 2017. Efficacy and indications of transradial and transfemoral approaches for peripheral artery stent implantation. Experimental and Therapeutic Medicine, 13（6）: 2975-2982.

Chen Y, Liang X, Zheng S, et al, 2018. Association of body fat mass and fat distribution with the incidence of hypertension in a population-based chinese cohort: A 22-year follow-up. Journal of the American Heart Association, 7（6）pii: e007153.

Chisholm P, Anpalahan M, 2017. Orthostatic hypotension: pathophysiology, assessment, treatment and the paradox of supinehypertension. Intern Med J, 47（4）: 370-379.

Cooper-DeHoff RM, Johnson JA, 2016. Hypertension pharmacogenomics: in search of personalized treatment approaches. Nat Rev Nephrol, 12（2）: 110-122.

Cui X, Ye L, Li J, et al, 2018. Metagenomic and metabolomic analyses unveil dysbiosis of gut microbiota in chronic heart failure patients. Scientific Reports, 8（1）: 635.

Currie G, Delles C, 2016. Use of biomarkers in the evaluation and treatment of hypertensive patients. Curr Hypertens Rep, 18（7）: 54.

Cuspidi C, Facchetti R, Bombelli M, et al, 2018. Risk of new-onset metabolic syndrome associated with white-coat and masked hypertension: data from a general population. J Hypertens, 36（9）: 1833-1839.

Cuspidi C, Tadic M, Mancia G, et al, 2018. White-coat hypertension: the neglected subgroup in hypertension. Korean Circ J, 48（7）: 552-564.

Daniil G, Fernandes-Rosa FL, Chemin J, et al, 2016. CACNA1H mutations are associated with different forms of primary aldosteronism. EBioMedicine, 13: 225-236.

Dao VT, Medini S, Bisha M, et al, 2016. Nitric oxide up-regulates endothelial expression of angiotensin II type 2 receptors. Biochem Pharmacol, 112: 24-36.

Das UN, 2018. Arachidonic acid in health and disease with focus on hypertension and diabetes mellitus: A review. J Adv Res, 11: 43-55.

De Jong MR, Adiyaman A, Gal P, et al. 2016. Renal nerve stimulation-induced blood pressure changes predict ambulatory blood pressure response after renal denervation. Hypertension, 68（3）: 707-714.

De Kloet AD, Pitra S, Wang L, et al, 2016. Angiotensin type-2 receptors influence the activity of vasopressin neurons in the paraventricular nucleus of the hypothalamus in male mice. Endocrinology, 157（8）: 3167-3180.

De Mello WC, 2017. Local renin angiotensin aldosterone systems and cardiovascular diseases. Med Clin North Am, 101（1）: 117-127.

Ding D, Du Y, Qiu Z, et al, 2016. Vaccination against type 1 angiotensin receptor prevents streptozotocin-induced diabetic nephropathy. J Mol Med（Berl）, 94（2）: 207-218.

Dona AC, Coffey S, Figtree G, 2016. Translational and emerging clinical applications of metabolomics in cardiovascular disease diagnosis and treatment. Eur J Prev Cardiol, 23（15）: 1578-1589.

Dumor K, Shoemaker-moyle M, Nistala R, et al, 2018. Arterial stiffness in hypertension: an update. Curr Hypertens Rep, 20（8）: 72.

Durgan DJ, Ganesh BP, Cope JL, et al, 2016. Role of the gut microbiome in obstructive sleep apnea-induced hypertension. Hypertension, 67（2）: 469-474.

Eadon MT, Kanuri SH, Chapman AB, 2018. Pharmacogenomic studies of hypertension: paving the way for personalized antihypertensive treatment. Expert Rev Precis Med Drug Dev, 3（1）: 33-47.

Eeflinck Schattenkerk DW, Van GJ, Vogt L, et al, 2018. Isolated systolic hypertension of the young and its association with central blood pressure in a large multi-ethnic population. Eur J Prev Cardiol, 25（13）: 1351-1359.

Ekmen N, Helvaci A, Gunaldi M, et al, 2016. Leptin as an important link between obesity and cardiovascular risk factors in men with acute myocardial infarction. Indian Heart J, 68（2）: 132-137.

Engeli S, Stinkens R, Heise T, et al, 2018. Effect of sacubitril/valsartan on exercise-induced lipid metabolism in patients with obesity and hypertension. Hypertension, 71（1）: 70-77.

Eschlböck S, Wenning G, Fanciulli A, et al, 2017. Evidence-based treatment of neurogenic orthostatic hypotension and related symptoms. J Neural Transm（Vienna）, 124（12）: 1567-1605.

Ettehad D, Emdin CA, Kiran A, et al, 2016. Blood pressure lowering for prevention of cardiovascular disease and death: a systematic review and meta-analysis. Lancet, 387（10022）: 957-967.

Evans LC, Ivy JR, Wyrwoll C, et al, 2016. Conditional deletion of hsd11b2 in the brain causes salt appetite and hypertension. Circulation, 133（14）: 1360-1370.

Ferrario CM, Ahmad S, Varagic J, et al, 2016. Intracrine angiotensin II functions originate from noncanonical pathways in the human heart. Am J Physiol Heart Circ Physiol, 311（2）: H404-414.

Fisher SA, 2017. Smooth muscle phenotypic diversity: effect on vascular function and drug responses. Adv Pharmacol, 78: 383-415.

FPiepali M, 2017. 2016 European guidelines on cardiovascular disease prevention in clinical practice: the sixth joint task force of theEuropean society of cardiology and other societies on cardiovascular disease prevention in clinical practice（constitutedby representatives of 10 societies and by invited experts）. Int J Behav Med, 24（3）: 321-419.

Fujiwara T, Hoshide S, Yano Y, et al, 2017. Comparison of morning vs bedtime administration of the combination of valsartan/amlodipine on nocturnal brachial and central blood pressure in patients with hypertension. J Clin Hypertens（Greenwich）, 19（12）: 1319-1326.

Funder JW, 2017. Apparent mineralocorticoid excess. J Steroid Biochem Mol Biol, 165（PtA）: 151-153.

Funder JW, Carey RM, Mantero F, et al, 2016. The management of primary aldosteronism: case detection, diagnosis, and treatment: an endocrine society clinical practice guidelines. J Clin Endocrinol Metab, 101（5）: 1889-1916.

Furie KL, Jayaraman MV, 2018. 2018 Guidelines for the early management of patients with acute ischemic stroke. Stroke, 49（3）: 509-510.

Gabb GM, Mangoni AA, Anderson CS, et al, 2016. Guideline for the diagnosis and management of hypertension in adults - 2016. Med J Aust, 205（2）: 85-89.

Gebhard C, 2018. Imaging of cardiac sympathetic activity in heart failure: not out of the woods yet. Journal of Nuclear Cardiology, 25（4）: 1172-1177.

Gomez-Arango LF, Barrett HL, McIntyre HD, et al, 2016. Increased systolic and diastolic blood pressure is associated with altered gut microbiota composition and butyrate production in early pregnancy. Hypertension, 68（4）: 974-981.

Gosmanova EO, Mikkelsen MK, Molnar MZ, et al. 2016. Association of systolic blood pressure variability with mortality, coronary heart disease, stroke, and renal disease. J Am Coll Cardiol, 68（13）: 1375-1386.

Grajda A, Kułaga Z, Gurzkowska B, et al, 2017. Preschool children blood pressure percentiles by age and height. J Hum Hypertens, 31（6）: 400-408.

Guo TS, Dai Y, Ren KY, et al, 2017. Effects of salt loading and potassium supplement on the circadian blood pressure profile in salt-sensitive Chinese patients. Blood Press Monit, 22（6）: 307-313.

Haga, Susanne B. 2017. Integrating pharmacogenetic testing into primary care. Expert Review of Precision Medicine and Drug Development, 1-10.

Hall JE, 2016. Kidney dysfunction mediates salt-induced increases in blood pressure. Circulation, 133（9）: 894-906.

Hanon O, 2016. Efficacy of indapamide SR/amlodipine combination in uncontrolled hypertensive patients over 65 years old: a subanalysis of the1-year NESTOR study. Arch Cardiovasc Dis Suppl, 8（3）: 193-283.

Hansen TB, Lindholt JS, Søgaard R, 2018. Role of experience with preventive medication and personal risk attitude in non-attendance at triple vascular screening. Eur J Vasc Endovasc Surg, 56（2）: 282-290.

Harada K, Hanayama Y, Hasegawa K, et al, 2017. Paroxysmal hypertension induced by an insulinoma. Intern Med, 56（4）: 413-417.

Hermansson J, Kahan T, 2018. Systematic review of validity assessments of famingham risk score results in health economic modelling of lipid-modifying therapies in Europe. Pharmacoeconomics, 36（2）: 205-213.

Hermida RC, Ayala DE, Mojón A, et al, 2016. Bedtime ingestion of hypertension medications reduces the risk of new-onset type 2 diabetes: a randomised controlled trial. Diabetologia. 59（2）: 255-265.

Hisamatsu T, Miura K, Ohkubo T, et al, 2018. Home blood pressure variability and subclinical atherosclerosis in multiple vascular beds: a population-based study. J Hypertens, 36（11）: 2193-2203.

Hjortkjaer HO, Jensen T, Kofoed KF, et al, 2016. Nocturnal antihypertensive treatment in patients with type 1 diabetes with autonomic neuropathy and non-dipping: a randomised, placebo-controlled, double-blind cross-over trial. BMJ Open. 6 (12): e012307.

Hovi P, Vohr B, Ment LR, et al, 2016. Blood pressure in young adults born at very low birth weight: adults born preterm international collaboration. Hypertension, 68 (4): 880-887.

Huang H, Li X, Zheng S, et al, 2016. Downregulation of renal g protein-coupled receptor kinase type 4 expression via ultrasound-targeted microbubble destruction lowers blood pressure in spontaneously hypertensive rats. Journal of the American Heart Association, 5 (10) pii: e004028.

Huang X, Li Y, Li P, et al, 2017. Association between percent decline in serum total homocysteine and risk of first stroke. Neurology, 89 (20): 2101-2107.

Idris-Khodja N, Ouerd S, Mian MOR, et al, 2016. Endothelin-1 overexpression exaggerates diabetes-induced endothelial dysfunction by altering oxidative stress. Am J Hypertens, 29 (11): 1245-1251.

Iempridee T, 2017. Long non-coding RNA H19 enhances cell proliferation and anchorage-independent growth of cervical cancer cell lines. Exp Biol Med (Maywood), 242 (2): 184-193.

Imig JD, 2018. Prospective for cytochrome P450 epoxygenase cardiovascular and renal therapeutics. Pharmacol Ther, 192: 1-19.

Islam MS, 2017. Hypertension: from basic research to clinical practice. Adv Exp Med Biol, 956: 1-2.

Jaffe MG, Young JD, 2016. The kaiser permanente northern california story: improving hypertension control from 44% to 90% in 13 years (2000 to 2013). J Clin Hypertens (Greenwich), 18 (4): 260-261.

Jessri M, Lou WY, L'Abbé MR, 2016. The 2015 dietary guidelines for Americans is associated with a more nutrient-dense diet and a lower risk of obesity. Am J Clin Nutr, 104 (5): 1378-1392.

Ji Y, Skierka JM, Blommel JH, et al, 2016. Preemptive pharmacogenomic testing for precision medicine: a comprehensive analysis of five actionable pharmacogenomic genes using next-generation DNA sequencing and a customized CYP2D6 genotyping cascade. J Mol Diagn, 18 (3): 438-445.

Jia G, Habibi J, Aroor AR, et al, 2018. Enhanced endothelium epithelial sodium channel signaling prompts left ventricular diastolic dysfunction in obese female mice. Metabolism, 78: 69-79.

Jiang X, Chen W, Liu X, et al, 2016 The synergistic roles of cholecystokinin B and dopamine D5 receptors on the regulation of renal sodium excretion. PLoS One, 11 (1): e0146641.

Jichová Š, kopkanl, Huskwáz, et al, 2016. Epoxyeicosatrienoic acid analog attenuates the development of malignant hypertension, but does not reverse it once established: a study in Cyp1a1-Ren-2 transgenic rats. J Hypertens, 34 (10): 2008-2025.

Jin L, Lin X, Yang L, et al. 2018. AK098656, a novel vascular smooth muscle celldominant long noncoding RNA, promotes hypertension. Hypertension, 71 (2): 262-272.

Johnson AK, Xue B, 2018. Central nervous system neuroplasticity and the sensitization of hypertension. Nat Rev Nephrol, 14 (12): 750-766.

Kario K, 2017. Perfect 24h management of hypertension: clinical relevance and perspectives. J Hum Hypertens, 31 (4): 231-243.

Kario K, Bhatt DL, Kandzari DE, et al. 2016. Impact of renal denervation on patients with obstructive sleep apnea and resistant hypertension-insights from the SYMPLICITY HTN-3 trial. Circ J, 80 (6): 1404-1412.

Kario K, Hoshide S, Uchiyama K, et al, 2016. Dose timing of an angiotensin II receptor blocker/calcium channel blocker combination in hypertensive patients with paroxysmal atrial fibrillation. J Clin Hypertens (Greenwich), 18 (10): 1036-1044.

Kario K, Saito I, Kushiro T, et al, 2016. Morning home blood pressure is a strong predictor of coronary artery disease: The HONEST Study. J Am Coll Cardiol, 67 (13): 1519-1527.

Kishi T, 2018. Baroreflex failure and beat-to-beat blood pressure variation. Hypertension Research, 41 (8): 547-552.

Kline GA, Prebtani APH, Leung AA, et al, 2017. Primary aldosteronism: a common cause of resistant hypertension. CMAJ, 189 (22): E773E778.

Koene RJ, Prizment AE, Blaes A, et al, 2016. Shared risk factors in cardiovascular disease and cancer. Circulation, 133(11): 1104-1114.

Kollias A, Lagou S, Zeniodi ME, et al, 2016. Association of central versus brachial blood pressure with target-organ damage: systematic review and meta-analysis. Hypertension, 67 (1): 183-190.

Kong X, Huang X, Zhao M, et al, 2018. Platelet count affects efficacy of folic acid in preventing first stroke. J Am Coll Cardiol, 71

（19）：2136-2146.

Konukoglu D，Uzun H，2017. Endothelial dysfunction and hypertension. Adv Exp Med Biol，956：511-540.

Kotecha D，Manzano L，Krum H，et al，2016. Effect of age and sex on efficacy and tolerability of β blockers in patients with heart failure with reduced ejection fraction：individual patient data meta-analysis. Bmj. 353：i1855.

Kristensen SL，Mogensen UM，Tarnesby G，et al，2018. Aliskiren alone or in combination with enalapril vs. enalapril among patients with chronic heart failure with and without diabetes：a subgroup analysis from the ATMOSPHERE trial. Eur J Heart Fail，20（1）：136-147.

Kurtz TW，DiCarlo SE，Pravenec M，et al，2016. An alternative hypothesis to the widely held view that renal excretion of sodium accounts for resistance to salt-induced hypertension. Kidney Int，90（5）：965-973.

Kusunose K，Sato M，Yamada H，et al，2016. Prognostic implications of non-invasive vascular function tests in high-risk atherosclerosis patients. Circ J，80（4）：1034-1040.

Lacolley P，Regnault V，Segers P，et al，2017. Vascular smooth muscle cells and arterial stiffening：relevance in development，aging，and disease. Physiol Rev，97（4）：1555-1617.

Lee Y，Fluckey JD，Chakraborty S，et al，2017. Hyperglycemia and hyperinsulinemia-induced insulin resistance causes alterations in cellular bioenergetics and activation of inflammatory signaling in lymphatic muscle. Faseb Journal Official Publication of the Federation of American Societies for Experimental Biology，31（7）：2744.

Lemaitre RN，Yu C，Hoofnagle A，et al，2018. Circulating sphingolipids，insulin，HOMA-IR and HOMA-B：the strong heart family study. Diabetes，67（8）：1663-1672.

Leung AA，Daskalopoulou SS，Dasgupta K，et al，2017. Hypertension Canada's 2017 guidelines for diagnosis，risk assessment，prevention，and treatment of hypertension in adults. Can J Cardiol，33（5）：557-576.

Lewington S，Lacey B，Clarke R，et al，2016. The burden of hypertension and associated risk for cardiovascular mortality in China. JAMA Intern Med，176（4）：524-532.

Li H，Zhang X，Wang F，et al，2016. MicroRNA-21 lowers blood pressure in spontaneous hypertensive rats by upregulating mitochondrial translation. Circulation，134（10）：734-751.

Li HB，Lu Y，Liu JJ，et al，2016. Salusin β within the nucleus tractus solitarii suppresses blood pressure via inhibiting the activities of presympathetic neurons in the rostral ventrolateral medulla in spontaneously hypertensive rats. Cardiovasc Toxicol，16（3）：223-234.

Li J，Zhao F，Wang Y，et al，2017. Gut microbiota dysbiosis contributes to the development of hypertension. Microbiome，5（1）：14.

Li M，Kroetz DL，2018. Bevacizumab-induced hypertension：clinical presentation and molecular understanding. Pharmacol Ther，182：152-160.

Li XC，Zhang J，Zhuo JL，2017. The vasoprotective axes of the renin-angiotensin system：physiological relevance and therapeutic implications in cardiovascular，hypertensive and kidney diseases. Pharmacol Res，125（Pt A）：21-38.

Li Y，Wang L，Feng X，et al，2018. Geographical variations in hypertension prevalence，awareness，treatment and control in China：findings from a nationwide and provincially representative survey. Journal of Hypertension，36（1）：178-187.

Li Y，Yang L，Wang L，et al，2017. Burden of hypertension in China：a nationally representative survey of 174，621 adults. International Journal of Cardiology，227：516-523.

Liu K，Qin F，Sun X，et al，2018. Analysis of the genes involved in mendelian forms of low-renin hypertension in Chinese early-onset hypertensive patients. J Hypertens，36（3）：502-509.

Liu Q，Yu W，Zhu S，et al，2018. Long noncoding RNA GAS5 regulates the proliferation，migration，and invasion of glioma cells by negatively regulating miR-18a-5p. J Cell Physiol. 234（1）：757-768.

Liu X，Li Y，Guo Y，et al，2018. The burden，management rates and influencing factors of high blood pressure in a Chinese rural population：the rural diabetes，obesity and lifestyle（RuralDiab）study. Journal of Human Hypertension，32（3）：236-246.

Lopes LB，Abreu CC，Souza CF，et al，2018. Identification of a novel *UMOD* mutation（c. 163G>A）in a Brazilian family with autosomal dominant tubulointerstitial kidney disease. Braz J Med Biol Res，51（3）：e6560.

Louridas GE，Lourida KG，2017. Conceptual foundations of systems biology explaining complex cardiac diseases. Healthcare（Basel）5（1），pii：E10.

Lu H， Cassis LA， Kooi CW， et al， 2016. Structure and functions of angiotensinogen. Hypertens Res， 39（7）: 492-500.

Lu J， Lu Y， Wang X， et al， 2017. Prevalence， awareness， treatment， and control of hypertension in China: data from 1. 7 million adults in a population-based screening study（China PEACE Million Persons Project）. Lancet， 390（10112）: 2549-2558.

Lu X， Wang F， Liu M， et al， 2016. Activation of ENaC in collecting duct cells by prorenin and its receptor PRR: involvement of Nox4-derived hydrogen peroxide. Am J Physiol Renal Physiol， 310（11）: F1243-F1250.

Luo H， Chen C， Guo L， et al， 2018. Exposure to maternal diabetes mellitus causes renal dopamine D1 receptor dysfunction and hypertension in adult rat offspring. Hypertension， 72（4）: 962-970.

Ma L， Song Y， Mei M， et al， 2018. Age-related cutoffs of plasma aldosterone/renin concentration for primary aldosteronism screening. Int J Endocrinol， 2018: 8647026.

Madden JM， O'Flynn AM， Fitzgerald AP， et al， 2016. Correlation between short-term blood pressure variability and left-ventricular mass index: a meta-analysis. Hypertens Res， 39（3）: 171-177.

Mahfoud F，Bakris G，Bhatt DL，et al，2017. Reduced blood pressure-lowering effect of catheter-based renal denervation in patients with isolated systolic hypertension: data from SYMPLICITY HTN-3 and the global SYMPLICITY registry. Eur Heart J， 38（2）: 93-100.

Mao SQ， Sun JH， Gu TL， et al， 2017. Hypomethylation of interleukin-6（IL-6）gene increases the risk of essential hypertension: a matched case-control study. J Hum Hypertens， 31（8）: 530-536.

Marques FZ， Nelson E， Chu PY， et al， 2017. High-fiber diet and acetate supplementation change the gut microbiota and prevent the development of hypertension and heart failure in hypertensive mice. Circulation， 135（10）: 964-977.

Martinez-Lemus LA， Aroor AR， Ramirez-Perez FI， et al， 2017. Amiloride improves endothelial function and reduces vascular stiffness in female mice fed a western diet. Front Physiol， 8: 456.

Matulewicz N， Karczewska-Kupczewska M， 2016. Insulin resistance and chronic inflammation. Postepy Higieny I Medycyny Doswiadczalnej（Online）， 70（0）: 1245-1258.

Mazidi M， Banach M， Kengne AP， 2018. Prevalence of childhood and adolescent overweight and obesity in Asian countries: a systematic review and meta-analysis. Arch Med Sci， 14（6）: 1185-1203.

Mazidi M， Banach M， Kengne AP， 2018. Prevalence of childhood and adolescent overweight and obesity in Asian countries: a systematic review and meta-analysis. Arch Med Sci， 14（6）: 1185-1203.

McDonough AA， Youn JH， 2017. Potassium homeostasis: the knowns， the unknowns， and the health benefits. Physiology（Bethesda）， 32（2）: 100-111.

McLean G，Band R，Saunderson K，et al，2016. Digital interventions to promote self-management in adults with hypertension systematic review and meta-analysis. J Hypertens， 34（4）: 600-612.

McMurray JJ， Krum H， Abraham WT， et al， 2016. Aliskiren， enalapril， or aliskiren and enalapril in heart failure. N Engl J Med， 374（16）: 1521-1532.

Mehlum MH，Liestøl K，Kjeldsen SE，et al，2018. Blood pressure variability and risk of cardiovascular events and death in patients with hypertension and different baseline risks. European Heart Journal， 39（24）: 2243-2251.

Mente A， O'Donnell M， Rangarajan S， et al， 2016. Associations of urinary sodium excretion with cardiovascular events in individuals with and without hypertension: a pooled analysis of data from four studies. Lancet， 388（10043）: 465-475.

Messerli FH，Bangalore S，2017. Angiotensin receptor blockers reduce cardiovascular events，Including the risk of myocardial infarction. Circulation， 135（22）: 2085-2087.

Messerli FH， Rimoldi SF， Bangalore S， 2017. The transition from hypertension to heart failure: contemporary update. JACC Heart Fail. 5（8）: 543-551.

Min J， weitian Z， Peng C， et al， 2016. Correlation between insulin-induced estrogen receptor methylation and atherosclerosis. Cardiovascular Diabetology， 15（1）: 156.

Miyazaki Y， Suwannasom P， Sotomi Y， et al， 2017. Single or dual antiplatelet therapyafter PCI. Nat Rev Cardiol， 14（5）: 294-303.

Mizukoshi K， Takeuchi M， Nagata Y， et al， 2016. Normal values of left ventricular mass index assessed by transthoracic three-dimensional echocardiography. J Am Soc Echocardiogr， 29（1）: 51-61.

Mohan P， Hamidreza S， Sanjana K， et al， 2018. Masked hypertension and cardiovascular outcomes: an updated systematic review and meta-analysis. Integrated Blood Pressure Control， 11: 11-24.

Momin M, Fan F, Li J, et al, 2017. Associations of plasma homocysteine levels with peripheral systolic blood pressure and noninvasive central systolic blood pressure in a community-based Chinese population. Sci Rep, 7（1）: 6316.

Mozaffarian D, Benjamin EJ, Go AS, et al, 2016. Heart disease and stroke statistics – 2016 update: a report from the American Heart Association. Circulation, 133（4）: e38-e360.

MucciN, GiorgiG, De Pasquace Cerattis, et al, 2016. Anxiety, stress-related factors, and blood pressure in Young Adults. Front Psychol, 7: 1682.

Mulè G, Castiglia A, Cusumano C, et al, 2016. Subclinical kidney damage in hypertensive patients: a renal window opened on the cardiovascular system, focus on microalbuminuri. Advances in Experimental Medicine & Biology, 956: 279.

Munoz-Durango N, Fuentes CA, Castillo AE, et al, 2016. Role of the renin-angiotensin-aldosterone system beyond blood pressure regulation: molecular and cellular mechanisms involved in end-organ damage during arterial hypertension. Int J Mol Sci, 17（7）. Pii: E797

Mwasongwe S, Min YI, Booth JN, et al, 2018. Masked hypertension and kidney function decline: the Jackson Heart Study. J Hypertens, 36（7）: 1524-1532.

Nagueh SF, Smiseth OA, Appleton CP, et al, 2016. Recommendations for the evaluation of left ventricular diastolic function by echocardiography: an update from the American Society of Echocardiography and the European Association of Cardiovascular Imaging. Eur Heart J Cardiovasc Imaging, 17（12）: 1321-1360.

Nakamura K, Achmidt AS, 2016. Treatment of hypertension in coarctation of the aorta. Current Treatment Options in Cardiovascular Medicine, 18（6）: 40.

Naylor AR, Ricco JB, de Borst GJ, et al, 2018. Management of atherosclerotic carotid and vertebral artery disease: 2017 clinical practice guidelines of the european society for vascular surgery（ESVS）. Eur J Vasc Endovasc Surg, 55（1）: 3-81.

Nerenberg KA, Zarnke KB, Leung AA, et al, 2018. Hypertension Canada's 2018 guidelines for diagnosis, risk assessment, prevention, and treatment of hypertension in adults and children. Can J Cardiol, 34（5）: 506 - 525.

Nerenberg KA, Zarnke KB, Leung AA, et al, 2018. Hypertesion Canada's 2018 guidelines for diagnosis, risk assessment, prevention, and treatment of hypertension in adults and children. Can J Cardiol, 34（5）: 506-525.

Nesterov V, Krueger B, Bertog M, et al, 2016. In liddle syndrome, epithelial sodium channel is hyperactive mainly in the early part of the aldosterone-sensitive distal nephron. Hypertension, 67（6）: 1256-1262.

Neves MF, Cunha AR, Cunha MR, et al, 2018. The role of renin-angiotensin-aldosterone system and its new components in arterial stiffness and vascular aging. High Blood Press Cardiovasc Prev, 25（2）: 137-145.

Nishiyama A, Kobori H, 2018. Independent regulation of renin-angiotensin-aldosterone system in the kidney. Clin Exp Nephrol, 22（6）: 1231-1239.

Noubiap JJ, Nansseu JR, Nkeck JR, et al, 2018. Prevalence of white coat and masked hypertension in Africa: a systematic review and meta-analysis. J Clin Hypertens（Greenwich）, 7（9）: 1-8.

O'Callaghan EL, Hart EC, Sims-Williams H, et al, 2017. Chronic deep brain stimulation decreasesblood pressure and sympathetic nerve activity in a drug- anddevice-resistant hypertensive patient. Hypertension, 69（4）: 522-528.

Oh J, Lee CJ, Kim IC, et al, 2017. Association of morning hypertension subtype with vascular target organ damage and central hemodynamics. J Am Heart Assoc, 6（2）: pii: e005424.

Omata K, Anand SK, Hovelson DH, et al, 2017. Aldosterone-producing cell clusters frequently harbor somatic mutations and accumulate with age in Normal Adrenals. J Endocrine Society. 1（7）: 787-799.

Omboni S, 2018. A working definition of white-coat hypertension must include nocturnal blood pressure. J Clin Hypertens（Greenwich）, 1-4.

Palatini P, Roseie EA, Casiglia E, et al, 2016. Management of the hypertensive patient with elevated heart rate: statement of the second consensus conference endorsed by the European Society of Hypertension. J Hypertens, 34（5）: 813-821.

Palatini P, Saladini F, Mos L, et al, 2018. Clinical characteristics and risk of hypertension needing treatment in young patients with systolic hypertension identified with ambulatory monitoring. J Hypertens, 36（9）: 1810-1815.

Palmer BF, Clegg DJ, 2016. Achieving the benefits of a high-potassium, paleolithic diet, without the toxicity. Mayo Clin Proc, 91（4）: 496-508.

Palmer LG, Patel A, Frindt G, 2012. Regulation and dysregulation of epithelial Na$^+$ channels. Clin Exp Nephrol, 16 (1): 35-43.

Pandey AK, Singhi EK, Arroyo JP, et al, 2018. Mechanisms of VEGF (vascular endothelial growth factor) inhibitor-associated hypertension and vascular disease. Hypertension, 71 (2): e1-e8.

Park BM, Cha SA, Lee SH, et al, 2016. Angiotensin IV protects cardiac reperfusion injury by inhibiting apoptosis and inflammation via AT4R in rats. Peptides, 79: 66-74.

Parving HH, Brenner BM, McMurray JJ, et al, 2012. Cardiorenal end points in a trial of aliskiren for type 2 diabetes. N Engl J Med, 367 (23): 2204-2213.

Patel VB, Zhong JC, Grant MB, et al, 2016. Role of the ACE2/angiotensin 1-7 axis of the renin-angiotensin system in heart failure. Circ Res, 118 (8): 1313-1326.

Pavelić A, Krbot Skorić M, Crnošija L, et al, 2017. Postprandial hypotension in neurological disorders: systematic review and meta-analysis. Clin Auton Res, 27 (4): 263-271.

Peng K, Lu X, Wang F, et al, 2017. Collecting duct (pro) renin receptor targets ENaC to mediate angiotensin II-induced hypertension. Am J Physiol Renal Physiol, 312 (2): F245-F253.

Peng M, Ji W, Jiang X, et al, 2016. Selective stent placement versus balloon angioplasty for renovascular hypertension caused by Takayasu arteritis: two-year results. International Journal of Cardiology, 205: 117-123.

Peng M, Jiang X, Dong H, et al, 2016. A comparison of nephrotoxicity of contrast medium in elderly patients who underwent renal or peripheral arterial vascular intervention. Internal Medicine, 55 (1): 9-14.

Peng M, Jiang XJ, Dong H, et al, 2016. Etiology of renal artery stenosis in 2047 patients: a single-center retrospective analysis during a 15-year period in China. Journal of Human Hypertension, 30 (2): 124-128.

Perrone-Filardi P, Coca A, Galderisi M, et al, 2017. Non-invasive cardiovascular imaging for evaluating subclinical target organ damage in hypertensive patients: a consensus paper from the European Association of Cardiovascular Imaging (EACVI), the European Society of Cardiology Council on Hypertension, and the European Society of Hypertension (ESH). Eur Heart J Cardiovasc Imaging, 18 (9): 945-960.

Powers WJ, Rabinstein AA, Ackerson T, et al, 2018. 2018 Guidelines for the early management of patients with acute ischemic stroke: a guideline for healthcare professionals from the American heart association/American stroke association. Stroke, 49 (3): e46-e110.

Qin X, Li J, Spence JD, et al, 2016. Folic acid therapy reduces the first stroke risk associated with hypercholesterolemia among hypertensive patients. Stroke, 47 (11): 2805-2812.

Qin X, Li Y, Sun N, et al, 2017. Elevated homocysteine concentrations decrease the antihypertensive effect of angiotensin-converting enzyme inhibitors in hypertensive patients. Arterioscler Thromb Vasc Biol, 37 (1): 166-172.

Quadri S, Siragy HM, 2016. (Pro) renin receptor contributes to regulation of renal epithelial sodium channel. J HYPERTENS, 34 (3): 486-494.

Qureshi AI, Palesch YY, Barsan WG, et al, 2016. Intensive blood-pressure lowering in patients with acute cerebral hemorrhage. N Engl J Med, 375 (11): 1033-1043.

Ramachandran R, Rewari V, 2017. Current perioperative management of pheochromocytomas. Indian J Urol, 33 (1): 19-25.

Raman G, Adam GP, Halladay CW, et al, 2016. Comparative effectiveness of management strategies for renal artery stenosis: An Updated Systematic Review. Annals of internal medicine, 165 (9): 635-649.

Ramkumar N, Stuart D, Mironova E, et al, 2016. Renal tubular epithelial cell prorenin receptor regulates blood pressure and sodium transport. Am J Physiol Renal Physiol, 311 (1): F186-F194.

Rashmi P, Colussi G, Ng M, et al, 2017. Glucocorticoid-induced leucine zipper protein regulates sodium and potassium balance in the distal nephron. Kidney Int, 91 (5): 1159-1177.

Rehm J, Gmel GEsr, Gmel G, et al, 2017. The relationship between different dimensions of alcohol use and the burden of disease-an update. Addiction, 112 (6): 968-1001.

Riedl RA, Atkinson SN, Burnett CML, et al, 2017. The gut microbiome, energy homeostasis, and implications for hypertension. Curr Hypertens Rep, 19 (4): 27.

Rimpela JM, Porsti IH, Jula A, et al, 2018. Genome-wide association study of nocturnal blood pressure dipping in hypertensive patients. BMC Med Genet, 19 (1): 110.

Roerecke M，Tobe SW，Kaczorowski J，et al，2018. Sex-specific associations between alcohol consumption and incidence of hypertension：a systematic review and meta-analysis of cohort studies. J Am Heart Assoc，7（13）.

Roychowdhury S，Chinnaiyan AM，2016. Translating cancer genomes and transcriptomes for precision oncology. CA Cancer J Clin，66（1）：75-88.

Saeed S，Waje-Andreassen U，Lonnebakken MT，et al，2016. Covariates of non-dipping and elevated night-time blood pressure in ischemic stroke patients：the Norwegian Stroke in the Young Study. Blood Press，25（4）：212-218.

Saito M，Khan F，Stoklosa T，et al，2016. Prognostic implications of LV strain risk score in asymptomatic patients with hypertensive heart disease. JACC Cardiovasc Imaging. 9（8）：911-921.

Sandström YK，Ljunggren G，Wändell P，et al，2016. Psychiatric comorbidities in patients with hypertension—a study of registered diagnoses 2009-2013 in the total population in Stockholm County，Sweden. J Hypertens，34（3）：414-420.

Santisteban MM，Kim S，Pepine CJ，et al，2016. Brain-Gut-Bone Marrow Axis：implications for hypertension and related therapeutics. Circulation Research，118（8）：1327-1336.

Scholl UI，Stölting G，Schewe J，et al，2018. CLCN2 chloride channel mutations in familial hyperaldosteronism type II. Nat Genet，50（3）：349-354.

Sender R，Fuchs S，Milo R. 2016. Revised estimates for the number of human and bacteria cells in the body. PLoS Biol，14（8）：e1002533.

Serinel Y，Yee BJ，Grunstein RR，et al，2017，Chronotherapy for hypertension in obstructive sleep apnoea（CHOSA）：a randomised，double-blind，placebo-controlled crossover trial. Thorax，72（6）：550-558.

Shah-Becker S，Pennock M，Sinoway L，et al，2017. Baroreceptor reflex failure：review of the literature and the potential impact on patients with head and neck cancer. Head Neck，39（10）：2135-2141.

Shen Y，Wang X，Wang Z，et al，2018. Prevalence，awareness，treatment，and control of hypertension among Chinese working population：results of a workplace-based study. Jam Soc Hypertens，12（4）：311-322.

Shishehbor MH，Hammad TA，Zeller T，et al，2016. An analysis of IN. PACT DEEP randomized trial on the limitations of the societal guidelines-recommended hemodynamic parameters to diagnose critical limb ischemia. J Vasc Surg，63（5）：1311-1317.

Song Y，Yang S，He W，et al，2018. Confirmatory tests for the diagnosis of primary aldosteronism：a prospective diagnostic accuracy study. Hypertension，71（1）：118-124.

Stanton T，Dunn FG，2017. Hypertension，Left ventricular hypertrophy，and myocardial ischemia. Med Clin North Am.，101（1）：29-41.

Su M，Zhang Q，Bai X，et al，2017. Availability，cost，and prescription patterns of antihypertensive medications in primary health care in China：a nationwide cross-sectional survey. Lancet，390（10112）：2559-2568.

Su Q，Liu JJ，Cui W，et al，2016. Alpha lipoic acid supplementation attenuates reactive oxygen species in hypothalamic paraventricular nucleus and sympathoexcitation in high salt-induced hypertension. Toxicol Lett，241：152-158.

Sueta D，Hokimoto S，2016. Onco-cardiology：present and future. Int J Cardiol，215：38-40.

Sun Q，Wang B，Li Y，et al，2016. Taurine supplementation lowers blood pressure and improves vascular function in prehypertension：Randomized，double-blind，placebo-controlled study. Hypertension，67（3）：541-549.

Sun Z，Zheng L，Detrano R，et al，2010. Incidence and predictors of hypertension among rural Chinese adults：results from Liaoning province. Annals of Family Medicine，8（1）：19-24.

Supasyndh O，Wang J，Hafeez K，et al，2017. Efficacy and safety of sacubitril/valsartan（LCZ696）compared with olmesartan in elderly asian patients（≥65 Years）with systolic hypertension. Am J Hypertens，30（12）：1163-1169.

Tan X，Jiao PL，Wang YK，et al，2017. The phosphoinositide-3 kinase signaling is involved in neuroinflammation in hypertensive rats. CNS Neuroscience & Therapeutics，23（4）：350-359.

Textor SC，2017. Renal arterial disease and hypertension. Med Clin North Am，101（1）：65-79.

Tocci G，Nati G，Cricelli C，et al，2016. Prevalence and control of hypertension in different macro-areas in Italy：analysis of a large database by the general practice. High Blood Press Cardiovasc Prev，23（4）：387-393.

Touyz RM，Lang NN，Herrmann J，et al，2017. Recent advances in hypertension and cardiovascular toxicities with vascular endothelial growth factor inhibition. Hypertension，70（2）：220-226.

Tseng CH, 2018. Metformin and risk of hypertension in Taiwanese patients with type 2 diabetes mellitus. J Am Heart Assoc, 7（13）pii: e8860.

Tsimploulis A, Sheriff HM, Lam PH, et al, 2017. Corrigendum to Systolic-diastolic hypertension versus isolated systolic hypertension and incident heart failure in older adults: insights from the cardiovascular health study. Int J Cardiol, 238: 181.

Ueda K, Nishimoto M, Hirohama D, et al, 2017. Renal dysfunction induced by kidney-specific gene deletion of hsd11b2 as a primary cause of salt-dependent hypertension. Hypertension, 70（1）: 111-118.

Ulitsky I, 2016. Evolution to the rescue: using comparative genomics to understand long non-coding RNAs. Nat Rev Genet, 17（10）: 601-614.

van Haaster MC, McDonough AA, Gurley SB, 2018. Blood pressure regulation by the angiotensin type 1 receptor in the proximal tubule. Curr Opin Nephrol Hypertens, 27（1）: 1-7.

Varounis C, Katsi V2, Nihoyannopoulos P, et al, 2017. Cardiovascular hypertensive crisis: recent evidence and review of the literature. Front Cardiovasc Med, 3: 51.

Velkoska E, Patel SK, Burrell LM, 2016. Angiotensin converting enzyme 2 and diminazene: role in cardiovascular and blood pressure regulation. Curr Opin Nephrol Hypertens, 25（5）: 384-395.

Veloudi P, Blizzard CL, Head GA, et al, 2016. Blood pressure variability and prediction of target organ damage in patients with uncomplicated hypertension. Am J Hypertens, 29（9）: 1046-1054.

Viazzi F, Muiesan M L, Schillaci G, et al, 2016. Changes in albuminuria and cardiovascular risk under antihypertensive treatment: a systematic review and meta-regression analysis. Journal of Hypertension, 34（9）: 1689-1697.

Vidal-Petiot E, Ford I, Greenlaw N, et al, 2016. Cardiovascular event rates and mortality according to achieved systolic and diastolic blood pressure in patients with stable coronary artery disease: an international cohort study. Lancet, 388（10056）: 2142-2152.

Villalobos LA, San Hipolito-Luengo A, Ramos-Gonzalez M, et al, 2016. The angiotensin-（1-7）/Mas axis counteracts angiotensin II-dependent and -independent pro-inflammatory signaling in human vascular smooth muscle cells. Front Pharmacol, 7: 482.

Wallbach M, Bohning E, Lehnig LY, et al, 2018. Safety profile of baroreflex activation therapy（NEO）in patients with resistant hypertension. J Hypertens, 36（8）: 1762-1769.

Wang C, Ye Y, Liu C, et al, 2017. Evening versus morning dosing regimen drug therapy for chronic kidney disease patients with hypertension in blood pressure patterns: a systematic review and meta-analysis. Intern Med J. 47（8）: 900-906.

Wang F, Han L, Hu D, 2017. Fasting insulin, insulin resistance and risk of hypertension in the general population: a meta-analysis. Clinica Chimica Acta, 464: 57-63.

Wang JG, Kario K, Chen CH, et al, 2018. Management of morning hypertension: a consensus statement of an Asian expert panel. J Clin Hypertens（Greenwich）, 20（1）: 39-44.

Wang L, Li N, Yao X, et al, 2017. Detection of secondary causes and coexisting diseases in hypertensive patients: OSA and PA are the common causes associated with hypertension. BioMed Research International,（6）: 1-8.

Wang L, Liu B, Yan J, et al, 2017. Interventional therapy for transplant renal artery stenosis is safe and effective in preserving allograft function and improving hypertension. Vascular and Endovascular Surgery, 51（1）: 4-11.

Wang X, Li W, Song F, et al, 2018. Carotid atherosclerosis detected by ultrasonography: anational cross-sectional study. J Am Heart Assoc, 7（8）pii: eoo8701.

Wang X, Wang F, Chen M, et al, 2018. Twenty-four-hour systolic blood pressure variability and renal function decline in elderly male hypertensive patients with well-controlled blood pressure. Clin Interv Aging, 13: 533-540.

Wang Y, Chen L, Wang Y, et al. 2017, Morning hypertension is more common in elderly hypertensive patients with controlled documented office blood pressure in primary care clinics: the Minhang study. J Hypertens, 35（11）: 2192-2198

Wang YN, Shan K, Yao MD, et al, 2016. Long noncoding RNA-GAS5: a novel regulator of hypertension-induced vascular remodeling. Hypertension, 68（3）: 736-748.

Wang Z, Chen Z, Zhang L, et al, 2018. Status of hypertension in China: results from the China hypertension survey, 2012-2015. Circulation, 137（22）: 2344-2356.

Wang Z, Zeng C, Villar VA, et al, 2016. Human GRK4γ142V variant promotes angiotensin II type I receptor-mediated hypertension via renal histone deacetylase type 1 inhibition. Hypertension, 67（2）: 325-334.

Weaver FA，Abraham WT，Little WC，et al，2016. Surgical experience and long-term results of baroreflex activation therapy for heart failure with reduced ejection fraction. Semin Thorac Cardiovasc Surg，28（2）：320-328.

Wen X，Zhou L，Stamler J，er al，2018. Agreement between 24h dietary recalls and 24h urine collections for estimating sodium intake in China，Japan，UK，USA：the International Study of Macro- and Micro-nutrients and Blood Pressure. J Hypertensio，37（4）：814-819.

Wende AR，2016. Post-translational modification of the cardiac proteome on diabetes and heart failure. Proteomics：Clin Appl，10（11）：25-38.

Whecton Pk，Carey RM，Aronaw WS，et al，2018. 2017 ACC/AHA/AAPA/ABC/ACPM/AGS/APhA/ASH/ASPC/NMA/PCNA guideline for the prevention，detection，evaluation，and management of high blood pressure in adults. Hypertension，71（6）：e13-e115.

Whelton PK，Carey RM，Aronow WS，2018. 2017 ACC/AHA/AAPA/ABC/ACPM/AGS/APhA/ASH/ASPC/NMA/PCNA guideline for the prevention，detection，evaluation，and management of high blood pressure in adults. The Journal of the American College of Cardiology，71（19）：e127-e248.

William SB，Mancia G，Spiering W，et al，2018 ESC/ESH Guidelines for the management of arterial hypertension. Eur Heart J，39（33）：3021-3104.

Williams B，Mancia G，Spiering W，et al，2018. 2018 ESC / ESH Guidelines for the management of arterial hypertension：the task force for the management of arterial hypertension of the European Society of Cardiology（ESC）and of the European Society of Hypertension（ESH）. European Heart Journal，19（11）：3-73.

Wilson PW，D'Agostino RB，Levy D，et al，1998. Prediction of coronary heart disease using risk factor categories. Circulation，97（18）：1837-1847.

Wise IA，Charchar FJ，2016. Epigenetic modifications in essential hypertension. Int J Mol Sci，17（4）：451.

Wittke EI，Fuchs SC，Moreira LB，et al，2016. Blood pressure variability in controlled and uncontrolled blood pressure and its association with left ventricular hypertrophy and diastolic function. J Hum Hypertens，30（8）：483-487.

Wu G，Jose PA，Zeng C，2018. Noncoding RNAs in the regulatory network of hypertension. Hypertension，72（5）：1047-1059.

Xie X，Atkins E，Lv J，et al，2016. Effects of intensive blood pressure lowering on cardiovascular and renal outcomes：updated systematic review and meta-analysis. Lancet，387（10017）：435-443.

Xiong S，Wang B，Lin S，et al，2017. Activation of transient receptor potential melastatin subtype 8 attenuates cold-induced hypertension through ameliorating vascular mitochondrial dysfunction. J Am Heart Assoc，6（8）：e005495.

Xu C，Fang H，Zhou L，et al，2016. High potassium promotes mutual interaction between（pro）renin receptor and the local renin-angiotensin-aldosterone system in rat inner medullary collecting duct cells. Am J Physiol Cell Physiol，311（4）：C686-C695.

Xu C，Lu A，Lu X，et al，2017. Activation of renal（pro）renin receptor contributes to high fructose-induced salt sensitivity. Hypertension，69（2）：339-348.

Xu C，Lu A，Wang H，et al，2017.（Pro）Renin receptor regulates potassium homeostasis through a local mechanism. Am J Physiol Renal Physiol，313（3）：F641-F656.

Xu J，Chen X，Ge Z，et al，2017. Associations of usual 24-hour sodium and potassium intakes with blood pressure and risk of hypertension among adults in China's Shandong and Jiangsu provinces. Kidney & Blood Pressure Research，42（1）：188-200.

Xu RB，Kong X，Xu BP，et al，2017. Longitudinal association between fasting blood glucose concentrations and first stroke in hypertensive adults in China：effect of folic acid intervention. Am J Clin Nutr，105（3）：564-570.

Xu X，Li R，Chen G，et al，2016. The role of cytochrome P450 epoxygenases，soluble epoxide hydrolase，and epoxyeicosatrienoic acids in metabolic diseases. Adv Nutr，7（6）：1122-1128.

Yan L，Bi Z，Tang J，et al，2016. Relationships between blood pressure and 24hour urinary excretion of sodium and potassium by body mass index status in Chinese adults. Journal of Clinical Hypertension，17（12）：916-925.

Yancy CW，Jessup M，Bozkurt B，et al，2017. 2017 ACC/AHA/HFSA focused update of the 2013 ACCF/AHA guideline for the management of heart failure：a report of the American college of cardiology/American heart association task force on clinical practice guidelines and the heart failure society of America. Circulation，136（6）：e137-e161.

Yang GH，Zhou X，Ji WJ，et al，2018. Effects of a low salt diet on isolated systolic hypertension：a community-based population study. Medicine（Baltimore），97（14）：e0342.

Yang J，Jose PA，Zeng C，2017. Gastrointestinal-renal axis：role in the regulation of blood pressure. J Am Heart Assoc，6（3）.

Yang T，Xu C，2017. Physiology and pathophysiology of the intrarenal renin-angiotensin system：an update. J Am Soc Nephrol，28（4）：1040-1049.

Yano Y，Neeland IJ，Ayers C，et al，2017. Hemodynamic and mechanical properties of the Proximal aorta in young and middle-aged adults with isolated systolic hypertension：the dallas heart study. Hypertension，70（1）：158-165.

Zamorano JL，Lancellotti P，Rodriguez MD，et al，2017. 2016 ESC Position paper on cancer treatments and cardiovascular toxicity developed under the auspices of the ESC committee for practice guidelines：the task force for cancer treatments and cardiovascular toxicity of the european society of cardiology（ESC）. Eur J Heart Fail，19（1）：9-42.

Zhang F，Ren X，Zhao M，et al，2016. Angiotensin-（1-7）abrogates angiotensin II-induced proliferation，migration and inflammation in VSMCs through inactivation of ROS-mediated PI3K/Akt and MAPK/ERK signaling pathways. Sci Rep，6：34621.

Zhang FL，Guo ZN，Xing YQ，et al，2017. Hypertension prevalence，awareness，treatment，and control in northeast China：a population-based cross-sectional survey. Journal of Human Hypertension，32（1）：54-65.

Zhang L，Niyazi HE，Zhao HR，et al，2017. Effects of miRNA-143 and the non-coding RNA MALAT1 on the pathogenesis and metastasis of HeLa cells. Genet Mol Res，16（1）.

Zhang M，Zhao Y，Sun H，et al，2017. Effect of dynamic change in body mass index on the risk of hypertension：Results from the Rural Chinese Cohort Study. International Journal of Cardiology，238：117-122.

Zhang ZZ，Wang W，Jin HY，et al，2017. Apelin is a negative regulator of angiotensin II-mediated adverse myocardial remodeling and dysfunction. Hypertension，70（6）：1165-1175.

Zhao M，Wang X，He M，et al，2017. Homocysteine and stroke risk：modifying effect of methylenetetrahydrofolate reductase C677T polymorphism and folic acid intervention. Stroke，48（5）：1183-1190.

Zhao Y，Wu J，Zhang M，et al，2017. Angiotensin II induces calcium/calcineurin signaling and podocyte injury by downregulating microRNA-30 family members. J Mol Med（Berl），95（8）：887-898.

Zhou B，Bentham J，Cesare MD，et al，2017. Worldwide trends in blood pressure from 1975 to 2015：a pooled analysis of 1479 population-based measurement studies with 19·1 million participants. Lancet，389（10064）：37-55.

Zhou C，Huang J，Chen J，et al，2016. CYP2J2-Derived EETs attenuated angiotensin II-induced adventitial remodeling via reduced inflammatory response. Cell Physiol Biochem. 39（2）：721-739.

Zhou C，Huang J，Li Q，et al，2017. Soluble epoxide hydrolase inhibition protected against angiotensin II-induced adventitial remodeling. Sci Rep，7（1）：6926.

Zhou X，Li J，Guo J，et al，2018. Gut-dependent microbial translocation induces inflammation and cardiovascular events after ST-elevation myocardial infarction. Microbiome，6（1）：66.

Zhou Y，Wang S，Qiu Z，et al，2016. ATRQβ-001 vaccine prevents atherosclerosis in apolipoprotein E-null mice. J Hypertens，34（3）：474-485.

Zhou Z，Li J，Yu Y，et al，2018. Effect of smoking and folate levels on the efficacy of folic acid therapy in prevention of stroke in hypertensive Men. Stroke，49（1）：114-120.

Zhuo MQ，Pan YX，Wu K，et al，2017. Characterization and mechanism of phosphoinositide 3-kinases（PI3Ks）members in insulin-induced changes of protein metabolism in yellow catfish Pelteobagrus fulvidraco. General & Comparative Endocrinology，247：34-45.